广东地产清热解毒药物大全

范文昌　梅全喜　李楚源　编著

中医古籍出版社

图书在版编目（CIP）数据

广东地产清热解毒药物大全/范文昌，梅全喜，李楚源编．—北京：中医古籍出版社，2011.7

ISBN 978-7-80174-973-4

Ⅰ.①广…　Ⅱ.①范…　②梅…　③李…　Ⅲ.①清热解毒药-介绍-广东省
Ⅳ.①R286

中国版本图书馆 CIP 数据核字（2011）第 050438 号

广东地产清热解毒药物大全

范文昌　梅全喜　李楚源　编著

责任编辑　吴炳银
封面设计　陈　娟
出版发行　中医古籍出版社
社　　址　北京东直门内南小街 16 号（100700）
印　　刷　北京金信诺印刷有限公司
开　　本　787mm×1092mm　1/16
印　　张　47
字　　数　1080 千字
版　　次　2011 年 7 月第 1 版　2011 年 7 月第 1 次印刷
印　　数　0001～2000 册
书　　号　ISBN 978-7-80174-973-4
定　　价　86.00 元

作者简介

范文昌，男，1984年5月生，河南封丘人。2008年毕业于河南中医学院中药学专业并获得学士学位，在大学本科期间，多次获得奖学金，荣获河南中医学院药学院第二届“挑战杯”大学生课外学术科技作品一等奖和药学院“杏林百草”知识竞赛一等奖，多次被评为“三好学生”及“优秀学生干部”。

2008年9月考取广州中医药大学中药学硕士研究生，师从附属中山中医院硕士生导师梅全喜教授，在梅老师的带领下主要从事广东地产清热解毒药的研究，发表了《12种广东地产清热解毒药的抗炎作用实验研究》、《12种广东地产清热解毒药的镇痛作用实验研究》、《广东地产清热解毒药归类分析及研究中应注意的问题》、《广金钱草的药理作用和临床应用研究进展》等10余篇专业学术论文，参与了广东省及中山市科技计划项目：抗EB病毒的中药药物筛选及制剂开发；布渣叶的化学成分与药理作用研究；广东地产药材水翁花清热解毒的药效物质和药效学研究；防石颗粒防治草酸钙肾结石的实验与临床研究等多个科研项目的研究工作，参与编写了《广东地产药材研究》、《蕲州药志》、《中药注射剂不良反应与应对》、《中药学综合知识与技能》（国家执业药师资格考试指南）等专著。

梅全喜，男，1962年5月生，湖北蕲春人。1982年毕业于湖北中医学院中药专业并获学士学位。现任广州中医药大学附属中山医院科教科副科长、教授、主任中药师、硕士生导师。

兼任电子科技大学中山学院客座教授，中山火炬职业技术学院兼职教授，澳门中医康复保健学会学术顾问，中国药学会药学史分会副主任委员，中华中医药学会李时珍学术研究会副主任委员，中华中医药学会医院药剂管理分会常务委员，广东省药学会理事兼中药与天然药物专业委员会副主任委员，广东省中医药学会理事兼医院药学专业委员会副主任委员，广东省药理学会中药药理专业委员会副主任委员，广东省实验动物学会理事，广东省执业药师协会理事，《时珍国医国药》杂志编委会主任，《中国药房》杂志副主编，《中药材》、《中国药业》、《今日药学》、《中国医院用药评价与分析》、《亚洲社会药学》等多家专业期刊杂志编委。近年来主要开展广东地产药材研究与开发工作，取得显著成绩，完成带教硕士研究生5名，获省市科技奖10多项，国家发明专利4项，个人独著或主编中药学专著17部达1000万多字，参编并担任副主编、编委的专著有12部，在国内外医药杂志上公开发表专业论文200多篇，科普文章80多篇。

李楚源，男，1965年生，广东潮阳人，1988年毕业于中山大学化学系并获学士学位。现任广东省政协科教卫体委员会副主任，广州医药集团有限公司总经理、副董事长、党委副书记，广州白云山和记黄埔中药有限公司总经理，国务院特殊津贴专家，高级经济师、客座教授、博士生导师。荣获2010年全国劳动模范，全国五一劳动奖章获得者。兼任广东省人民政府科学技术咨询委员会委员、广东省中医药学会副会长、广州中医药大学神农学院院长。李楚源先生以产业报国、振兴中医药为己任，在全国率先提出－－打造医药行业“战略性新兴产业龙头企业”的战略目标，一手将原广州白云山中药厂从一个频临倒闭的小厂，一举发展为华南地区最大的单体中药生产企业（现名为广州白云山和记黄埔中药有限公司）。他长期致力于推进中药“四化”（现代化、科普化、大众化、国际化）宏伟目标，在自主创新、建设广东中医药强省、参政议政、落实医改、积极承担社会责任及推动中医药国际化方面，做出了卓越贡献，多次得到广东省委、广州市委主要领导的表彰和肯定。广州白云山和记黄埔中药有限公司自筹资金打造的神农草堂中医药博物馆，曾得到时任广东省委书记张德江的高度评价。

自2010年6月以来，他带领广药集团开展抗‘超级细菌’中药研发大课题，投巨资从广药清热解毒类中成药包括白云山板蓝根颗粒、口炎清颗粒、消炎利胆片、穿心莲片、光华莲芝消炎胶囊、中一辛夷鼻炎片、敬修堂清热消炎宁胶囊、陈李济喉疾灵胶囊、星群夏桑菊颗粒及明兴清开灵系列等10大抗菌消炎中药中开展改善耐药性研究、抗菌消炎作用及临床应用筛选研究及“中国中药抗之霸”新药研发等三大项目研究，取得显著成绩。个人屡获殊荣，多次获得广东省及广州市科技进步奖，并获得广州市十大杰出青年、第三届广东十大经济风云人物、广东省抗击非典二等功及广州市抗非典先进个人、科技部先进个人、广东十大新闻人物、广东省劳动模范、广东十大创新人物、全国五一劳动奖章、全国劳动模范等荣誉。

黄　序

广东地区属亚热带气候，气温高，雨量充沛，发病以热证、湿证居多，该地区人民在长期的实践中积累了丰富的清热解毒药物的应用经验。广东地产清热解毒药物在防治SARS（传染性非典型肺炎）、禽流感、鼻咽癌等重大疾病方面发挥了重要作用，为该地区人民的健康做出了巨大贡献，已成为岭南名医的处方中、广东凉茶的配料中和老百姓的煲汤材料中的重要原料。并且，有些成方制剂已逐渐广泛使用，如中山市中医院的复方土牛膝合剂、广药集团的王老吉凉茶、口炎清颗粒、喉疾灵胶囊、夏桑菊颗粒等，这些都是清热解毒类中成药和中药制剂的代表。

广州中医药大学硕士研究生范文昌在导师中山市中医院梅全喜教授和广药集团李楚源总经理的指导下，将广东地产清热解毒药物研究进行了系统的搜集整理，并对12种最常用的广东地产清热解毒药进行了系统的抗炎、镇痛、抗内毒素、抗EB病毒等方面的药效学研究，取得显著成效。梅全喜教授一直致力于广东地产药材的研究与开发工作，带领他的技术团队和研究生在广东地产药材研究开发方面取得显著成绩，以广东地产药材为主药研制出医药新产品10多项，获国家发明专利4项，获省科技进步二等奖、三等奖及中山市科技进步一等奖、二等奖10多项。本书另外一名著者李楚源总经理在清热解毒药物成果转化及市场化方面成果斐然。他率领广药集团启动了“抗‘超级细菌’中药研发”大课题，从广药清热解毒类中成药中包括白云山板蓝根颗粒、口炎清颗粒、穿心莲片、星群夏桑菊颗粒及明兴清开灵系列等10大抗菌消炎中药中开展改善耐药性研究、抗菌消炎作用及临床应用筛选研究。在这些工作的基础上，他们三人合作编撰的《广东地产清热解毒药物大全》一书得以完成。

《广东地产清热解毒药物大全》一书系统介绍了：（一）240余种广东地产清热解毒中草药的别名、来源、药材性状、性味与归经、功能主治、用法用量、药理作用及附注等内容；（二）由130余种广东地产清热解毒药为主药开发出的1200余种产品，包括医院制剂、验方制剂、中成药、凉茶等，详细介绍其产品的组成、功能主治、用法用量、临床疗效等内容；（三）广东地产清热解毒中草药及其产品在应用时出现的不良反应等内容。其中药理作用、药物制剂、不良反应的介绍尤为详细，具有较强的参考价值。相信本书的出版，将对广东地产清热解毒药物的深入研究和广泛应用起到积极的推动作用！

有鉴于此，乐为之序。

中国中医科学院副院长
中药研究所所长

2011年2月3日兔年春节于北京

徐　序

疾病的发生、发展和防治，人群健康状况的水平、变化和改善，无不与地理环境（包括自然地理、人文地理环境、经济社会环境等）有着密切的关系。结合地域特点、气候环境、饮食习惯等特殊条件，以中医药基础理论为指导，瞄准区域地方性常见病、多发病，开展地产药材的系统研究，已成为学术界研究与关注的重点和热点，对于提高当地医药事业水平具有重要的意义。

清热解毒药是广东地产药材中最为重要的一类药材，也是广东民间和医院临床应用最多的一类药材。因其本地生产、应用广泛、疗效确切，随着人们健康观念的不断增强，回归自然的呼声越来越高，在防治广东地区热性常见病、多发病、疑难病等方面发挥着越来越重要的作用。广东地处亚热带，温热性疾病发病率高，迫切需要更多、更好的清热解毒药物用于临床。《广东地产清热解毒药物大全》的出版为进一步研究开发清热解毒药提供了有力的佐证，并将为推动广东地产药材的品牌战略实施发挥积极作用。

《广东地产清热解毒药物大全》全书收载240余种广东地产清热解毒中草药，以及由广东地产清热解毒药为主药开发出的1200余种产品，包括医院制剂、验方制剂、中成药、凉茶等，是一部全面反映广东地产清热解毒药物的重要专著，也是一部不同流俗的地方性本草专著。在编写内容上突出了广东地区的特点，既介绍了广东地产清热解毒中草药，还介绍了由清热解毒药为主药组成的中成药、医院制剂、凉茶等；既介绍了广东地产清热解毒药物的功能与主治、药效学研究，又介绍了清热解毒药物在临床应用中出现的不良反应，为药物的临床合理应用提供参考依据。同时本书全面阐述了广东地区清热解毒药的研究进展与概况，为广东地产清热解毒药的研究开发提供了新的思路。我校附属中山医院的梅全喜教授，近年来在广东地产药材方面进行了认真钻研，积极探索，带领他的技术团队以广东地产药材的研究与开发作为专业方向积极努力，取得了显著成绩，获省市科技进步奖多项，先后多次被广州中医药大学授予优秀科技工作者、优秀导师称号。我校2011届硕士研究生范文昌为梅全喜教授的学生，学习刻苦认真，有较强的钻研精神，在研期间发表论文10余篇，参编专著4部，参与多项科研课题的实验研究工作，其毕业课题即为12种广东地产清热解毒药药效学实验研究。在导师梅全喜教授和广药集团李楚源总经理的指导下，与这两位老师共同编撰了《广东地产清热解毒药物大全》一书。

该书具有新颖性、实用性和科学性的特点，既充分体现了中医药和岭南医药学的特色，又具有现代医药科学的内容，具有较高的实用价值。为此，愿向读者推荐该书，乐之为序。

广州中医药大学校长、教授　徐志伟

2011年2月3日兔年春节于广州大学城

前　言

广东位于我国南岭以南，北靠五岭，南濒大海，处于热带和亚热带，日照时间长，气温高，雨量充足，地域辽阔，地势复杂，地貌多样，且海洋陆地俱备，适合于广东地产药材的生长。每年约有7~8个月平均气温高于22℃。春夏多淫雨，相对湿度高。天热地湿，温高湿重为广东的气候特点。因而，广东地区病症有其独自的特点。《内经·阴阳应象大论》中指出："南方生热，热生火"。清代《医碥》载："火在天为热气，暑气，在地为五行之火，在人身为君、相之火"。《太平圣惠方》指出："夫岭南土地卑湿，气温不同，夏则炎毒郁蒸，冬则湿暖无雪，风湿之气易于伤人"。《岭南卫生方》也讲到"岭南号炎热，而又濒海，地卑而土薄。炎方土薄，故阳燠之气常泄；濒海地卑，故阴湿之气常盛"，"人居其间，类多中湿"，故广东地区发病以火热、暑热、湿温、湿热为多见。因此，广东地产药材的应用是以清热解毒药物为主要应用种类，此类药物一般具有清解热毒或去火毒作用，是治疗各种热毒、暑热、湿温、湿热证的药物，此类药物主要分为清热消肿、清热泻火、清热止痢、清热解毒等方面的药物，如主要用于治疗咽喉肿痛的广东土牛膝、山豆根、射干等，治疗温热病的金银花、穿心莲、绵马贯众、青黛等，治疗泻痢的马齿苋、鸦胆子，治疗疮痈肿毒的蒲公英、白花蛇舌草、鱼腥草、野菊花、蚤休、败酱草等。

广东地产清热解毒药已广泛应用于临床、制剂研究及凉茶的开发，其在广东地区民间得到了广泛的应用，在临床应用方面积累了许多宝贵的治疗经验。虽然广东地产清热解毒药的应用与研究已逐渐得到各级重视，但多数广东地产清热解毒药及其制剂只是在很小的区域内使用，并没有大规模生产和流通（如广东土牛膝糖浆在珠三角地区得到了广泛的使用），使得很多确实是疗效显著的用药经验只是在小区域范围内使用，甚至失传，这从客观上制约了药学知识的传播、发展，不利于广东地产清热解毒药的有效利用，故有必要对该地区的用药经验及该地区的清热解毒药制成的制剂进行进一步的发掘和整理，对广东具有清热解毒功效的每味药物药效学研究概况进行归纳、总结、分析，为尚未进行药效学研究及研究较少的清热解毒药研究提供研究思路，同时为广东清热解毒药的临床应用及制剂研究提供依据。笔者以广东地产药材的研究与开发作为专业方向带教多名研究生，广东地产清热解毒药的研究就是我指定给我的硕士研究生范文昌攻读硕士学位的研究课题。范文昌学习刻苦认真，有较强的钻研精神，在设计广东地产清热解毒药药效学研究实验方案时查阅了大量的资料后，发现广东还未有专门记载广东地产清热解毒药类的书籍，经过我们反复研究大胆地提出了编撰一本全面介绍广东地产清热解毒药的专著设想，这一设想得到了广药集团李楚源总经理的肯定和支持。在系统查阅《南方草木状》、《生草药性备要》、《本草求原》、《岭南采药录》、《广东中药》、《粤北草药》、《岭南草药志》、《岭南中草药撮要》、《广东省中药志》（第一二卷）、《广东省中药材标准》、《岭南道地药材研究》、《广州常用草药增订本》、《广东地产药材研究》、《广东中成药》等书籍及全面检索医药报刊杂志、专业期刊网及谷歌、百度等搜索引擎的基础上，并结合笔者自己开展的广东地产清热解毒药物研究结果，我们三人合作撰写出这本《广东地产清热解毒药物大全》，以供广大医药人员及人民群众参考。

本书全书约100万字，收载广东地产清热解毒药240余种，按【别名】、【来源】、【药材性状】【性味与归经】、【功能主治】、【用法用量】、【药理作用】、【药物制剂】、【不良反应】、【附注】、参考文献等11个内容来描述。其重点栏目及其主要内容如下。

【来源】①介绍学名。②采集方法。③介绍主产地：一般介绍二个部分即全国主要分布区和广东主产区；【功能主治】记载传统的功能主治的同时，重点对该药物的临床新用途方面加以概述；【药理作用】逐条罗列，详细阐述该药的药理作用。每条药理作用下面阐明该药以什么方式（煎剂、水提液、醇提液、乙醚提取物等或明确的某一化学成分）、给什么动物（大小鼠、犬、猫等）、以什么途径（灌胃、灌肠、肌注、腹腔注射、静脉注射等）给药，有什么样的药理结果；【药物制剂】主要记载该药开发出来的产品，包括中成药、医院制剂、凉茶等。每种产品描述其药物组成、功能主治、用法用量、临床疗效等；【不良反应】记载药物及其开发出的产品在临床应用时出现的不良反应的类型、和症状；【附注】主要记载本品的一些使用意事项、品种情况及不同药用部位的使用情况。其中最为重点的是【药理作用】、【药物制剂】和【不良反应】三个栏目。

近年来，笔者带领技术团队以中药药理实验室为研究平台，以广东地产药材的研究与开发作为专业方向，特别是在广东地产清热解毒药的药效学及制剂研究方面作了大量的工作，分别开展了广东土牛膝、广昆布、三角草、三丫苦、蛇鳞草、山芝麻、蛇泡簕、水杨梅、金盏银盘、青天葵、岗梅根、救必应等多种广东清热解毒药研究，不仅对多种地产清热解毒药进行抑菌、解热、镇痛、抗炎、抗内毒素、抗EB病毒等方面进行系列研究，还研制出医药新产品10多项，获国家发明专利4项，省、市科技进步奖10多项。其中广东地产药材研究项目“三角草的基础研究”获广东省科技进步二等奖，“昆藻调脂制剂治疗脂肪肝的机理与临床研究”获广东省科技进步三等奖，“复方土牛膝制剂治疗咽喉疾病的实验与临床研究”获中山市科技进步一等奖，“三丫苦袋泡茶的研制”获中山市科技进步二等奖。《广东地产清热解毒药物大全》一书即是在这些研究成果的基础上编写而成。

在本书初稿动笔之际，从媒体上获悉广药集团抗‘超级细菌’中药研发大课题启动消息，广药集团投巨资从广药清热解毒类中成药中包括白云山板蓝根颗粒、口炎清颗粒、消炎利胆片、穿心莲片、光华莲芝消炎胶囊、中一辛夷鼻炎片、敬修堂清热消炎宁胶囊、陈李济喉疾灵胶囊、星群夏桑菊颗粒及明兴清开灵系列等10大抗菌消炎中药中开展改善耐药性研究、抗菌消炎作用及临床应用筛选研究及“中国中药抗之霸”新药研发等三大项目研究。由钟南山院士率领的呼吸疾病国家重点实验室和澳门科技大学等多家单位联合攻关，初步探明板蓝根对流感病毒、疱疹病毒等十几种病毒具有明显的抑杀作用，其抗病毒作用的机制与从板蓝根中分离得到的二种有效组分对于病毒的植物血凝素和病毒复制有效果是有密切关系的。这更加坚定了我们编撰《广东地产清热解毒药物大全》的决心，也促成了我们与广药集团李楚源总经理的合作。我们相信随着各级部门对清热解毒药的应用与研究日益重视，广东地产清热解毒药将在解热镇痛、抗菌消炎、抗感染、抗病毒、抗肿瘤等方面发挥重要作用，在防治流感、咽喉炎及扁桃体炎、结石、肝炎、鼻咽癌等广东地区常见多发病方面也将会取得显著疗效。而本书的出版对于推动广东地产清热解毒药的临床广泛应用和研究的深入开展将发挥积极而重要的作用。

《广东地产清热解毒药物大全》在编写过程中得到有关单位和专家的大办支持和指导，中国中医科学院副院长兼中药研究所所长黄璐琦教授和广州中医药大学校长徐志伟教授为本书写序，中医古籍出版社社长刘从明教授为本书的修改提供许多重要的指导意见，广药集团下属的广州白云山和记黄埔中药有限公司、广州中一药业有限公司、广州白云山光华制药股份有限公司、广州白云山何济公制药股份有限公司、广州白云山明兴制药股份有限公司、广州奇星药业有限公司、广州王老吉药业股份有限公司、广州星群（药业）股份有限公司等单位对该书出版提供了重要的参考资料和经费支持，在此一并表示衷心的感谢！

本书参考的国内外杂志及著作较多，凡参考的医药杂志皆列入每味药物后面的参考文献项下，重点参考的医药专著则不列入各药的参考文献中，而是集中列入书后的主要参考书目中。借此对这些杂志及著作的原作者表示衷心感谢！

由于编者的学识和专业水平有限，加之时间仓促，书中遗漏、错误在所难免，恳请广大读者和同仁提出宝贵意见。

梅全喜

2010年12月于广东中山

目　录

上篇　总论

下篇　各论

上篇总论

一、广东地产清热解毒药研究概况

广东地产清热解毒药是广东本地特产，民间应用广泛，具有清热解毒功效的药物。此类药物具有一般清热解毒药的清解热毒或去火毒作用，是有效治疗各种热毒证的药物，此类药物主要分为治疗咽喉肿痛、温热病、泻痢、疮痈肿毒等方面的药物，如主要用于治疗咽喉肿痛的广东土牛膝、山豆根、射干等，治疗温热病的金银花、穿心莲、绵马贯众、青黛等，治疗泻痢的马齿苋、鸦胆子，治疗疮痈肿毒中属于内、外痈的蒲公英、白花蛇舌草、鱼腥草等，治疗疮痈肿毒中属于外痈的野菊花、蚤休、熊胆等，治疗疮痈肿毒中属于内痈的败酱草等。

广东位于我国岭南以南，处于热带、亚热带，日照时间长，气温高，雨量充沛，地域辽阔，地势复杂，地貌多样，且海洋陆地俱备，适合多种广东地产清热解毒药的生长，而且还有不少是地道药材，质量好，驰名中外，素有“广药”之称。笔者查阅了《广东省中药材标准》、《广东中药志》、《广东中药》、《广东中草药》、《岭南采药录》、《南方草木状》、《生草药性备要》、《本草求原》、《岭南道地药材研究》、《广州常用草药增订本》等多种记载广东及岭南地区中药的书籍，搜集整理240余种药物属于广东地产清热解毒药，其中药用植物药237种，隶属95科；药用动物药6种；化石类药物1种。

（一）广东地产清热解毒药的归类分析

1. 来源 表1

科名	每个科清热解毒药的数量
菊科	21
豆科	16
大戟科	11
唇形科、爵床科、茜草科	8
锦葵科、百合科、马鞭草科、玄参科	7
葫芦科、茄科	5
天南星科、凤尾蕨科、水龙骨科	4
蔷薇科、葡萄科、荨麻科、旋花科、防己科、鸭跖草科、景天科、石蒜科、蓼科、野牡丹科、冬青科	3
桃金娘科、樟科、西番莲科、薯蓣科、三白草科、罂粟科、伞形科、堇菜科、芸香科、五加科、小檗科、苦木科、椴树科、桑科、牛科	2

续表

科　　名	每个科清热解毒药的数量
瑞香科、梧桐科、紫金牛科、兰科、桔梗科、金粟兰科、柳叶菜科、忍冬科、虎耳草科、仙人掌科、报春花科、萝藦科、无患子科、藤黄科、酢浆草科、竹芋科、紫草科、马齿苋科、落葵科、夹竹桃科、鸢尾科、茅膏菜科、木犀科、山茶科、乌毛蕨科、杉藻科、铁线蕨科、紫茉莉科、苋科、陵齿蕨科、石杉科、龙胆科、小二仙草科、鼠李科、败酱科、禾本科、雨久花科、瓶尔小草科、卷柏科、藤黄科、毛茛科、山矾科、金缕梅科、交让木科、同翅目胶蚧科、石蒜科、多孔菌科、秋海棠科、石竹科、骨碎补科、海鱼科、橄榄科、弓蟹科、盔螺科、熊科	1
总计 101 个科	总计 244 种药

从上表可以看出清热解毒药分布于101个科，主要分布于菊科、豆科、大戟科、爵床科、百合科、茜草科。

2. 性味及毒性　表2

性味及毒性	数　　量（种）
寒	182（其中包括82种微寒药物，1种大寒药物）
凉	49（其中包括3种微凉药物）
平	13
苦	166（其中包括43种微苦药物）
甘	105（其中包括10种微甘药物）
辛	55（其中包括5种微辛药物）
淡	34
涩	20（其中包括4种微涩药物）
酸	18（其中包括2种微酸药物）
咸	10
毒性	43（小毒29种，有毒12种，大毒2种）

从上表可以看出广东地产清热解毒药多是寒性或凉性，其中南天仙子属于大寒。

从上表可以看出广东地产清热解毒药多具有苦味或甘味，其中87种药物只具有一种药味，其余157种药物至少具有两种及两种以上的药味，如其中同时具有甘、咸味药物有角叉菜、广昆布、玄参、响螺厣；同时具有甘、苦味的药物有狗肝菜、黄藤、湶槁树根、广东土牛膝、菟丝、三角草、龙珠果、鸡骨草、金钱草、翻白草、田基黄、无爷藤、落地金钱、水虾子草、鸭嘴癀、合萌根、木槿花、佛肚树、紫茉莉根、鳞衣草、金鸡脚、龙葵、千层塔、玉龙鞭、白英、牡蒿、蛇莓、葎草、筋骨草、华山矾、檵叶、玉簪花、牛黄、玄参、白花蛇舌草、岗梅根。

广东清热解毒中有毒性药物有43种，其中广东狼毒、博落回属于大毒。

3. 归经 表3

归 经	数 量（种）
肝	152
肺	123
胃	85
脾	69
大肠	60
心	42
肾	28
膀胱	25
小肠	9
胆	9
三焦	1

统计有归经记载的234种药物，可以看出广东地产清热解毒药多归肝、肺、胃、脾经，其中有9种药物只有一种归经，其余有记载的药物至少有两种以上的归经。未查到归经的10种药物有雾水葛、五色梅、粽粑叶、马耳草、落葵、野黄麻、狗牙花、合萌根、佛肚树、竹节草。

4. 功能主治及老药新用

广东地产清热解毒药不仅具有清热、解毒的功效，还具有消肿、散结、利水消肿、消肿排脓、散瘀、疏散风热、凉血、止血、活血化瘀、活血通络、通经、活血舒筋、祛风活络、利尿通淋、生津、通便、消滞、消积、止泻、止痢、化痰止咳、清肺化痰、化痰散结、化痰开窍、清肺止咳、止咳平喘、化痰利湿、利湿通淋、杀虫、祛风除湿、清肝明目、疏风平肝、疏肝解郁、凉肝定惊、祛风定惊、清心定惊、潜阳熄风、通乳、利咽、祛痰利咽、拔毒、益气、养阴、止痛、消肿止痛、祛风止痛、行气止痛、健脾消食、生肌、暖胃、和胃、解暑、消暑、降压、截疟、收湿敛疮、止带、镇静安神、抗癌治瘤、祛风消肿、降血脂、抗衰老、消斑、腐蚀赘疣、透疹等功效。其中最为常见的几种功效为清热解毒、消肿散结、利水消肿、凉血止血、祛风除湿、止痛。

广东地产清热解毒药用于治疗上呼吸道感染、百日咳、音哑、支气管炎、肺炎、肺结核、感冒、中暑发热、暑热烦渴、大头瘟疫、潮热骨蒸、中暑口渴、热病神昏谵语、热病惊狂、热伤津液、阴虚劳热、小儿高热惊风、惊痫、惊厥、肝热抽搐、阿米巴痢疾、菌痢、热毒血痢、便溏、肠炎、衄血、咯血、吐血、尿血、便血、痔血、血热出血、外伤出血、疮伤出血、金疮出血、肠风下血、胃出血、痰中带血、胃炎、胃溃疡、食积腹胀、胃热呕吐、食积不消、十二指肠溃疡、下肢溃疡、消化不良、黄疸、热淋、淋浊、淋痛、小便淋涩、小便涩痛、砂淋、石淋、血淋、小便不利、小便短赤、尿闭、小便混浊、尿道感染、乳糜尿、尿痛、尿急、泌尿系结石、膀胱炎、口眼㖞斜、言语不利、口角流涎、中风窍闭、热性水肿、痰饮水肿、浮肿、脚气浮肿、肠燥便秘、月经前期、月经后期、月经先后无定期、月经过多、月经过少、崩漏、血崩、痛经、产后乳汁不下、疳积、下疳、风湿痹痛、风湿关节炎、风湿骨痛、湿火骨痛、风湿腰腿痛、关节炎、肢体麻木、筋骨拘挛麻木、瘿瘤、淋巴瘤、肺癌、胃癌、喉癌、子宫颈癌、肝癌、绒毛膜上皮癌、甲状腺癌、疳疮、漆疮、小儿头疮、脓肿、疮伤肿痛、乳痈、乳蛾、耳痈、疥疮、湿疮、疔疮、疮癣、湿疹、麻疹、血热斑疹、天疱疮、黄水疮、淋巴结核、颈淋巴结核、痔疮、痄腮、臌胀、肝炎、产后腹痛、消渴、恶露、阑尾炎、乳腺炎、瘰疬、瘰疬结核、鱼口便毒、鱼蝎毒、肾炎、肠痈、肠梗阻、咽干音哑、咽喉肿痛、疮疡肿毒、烂喉丹痧、喉痹、白喉、喉蛾、鱼骨梗喉、扁桃体炎、毒蛇咬伤、外伤感染、鼻渊、胃热呕吐、耳鼻感染、蛔蛲虫、白带、狂犬咬伤、阴道滴虫、白浊、阴痒、血虚黄肿、目赤肿痛、夜盲、目生翳障、翳膜、热性眼痛、骨折、胆囊炎、口腔炎、口疮、齿龈炎、风火牙痛、牙龈肿痛、牙疳、口舌糜烂、小儿脱肛、膀胱炎、宫颈炎、水火烫伤、腮腺炎、梅毒、冻伤、酒疸、腰缠火丹、皮炎、皮肤瘙痒、风疹瘙痒、皮肤溃烂、神经性皮炎、皮肤湿毒疮疡、扁平疣、赘疣、鸡眼、疥癣、痱子、甲沟炎、疥癞、癞痢头、顽癣、癣疾、湿癣、皮癣、癣疹、疮疹、带状疱疹、痔瘘、呃逆、神倦乏力、耳鸣、聤耳流脓、中耳炎、神经衰弱、麻风、眼睑缘炎、肝脓疡、鹅掌风、中心性视网膜炎、结膜炎、外伤性角膜炎、流行性脑脊髓膜炎、胎毒、暑湿吐泻、睾丸鞘膜积液、睾丸炎、疝气、鼻炎、萎缩性鼻炎、白秃、盆腔炎、急性淋巴性白血病、高血脂、麦粒肿、坐骨神经痛、附骨疽、食欲不振、食后饱胀、脉管炎、冠心病、脑血栓、乙型脑炎、癫痫、钩端螺旋体病、绞肠痧等。

随着临床药学的发展，越来越多的广东清热解毒药在临床的应用日渐广泛，现对其中一些药物的新用途加以简单概述：了哥王现代有用于治疗急性扁桃体炎、急性呼吸道感染、慢性支气管炎、慢性肝炎、肝硬化、淋巴结肿大、乳腺炎、带状疱疹、皮下剥离伤、坐骨神经痛、软组织损伤、化脓性皮肤病；山芝麻现代有用于治疗咽喉炎、扁桃体炎、声带小结、非特异性结肠炎、湿疹、接触性皮炎；水杨梅现代有用于治疗原发性高血压；青天葵现代有用于治疗急性支气管炎、哮喘、急性前庭大腺炎、鼻咽癌；蛇泡簕现代用于治疗肠炎、肝脾肿大、黄疸、慢性肝炎、风湿骨痛、泌尿系统感染、结石、鼻咽癌；火炭母还用于治疗急性肠炎、白喉、小儿脓疱疮、角膜云翳、斑翳、白斑、乳腺小叶增生、小儿急性细菌性痢疾、慢性舌乳头炎；救必应现代还有用于治疗急性肠胃炎、消化性溃疡、慢性结肠炎、胆道蛔虫病、急性胰腺炎、急慢性肝炎、口腔颌面部炎症、咽喉诸证、骨折、毒蛇咬伤、斑痧、百日咳等。

5. 药效学研究

据现代研究，广东地产清热解毒药进行的药效学研究有以下方面：抗病原微生物、抗肿瘤、抗癌、解热、抗炎、镇痛、抗细菌毒素、镇静、镇痉、降压、保肝、降血糖、降血脂、抗蛇毒、平喘、镇咳、镇吐、镇静、利尿、抗疟、抗氧化、止血、抗血栓、抗血小板聚集、抗脑缺血、保护多巴胺神经元、抗溃疡、抗消化道溃疡、抗毒、利胆、抗脑血栓再灌注、抗癫痫、解毒、抗生育、抗早孕、堕胎、抗病毒、抑制艾滋病毒、抗衰老、升高血钾、兴奋子宫、清除自由基、增强唾液分泌、抗应激、抑制癌基因表达、催吐、抑制诱变、解痉、溶解胆石、改善家兔耳微循环、抗糖尿病等作用，对心血管、体外细胞毒、白细胞、平滑肌、脑缺血再灌注损伤、呼吸系统、再生障碍性贫血、脂肪肝变性的作用，对免疫功能、高尿酸血毒症、骨骼肌、乳酸菌生长及保存能力、抗体形成细胞、离体蛙心收缩强度、实验性烫伤作用的影响以及急性毒性等方面的研究。全面检索医药报刊杂志、专业期刊网及谷歌、百度等搜索引擎，统计有49种广东地产清热解毒药还未进行相应的药效学研究。

每种药物的每种药效学研究都有多种实验方法，如（1）抗菌常用的评价药物抗菌的实验方法有：①体外抗菌实验，如琼脂稀释法、试管稀释法、微量稀释法、扩散法等。②体内抗菌实验，全身感染模型如腹腔感染模型、静脉内感染实验模型等局部感染模型如泌尿系感染模型等。

（2）抗病毒常用的抗病毒的实验方法有：① 体外实验法，如组织培养法、病毒滴定等。②体内实验法，系用各种病毒感染实验动物造病毒感染的实验动物模型，如疱疹病毒中单纯疱疹病毒1型及2型的脑炎模型和单纯疱疹病毒2型的兔角膜炎模型等。

（3）抗炎常用的抗炎实验方法有：①急性炎症，如小鼠耳部炎症模型、大鼠角叉菜胶性关节肿、大鼠腹腔白细胞游走试验等。②亚急性和慢性炎症，如大鼠棉球肉芽肿、大鼠琼脂肉芽肿等。③过敏性炎症，如大鼠同种被动皮肤过敏试验。

（4）镇痛常用的镇痛作用的评价方法有：①热刺激法，如小鼠热致疼痛实验、大鼠辐射法、家兔鼻部辐射法等。②化学刺激法，如小鼠醋酸扭体法、福尔马林法。③电刺激法，如尾刺激法。

6. 产品开发

广东地产清热解毒药制成的中成药品种繁多，剂型有别，功效各异，研制出了相当数量高效新品种，填补了中成药治疗某些疾病的空白，开辟了新的治疗途径，进一步丰富了中成药的内容。查阅《广东中成药》、《中成药不良反应与安全应用》、《中国药物大全》等书籍并全面检索医药报刊杂志、专业期刊网及谷歌、百度等搜索引擎，搜集到130多种广东地产清热解毒药开发的产品（验方制剂、中成药、医院制剂、凉茶等）共1230多种，其中医院制剂160多种，其中开发产品较多的有金银花、虎杖、穿心莲、山豆根、黄连、栀子、熊胆等。

广东地产清热解毒药开发产品的类型有：胶囊、软胶囊、片剂（分散片、含片、咀嚼片、泡腾片）、丸剂（滴丸）、散剂、外用搽剂、贴剂、酊剂、颗粒剂、注射剂、袋泡剂、口服液、药酒、茶剂、糖浆、栓剂、雾化剂、微囊、控释缓释制剂、靶向制剂、渗透泵、膏剂（巴布膏剂）、膜剂、滴鼻液、滴耳液、滴眼液、灌肠剂、熏剂、凝胶、霜剂、糊剂、洗液、含漱液、饮料、化妆品、保健食品、面膜以及可以作为食物添加剂做成别有风味的面条、面包、方便面等（如鱼腥草），或用于煲汤或煲凉茶。

广东地区环境优越，自然药物资源丰富，在该地区的人民在生活实践中积累了丰富的医疗知识，特别是各个医疗机构开发出了自己的制剂，并取得了显著的疗效，为广东地产清热解毒药的使用和研究延续开创了独特的用药方式，为该地区人民的健康做出了巨大贡献。广东地产清热解毒药广泛应用于临床、制剂研究及凉茶的开发，取得了显著的疗效，如广东省中山市中医院开发的治疗急慢性软组织及关节损伤所致的肌肉筋脉瘀血肿痛的三角草跌打镇痛液，治疗咽喉部急慢性疾病的复方土牛膝糖浆，广东省珠海市慢性病防治站医院研制的用于治疗脂溢性皮炎、湿疹、皮炎等皮肤炎症疾病的复方桉叶洗剂等医院制剂。

由于气候炎热潮湿，加之饮食不当，睡眠不足，很容易令人生“热气”，即所谓的“上火”，所以广东人习惯喝凉茶以消除热气。广东人爱喝凉茶这是不争的事实，在广州及珠江三角洲地区的一些城市，无论是大街小巷都能见到凉茶铺，蔚为一景。广东人不仅认为喝凉茶能“消火”，而且认为喝凉茶还有除去人体的毒素，抗御细菌、病毒的感染，增强人体免疫能力，预防感冒，平衡阴阳，柔润肌肤的作用。凉茶的发展与广东地产清热解毒药的发展密不可分，其中沙溪凉茶中的金钮扣根、岗梅，悦康外感凉茶中的水翁花，新型苦瓜凉茶中的苦瓜，广东凉茶、冲服凉茶和王老吉凉茶中的火炭母、山芝麻，罗浮山凉茶中的金盏银盘等都是疗效确切的广东地产清热解毒药。

7. 不良反应

搜集整理240多种药物属于广东地产清热解毒药及其主要制剂，发现清热解毒药单味药引起不良反应的药物有了哥王、山芝麻、肿节风、半枝莲、雾水葛、苦石莲子、千里光、五色梅、山猫儿、虎耳草、黄药子、金刚藤、一点红、仙人掌、金钱草、塘边藕、算盘子、马齿苋、穿心莲、水仙根、丝瓜、射干、臭草、朱砂根、半边莲、野菊花、地稔、过坛龙、龙葵、一枝黄花、风轮菜、白英、鸡儿肠、苦苣菜、绞股蓝、莲生桂子花、蛇莓、博落回、八角莲、山豆根、毛冬青、火殃簕、苦木、檵叶、鸡矢藤、广东狼毒、水牛角、苦瓜干、鸦胆子、石蟹、熊胆、火炭母、白花蛇舌草、望江南、罗裙带等。主要不良反应是药物本身的毒性作用引起的，也有相当一部分是过敏反应。

清热解毒药制剂中引起不良反应的药物有黄藤素片、大黄藤注射液、猴耳环消炎片、猴耳环胶囊、肿节风注射液、复方草珊瑚含片、血康口服液、新癀片、片仔癀含片、金石清热颗粒、金银花注射液、双黄连注射液、银黄注射液、清热解毒注射液、银翘解毒丸、双黄连含片、维C银翘片、清热解毒口服液、金芪降糖片、小儿热速清口服液、银黄含片、金刚藤糖浆、花红片、黄葵胶囊、肾石通冲剂、痢特敏片、莲必治注射液、喜炎平注射液、穿心莲片（胶丸）、穿琥宁注射液、鱼腥草注射液、急支糖浆（颗粒）、鱼金注射液、三金片、荆花胃康胶囊、射干抗病毒注射液、射干利咽口服液、三九感冒灵冲剂、三九胃泰颗粒、半边莲注射液、野菊花栓、虎梅含片、肝毒净颗粒、前列安栓、楼莲胶囊、痛血康胶囊、季德胜蛇药片、康妇消炎栓、绞股蓝总苷胶囊、抗病毒口服液、抗病毒颗粒、肝炎灵注射液、更年宁心胶囊、芪茶益肠胶囊、香莲丸、消核片、苦木注射液、妇炎平胶囊、消炎利胆片、六神丸、牛黄解毒片、牛黄消炎丸、牛黄上清胶囊、牛黄清心丸、马应龙麝香痔疮膏、牛黄解毒丸、牛黄蛇胆川贝液、京万红、脉络宁注射液、脉络舒通颗粒、清开灵胶囊（颗粒）、清开灵注射液（粉针）、清热醒脑灵丸（片）、鸦胆子油乳注射液、岗梅根注射液等。

（二）清热解毒药研究应用应注意的问题

1. 品种及用药混乱

（1）同名异物和同物异名现象　青天葵与毛茛科天葵属植物天葵 *Semiaquilegia adox-*

oides（DC.）Makino 同名异物，功效不同。近期在广州中药材市场的青天葵商品中发现混有一种伪品，经鉴定为马兜铃科植物华细辛 *Asarum sieboldii* Miq. 的地上部分，应注意区别。还有报道青天葵常见混伪品：①毛叶芋兰，兰科植物毛叶芋兰 *Nervilia Plicat*（Andr.）Scltr. 的干燥全体，与青天葵相似。主要区别为毛叶芋兰有毛，而青天葵无毛（本品在广东地区亦作青天葵入药）。②红薯叶，旋花科植物红薯 *Ipomoea batatas*（L.）Poir 的干燥叶，主要区别为叶柄常带根须，没有根茎。③积雪草和满天星，为伞形花科植物积雪草 *Centella asiatica*（L.）Urb. 和肾叶满天星 *Hydrocotyle wilfordii* Maxim 的干燥叶，两种药材性状近同。④水半夏叶，为天南星科植物水半夏 *Typhonium flagelliforme*（Lodd.）Blume 的干燥叶，主要区别为叶多为开叉，无射出脉，水浸展开呈戟状。柄为棕红色。⑤车前草叶，为车前科车前 *Plantago asiatica* L. 的干燥叶片。主要区别：叶片经水泡展开后呈长卵形或椭圆形。⑥犁头尖叶为天南星科植物犁头尖 *Typhonium divaricatum*（L.）Decne. 的干燥叶片。主要区别：叶片泡展后呈戟形或深心状戟形，先端渐尖，基部裂片卵状披针形至矩圆形，形似犁头，全缘或近三裂。

（2）地方特有的用药习惯，与《药典》收载品种同名异物引起混乱　如《药典》中土荆皮为松科植物金钱松 *Pseudo－larixKaempferi* Gord. 的根皮或近根树皮，广东无产销习惯，而广东使用的“土槿皮”为桃金娘科植物水翁 *Cleistocalyx opercu－latus* Roxb. 的树皮；两者其功效主治不同，亦应区别使用。

（3）一药多源引起品种混乱　系指一种药物有多种动、植物来源。如青黛，豆科植物木蓝 *Indigofera tinctoria* Linn. 的茎叶、同属植物野青树 *I. suffruticosa* Mill.、爵床科植物马蓝 *Strobilanthes cusia*（Nees）O. Kuntze、蓼科植物蓼蓝 *Polygonum tinctorium* Ait.、十字花科植物菘蓝 *Isatis indigotica* Fort. 等的叶或茎叶，均可作为提取青黛的原料，其中前四种植物在我省均有分布。

（4）品种基原确定错误带来的品种混乱　广东土牛膝在二十世纪五十年代被发现治疗咽喉疾病有效后，最早对其鉴定的专家误将其确定为苋科的倒扣草，后经广州市药检所鉴定实为菊科植物华泽兰，这样的错误也导致了后来的一些专著资料出现错误，如《实用临床草药》收载的土牛膝，其来源列为苋科的植物，而其药理作用与临床应用收载的土牛膝治疗白喉内容却是菊科植物华泽兰（广东土牛膝）的。

2. 药效学研究存在的问题

240 多种广东地产清热解毒药种有 49 种广东地产清热解毒药还未进行相应的药效学研究，还有多种清热解毒药药效学研究进行的深度不够。现代许多广东地产清热解毒药的药效学研究用一种方法就下定一种药具有某种药理作用是不合理的，一种方法只能反映药理作用的某一侧面，例如具有镇静作用的清热解毒药只采用热板法评价时可能出现假阳性结果，具有抗炎作用的清热解毒药只用小鼠耳廓肿胀法时也可能出现偏差，所以中药药理作用的评价应符合综合评价和重复性原则。根据上述原则，确定清热解毒药药理评定标准为：每种药理作用应采用 3 种以上（包括 3 种）不同实验方法，每种评价方法应进行不少于 3 次的重复性实验，结果均为有效。

3. 中成药研究应注意的问题

（1）新药形成过程中的系统学认识在新药研制过程中，应以科学的系统观，全面审视、分析诸因素多样性变化和统一的联系，提出科学、准确的科研设计和措施。任何药材，其性味、归经、功能主治都是整个药材的化学物质群总体属性的综合表现，绝非单一化学成分的单独作用。广东地产清热解毒药的研究亦是如此。例如，在研究马齿苋新药的时候要综合分析它的各种主要成份，合理取舍，确定主治不同疾病时应选取何种成分，或者与何种药材配伍能达到最好的疗效。研制出的新药应该是针对某类疾病有明显的疗效，而不是包治百病的万金油，对什么病都有效果却都不显著。

（2）处方确定时以经典古方和现代医院制剂为依据开发新药，从名医名方开始研究，节省开发的时间和资源。并不是一定要自己研制出历史上从未有的处方，我国很多疗效显著的民间处方都没有得到进一步的开发，在已有经验的基础上进一步研究与开发能起到事半功倍的效果。因此，研究开发中成药一定要注重广东地产清热解毒药的民间应用经验。

（3）剂型是药品的具体应用形式，合适的剂型不仅利于发挥医疗效果，同时还有成本低、服用方便等优点。马齿苋剂型的选择主要是使其在慢性病、复杂病、老年病或西药效果较差的领域凸显出来。用于治疗全身性疾病可选用口服液、片剂等，用于皮肤局部感染性疾病可选用软膏剂、糊剂，还有滴眼剂等。随着剂型的开发，还可选择注射剂，速释、缓释、靶向等剂型，以适应不同的年龄、不同病种的需要。

此外，还应注意品种繁杂，生产厂商众多，品质不一；用药范围相对较窄，集中在中医的“热病”范围内；现代化程度低，质量控制比较薄弱等方面的问题。

4. 医院制剂存在的问题

广东地产清热解毒药在广东地区民间得到了广泛的应用，其在临床方面的应用积累了许多宝贵的治疗经验，但多数清热解毒药医院制剂只是在很小的区域内使用，并没有大规模生产和流通，如广东土牛膝糖浆只是在中山、江门、佛山等少数几个地区得到了使用，使得很多确实是疗效显著的用药经验只是在小区域范围内使用，甚至失传，这从客观上制约了药学知识的传播、发展，不利于广东地产清热解毒药的有效利用。随着近几年医院制剂的整顿压缩，不少制剂室下马，因而很多医院已失去了使用这种广东地方特色的复方土牛膝制剂的资格，目前当务之急时按《药品注册管理办法》中药6类新药要求开展对复方土牛膝制剂的研制申报工作，使之成为国家新药，从而让这个疗效确切、极具广东特色的药物制剂为提高广东地方常见病多发的咽喉类疾病的治疗水平和疗效发挥更广泛、更积极和更重要的作用。

5. 不良反应的问题

人们对中药及其产品的安全性认识不足，长期以来，在人们的心目中一直认为中药是安全有效、无毒的，特别是清热解毒药本身具有清热解毒的功效，更不会引起中毒、不良反应，有些中成药的广告也往往片面或夸大宣传疗效，而对其毒副作用及可能发生的不良反应却避而不提或避重就轻，且常以“本品系纯天然药物，无毒副作用”误导人们；在人们的思想意识中也认为“中药安全无毒”，正是由于上述问题，使广东地产清热解毒药及其制剂的毒副作用往往容易被忽视，长期过量或者不恰当使用中药的情况时有发生，在这种认识和用药背景下必然会引发药物的安全性问题。为此，应加大广东地产清热解毒药的安全性知识宣传，加强广东地产清热解毒药安全性基础研究，规范清热解毒药及其制剂的临床应用，重视患者个体差异，加强清热解毒药及其制剂的安全性评价研究等。

6. 社会供求问题 市场对独具特色的广东地产清热解毒药需求量也逐年剧增，但是对清热解毒药的过度开发加剧了中药资源的枯竭，个别清热解毒药已远远不能满足人们需求，导致某些广东地产清热解毒药供求矛盾日益突出，合理开展广东地产清热解毒药种植研究与资源开发，可以解决上述问题。

（三）清热解毒药的研究思路

广东地处岭南，是典型的亚热带气候，冬暖夏热，多潮湿炎热天气，很易引起“上火”，“上火”也是广东常见地方性疾病，同时由于广东的饮食习惯，长期饮食或一次性过多地食用了高肉类蛋白质和海产品含嘌呤丰富的食物，导致或加速泌尿系结石的形成和痛风的出现。进行广东地产清热解毒药研究，与一般的大宗品种药材研究不同，应在考虑广东地域、气候环境、饮食习惯等特殊条件下瞄准广东区域的地方性常见多发病，例如：鼻咽癌、泌尿系结石、上火（咽喉肿痛）、痛风等。充分发挥广东地产清热解毒药治疗广东地方性疾病的优势。广东地产清热解毒药的药效学研究将向着全面系统、深层次的方向发展，重点攻克广东地产清热解毒药药效学物质基础、质量控制等制约其产业发展的瓶颈，使广东地产清热解毒药的有效成分明确、药理药效及毒理作用清楚、质量控制科学、临床运用定位明确，以新药研究开发项目带动广东地产清热解毒药的基础研究，以重点实验室、中药基础与新药研究实验室为大本营，将高等院校、科研单位与企业进行强强联合，按现代企业模式运作现代地产药材的研究开发工作，以实现广东地产清热解毒药研究取得质的突破，最终实现提升广东地产清热解毒药的市场开发价值。清热解毒药在防治 SARS、流感和小儿手足口病等疾病中起了不可替代的作用，这要求我们做大量扎扎实实的工作，不能仅满足于临床效果，而要与药效学、药理作用机理等基础研究相结合，研制一批剂型先进和质量标准可靠的现代中药，为保障人民身体健康发挥积极作用。

参考文献

1. 范文昌，梅全喜 .12 种广东地产清热解毒药的药理作用研究进展．中国药房，2010，21（增刊）：16.

2. 梅全喜，高幼衡，吴惠妃，等．三角草基础与临床应用研究进展．中国药房，2006，17（4）：301.

3. 孙一帆，梅全喜，徐庆文，等．复方土牛膝糖浆治疗咽喉疾病临床疗效观察．中药材，2005，28（增刊）：151.

4. 彭东洲．复方桉叶洗剂的制备 J. 中国药物与临床，2009，9（2）：129～130.

5. 梅全喜，范文昌，曾聪彦．论广东地产药材的研究与开发．今日药学，2009，19（12）：14

6. 梁爱君，凌云，刘贺之．中药在传染性非典型肺炎（SARS）防治中的应用．解放军药学学报，2003，19（5）：367.

7. 刘咏，徐省燕．清热解毒祛湿法防治儿童手足口病效果观察．光明中医，2010，

25（4）：634.

8. 赵子剑，郭胜雄，刘译，等．鱼腥草药理作用的文献再评价．陕西中医学院学报，2010，（1）：41.

9. 张爱珍．清热解毒药和抗菌药物在临床应用中的相互关系．中国中医药现代远程教育，2008，6（2）：143.

10. 杜士明，蔡华，梁俊．马齿苋药理研究进展及开发思路．中国药房，2007，18（27）：2145.

11. 田素英，梅全喜．广东土牛膝复方制剂的研究进展．时珍国医国药，2006，17（11）：2175.

12. 梅全喜，范文昌．广东地产清热解毒药归类分析及研究中应注意的问题．今日药学，2011，21（2）：68.

二、广东地产清热解毒药几种常见药理作用的简易实验方法

（一）抗炎实验

是用某些化学致炎物质和物理刺激方法，在动物体内局部造成炎症病理模型，观察药物的抗炎作用，现介绍几种实验方法。

1. 对小鼠耳肿胀形成的抑制作用

用18～22克雄性小鼠42只，分成3组，乙醚麻醉，依组别取各药液涂于小鼠右耳正反两面（不加摩擦），1小时后用微量吸管精确吸取100%二甲苯致炎液100微升涂于右耳正反两面，左耳作空白对照。致炎1小时后将小鼠断颈处死，沿耳廓基线剪下两耳，用9毫米直径打孔器分别在同一部位打下圆耳片，用千分之一电子天平称重，每鼠的右耳片重量减去左耳片重量即为肿胀程度，计算肿胀抑制率。

2. 对大鼠足跖肿胀形成的抑制作用

选用SD大鼠35只，体重150～180克，雄性，随机分成三组。外涂给药，1小时后，将100%蛋清（每只大鼠用0.1毫升）注人大鼠右后足跖皮下致炎，每隔1小时用毛细管放大测量装置测量足跖部体积变化，记录1、2、3、4、5小时足肿胀程度。

3. 棉球诱导大鼠肉芽肿

取SD大鼠60只，随机分成5组，分别为模型组、药物样品提取物高剂量组、中剂量组、低剂量组、阳性对照组，以醋酸地塞米松为阳性对照物。大鼠以10%水合氯醛腹腔麻醉，无菌条件下切开下腹部正中皮肤，切口长1厘米，血管钳扩充皮下组织，将棉球［每个（50±1）毫克，高压灭菌后加氨苄西林，50℃烘干］，分别植人大鼠两侧腹股沟皮下。手术当天开始灌胃给药，连续7天。第8天颈椎脱臼致死，取出棉球，置60℃烤箱烤至恒重，减去原棉球净重，即为肉芽肿净重，以100克体重肉芽肿净重（毫克）表示。

4. 醋酸所致小鼠腹腔毛血管通透性的影响

取体重18～22克的健康小鼠50只，雌雄各半，随机分为5组，分别为药物样品提取物高、中、低剂量组，阿司匹林组（0.2克/公斤）和蒸馏水组。连续灌胃给药4天，每

天一次，每次给予等容量0.9毫升/100克，于末次给药后30分钟，尾静注射0.5%伊文思兰生理盐水溶液0.1毫升/10克，随即腹腔注射0.8%冰醋酸生理盐水液0.1毫升/10克，20分钟后脱颈椎处死，剪开腹部皮肤肌肉，用6毫升生理盐水分数次洗涤腹腔，用吸管吸出洗涤液，合并后加入生理盐水至10毫升，3000r/分钟离心15分钟；取上清液于分光光度计上比色测定吸收度。

（二）镇痛实验

是比较给药组动物和对照组动物在接受一定刺激后疼痛反应的情况，以判定药物的镇痛作用，常见的刺激方法有化学刺激、热刺激、电刺激和机械刺激4种，现介绍2种常用的实验方法。

1. 对热板致痛的镇痛作用 水温（55.0±0.5）℃，记录小鼠从放入（热板仪）金属盒至出现舔后足反应所需时间秒（S），<5 S或者>30 S或跳跃者弃之不用。取筛选合格的雌性小鼠60只，间隔5分钟再重新测定痛阈值1次，将2次痛阈值的平均值作为该鼠给药前痛阈值。将小鼠随机分为5组，每组12只。受试药物没高、中、低三个剂量组，生理盐水组给予等体积的生理盐水，阳性组给予消炎痛20毫克/公斤。各组均ig给药，药物组和生理盐水组qd，连续7天，消炎痛组当日给药。于末次给药后30、60、90、120、150分钟分别测定痛阈值。若在热板上60S仍无反应的立即取出，其痛阈值按60S计算。

2. 对醋酸致痛小鼠的镇痛作用 选用昆明种小鼠60只，雌雄各半。随机分为空白对照组，高、中、低三个剂量药物组，阳性对照组，每组12只。空白对照组给予等体积的生理盐水，阳性组给予消炎痛20毫克/公斤。各组均ig给药，12个药物组和生理盐水组qd，连续7天，消炎痛组当日给药。末次给药1.5小时后每只小鼠腹腔注射0.6%冰醋酸0.1毫升/10克，记录注射后小鼠出现第1次扭体反应的时间及20分钟内出现扭体的次数，整个实验室温控制于（20±1）℃。并计算抑制率：抑制率（%）=（对照组平均扭体次数－给药组平均扭体次数）/对照组平均扭体次数×100%。

（三）解热实验

解热实验是给动物注射某种致热物质，使其体温升高，然后给予被试药物，观察动物体温变化情况，以判断被试药物是否有解热作用。常用的致热物质有细菌毒素（热原质）、过期菌苗液、细菌培养液或异性蛋白乳牛奶、鸡蛋白等。现介绍较为常用的2种实验方法。

1. 大鼠法 大鼠置于实验环境中5～7天，后两天用肛温计每天测大鼠肛温一次，实验当日测体温3次，每小时一次，选择温差不超过0.3℃的大鼠供实验使用。取合格大鼠60只，随机分成5组，分别灌胃，药物提取液分为低剂量组、中剂量组和高剂量组，消炎痛组0.02克/公斤，生理盐水组1毫升/100克，完毕立即背部皮下注射面包酵母（20%）0.6.毫升/100克，然后分别于第4～9小时每小时各测体温一次，数据连同基础体温进行统计学处理（t检验），比较给药组与空白对照组之间的温度差距。

2. 家兔法 取体重1.5～2.5公斤的健康家兔6只，先用水银肛温计测量正常体温2次，每次相隔0.5～1小时，选用正常体温在38.5℃～39.6℃之间，且2次正常体温变化不超过0.4℃者，由耳静脉注射细菌毒素每千克体重5克，或过期菌苗液0.5毫升，然后每半小时测量体温一次，使体温升高约1℃～1.5℃，然后3只家兔给被试药物，3只家兔给生理盐水做对照，继续测量体温6～8次，记录体温变化情况，给药组与对照组比较其解热作用。

（四）抑菌抗菌实验

抗炎实验方法分为体外抗菌实验和体内抗菌实验，现介绍3种体外抗菌实验方法和2中体内抗菌实验方法

1. 平碟法

取熔化后的培养基，每平碟（培养皿）倒入15毫升，待凝固后，在培养基表面划线接种试验菌株，在划线的中间位置安放一个灭菌的不锈钢圈，在圈内滴入试验药液。也可采用打洞法，即在凝固的培养基上用已灭菌的打孔器打孔挖去琼脂块，将药液滴在洞内。用灭菌陶盖盖好，细菌在37℃、真菌在22℃～25℃培养18～20小时，观察细菌生长情况，如全线生长则认为该浓度的药液无抗菌作用，如细菌或真菌划线为药液所切断，则认为该浓度药液有抗菌作用。

2. 平碟稀释法

先将中药药液2毫升加入平碟内，再加入已熔化的培养基8毫升，充分摇匀，待凝固后，划线接种菌株，同时用水2毫升代替药液制作空白对照平碟，方法同样，接种后，将平碟倒置，在37℃（真菌在22℃～25℃）培养18～20小时，观察结果。如对照碟长菌、药液碟不长菌，则认为有抗菌作用。

3. 试管法

取试管12支，在每一试管中加入培养基5毫升，于第1管中加被试药液5毫升，混合均匀，吸出5毫升加到第2管中，混合均匀，再吸5毫升加到第3管中，依次操作，直到第10管，将第10管混合均匀后吸出5毫升弃去，其药液稀释依次为1：2，1：4，1：8，……1：1024，再于前11管中各加入适当浓度的菌液0.1毫升，第11管作为菌液对照，第12管不加菌液，加被试药液0.1毫升，作为药液对照。将其全部在37℃（真菌在22℃～25℃）培养16～24小时（真菌在24～72小时），观察各管菌株生长情况。如菌液对照管浑浊，表示菌株生长良好；药液对照管澄明，表示药液没有染菌。再将试验管与对照管比较，以溶液澄明无菌生长为有抗菌作用，其中以药液稀释度最大管的药液浓度为最小抗菌浓度。如欲了解药液的抗菌作用是抑菌还是杀菌，可将上述不长菌试管中的溶液，用接种环转种到肉汤培养基中，经37℃培养16～20小时（真菌则在22℃～25℃培养24～72小时），如仍不长菌，表示药液有杀菌作用。

4. 小鼠腹腔感染法

取小鼠分4组，每组10只（体重17～20克），一组给生理盐水做对照，其他组分别给几种浓度的药液，1小时后，各组小鼠均腹腔注射适当稀释的菌液0.5毫升，感染后1小时及6小时，必要时在24小时再给药液或生理盐水1次，观察4天，记录各组小鼠死亡的时间和死亡率。

5. 小鼠静脉感染法

取小鼠分为5组，每组10只，一组为生理盐水对照，一组为已知药物对照，其余三组为实验药物组，各组小鼠由尾静脉注射适当稀释的菌液0.2毫升，然后每天给药2此，共给7天，观察3周，记录各组小鼠死亡数，计算死亡率。

（五）抗内毒素实验

抗细菌内毒素有多种实验方法，现介绍2种常用的实验方法。

1. 抗内毒素休克死亡作用

取体重18~22克的健康小鼠，雌雄各半，随机分组，动物连续灌胃给药7天，阳性组灌地塞米松（0.02克/公斤，实验当日），于末次给药后1.5小时，每只小鼠腹腔注射大肠杆菌$O_{55}B_5$内毒素60毫克/公斤，分别于1小时、2小时、3小时、4小时、5小时、8小时、10小时、24小时、36小时、72小时观察小鼠在注射内毒素后的形态变化（是否出现耸毛、发抖、蜷缩、拒食、睑膜充血、舌偏出、耳缘及皮下未见出血、斑点）和小鼠的生存时间。

2. 内毒素（LPS）致小鼠血清中TNFα和NO过度释放的影响

①样品液的制备：将药物用内毒素溶解水分别稀释成0.5%，0.25%，0.125%的溶液。②脂多糖溶液制备：取脂多糖1支（5毫克）用内毒素溶解水溶解并稀释成10毫升（500μg·毫升$^{-1}$），振荡混合30秒。再取0.8毫升用内毒素溶解水稀释到100毫升（4μg·毫升$^{-1}$）。③血清样品制备：取体重18~22克的健康小鼠，每只ipBCG0.2毫升，按常规饲养10天，实验前14小时小鼠禁食不禁水，实验时，将小鼠随机分组，正常组和模型对照组每组10只。药物组分别ig给予0.5%，0.25%，0.125%样品液0.4毫升，正常组和模型组给生理盐水液。灌胃后0.5小时后，药物组和模型组每只小鼠分别尾静脉注射LPS0.2毫升·（20克）$^{-1}$，9小时后乌拉坦麻醉，眼眶内取血（断头取血），取血清-20℃备用。④TNF-α检测：用ELISA法，按试剂盒说明书操作要求进行，在抗人细胞因子单抗包被的酶标板上加入系列浓度标准品溶液及100μl待测鼠血清样品，同时设空白对照（双管法），37℃孵育60分钟后加入TMB底物液显色15分钟，于450 nm波长处测吸光度（*A*）值，绘制标准曲线，结果在10~1 000 pg·毫升$^{-1}$范围内呈线性关系。各血清样品按同法测定，并按标准曲线计算TNF-α浓度。有抗内毒素作用的药物可降低TNF-α浓度。⑤NO含量测定：将上述取的小鼠血，3500r/分钟离心10分钟后取血清，按NO测试盒要求进行操作，检测血清中NO含量。有抗内毒素作用的药物可使NO含量降低。

（六）保肝实验

对四氯化碳致小鼠肝损伤的影响　小鼠60只，随机分为6组，即空白对照组，模型组，中药高、中、低剂量组和阳性药物对照组。中药高、中、低剂量组每天分别ig受试药物提取物，空白对照组及模型组ig同体积的生理盐水，共10天，末次给药1小时后，阳性药物组、模型组及中药组按10毫升/公斤ip 0.1% CCl_4花生油溶液，空白对照组ip同体积的花生油溶液，禁食16小时后，取血分离血清，测定血清谷丙转氨酶和谷草转氨酶的活性。

（七）止血实验

1. 试管止（凝）血实验 ①抗凝血液的制备 取250毫升洁净的三角烧瓶，预先放入脱钙剂（草酸钾0.1克或枸橼酸钠0.38克），加入兔（或羊、猪、牛）的血液100毫升，迅速轻轻摇匀，如有血块或纤维状血丝应弃去不用，重新配制。②氯化钙溶液浓度的预试 取洁净的小试管数支，每管中加入抗凝血液0.7毫升，生理盐水0.2毫升，再分别加入不同浓度的氯化钙溶液（浓度为0.05%～0.1%）0.1毫升，立即用涂蜡的软木塞塞紧，倒转3次，置37℃恒温水浴中，从加入氯化钙溶液开始计时，每隔半分钟轻轻倾斜试管1次，观察血液是否凝固，直至试管倾斜或倒置血液不流动为止，选择能在20分钟左右使血液凝固的氯化钙浓度供下述实验用。③凝血时间测定 取洁净小试管4支，各加抗凝血液0.7毫升，两管加药液0.2毫升，另两管加生理盐水0.2毫升，各管再加入预试选好浓度的氯化钙溶液0.1毫升，按预试方法操作测定其凝血时间，如给药管凝血时间比对照管缩短30%以上，认为有凝血作用。

2. 兔耳止血实验 取体重2公斤左右的健康家兔，每4只为一组，于实验前剃光耳壳边缘的毛，置于木匣固定器内，腹部加温到40℃～45℃，用锋利刀片在耳缘静脉横切一小口，约为静脉的1/3为宜，从切口开始计时，至切口血流自然停止，为止血时间。每只家兔两耳各测两次，取4次数据的平均值为其正常止血时间t，给药组腹腔注射药液1.5毫升/公斤，对照组给生理盐水，1小时后再如上法测定其止血时间4次，其平均值为给药后止血时间T。求得每只家兔的止血时间比值（T/t），计算各组的平均比值，按下列公式计算药物止血时间比值R。药物止血时间比值R＝给药组止血时间平均值/对照组止血时间平均值。一般以R小于0.5为有止血作用。

（八）镇咳实验

镇咳实验是人为的刺激动物呼吸道或胸膜，引起咳嗽反应，由给药组和空白组两组之间，或同一动物给药前后，刺激强度的差别或咳嗽反应程度不同，以判定药物的镇咳作用。刺激的方法有用化学物质（如氨水、二氧化硫、碘液等）、机械刺激、电流刺激等方法，现介绍氨水恒压喷雾法。

氨水恒压喷雾法 取体重18～22克的小白鼠50只，按体重均分为5组，每组10只，分别做标记编号，药物组灌服药物（高、中、低剂量组），对照组灌服等溶剂生理盐水，阳性组灌服相应的阳性药物。灌服药物1.5小时后，将小鼠放入容器内，接受氨水喷雾刺激，如用哮喘喷雾器，压力为18.7kPa（140毫米汞柱），当室温为10℃～15℃时，氨水浓度约为25%，室温为30℃～35℃时，氨水浓度降为15%左右。到规定的喷雾时间，取出小鼠，观察1分钟，如在1分钟内出现3次咳嗽反应则为阳性反应（＋），否则为阴性（－）。按上下法求半数有效量的原理，改变喷雾时间，一般喷雾时间的间距为1：0.7～0.8，成等比级数，若第一只小鼠呈阳性反应，则第二只小鼠喷雾时间缩短一级，第二只小鼠呈阴性反应，则第三只小鼠喷雾时间又延长一级，依此类推。按编号次序使每只小鼠接受喷雾，计算小鼠半数致咳时间（EDT_{50}），给药组与对照组比较，计算其镇咳比值（R）。镇咳比值R＝（给药组EDT_{50}/对照组EDT_{50}）×100。一般以R值在130以上为有效，150 以上为显效。

（九）祛痰实验

祛痰实验是在药物影响下，引起实验动物支气管分泌液的变化，以给药组与对照组比较，来判定药物的祛痰作用。观察支气管分泌液变化的方法很多，如测量分泌液量的多少、粘稠度的大小、移动的速度等。现介绍比较常用的酚红法祛痰实验。

酚红法祛痰实验　取体重 18 ~ 22 克的小白鼠 50 只，按体重均分为 5 组，每组 10 只，分别做标记编号，药物组灌服药物（高、中、低剂量组），对照组灌服等溶剂生理盐水，阳性组灌服相应的阳性药物。灌服药物 1.5 小时后，将小鼠拉断颈椎处死，立即分离气管，在甲状软骨下，插入一注射针头，用线稍结扎，以注射器吸取 5% 碳酸氢钠溶液 0.5 毫升，套入针头，缓缓来回冲洗呼吸道 3 次，冲洗液置比色管中，再如此重复冲洗 2 次，共用 5% 碳酸氢钠溶液 1.5 毫升，来回冲洗 3 次，合并 3 次冲洗液，与酚红系列比色管比色，测定冲洗液中酚红的浓度，将药物组、阳性组均与对照组动物酚红浓度的平均值进行比较。一般以给药组酚红的浓度比对照组大一倍以上为有效。

（十）急性毒性实验

急性毒性试验是一次投给实验动物较大剂量的受试物，观察其在短时期（一般为 24 小时到 2 周以内）中毒反应的一种试验方法。

小鼠急性毒性实验　将小鼠雌雄各半，随机分组，禁食不禁水 12 小时，以最大给药体积（按每 10 克体重给药 0.3 毫升），不同剂量（剂量以 1：0.75 递减）的受试药物水煎液 1 次灌胃，连续观察 7 天，统计观察期间小鼠死亡数和一般情况。通常进行半数致死量 LD_{50} 测定，当受试药物测不出 LD_{50} 时，可以做最大给药量试验来考察动物的急性毒性情况。

参考文献

1. 梅全喜，钟希文，张晓君，等．三角草镇痛、抗炎作用研究．中药材，2000，23（10）：632 ~ 634

2. 张榕文，黄兆胜，范庆亚，等．救必应抑菌抗炎有效部位筛选．中华中医药学刊，2008，26（8）：1820 ~ 1822.

3. 梅全喜，田素英，钟希文，等．复方土牛膝糖浆剂抗炎作用的实验研究．中药材，2007，30（5）：586 ~ 588.

4. 范文昌，梅全喜，高玉桥．12 种广东地产清热解毒药的镇痛作用实验研究，今日药学，2010，20（2）：12.

5. 钟希文，梅全喜，高玉桥，等．三丫苦泡茶的抗炎镇痛及解热作用．中药材，2001，24（9）：665

6. 张道英，黄志华，江丽霞，等．无患子提取物对小鼠实验性肝损伤的保护作用．时珍国医国药，2009，20（8）：1966.

三、常见的广东地产清热解毒药治疗病症

（一）感冒

感冒是因外邪侵袭人体所引起，以头痛，鼻塞、流涕、喷嚏、恶风寒、发热、脉浮等为主要临床表现的病症。感冒全年均可发病，但以冬、春季为多、有一定的传染性。病情轻者称“伤风”；病情较重，且在一个时期内引起广泛流行、临床变化相类似的，称为“时行感冒”。

【病因病机】

1. 外感邪气 本病的病因，主要是感受风邪为主，但并非全由风邪所致，往往夹时邪而侵入人体，如冬季多夹寒邪，春季多加风邪，暑季多夹暑湿，秋季多夹燥邪，其中尤以风寒、风热为多见，广东地区以风热感冒为多见。风邪夹时令之邪，由人体的皮毛、口鼻而入，侵犯肺卫，则卫阳被遏，营卫失和，邪正相争，肺气失宣，而致感冒。时行感冒因感受时邪疫毒，故流行范围及全身症状较一般伤风感冒为甚。

2. 卫外不固 感受外邪是否发病，与感邪轻重和人体正气的强弱有关。体质偏弱，则卫外不固，若起居不当，或寒热失调，或受凉淋雨，或过度劳累，皆易感外邪之病。素体阳虚者易受风寒，阴虚者易受风热，痰湿内盛者易受外湿，常内外相因为病。卫外不固，外邪侵犯肺卫，致营卫失调，肺气失宣，从而出现上焦肺系及表卫症候。如气虚感邪，邪在肺卫，则气虚感冒；阴虚感邪，邪在肺卫，则为阴虚感冒。

【症候】四时感冒、发热头痛、全身骨痛、热病大渴、头痛目眩、目昏、小儿高热、咽干口渴等。

（二）痈与湿疮

痈是一种发生于皮肉之间的急性化脓性疾病。其特点是局部光软无头，红肿胀痛，病变范围为6～10厘米，起病迅速，易肿、易脓、易溃、易敛。

湿疮是一种有明显渗出倾向的过敏性炎症性皮肤病。通常分为急性、亚急性、慢性三类。其特点是反复发作，对称分布，多形损害，剧烈瘙痒，易成慢性，全身各部均可发生。

【病因病机】

1. 痈 本病多因外感六淫之邪，或过食肥甘厚味，湿热火毒内生，或外伤邪毒，导致经络阻隔，营卫不和，气血凝滞所致。热毒蕴结，故患部赤热。热毒较盛，腐血烂肉乃成脓。气血虚弱之体，因毒滞难化，不易透毒外出，常致病情加重。

2. 湿疮 本病可由禀赋不足，风湿热邪客于肌肤所致；也可因饮食失节、嗜酒或过食辛辣荤腥动风之品，脾失健运，湿热内生，内外两邪相搏而成。最终导致湿热壅阻肌肤而发病。急性者以湿热为主；亚急性者以脾虚湿润为主；慢性则以久病伤阴耗血，血虚生风生燥为主。

【症候】痈肿疮毒、疮疡肿毒、痈肿恶疮、痈肿丹毒、疮疖肿毒、疔疮肿毒、痈疽疮

疡、痈疽肿毒、痈疽恶疮、痈疽疔毒、痈疽发背、痈疖肿毒、疔疮疖肿、疳疮、漆疮、小儿头疮、脓肿、疮伤肿痛、乳痈、乳蛾、耳痈、疥疮、湿疮、疔疮、疮癣、湿疹、麻疹、血热斑疹、天疱疮、黄水疮、淋巴结核、颈淋巴结、痔疮、痄腮等。

3. 胃痛

胃痛，又称胃脘痛，是以上腹胃脘部经常发生疼痛为主症的病症。多由忧思郁怒，肝气犯胃或饮食劳倦、损伤脾胃之气所致。

【病因病机】

1. 郁怒伤肝，肝气犯胃 忧思恼怒，情志不畅，肝郁气滞，疏泄失职，横逆犯胃，气血壅而不行，不通则痛，病程日久，气滞导致血瘀，瘀阻络脉，则痛有定处，甚者可见吐血，便血等症。

2. 饮食不节，损伤脾胃 暴饮暴食，饥饱无常，损伤脾胃之气；或主食生冷，寒积胃脘，气血凝滞不通，而致胃寒作痛；或恣食肥甘厚味，过饮烈酒，以致湿热中阻，壅滞胃脘，而致胃热作痛。

3. 禀赋不足，脾胃虚弱 素体脾胃虚弱，或劳倦内伤，或久病不愈，延至脾胃，或用药不当，皆可损伤脾胃。脾胃虚寒，中阳不运，寒从内生者多为虚寒胃痛，常因受凉、饮食不慎而发病。若胃阴受伤，胃失濡养，则为阴虚胃痛。

【症候】胃脘痛、胃脘胀痛、胃炎、胃溃疡、胃热呕吐、食积腹胀、食积不消等。

（四）血证

凡血液不循常道，上溢于口鼻诸窍，下出于二阴，或渗出于肌肤的病症，统称血证。人体火与气的异常是血证的主要原因，血热妄行或血失统摄是血证的主要病机。

【病因病机】

1. 热伤血络 火热损伤血络，血得热则行，热迫血行，血溢脉外而出血。然而有实热和虚热之别。实热可由外感热邪，内蕴积热，气郁化火，心肝火盛所致；虚热多由久病热病伤阴，或七情劳欲，阴血暗耗，阴虚火亢，虚火妄动，损伤络脉而出血。

2. 气不摄血 久病或过于思虑劳倦，损伤中气，气虚不能统摄血液，血不循经而外溢。

3. 瘀血内阻 瘀血阻滞于内，血脉流行之正常通道不畅，血不循经而外溢。瘀血的存在，又可使出血加重或反复发作。在各种类型出血中，常夹有瘀血。

【症候】衄血、咯血、吐血、尿血、便血、痔血、血热出血、外伤出血、疮伤出血、金疮出血、疔疮出血、肠风下血、胃出血、痰中带血等。

（五）咳嗽

咳嗽是指因肺失宣降而出现以咳嗽或呕吐痰液为主要表现的病症。“咳”指有声无痰，“嗽”是有痰无声，一般为痰声并见，故以咳嗽并称。本症病位主要在肺系，但“五脏六腑皆令人咳，非独肺也“，只要其他脏腑病变累及肺脏，导致肺失宣降，肺气上逆，均可引起咳嗽。

【病因病机】

1. 外感咳嗽 六淫外邪侵袭于肺，肺气壅遏不宣，清肃失司，肺气上逆，引起咳嗽，其中较常见的外邪有风寒、风热和燥热。

2. 内伤咳嗽 内伤咳嗽原因很多，肺阴亏耗，失于清润，气逆于上，可致咳嗽；肺气不足，清肃无权，也可致咳嗽；此外，脾失健运，水谷不能化为精微，酿成痰浊，使肺气失于宣降；肝气郁结化火，火逆于肺，熏灼肺脏，炼金为痰，致肺不宣降；肾气亏虚，不能纳气，均可引起咳嗽。

【症候】肺热咳嗽、肺痨咳嗽、肺痈咳嗽、热咳失音，痰喘，痰痈咳喘，伤风咳嗽，肺燥干咳等

（六）喘症

喘症是以呼吸急促，甚则张口抬肩、鼻翼煽动、不能平卧等为主要临床表现的病症。严重者甚至可发生喘脱。喘作为一个症状，可以出现在多种急、慢性疾病过程中，当喘成为这些疾病某一阶段的主症时，即为喘症，是肺失肃降、肾失摄纳所致，与肺肾二脏关系最为密切。

【病因病机】

1. 外邪侵袭 外感风寒，侵袭于肺，内则阻遏肺气，外则郁闭皮毛，肺气失于宣降；或因风热犯肺，肺气壅实，清肃失司；或肺有蕴热，又为表寒所束，热不得泄，皆能导致肺气上逆，发生喘促。

2. 痰浊壅盛 恣食肥甘、生冷，或嗜酒伤中，脾失健运，痰湿内生。脾为生痰之源，肺为贮痰之器，痰浊日盛，上干于肺，肺气壅阻，不得宣畅，以致气逆喘促。若痰蕴化热，或肺火素盛，炼液成痰，痰火交阻于肺，痰壅火迫，肺气不得宣降，以致喘促。

3. 情志所伤 情志不遂，忧思气结，则气阻胸中；或因郁怒伤肝，肝气逆侮于肺，致气机不利，升降失常，使肺气不得宣肃，上逆而发喘证。

4. 肺肾虚弱 久咳伤肺，肺气日弱；或平素极易疲劳汗出，导致肺之气阴不足，气失所主，而短气喘促。若病久迁延不愈，由肺及肾，则肺肾俱虚；或劳欲伤肾，精气内夺，根本不固，肾失摄纳，出多入少，逆气上奔而为喘。

【症候】支气管炎、肺结核、肺痈、肺痈吐脓、痰核等

（七）泄泻

泄泻是指大便次数增多，粪便稀薄，甚至泻出如水样的病症。“泄”，如水之泄，其势缓慢，“泻”，指暴注下迫，发病急骤，二者有缓急轻重之分，统称泄泻。《内经》也称“濡泄”“洞泄”、“溏泻”等。本病主要由于湿盛与脾胃功能失调，致清浊不分，水谷混杂，并走大肠而成。

【病因病机】

1. 感受外邪 外感寒湿暑热之邪均能引起泄泻，其中尤以湿邪为主，脾喜澡而恶湿，湿邪困阻脾土，脾失健运，清浊不分，水谷混杂而下，则成泄泻，故有“无湿不成泻”之说。寒、暑、热之邪引起泄泻，往往与湿邪相兼而致病，故又有寒湿、湿热、暑湿之别。

2. 饮食所伤 饮食均过量，停滞不化；或过食肥甘厚味，影响脾的运化；或误食生冷不洁之物，损伤脾胃，都能引起泄泻。

3. 情志失调 郁怒伤肝，肝气犯脾；或因思虑伤脾，致脾气受伤，运化失常，因而发生泄泻。

4. 脾胃虚弱 脾主运化，胃主受纳，若因长期饮食失调，劳倦内伤，久病缠绵，均可导致脾胃虚弱，不能受纳水谷和运化精微，清浊不分，混杂而下，而成泄泻。

5. 肾阳虚衰 久病之后，损伤肾阳，或年老体衰，肾阳不足，脾失温煦，运化失常，而致泄泻。泄泻日久，亦导致脾肾阳虚。

【症候】泄泻痢疾、腹泻、腹痛里急而后重、热痢、细菌痢疾、疫毒痢、阿米巴痢疾、菌痢、热毒血痢、便溏等

（八）黄疸

黄疸是以目黄、身黄、小便黄为特征的一种病症，又称"谷疸"、"疸黄"等。黄疸的危重症候称为"急黄"。本病症的主要病理机为湿浊中阻，运化失调，肝失疏泄，胆汁外溢所致，与肝胆脾胃功能失调关系密切。

【病因病机】

1. 感受外邪 外感湿热，内阻中焦，交蒸于肝胆，以致胆汁外溢，浸淫肌肤，下注膀胱，使身目小便俱黄。若湿热夹时邪疫毒，入侵营血，内陷心包，发黄甚急，是为急黄。

2. 饮食所伤 饮食不节，嗜酒过度，或嗜食肥甘厚腻之品，损伤脾胃运化功能，导致湿浊内生而化热，熏蒸肝胆，胆汁外溢而发黄。

3. 禀赋不足或后天失治 先天不足，脾阳素虚，或阳黄失治，过用苦寒药物损伤脾阳，致脾胃虚寒，寒湿阻滞中焦，胆汁输送失常而外溢。

4. 劳伤久病 劳倦内伤，久病，形成积聚，脉络瘀塞，阻滞胆道，胆汁不循常道而外溢。

【症候】目黄、身黄、尿黄等。

（九）淋症

淋症是指小便频急短涩，滴沥刺痛，欲出未尽，小腹拘急，或痛引腰腹的病症。临床中将淋症分为"石淋，气淋，热淋，膏淋，劳淋"五种，故也称"五淋"。本证多因肾虚，膀胱湿热，气化失司，水道不利所致，与肾和膀胱关系最为密切。

【病因病机】

1. 湿热蕴结 外阴不洁，秽浊之邪上犯膀胱，或嗜酒食肥甘厚味，湿热内生，下注膀胱；或心火下移小肠，热迫膀胱，使膀胱气化失司，水道不利，遂发为淋。小便灼热刺痛者为热淋；湿热久蕴，煎熬尿液，日久尿中杂质结为砂石者，为石淋；湿热灼伤血络，迫血妄行，为血淋；湿热滞留脉络，膀胱气化不利，脂液失于制约，不循常道，与尿液相混者为膏淋。

2. 情志因素 情志不舒，肝气郁滞，气郁化火，热移下焦，致膀胱气化失职，发为气淋。

3. 久病 久淋不愈，湿热耗伤正气，或年老多病体弱，劳累过度，房劳伤肾，思虑伤脾，致肾虚下元不固，或脾虚中气下陷，因而小便艰涩疼痛，淋漓不已。若遇老即发，则为劳淋；中气不足，气虚下陷者，则为气淋；肾气亏虚，下元不固，封藏失职，脂液下泄者，为膏淋；若肾阴亏虚而火旺，扰动阴血，迫血妄行，则为血淋。

【症候】热淋、淋浊、淋痛、小便淋涩、小便涩痛、砂淋、石淋、血淋、小便不利、小便短赤、尿闭、小便混浊、尿道感染、乳糜尿、尿痛、尿急、泌尿系结石、膀胱炎等。

（十）水肿

各种原因导致的体内水液运行障碍，水湿停留，泛溢肌肤，引起头面、四肢，甚至全身浮肿的病症，称为水肿。其与肺、脾、肾三脏功能失调密切相关。

【病因病机】

1. 风邪外袭，肺失宣降 风邪外袭，肺失宣降，不能通调水道，下输膀胱，以致风遏水阻，风水相搏，流溢于肌肤，发为风水。

2. 水湿内侵，脾为湿困 久居潮湿环境，或冒雨涉水，水湿之气内侵；或平素酒食不节，生冷太过，湿蕴于中，脾为湿困，运化失职，不能升清降浊，以致水湿停留，泛溢肌肤，而成水肿。若水湿久蕴化热，湿热交蒸，致膀胱气化无权，也能导致水肿。

3. 饮食劳倦，脾阳虚弱 饮食失节，劳倦过度，损伤脾土，致脾阳虚弱，运化失职，转输无权，不能制水，发为水肿。

4. 房劳久病，肾阳衰微 房劳过度，或久病缠绵，肾精内耗，日久致肾阳亏虚，肾失气化，开阖不利，则水液停聚，泛溢肌肤，形成水肿。

【症候】热性水肿、痰饮水肿、浮肿、脚气浮肿等。

（十一）月经不调

凡是月经的周期、经期、经量、经色、经质等方面发生异常现象者，称为“月经不调”。是妇科常见病。《妇科玉尺》云：“经贵乎如期，若来时或前或后，或多或少，或月二三至，或月一至，皆为不调。”所以月经不调有以月经周期改变为主的，有以经量改变为主的，其范围包括月经先期、月经后期、月经先后无定期、月经过多、月经过少等诸证。

【病因病机】

1. 肝郁气滞 素性抑郁，或忿怒过度，肝气郁结，郁而化热，热扰冲任，迫血妄行，遂致月经提前。肝气逆乱，疏泄失常，血海蓄溢紊乱，遂成月经先后无定期。

2. 脾气虚弱 素体虚弱，或劳倦过度，饮食失节，损伤脾气，以致中气虚弱，冲任不固，不能统摄经血，导致月经先期。脾虚统摄失司，以致血海蓄溢失常，导致月经先后无定期。

3. 肝肾不足 房劳过度，多孕多产，肝肾精血亏损，冲任不足则经期错后。肾气虚则冲任不固，导致月经提前；肾虚则封藏失职，血海蓄溢失常，遂致月经先后无定期。

4. 痰湿阻滞 体质肥胖，素多痰湿，或饮食不节，过食肥甘，伤及脾气，脾失健运，痰湿内生，皆能下注冲任，壅滞胞脉，阻碍血行，致血海不能按时满溢，行经延后。

5. 寒凝血瘀 经期产后，余血未尽，不禁房事，或感受寒邪，冒雨涉水，寒凝血瘀，冲任受阻，经行不畅，血海不能按时满溢则经期错后。

6. 热扰冲任 包括阴虚血热和阳盛血热等。阴虚血热常由素体阴虚，或失血伤阴，内生虚热，热迫冲任，冲任不固，月经提前而至。阳盛血热，乃素体阳盛，或过食辛辣助阳之品，或感受热邪，热伤冲任，迫血妄行致月经先期。

【症候】月经前期、月经后期、月经先后无定期、月经过多、月经过少等。

（十二）痹症

痹，即痹阻不通。痹症是指人体肌表、经络因感受风寒湿邪引起的以肢体、关节等处疼痛、酸楚、麻木、重着以及活动障碍为主要症状的病症，临床上具有渐进性或反复发作的特点。其主要病机是气血痹阻不通，筋脉关节失于濡养所致。

【病因病机】

1. 体虚感邪 患者素体虚弱，卫外不固，腠理空虚，风寒湿邪则易乘虚而入，留连于肌表关节、筋骨血脉，致气血运行不畅，经络阻滞，筋脉关节失于濡养而为痹证。

2. 外邪入侵 风、寒、湿邪是引发本病的外在因素。若久居潮湿或严寒之地而又缺乏防潮保暖措施，或长期冒雨涉水，或水中作业，日久则致风、寒、湿邪入侵肢体，或在卫外功能低下情况下，感受风、寒、湿邪，阻滞经络筋脉，致气血痹阻不同，而成行痹、通痹、着痹。或风、寒、湿邪郁久化热，与气血相搏，筋脉拘急或转为热痹。

【症候】风湿痹痛、风湿关节炎、风湿骨痛、湿火骨痛、风湿腰腿痛、关节炎、肢体麻木、筋骨拘挛麻木等。

（十三）肿瘤

肿瘤是细胞增殖或分化异常的一类疾病，肿瘤组织的增生，可破坏正常组织的结构，导致代谢异常与功能障碍，肿瘤的生长变化还与机体的免疫功能有关。根据其对人体危害的不同，肿瘤又有良性和恶性之分。

【病因病机】中医学认为，肿瘤虽然是局部的病变，实是全身性疾病在局部的反应，其发生、发展是内因和外因多种因素综合作用的结果，包括禀赋不足、外来邪毒、情志失调、饮食不节、劳伤过度等多方面因素。这些致病因素，导致脏腑功能失调，阻碍气血运行，造成气滞血瘀、湿聚痰凝、邪毒内结，积久而形成肿瘤。在肿瘤发生发展过程中，病情复杂，变化多端，互相影响，互相转化，互为因果，相兼为病。

【症候】肿瘤、瘿瘤、淋巴癌、鼻咽癌、肺癌、肝癌、胃癌等。

（十四）臌胀

臌胀是以腹部胀大，皮色苍黄，甚至腹皮脉络暴露为主要特征的一种病症，因腹部膨胀如鼓而命名。臌胀又有“水蛊”、“蛊胀”、“蜘蛛蛊”等名称。其主要为肝、脾、肾功能失调，气结、血瘀、水裹于腹中所致。

【病因病机】

1. 感邪失治 外感湿热或寒湿之邪，导致黄疸、积聚，迁延失治，日久不解，渐至肝脾俱伤。肝失疏泄，脾失健运，气血凝滞，水湿内停，脉络瘀阻，终至肝、脾、肾三脏俱病，气、血、水停于腹中而成臌胀。

2. 酒食不节 嗜酒过度，饮食不节，或嗜食肥甘厚腻之品，损伤脾胃运化功能，致湿热浊气蕴聚中焦，阻滞气机，脾胃气壅，肝调失达，并逐渐由脾波及于肾，进而开阖不利，水湿逐渐增多，而成臌胀。

3. 情志所伤 情志抑郁，气机不畅，肝气横逆乘脾，脾失运化，水湿内停；肝气郁结，久则气滞血瘀；终致水裹、气结、血瘀于中，侵及于肾，肾开阖不利，水湿内停，而成臌胀。

4. 血吸虫感染 血吸虫感染后，未及时治疗，内伤肝脾，脉络瘀阻，气机升降失常，水湿内停，气、血、水停于腹中而成臌胀。

【症候】臌胀。

四、广东地产清热解毒中成药介绍

三七化痔丸

【组成】盐肤木、岗稔子、勒苋菜、千里光、白茅根、三七。

【功能主治】清热解毒，止血止痛。用于外痔清肠解毒；内痔出血脱肛，消肿止痛，收缩脱肛。

【性状】本品为黑色的浓缩包衣水丸；味涩。

【规格】每瓶装 30 克。

【用法用量】口服。一次 3 克（约五分之二瓶盖），1 日 2 ~3 次。

【注意事项】戒食煎炒燥热、刺激性食物（公鸡、鲤鱼、辛辣、油炸等物）。

【贮藏】密闭，防潮。

【包装】塑瓶包装，每瓶装 30 克，每盒 1 瓶。

【生产厂家】广州中一药业有限公司。

上清丸

【组成】菊花、薄荷、川芎、白芷、荆芥、防风、桔梗、连翘、栀子、黄芩（酒炒）、黄柏（酒炒）、大黄（酒炒）。

【功能主治】清热散风，解毒，通便。用于头晕耳鸣，目赤，鼻窦炎，口舌生疮，牙龈肿痛，大便秘结。现代有用于治疗牙龈肿痛，大便秘结，病毒性感冒，急性溃疡等病症，亦可用于鼻炎、牙龈炎、牙周炎等。

【性状】本品为黑棕色的大蜜丸；气微，味甘、苦。

【规格】每丸重 9 克。

【用法用量】口服，一次1丸，1日1~2次。

【不良反应】偶有恶心、胃肠不适等反应。

【注意事项】1. 孕妇忌服。2. 忌烟、酒及辛辣、油腻食物。3. 服药后大便次数每日2~3次者，应减量；每日3次以上者，应停用并向医师咨询。

【贮藏】密闭，防潮。

【包装】蜡壳封装。每盒10丸。

【药理研究】现代药理研究表明，上清丸有抗菌、抗病毒、解热抗炎及泻下等作用。

【生产厂家】广州陈李济药厂有限公司。

千柏鼻炎片（胶囊）

【组成】千里光、卷柏、决明子、麻黄、羌活、白芷、川芎。

【功能主治】清热解毒，活血祛风，宣肺通窍。用于风热犯肺，内郁化火，凝滞气血所致的伤风鼻塞，时轻时重，鼻痒气热，流涕黄稠，或持续鼻塞、嗅觉迟钝；急、慢性鼻炎，急慢性鼻炎，鼻窦炎。

【性状】本品为薄膜衣片，除去薄膜衣后显棕黑色；味苦。

【规格】片剂，每片重0.44克。胶囊，每粒重0.5克。

【用法用量】口服。片剂，一次3~4片，1日3次；胶囊剂，一次2粒，1日3次，2周为一个疗程，症状减轻后，减量维持，或遵医嘱。

【不良反应】一例患者服此片出现胸肩颈部疼痛、额部出汗、咽部发干，停药后消失。

【注意事项】1. 忌辛辣、鱼腥食物。2. 孕妇、运动员慎用。3. 不宜在服药期间同时服用温补性中成药。

【贮藏】密封。

【包装】塑料瓶包装。每瓶装100片。

【药理研究】主要有抑菌、抗过敏等作用。试管法抑菌试验结果显示，千柏鼻炎片对金黄色葡萄球菌、甲型溶血性链球菌、乙型溶血性链球菌、肺炎球菌、卡他球菌、白喉杆菌、大肠杆菌、绿脓杆菌、白色念球菌等呼吸道常见的病原菌和条件致病菌均有不同程度的抑菌作用。抗过敏试验结果显示，对角叉菜胶引起的非特异性渗出炎症有显著抑制作用，并呈量效关系。对组胺和乙酰胆碱喷雾所致豚鼠哮喘有抑制作用。

【生产厂家】广州奇星药业有限公司。

口炎清颗粒

【组成】天冬、麦冬、玄参、山银花、甘草。

【功能主治】滋阴清热，解毒消肿。用于阴虚火旺所致的口腔炎症。

【性状】本品为棕黄色至棕褐色的颗粒；味甜、微苦。

【规格】复合膜袋，每袋装10克，每包装6、10、12袋；每袋装3克（无糖），每包装10袋。

【药理研究】主要有抗炎、抑菌、平衡免疫、促进分泌等作用。口炎清颗粒对大鼠棉球肉芽肿的抑制作用显著优于对照组和西瓜霜润喉片，口炎清颗粒对角叉莱胶引起的大鼠足垫肿胀的保护作用明显优于阿司匹林与维生素C。口炎清颗粒对醋酸引起的小鼠腹膜毛细血管通透性增高有明显抑制作用，并具有量效关系。体外抑菌实验结果表明：口炎清颗粒对金葡菌（敏感株和耐药株），肺炎双球菌，溶血性链球菌甲、乙的生长有抑制作用，尤其对金葡菌抑制作用明显。对2，4－二硝基氯苯所致小鼠迟发型超敏反应的实验结果表明：口炎清颗粒对2，4－二硝基氯苯所致小鼠迟发型超敏反应有显著抑制作用，并具有量效关系，作用效果与阿斯匹林和西瓜霜润喉片相似。小鼠气管段酚红排泌量的实验表明：口炎清颗粒对小鼠呼吸道分泌功能具有一定的促进作用，并具有量效关系。

【产品特点】全国独家，三重作用有效防治口腔黏膜病，牙周病及慢性咽炎等口腔咽喉疾病。

【用法用量】口服。一次2袋（20克），1日1～2次。

【注意事项】1. 脾胃积热，胃火炽盛者不宜，脾胃虚寒者慎用。2. 忌食辛辣、油腻食物。3. 本品含玄参、甘草，不宜与藜芦、甘遂、京大戟、海藻和芫花同用。

【贮藏】密封。

【生产厂家】广州白云山和记黄埔中药有限公司。

口洁喷雾剂

【组成】金银花、菊花、板蓝根、薄荷油、桉油。

【功能主治】清热解毒。用于口舌生疮，牙龈、咽喉肿痛。

【性状】本品为棕色澄清液体；气芳香。

【规格】每瓶装15毫升。

【用法用量】口腔用药，一次揿2～3次，1日4～6次；对准口腔，按动瓶盖使药液喷出。

【注意事项】1. 忌烟、酒及辛辣、油腻食物。2. 孕妇慎用。3. 风寒感冒咽痛者，症见恶寒发热、无汗、鼻流清涕者慎用。

【贮藏】密闭，置阴凉干燥处。

【包装】1瓶/盒。

【生产厂家】广州白云山何济公制药有限公司。

【产品特点】全国独家，含清热解毒，抗病毒成份，对手足口病的针对性很强。

小儿珍贝散

【组成】人工牛黄、珍珠、川贝母、天竺黄、沉香、胆南星、煅硼砂、冰片。

【功能主治】清热、消炎、止咳、化痰。用于小儿气管炎，支气管炎，哮喘性支气管炎。

【性状】本品为米黄色的粉末；气香，味苦。

【规格】每瓶装0.3克。

【用法用量】用温开水送服或用糖水调服。2岁以下一次0.15～0.3克，3～5岁一次0.3～0.6克，6～12岁一次0.6～0.9克，一日3次。

【注意事项】大便溏薄者慎用。

【贮藏】密封。

【包装】药用塑料瓶包装。每盒装1瓶。

【药理研究】主要有镇咳祛痰、解热、抗菌消炎等作用。

【生产厂家】广药敬修堂（药业）股份有限公司。

小儿清咽颗粒

【组成】板蓝根、青黛、连翘、蒲公英、玄参、牛蒡子（炒）、薄荷、蝉蜕、牡丹皮。辅料为蔗糖、糊精。

【功能主治】清热解表，解毒利咽。用于小儿外感风热引起的发热头痛，咳嗽音哑，咽喉肿痛。

【性状】本品为棕色颗粒；味甜、微苦。

【规格】每袋装6g，以铝塑复合膜包装。每盒10袋。

【用法用量】开水冲服，一岁内每次服半袋，1~5岁每次服1袋，5岁以上一次服1.5~2袋，1日2~3次。

【注意事项】1. 忌食辛辣生冷油腻食物。2. 风寒感冒者不适用，表现为恶寒发热，无汗、咽痒咳嗽，咽不红肿、口不渴。3. 脾胃虚弱，大便稀溏者慎用。

【贮藏】密封，防潮。

【生产厂家】广州星群药业股份有限公司。

小儿感冒颗粒（口服液）

【组成】广藿香、菊花、连翘、大青叶、板蓝根、地黄、地骨皮、白薇、薄荷、石膏。

【功能主治】疏风解表，清热解毒。用于小儿风热感冒，症见发热、头胀痛、咳嗽痰黏、咽喉肿痛；流感见上述证候者。

【性状】本品为浅棕色的颗粒；味甜、微苦。

【规格】颗粒，每袋装12克，每盒装10袋。口服液，每支12毫升。

【用法用量】用开水冲服。1岁以内一次半袋，1~3岁一次半袋-1袋，4~7岁一次1-1.5袋，8~12岁一次2袋，1日2次。

【注意事项】1. 忌辛辣、生冷、油腻食物。2. 风寒感冒者不适用。

【贮藏】密闭，防潮。

【药理研究】主要有抑菌，抗炎，解热等作用。①抑菌：将小儿感冒冲剂、口服液分别做对不同临床分离菌株（表面葡萄球菌、金黄色葡萄球菌、肺炎链球菌、大肠杆菌、克雷白杆菌、沙雷氏菌、绿脓杆功菌）的抑制试验。结果本品两种剂型对球菌及链球菌极度敏感，对杆菌中度敏感。②抗炎：小儿感冒冲剂、口服液对腹腔注射肺炎克雷白杆菌或金黄色葡萄球菌引起的死亡均有明显的保护作用。③解热：小儿感冒口服液及冲剂均有一定的降低三联菌苗所致家兔体温升高的作用，特别是在注射菌苗后2、3小时。

【生产厂家】广州白云山何济公制药有限公司。

【产品特点】纯中成药，毒副作用小，根除病源，防止疾病重复发作，特别适合小孩这类抵抗力低下人群，是小儿感冒用药的首选。

广东凉茶颗粒

【组成】岗梅、山芝麻、五指柑、淡竹叶、木蝴蝶、布渣叶、火炭母、金沙藤、广金钱草、金樱根。

【功能主治】清热解暑、去湿生津。用于四时感冒，发热喉痛，湿热积滞，口干尿赤。

【性状】为棕色的颗粒或不规则状粉末；味甜、苦。

【规格】每袋装 1 克（无蔗糖），10 克（含蔗糖）。

【用法用量】开水冲服，一次 1 袋，一日 1 ~2 次。

【注意事项】1. 孕妇慎用。2. 风寒感冒者不适用，3. 不宜同时服用滋补性中成药。

【生产厂家】广州王老吉药业股份有限公司。

化痔灵片

【组成】黄连、琥珀、苦地胆、三七、五倍子、猪胆汁膏、石榴皮、枯矾、雄黄（水飞）、槐花、乌梅（去核）、诃子。

【功能主治】凉血，收敛，消炎。用于内外痔疮。

【性状】本品为糖衣片，除去糖衣后显褐色；味苦。

【用法用量】口服。一次 4 ~6 片，1 日 3 次。

【贮藏】密封。

【包装】塑瓶包装，每瓶装 72 片，每盒 1 瓶。

【生产厂家】广州中一药业有限公司。

毛冬青胶囊

【组成】毛冬青。

【功能主治】心血管疾病用药，有扩张血管及抗菌消炎作用。用于冠状动脉硬化性心脏病，血栓闭塞性脉管炎，并用于中心性视网膜炎，小儿肺炎。

【性状】本品为胶囊剂，内容物为黑褐色粉末；味苦。

【规格】铝箔、PVC 泡罩，每盒装 24 粒。

【用法用量】口服，一次 3 粒，1 日 3 次。

【贮藏】密封。

【药理研究】药理研究表明，毛冬青有抗菌消炎、扩张冠状动脉、抗心肌缺血、抑制血小板聚集、降血脂等作用，还有镇咳、祛痰、平喘作用。

【生产厂家】广州白云山和记黄埔中药有限公司。

牙痛一粒丸

【组成】蟾酥、朱砂、雄黄、甘草。

【功能主治】解毒消肿，杀虫止痛。用于火毒内盛所致的牙龈肿痛、龋齿疼痛。

【性状】本品为黄褐色的水丸；气微，味辛、有麻舌感。

【规格】每125丸重0.3克。

【用法用量】每次取1~2丸，填入龋齿洞内或肿痛的齿缝处，外塞一块消毒棉花，防止药丸滑脱。

【不良反应】有麻舌感。

【注意事项】将含药后渗出的唾液吐出，不可咽下。

【贮藏】密闭，防潮。

【包装】药用塑料瓶包装。每瓶装20粒，每盒装1瓶。

【药理研究】现代药理研究证实，蟾酥可使粘膜感觉神经麻痹，有局部麻醉止痛作用，雄黄有抗菌作用。

【生产厂家】广药敬修堂（药业）股份有限公司。

牛黄解毒丸（片）

【组成】牛黄、珍珠母、蟾酥、大黄、雄黄、青黛、天花粉。

【功能主治】清热解毒，消肿止痛。用于咽喉肿痛，疔、痈、疮疖。

【规格】蜜丸，每丸重3克。片剂，每片重0.4克。

【用法用量】口服，丸剂，一次1丸，1日2~3次。片剂，一次2片，1日2~3次。

【不良反应】常用剂量时，偶见过敏反应、出血倾向、膀胱炎，剂量过大及给婴儿滥用，可致中毒。此外服用本品引起成瘾、致支气管哮喘、喉头水肿、肝功能损害等。

【注意事项】1. 孕妇禁用，因易致流产。2. 新生儿慎用。3. 不宜与四环素、磷酸盐、硫酸盐类及含生物碱、金属离子的药物合用。

【包装】片剂，每盒装36片；丸剂，每盒装10丸。

【药理研究】研究证明，本品具有抗炎抑菌、解热镇痛等作用，急性毒性研究表明，经口给药对大鼠的急性毒性LD50大于6.43克/公斤（临床用量的50倍），靶器官为肝。

【生产厂家】广州中一药业有限公司。

王老吉凉茶颗粒

【组成】岗梅、淡竹叶、五指柑、山芝麻、布渣叶、金沙藤、金樱根、木蝴蝶、广金钱草、火炭母等。

【功能主治】清热解暑，去湿生津。用于四时感冒，发热喉痛，湿热积滞，口干尿赤。

【性状】为棕色的颗粒或不规则状粉末；味苦、甘。

【规格】10克/袋，20袋/包。

【用法用量】开水冲服，一次1袋，1日1-2次。

【注意事项】1. 孕妇慎用。2. 风寒感冒者不适用，其表现为恶寒重，发热轻，无汗，鼻塞流清涕，口不渴，咳吐稀白痰。3. 不宜在服药期间同时服用滋补性中成药。

【生产厂家】广东王老吉药业股份有限公司。

五花茶颗粒

【组成】金银花、鸡蛋花、木棉花、槐花、葛花、甘草。

【功能主治】清热，凉血，解毒。用于湿热蕴积肌肤所致湿疹。

【性状】本品为棕色的颗粒；气微香，味甘。

【规格】每瓶装5、10克。

【用法用量】开水冲服，一次10克，1日2次。

【禁忌】糖尿病患者禁服。

【注意事项】1. 忌烟酒、辛辣、油腻及腥发食物。2. 脾虚大便溏者慎用。

【贮藏】密封。

【包装】药品包装用复合膜包装；每盒4袋。

【生产厂家】广州王老吉药业股份有限公司。

五福化毒丸

【组成】水牛角浓缩粉、连翘、青黛、黄连、牛蒡子（炒）、玄参、地黄、桔梗、芒硝、赤芍、甘草。

【功能主治】清热解毒，凉血消肿。用于血热毒盛，小儿疮疖，痱毒，咽喉肿痛，口舌生疮，牙龈出血，痄腮。

【性状】本品为黑色的水蜜丸或大蜜丸；味甜、微苦、咸。

【规格】大蜜丸每丸重3克。

【用法用量】口服。口服，水蜜丸一次2克，大蜜丸一次1丸，1日2~3次。

【不良反应】临床有胃肠不适、腹泻等反应，严重者停药2~3天，轻微者继服。

【注意事项】忌食辛辣发物及肥甘油腻厚味。

【贮藏】密封。

【药理研究】本方单味收载药分别有抗炎、抗病原微生物，解热等作用。①抗炎：本品中水牛角、黄连、连翘、玄参、桔梗均有抗炎作用。②抗病原微生物：实验表明黄连、连翘、青黛、赤芍、甘草具有抗病原微生物作用，对金黄色葡萄球菌、溶血性链球菌、肺炎双球菌、脑膜炎双球菌、痢疾杆菌及多种细菌毒素有不同程度的抑制作用或拮抗作用。③解热：连翘、黄连小檗碱、桔梗均不同程度的解热作用，它们能降低正常小鼠和实验性发热动物的体温。

【生产厂家】广州中一药业有限公司。

白云山凉茶

【组成】天冬、麦冬、玄参、山银花、甘草。

【功能主治】滋阴清热，解毒消肿。用于阴虚火旺所致的口腔炎症及风热感冒、咽喉炎、腮腺炎、急慢性炎症等，亦适合于易上火的人群，比如加班熬夜、工作压力大、社会活动繁多；烟酒过度、饮食无规律、常吃辛辣食物的人。

【性状】本品为棕褐色的液体；味甜、微苦。

【规格】纸盒装，250 毫升×24 盒（16 盒）。亦有塑料瓶装和易拉罐装。

【生产厂家】广州白云山和记黄埔中药有限公司。

石岐外感茶（颗粒）

【组成】岗梅、铁包金、蒲桃、臭屎茉莉、露兜簕。

【功能主治】疏风清热，解暑消食。用于外感引起的发热头痛，咳嗽，骨痛，食滞饱胀，喉干舌燥，预防流行性感冒。

【性状】茶剂，水煎液显黄棕色至红棕色；气稍香，味甘、微苦、凉。颗粒剂，为黄棕色的颗粒；味甜。

【规格】茶剂，每包重 65 克。颗粒剂，每袋装 10 克。

【用法用量】茶剂，加白米约 3 克煎服，一次 1～2 包，1 日 1 次。颗粒剂，开水冲服，一次 10～20 克，1 日 3 次。

【注意事项】1. 忌烟、酒及辛辣、生冷、油腻食物。2. 不宜在服药期间同时服用滋补性中成药。3. 风寒感冒者不适用，其表现为恶寒重，发热轻，无汗，头痛，鼻塞，流清涕，喉痒咳嗽。

【贮藏】密闭，防潮。

【包装】茶剂，塑料复合膜包装，每包装 65 克。颗粒剂，塑料复合膜包装。每袋装 10 克，每盒装 10 袋。

【生产厂家】中山市恒生药业有限公司。

西黄丸

【组成】牛黄、乳香（制剂）、没药（醋制）、麝香。

【功能主治】清热解毒，和营消肿。用于痈疽疔毒，瘰疬，流注，癌肿等。

【性状】本品为褐色的糊丸；气芳香，味微苦。

【规格】水丸，每瓶装 3 克、9 克、15 克。

【用法用量】口服。一次 3 克，1 日 2 次。

【不良反应】口服有引起药物性皮炎者。

【注意事项】1. 孕妇忌服。2. 不宜久服。

【贮藏】密封。

【药理研究】主要有抗炎、增强免疫功能、抗菌、抗肿瘤作用。①抗炎、增强免疫功能：西黄丸能增强对单核细胞系统的激活作用，方中牛黄和麝香任一组分改成人工制品无此作用，另方中麝香蛋白成分有明显的抗炎作用，并可能增加 IgM 抗体，在抗原 SRBC 存在下能使实验小鼠的脾脏明显增大。②抗菌：西黄丸对耐药葡萄球菌有效；③抗肿瘤：西黄丸对人原发性肝癌细胞株 SMMC7721、人早幼粒细胞白血病细胞株 HL－69 有明显的抗瘤作用。

【生产厂家】广州中一药业有限公司。

防风通圣丸

【组成】防风、荆芥穗、薄荷、麻黄、大黄、芒硝、栀子、滑石、桔梗、石膏、川芎、当归、白芍、黄芩、连翘、甘草、白术（炒）。

【功能主治】解表通里，清热解毒。用于外寒内热，表里俱实，恶寒壮热，头痛咽干，小便短赤，大便秘结，风疹湿疮。现代有用于治疗顽固性头痛、斑秃、扁平疣、酒渣鼻等。

【性状】本品为棕褐色至黑褐色的水丸；味甘、咸、微苦。

【规格】每20丸重1克。

【用法用量】口服。一次6克（1袋），1日2次。

【注意事项】1. 忌烟、酒及辛辣、油腻、鱼虾海鲜类食物。2. 不宜在服药期间同时服用滋补性中药。3. 体虚便溏者慎用，孕妇忌服。

【贮藏】密闭，防潮。

【包装】复合膜袋包装，每袋装6克，每盒6袋。

【药理研究】本品有抗菌、抗病毒、解热、抗炎及泻下等作用。

【生产厂家】广州中一药业有限公司。

防芷鼻炎片

【组成】苍耳子、野菊花、鹅不食草、白芷、防风、墨旱莲、白芍、胆南星、甘草、蒺藜。

【功能主治】清热消炎，祛风通窍。用于治疗慢性鼻炎引起的喷嚏、鼻塞、头痛、过敏性鼻炎、慢性鼻窦炎。

【性状】本品为糖衣片，除去糖衣后显棕褐色；味微苦。

【规格】每片约1.25g。

【用法用量】口服，一次5片，1日3次。饭后服用。

【注意事项】胃溃疡病者慎用。

【贮藏】密封。

【包装】塑瓶包装，每瓶装100片，每盒1瓶。

【药理研究】现代药理研究证明，本品具有抗炎、排涕、止痛等作用。方中苍耳子、鹅不食草、白菊花等多味药均有较强的抑菌作用对革兰氏阴性菌与阳性菌均有抑制作用。

【生产厂家】广州中一药业有限公司。

克感利咽口服液

【组成】金银花、黄芩、荆芥、栀子（炒）、连翘、玄参、僵蚕（姜制）、地黄、射干、桔梗、薄荷、蝉蜕、防风、甘草。辅料为聚山梨酯80、甜菊苷、苯甲酸钠。

【功能主治】疏风清热，解毒利咽。用于感冒属风热外侵，邪热内扰证者，症见：发热，微恶风，头痛，咽痛，鼻塞流涕，咳嗽痰粘，口渴溲黄。

【性状】本品为棕褐色的液体；气微香，味微苦，久置有轻摇易散的沉淀。

【规格】每支10毫升。

【用法用量】口服。每次20毫升，1日3次。

【不良反应】个别患者用药后发生便溏。

【注意事项】1. 忌烟、酒及辛辣、生冷、油腻食物。2. 不宜在服药期间同时服滋补性中药。3. 风寒感冒者不适用，其表现为恶寒重，发热轻，无汗，头痛，鼻塞，流清涕，喉痒咳嗽。

【贮藏】密封，置阴凉处（不超过20℃）。

【包装】用玻璃瓶包装；每支装10毫升，每盒装6支。

【生产厂家】广州王老吉药业股份有限公司。

抗病毒口服液（胶囊）

【组成】板蓝根、石膏、芦根、地黄、郁金、知母、石菖蒲、广藿香、连翘。

【功能主治】清热祛湿，凉血解毒。用于风热感冒，温病发热及上呼吸道感染，流感、腮腺炎病毒感染疾患。

【规格】口服液，每支装10毫升。

【用法用量】口服。口服液，一次10毫升，1日2～3次（早饭前和午饭、晚饭后各服一次），小儿酌减。胶囊，成人每次4～6粒，3～7岁一次2粒，2岁以下一次1粒，1日3次。

【不良反应】引起头晕头痛。

【注意事项】1. 本品含郁金，不宜与丁香同用。2. 临床症状较重、病程较长或合并有细菌感染的患者，应加服其他治疗药物。

【贮藏】密封。

【药理研究】药理研究表明，本品有抗病毒、解热等作用。

【生产厂家】广州香雪制药有限公司。

抗感解毒颗粒

【组成】葛根、金银花、黄芩、连翘、大青叶、贯众、板蓝根、菊花、白芷、茵陈、栀子。

【功能主治】清热解毒、凉血消肿。用于风热感冒、痄腮及病毒引起的流感。

【性状】本品为棕黄色的颗粒；味甜、微苦。

【规格】每袋装10克。

【用法用量】一次10克，是1日3次，重症，1日4～6次，小儿酌减或遵医嘱。

【注意事项】风寒感冒忌服。

【贮藏】密闭，阴凉干燥处保存。

【包装】每包装10袋，铝塑复合袋。

【生产厂家】广州白云山光华制药股份有限公司，广州奇星药业有限公司。

沙溪凉茶

【组成】野颠茄、岗梅、金钮扣、臭屎茉莉、蒲桃。

【功能主治】清热，除湿，导滞。用于四时感冒，身倦骨痛，寒热交作，胸膈饱滞，痰凝气喘。

【性状】本品为棕色的颗粒；味苦涩、微甜。

【规格】颗粒，每袋装 7 克（相当于原药材 75 克）；茶剂，每包 75 克（原生药饮片）；冲剂，每包 5 克；袋泡茶每袋装 1.8 克。

【用法用量】颗粒剂，开水冲服，一次 7 克，1 日 1～2 次。茶剂，水煎当茶饮。冲剂，用开水冲服。成人每次服 1 包，1 日 1～2 次，症重者可加倍药量，儿童酌减；袋泡茶用开水泡服。一次 1 袋，1 日 1～2 次。

【注意事项】1. 忌烟、酒及辛辣、生冷、油腻食物。2. 不宜在服药期间同时服用滋补性中成药。3. 风寒感冒者不适用，其表现为恶寒重，发热轻，无汗，头痛，鼻塞，流清涕，喉痒咳嗽。

【贮藏】密封。

【药理研究】经现代研究证实，本品具有镇静、镇痛、催眠和抑菌等作用。本品以 10g/kg 的剂量，能明显地延长戊巴比妥钠对小白鼠睡眠时间，说明本药对中枢神经有抑制作用，以 20g/kg 剂量，能明显对抗由醋酸所致的小白鼠扭体反应，说明有显著的镇痛效果，本品对大肠杆菌有一定抑制作用。

【生产厂家】中山市益和堂制药有限公司。

辛夷鼻炎丸

【组成】辛夷、薄荷、紫苏叶、甘草、广藿香、苍耳子、鹅不食草、板蓝根、山白芷、防风、鱼腥草、菊花、三叉苦。辅料为黑氧化铁、糊精、蜂蜜、滑石粉。

【功能主治】祛风，清热，解毒。用于鼻炎。

【性状】本品为黑色的包衣浓缩水丸，除去外衣后，显棕褐色；气芳香，味甘凉、微苦。

【用法用量】口服。一次 3 克（约 50 粒），1 日 3 次。

【注意事项】1. 忌辛辣、鱼腥食物。2. 用药后如感觉唇部麻木者应停药。

【贮藏】密封。

【包装】塑瓶包装，每瓶装 30 克，每盒 1 瓶。

【生产厂家】广州中一药业有限公司。

板蓝根颗粒

【组成】板蓝根。

【功能主治】清热解毒，凉血利咽。用于肺胃热盛所致的咽喉肿痛、口咽干燥；急性扁桃体炎见上述证候者。

【性状】本品为棕色或棕褐色的颗粒；味甜、微苦。

【规格】每袋装 5 克；每袋装 10 克（相当于饮片 14 克）；每袋装 3 克（无蔗糖）。

【用法用量】开水冲服。一次 5～10 克（含蔗糖），1 日 3～4 次。

【注意事项】1. 忌烟酒、辛辣、鱼腥食物。2. 不宜在服药期间同时服用滋补性中药。3. 非实火热毒者忌服。

【贮藏】密封。

【包装】复合膜袋包装，每袋装5克，每包12、20袋；每袋装10克，每包装10、20、30袋；每袋装3克（无糖），每包装10袋。

【药理研究】研究证实，本品有抗菌、抗病毒、抗内毒素、抗炎、增强免疫等作用。板蓝根能抑制多种病毒和细菌的生长。板蓝根氯仿提取物及其极性组份Ⅰ有较强的抗内毒素作用，还有保护巨噬细胞而抑制炎性因子的作用。板蓝根具有体外抑制多种流感病毒亚型的作用，相对于现有的抗病毒化合药物（金刚烷胺），在体外不易诱导耐药性产生。通过抑制病毒吸附过程发挥作用是其抗病毒机制之一。

【生产厂家】广州白云山和记黄埔中药有限公司。

【产品特点】（1）采用GAP药材，引入指纹图谱技术进行质控，采用一步制粒技术生产；（2）占据同类品种市场50%以上；（3）为获得美国NIH资助的首个中成药。

炎热清胶囊

【组成】玄参、龙胆、石膏、柴胡、栀子、知母、黄芩、薄荷脑。

【功能主治】解表清里，清热解毒。用于呼吸道炎、支气管炎、肺炎、急性扁桃体炎。也可用于泌尿系感染、胆道感染。

【规格】每粒装0.3克。

【用法用量】口服，一次3粒，1日3次。重症者服用量加倍，儿童酌减，或遵医嘱。

【贮藏】密封。

【包装】铝塑包装（1）每瓶装24粒；（2）每瓶装36粒。

【药理研究】药理试验表明，本品具有解热、抗炎、抗菌、镇静、利胆等作用。

【生产厂家】广州潘高寿药业股份有限公司。

复方小儿退热栓

【组成】对乙酰氨基酚、人工牛黄、南板蓝根浸膏粉。辅料为吐温、尼泊金乙酯、半合成脂肪酸甘油酯。

【功能主治】解热镇痛，利咽解毒，祛痰定惊。用于小儿发热，惊悸不安，咽喉肿痛及肺热痰多咳嗽。

【性状】本品为棕色的栓剂。

【规格】每粒含对乙酰氨基酚150毫克，人工牛黄5毫克。

【用法用量】直肠给药。将药栓单个撕开，再从塑料片分离处撕开取出药栓（见图2）。患者取侧卧位，将药栓塞入肛门深约2厘米。1~3岁小儿一次1粒，1日1次，3~6岁一次1粒，1日2次。

【不良反应】偶见皮疹、荨麻疹、药热及粒细胞减少；长期大量用药会导致肝肾功能异常。

【禁忌】严重肝肾功能不全者禁用。

【注意事项】1. 本品含对乙酰氨基酚。服用本品期间不得饮酒或含有酒精的饮料；不能同时服用与本品成份相似的其他抗感冒药；肝、肾功能不全者慎用。2. 出现皮疹、荨麻疹等过敏反应时，应立即停止使用。3. 本品在高气温下受热易融化变形，但稍有变形、变软并不影响疗效，仍可将药栓冷冻后再撕开使用。

【贮藏】密闭，置阴凉处（不超过20℃）。

【包装】药用聚乙烯聚氯乙烯复合片材包装。每盒装5粒。药用聚乙烯聚氯乙烯复合片材包装。每盒装10粒。

【生产厂家】广药敬修堂（药业）股份有限公司。

复方板蓝根颗粒

【组成】板蓝根、大青叶。

【功能主治】清热解毒，凉血。用于风热感冒，咽喉肿痛。

【性状】本品为棕色的颗粒；味甜、微苦。

【规格】每袋装15克（相当原生药15克），每包装20袋。

【用法用量】口服，一次15克，1日3次。

【注意事项】1. 忌烟、酒及辛辣、生冷、油腻食物。2. 不宜在服药期间同时服用滋补性中药。3. 风寒感冒者不适用，其表现为恶寒重，发热轻，无汗，头痛，鼻塞，流清涕，喉痒咳嗽。

【贮藏】密封，防潮。

【包装】塑料复合膜包装。每袋装15克，每包装20袋。

【生产厂家】广州白云山和记黄埔中药有限公司。

复方南板蓝根片（颗粒）

【组成】南板蓝根、紫花地丁、蒲公英。

【功能主治】消炎解毒。用于腮腺炎、咽炎、乳腺炎，疮疖肿痛。

【性状】片剂，为薄膜衣片和糖衣片。糖衣片除去糖衣后，显棕褐色；味甘、苦、微涩。颗粒剂，为棕褐色颗粒；气微香，味甜、微酸。

【规格】薄膜衣片0.39克/片；颗粒剂，每袋装10克。

【用法用量】片剂，口服，一次3片，1日3次；颗粒剂，开水冲服，一次1袋，1日3次。

【注意事项】1. 忌烟酒、辛辣、鱼腥食物。2. 不宜在服药期间同时服用温补性中药。3. 孕妇慎用。4. 脾虚大便溏者慎用。5. 属风寒感冒咽痛者，症见恶寒发热、无汗、鼻流清涕者慎用。

【贮藏】密封，防潮。

【包装】片剂，塑瓶包装，每瓶装60片，每盒1瓶。颗粒剂，铝塑复合膜袋包装。每包装20小袋。

【生产厂家】广州中一药业有限公司，广州奇星药业有限公司。

【产品特点】抗病毒，防治各种流感及热性皮肤炎症有显著疗效。

复方穿心莲片

【组成】穿心莲、路边青。

【功能主治】清热解毒，利湿。用于风热感冒，咽喉疼痛，湿热泄泻。

【性状】本品为糖衣片，除去糖衣后显棕褐色至黑褐色；味苦。

【规格】每瓶装100片；每盒装24片。

【用法用量】口服，一次4片，1日3次。

【注意事项】1. 忌烟、酒及辛辣、生冷、油腻食物。2. 不宜在服药期间同时服用滋补性中药。3. 本品适用于风热感冒，症见发热咽痛，口干或渴，咳嗽痰黄。

【贮藏】密封。

【包装】聚乙烯塑料瓶包装。每瓶装100片。

【生产厂家】广州白云山和记黄埔中药有限公司。

复方救必应胶囊

【组成】救必应、东风桔、香附。

【功能主治】清热解毒，利湿止痛。用于腹泻、胃肠炎等。

【性状】本品为胶囊剂，内容物为棕褐色的粉末；味微苦。

【规格】每粒装0.33g

【用法用量】口服，一次2粒，1日3次。

【注意事项】虚寒腹痛、寒湿引起的腹泻、腹痛者忌用。

【贮藏】密封。

【包装】30粒/瓶

【生产厂家】广州星群药业股份有限公司。

复方感冒灵片（胶囊）

【组成】金银花、五指柑、野菊花、三叉苦、南板蓝根、岗梅、对乙酰氨基酚、马来酸氯苯那敏、咖啡因。

【功能主治】辛凉解表，清热解毒。用于风热感冒及温病之发热，微恶风寒，头身痛，口干而渴，鼻塞涕浊，咽喉红肿疼痛，咳嗽，痰黄粘稠。

【性状】片剂，为双层片，一层为棕褐色，另一层为粉红色；味苦。胶囊剂，内容物为棕褐色的粉末；味苦。

【规格】片剂，每片重0.6克（每片含原药材12.5克；含对乙酰氨基酚84毫克。胶囊剂，每粒装0.5克（含对乙酰氨基酚84毫克）。

【用法用量】口服，一次2片，1日3次，两天为一疗程。

【不良反应】可见困倦、嗜睡、口渴、虚弱感；偶见皮疹、荨麻疹、药热及粒细胞减少；长期大量用药会导致肝肾功能异常。

【禁忌】严重肝肾功能不全者禁用。

【注意事项】1. 忌烟、酒及辛辣、生冷、油腻食物。2. 不宜在服药期间同时服用滋补性中药。3. 风寒感冒者不适用，其表现为恶寒重，发热轻，无汗，头痛，鼻塞，流清涕，喉痒咳嗽。4. 本品含对乙酰氨基酚、马来酸氯苯那敏、咖啡因。服用本品期间不得饮酒或含有酒精的饮料；不能同时服用与本品成份相似的其他抗感冒药；肝、肾功能不全者慎用；膀胱颈梗阻、甲状腺功能亢进、青光眼、高血压和前列腺肥大者慎用；孕妇及哺乳期妇女慎用；服药期间不得驾驶机、车、船、从事高空作业、机械作业及操作精密仪器。

【贮藏】密封。

【包装】每板装12片，铝箔；聚乙烯塑料瓶包装，每瓶装100片。

【生产厂家】广州白云山和记黄埔中药有限公司，广州中一药业有限公司，广州奇星药业有限公司等。

珍黛散

【组成】珍珠、人工牛黄、青黛、冰片、滑石。

【功能主治】清热解毒，消炎止痛，生肌收敛。用于口舌生疮，复发性口腔溃疡及疮疹性口腔炎。

【性状】本品为灰蓝色粉末；气芳香，味微凉。

【用法用量】吹撒涂搽患处，每日3~4次。症状较重者可加服半瓶，1日2~3次。

【贮藏】密封，置阴凉干燥处（不超过20℃）。

【包装】玻璃瓶包装，每瓶装1.5克，每盒6瓶。

【生产厂家】广州中一药业有限公司。

盆炎清栓

【组成】毛冬青提取物（以总黄酮计）、吲哚美辛。

【功能主治】清热解毒，活血通经，消肿止痛。用于毒瘀蕴结胞宫，少腹胀痛，月经不调，痛经，白带过多；盆腔炎、附件炎见上述证候者。

【性状】本品为子弹形棕黑色的栓剂。

【规格】每粒含毛冬青提取物（以总黄酮计）100毫克，吲哚美辛25毫克。

【用法用量】肛门用药。将药栓单个撕开（见图1），再从塑料片分离处撕开取出药栓（见图2），患者取侧卧位，将药栓塞入肛门深约2厘米。一次1粒，1日1次，根据炎症的轻重，盆腔炎一疗程用药12~15粒，附件炎一疗程用药7~10粒，或遵医嘱。

【注意事项】肾功能不全患者及孕妇禁用。本品在高气温下受热易融化变形、变软，并不影响疗效，仍可将药栓冷冻后再撕开使用。

【贮藏】密闭，置阴凉处（不超过20℃）。

【包装】药用聚乙烯聚氯乙烯复合片材包装。每盒装10粒。

【生产厂家】广药敬修堂（药业）股份有限公司。

穿心莲片

【组成】穿心莲。

【功能主治】清热解毒，凉血消肿。用于邪毒内盛，感冒发热，咽喉肿痛，口舌生疮。

【性状】本品为薄膜衣片，除去包衣后显灰褐色至棕褐色；味苦。

【规格】片剂，每片含穿心莲干浸膏0.3克。

【用法用量】口服。一次2~3片（小片），1日3~4次。

【不良反应】引起过敏性药疹、心肌损伤、休克，胃肠道反应及血尿现象。

【注意事项】1. 忌烟酒、辛辣、鱼腥食物。2. 不宜在服药期间同时服用滋补性中药。3. 不宜与青霉素G、乙酰螺旋霉素、乳酸菌素、红霉素、庆大霉素配伍用药。

【贮藏】密封。

【包装】口服固体药用高密度聚乙烯瓶包装；每瓶100片；每瓶装80片，每小盒装1瓶。药用铝塑泡罩包装；每盒12片；每盒装24片。

【药理研究】本品具有抗病原体、抗炎、解热、终止妊娠、抗血小板聚集、抗肿瘤等作用。

【生产厂家】广州白云山和记黄埔中药有限公司，广州中一药业有限公司等。

夏桑菊颗粒（冲剂）

【组成】夏枯草、野菊花、桑叶。

【功能主治】清肝明目，疏风散热，除湿痹，解疮毒。用于风热感冒，目赤头痛，高血压，头晕耳鸣，咽喉肿痛，疔疮肿毒等症，并可作清凉饮料。

【性状】本品为黄棕色至深褐色的颗粒；味甜。

【规格】每袋装10克。

【用法用量】口服。一次10~20克，1日3次。

【注意事项】风寒感冒，脾胃虚寒者忌用。

【贮藏】密封（10~30℃）。

【包装】镀铝复合膜。每大包装20袋。

【生产厂家】广州星群药业股份有限公司。

桑菊感冒片（丸、合剂、冲剂、糖浆、散）

【组成】桑叶、菊花、连翘、薄荷素油、苦杏仁、桔梗、甘草、芦根。

【功能主治】疏风清热，宣肺止咳。用于风热感冒初起，头痛，咳嗽，口干，咽痛。

【性状】本品为淡棕色至棕褐色的片；气微香，味微苦。

【规格】片剂，每片重0.6克；冲剂，每袋装7.5克；丸剂，每100粒重15克；糖浆剂，每瓶装100毫升；散剂，每袋装9克。

【用法用量】片剂，一次4~8片，1日2~3次；丸剂，水泛丸，一次25~30粒，一日2~3次；合剂，一次15~20毫升，一日3次，用时摇匀；冲剂；一日2~3次，一次1~2袋；糖浆剂，一次20毫升，一日2~3次；散剂，每次7.5克，一日2次，温开水送服。

【注意事项】1. 忌烟、酒及辛辣、生冷、油腻食物。2. 风寒感冒者不适用。

【贮藏】密封。

【药理研究】①解热：本方灌胃给药能使五联菌苗和啤酒酵母所致发热模型动物（家兔、大鼠）的体温下降，作用显著。②抗菌：体外实验表明，本方对金黄色葡萄球菌、溶血性链球菌、卡他球菌、白喉杆菌、大肠杆菌等有明显的抑制作用。

【生产厂家】广州中一药业有限公司。

消炎利胆片

【组成】穿心莲、溪黄草，苦木。

【功能主治】清热，祛湿，利胆。用于肝胆湿热引起的口苦、胁痛；急性胆囊炎、胆管炎。

【性状】本品为糖衣片或薄膜衣片，除去包装后显褐色或褐绿色；苦味。

【规格】每片含穿心莲总内酯应在15毫克以上，每片0.5克。

【用法用量】口服，一次6片，1日3次。

【不良反应】偶有过敏反应，有致过敏性休克、全身抽搐、剧烈咳嗽、药疹等报道。

【贮藏】密封。

【包装】高密度聚乙烯瓶，薄膜衣片：每瓶装80片，每盒装1瓶；糖衣片：每瓶装100片，每盒装1瓶。

【药理研究】该药具有利胆（大鼠输胆管胆汁引流）、镇痛（小鼠热板法）、拮抗炎症介质（乙酰胆碱、组胺）、诱发平滑肌（豚鼠回肠、家兔小肠）收缩作用，并提示可能有诱导肝药酶作用。毒性试验，原浸膏灌胃给药未测得LD50，提示毒性不大，但连续多次灌胃及腹腔注射可引起动物死亡，依Bliss氏法测LD50（ip）为3475毫克/公斤。

【生产厂家】广州白云山和记黄埔中药有限公司。

【产品特点】①中国药典规定脱水穿心莲内酯含量不低于1毫克，白云山和黄中药内控标准为1.5毫克。②采用双频超声强化萃取术使产品短时高效。③主要原料穿心莲、溪黄草药材都来自GAP药材基地。

消炎退热颗粒

【组成】大青叶、蒲公英、紫花地丁、甘草。

【功能主治】清热解毒，凉血消肿。用于风热感冒症见发热，上呼吸道感染，咽喉肿痛、及各种疮疖肿痛。

【性状】本品为黄棕色颗粒；味甜、微苦。

【规格】每袋重10克，以铝塑复合膜包装。每盒（包）装10袋。

【用法用量】开水冲服，一次1袋，1日4次。

【注意事项】1. 忌辛辣、生冷、油腻食物。2. 风寒感冒者慎用，孕妇慎用。

【贮藏】密封。

【药理研究】药理研究表明，大青叶有抗内毒素、抗炎、抗病原微生物作用，其煎剂对由霍乱，伤寒混合疫苗引起的家兔有明显降低体温作用。蒲公英具有抗菌、抗病毒、抗内毒素作用，并有激发机体免疫功能的作用。

【生产厂家】广州星群药业股份有限公司。

莲芝消炎胶囊

【组成】穿心莲总内酯、山芝麻干浸膏。

【功能主治】清热，解毒，消炎。用于支气管咳嗽，扁桃体炎，咽炎。

【性状】本品为胶囊剂，内容物为棕黑色的粉末；味苦。

【用法用量】口服，一次 1 ~2 粒，1 日 3 次。

【注意事项】1. 忌烟酒、辛辣、鱼腥食物。2. 不宜在服药期间同时服用温补性中药。3. 孕妇慎用。4. 脾虚大便溏者慎用。5. 属风寒感冒咽痛者，症见恶寒发热、无汗、鼻流清涕者慎用。

【贮藏】密封。

【包装】铝塑包装，（1）每盒 12 粒；（2）每盒 20 粒；（3）每盒装 36 粒。

【生产厂家】广州白云山兴华制药股份有限公司。

维 C 银翘片

【组成】金银花、连翘、荆芥、淡豆豉、牛蒡子、桔梗、薄荷油、芦根、淡竹叶、维生素 C、马来酸氯苯那敏、对乙酰氨基酚、甘草。辅料为硬脂酸镁、滑石粉、可压淀粉、磷酸氢钙、聚乙烯吡咯烷酮、乙醇、β－环状糊精、淀粉、石蜡、欧巴代。

【功能主治】辛凉解表，清热解毒。用于流行性感冒引起的发热头痛、咳嗽、口干、咽喉疼痛。

【性状】本品为薄膜衣片，除去包衣后显灰褐色，夹杂有少许白点；气微，味微苦。

【规格】每片含维生素 C 49.5 毫克，对乙酰氨基酚 105 毫克。

【用法用量】口服。一次 2 片，1 日 3 次。

【不良反应】可见困倦、嗜睡、口渴、虚弱感；偶见皮疹、荨麻疹、药热及粒细胞减少；长期大量用药会导致肝肾功能异常。

【禁忌】严重肝肾功能不全者禁用。

【注意事项】1. 忌烟、酒及辛辣、生冷、油腻食物。2. 不适用于风寒感冒，表现为恶寒明显，无汗，头痛身酸，鼻塞流清涕。3. 本品含马来酸氯苯那敏、对乙酰氨基酚、维生素 C。服用本品期间不得饮酒或含有酒精的饮料；不能同时服用与本品成份相似的其他抗感冒药；肝、肾功能不全者慎用；膀胱颈梗阻、甲状腺功能亢进、青光眼、高血压和前列腺肥大者慎用；孕妇及哺乳期妇女慎用；服药期间不得驾驶机、车、船、从事高空作业、机械作业及操作精密仪器。

【贮藏】密封，避光。

【包装】铝－铝水泡式包装，每板 6 片，每盒 2 板。

【生产厂家】广州中一药业有限公司。

清开灵口服液（注射液）

【组成】胆酸、猪去氧胆酸、水牛角粉、黄芩苷、珍珠层粉、金银花、栀子、板蓝根。

【功能主治】口服液：清热解毒，镇静安神。用于外感风热所致发热，烦躁不安，咽喉肿痛；及上呼吸道感染、病毒性感冒、急性咽炎见上述证候者。注射液：清热解毒、化痰通络，醒神开窍。用于热病，神昏，中风偏瘫，神志不清；急性肝炎、上呼吸道感染、肺炎、脑血栓形成、脑出血见上述证候者。

【性状】注射液，为棕黄色或棕红色的澄明液体。

【规格】口服液，每支装10毫升。注射液，每支2毫升、5毫升、10毫升。

【用法用量】口服液，口服，一次20~30毫升，一日2次；儿童酌减。注射液，肌内注射，一日2~4毫升，重症患者静脉滴注，一日20~40毫升，以10%葡萄糖注射液200毫升或0.9%氯化钠注射液100毫升稀释后使用。

【不良反应】偶有寒颤、高热、药疹等过敏反应。主要造成皮肤及附件损害，全身性损害，心血管系统损害，消化系统损害，呼吸系统损害，血液系统损害，中枢及外周神经系统损害等。

【注意事项】1. 虚寒证勿用。久病体虚患者如出现腹泻时慎用。2. 不宜与降糖类药同用。

【贮藏】密封，遮光。

【药理研究】现代药理研究显示，本品主要有抗炎、解热、保护肝脏、改善脑循环、降低血液粘度、促进脑坏死组织吸收等作用。

【生产厂家】广州白云山明兴制药有限公司。

清热消炎宁胶囊

【组成】九节茶。

【功能主治】清热解毒。用于流行性感冒、咽炎所致的咽喉痛。

【性状】本品为胶囊剂，内容物为黑褐色的粉末；味微苦、涩。

【规格】每粒含九节茶干浸膏0.5克。

【用法用量】口服，一次2~4粒，1日3次。

【注意事项】1. 忌烟、酒及辛辣、生冷、油腻食物。2. 不宜在服药期间同时服用滋补性中药。

【贮藏】密封。

【包装】铝塑泡罩包装。每盒装20粒。

【生产厂家】广药敬修堂（药业）股份有限公司。

清热散结片

【组成】千里光浸膏片。

【功能主治】消炎解毒，散结止痛。用于急性结膜炎，急性咽喉炎。急性扁桃腺炎，急性肠炎，急性菌痢，上呼吸道炎，急性支气管炎，淋巴结炎，疮疖疼痛，中耳炎，皮炎湿疹。

【性状】本品为薄膜衣片，除去薄膜衣后显深棕色；味微咸、略苦酸。

【规格】每片重0.33克（簿膜衣片）。

【用法用量】口服，一次5~8片，1日3次。

【贮藏】密封。

【包装】每瓶装50片，塑料瓶。

【生产厂家】广州奇星药业有限公司。

【产品特点】家庭必备，消炎散结良药。

清热暗疮片（丸）

【组成】金银花、大黄浸膏、穿心莲浸膏、人工牛黄、蒲公英浸膏、珍珠层粉、山豆根浸膏、甘草、栀子浸膏。

【功能主治】清热解毒，凉血散瘀。用于痤疮（粉刺）。

【性状】片剂，为薄膜衣片，除去薄膜衣后显棕褐色；气微，味苦。

【规格】每片重0.21克。

【用法用量】口服。片剂，一次2~4片，1日3次，14天为一疗程；丸剂，1次2-4粒，1日3次，小儿酌减。

【注意事项】1. 脾胃虚弱者及孕妇慎用。2. 忌食辛辣腥发食物。3. 服药后出现胃脘不适，食欲减少，大便溏稀者应停服。

【贮藏】密闭，防潮。

【包装】用药用聚酯瓶包装；每瓶装90片。

【生产厂家】广州王老吉药业股份有限公司。

清痔灵片

【组成】白蔹、卷柏、地榆、槐花、五倍子、胆酸。

【功能主治】收敛止血，解毒敛疮。适用于内痔、外痔、混合痔。

【性状】本品为薄膜衣片，除去包衣后显棕黑色；味苦。

【规格】0.40克/片。

【用法用量】口服，一次2~3片，1日3次。

【贮藏】密封。

【生产厂家】广州白云山明兴制药有限公司。

痔炎消颗粒

【组成】火麻仁、紫珠叶、金银花、地榆、槐花、茅根、白芍、茵陈、枳壳、三七。

【功能主治】清热解毒，润肠通便，止血，止痛，消肿。用于痔疮发炎肿痛。

【性状】本品为棕色或棕褐色的颗粒；味苦、甜，微涩。

【规格】每袋装10克，铝塑复合膜包装。每盒装20袋。

【用法用量】口服，一次10~20克，1日3次。

【注意事项】1. 本品含活血、通利药物，孕妇慎用。本品性属寒凉．胃肠虚弱者慎用。2. 老年性便秘，不属血热毒盛者慎用。

【贮藏】密封。

【生产厂家】广州星群药业股份有限公司。

羚翘解毒丸（颗粒）

【组成】羚羊角、金银花、连翘、薄荷、荆芥穗、淡豆豉、牛蒡子（炒）、桔梗、淡竹叶、甘草。

【功能主治】疏风清热，解毒。用于风热感冒，恶寒发热，头晕目眩，咳嗽，咽痛。

【性状】本品为黑褐色大蜜丸；气微，味苦、微甜。

【规格】蜜丸，每丸重9克；水丸，每袋装5克；浓缩丸，每8丸相当于原药材4克。颗粒剂，每袋重10克。

【用法用量】口服。蜜丸，一次1丸，1日2~3次；水丸，一次5克，1日2~3次；浓缩丸，一次8丸，1日3次。冲剂，开水冲服，一次10克，1日2~3次。

【不良反应】有患者出现过敏反应，症状为小腿后部或两膝盖发热发痒且红肿，呈分布对称的片状红斑，稍有痛感，躯体皮肤潮红发痒。

【注意事项】1. 忌烟、酒及辛辣、生冷、油腻食物。2. 不宜在服药期间同时服用滋补性中成药。3. 风寒感冒者不适用，其表现为恶寒重，发热轻，无汗，鼻塞流清涕，口不渴，咳吐稀白痰。

【贮藏】密闭，防潮。

【包装】丸剂，蜡壳包装，每丸重9克，每盒4丸。

【药理研究】药理试验表明，本品有解热、抗炎、镇痛、镇静、抗病原微生物及增强免疫功能等作用。

【生产厂家】广州中一药业有限公司。

蛇胆川贝枇杷膏

【组成】蛇胆汁、川贝母、枇杷叶、水半夏、桔梗、薄荷脑。辅料为蔗糖、蜂蜜。

【功能主治】润肺止咳，祛痰定喘。用于燥邪犯肺引起的咳嗽咯痰、胸闷气喘、鼻燥、咽干喉痒等症。

【用法用量】口服，一次22克（约一汤匙），1日3次。

【注意事项】脾胃虚寒及痰湿阳虚咳嗽忌用，忌食辛辣食物。

【贮藏】密封，防晒。

【包装规格】玻璃瓶；(1) 每瓶装66克 (2) 每瓶装110克 (3) 每瓶装138克 (4) 每瓶装345克 (5) 每瓶装210克。

【药理研究】本品主要有抗炎、止咳、平喘、祛痰等作用。本品能抑制二甲苯所致的小鼠耳朵炎症反应，并能抑制甲醛所致大鼠踝关节炎症反应，显著抑制大鼠肉芽肿形成。本品还能减少氨水致小鼠咳嗽次数，显著增加器官酚红排出量。并能显著松弛离体豚鼠器官。

【生产厂家】广州潘高寿药业股份有限公司。

紫雪颗粒

【组成】石膏、寒水石、滑石、磁石、玄参、木香、沉香、升麻、水牛角浓缩粉、羚羊角、麝香、朱砂等16味。

【功能主治】清温解热，镇惊安神。用于温热病之神昏谵语，高热抽搐。

【性状】本品为棕红色至灰棕色的粉末，气芳香，味咸，微苦。

【规格】每瓶装1.5克。

【用法用量】口服，一次1.5~3克，1日2次；周岁小儿一次0.3克，5岁以内小儿每增一岁，递增0.3克，1日1次；五岁以上小儿酌情服用。

【注意事项】1. 孕妇、运动员忌用。2. 本品不可长期服用。

【贮藏】密封，置阴凉处保存。

【包装】每盒装2、5瓶，塑料瓶。

【药理研究】药理实验表明本品有解热、镇静及抗惊厥作用：①解热作用：对五联疫苗造型大耳兔的体温，2小时与复方阿司匹林比较无明显差异，4小时后降温效果明显优于复方阿司匹林，体温下降幅度4小时后下降1℃，6小时后逐渐回升。给家兔港灌服紫雪散2克/公斤，能对抗静脉注射伤寒、副伤寒甲乙三联疫苗引起的体温升高，作用快而持久，紫雪口服液和紫雪散对2，4~二硝基酚所致家兔发热、啤酒酵母所致大鼠发热均有明显的解热作用。②镇静作用：对BALB/C系纯种小白鼠的活动有明显的抑制作用，抑制率为56.6%，与三溴合剂比较无明显差异，但比三溴合剂的镇静作用持续时间较长。③抗惊厥作用：对戊四氮及硝酸士的宁引起的惊厥有明显的抑制作用，能延长小鼠惊厥发生时间，降低惊厥率和死亡率。但对戊巴比妥钠的中枢抑制作用无明显影响。

【生产厂家】广州奇星药业有限公司。

【产品特点】中药“三宝”之一，清热消炎首选。

银黄胶囊（颗粒）

【组成】金银花提取物，黄芩提取物。

【功能主治】清热，解毒，消炎。用于急慢性扁桃体炎，急慢性咽喉炎，上呼吸道感染。

【性状】胶囊剂，内容物为黄棕色粉末；味微苦。颗粒剂，淡黄色至棕黄色颗粒；味甜，微苦。

【规格】胶囊剂，每粒装0.3克。颗粒剂，每袋装4克。

【用法用量】胶囊剂，口服，一次2~4粒，1日4次。颗粒剂，开水冲服，1次1~2袋，一日2次。

【不良反应】偶见过敏反应，出现胸部四肢红斑，瘙痒，水疱，溃破，药疹等现象。

【注意事项】1. 忌辛辣、鱼腥食物。2. 不宜在服药期间同时服用温补性中成药。3. 脾气虚寒症见有大便溏者慎用。

【贮藏】密封，防潮。

【包装】胶囊，铝塑包装，每盒2板，每板10粒。颗粒剂，塑料复合膜袋，每盒装10袋；每盒装20袋。

【药理研究】本方具有抑菌、抗炎、抗细菌抗内毒素作用。

【生产厂家】广州中一药业有限公司，广州星群药业股份有限公司等。

银翘伤风胶囊

【组成】金银花、连翘、牛蒡子、桔梗、芦根、薄荷、淡豆豉、甘草、淡竹叶、荆芥、人工牛黄。

【功能主治】辛凉解表，清热解毒。用于外感风热所致的，发热恶寒，口渴，头痛目赤，咽喉肿痛。

【性状】本品为胶囊剂，内容物为棕褐色的粉末，气芳香，味苦、辛。

【规格】每粒装0.3克。

【用法用量】口服。一次4粒，1日3次。

【禁忌】孕妇禁用。

【注意事项】1. 忌烟、酒及辛辣、生冷、油腻食物。2. 不宜在服药期间同时服用滋补性中药。3 本品含有甘草，不宜与海藻、大戟、甘遂、芫花同用。

【贮藏】密封。

【包装】塑瓶包装，每瓶装36粒，每盒1瓶。

【生产厂家】广州中一药业有限公司。

银翘解毒颗粒（片、丸）

【组成】金银花、连翘、薄荷、荆芥、淡豆豉、牛蒡子（炒）、桔梗、淡竹叶、甘草。

【功能主治】疏风解表，清热解毒。用于风热感冒，症见发热头痛、咳嗽口干、咽喉疼痛。

【性状】颗粒剂，为浅棕色的颗粒；味甜，微苦。片剂，为浅棕色至棕褐色的片；气芳香，味苦、辛。

【规格】颗粒剂，每袋装15克。片剂，每袋装16片。浓缩蜜丸，每丸重3克。

【用法用量】颗粒剂，开水冲服，一次15克，1日3次，重症者加服1次。

【不良反应】曾有一例为预防流行性感冒服1/3丸后引起过敏性休克的反应。

【注意事项】1. 忌烟、酒及辛辣、生冷、油腻食物。2. 不宜在服药期间同时服用滋补性中药。3. 风寒感冒者不适用，其表现为恶寒重，发热轻，无汗，鼻塞流清涕，口不渴，咳吐稀白痰。

【贮藏】密封。

【包装】颗粒剂，复合膜袋包装，每袋装15克，每包10袋。

【药理研究】药理研究证明，本品具有发汗、解热、抗病原微生物、抗炎、镇痛、抗过敏。增强免疫功能的作用。

【生产厂家】广州中一药业有限公司。

喉疾灵胶囊（片）

【组成】人工牛黄、板蓝根、诃子肉、桔梗、猪牙皂、连翘、天花粉、珍珠层粉、广东土牛膝、冰片、山豆根、了哥王。

【功能主治】清热，解毒，消肿止痛。用于扁桃体炎，急性咽炎，慢性咽炎急性发作。

【性状】胶囊剂，内容物为棕褐色的粉末；气芳香，味苦。片剂，为糖衣片，除去糖衣后显棕褐色，气芳香，味苦；为薄膜衣片，除去包衣后显棕褐色，气芳香，味苦。

【规格】胶囊剂，每粒装0.25克；片剂，薄膜衣片每片重0.32克。

【用法用量】口服。胶囊，一次3~4粒，1日3次；片剂，一次2~3片，1日2~4次。

【注意事项】1. 孕妇禁用。2. 不宜在用药期间同时服用温补性中药。3. 脾虚大便溏者慎用。4. 属风寒感冒咽痛者，症见恶寒发热、无汗、鼻流清涕者慎用。5. 忌烟酒、辛辣、鱼腥食物。

【贮藏】密封。

【包装】胶囊剂：药用铝塑泡罩包装。（1）每盒2板（2）每盒3板（3）每盒4板，每板12粒。药用高密度聚乙烯塑料瓶包装。（1）每瓶装36粒（2）每瓶装48粒。

片剂：糖衣：口服固体药用高密度聚乙烯瓶包装；每瓶30片。薄膜衣：口服固体药用高密度聚乙烯瓶包装；每瓶30片。药用铝塑泡罩包装；每盒24片、36片、18片、12片。

【药理研究】药理研究表明，喉疾灵片具有抗菌、抗病毒、消炎作用。本品对甲型溶血性链球菌、克雷白氏肺炎杆菌、金黄色葡萄球菌、白色葡萄球菌、大肠杆菌、绿脓杆菌等致病菌有抑制作用，对引起咽炎的甲型溶血性链球菌及肺炎杆菌、金黄色葡萄球菌作用更强。喉疾灵1∶10药液对CoxB2病毒有抑制作用。对二甲苯引起的小鼠耳廓肿胀有明显的消炎作用。

【生产厂家】广州陈李济药厂有限公司。

喉症丸

【组成】板蓝根、人工牛黄、冰片、猪胆汁、玄明粉、青黛、雄黄、硼砂、蟾酥（酒制）、百草霜。

【功能主治】清热解毒，消肿止痛。用于咽炎、喉炎、扁桃腺炎及一般疮疖。

【性状】本品为黑色的小丸，除去外衣后显棕黄色；气微，味先苦后麻。

【规格】每224粒重1克。

【用法用量】含化，3~10岁一次3~5粒，成人每次5~10粒，1日2次。外用疮疖初起，红肿热痛未破者，将丸用凉开水化开涂于红肿处，日涂数次。

【注意事项】孕妇忌服，疮已溃破者不可外敷。

【贮藏】密闭，防潮。

【包装】药用塑料瓶包装。每瓶装60粒，每盒装2瓶。

【生产厂家】广药敬修堂（药业）股份有限公司。

喉康散

【组成】冰片、硼砂（煅）、玄明粉、珍珠层粉、青黛、天花粉、穿心莲叶、生晒参、甘草、薄荷脑。

【功能主治】清热解毒，消炎止痛。用于各种咽喉疾患，如急性、慢性咽炎，喉炎，扁桃体炎，口腔溃疡。

【性状】本品为蓝灰色粉末；有芳香气，味微苦。

【规格】散剂。

【用法用量】喷射给药，咽喉疾患喷咽喉部，口腔溃疡喷患处，每次适量，每日2～3次。

【注意事项】1. 忌辛辣、鱼腥食物。2. 服药时不宜同时服用藜芦、五灵脂、皂荚或其制剂；不宜喝茶和吃萝卜，以免影响药效。3. 本品用于咽喉炎、扁桃体炎、口腔溃疡轻症。4. 注意喷药时不要吸气，以防药粉进入呼吸道而引起呛咳。

【贮藏】密封。

【包装】塑料瓶，每盒装10瓶。

【生产厂家】广州奇星药业有限公司。

感冒灵颗粒

【组成】三叉苦、金盏银盘、野菊花、岗梅、咖啡因、对乙酰氨基酚、扑尔敏、薄荷油。

【功能主治】解热镇痛。用于感冒引起的头痛，发热，鼻塞，流涕，咽痛。

【性状】本品为棕色的颗粒；味甜、微苦。

【规格】每袋重10克（含对乙酰氨基酚0.2克）

【用法用量】开水冲服。一次10克，1日3次。

【不良反应】偶见皮疹、荨麻疹、药热及粒细胞减少；可见困倦、嗜睡、口渴、虚弱感；长期大量用药会导致肝肾功能异常。

【禁忌】严重肝肾功能不全者禁用。

【注意事项】1. 忌烟、酒及辛辣、生冷、油腻食物。2. 不宜在服药期间同时服用滋补性中成药。3. 本品含对乙酰氨基酚、马来酸氯苯那敏、咖啡因。服用本品期间不得饮酒或含有酒精的饮料；不能同时服用与本品成份相似的其他抗感冒药；肝、肾功能不全者慎用；膀胱颈梗阻、甲状腺功能亢进、青光眼、高血压和前列腺肥大者慎用；孕妇及哺乳期妇女慎用；服药期间不得驾驶机、车、船、从事高空作业、机械作业及操作精密仪器。

【贮藏】密封。

【包装】药品包装用复合膜包装；每包20袋；每盒6袋或9、12袋。

【生产厂家】广州白云山何济公制药有限公司。

【产品特点】中西结合制剂，西药快速帮助消除感冒症状，中药调理身体去病根，降低复发几率。

感冒退热颗粒

【组成】大青叶、板蓝根、连翘、拳参。

【功能主治】清热解毒，疏风解表。用于上呼吸道感染、急性扁桃体炎、咽喉炎属外感风热、热毒壅盛证，症见发热、咽喉肿痛。

【性状】本品为棕黄色的颗粒；味甜、微苦。

【规格】每袋装4.5、18克。

【用法用量】开水冲服。一次1~2袋，1日3次。

【注意事项】1. 忌烟、酒及辛辣、生冷、油腻食物。2. 不宜在服药期间同时服用滋补性中药。3. 风寒感冒者不适用。4. 本品含有拳参，不宜与藜芦同用。5. 脾胃虚寒者禁用。

【贮藏】密封。

【包装】塑料复合膜包装。每袋装18克，每包装10袋。

【生产厂家】广州王老吉药业股份有限公司。

新雪颗粒（片）

【组成】磁石、石膏、滑石、寒水石、硝石、芒硝、栀子、竹叶卷心、广升麻、穿心莲、珍珠层粉、沉香、人工牛黄、冰片。

【功能主治】清热解毒。用于各种热性病之发热，如扁桃腺炎、上呼吸道炎、咽炎、气管炎、感冒引起的高热，以及温热病之烦热不解。

【性状】颗粒剂，气香，味苦，微咸，分棕褐色颗粒和薄膜衣颗粒两种。片，为薄膜衣片，除去包衣后显灰褐色；气香，味苦，微咸。

【规格】颗粒剂，薄膜衣颗粒每袋装1.7克；棕褐色颗粒每袋装1.53克。片剂，每片重0.56克。

【用法用量】口服，颗粒剂，一次1袋，1日2次，用温开水送服；片剂，一次2片，一日3次。

【贮藏】密封。

【包装】颗粒剂，每盒装6、8袋，铝塑复合装。片剂，铝塑泡罩包装。每盒装12、24片。

【药理研究】本品有抗炎、抑菌、解热等作用。本品对二甲苯引起的小鼠耳廓炎性肿胀有明显的抑制作用，并随着剂量增大而增强。对呼吸道常见的病原菌和条件致病菌均有不同程度的抗菌作用，其中对金黄色葡萄球菌、肺炎球菌、白喉杆菌的作用较强。对耳静脉注射伤寒、副伤寒甲、乙三联菌苗家兔及颈背部皮下注入啤酒酵母混悬液所致大鼠，有明显解热作用。对棉球刺激所致大鼠皮下肉芽肿生长有抑制作用。

【生产厂家】广州奇星药业有限公司。

【产品特点】消炎退热见效快。

鼻炎清毒颗粒

【组成】野菊花、苍耳子、重楼、蛇泡簕、两面针、夏枯草、龙胆、党参。

【功能主治】清热解毒，化痰散结。用于热毒蕴结鼻咽，鼻咽肿痛，以及鼻咽部慢性炎症，鼻咽癌放射治疗后分泌物增多等症。

【性状】本品为浅棕黄色至棕褐色的颗粒；味先甜后苦。

【规格】每袋装10克。

【用法用量】口服，一次20克，1日2次，30天为一疗程。

【贮藏】密封。

【包装】铝塑复合膜袋包装。每盒装 8 袋。

【生产厂家】广州奇星药业有限公司。

鼻咽灵片

【组成】山豆根、茯苓、天花粉、蛇泡簕、麦冬、半枝莲、玄参、石上柏、党参、白花蛇舌草。

【功能主治】清热解毒，软坚散结，益气养阴。用于胸膈风热，痰火郁结，热毒上攻，耗气伤津之证。其症状常见口干，咽痛，咽喉干燥灼热，声嘶头痛，鼻塞，流脓涕或涕中带血。也用于治疗急慢性咽喉炎、口腔炎、鼻咽炎及鼻咽癌放疗、化疗辅助治疗。

【性状】本品为糖衣片，除去糖衣后，显棕褐色；味苦、微涩。

【规格】片剂，每片重 0.386 克。

【用法用量】口服。一次 5 片，1 日 3 次。

【注意事项】忌食辛辣等刺激性食物及油炸食物。

【贮藏】密封。

【包装】塑瓶包装，每瓶装 45 片，每盒 1 瓶。

【药理研究】本品对大鼠蛋清性足肿胀有明显抑制作用，并能抑制小鼠腹腔毛细血管通透性增高，减少 CMC 所致的大鼠皮下白细胞游走，抑制大鼠棉球肉芽肿，提示本品具有抗炎作用。鼻咽灵片对环磷酰胺负荷小鼠的胸腺及脾脏均有增重作用，对环磷酰胺负荷小鼠的炭廓清率有增加作用，对环磷酰胺负荷小鼠的白细胞减少有防止作用，提示该药对环磷酰胺负荷小鼠的非特异性免疫功能低下有防治作用。

【生产厂家】广州中一药业有限公司。

鼻舒适片

【组成】苍耳子、野菊花、鹅不食草、白芷、防风、墨旱莲、白芍、胆南星、甘草、蒺藜、马来酸氯苯那敏。

【功能主治】清热消炎，通窍。用于治疗慢性鼻炎引起的喷嚏、流涕、鼻塞、头痛，过敏性鼻炎，慢性鼻窦炎。

【性状】本品为糖衣片，除去糖衣后显灰褐色至褐色；味微苦。

【用法用量】口服。一次 4 ~5 片，1 日 3 次。

【注意事项】胃溃疡患者宜饭后服用。用药期间不宜驾驶车辆、管理机器及高空作业等。

【贮藏】密封。

【包装】塑瓶包装，每瓶装 60 片，每盒 1 瓶。

【生产厂家】广州中一药业有限公司。

下篇各论

◎一枝黄花

Yizhihuanghua

【别名】一枝香、大叶七星剑(《广东中药》)，蛇头王、老虎尿、黄花一枝香(《广东中药志》第二卷)，马管子、千斤红、黄花骨草(《粤北草药》)，老虎须、一支箭、一枝上(《广东中草药》)，一炷香、金边菊(《广州常用草药增订本》)，山白菜、山厚合(《岭南中草药撮要》)，野黄菊(《南宁市药物志》)，山边半枝香、洒金花(《江西民间草药》)，黄花细辛(《广西中药志》)，黄花一条香(《福州中草药》)，千根癀(《闽南民间草药》)，土泽兰、百条根、铁金拐(《泉州本草》)，签子草、小白龙须、黄花马兰、大败毒、红柴胡(《湖南药物志》)，黄花仔、红胶苦菜(《闽东本草》)，金锁匙、满山黄、黄花儿(《浙江民间常用草药》)，金柴胡(《南川常用中草药手册》)，肺痈草(《江西草药》)，黄花草（广西)。

【来源】为菊科植物一枝黄花 *Solidago decurrens* Lour. 的干燥全草。秋季开花盛期采收，割地上部分，晒干，或拔取带根全草，抖净泥沙，晒干。分布于我省各地及华中、华北、华东各省和广西、台湾、四川、贵州、云南等省区。

【药材性状】全草长 50 ~ 100 厘米。根茎短粗，簇生淡黄色细根。茎圆柱形，直径 3 ~ 8 毫米。上部有分枝，表面暗紫红色或灰绿色，具纵纹，茎上部有稀毛，质脆，易折断，断面纤维性，有白色疏松的髓。单叶互生，皱缩，叶面黄绿色，叶背淡绿色，展平后呈卵圆形，长圆形或披针形，长 4 ~ 10 厘米，宽 1.5 ~ 3.5 厘米，先端尖、渐尖或钝，基部渐狭成翅状叶柄。叶缘具尖锐锯齿，上部叶片锯齿较疏或近全缘，有睫毛。头状花序排成总状或圆锥状，花多干缩脱落，偶有黄色舌状花残留。瘦果无毛，极个别在瘦果顶端有疏毛。气清香，味苦。

【性味与归经】辛、苦，凉；小毒。归肝、脾经。

【功能主治】清热解毒，祛风止痛。用于风热感冒，头痛，咽喉肿痛，肺热咳嗽，小儿惊风，鹅掌风，黄疸，泄泻，热淋。外用治跌打损伤，皮肤湿疹，疮疖肿痛，毒蛇咬伤。现代有用于上呼吸道感染，慢性支气管炎，甲状腺癌，真菌性阴道炎，手足癣，带状疱疹，口腔溃疡，乳腺小叶增生等。

【用法用量】10 ~ 15 克，水煎服。外用适量，煎水或取鲜品捣烂敷患处。

【药理作用】

1. 抗菌作用 煎剂对金黄色葡萄球菌、伤寒杆菌均有不同程度的抑制作用。对红色癣菌及禽类癣菌有极强的杀菌作用。一枝黄花水煎醇提液有抗白色念珠菌作用，其疗效与制霉菌素相当。

2. 平喘祛痰作用 对家兔实验性支气管炎（吸入氨蒸气法），内服煎剂，可解除喘息症状，亦有祛痰作用。

3. 利尿作用 提取物经小鼠皮下注射有利尿作用，但大剂量反可使尿量减少。口服同样有效，对人亦有此作用。

4. 止血作用 动物实验证明能促进白细胞吞噬功能。对急性（出血性）肾炎有止血作用，可能与其所含的黄酮类或绿原酸、咖啡酸有关。外用可治疮伤，可能与其含挥发油或鞣质有关。

5. 促进免疫作用 动物实验表明，有促进白血球吞噬细菌作用。

6. 降压作用 一枝黄花煎剂能显著降低麻醉兔血压，抑制蟾蜍心收缩力，降低蟾蜍心率和心输出量，其降低幅度和降压持续时间与异丙肾上腺素相当。一枝黄花总皂苷的两个剂量组对血压均有明显降低作用，高剂量组降压效应强于低剂量组（0.5 毫升/公斤剂量组 $P<0.01$；1 毫升/公斤剂量组 $P<0.001$），作用发生快，约 0.5 分钟时血压均明显下降，血压恢复时间也快，5 分钟测得血压已接近给药前水平，至 120 分钟血压基本平稳。从实验结果来看，收缩压和舒张压降压程度相差不大。低剂量组（0.5 毫升/公斤）一枝黄花总黄酮对家兔血压的影响与给药前相比无明显差异（$P>0.05$），大剂量组（1 毫升/公斤）给药后血压很快出现下降（$P<0.001$），稍有恢复之后，血压逐渐下降，至 30 分钟左右（个别不到 30 分钟）兔血压为零，家兔死亡。可能该剂量的一枝黄花总黄酮的降压为药物中毒所致，该浓度的剂量已达中毒剂量。一枝黄花总皂苷能显著降低麻醉兔的动脉血压，一枝黄花总黄酮对麻醉兔血压无明显影响。由此推论，一枝黄花的降压作用其有效成分可能是一枝黄花的总皂苷。

7. 胃黏膜保护作用 给消炎痛前 2 小时腹腔注射一枝黄花煎剂，6 小时后处死动物，发现和对照组比较，溃疡得分显著低于对照组。

8. 增强动物平滑肌的运动 一枝黄花煎剂对炭末在小鼠小肠内的推进率有明显增强作用；用不同程度的一枝黄花煎剂均能提高大鼠回肠平滑肌的活动，且随浓度增加，活动也增加。一枝黄花总黄酮、总皂苷能够抑制小鼠小肠炭末推进率（$P<0.05$）；一枝黄花总黄酮能显著抑制大鼠回肠平滑肌收缩活动性（$P<0.01$）。表明一枝黄花总黄酮、总皂苷具有抑制肠蠕动作用。

9. 急性毒性 一枝黄花皂苷对小鼠腹腔注射半数致死量 LD_{50} 为 2.9 克/公斤。可预期其临床应用安全性较好，供开发一枝黄花皂苷药用时确定临床用量作为参考。但由于试验所使用的小鼠体重较小，使得测得的数据偏低，引用时应该考虑这一影响因素。

【药物制剂】常用作中成药的原料，如感冒炎咳灵片（糖浆）、复方桑菊感冒片、复方一枝黄花气雾剂等。

1. 一枝黄花涑口液（上海中医药大学附属龙华医院制剂）

组成：一枝黄花、芦丁。

功能主治：疏风清热，解毒消肿。用于口腔霉菌感染。

2. 痒炎安洗剂（福建省人民医院制剂）

组成：一枝黄花、蛇床子、苏铁蕨、贯众、黄柏等。

功能主治：清热解毒，燥湿消肿，杀虫止痒。用于各种类型的外阴炎，阴道炎，宫颈炎和顽固型外阴瘙痒症。

3. 咽喉宁合剂

组成：一枝黄花、土牛膝、岗梅根、火炭母等药材经加工制成的合剂。

功能主治：清热解毒，利咽止痛。用于肺胃实热所致的咽喉肿痛，发热以及急慢性扁桃体炎，急性喉炎所致咽痛。

4. 一枝黄花抗感颗粒

组成：一枝黄花、黄芩、石膏、连翘、荆芥、鱼腥草、辛夷。

功能主治：疏风解表，清热解毒。用于外感风热，证见发热恶风，头痛咽痛，鼻塞流涕，口渴咽干，舌边尖红。脉浮数等。

5. 感冒解毒片（颗粒）

组成：一枝黄花、鸡肸花、蓝花参。

功能主治：祛风，清热，解毒。用于伤风感冒，恶寒发热，头痛，咳嗽，咽喉疼痛。

用法用量：片剂，口服，一次2片，小儿酌减。颗粒剂，口服，一次10克，用开水冲服。1日3次。

6. 感冒炎咳灵片

组成：一支黄花、板蓝根、一点红、甘草、生姜。

功能主治：清热解毒，止咳。用于风热感冒所致的咳嗽，咽喉肿痛，咽炎，扁桃体炎，及慢性支气管炎见上述症状者。

用法用量：口服，一次4~6片，1日3次。

7. 复方一枝黄花喷雾剂

组成：一枝黄花167克，金银花278克，贯众167克，连翘167克，薄荷111克，荆芥111克，艾纳香111克，甜菊索5克，山梨酸钾3克。

功能主治：清热解毒，宣散风热，清利咽喉。用于上呼吸道感染，急、慢性咽喉炎，口腔炎，牙龈肿痛，口臭。

用法用量：喷于口腔、鼻腔，1日3~4次，每次喷5下，三天为一疗程；儿童酌减。

8. 一枝黄花搽剂

组成：一枝黄花1000克，新洁尔灭1克，蒸馏水适量。

功能主治：灭菌消炎。用于霉菌性阴道炎。

用法用量：涂搽患部，1日1~2次。

9. 镇咳丸

组成：一枝黄花2.5公斤，猪胆汁浸膏粉2.5公斤。

功能主治：止咳消炎。用于感冒、支气管炎引起的咳嗽。

用法用量：一次10克，1日3次。

10. 清热冲剂

组成：一枝黄花750克，甘草40克，糖精钠0.5克，糊精适量。

功能主治：清热消炎，解毒。用于感冒初起，急性扁桃体炎，急性咽喉炎及尿路感染等。

用法用量：每次1包，1日2次。

11. 上感片

组成：一枝黄花1500克，阿司匹林60克，野菊花800克，维生素C10克，前胡800克，扑尔敏1克，贝母花浸膏300毫升。

功能主治：清热解毒。用于伤风感冒，头痛发热，咽痛咳嗽，鼻塞流涕及预防流感。

用法用量：口服，一次4片，1日4次。

12. 一贯松片

组成：一枝黄花50克，贯众50克，松针（鲜）50克。

功能主治：清热解毒，祛风止痛。用于感冒。

用法用量：口服，一次3片，1日3次。

13. 消炎解毒散（7011胶囊）

组成：一枝黄花2500克，甘草250克，白毛夏枯草3500克。

功能主治：疏风清热，解毒消肿。用于上感，急性扁桃体炎，咽喉炎，急慢性支气管炎，肠炎，慢性肠炎，慢性阑尾炎。

用法用量：一次2粒，1日4次，小儿酌减，开水送服。

14. 消炎合剂

组成：一枝黄花300克，路边菊300克。

功能主治：清热解毒。用于上呼吸道感染引起的各种炎症，如肺炎、喉炎、扁桃腺炎。

用法用量：口服，一次30毫升，1日2次。

【不良反应】口服后有咽部麻辣等不适感，但大多数可在30～60分钟内消失，有些还产生恶心、呕吐、头晕、口干、咳嗽、小便灼热等，如服用过量可致腹泻，停药后即可自愈。

【附注】

1. 注意　孕妇慎用。

2. 品种情况　近来市场上发现加拿大一枝黄花（*Solidago Canadensis* L.）被当做一枝黄花药用。一枝黄花和加拿大一枝黄花药材性状不难区别，特别是带果实的加拿大一枝黄花果序很发达，随处可见带冠毛的果实，而一枝黄花少见。若不带果枝的饮片，加拿大一枝黄花和一枝黄花的主要区别在于：一枝黄花紫红色的茎及黄棕色的叶占绝大部分，叶片光滑；而加拿大一枝黄花黄棕色的茎和灰绿色的叶占绝大部分，叶片粗糙。

参考文献

1. 李晓岚，裘名宜，刘素鹏．一枝黄花的化学成分、药理活性及临床应用．时珍国医国药，2008，19（1）：93.

2. 张勇，孙冬梅．咽喉宁合剂的薄层色谱鉴别方法研究．中国医学研究与临床，2006，4（10）：56～57.

3. 李晓岚，裘名宜，刘素鹏，等．一枝黄花总皂苷和总黄酮对家兔血压的影响．时珍国医国药，2010，21（3）：552.

4. 刘素鹏，李晓岚，裘名宜，等．一枝黄花总黄酮总皂苷对动物肠平滑肌运动的作用．陕西中医，2009，30（7）：926.

5. 吴正平．一枝黄花皂苷对小鼠腹腔注射半数致死量（LD_{50}）的测定．黑龙江中医药，2009，（3）：41.

6. 李美琴，潘红玲．一枝黄花与加拿大一枝黄花的鉴别比较研究．海峡药学，2009，21（3）：71.

7. 史秀峰，谢燕，李国文．一枝黄花漱口液质量标准研究．中南药学，2008，6（2）：195.

8. 兰燕宇，何迅，王永林，等．一枝黄花抗感颗粒中挥发油β－环糊精包合物制备工艺研究．中国中药杂志，2004，29（5）：469.

9. 郑纯，陈在敏．痒炎安洗剂质量标准的研究．中成药，2002，24（11）：839.

◎丁癸草

Dingguicao

【别名】苦地枕、铺地锦（《岭南采药录》），苍蝇翼、沙甘里（《广东中草药》），丁贵草、人字草、二叶人字草、乌蝇翼草（《广东中药志》第一卷），铺地草、金线吊虾蟆（《广西中草药》），黄花疳药、两叶人字草、沙疳草、金鸳鸯、溜子药（《粤北草药》），一条根（《福建中草药》），乌龙草、红骨丁地青（《实用中草药》），斜对叶（《广西药用植物名录》）。

【来源】为豆科植物丁癸草 *Zornia diphylla*（Linn.）Pers. 的干燥全草。夏、秋采收，将全草拔起，除去泥沙，晒干。分布于广东、广西、海南、浙江、福建、江西、四川、云南等省区。我省各地有产，以粤北及东北部地区出产较多。

【药材性状】全草长20～40厘米。根茎长圆锥形，黄色至灰黄色，粗约2毫米。茎纤细，丛生，黄绿色至灰绿色，粗仅约1毫米，无毛。叶片2枚回生于叶柄顶端，呈“人”字状，小叶片长椭圆形至披针形，灰绿色至灰白色，长0.5～1.5厘米，宽2～3毫米，全缘，顶端处有一细尖刺，叶背疏被茸毛或无毛，在放大镜下观察可见黑腺点；托叶细，卵状披针形。气微，味淡。

【性味与归经】甘、淡，寒。归肝、大肠经。

【功能主治】清热解表，凉血解毒，清肝明目，除湿利尿。用于风热感冒，咽喉肿痛，目赤肿痛，乳痈，小儿肝热烦躁，黄疸，泄泻，痢疾，小儿疳积。外用治跌打损伤，热毒疮疖，毒蛇咬伤。

【用法用量】15～30克（鲜品加倍），水煎服。外用适量，研细粉以蜜糖调敷患处。

【附注】

1. 注意　孕妇忌服（《粤北草药》）。

2. 品种情况　同科植物鸡眼草 *Kummerowia striata*（Thunb.）Schindl. 的干燥全草亦称人字草，其全株形状近似丁癸草。其功能清肝热、消积滞。用于急性肝炎，目赤肿痛，风热感冒，消化不良，尿路感染。

◎八角莲

Bajiaolian

【别名】独叶一枝花、郑氏八角莲、六角莲(《广东中草药》)，独脚莲、独角莲、一朵云(《广东中药志》第二卷)，鬼臼、爵犀、马目毒公、九臼(《神农本草经》)，天臼、解毒(《别录》)，害母草(《本草图经》)，独荷草(《土宿本草》)，羞天花、术律草、琼田草、山荷叶、旱荷、八角盘(《本草纲目》)，金星八角(《汪连仕草药方》)，八角连(《本草纲目拾遗》)，金魁莲(《分类草药性》)，八角金盘(《实用临床草药》)，八角乌(《中药志》)，白八角莲(《贵州草药》)，金边七（湖南）。

【来源】为小檗科植物八角莲 *Dysosma versipellis*（Hance）M. Cheng ex Ying、六角莲 *Dysosma pleiantha*（Hance）Woodson 及川八角莲 *Dysosma veitchii*（Hemsl. et Wils）Fu ex Ying 的根茎和根。全年均可采，秋末为佳。全株挖起，除去茎叶。洗净泥砂，晒干或烘干备用，切忌受潮。鲜用亦可。分布于广东、湖北、湖南、浙江、安徽、福建、台湾、广西等省区。我省产于博罗、阳山、乳源、乐昌、信宜、高要等地。

【药材性状】(1) 八角莲根茎横生，数个至十数个连成结节状，每一结节圆盘形，大小不一，直径0.6～4厘米，厚0.5～1.5厘米。表面黄棕色，上方具大型圆凹状茎痕，周围环节明显，同心圆状排列，色较浅，下方有环节及不规则皱纹或裂纹；可见圆点状须状根痕或须根，直径约1毫米，浅棕黄色。质极硬，不易折断，折断面略平坦，颗粒状，角质样，浅黄红色，横切面平坦，可见维管束小点环列。气微，味苦。

(2) 六角莲　根茎结节数较少，结节圆球形，直径0.5～1厘米，表面黄棕色，上方具凹陷茎痕或突起芽痕，周间环节同心圆状排列，有时可见残留鳞叶、芽痕，下方有须根或须根痕。质硬，折断面纤维状，有裂隙，横切面皮部狭窄，黄白色，木部黄色，髓部大，约为直径的1/2，黄白色。气微，味苦。

(3) 川八角莲　根茎呈不规则条状或块状，直径1.2～2厘米。表面紫红色或棕红色，上方有数个切向排列的圆形茎痕，维管束点明显，上方及侧面环节处有时可见棕黄色鳞叶。质坚硬，难折断，折断面浅棕黄色，较平坦，颗粒状，角质样，横切面可见维管束小点环列。气微，味苦。

【性味与归经】苦、辛，微寒；有小毒。归肺、肝经

【功能主治】清热解毒，化痰散结，活血消肿。用于咽喉肿痛，咳嗽，热毒痈疮肿毒，痰火瘰疬，痄腮，瘿瘤，乳痈，跌打损伤，毒蛇咬伤，痹症。现代有用于流行性出血热，病毒性脑炎。

【用法用量】内服煎汤3～12克，磨汁，或入丸、散。外用适量，磨汁或浸醋、酒涂搽，研末调敷或捣烂敷患处。

【药理作用】

1. 抗肿瘤作用　鬼臼毒素能抑制细胞中期有丝分裂，对动物肿瘤有明显的抑制作用。小鼠腹腔注射鬼臼毒素可以抑制艾氏腹水癌细胞分裂，对组织培养的癌细胞和移植动物肿瘤均高度敏感。异苦鬼臼酮在体外实验研究，对人体鼻咽（KB）细胞中的 LD_{50} 为3.2

克/毫升。鬼臼苦素、4'-去甲基鬼臼毒素、鬼臼酮、4'-去甲基鬼臼酮、八角莲酮醇1，3，6，9和10在药理上体现出强的抑制P388淋巴白血病细胞的作用。鬼臼毒素具有和好的抗癌活性，能抑制细胞中期的有丝分裂，对多种动物肿瘤、瓦克氏癌256肉瘤180有明显的抑制作用，但毒性较强。

2. 抗炎作用 六角莲成分中的金丝桃苷有明显的抗炎作用，对慢性炎症也有较好的消炎作用。

3. 抗菌作用 六角莲成分中的山奈酚对金黄色葡萄球菌、伤寒杆菌、绿脓杆菌、痢疾杆菌等均有抑制作用。

4. 对心血管系统作用 六角莲根中提出的结晶性物质对离体蛙心有兴奋作用，可使心律不齐，最终停止于收缩期；对兔耳血管可使之舒张，对小肠血管和肾血管则轻度收缩

5. 对平滑肌的作用 六角莲结晶性物质对兔离体小肠平滑肌有抑制作用；对兔和豚鼠离体子宫则有兴奋作用。

6. 抗病毒作用 含鬼臼毒素成分的八角莲类中药八角莲、秕鳞八角莲、桃儿七及南方山荷叶根茎的甲醇提取物对单纯疱疹病毒皆有较好的抑制作用。八角莲（Dysosma versipellis）水溶液中分得的单体山奈酚-3-O-β-吡喃葡萄糖苷、槲皮素-3-O-β-呋喃葡萄糖苷、苦鬼臼毒素、山奈酚。抗病毒试验结果显示：槲皮素-3-O-呋喃葡萄糖苷、山奈酚、苦鬼臼毒素的细胞毒性浓度分别为2.00、30.00、6.25微克/毫升，对细胞毒性很低。山奈酚对CB1，3V的有效抑制浓度为1.90微克/毫升；苦鬼臼毒素对CB1，5V、CB4V的有效抑制浓度分别为3.12、6.25微克/毫升，而槲皮素-3-O-呋喃葡萄糖苷对CB1-6V均无抑制作用。八角莲注射剂的细胞毒性浓度为4.00×10^{-5}微克/毫升，对CBV1-6型病毒均能抑制，CB1，5V、CB2~4，6V的有效抑制浓度分别为2.50×10^{4}、1.00×10^{5}微克/毫升。

7. 毒性 从六角莲全草中分离的一种树脂，兔服后引起腹泻，猫用后致呕吐、腹泻及死亡。

【药物制剂】

1. 复方八角莲酊

组成：八角莲8克，鸦胆子1克，苦参1克，黄柏1克，蛇舌草1克。

功能主治：抗病毒，止痒，消炎。用于肛门疣，阴道疣，外阴疣，龟头疣等。

用法用量：先用醋酸试剂涂于疣体及其周围皮肤，5分钟后用该药涂于疣体及皮肤变白处（即亚临床状态），2~4次/天，3天为一疗程。

2. 抗乙肝病毒胶囊

组成：八角莲1500克，叶下珠2500克，淀粉适量，共制1000粒。

功能主治：平肝清热解毒，祛瘀消肿、燥湿泄火等。用于慢性乙肝。

用法用量：每日3次，每次4粒口服，连续6个月为一个疗程。

3. 八角莲注射液

组成：八角莲。

功能主治：清热解毒，化痰散结，祛瘀消肿。用于乙型脑炎，流行性出血热等。

用法用量：40 毫升（含生药 16 克）溶于 10% 葡萄糖溶液 500 毫升中，每日静脉滴注 1 次，5 日为一个疗程。

【不良反应】有文献报道八角莲中毒死亡 1 例、多脏器功能性衰竭 1 例、中毒性脑病 1 例。

【附注】

注意　孕妇忌服，体质虚弱者慎服。

参考文献

1. 王瑾，陈刚，李丁民．复方八角莲酊的研制及临床疗效观察．河南医药信息，2000，8（9）：45.

2. 翟青，许蓓，卞晓岚，等．中药复方抗乙肝病毒胶囊的开发与研制．中国药师，2007，10（10）：945.

3. 冯艳．八角莲的研究进展．中药材，2006，29（3）：308.

4. 赵立春，何颖，岳桂华，等．八角莲属药用植物化学成分及生理活性研究进展．中国民族民间医药，2009，(13)：37.

5. 季青，严润民，周幼雯，等．八角莲注射液治疗流行性出血热 86 例疗效观察．中国中西医结合杂志，1996，16（10）：620.

6. 梁曼，金鸣，蔡向阳，等．八角莲中毒死亡 1 例．法医学杂志，2009，25（3）：171.

7. 方将顺，洪树明．八角莲中毒致多脏器功能衰竭 1 例报告．中国社区医师，2003，19（9）：46.

8. 金钟大，袁静．误饮八角莲药酒致中毒性脑病 1 例．中国中药杂志，2003，28（5）：477.

◎人　苋

Renxian

【别名】含珠草、藏珠草、蚌壳草、喷水草、麻子草(《广东中药志》第二卷)，叶里含珠(《岭南中草药撮要》)，铁苋菜(《广州植物志》)，叶里藏珠、鸟踏麻、鸟麻(《广东中草药》)，猫眼菜（广州部队(《常用中草药手册》))，铁苋、海蚌含珠、撮斗撮金珠(《植物名实图考》)，六合草，半边珠(《草木便方》)，野黄麻(《天宝本草》)，血见愁、小耳朵草(《江苏省植物药材志》)，玉碗捧真珠、粪斗草(《福建民间草药》)，凤眼学(《药材资料汇编》)，肉草(《广西中兽医药志》)，痢疾草(《江西民间草药》)，野麻草(《闽南民间草药》)，铁灯碗(《四川中药志》)，七盏灯(《重庆中药》)，血布袋、布袋口(《中国药用植物图鉴》)，皮撮珍珠、田螺草(《湖南药物志》)，野苦麻(《闽东本草》)，寒热草(《上海常用中草药》)，叶里仙桃、金备斗、金盘野苋菜(《浙江民间常用草药》)，沙罐草(《陕西中草药》)，灯盏窝(《贵州草药》)，金石榴、茶丝黄(《台湾药用植物志》)，水芥（江苏)，下合草、瓦片草（四川成都)，猫眼草(《实用临床草药》)。

【来源】为大戟科植物铁苋菜 *Acalypha australis* Linn. 及短穗铁苋菜 *Acalypha brachystachya Hormen.* 的干燥全草。夏、秋季采收，拔取全草，抖净泥沙，晒干。分布于广东、河北、江苏、安徽、浙江、江西、湖北、湖南、广西、贵州、云南等地。

【药材性状】全草长30～40厘米，根细短，黄白色，多数有分枝，全体密被白色毛，表面灰紫色或灰棕色。茎类圆柱形，易折断，断面黄白色，有疏松的白色髓部或已成空洞。叶互生，多皱缩，展平后呈卵状菱形或椭圆形，长2～6厘米，宽约2.5厘米。顶端渐尖，基部钝或圆形，边缘有钝齿。花序腋生，苞片三角形，似蚌壳状，内有小蒴果，如“海蚌含珠”。气无，味微苦。

【性味与归经】微苦、涩，微寒。归心、肺、大肠、小肠经。

【功能主治】清热解毒，凉血止血，利湿，消积。用于湿热泄泻，痢疾，血热吐血，咳血，衄血，便血，崩漏，小儿疳积，痈疖疮疡，皮肤湿疹。外用治外伤出血。现代有用于子宫出血，小儿秋冬季腹泻。

【用法用量】10～30克（鲜品加倍），水煎服。外用适量鲜品捣烂敷患处。

【药理作用】

1. 抗菌作用 铁苋菜煎剂用试管稀释法1∶128对志贺痢疾杆菌，1∶32对史氏痢疾杆菌、变形杆菌、伤寒杆菌、绿脓杆菌、金黄色葡萄球菌，均有抑制作用。铁苋菜中的没食子酸在体外对金黄色葡萄球菌、肺炎链球菌、甲型链球菌、卡他双球菌均有抑制作用，为铁苋菜中抗菌的主要成分。

2. 平喘作用 铁苋菜所含没食子酸有平喘作用。给豚鼠和猫腹腔注射铁苋菜中提取出的没食子酸120毫克/公斤，约30分钟有明显拮抗支气管收缩作用，这种效应可维持120分钟。

3. 止血作用 给予家兔铁苋菜浸膏粉（10，6克/公斤）灌胃，可增加血小板数量，提高循环内血小板聚集率，延长优球蛋白溶解时间，但不影响凝血酶元时间。提示铁苋菜止血作用机制与增加血小板数量和功能，抑制纤维蛋白溶解系统有关。因此能用于各种出血疾患，尤其适用于血小板功能障碍和纤溶系统活性增高者。

4. 止泻作用 通过给小鼠分别灌服硫酸镁、番泻叶，皮下注射毛果芸香碱研究该药止泻机理。实验表明铁苋菜可对抗毛果芸香碱、番泻叶引起的流涎、泄泻，而且使肠推动运动有所减慢。至于止泻的有效成份，他们认为除已知的没食子酸抑菌止泻外，geraniin，caffeoylmalic acid 亦应视为有效成份。

5. 止咳祛痰作用 药物的高、中、低各个剂量（30、20、10克/公斤）均能显著减少小鼠二氧化硫和氨水引起的咳嗽次数，显著延长其咳嗽的潜伏期，铁苋菜高剂量组尤为显著。表明，铁苋菜有明显的祛痰止咳的作用。

6. 抗溃疡性结肠炎作用 铁苋菜水提取液中、高剂量（6.5、9.5克/公斤）治疗及中剂量预防给药能够显著改善三硝基苯磺酸（TNBS）模型大鼠体质量的减轻，减少发生腹泻和便血的动物（$P<0.05$）；并且能够显著改善大鼠结肠组织损伤及病理学改变。通过测定各组大鼠结肠组织中 MPO 的活性，发现铁苋菜水提取液中、高剂量治疗及中剂量预防给药能够显著降低模型组大鼠结肠组织中炎性细胞浸润及 MPO 的水平（$P<0.05$），并且与治疗药柳氮磺胺吡啶没有显著性差异。可见铁苋菜对 TNBS 诱导的大鼠溃疡性结肠

炎（UC）有一定防治作用。有研究发现铁苋菜抗溃疡性结肠炎的活性物质集中在醋酸乙酯极性部位，铁苋菜具有抗氧化和抗 NO 作用，铁苋菜通过抑制 iNOS 基因表达抑制 iNOS，减少 NO 过量生成，是铁苋菜发挥抗 UC 作用的机制之一。

【药物制剂】

1. 腹安冲剂

组成：铁苋菜、鬼针草、火炭母、土荆芥、仙鹤草。

功能主治：清热解毒，燥湿止痢。用于痢疾，急性胃肠炎，腹泻，腹痛。

用法用量：口服，一次 20 克，1 日 3～4 次，用开水冲服。

2. 复方铁苋止血粉（杭州止血粉）

组成：铁苋菜、地锦草、仙鹤草、棕板、白及、明胶、补骨脂。

功能主治：凉血，收涩，止血。用于血热妄行引起的多种出血及外伤或术后出血。

用法用量：外用，散布适量药粉于创面，按压数分钟。

3. 灯心止血糖浆

组成：川灯心草、铁苋菜、绒毛龙芽草等。

功能主治：清热解毒，淡渗利湿，收敛止血。用于痔疮出血，鼻出血，消化道出血，产后恶露不尽，计划生育术后阴道出血以及血小板减少等症。

4. 复方铁苋菜注射液

组成：铁苋菜 1250 克，马齿苋 1250 克，青木香 500 克。

功能主治：消炎止痢，理气整肠。用于急性肠炎，痢疾。

用法用量：肌注，一次 4 毫升，1 日 2 次。

5. 止痢合剂（Ⅱ）

组成：铁苋菜 500 克，马齿苋 500 克，斑鸠窝 300 克，尼泊金 0.3 克。

功能主治：整肠，止痢。用于痢疾，腹泻。

用法用量：口服，一次 20 毫升，1 日 3 次。

6. 铁锦注射液

组成：铁苋菜 500 克，地锦草 500 克，吐温－80 10 毫升，苯甲醇 20 毫升，注射用水适量。

功能主治：抗菌消炎，止痢，止血。用于肠炎。

用法用量：肌注，一次 1～2 支。1 日 2～3 次。

7. 止痢片

组成：铁苋菜、金锦香、山楂根、七姐妹根。

功能主治：清热解毒，抑菌消炎。用于菌痢肠炎。

用法用量：口服，一次 5 片，1 日 3 次。

8. 抗痢疾合剂

组成：铁苋菜 1000 克，马齿苋 300 克。

功能主治：清热解毒，抗菌止痢。用于痢疾。

用法用量：口服，一次 20 毫升，1 日 3 次。

9. 止痢冲剂

组成：铁苋菜50克，瓜蒌10克。

功能主治：止痢和中。用于急性痢疾。

用法用量：每日1袋，分2～3次服用。

10. 复方地榆丸

组成：铁苋菜500克，马齿苋300克，地榆250克，仙鹤草250克。

功能主治：清热解毒，消积止痢。用于菌痢。

用法用量：口服，一次10克，1日3～4次。小儿酌减。

【附注】

注意 老弱气虚者慎服，孕妇禁服。

参考文献

1. 王美纳，林蓉，刘俊田，等．铁苋菜止血作用机理．西北药学杂志，1996，11（5）：209.

2. 祝凌云，闻惠卿，林绥．铁苋菜属植物的研究现状．海峡药学，2008，20（6）：88.

3. 王晋源，杨养贤，周冬枝，等．铁苋菜治疗子宫出血的临床研究．现代中医，1997，（1）：9.

4. 李洪亮，丁冶青，孙立波，等．铁苋菜止咳祛痰作用的实验研究．时珍国医国药，2009，20（4）：856.

5. 邓莉，胡晋红．铁苋菜水提取液对三硝基苯磺酸诱导的大鼠溃疡性结肠炎的防治作用．第二军医大学学报，2005，26（5）：535.

6. 邓莉，李凤前，邹豪，等．铁苋菜抗溃疡性结肠炎的有效成分．中成药，2007，29（7）：969.

7. 邓莉，胡晋红，鲁莹，等．铁苋菜对溃疡性结肠炎模型大鼠抗氧化和抗NO自由基作用．中成药，2007，29（1）：36.

8. 彭世洪．人苋煎剂治疗小儿秋冬季腹泻120例．湖南中医杂志，1999，15（1）：36.

9. 方进波，杨巧容，何再安．灯心止血糖浆的质量标准研究．中国中医药信息杂志，2003，10（3）：36.

◎了哥王

Liaogewang

【别名】九信菜(《生草药性备要》)，雀仔麻、狗信药、地棉皮、山雁皮、鸡杧头、南岭荛花、地棉筋(《广东中药志》)，九信草、鸡仔麻、山黄皮(《岭南采药录》)，埔银、假黄皮、地棉(《岭南草药志》)，坡银麻(《广东中草药》)，石棉皮、地棉根、消山药(《岭南中草药撮要》)，独薯根、狗信草、地棉根树(《广州常用草药增订本》)，杜狗仔、岗步曲、啜脓羔(《粤北草药》)，鸟子麻、山麻皮(《陆川本草》)，山棉皮、雀儿麻、地巴麻、毒鱼藤(《广西中药志》)，指皮麻、消山药、大黄头树、山埔崙(《全国中草药汇编》)，了哥麻（广东），山石榴、铁骨伞（广西），山络麻（浙江）石谷皮（江西），铺银草、红灯笼（福建）。

【来源】为瑞香科植物了哥王 *Wikstroemia indica*（L.）C. A. May 的干燥根或根皮。全年可采收，挖取根部，洗净，晒干；或趁鲜横切成段片，或剥取内皮，晒干。产于广东、广西、江西、福建、湖南、贵州等地，我省主要产于广州、阳春、连州等地。

【药材性状】根呈长圆柱形，长 20~40 厘米，弯曲，有老根分枝；多已切成段、片，直径为 0.5~3 厘米。表面灰黄色或黄棕色，有支根痕和不规则的纵皱纹，可见横长皮孔及少数横裂纹。质硬而韧，切面皮部类白色，约占半径的 1/2，易与木部分离，木部淡黄色，致密，具放射状纹理，并可见小针孔导管。根的二层皮呈扭曲的条带状，厚 1~4 毫米，强纤维性，撕裂后呈绵毛状。有刺鼻臭气，味微苦、甘，嚼之有持久的辛辣灼热不适感。

【性味与归经】苦，寒；有毒。归肺、胃经。

【功能主治】清热解毒，散结逐水。用于肺热咳嗽，痄腮，瘰疬，风湿痹痛，疮疔肿毒，水肿腹胀。现代有用于急性扁桃体炎，急性呼吸道感染，慢性支气管炎，慢性肝炎，肝硬化，淋巴结肿大，乳腺炎，带状疱疹，皮下剥离伤，坐骨神经痛，软组织损伤，化脓性皮肤病。

【用法用量】根 15~30 克，根皮 9~21 克，煎 4~6 小时后服用。外用鲜根捣烂敷或干根浸酒敷患处。

【药理作用】

1. 抗菌抑菌作用 了哥王水煎液对藤黄八叠球菌、枯草芽孢杆菌及金黄色葡萄球菌均有很强抑制作用，且浓度越高抑菌作用越强，尤其对藤黄八叠球菌抑菌作用最强。对大肠杆菌的抑菌作用较弱，仅在高浓度时才表现出来。了哥王提取物体外抑菌试验，最低抑菌浓度乙型溶血性链球菌、肺炎双球菌为 25 毫克/毫升，金黄色葡萄球菌、绿脓杆菌、大肠杆菌为 50 毫克/毫升。

2. 抗炎镇痛作用 西瑞香素对二甲苯所致的大鼠耳部炎症及 5－羟色胺引起的大鼠足跖肿胀有明显的抑制作用，对大鼠蛋清性、角叉菜胶、甲醛性足跖肿胀及大鼠的巴豆油气囊肿肉芽组织增生也有明显的抑制作用，证明了哥王对早期炎症、增殖期炎症均有抑制作用。南荛素能抑制醋酸引起的小鼠扭体反应，表明有镇痛作用。了哥王中 Indicanone、bis5，5－nortrachelogenin、bis－5，5′－nortrachelogenin、nortracheloside 和 lirioresinolB 成分作了体外抗炎作用实验。结果表明，Indicanone、bis－5，5－nortrachelogenin 和 lirioresinol B 都可以阻止炎症部位 NO 产生。Indicanone 还可以抑制诱导 NO 合成酶（NOS）的基因表达。这正是了哥王作为抗炎药物应用的药效物质及其药理作用机制。

3. 抗病毒作用 了哥王对流感病毒、乙型肝炎病毒、艾滋病病毒等均有明显的抑制作用。了哥王提取物有抗甲型流感病毒，所含西瑞香素能抑制乙型肝炎病毒在人类肝细胞内的基因表达，牛蒡苷元有抗艾滋病病毒作用。

4. 对心血管系统的影响 了哥王素（Daphnoretin）有改善小鼠心肌营养性血流量的

作用，使心肌对^{80}铷的摄取率明显增加。

5. 抗肿瘤作用 了哥王95%、75%、50%乙醇提取物及水提物对Hela、SGC-7901细胞较敏感，有良好的抗肿瘤活性，且了哥王95%乙醇提取物抗肿瘤活性好于其他三种提取物。其石油醚、氯仿、乙酸乙酯萃取部位对Hela、SGC-7901细胞有良好的抗肿瘤活性。了哥王中西瑞香素对体外培养的人肺癌细胞AGZY-83-a、人喉癌细胞Hep2和人肝癌细胞HepG2均有明显抑制作用，且呈浓度依赖性。

6. 抗癌作用 了哥王煎剂对小鼠腹水型淋巴肉瘤-1抑制率达到45.4%，对小鼠宫颈癌14及S_{180}亦有抑制作用。

7. 其他作用 了哥王中成分sikokianin B和sikokianin C进行了体外抗疟实验。结果表明：这2种化合物的体外抗疟活性（IC_{50}，毫克·升$^{-1}$）分别为0.54和0.56与阳性对照药氯喹（0.56毫克·升$^{-1}$）相比，抗疟活性一样好。了哥王多糖对辐射损伤有保护作用。在诱发大鼠鼻咽癌的试验中发现：单独应用小剂量二亚硝基哌嗪或了哥王组均未见癌变发生。而在二亚硝基哌嗪加了哥王用药组存活的23只大鼠中，有6例鼻咽黏膜发生癌变，其中2例为原位癌，4例为早期浸润癌，发癌率达26.1%。了哥王在此诱癌过程中很可能起促癌因子的作用。采用HSV-2诱发小白鼠宫颈癌的动物模型，进行体内促癌实验。结果表明：了哥王提取物对小鼠宫颈癌有促进作用，但作用较弱。南荛素对狗有利尿作用，羟基芫花素有祛痰止咳作用。根皮对皮肤有刺激，其所含树脂有较强的泻下作用。

【药物制剂】虽然了哥王广泛应用于临床，但剂型单一且主要用于治疗由炎症引起的病症。其他用途，其它剂型制剂的临床应用较少报道，但并不意味着这方面的研究为空白。目前，科研工作者已经研制出含了哥王成分的多种剂型的制剂，对了哥王中毒性成分的研究及了哥王其他剂型研制与临床应用将具有一定的意义。现将胶囊剂、片剂和洗剂等的研究概况阐述如下：

1. 宁椎精（南宁市竟祥医药研究所制剂）

组成：了哥王、田七、威灵仙、七叶莲等。

功能主治：祛风通络，散结消肿，活血祛斑。用于颈椎骨质增生和肩腰腿痛等症。

临床疗效：经临床验证103例颈椎骨质增生和肩腰腿痛患者疗效显著，总有效率为93.2%。

2. 瑶宝克癌灵胶囊（经验方制剂）

组成：了哥王、救必应、半边莲、夏枯草等19味中药。

功能主治：清热解毒，软坚散结，活血止痛的作用，是治疗恶性肿瘤的经验方。

3. 南岭荛花丸（民间验方制剂）

组成：了哥王、大枣肉、沉香（沉香末为衣），整丸为绿豆大小。

用法用量：按病情轻重，腹水多少和体质强弱，一次用量9~13丸，以五苓散合五皮饮煎汤送服。1~2次/日，可根据病情每日服药或隔日服药。

临床疗效：以南岭荛花丸为主，治疗肝硬化腹水51例，腹水全部消退，腹部检查无腹水征，病情稳定，超声波腹水检测卧、立位均无液平反射者38例，占74.5%；腹水基本消退，病情相对稳定，或腹水消失后复发而再用原法治疗又的控制者10例，占

19.6%，无效3例，占5.9%。

4. 七仙散（广西壮族自自治区民族医药研究所制剂）

组成：了哥王20克，芒果叶50克，红药30克，广西莪术30克，田七20克，山乌龟30克，薜荔果30克。

用法用量：水煎外洗患处，每次30分钟。1日1剂，30天为一疗程。

临床疗效：壮药“七仙散”治疗带状疱疹后遗症神经痛52例，治愈38例，占73.08%；好转10例，占19.23%；无效4例，占7.69%。总有效率92.31%。

5. 榴黄洗方（贵港市中西医结合骨科医院医院制剂）

组成：石榴茎叶50克，了哥王全草、鬼画符（黑面叶）茎叶、苦参、秦皮、黄柏、连翘、大黄、蛇床子、地肤子、穿心莲、板蓝根、枯矾等各30克组成，若为鲜药，药量加倍。

用法用量：上述药除出枯矾加水3000毫升，煎沸20~25分钟，倒出药液，加入枯矾溶解，过滤装瓶备用或直接倒入消毒过的盆中备用。

临床疗效：榴黄洗方为主治疗四肢创面感染疗效确切，疼痛消失最快1天，最慢3天，肿胀消退最快2天，最慢5天，肉芽出现最快5天，最长9天。从本组病例的观察看，使用榴黄洗方治疗15天，优良率达100%。

6. 复方挫伤灵（河池地区人民医院制成的外用搽剂）

组成：了哥王根0.75公斤，马钱子0.5公斤，红花0.75公斤，胆木皮1.5公斤，王不留行1.75公斤，地龙0.5公斤，半枝莲1.0公斤，路路通0.75公斤，海风藤1.0公斤，生南星1.25公斤，乳香0.5公斤，没药0.5公斤，千斤拔1.25公斤，生半夏1.25克，草乌1.25公斤，苏木1.25公斤，樟脑0.25公斤，冰片0.25公斤，薄荷脑0.25公斤，60%乙醇适量，共制成7.5万毫升。

功能主治：消肿止痛，活血化瘀，舒筋通络，用于肌肉，较组织挫伤，骨折伴软组织肿痛，四肢关节扭挫伤，腰扭伤等症。

用法用量：外搽或湿敷患处，4~6次/日，10天为一疗程。

7. 复方止痛湿敷剂（贴剂）（浙江省浦江县人民医院制剂）

组成：了哥王50克，三七100克，当归200克，生大黄200克，制川乌100克，血竭50克，川芎200克，制乳香100克，制没药100克，红花100克，沉香100克，透骨草200克，五灵脂100克，防风150克，骨碎补150克。

功能主治：清热解毒，止痛等功效。用于急、慢性扭挫伤，骨折增生，颈椎病，腰椎间盘突出，肩周炎，关节炎引起的疼痛。

用法用量：用10毫升左右的湿润剂充分湿润无纺布内的药末，直接外敷于患处，专用扎带固定，约30分钟后取下，每2天用药1次，5次为一疗程。

8. 复方了哥王汤（祖传验方）

组成：了哥王（根、茎）125克，海桐皮63克，黑雌鸡肉（去毛及内脏）500克。

用法用量：先将了哥王、海桐皮二药用清水约4000毫升，文火煎至约900毫升后，去渣。再把该药液文火浓缩至240毫升左右。取浓缩的药液和黑雌鸡肉放炖盅内，文火隔水炖4小时后，一次顿服药液。每隔3天服1剂，每服2剂为一疗程。

临床疗效：复方了哥王汤治疗坐骨神经痛100例临床观察，本组病例治愈91例，显效9例。其中第1疗程治愈者15例，第2疗程治愈者29例，第3疗程治愈者30例，第4疗程治愈者9例，显效5例，第5疗程治愈者8例，显效4例。总有效率100%。

9. 了哥王酊

组成：竹叶椒50克，了哥王根皮18克。

用法：将上述两种药物切碎后，入50%酒精500毫升内浸泡备用，治疗时用棉花蘸药液塞患处。

临床疗效：用了哥王酊治疗龋齿痛10余例，一般用药后2分钟即可止痛。

10. 了哥王颗粒（胶囊、酊剂）

组成：了哥王干浸膏。

功能主治：消炎，解毒。用于支气管炎，肺炎，扁桃体炎，腮腺炎，乳腺炎，蜂窝组织炎等。

用法用量：片剂，口服，次1袋，1日3次。胶囊，口服，一次3粒，1日3次。

11. 穿王消炎分散片

组成：穿心莲1200克，了哥王800克

功能主治：清热解毒。用于痰热咳喘，腹痛以及急慢性扁桃体炎，咽喉炎，肺炎，急性肠胃炎，急性痢疾。尤其适合老、幼、和吞服固体困难的患者。

12. 跌打扭伤灵酊

组成：了哥王、破天菜、吹风散、五味藤、桂枝、两面针、生草乌、九龙川、大风艾、薄荷油、冰片、樟脑。

功能主治：祛风止痛，活血消肿。用于跌打扭伤，瘀血肿痛，风湿性关节炎，腰腿酸痛。

用法用量：外用，适量涂搽患处，1日4~5次。

13. 喉疾灵片

组成：了哥王、山豆根、板蓝根、连翘、天花粉、桔梗、合成牛黄、珍珠层粉、诃子、猪牙皂、广东土牛膝、冰片等配伍组成。

功能：清热解毒，消肿止痛，用于急慢性咽喉炎，扁桃体炎及腮腺炎等症。

临床疗效：北京同仁医院和北京市中医医院的耳鼻喉科应用喉疾灵片观察治疗咽部炎症32例，男性21例，女性11例，年龄16~60岁，其中急性咽炎15例，慢性咽炎急性发作13例，急性扁桃体炎4例，以喉疾灵片内服，每日3次，每次3片，平均用药时间3.5~8天，结果痊愈5例，显效15例，无效2例，总有效率93.7%。

14. 了哥王片（注射液、软膏）

组成：了哥王

主治：用于支气管炎，扁桃腺炎，腮腺炎，乳腺炎，蜂窝组织炎，软组织损伤，带状疱疹后遗神经痛等。

用法用量：片剂，随机选择门诊病人67例（单盲法），嘱患者服用了哥王片，每次3片，每日3次，饭后服用，急性软组织损伤连续使用7天观察结果，慢性软组织损伤连续使用7天观察结果，慢性软组织损伤连续使用14天观察结果。观察期间停止使用其他药物，四肢骨折者按常规手法复位，夹板固定。注射液，每次2~4毫升，每日2~3次。软膏，外敷。

临床疗效：了哥王片治疗软组织损伤67例，67例中临床治愈23例，显效25例，有效18例，无效1例，总有效率98.5%。新伤疗效优于陈伤，其消肿效果优于止痛效果，对新伤局部红肿痛明显者，效果尤佳。

15. 三越了哥王片

组成：了哥王

功能：清热解毒，散瘀止痛。用于流行性感冒，上呼吸道感染，急性扁桃体炎，急慢性支气管炎，慢性肝炎，化脓性皮肤病，乳腺炎，阴道炎、膝关节创伤性滑膜炎等。

用法用量：口服，一次3片，1日3次，儿童酌减。

结果：用三越了哥王片治疗急性扁桃体炎150例，显愈率62%，总有效率92%。服法：一次3片，一日3次，疗程7天。未见明显毒副作用。

16. 四用眼药水

组成：了哥王根皮150克，九节茶200克，黄栀子根200克，一支蒿13克，仙鹤草注射液100毫升，硫酸阿托品5克，甘油50克，尼泊金0.5克。

功能主治：消炎，止痛，止血，扩瞳。用于眼外伤、角膜溃疡。

用法用量：滴眼。

16. 治蛇咬伤药酒（Ⅱ）

组成：了哥王根150克，两面针根200克，虾辣眼根100~150克，酸藤根100克。

功能主治：清热解毒。用于毒蛇咬伤。

用法用量：口服，每次10毫升，每日2~3次。外用，伤口局部进行消毒，切开排毒后，自外向伤口四周擦药酒，每日4~5次。

【不良反应】

①了哥王致红斑疹：因扁桃体发炎经诊治后给予了哥王，1日3次，一次3粒，服药一天后全身多处出现红斑疹，以胸部、上肢、颜面部多发，生斑处有突出异物感，触之有一定硬度，直径在0.3~1.5厘米之间。②了哥王中毒：患者女，33岁，因自服了哥王（干全草）30克煲猪脚后约4小时急诊入院。自述服药后头晕、视力模糊、上腹痛、饱胀、恶心及频频呕吐，呕出大量胃内容物，最后只呕出少量酸苦水；无腹泻，无出汗流涎，无四肢发麻。③了哥王致眼角膜灼伤：患者男，46岁，用中药了哥王外敷左眼后，左眼红肿，入院诊断：左眼角膜碱性灼伤。

【附注】

1. 使用注意 孕妇禁服。了哥王根皮能刺激皮肤，研粉时易引起皮肤过敏，甚至会头晕，故操作时应注意防护。

2. 药用部位 了哥王的叶和果实均可供药用。叶能抑菌、杀虫、拔毒、散肿。据《全国中草药汇编》上册记载：了哥王叶水煎剂对肺炎双球菌、金黄色葡萄球菌高度敏感，对绿脓杆菌、伤寒杆菌中度敏感；取了哥王叶的水浸液分别洒于有孑孓、蝇蛆的污水、粪坑中，可杀灭孑孓、蝇蛆。《岭南采药录》说：了哥王子（果）“敷瘰疬，痈疽；其叶，和盐捣烂外敷，能去皮肤红黑瘀血，拔毒消肿。”

参考文献

1. 饶伟文．癌胚共性与抗生育中草药的抗肿瘤作用．中草药，1997，28（3）：178～180.

2. 聂祯祥．复方了哥王汤治疗坐骨神经痛100例临床观察．安徽中医临床杂志，1998，10（4）：227.

3. 何国增，李厚望，梅全喜．喉疾灵片的药理作用与临床应用．时珍国药研究，1995，6（1）：43～44.

4. 陈扬，李艳春，马恩龙，等．了哥王抗肿瘤活性部位筛选．中华中医药学刊，2008，26（11）：2520～2522.

5. 沈钦荣．了哥王片治疗软组织损伤67例．浙江中医杂志，2005，40（10）：448.

6. 杨振宇，杜智敏．了哥王水煎液的抑菌作用研究．哈尔滨医科大学学报，2006，40（5）：362～364.

7. 杨明亮，刘文杰，郑克勤，等．了哥王片临床验症300例总结．三越通讯，1998，3：10～13.

8. 何建芳，于守堤．了哥王研究进展．浙江中西医结合杂志，2001，11（2）：129～130.

9. 赵华亮．了哥王致红斑疹1例．中国药物滥用防治杂志，2007，13（1）：55.

10. 林烈民．了哥王中毒1例．中西医结合实用临床急救，1995，2（6）：248.

11. 杨振宇，郭薇，吴东媛，等．了哥王中西瑞香素的提取分离及抗肿瘤作用研究．天然产物研究与开发，2008，（20）：522～526.

12. 杨吉恒．榴黄洗方为主治疗四肢创面感染临床观察．广西中医药，2008，31（4）：17～18.

13. 相鲁闽，翁翠萍．民间疗法八则．中国民间疗法，2002，10（1）：58.

14. 肖洪彬，毛晶磊，秦书芝．瑶宝克癌灵胶囊抑瘤作用的实验研究．中国中医药科技，2007，14（4）：256.

15. 李明桂．中药了哥王致眼角膜灼伤1例．中国中医眼科杂志，1999，9（2）：114

16. CHEN Hua－chen，CHOU Chen－kung，KUO Yue－hsiung，et al. Identification of a p rotein kinase C（PKC）activator daphnoretin，that supp resses hepatitis B virusgene exp ression in human hepatoma cells. Bio Chem Pharm，1996，52（7）：1025.

17. V IETINCK A J. Plant2derived leading cmpounds forchemotheray of human immunodeficiency virus（H IV）infection. PlantaMed，1998，64（2）：97.

18. 王筠默．了哥王素抗炎症作用的研究．现代应用药学，1987，4（2）：1.

19. WANG Li－yan，UNEHARA N，KITANAKA S. L ignansfrom the roots of*W ikstroem ia indica* and their DPPH radical scavenging and nitric oxide inhibitory activities. Chem Pharm Bull，2005，53（10）：1348～1351.

20. WANG Li－yan，UNEHARA T，KITANAKA S. Anti－inflammatory activity of new guaiane type sesquiterpene from*Wikstroem ia indica*. Chem Pharm Bull，2005，53（1）：137～

139.

21. NUNOME S, ISH IYAMA A, KOBAYASH IM, et al. In vitro antimalarial activity of biflavonoids from *W ikstroem ia ind ica*. PlantaMed, 2004, 70 (1): 76~78.

22. 程鲁榕，黄沙非，徐兰平，等．了哥王多糖抗辐射作用的实验研究．中国药理通讯，1994，11（3）：27.

23. 唐慰萍，曾毅，黄培根，等．了哥王对大鼠实验性鼻咽癌的促发作用．广大医学院学报，1986，4（2）：62~68.

24. 孙瑜，李新志，王志浩，等．某些环境促癌因素的实验研究－乌桕与了哥王对HSV－2诱癌的促进作用．中国病毒学，1988，（2）：153~156.

25. 张国民．西瑞香素的心脏效应．中国中药杂志，1993，18（12）：751.

26. 朱雅敏，胡敏灿．了哥王的药理研究和临床应用．浙江中医杂志，2004（1）：42.

27. 彭国缘，祝斌，肖飞．了哥王片治疗化脓性皮肤病200例的体会．中国医院药学杂志，2006，26（8）：1022.

28. 陈扬，孙立新．中药了哥王研究进展．沈阳药科大学学报，2009，26（7）：587~590.

29. 曾加益，朱秋玲．南岭荛花为主治疗肝硬化腹水51例．中西医结合感病杂志，2001，11（5）：299~300.

30. 赖娟华，王晖，朱红，等．穿王消炎分散片成型工艺的研究．时珍国医国药，2009，20（1）：199~200

31. 冯桥．壮药“七仙散”治疗带状疱疹后遗神经痛52例．中医外治杂志，2009，18（1）：43.

32. 吴永康．复方挫伤灵的制备及临床观察．广西医学，2000，22（6）：1328.

33. 楼余淦，崔新建．复方止痛湿敷剂的制备及疗效观察．中国现代应用药学杂志，2003，20（4）：335.

34. 钟正贤，南桂芬．宁椎精镇痛，抗炎，消肿作用的实验研究．中国中医药科技，1998，5（2）：86.

◎三丫苦

Sanyaku

【别名】三叉虎、三支枪、三叶鸡骨树(《广东中草药》)，三椏苦、跌打王(《粤北草药》)，三丫虎、三叉苦(《岭南中草药撮要》)，三义虎(《广州常用草药增订本》)，三孖苦(《岭南草药志》)，三部虎(《广东中药志》第一卷)，密茱萸(《广东省中药材标准》第一册)

【来源】为芸香科植物三叉苦 *Evodia lepta*（Spreng.）Merr. 的茎、叶、根。夏、秋季采收，鲜用或切段晒干。分布于广东、广西、海南、福建、台湾、贵州及云南等地。

【药材性状】枝叶多已切成碎块。茎皮表面灰青色，间有白皮斑，皮部易脱落，木部白色，致密细结；茎枝断面中央有白色的髓，具油臆（败油）气，味苦。完整叶片展平后呈三出指状复叶，具长柄；小叶纸质，长6~12厘米，宽2~5厘米，先端长尖，基部渐窄下延成小叶柄，全缘或不规则微波状；叶面黄绿色，光滑，可见小油点，叶背颜色较浅，揉之有香气，味极苦。

【性味与归经】苦，寒。归肝、肺、胃经。

【功能主治】清热解毒，行气止痛，燥湿止痒。用于热病高热不退，咽喉肿痛，热毒疮肿，风湿痹痛，湿火骨痛，胃脘痛，跌打肿痛。外用治皮肤湿热疮疹，皮肤瘙痒，痔疮。现代有用于上呼吸道感染，急性支气管炎等。

【用法用量】15~30克，水煎服；外用适量，捣敷或煎水洗。

【药理作用】

1. 镇痛作用 采用小鼠醋酸扭体法和小鼠热板法观察三丫苦水提物的镇痛作用，结果显示小鼠连续7天灌胃给予药物16克/公斤，三丫苦不仅能明显减少醋酸所致小鼠的扭体反应次数，并使热刺激所致小鼠疼痛的痛阈值明显提高。实验结果表明，三丫苦不仅对外周性疼痛有镇痛作用，对中枢性疼痛亦有镇痛作用。

2. 抗氧化作用 应用化学发光法检测三叉苦的各部位水提取物对邻苯三酚－CTMAB体系产生的超氧阴离子自由基（O_2^-·）、邻菲罗啉－抗坏血酸体系产生的羟自由基（·OH）及过氧化氢（H_2O_2）的清除作用。结果：三叉苦水提取物具有明显的清除超氧阴离子自由基、羟自由基和过氧化氢的作用，清除率与浓度之间存在着明显的量效关系。实验表明，三叉苦各部位的水提取物均是一种有效的抗氧化剂。

3. 解热作用 用面包致大鼠发热的实验，观察三丫苦泡茶水提液低中高剂量组（1.74、2.57、3.48克/公斤）的解热作用，在大鼠背部皮下注射面包酵母（20%）0.6毫升/100克，然后分别于第4~9小时每小时各测体温一次，结果表明三丫苦泡茶水提液的高、中剂量组在第8，9小时与生理盐水组比较有显著性差异，低剂量组则在第6，7，8小时有显著性差异。

4. 抗炎作用 用小鼠耳肿胀法，观察三丫苦泡茶水提液低中高剂量组（1.7、3.4、5.1克/公斤）的抗炎作用，结果表明：三丫苦泡茶水提液高剂量组和消炎痛组与生理盐水组比较，有非常显著性差异，即能明显抑制由二甲苯引起的小鼠耳肿胀，三丫苦泡茶提取液中剂量组则有较显著差异。

5. 保肝作用 用四氯化碳（CCl_4）建立小鼠肝损伤模型，以测定小鼠血清谷丙转氨酶（ALT）、谷草转氨酶（AST）、肝匀浆丙二醛（MDA）含量及谷胱甘肽过氧化物酶（GSH－Px）活性为指标观察三叉苦提取物对肝脏损伤的保护作用。结果显示，三叉苦提取物能明显降低动物模型的血清ALT、AST和肝匀浆MDA含量，提高肝脏GSH－Px活性。实验表明，三叉苦提取物对化学性肝损伤具有明显的保护作用，且与药物剂量有关。

6. 抗氧化作用 三叉苦的根、茎、叶在水中的提取率，利用化学发光法研究了三叉苦各部位水提取物对邻苯三酚－CTMAB体系产生的超氧阴离子自由基（O_2^-·）、邻菲罗啉－抗坏血酸体系产生的羟自由基（·OH）和过氧化氢（H_2O_2）的清除作用，为三叉苦的综合开发利用提供科学依据。实验研究表明三叉苦是一种非常有效的天然抗氧化药物，其各部位水提取物均含有天然抗氧化成分，对体外产生的H_2O_2、O_2^-·和·OH均有明显的清除作用。三叉苦抗氧化能力因其部位的不同而清除活性氧的能力也不同，其各部位的水提取物清除体外产生的活性氧的能力随其浓度的增加而增大，但当浓度达一定值后，清除率随浓度的变化渐趋平缓。

7. 抑菌作用 对福氏痢疾杆菌有抑制作用。

【药物制剂】三丫苦具有良好的清热解毒，祛风除湿的功效，民间也常饮用三丫苦茶或用三丫苦药液进行洗浴，用于消暑，解毒，清热和美容。

1. 三丫苦泡茶（中山市中医院制剂）

组成：三丫苦、广藿香等。

功能主治：清热解毒，祛湿和胃。用于感冒初期发热身痛等有较好的疗效。

2. 双三口服液（广西中医学院第二附属医院制剂）

组成：三丫苦、三姐妹、地骨皮。

功能主治：宣清肺热，化痰止咳。用于急性支气管炎等疾病。

用法用量：一次15毫升，1日3次，口服。

临床疗效：用双三口服液治疗急性支气管炎95例，有效87例，总有效率92.63%。

3. 外感Ⅱ号合剂（广西南宁市第一人民医院制剂）

组成：三丫苦、山芝麻、鱼腥草等12味中药配以甘草流浸膏、薄荷脑。

功能：清热解毒，解表利咽。

用法用量：口服外感Ⅱ号液一次30毫升，1日3次。

临床疗效：治疗风热感冒型的门诊病例234例，临床症状为发热恶寒，鼻塞流涕，喷嚏咳嗽，咽痒或痛，舌质淡红苔黄，脉浮数，肢体酸楚等。发热时间最短12小时，最长3天。147例显效，症状体征消失，全身恢复正常，治疗3天内体温正常。77例有效，治疗3天内体温正常，大部分体征消失。26例无效，治疗3天内体温未降或升高，感冒症状和体征无改善。总有效率为89.6%。

4. 三九胃泰胶囊（颗粒）

组成：三丫苦、九里香、黄芩、两面针、木香、茯苓、白芍、地黄。

功能主治：清热燥湿，行气活血，柔肝止痛。用于上腹隐痛，饱胀，反酸，恶心，呕吐，纳差，心口嘈杂感等及浅表性胃炎，糜烂性胃炎，萎缩性胃炎等慢性胃炎见上述症候者。

用法用量：胶囊剂，口服，一次2~4粒。颗粒剂，开水冲服，一次20~40克。1日2次。小儿酌减。15日为一个疗程，一般服3~4个疗程。服本品初显疗效后，不宜立即停药，应再服3~4个疗程，以巩固疗效。

5. 复方伤风胶囊

组成：三丫苦、金盏银盘、野菊花、薄荷油、岗梅根等中药材及西药部分咖啡因、对乙酸氨基酚、马来酸氯苯那敏。

6. 感冒灵冲剂（胶囊）

组成：三丫苦、金盏银盘、岗梅、野菊花、对乙酰氨基酚、咖啡因、氯苯那敏、薄荷油组成的复方制剂。

功能主治：解热镇痛。用于感冒引起的头痛，发热，鼻塞，流涕，咽喉肿痛等。

7. 防治感冒片

组成：三丫苦、东风桔、鬼针草、岗梅根、山芝麻、山白芷、葫芦茶、扑尔敏、扑热息痛。

功能主治：清热解毒，防止感冒。用于感冒发热，头痛，咳嗽。

用法用量：口服，一次3～4片，1日3次。

8. 三效微型灌肠剂

组成：芒果叶、三丫苦木、山芝麻、三叶香茶菜。

功能主治：清热解毒。用于小儿外感发热急症。

9. 消结安胶囊

组成：三丫苦、功劳木、益母草、鸡血藤、土伏苓、连翘等。

功能主治：活血化瘀，软坚散结。用于乳腺增生症。

用法用量：口服，一次0.76克（2粒），1日3次。

10. 三鸡注射液

组成：三丫苦3000克，鸡屎藤3000克。

功能主治：解热止痛。用于感冒发热，头痛，肌痛，腰痛，坐骨神经痛，胃肠绞痛，月经痛，牙痛，外伤或手术后疼痛等各种痛症。

用法用量：肌注，一次2毫升，1日1～2次。

11. 七三片

组成：三丫苦、七叶莲、山芝麻。

功能主治：清热解毒，祛风活络，消肿止痛。用于感冒引起的发热，头痛，肌痛所引起的腰痛，腿痛，关节痛，急性胃肠炎，菌痢，跌打肿痛，牙痛等。

用法用量：口服，一次4片，1日3次。

12. 治蛇咬伤药酒（Ⅰ）

组成：三丫苦75克，入地金牛1.5克，田基黄25克，半边旗25克，鸡骨香75克，半边莲适量。

功能主治：清热解毒。用于毒蛇咬伤。

用法用量：口服，成人25～50克，小儿15克。外用：伤口及周围用药棉蘸蛇药酒湿敷。

13. 复方三丫苦注射液

组成：三丫苦400克，青叶胆200克，板蓝根200克，桉叶200克。

功能主治：清热解毒。用于感冒、流感、上呼吸道感染。

用法用量：肌注，一次2毫升，1日1～2次。

14. 复方三椏苦片

组成：三椏苦870克，菊花580克，虎杖580克，大黄藤870克，金银花580克，淡竹叶870克，大血藤580克。

功能主治：清热解毒。用于预防感冒，流感和治疗感冒，支气管炎等。

用法用量：一次3片，1日3次。

【不良反应】①有文献报道有三丫苦为主药的三九感冒灵冲剂有引起皮疹的现象，应用时需加以注意，尤其有药物过敏史者慎用。②服用三九胃泰颗粒引起一般过敏反应，药疹，过敏性鼻炎与荨麻疹等不良反应。

【附注】

1. 注意 虚寒者慎用。

2. 用药部位 广东地区习惯以三丫苦的嫩枝叶连根一并使用，其他省区入药多将根、叶分开。

参考文献

1. 范文昌，梅全喜，高玉桥．12种广东地产清热解毒药的镇痛作用实验研究．今日药学，2010，20（2）：12.

2. 毕和平，张立伟，韩长日，等．三叉苦提取物抗氧化作用的研究．食品科学，2007，28（7）：57.

3. 钟希文，梅全喜，高玉桥，等．三丫苦泡茶的抗炎、镇痛及解热作用．中药材，2001，24（9）：664.

4. 庞辉，玉艳红，汤桂芳．三叉苦提取物对小鼠实验性肝损伤的保护作用．广西医科大学学报，2006，23（6）：961～962.

5. 李咏梅，肖佳尚．复方伤风胶囊中马来酸氯苯那敏的含量测定．中国药物与临床，2005，5（12）：938.

6. 王艳宁，黄仕孙，覃萍，等．外感Ⅱ号合剂的制备和临床应用．广西医学，2006，28（10）：9061.

7. 宋红．三九感冒灵冲剂致皮疹二例．临床误诊误治，2008，21（5）：98.

8. 梁粤，郭丽冰．三叉苦化学成分及药理活性研究进展．中国现代中药，2009，11（2）：14.

9. 赖茂祥，刘华钢，潘小姣．三效微型灌肠剂的薄层色谱鉴别研究．中成药，2006，28（2）：296.

10. 韵磊，刘爱辉．消结安胶囊治疗乳腺增生疗效观察．中国误诊学杂志，2006，6（18）：3559.

11. 蒙定水，林寿宁，陈斯宁，等．双三口服液治疗急性支气管炎临床研究．中国中医急症，1998，7（5）：204.

◎三加皮

Sanjiapi

【别名】风党笋、苦粉笋（《岭南采药录》），白簕花、白簕葱、苦刺、山麻虎（《广东中草药》），鸡柱簕、风党簕（《广州常用草药增订本》），刺三甲、苦簕蕴、鹅掌簕根、白簕根（《广东中药志》第二卷），白笋根（《生草药性备要》），刺三加、苦刺头（《贵州民间药物》），三甲皮（《四川中药志》），鸡脚菜、刺五爪（《云南中草药》），三叶五加、香藤刺（《台湾药用植物志》），三五加（《鄂西草药名录》），鹅掌笋（广东）。

【来源】为五加科植物白簕 *Acanthopanax trifoliatus*（Linn.）Merr. 的干燥根及根皮。9～10月间挖取，鲜用，或趁鲜时剥取根皮，晒干。主产于广东、广西、云南、四川、贵州等地。

【药材性状】根呈圆柱形，弯曲不直。多已切成约1厘米厚片或长3～4厘米短段，直径1.5～3.5厘米。表面淡灰色至灰褐色，稍粗糙。质坚实，可折断，断面外围一层皮部灰色，木部黄白色，微呈放射状纹。剥取的根皮，皮厚0.2～0.3厘米，大小长短不一，多脆断为碎片，内表面灰褐色，有细纵纹。气微香，味微苦辣。

【性味与归经】苦、辛，凉。归脾、肝经。

【功能主治】清热解毒，祛风利湿，活血舒筋。用于感冒发热，咽痛，头痛，咳嗽胸痛，胃脘疼痛，泄泻，痢疾，胁痛，黄疸，石淋，带下，风湿痹痛，腰腿酸痛，筋骨拘挛麻木，跌打骨折，痄腮，乳痈，疮疡肿毒，蛇虫咬伤。

【用法用量】内服煎汤，15～30克，大剂量可用至60克，或浸酒。外用适量，研末调敷，捣敷或煎水洗。

【附注】

1. 注意 孕妇慎服。

2. 药用部位 白簕的嫩枝叶，称为白簕薳或苦簕薳，亦供药用。据民间经验，取白簕薳适量，冷饭少许，共捣烂敷患处，治蛇头疔。

◎三角草

Sanjiaocao

【别名】小花吊兰、山韭菜、水三棱草、丝毛草(《广东中药志》第二卷)，土麦冬(《南方主要有毒植物》)，疏花吊兰(《岭南中草药撮要》)。

【来源】为百合科植物三角草 *Chlorophytum laxum* R. Br. 的干燥全草。夏秋采收，洗净，鲜用或晾干。主产于广东。分布于我省恩平、台山、新会、中山等地。

【药材性状】全草长20～40厘米，有一短的根状茎、须根纤细。叶基出丛生，长条状三棱形，基部稍肥厚，抱茎，长15～30厘米，宽约4毫米，中脉明显。常见有比叶长的花葶及干燥花，间有扁球状三角形蒴果。气无，味淡。

【性味与归经】甘、微苦，微寒；有毒。归脾、胃、肝经。

【功能主治】清热解毒，消肿止痛。用于跌打肿痛，毒蛇咬伤。现代还有用于泌尿系结石。

【用法用量】9～30克，水煎服。外用适量，鲜品捣烂敷患处，治蛇咬伤敷伤口周围。

【药理作用】

1. 镇痛作用 采用小鼠醋酸扭体法和小鼠热板法观察三角草水提物的镇痛作用，结果显示小鼠连续7天灌胃给予药物16克/公斤，三角草不仅能明显减少醋酸所致小鼠的扭体反应次数，并使热刺激所致小鼠疼痛的痛阈值明显提高。实验结果表明，三角草不仅对外周性疼痛有镇痛作用，对中枢性疼痛亦有镇痛作用，且三角草起效快、持续久的镇痛作用突出。采用醋酸扭体法观察三角草醇提液的镇痛作用，外涂100%三角草醇提液能明显抑制有0.8%冰醋酸引起的扭体反应，并使热刺激所致小鼠疼痛的痛阈值明显提高。

2. 抗炎作用 采用大鼠足跖肿胀和二甲苯致小鼠耳廓肿胀法观察三角草乙醇提取液的抗炎作用，外涂100%三角草醇提液能明显抑制由二甲苯引起的小鼠耳肿胀和由蛋清引起的大鼠足跖肿胀。

3. 抗蛇毒作用 连续给药3天，1次/天。末次给药后1小时以五步蛇蛇毒液皮下注射。各组动物进行中毒表现观察、计算动物死亡率和药物对蛇毒损伤动物的保护率以及取血作凝血分析。结果显示，与蛇毒损伤组相比，除三角草高剂量组外，其余药物治疗组动物的局部和全身症状较轻。死亡率较低（$P<0.05$）；FIB，PT，TT无明显变化（$P>0.05$）。结果表明，低剂量三角草及季德胜蛇药片均对五步蛇毒中毒大鼠有保护作用；但三角草的高剂量对蛇毒中毒大鼠无保护作用，相反具有一定的毒副作用。

4. 改善微循环作用 观察三角草单味药醇浸液对家兔耳微血管血流量变化的影响发现，三角草组用药前、后耳血流量有显著性差异，提示三角草有改善家兔微循环的作用。

5. 急性毒性 三角草乙醇提取液小鼠灌胃的半数致死剂量（LD_{50}）为（156±9.5）克/公斤，三角草水提物小鼠灌胃LD_{50}为（87.7±5.9）克/公斤。

【药物制剂】

复方三角草制剂是以广东中山地产中草药三角草为主要成分的毒蛇咬伤系列中药制剂。此类制剂，不仅确有治疗毒蛇咬伤的作用，而且能显著降低蛇咬伤后遗症的发生。值得推广应用。其中跌打镇痛液获国家发明专利。

1. 复方三角草片（中山市中医院制剂）

组成：三角草、抱树莲、独行千里。

功能主治：消肿，镇痛，解蛇、虫毒。用于各种毒蛇伤（银环蛇、眼镜蛇、金环蛇、青竹蛇等），神经痛，疔疮肿毒。

用法：内服复方三角草片，一次5片，1日2次，并视伤口肿胀情况外用复方三角草片若干，加水研糊，外敷伤口肿胀范围处。

临床疗效：从并发症的发生率、消肿时间、疼痛消失时间及伤口溃疡发生率、致残率来看，治疗组对毒蛇咬伤的疗效优于对照组。

2. 跌打镇痛液（中山市中医院制剂）

组成：三角草、三丫苦、三七、血竭、红花、桃仁、乳香等，用60%乙醇浸泡制成。

功能主治：活血化瘀，舒筋通络，消肿止痛。用于治疗急慢性软组织及关节损伤所致的肌肉筋脉瘀血肿痛等。

临床疗效：将跌打镇痛液用于治疗121例软组织损伤患者，并与对照组（正骨水）61例比较，结果治疗组临床治愈率、有效率分别为45.5%、94.2%，对照组分别为20.6%、79.4%，跌打镇痛液的疗效明显优于对照组。

3. 复方三角草注射液（中山市中医院制剂）

组成：三角草700克，独行千里1000克，抱树莲1050克，苯甲醇10毫升，氯化钠8克，吐温－80 10毫升。

功能主治：消肿，镇痛，解蛇虫毒。用于各种毒蛇伤（银环蛇、眼镜蛇、金环蛇、青竹蛇等），神经痛，疔疮肿毒。

用法用量：肌注，一次4毫升，1日2次，最高剂量不超过10毫升/天。

4. 蛇药酒

组成：三角草（全草）200克。

功能主治：清热凉血。用于毒蛇咬伤，跌打肿痛，痈疮脓肿。

用法用量：口服，每次20～40毫升。

【附注】

1. 注意 本品有毒，剂量不宜过大。《南方主要有毒植物》记载："三角草全株有毒，以根部较毒。据广东新会有关单位试验，狗吃它的根二两，七小时后死亡。"人大量内服的中毒症状为腹痛、心悸、呼吸困难、脉搏细弱，最后因呼吸循环衰竭而死。解救方法：即用温开水洗胃，后服通用解毒剂，或输液排毒；或对症治疗。

2. 品种情况 菊科植物川滇盘果菊的全草或根，莎草可莎草属珍珠茅也都被用作三角草。

参考文献

1. 范文昌，梅全喜，高玉桥.12种广东地产清热解毒药的镇痛作用实验研究.今日药学，2010，20（2）：12.

2. 梅全喜，吴惠妃，钟希文，等.三角草镇痛、抗炎作用研究.中药材，2000，23（10）：632～634.

3. 梅全喜，钟希文，高玉桥，等.三角草抗蛇毒作用的实验研究.时珍国医国药，2005，16（7）：584.

4. 谭业华，陈珍.药用植物三角草的新功能.海南医学，1999，10（1）：44.

5. 罗清，梅全喜，缪英年，等.复方三角草片的制备与临床疗效观察.中国医院药学杂志，2006，26（3）：388.

6. 梅全喜，高幼衡，吴惠妃，等.三角草基础与临床应用研究进展.中国药房，2006，17（4）：301.

7. 曾聪彦，梅全喜，缪英年，等.复方三角草注射液的制备工艺及临床应用.中医药学刊，2005，23（3）：476.

◎三颗针

Sankezhen

【别名】土黄连、刺黄连、木黄连(《广东中药志》第二卷)，树黄连(《广西中药志》)，黄根刺、黄柏刺、铁树黄连、铁篱笆、土水莲(《新华本草纲要》)。

【来源】为小檗科植物庐山小檗 *Berberis virgetorum* Schneid. 或豪猪刺 *Berberis julianae* Schneid. 的根或茎。春季及秋季采挖，剪除枝叶及须根，刮去部分栓皮，晒干。分布于广东、江苏、浙江、江西、福建、湖北、湖南、广西等地。我省产于饶平、乐昌、乳源、韶关、始兴、龙门、新丰、增城、信宜、佛冈、肇庆等地。

【药材性状】呈不规则的类圆形片块，长5～6厘米，宽约2厘米，厚约1厘米，外皮灰棕色，有细皱纹，易剥落，剥落处显棕黄色的皮部，切断面鲜黄色或浅黄色，富纤维性，略具放射状纹理。茎枝的片有髓，色黄。质坚硬，气微，味苦。

【性味与归经】苦，寒。归肺、肝、大肠经。

【功能主治】清湿热，解毒。用于湿热泻痢，黄疸，胆囊炎，口疮，咽喉肿痛，火眼目赤，湿热淋浊，湿疹，丹毒，疮疡肿毒，烫火伤。

【用法用量】9～15 克，水煎服。外用适量，研末调敷患处。

【药理作用】

降血糖作用　三颗针三个不同的剂量（2、4、8 克/公斤）能降低正常小鼠或四氧嘧啶诱发的糖尿病小鼠的血糖，且呈现一定剂量依赖性。

【药物制剂】

1. 小儿泻停方制剂（贵阳中医学院附院制剂）

组成：三颗针、黄芩、苦参、五倍子。

功能主治：清热解毒，收敛止泻。用于小儿腹泻。

2. 改良三黄液

组成：三颗针 15 克，黄柏 15 克，双花 50 克。

功能主治：消炎解毒。用于伤口感染。

用法用量：换药时先将消毒纱布浸入药液中，然后敷于创面上，盖上医用纸包扎。

3. 小儿止泻片

组成：三颗针 1 公斤，地瓜藤 1 公斤，石菖蒲 0.5 公斤，鸡屎藤 1.5 公斤，硬脂酸镁适量。

功能主治：抗菌，消炎，收敛。用于小儿肠炎腹泻，单纯性腹泻。

用法用量：口服，1 岁儿童每次 1 片，8 岁以下儿童每增加 1 岁多服 1 片，1 日 3 次。

4. 菌痢片

组成：三颗针 4600 克，委陵菜 3100 克，黄芩 1500 克。

功能主治：清热解毒，凉血止痢。用于细菌性痢疾。

用法用量：口服，一次 15 粒，1 日 3 次。

5. 复方止痢散

组成：三颗针 1000 克，管仲 500 克，黄龙尾 300 克，地榆 250 克，草血竭 150 克，葛根 800 克。

功能主治：抑菌消炎，收敛止泻。用于菌痢，肠炎，腹泻。

用法用量：一次 3 克，1 日 3 次。

6. 黄连素眼药水

组成：土黄连（三颗针）根 8 两，穿心莲 8 两，野菊花 8 两，夏枯草 8 两，冬桑叶 8 两、冰片 5 钱。

功能主治：清热消炎。用于急性结膜炎。

用法用量：点眼，1 日数次。

7. 双黄片（Ⅰ）

组成：三颗针 2 公斤，黄芩 0.666 克，淀粉适量。

功能主治：清热，消炎，止痢。用于细菌性痢疾，肠炎，咽炎等症。

用法用量：口服，一次4~6片，1日3次。

8. 复方三颗针糖浆

组成：三颗针2500克，黄芩1250克，二花1250克，公英2500克。

功能主治：抗炎。用于慢性支气管炎。

用法用量：口服，成人一次口服30毫升，1日3次。

9. 三板糖浆

组成：三颗针10公斤，板蓝根10公斤。

功能主治：清热解毒。用于慢性气管炎。

用法用量：口服，一次15~20毫升，1日3次。

参考文献

1. 吕会成，高新贞，潘春芬，等．三颗针对小鼠的降血糖作用研究．中国现代内科学杂志，2006，3（9）：1004.

2. 田维毅，冯华，蔡琨，等．小儿泻停方的抗菌效应及其优化组方研究．四川中医，2006，24（8）：97.

◎大飞扬草

Dafeiyangcao

【别名】大飞羊（《生草药性备要》），大叶乳汁草、蜢乳(《粤北草药》)，大奶乳草、大乳草(《广东中草药》)，大飞扬、飞扬草(《岭南中草药撮要》)，飞扬、神仙对座草、节节花、大号乳仔草、蚝刈草、猫仔癀、木本奶草、金花草、蜻蜓草（《福建民间草药》），白乳草、过路蜈蚣、蚂蚁草（《闽南民间草药》），天泡草（《广东中药》），大乳汁草、奶子草、九歪草（广州部队《常用中草药手册》），假奶子草、癣药草（《南方主要有毒植物》），脚癣草（《云南中草药》），毛飞扬（《广西本草选编》），大本乳仔草、乳仔草、红骨大本乳仔草（《台湾药用植物志》），催乳草（《浙江药用植物志》），大奶浆草（《贵州中草药名录》）。

【来源】本品为大戟科植物飞扬草 *Euphorbia hirta* L. 的干燥全草。夏、秋季采收。挖取全草，洗净，晒干。产于广东、广西、浙江、福建、云南等地，我省各地有产。

【药材性状】本品长15~50厘米，地上部分被粗毛，根细长而弯曲，表面土黄色。老茎近圆柱形，嫩茎稍扁或具棱，直径1~3毫米；表面土黄色至浅棕红色或褐色；质脆，易折断，断面中空。叶对生，皱缩，展平后呈椭圆状卵形至近棱形，或破碎不完整；完整叶长1~4厘米，宽0.7~1.6厘米，灰绿色至褐绿色，先端急尖，基部偏斜，边缘有细锯齿，有3条较明显的叶脉。环状聚伞花序密集呈头状，腋生。蒴果卵状三棱形。无臭，味淡，微涩。

【性味与归经】辛、酸，凉；有小毒。归肺、膀胱、大肠经。

【功能主治】清热解毒，利湿止痒，通乳。用于肺痈，乳痈，痢疾，泄泻，热淋，血尿，湿疹，脚癣，皮肤瘙痒，疔疮肿毒，牙疳，产后少乳。现代有用于蛇串疮，瘾疹，足癣。

【用法用量】15～30克（鲜品加倍），水煎服。外用适量，煎水洗或用鲜品捣烂敷患处。

【药理作用】

1. 中枢神经作用 ①中枢性镇痛作用，大飞扬草水浸膏给小鼠腹腔注射20～400毫克/公斤，可显著减少扭体反应的扭体数；25毫克/公斤腹腔注射，可显著延长小鼠热板法痛觉时间。预先注射1毫克/公斤的纳洛酮可减少大飞扬草的镇痛作用。②对酵母引起发热的大鼠，大飞扬草水浸膏100～400毫克/公斤腹腔注射，可显著降低体温，平均降温达1.7～1.9℃。③飞扬草水提物冻干粉具镇静作用，分别对小鼠进行活力测定试验、熟悉－陌生两隔室试验、阶梯爬高试验、明暗位置选择试验，发现腹腔注射飞扬草水提物后，小鼠活动量、爬梯数、升高数明显减少，在明箱内停留时间明显增加，这些结果证明了飞扬草具有镇静作用。

2. 抗菌作用 大飞扬草煎剂用平板纸片法证明，对金黄色葡萄球菌、大肠杆菌和绿脓杆菌均有抑制作用。无羁萜可抑制真菌生长。飞扬草的甲醇提取物还能抑制志贺氏痢疾杆菌（*shigella dysenteriae*）、弗氏志贺菌（*shigella flexneri*），在具有抗菌活性的剂量下，该抽提物没有细胞毒性。

3. 抗炎作用 100毫克/公斤大飞扬草提取物预先给大鼠腹腔注射，可明显减少角叉菜胶引起的炎症反应，且存在剂量依赖关系，角叉菜胶注射后2小时，100毫克/公斤剂量达26%最大抑制值，注射后3小时，200毫克/公斤剂量达60%最大抑制值。但对类风湿关节炎无效。飞扬草对二甲苯引起的小鼠耳壳肿胀有明显抑制作用。

4. 兴奋子宫作用 飞扬草花的成分并没食子酸有兴奋子宫作用，对妊娠8、12或16天的小鼠，静脉注射1.2毫克/公斤，可增加其流产的发生率。

5. 止泻作用 飞扬草全草的煎剂，对蓖麻油、花生四烯酸和前列腺素E_2等引起的泄泻模型，显示其止泻作用。但对硫酸镁引起的泄泻无效。煎剂可延缓小肠由蓖麻油引起的运动加速，单独应用槲皮苷50毫克/公斤对蓖麻油及前列腺素E_2引起的小鼠腹泻也有止泻作用。而槲皮苷的止泻机制是由其苷元槲皮素从肠中释出所致。飞扬草的抗阿米巴、解痉活性集中在多酚部分，而不是皂角苷或生物碱，它抑制溶组织内阿米巴（*Entamoeba histolytiea*）生长，抑制乙酰胆碱和KCl溶液诱导的离体豚鼠回肠的收缩。

6. 对高血压、水肿的作用 飞扬草叶水提物和醇提物（50毫克/公斤和100毫克/公斤）皆引起大鼠排尿量增加。尿液成分明显受到提取液的影响，水提物增加尿液的Na^+、K^+和HCO_3^-，而醇提物增加尿液的HCO_3^-，减少K^+的损失，对肾脏Na^+的清除几乎没有影响，飞扬草叶水提物中的活性成分与乙酰唑胺（利尿药）对尿液成分的影响相似。研究还发现，飞扬草提取物具有血管紧张素转化酶（ACE）抑制作用和止渴作用，其ACE抑制作用的有效成分存在于低极性溶剂和极性溶剂中。据报道，ACE抑制剂可有效治疗高血压、心脏病和糖尿病性肾病，因此，研究飞扬草对高血压等疾病的影响具有重要意义。

7. 抗肿瘤作用 飞扬草的乳汁能特异性地杀灭体外恶性黑瘤细胞（MM96L）和宫颈

癌细胞（HeLa），尤其是对宫颈癌细胞，在极低浓度下（稀释千倍）尚有抑制作用。另有报道飞扬草对大鼠瓦氏肉瘤256有抗癌活性。从飞扬草中分离出的1，2，3，4，6－penta－O－galloyl－β－D－glucose有抑制致癌物质引起的促癌作用。此外，飞扬草含有鞣花酸（ellagie acid），而鞣花酸在鼠和人体组织移植所做的体内和体外试验中，对化学物质诱导的癌变及其他多种癌变有明显的抑制作用，特别是对结肠癌、食管癌、肝癌、肺癌、舌及皮肤肿瘤等有很好的抑制作用。

8. 其他作用 大飞扬草100℃佛水提取的鲜草浸膏对变形阿米巴有细胞毒作用，干品提取的浸膏作用减弱。飞扬草的乙醇和二氯甲烷提取物在6微克/毫升浓度下对体外疟原虫P. fal-ciparum的生长有60%的抑制作用。当小鼠被疟原虫*P. berghei berghei*感染，口服剂量为100～400毫克/公斤/天时，飞扬草提取物对寄生虫血症（Parasitemia）有明显的化学抑制作用。在该抗疟药的筛选中，飞扬草乙醇提取物、石油醚提取物及异戊醇提取物均表现出高的抗疟原虫活性（IC_{50} <3微克/毫升），该活性可能与其中所含的酚酸、萜烯、类固醇、类黄酮及皂角苷有关，尤其是栎精和鞣花酸。

【药物制剂】飞扬草在我国南方民间流传较广，主要是作为外用。

1. 飞扬肠胃炎片（飞扬止痢片）

组成：飞扬草、火炭母、救必应。

功能主治：泻火解毒，除湿止痢。用于细菌性痢疾，急、慢性肠胃炎。

用法用量：口服，一次3～4片，1日3次。

2. 复方大飞扬草洗剂

组成：大飞杨30克，板蓝根15克，地胆头30克，银花藤30克。

功能主治：清热解毒，祛风止痒，收湿敛疹。用于湿疹，皮疹，水痘，皮肤瘙痒等皮肤疾病。

用法用量：水煮开5～10分钟，去渣，放至恒温，外用，每日1～2次，每次1～2包。

3. 三白癣药水

组成：大飞扬（鲜）100克，白矾50克，白花丹（鲜）50克，辣蓼（鲜）100克，百部（鲜）200克，30%白醋500毫升。

功能主治：利湿杀虫，收敛止痒。用于癣病。

用法用量：1日2次，擦患部，擦药时稍用力，如无皮肤破损，擦至发红为好。

4. 复方大飞扬止血海绵

组成：大飞扬、满山红、铁马尾、榄核莲、两面针等。

主治：用于各种手术，创伤出血，止血。

5. 大飞扬软膏

组成：大飞扬鲜草150克，羊毛脂50克，石蜡30克，凡士林加至300克。

功能主治：清热解毒，利湿止痒。用于疖子，脓疱疮，疮疡痈肿。

用法用量：外敷适量。

【附注】

1. 注意 脾胃虚寒者慎服。

2. 品种情况 同属植物通乳草 *E. indica* Lam.（别名奶汁草）由于外形和飞扬草相似，江西宜春地区、赣南地区的民间草医将其作飞扬草药用。

通乳草与飞扬草性状鉴别比较

名称	茎	叶	果
通乳草	表面光滑无毛或偶有柔毛，呈棕红色或棕褐色	卵状长椭圆形，先端圆钝，叶薄纸质，两面无毛或偶有毛茸，边缘细齿不甚明显	无毛，灰棕色
飞扬草	表面有棱，被粗毛，呈褐色或土黄色	披针状长圆形至近棱形，先端急尖，两面被粗毛，边缘锯齿明显	密被毛，棕红色

参考文献

1. 章焙粉，罗焕敏．飞扬草药理作用研究概况．中药材，2005，28（5）：437.

2. 褚小兰，曹岚，袁春林．飞扬草混淆品通乳草的鉴别．中药材，2001，24（1）：28.

3. 杨梅．飞扬草的应用．中国民族民间医药杂志，2006，（2）：122.

4. 邓六勤，陈怡禄，黄跃，等．复方大飞扬草洗剂的配制与临床应用．中医药临床杂志，2006，18（1）：36.

◎大叶桉

Dayean

【别名】大叶有加利、蚊仔树(《广东中药志》第二卷)，大叶有加利叶、蚊子树叶(《岭南中草药撮要》)，桉叶(《四川中药志》)，大叶有加利树叶(《海南植物志》)。

【来源】本品为桃金娘科植物大叶桉 *Eucalyptus robusta* Smith 的干燥叶。全年可采收，阴干。我省各地及海南、广西、福建、湖南、云南、贵州等省区均有栽培。

【药材性状】本品平直或不规则卷曲状。展平后呈卵状披针形、卵形或阔披针形，长 5～18 厘米，宽 2～8 厘米；先端渐尖成凸尖或尾状，基部阔楔形或钝，有的稍不对称或偏斜，全缘。上表面黄绿色或灰绿色，稍有光泽；下表面较上表面色淡，两面均无毛，有的可见暗红棕色栓质样斑痕，对光透视可见半透明小油点。叶中脉明显，侧脉极多，纤细且横走，沿叶缘联成边脉与叶缘平行；叶柄长约 2 厘米；革质。揉之有香气，味辛，微苦。

【性味与归经】辛、苦，微寒。归肺、大肠经。

【功能主治】清热解毒，祛风止痒。用于四时感冒，发热头痛，全身骨痛，湿热泻痢，蜂窝组织炎、脓肿、疮伤感染、丹毒等因多种化脓性细菌引起的疾病；外用湿疹，脚癣，皮肤疹痒，烧烫伤，乳腺炎。现代有用于抗丝虫，钩虫感染。

【用法用量】9～15 克，水煎服。外用适量，煎水洗患处。

【药理作用】

1. 抗微生物作用 大叶桉干燥叶粗提物进行聚酰胺柱分离，得到纯度较高的总黄酮，用土霉素作为对照品，对二者进行对比抑菌试验。结果得出，大叶桉总黄酮和土霉素抑菌效果有明显的差别，前者抑菌活性较强，在抑制大肠杆菌、金黄色葡萄球菌、蜡样芽孢杆菌方面明显优于土霉素。大叶桉煎剂 1∶1 体外抗菌具有中等以上抗菌活性者为 70 株，其中对肠道主要致病菌如伤寒杆菌、副伤寒杆菌、痢疾杆菌、霍乱弧菌 40 株中具有中等以上抗菌活性者 33 株，抑菌率达 82%，在痢疾杆菌中，以福氏痢疾杆菌、志贺痢疾杆菌、鲍氏痢疾杆菌抑菌效果好，而宋内痢疾杆菌则抑菌效果差。水煎剂对金黄色葡萄球菌、肺炎链球菌、八叠球菌、甲型链球菌、奈瑟球菌、大肠杆菌、绿脓杆菌也有较强的抗菌力，对流感病毒也有抑制作用。挥发油体外有强大杀灭阴道滴虫的作用，煎剂对钩端螺旋体的杀灭效果也较好，其成分大叶桉酚乙在管碟法中对金黄色葡萄球菌和枯草杆菌有较好的抑制作用，其最低抑菌浓度为 63 微克/毫升。大叶桉叶片 6 种溶剂提取物对大肠杆菌、金黄色葡萄球菌和枯草芽孢杆菌的抑菌测定结果可以看出，除石油醚外，5 种溶剂提取物对大肠杆菌都有一定的抑菌效果，但抑菌效果差异不大；而对金黄色葡萄球菌和枯草芽孢杆菌的抑菌效果存在着明显的差异，其中甲醇和 95% 乙醇提取物对金黄色葡萄球菌；甲醇和丙酮提取物对枯草芽孢杆菌的抑菌效果较为明显，抑菌圈直径均达到 25 毫米以上。甲醇和丙酮提取物对枯草芽孢杆菌的抑制效应也比阳性对照硫酸链霉素明显。乙酸乙酯和石油醚提取物对青霉和绿色木霉均无抑菌效果，但 95% 乙醇和丙酮提取物对青霉具有较好的抑制效应，抑菌圈直径分别为 12.2 毫米和 13.1 毫米，95% 乙醇对绿色木霉也有较好的抑菌效果，与甲醇和丙酮提取物相比，抑菌效果均显著性差异。95% 乙醇提取物对金黄色葡萄球菌的 MIC 为 0.31 毫克/毫升，对大肠杆菌和绿色木霉的 MIC 均为 0.63 毫克/毫升。可以看出 95% 乙醇提取物对金黄色葡萄球菌的抑菌效果相对要好一些。

2. 其他作用 大叶桉叶挥发油有祛痰作用，可刺激呼吸道粘膜，促进分泌，稀释痰液。20% 大叶桉挥发油能可逆地阻断蟾蜍坐骨神经冲动的传导，高浓度时阻断快、恢复慢。低浓度时阻断慢、恢复快。从大叶桉叶中分离得到一种酚性油状物 200 毫克/公斤灌胃，对鼠疟疾有明显的抑制作用，抑制率达 99% 以上。大叶桉叶提取物 12 毫克/公斤可使大鼠血压降至给药前的一半，维持数小时，对豚鼠、免、猫及狗亦有降压作用，降压作用系释放组胺所致；降压部分经提纯，其相对分子质量为 4000。

3. 急性毒性 大叶桉水提醇沉煎剂，生药量分别为 100 克/公斤，50 克/公斤，12.5 克/公斤，记录各组动物存活及死亡数，用寇氏法计算 LD_{50}，其值为 79.363 克/公斤，95% 可信区间为 61.018～103.068 克/公斤。亚急性毒性试验结果显示，肝细胞轻度气球样变性。在特殊毒性研究中，大叶桉煎剂对小鼠生长期的染色体无致突变作用。煎剂及醇溶性物质分别以成人每天 0.265 克/公斤体重的用量的 10 或 20 倍给狗灌胃，未见毒性反应，用 50 倍剂量时出现呕吐，精神不振。

【药物制剂】

虽然大叶桉广泛应用于临床，但剂型单一，主要用作洗剂。

1. 洁肤爽洗剂（广西壮族自治区第二人民医院医院制剂）

组成：大叶桉油 340 毫升，丁香油 90 毫升，薄荷脑 100 克，苦参、黄柏、蛇床子各

1200克，白鲜皮、百部、花椒、炒苍术、延胡索900克，土荆皮600克，冰片80克，洗必泰30克，（吐温-80）370克，司盘38克，制成15000毫升。

功能主治：杀菌消炎，去湿止痒，洁阴护肤。主要用于阴道炎、阴痒带下、生殖器疱疹等妇科病和皮肤瘙痒、湿疹、皮炎等皮肤病。

用法用量：（1）妇科疾病　治疗组将5%洁肤爽洗剂（即用300毫升温水加入15毫升原液）用阴道冲洗器冲洗，每日2次（早晚各1次），7日为一疗程，治疗期间禁性生活或屏障孕。

（2）皮肤疾病　治疗组用原液直接涂抹患处，每天3次，连续用药7日。

临床疗效：临床观察结果表明，治疗组有效率为93.99%，且未发现有任何不良反应。

2. 复方桉叶洗剂（广东省珠海市慢性病防治站医院制剂）

组成：大叶桉50克，苦参18克，蒲公英15克，黄柏15克，蛇床子18克，十二醇醚硫酸钠150毫升，月桂基二醇酰胺25毫升，椰油酰胺基丙基甜菜碱350毫升，丙二醇100毫升，羟苯乙酯2克，去离子水加之1000毫升。本品为棕黄色带有桉叶油气味澄明乳液。

功能主治：用于脂溢性皮炎、湿疹、皮炎等皮肤炎症的治疗。

3. 中药乐肤液

组成：大叶桉3、松针3、苦参2、黄柏2、白藓皮2、蛇床子2、当归2、花椒2。

功能主治：清热解毒，祛风燥湿，杀虫止痒。用于皮肤癣病，湿疹，荨麻疹，皮肤瘙痒等症。

用法用量：外搽：用药棉蘸取药液，涂于患部皮肤，并轻轻用力擦，1日3~5次。湿敷：用药棉蘸取药液湿润不流水为度直接湿敷与患处，1日2~4次。泡洗：用本药液加热水稀释1∶5浓度，直接泡洗患处20分钟，1日2次。以上三种用法供患者选择，可以相互间隔交错使用。连续用药2~3周观察疗效。

临床疗效：用本药液观察治疗患者88例，治愈33例，显效42例，无效13例。治愈率为37.5%，总有效率85.2%。

4. 消毒剂

组成：大叶桉、苦参、黄柏、蛇床子等，原液为淡黄色液体。

药效：以其1/2稀释液，对金黄色葡萄球菌作用10分钟，杀菌率为99.98%；以其1/4稀释液，对大肠杆菌作用20分钟，杀菌率为99.95%；以其1/2稀释液对白色念珠菌作用20分钟，杀菌率为99.93%。现场试验表明，该消毒剂原液对皮肤表面作用5分钟，自然菌平均杀灭率达99.85%。有机物对其消毒效果影响不大，该消毒剂于54℃温度放置14天，杀菌效果基本不变，属稳定类消毒剂。

5. 肤阴王

组成：大叶桉、黄柏、千里光等的提取液。

药效：杀灭大肠杆菌和金黄色葡萄球菌，其10分钟杀菌率为99.999%。

6. 肤阴洁液

组成：大叶桉、岗松、满山香、蛇床子、黄柏等中药组成。

主治：用于霉菌性、滴虫性阴道炎等妇科疾病。

用法用量：

（1）脂溢性皮炎　用20%肤阴洁液洗搓和浸泡头部，1日2次，每次10分钟，连用7天。

（2）湿疹　用本品溶液浸洗病变区干痂或分泌物，然后用药棉浸药后敷于患处，1日2次，连用7天。

（3）皮肤瘙痒症　局限性皮肤瘙痒症用本品直接涂于患处，1日2次，多发性皮肤瘙痒症用药棉浸药后全身涂抹，每日2次，连用3天。

（4）痤疮　用温水和肥皂清洗患部，干后用药棉沾本品涂擦，1日3次，连用15天。

临床疗效：脂溢性皮炎痊愈28例，显效11例，有效3例，无效1例；湿疹痊愈11例，显效5例，有效7例，无效2例；皮肤痰痒症痊愈16例，显效7例，有效4例，无效1例；痤疮痊愈9例，显效17例，有效7例，无效1例。治愈及显效率为80%，总有效率为96.15%。

7. 银胡感冒散

组成：大叶桉叶6818克，岗松6818克，金银花159克，连翘136克，青蒿159克，荆芥159克，薄荷136克，柴胡136克，广藿香114克，艾叶91克，桔梗114克，陈皮68克，制成1000克（药粉）454瓶（药油）。

功能主治：辛凉解表，清热解毒。用于风热感冒所致的恶寒、发热、鼻塞、喷嚏、咳嗽、头痛、全身不适等。

用法用量：外用，贴于脐部。先用手轻揉脐部约1分钟，后将小瓶药油倒进药包对准脐眼贴上即可。每日一贴（重症加一贴在大椎穴）。对儿童效果更佳。

8. 肠胃散

组成：大叶桉叶、肉桂叶、吴茱萸、艾叶、砂仁、丁香、陈皮、茯苓、岗松。

功能主治：温中散寒，燥湿止泻。用于寒湿泄泻，证见：大便次数增多，粪质稀薄，腹痛肠鸣，舌苔薄白或白腻。

用法用量：外用，一次1袋，1日1次；贴肚脐处。

9. 新桉叶注射液

组成：桉叶、白毛夏枯草。

主治：用于宫颈炎，盆腔炎，附件炎。

10. 桉叶消毒水

组成：大叶桉叶200克，苯甲酸钠2.5克，水适量。

功能主治：消毒杀菌。用于皮肤消毒，清洁创面等。

11. 虎桉烧伤药

组成：鲜大叶桉叶10公斤，老虎泡叶5公斤，食用植物油60立升。

功能主治：抗菌消炎，减少创面渗出液，为烧烫伤创面结痂药。用于各种原因的烧烫伤。

用法用量：外搽，或以本药浸湿纱布敷贴创面，也可包扎。每日或隔日换药1次。

12. 五九一药膏（大叶桉药栓、大叶桉丸、片）

组成：大叶桉。

功能主治：抗菌消炎。用于烧伤。

用法用量：膏剂，外用。栓剂，每次1枚，隔日1次。片剂，一次3～4片，1日4次。

13. 砂眼药水

组成：大叶桉叶50克，十大功劳100克，三颗针100克，氯化钠7.5克，尼泊金乙酯0.3克，蒸馏水适量。

功能主治：抑菌消炎。用于砂眼，急慢性结膜炎，角膜炎。

用法用量：滴眼，一日3～5次。

14. 复方桉叶注射液（片）

组成：桉叶（鲜叶）250克，三丫苦（鲜叶）250克，杠板归（鲜叶）250克，臭灵丹（鲜全草）250克，吐温－80 10毫升，苯甲醇10毫升。

功能主治：清热解毒。用于感冒，上呼吸道感染。

用法用量：肌注，一次2～4毫升，1日2～3次。

15. 大救应片

组成：大叶桉树叶2.5公斤，救必应（皮）5公斤，凤尾草5公斤。

功能主治：清热解毒，消炎止痛。用于感冒，菌痢，急性胃肠炎，尿道感染等。

用法用量：口服，一次4片，1日3次。

16. 沙眼一号眼液

组成：大叶桉干叶50克，十大功劳根100克，10%尼泊金液1.5毫升。

功能主治：抑菌消炎。用于早期沙眼。

用法用量：一日点眼5次。

17. 沙眼二号眼液

组成：大叶桉干叶50克，三颗针根100克，10%尼泊金液1.5毫升。

功能主治：抑菌消炎。用于早期沙眼。

用法用量：1日点眼5次。

18. 其他制剂

足光液（用于湿热下注所致的角化型手足癣及臭汗症）；复方黄柏洗液（用于湿热下注所致的阴部瘙痒，或灼热痛，带下量多，色黄；霉菌性、滴虫性阴道及外阴炎）；一洗净（用于产褥期、经期、人工流产前后的消炎杀菌，男女日常卫生护理；足浴保健，香港脚、夏天皮肤的清洁杀菌，防蚊虫叮咬等）；舒康凝胶剂等。

【附注】

1. 注意　本品味辛、性散，内服不宜过量；产妇忌服，消化道溃疡者慎用。

2. 品种情况　桉属植物全世界约600种：中国引种80种，其中7种可供药用。同属植物中功能主治类同的有：柠檬桉、隆缘桉、蓝桉。与同属的其他植物区别点是：大叶桉树皮粗厚，不剥落；木材棕色或深红色；叶大；果较长大，果肉内藏。

同属植物蓝桉 *E. globulus* Labill. 的叶片或带枝小叶，与大叶桉同等药用。药材蓝桉叶

（干品）呈镰刀状披针形，长8～30厘米，宽2～7厘米，厚革质，表面黄绿色，有多数红棕色斑点，对光透视可见无数透明小点（油室）；味微苦而凉。蓝桉为高大的常绿乔木，原产于澳大利亚。现我省广州、韶关等地及我国西南部、中南部和南部地区均有栽培。

参考文献

1. 王岳峰，余延春，杨国春，等．大叶桉黄酮类化合物的分析及抑菌活性的研究．中医药学刊，2004，22（11）：2135.

2. 黄汉强，莫如焜．中药乐肤液的制备与临床应用．中药材，1997，20（9）：485.

3. 杨凤英，彭消桂．一种中药复方消毒剂杀灭微生物效果的实验研究．广东药学院学报，2001，17（2）：107～109.

4. 黄志坚，林锦炎，陈文胜．四种消毒剂杀菌效果比较．广东卫生免疫，1999，25（2）：25～26.

5. 张玉蓓，李虹．洁肤爽洗剂的质量控制及临床应用．基层中药杂志，2002，16（1）：54～55.

6. 王江军，胥丹．肤阴洁液在皮肤科的应用．山东医药工业，1999，18（6）：44～45.

7. 肖芙蓉，符永健，贾杰，等．大叶桉煎剂的毒性研究．海南医学，2001，12（5）：64～65.

8. 吕东元，周玉成，张晶晶，等．大叶桉不同溶剂提取物的抑菌活性研究．中国民族民间医药，2009，18（16）：1～2.

9. 彭东洲．复方桉叶洗剂的制备．中国药物与临床，2009，9（2）：129～130.

10. 谷根妹，竺叶青，洪筱坤，等．新桉叶注射液中1，8－桉叶素的测定．上海医科大学学报，1995，22（4）：313.

◎大叶满天星

Dayemantianxing

【别名】茜木、大沙叶（《广东中药志》第二卷），满天星、山铁尺、青风木（《广西药用植物名录》），港大沙叶（《云南中药资源名录》），香港大沙叶、巴弗他树（《香港中草药》）。

【来源】为茜草科植物广东大沙叶 *Pavetta hongkongensis* Brem. 的干燥茎叶。全年均可采收，晒干或鲜用。产于广东、广西、海南、云南等省区。

【药材性状】嫩枝呈黑色或浅褐色，有棱及明显的节。叶对生，薄纸质，皱缩，展平后呈椭圆状宽披针形，长8～15厘米，宽3～6厘米，先端渐尖，基部楔形，叶面浅灰绿色，叶背色稍浅，叶面隐约有黑色小点散布，多少不一，对光照视可见小点清晰；叶柄长约1厘米；托叶三角形，多脱落，枝顶偶有残留伞房状聚伞花序。气微，味微苦。

【性味与归经】苦、辛，寒。归肺、肝经。

【功能主治】清热解毒，活血祛瘀。用于感冒发热，中暑，肝炎，跌打损伤，风毒疥癞。

【用法用量】15～30克，水煎服。

【附注】

药用部位 广东大沙叶的根亦入药，功用同茎叶。

◎大金花草

Dajinhuacao

【别名】金花草、乌韭(《广东中药》)，金鸡尾、猫爪菜、金花笔(《广东中草药》)，孔雀尾(《广州常用草药增订本》)，雉鸡尾、大叶金花草(《广东中药志》第二卷)，野黄连、水黄连(《峨眉山药用植物调查报告》)，擎天蕨(《广西中兽医药用植物》)，青蕨、上树细辛草(《广西中药志》)，雪仙草(《江西民间草药》)，地柏枝（广州部队(《常用中草药手册》))，花叶凤尾草(《浙江民间常用草药》)，土黄连(《福建中草药》)，万能解毒草(江西)，苦黄连（四川)。

【来源】为蕨类陵齿蕨科乌蕨 *Stenoloma chusanum*（Linn.）Ching 的全草或根。夏、秋季，采收，挖取全草，抖净泥沙，晒干。分布于广东、广西、海南、云南、四川、贵州、湖北、湖南、福建、台湾、浙江、安徽等省区。

【药材性状】根茎粗壮，长2～7厘米，表面密被赤褐色钻状鳞片，上方近生多数叶，下方有众多紫褐色须根。叶柄长10～25厘米，直径约2毫米，呈不规则的细圆柱形，表面光滑，禾秆色或基部红棕色，有数条角棱及1凹沟；叶片披针形，三至四回羽状分裂，略皱折，棕褐色至深褐色，小裂片楔形，先端平截或1～2浅裂；孢子簇群1～2个着生于每个小裂片先端边缘。气微，味苦。

【性味与归经】微苦，寒。归肺、脾经。

【功能主治】清热解毒，去暑利湿，凉血止血。用于肺热咳嗽痰多，咽喉肿痛，痄腮、中暑发痧，湿热黄疸，泄泻，痢疾，白浊，白带，血热吐血，便血，尿血。外用治烫伤，皮肤湿疹，蛇毒咬伤。现代有用于慢性肾衰。

【用法用量】15～30克（鲜品加倍)，水煎服或取鲜品捣汁饮。外用适量，研末调敷或煎水洗或取鲜品捣烂敷患处。

【药理作用】

1. 抑菌作用 10%乌蕨煎剂用平板海绵片法，对金黄色葡萄球菌、绿脓杆菌、福氏痢疾杆菌、伤寒杆菌有抑制作用；对人型结核杆菌也有抑制作用。有研究发现乌蕨的丙酮浸膏抗菌作用强于水浸膏，水浸膏和丙酮浸膏对金黄色葡萄球菌的抑制作用最强，对绿脓杆菌、白色念珠菌作用较强，对伤寒杆菌、大肠杆菌、粪链球菌、短小芽胞杆菌也有一定抑制作用。乌蕨丙酮浸膏的抗菌活性大大强于穿心莲水浸膏，与黄连、黄芩水浸膏相近，尤其对绿脓杆菌作用强于黄连、黄芩。说明乌蕨是一种具有较强抗菌活性的中草药。乌蕨水提物对表皮葡萄球菌有很强的抑菌作用 MIC 为0.00785克/毫升；对痢疾杆菌、金黄色葡萄球菌、变形杆菌有较强作用，MIC 为0.25克/毫升；对大肠杆菌、枯草杆菌、铜绿假单胞菌有一定抑菌作用，MIC 为 0.5 克/毫升对伤寒杆菌的抑制作用不明显。乌蕨醇提物对表皮葡萄球菌有很强的抑菌作用 MIC 为 0.003925 克/毫升；对痢疾杆菌、金黄色葡萄球菌、变形杆菌、大肠杆菌、有较强抑菌作用，MIC 为 0.25 克/毫升；对枯草杆菌、铜绿假单胞菌有一定抑菌作用，MIC 为 0.5 克/毫升；对伤寒杆菌的抑制作用不明显。乌蕨乙酸乙酯提物对痢疾杆菌、金黄色葡萄球菌、枯草杆菌有较强作用，MIC 为 0.25 克/毫升；对表皮葡萄球菌、变形杆菌、铜绿假单胞菌有一定抑菌作用，MIC 为 0.5 克/毫升；对大肠杆菌、伤寒杆菌的抑制作用不明显。乌蕨丙酮提取物对痢疾杆菌、表皮葡萄球菌有较强作用 MIC 为 0.25 克/毫升；对金黄色葡萄球菌大肠杆菌、变形杆菌、铜绿假单胞菌、枯草杆菌、伤寒杆菌的抑制作用不明显。乌蕨正丁醇提物抑菌作用不明显。

2. 保肝作用 乌蕨对 CCl_4 肝损伤小鼠血清 ALT（丙氨酸氨基转移酶）和甘油三酯的影响，结果表明经乌蕨治疗的小鼠，ALT 的活性显著下降，血清甘油三酯的含量明显增加，统计结果说明乌蕨治疗组和模型组均有非常显著的差异。急性肝损伤小鼠的肝糖元蓄积减少，而经乌蕨治疗的小鼠肝糖元的蓄积明显增加。经统计学处理，表明乌蕨治疗组和模型组结果相差显著。CCL_4 作用于小鼠后，引起肝细胞的严重变性，中央静脉和汇管区大片坏死。经乌蕨治疗后，肝细胞的变性坏死明显减轻，除零星可见的小脂滴外，已基本恢复正常。乌蕨总黄酮可降低 CCL_4 性肝损伤小鼠血清 ALT 的活性。

3. 解毒作用 乌蕨醇提取物 B 和 C 能明显降低小鼠砷中毒的死亡率，乌蕨醇提取物 C 可使小鼠对砷耐受量提高，使其 LD_{50} 从 31.1 ± 4.3 毫克/公斤提高到 38.2 ± 5.9 毫克/公斤。乌蕨乙醇提取物及其残余物对小鼠氯化铵中毒虽可降低其死亡率，但与对照组相比，差异无显著意义（$P > 0.05$）。

4. 抑制酪氨酸酶活性的作用 乌韭（乌蕨）的 50% 乙醇提取物对酪氨酸酶的活性有抑制作用。抑制率达 20% 以上。酪氨酸酶是黑素生成的关键酶，通过抑制酪氨酸酶的活性，可以抑制黑色素瘤（皮肤癌）的形成，或使皮肤增色。

5. 抗炎作用 乌蕨总黄酮（40 克/公斤）及水提液（10 克/公斤）能显著减轻二甲苯致小鼠耳廓肿胀的程度。

6. 止血作用 乌蕨总黄酮（40 克/公斤）及水提液（10 克/公斤、5 克/公斤）能显著缩短小鼠的出血时间。

7. 抗氧化作用乌蕨总黄酮具有较强的还原力、抗脂质体氧化和清除自由基等作用，且随提取液浓度的增加，其抗氧化性能逐渐增强。

8. 急性毒性 乌蕨水煎液对小鼠经口急性毒性试验，$LD_{50} > 100$ 克/公斤，对豚鼠皮肤无致敏作用，对家兔皮肤无明显刺激，对家兔眼无明显刺激。对家兔长达 4 个月的皮肤长期毒性试验表明，在大于临床用量 20 倍的情况下，对家兔的生长发育、血液学、生理及病理组织学指标未见明显不良影响。乌蕨是一种安全的抗菌中草药。用乌蕨对小鼠进行了急性毒性试验，给药后连续观察 7 天，雌雄各 10 只小鼠全部成活。7 天中小鼠活泼有力，被毛浓密而有光泽。食量粪便等正常，第 7 天时称重，20 只小鼠体重都略有增加，病理解剖结果，肝脾正常。经计算 MTD 为 150 克生药/公斤。可以认为乌蕨对小鼠基本无毒。

【药物制剂】

1. 复方716合剂（江西省儿童医院制剂）

组成：乌蔹、白花蛇舌草、地锦草、铁苋等。

功能主治：清热解毒。用于上消化道感染。

用法用量：一日3次，每次服2毫升/公斤体重。

2. 肝复康片

组成：乌蔹（乌韭）5公斤，太子参5公斤，五味子5公斤。

功能主治：清热利湿，滋补肝肾。用于慢性肝炎。

用法用量：一次7片，1日3次。

参考文献

1. 任冰如，李维林．乌蔹的研究进展．中国野生植物资源，2006，25（2）：12.

2. 吴晓宁，张春椿．乌蔹不同提取物体外抑菌作用比较研究．中华中医药学刊，2008，26（6）：1267.

3. 蔡建秀，黄晓冬．乌蔹总黄酮及水提液的药理试验．福建中医学院学报，2004，14（1）：13.

4. 刘德章．乌蔹汤治疗慢性肾衰的临床观察．江西中医报，1999，30（3）：21.

5. 吴晓宁，余陈欢，徐静红．乌蔹总黄酮体外抗氧化活性的研究．医药导报，2010，29（3）：292.

6. 罗红，邹大卫，谢娟如，等．复方716合剂治疗上呼吸道感染的研究．中国中西医结合杂志，1993，13（12）：730.

◎大　青

Daqing

【别名】路边青、鸭公青、羊咪青、臭大青、木本大青（《广东中药志》第二卷），牛舌枫、长刀叶（《粤北草药》），大青叶（《新修本草》）。

【来源】为马鞭草科植物大青 *Clerodendrum cyrtophyllum* Turcz. 的叶或带叶幼枝。夏、秋季采收，摘取叶片，或砍取带叶幼枝，斩成小段，晒干。分布于广东、海南、广西、云南、贵州、福建、湖南、江西、安徽、浙江、江苏等省区。

【药材性状】带叶的幼枝已截成长短不一的小段，表面棕褐色。叶片皱缩，完整叶片展平后呈椭圆形或卵状椭圆形，长5～15厘米，宽2～5厘米；顶端渐尖，基部钝圆，叶面棕黄色或棕绿色，叶背色较浅，全缘，叶脉被短柔毛，质脆易碎；叶柄呈细圆柱形，长约3厘米。气微弱，味微苦、涩。

【性味与归经】苦，寒。归心、肝、肺经。

【功能主治】清热解毒，凉血止血，消斑。用于温病热感，肺热咳嗽，热毒发斑，疫毒痢，咽喉肿痛，口疮，黄疸，衄血，血淋。现代有用于防治流行性感冒，流行性脑脊髓膜炎，流行性腮腺炎，病毒型肺炎，传染性肝炎，扁桃体炎，急性重型菌痢，中毒型菌痢，尿路感染。

【用法用量】9~15 克（鲜品加倍），水煎服。外用适量，煎水洗或捣烂敷患处。

【药理作用】

1. 抑菌作用 大青叶水煎剂对金黄色葡萄球菌、白色葡萄球菌、甲型链球菌、脑膜炎球菌均有较强的抑制作用；对肺炎双球菌、流感杆菌、痢疾杆菌有一定的抑制作用。实验表明：不论对合霉素、呋喃西林、磺胺噻唑、小檗碱敏感或耐药之痢疾杆菌均很敏感。对钩端螺旋体波蒙那群、黄疸出血群沃尔登型、七日热型有杀灭作用。

2. 抗病毒作用 本品对流感病毒有明显抑制作用。

3. 抗炎作用 本品可使大鼠甲醛性足肿胀减轻或消退，可抑制二甲苯所致炎症反应，降低毛细血管通透性。

4. 增强机体免疫力作用 本品能促使白细胞对葡萄球菌的吞噬作用。

5. 利尿作用 大青苷是大青叶中提取的有效成分，具有明显的利尿作用，大鼠灌胃给药 400 毫克/公斤后 3 小时内排尿量为 4.3 ±0.4 毫升/100 克体重。

6. 毒性 大苷小鼠灌胃的 LD_{50} 为 8 克/公斤；腹腔注射为 5 克/公斤。

【药物制剂】

1. 清口液（广东省珠海市中医院护理部制剂）

组成：大青叶 25 克，淡豆豉 30 克，桔梗 25 克，竹茹 20 克，葫芦茶 30 克，甘草 15 克用 1500 毫升水煎，并用文火浓缩至 500 毫升装瓶备用。

功能主治：清热解毒，消肿，收敛疮面。用于口腔护理。

2. 感冒退热片

组成：南大青叶、南板蓝根、连翘、拳参。

功能主治：清热解毒。用于上呼吸道感染，急性扁桃体炎，咽喉炎。

用法用量：口服，片剂，一次 4~8 片，1 日 3 次。

3. 清瘟解毒丸

组成：大青叶、葛根、羌活、柴胡、白芷、防风、川芎、黄芩、牛蒡子、连翘、赤芍、玄参、天花粉、桔梗、淡竹叶、甘草。

组成：清热解毒，祛邪透表。用于时疫感冒，发热恶寒，无汗头痛，口渴咽干，咽喉肿痛，两腮赤肿，舌红，苔黄，脉浮数。

用法用量：口服，成人一次 1 丸，1 日 3 次。7 岁以上小儿服成人 1/2 量；37 岁服 1/3 量。

【附注】

1. 注意 脾胃虚寒者慎服。

2. 品种情况 爵床科植物马蓝 *Baphicacanthus cusia*（Nees）Bremek.、山蓝 *Strobilanthes dalzielli* W. W. Smith、蓼科植物蓼蓝 *Polygonum tinctorium* Lour. 等植物的叶在岭南地区的产地亦作大青叶用。

3. 药用部位 大青的根、茎亦供药用，功效与叶相同。

参考文献

1. 李冰琴，王妙珍，高晓玲．中药清口液在口腔护理中的应用．护理学杂志，2002，

17 (5): 359.

◎山大刀

Shandadao

【别名】大丹叶、暗山公(《生草药性备要》),暗山香、山大颜、吹筒管(《岭南采药录》),九节(《广州植物志》),吹筒树、饭筒树、火筒树、大口唇、驳节兰(《广东中草药》),刀伤木(广州部队(《常用中草药手册》),脂红叶(《岭南草药志》),刀斧伤(《陆川本草》),血丝罗伞、大退七(《广西中药志》),金鸡爪、大罗伞、散血丹、假木竹(《广西中草药》),九节木(《广西本草选编》),弄楼子、九节仔头、锁脚贼(《福建药物志》)。

【来源】为茜草科植物九节 *Psychotria rubra*(*Lour.*)*Poir.* 的干燥叶及嫩枝。夏、秋季采收嫩枝、叶,晒干或鲜用。产于广东、广西、海南、浙江、福建等省区。

【药材性状】叶皱缩或破碎。完整叶呈椭圆状矩圆形,长 8 ~ 20 厘米,先端尖或钝,基部渐狭,上面暗红色,下面淡红色,侧脉腋内可见簇生短柔毛;叶柄长可达 2 厘米。质脆易碎。气微,味淡。

【性味与归经】苦,凉。归肺、膀胱经。

【功能主治】清热解毒,祛风除湿,接骨生肌,活血止痛。用于感冒发热,咽喉肿痛,白喉,痢疾,肠伤寒,疮疡肿毒,风湿疼痛,跌打损伤,毒蛇咬伤。现代有用于刀伤出血,疮疖,骨折。

【用法用量】15 ~ 30 克,水煎服。外用适量,煎水熏洗、研末调敷或捣烂外敷。

【药理作用】从山大刀乙醇提取物中分离出一种新的萘醌化合物九节素对体外人鼻咽癌(KB)细胞呈现显著的细胞毒性,ED_{50} 为 3.0 微克/毫升。

【附注】

1. 品种情况 茜草科植物九节木属植物全世界约有 1000 种;中国有 17 种,1 个变种。

2. 药用部位 山大刀根亦入药,有驱风除湿,消肿解毒之功效,可用于感冒发热,咽喉肿痛,风湿痛,跌打损伤,疮疡肿毒。

◎山竹花根

Shanzhuhuagen

【别名】广东万寿竹(《广东中药志》第二卷),竹叶参、白龙须、竹叶七、白毛七、豪猪七(《陕西中草药》),石竹根、竹节参、竹根七、百尾笋(《贵州药用植物目录》),白根药、小竹根、倒竹散、老虎姜(《云南中草药》),竹林消、倒竹伞(《四川中药志》)。

【来源】为百合科植物山竹花 *Disporum canthoniense*(Lour.)Merr. 的根及根茎。夏、秋季采挖,洗净,鲜用或晒干。分布于广东、广西、海南、福建、台湾、安徽、湖南、湖北、陕西、四川、云南、贵州、西藏等省区。

【药材性状】呈不规则的结节状，有分枝，弯曲不直，长短不一，直径约0.5～1.5厘米。表面粗糙，棕色至棕褐色，有多数须根痕及残留折断的须根。质坚硬，不易折断，断面不整齐，具多数须状纤维。气无，味淡。

【性味与归经】甘、淡，微寒。归肺、肝、脾经。

【功能主治】清肺化痰，清热解毒，健脾消食，舒筋活络。用于肺热痰咳，痨热骨蒸，食欲不振，食后饱胀，筋骨疼痛，腰腿痛。外用治烧烫伤，骨折。

【用法用量】内服煎汤，9～15克，或研末，或浸酒。外用适量，捣敷，或根熬膏涂。

【药理作用】

1. 镇痛作用 热板法结果显示，白龙须高低剂量组（2、1克/公斤）小鼠在用药后30分钟至120分钟痛阈值均高于生理盐水组，有统计学意义（$P<0.01$，$P<0.05$），给药后30分钟起效，60分钟作用达到高峰，持续至120分钟，表现出快速而持久的镇痛作用，但其镇痛作用与吗啡相比仍然有统计学意义（$P<0.01$）。扭体法结果显示，白龙须高低剂量组小鼠对醋酸所致小鼠扭体反应次数明显低于生理盐水组$P<0.01$，抑制率为63.0%和42.0%，表明白龙须具有较强的镇痛作用，但其镇痛作用与吗啡相比仍然有统计学意义（$P<0.01$）。实验结果表明，白龙须对物理性、化学性致痛因子所致疼痛都有明显的镇痛作用，起效较快，作用时间较长，镇痛作用随给药剂量的增加而增强。

2. 抗炎作用 通过二甲苯致小鼠耳廓肿胀实验及醋酸致小鼠腹腔毛细血管通透性实验，观察白龙须对炎症的影响。结果显示白龙须总皂苷高、低剂量组（10、5克/公斤）对二甲苯所致小鼠耳廓肿胀与生理盐水组比较有显著性差异（$P<0.01$），对醋酸致小鼠腹腔毛细血管通透性与生理盐水组比较也具有显著性差异（$P<0.05$，$P<0.01$）。表明白龙须具有明显的抗炎作用。

3. 其他作用 万寿竹制剂对蛙、兔和狗均有明显的强心作用，与西地兰、毒毛花苷比较，其减慢心率的作用更为明显。

【药物制剂】

白龙液（酒）

组成：白龙须、蛇涎等九味中药。

主治：用于晚期食管，胃癌及肝癌。

用法用量：食管癌、胃癌口服白龙液10～20毫升/次，2～3次/天；肝癌10毫升/次，2次/天，肺癌局部涂敷药3次/天。

参考文献

1. 张松．白龙须镇痛作用的实验研究．时珍国医国药，2010，21（5）：1275.

2. 张松．白龙须抗炎作用的实验研究．时珍国医国药，2009，20（9）：2334.

3. 程相岭，房里春，何忠明．白龙液（酒）治疗晚期食管、胃及肝癌．世界华人消化杂志，2000，8（z1）：105.

◎山芝麻

Shanzhima

【别名】岗油麻(《生草药性备要》)，岗脂麻(《岭南采药录》)，山油麻(《广州植物志》)，岗芝麻、油麻甲、假油麻、芝麻头(《岭南草药志》)，坡油麻、野麻甲、假麻甲(《广东中草药》)，山芝麻根(《广东中药志》第二卷)，田油麻、仙桃草、野芝麻(《广东省中药材标准》)，假芝麻(《广州常用草药增订本》)，狗屎树(《广西中兽医药植》)，山麻(《闽南民间草药》)，牛釜尾(《广西中草药》)，山野麻(《福建中草药》)，白头公（江西《草药手册》)，苦麻、山脂麻(《台湾药用植物志》)，坡片公(《新华本草纲要》)。

【来源】本品为梧桐科植物山芝麻 *Helicteres angustifolia* L. 的干燥根。全年均可采挖，以夏秋季为好，洗净，切段，晒干。我国南部和西南各省出产，我省各地有产。

【药材性状】本品呈圆柱形，略扭曲，多已切成长约 2~3 厘米的段块，根头部常带有结节状的茎枝残基；长约 15~25 厘米，直径 0.5~1.5 厘米。表面灰黄色、灰褐色或棕褐色，稍粗糙，有不规则纵向或斜向裂纹，偶见坚韧的侧根或点状突起皮孔样的侧根痕，老根栓皮易片状剥落。质坚硬，不易折断，断面皮部较厚，浅棕色、灰黄色或暗棕色，纤维性，易与木部分离。木部黄白色，具细密放射状纹理。气微香，味苦、微涩。

【性味与归经】苦，寒。归肺、大肠经。

【功能主治】解表清热，解毒消肿。用于感冒发热，作瘟，乳蛾，麻疹，咳嗽，泄泻痢疾，痈肿，肠炎，瘰疬，痔疮，毒蛇咬伤。现代有用于咽喉炎，扁桃体炎，声带小结，非特异性结肠炎，湿疹，接触性皮炎等。

【用法用量】10~15 克（鲜用加倍），水煎服。

【药理作用】

1. 镇痛作用　山芝麻水煎液在 16 克/公斤的剂量下能显著降低醋酸所致小鼠扭体反应次数（$P<0.01$），并使热刺激所致小鼠疼痛的痛阈值明显提高（$P<0.05$），实验结果表明：山芝麻不仅对外周疼痛有镇痛作用，还对中枢性疼痛有镇痛作用。

2. 解热作用　20%的干酵母大鼠皮下注射，复制大鼠发热模型，监测并比较给药后不同时间点大鼠的体温。结果：山芝麻广西茎叶、广西全株提取物、山芝麻广东全株提取物+穿心莲内酯在给药后 1~6 小时均表现出解热作用，其作用强度相似；山芝麻，广西根提取物、穿心莲内酯无论单用还是合用在本试验条件下均未表现出明显的解热作用。可以得出结论：山芝麻茎叶或全株的提取物入药后具有解热作用，且广东、广西所产山芝麻作用相似，未见明显差别。

3. 抗菌作用　山芝麻对金黄色葡萄球菌有杀灭作用，对绿脓杆菌有抑制作用，其中山芝麻甲脂、山芝麻宁酸甲酯、山芝麻宁酸具有降低转氨酶的作用。

4. 抗癌活性　在体外试验中，葫芦素 D 和葫芦素 J 对肝细胞癌细胞 BEL-7402 和恶性黑色素细胞瘤 SK-MEL-28 有明显的抑制作用，而白桦脂酸和 pyracrenic acid 对人类结肠癌细胞（COLO 205）和人类胃癌细胞（AGS）有明显的细胞毒作用。

5. 毒理　研究发现，山芝麻内服过量（鲜品 250~500 克，干品 50~150 克）除出现恶心、呕吐、腹泻、头晕等反应外，尚有肾、肝、消化道、心脏及中枢神经系统等多系统、多脏器损害，尤以急性肾功能严重损害为突出，表现为浮肿、少尿、BUN、Scr 明显升高，电解质紊乱、酸碱平衡失调等。重者可因急性肾衰致死，提示肾脏为中毒时主要受损靶器官。

【药物制剂】

目前对山芝麻的研究还处于初步探索阶段，各方面的研究工作还不是很完善。对于山芝麻的有效成分和指标性成分的研究还很欠缺，也没有建立有关有效成分的含量测定方法。山芝麻的药理作用研究也仅有少量试验研究，对于其作用机制研究则处于空白。以山芝麻为主药的临床应用和制剂研究多偏向于感冒发热和咽喉疼痛的研究，其他方面则涉及较少。因此，对其进行临床应用和制剂开发研究，以便使山芝麻这一广东地产药材得到更充分的开发利用。

1. 蛇黄散（广东省中山市中医院医院制剂）

组成：山芝麻、蛇鳞草、大黄、三角草、独行千里。

功能主治：清热解毒，消肿止痛。临床外敷用于治疗毒蛇咬伤、疮疡（未溃者）或蚊虫叮咬所引起的红肿疼痛等。

2. 肤乐搽剂（东莞市石龙博爱医院医院制剂）

组成：山芝麻 150 克，黄芩 250 克，黄柏 250 克，鬼针草 150 克，枯矾 150 克，苦参 100 克，龙胆草 100 克，白藓皮 100 克，当归 100 克，川芎 100 克，丁香 50 克。

功能主治：清热燥湿，祛风解毒，收敛止痒。用于湿疹和接触性皮炎。

临床疗效：97 例湿疹和接触性皮炎的患者中，接要求及时复诊的 92 例，5 例未复诊，其中湿疹 2 例，接触性皮炎 3 例，治疗结果不明。92 例复诊者均依法使用本品治疗，总有效率为 87%。

3. 复方感冒颗粒（广西南宁市红会医院医院制剂）

组成：山芝麻、紫玉盘、地胆草、三叉苦、古羊藤、青蒿、两面针等。

主治：用于感冒肢体酸痛，咽痛，发热，腹泻。

临床疗效：治疗组口服复方感冒颗粒剂，对照组口服去除紫玉盘的复方感冒颗粒剂。2 组均每天 3 次，每次 9～18 克，连用 3 天。用药期间不再服用其它抗病毒药物。治疗组 60 例中，痊愈 27 例，显效 10 例，好转 12 例，无效 11 例，总有效率 81.67%；对照组 60 例中，痊愈 15 例，显效 10 例，好转 11 例，无效 24 例，总有效率 60%，2 组总有效率比较有显著性差异（$P<0.05$）。

4. 黄虎解热袋泡剂（广东省中医院制剂）

组成：黄芩、连翘、虎杖、山芝麻、金银花、青蒿、柴胡组成

功能主治：解表清热，透邪解毒。用于小儿急性上呼吸道感染。

用法用量：规格为每包 2 克，相当于生药 34 克）。泡服法：1 岁以下，一次 1/2 包，1 日 2 次；1～5 岁一次 1 包，1 日 2 次；6～14 岁一次 1 包，1 日 3 次。

临床疗效：黄虎解热袋泡剂平均退热时间为 35.93 小时，而作用相近、剂型相同的石岐感冒袋泡剂，平均退热时问为 58.70 小时，$P<0.001$；治疗组总有效率为 98.33%，对照组为 83.87%，$P<0.05$。提示黄虎解热袋泡剂具有较确切的临床疗效。黄虎解热袋泡

剂对合胞病毒、流感病毒都具有明显的抑制作用，与临床结果吻合。说明黄虎解热袋泡剂具有较好的抗病毒作用。

5. 喉乐冲剂（广州市中医院医院制剂）

组成：由白花蛇舌草、山芝麻、穿心莲等3味中药组成。

功能主治：清热解毒，消肿止痛。对发热，急慢性咽炎，扁桃体炎等有较好疗效。

6. 复方岗梅冲剂（广东医学院附属医院制剂）

组成：山芝麻、岗梅、水扬梅。

主治：风热上扰所致发热、咽喉肿痛和口干等症。

用法用量：每次取本品15克，温开水冲服，1日3次。儿童酌减，重症病例可增加到4～5次或取15克直接服食。

临床疗效：本冲服剂对急性咽喉炎和急性扁桃体炎所致的发热和消肿止痛作用有明显疗效，总有救率分别达到94.4%和96.3%。值得临床推广应用。

7. 莲芝消炎胶囊（颗粒）

组成：穿心莲总内酯及山芝麻干浸膏制成的复方制剂。

功能主治：清热解毒，燥湿止泻。用于肠胃炎，支气管炎，扁桃体炎，肺炎等。

8. 喉舒宁片（喉乐冲剂）

组成：山芝麻、白花蛇舌草、穿心莲。

功能主治：清热解毒，散结止痛。用于急慢性咽喉炎，急性扁桃体炎，急性肠炎，疮疖肿毒等疾病的治疗。

9. 芝蕉枯痔液（注射液）

组成：山芝麻根、巴蕉灰、石灰水、氢氧化钠、植物油等。

功能主治：芝蕉枯痔液为腐蚀性强而无毒性的坏死剂，药液注人痔核内，使痔核组织迅速凝固、快速坏死、液化、结痂、完整脱落。

临床疗效：注射痔块5～8天均自行脱落，创面18～26天愈合。痊愈5312例，占85.13%；好转928例，占14.87%。大部分病例注射后均有不同程度的肛门部坠胀感、便意感，1～5小时可减轻，1～3天消失。肛门轻度至中度灼痛感4025例，占64.50%，1～6天消失。术后出血需住院观察治疗6例，占0.1%，经加强药物治疗均治愈，无需输血。无尿潴留而需行导尿病例，无肛门部脓肿及肛瘘，无肛门直肠狭窄，无肛门失禁。

10. 清热解毒片

组成：山芝麻、马蓝等中药。

功能主治：疏风清热。泻火解毒。利咽止痛。用于急性咽喉炎。

11. 山芝麻酒

组成：鲜山芝麻25克，白酒适量。

功能主治：解表清热，消肿解毒。用于鞘膜积液，睾丸炎。

12. 感冒茶颗粒

组成：山芝麻180克，地胆草380克，岗梅根380克，葫芦茶180克，金盏银盘300克，淡竹叶180克，蔗糖、糊精适量。

功能主治：清热解毒，消食化滞，利尿除湿。用于风热感冒引起的发热、头痛、咽喉肿痛等。

用法用量：一次2包，1日3次，用白开水冲服。

13. 感冒茶（冲剂）

组成：山芝麻、板蓝根、金盏银盘、岗梅、大青叶。

功能主治：清热解毒。用于感冒及流行性感冒。

用法用量：口服，一次1包，1日3次。重症一次可服2包，连服三天。

14. 治感佳片（胶囊）

组成：山芝麻、穿心莲、葫芦茶、三叉苦、羌活、板蓝根、薄荷脑、对乙酰氨酚、盐酸吗啉双挂、马来酸氯苯那敏。

功能主治：清热，解毒，解表。用于温病初起，感冒发热头痛。

用法用量：片剂，口服，一次4片，小儿酌减。胶囊剂，口服，一次2粒，小儿酌减，1日3次。

15. 玉叶解毒糖浆（颗粒）

组成：山芝麻、玉叶金花、金银花、菊花、野菊花、岗梅、积雪草。

功能主治：清热解毒，生津利咽，辛凉解表，清暑利湿。用于风热感冒，喉痹，发热头痛，咽喉肿痛，口干，咳嗽，小便短赤；防治暑热，时令感冒。

用法用量：糖浆剂，口服，一次20毫升；颗粒剂，口服，一次1袋，用开水冲化服。1日3次。

16. 感冒清片（胶囊）

组成：山芝麻、板蓝根、金盏银盘、岗梅、大青叶、穿心莲叶粉、扑热息痛、扑尔敏、盐酸吗啉胍。

功能主治：清热解毒，疏风解表。用于伤风发热，流行性感冒。

用法用量：口服。片剂，一次3～4片；胶囊剂，一次1～2粒。1日3次。

17. 远兴痔疮水

组成：山芝麻、两面针、三七、九里香、五指毛桃等。

功能主治：止血、消肿、抗炎、抑菌、止痛，用于非特异性结肠炎等疾病。

18. 青山感冒宁

组成：青蒿15公斤，山芝麻25公斤，大青叶15公斤，龙眼果树叶20公斤，枇杷叶15公斤。

功能主治：清热解毒，祛痰镇咳。用于流行性感冒和普通感冒。

用法用量：口服，一次4片，1日3次，小儿酌减。

19. 肺咳宁片

组成：山芝麻40公斤，穿心莲10公斤。

功能主治：解热消炎，止咳平喘。用于急慢性气管炎，支气管哮喘，急性扁桃体炎，咽喉炎，肺结核咳嗽及慢性胆囊炎。

用法用量：口服，一次4片，1日3次，小儿减半，温开水送服。

20. 其他制剂 勾儿茶合剂（吴云钦老中医根据数十年的临床经验总结出的临床验方，勾儿茶、山芝麻、抱石莲、六角莫、金花捷报等六种中药组成。对治疗慢性化脓性骨髓炎有独特疗效）。

【不良反应】有文献报道，山芝麻不良反应临床表现：头昏、头晕28例，恶心、呕吐28例，腹胀、腹痛20例，腹泻5例，便血1例，浮肿22例，少尿或无尿26例，胸闷气急12例，咯血1例，发热12例，昏迷4例，血压升高6例，低血压2例。一般认为，山芝麻内服过量可出现恶心、呕吐、腹泻、头晕等反应。本组病例除上述症状外，尚有肾、肝、消化道、心脏及中枢神经系统等多系统、多脏器损害，尤以急性肾功能严重损害为突出，表现为浮肿、少尿，BUN、Scr明显升高，电解质紊乱，酸碱平衡失调等。重者可因急性肾功能衰竭致死，提示肾脏为中毒时主要受损靶器官，其毒理有待进一步研究。本组病例皆为口服山芝麻中毒。资料提示中毒之预后与用药剂量及患者年龄关系密切。中毒致死者皆因服量过大，加之年龄较大，各重要脏器代偿功能差，且未得到及时有效的救治以致死亡。

【附注】

1. 使用注意

（1）本品用量过大可引起恶心、呕吐、泄泻，用量越大则越明显，宜注意掌握用量。

（2）孕妇慎用；虚寒证禁用。

2. 药用部位 山芝麻叶亦供药用。据《岭南草药志》记载，山芝麻鲜叶60～90克捣烂敷患处，治痄腮。

参考文献

1. 田硕. HPLC测定莲芝消炎胶囊中穿心莲内酯的含量. 中国中药杂志，2008，33（15）：1914.

2. 范文昌，梅全喜，高玉桥。12种广东地产清热解毒药的镇痛作用实验研究. 今日药学，2010，20（2）：22～25.

3. 欧慧瑜，何燕，李翼鹏，等。莲芝消炎方解热作用的影响. 中国民族民间医药，2009，18（12）：10.

4. 姚国灿，赵敏杰，潘永玉，等. 高效液相色谱法测定喉舒宁片中对香豆酸的含量. 中国中药杂志，2007，32（14）：1470～1471.

5. 刘卫国，王明时. 山芝麻中三个新三萜化合物的结构测定. 药学学报，1985（11）：842.

6. Chen W，Tang W，Lou L，et al. Pregnane，coumarin and lupane derivatives and cytotoxic constituents from Helicteres angustifolia. Phytochemistry，2006，67（10）：1041～1047.

7. Pan MH，Chen CM，Lee SW，et al. Cytotoxic triterpenoids from the root bark of Helicteres angustifolia. Chem Biodivers，2008，5（4）：565～574.

8. 潘英，黄小芬，李邕善. 复方感冒颗粒治疗感冒60例疗效观察. 云南中医中药杂志，2007，28（10）：31.

9. 杨华萃。黄虎解热袋泡剂治疗小儿急性上呼吸道感染60例疗效观察. 新中医，2000，32（5）：13～14.

10. 汤佩莲，洪慧，萧力均. 喉乐冲剂的研制. 广东药学院学报，1998，14（4）：

287～288.

11. 郭宏炳，林文戈．复方岗梅冲服剌的制备及临床疗效观察．广东医学院学报，1996，14（1）：66～67.

12. 唐瑞国，温志祥，刘丽芳．肤乐搽剂的制备和临床应用．实用临床医学，2006，7（5）：14～17.

13. 张兆明．曾耀和，黄敏．芝蕉枯痔液注射治疗内痔6 240例．广西医学，2007，29（9）：1 413～1414.

14. 高玉桥，苏丹，梅全喜．山芝麻的研究进展．中国药业，2009，18（16）：88.

15. 梅全喜，高玉桥，林慧，等．蛇黄散抗炎镇痛作用研究．中药药理与临床2006，22（5）：48～49.

16. 徐建国，夏靖燕．中草药山芝麻中毒28例临床分析．浙江中西医结合杂志，2004，14（12）：728～730.

17. 蒋珍藕，刘元，黄凤娇，等．清火解毒片的药效学研究．云南中医中药杂志，2003，24（6）：26.

18. 余力．鞘膜积液病人的药酒力．东方药膳，2008（3）：06.

19. 汤佩莲，洪慧，萧力均．喉乐冲剂的研制．广东药学院学报，1998，14（4）：287.

20. 刘浩华，袁学文，冯汉江，等．感冒茶颗粒的研制及临床应用．现代中西医结合志，2008，17（27）：4250.

21. 王春晓，胡占岭．远兴痔疮水灌肠治疗溃疡性直、乙型结肠炎50例临床观察．中医杂志，2003，44（增刊）：153.

◎山豆根

Shandougen

【别名】广豆根、苦豆根(《广东中药志》第二卷)，山大豆根、黄结(《经验方》)，南豆根（通称），小黄连、岩黄连（贵州）。

【来源】豆科植物越南槐 *Sophora tonkinensis* Gagnep. 的根及根茎。春、秋季采收，挖取根部，抖去泥土，洗净，晒干。产于广东、广西、贵州、云南等省区。我省产于韶关、乐昌、佛冈、始兴、英德、连州、连山、南雄、乳源、河源、茂名等地。

【药材性状】根茎呈不规则的结节块状，横向伸延，顶端常残留凹窝状茎基，其下着生2～4条长圆柱形的根。单一根略弯曲，长15～30～50厘米，直径0.7～1.5厘米；表面黄棕色至棕褐色，有细纵皱纹及横长皮孔，偶见黄色衣斑；质坚硬，难折断，断面淡黄色至棕褐色，形成层环明显，皮部棕黄色或棕褐色，木部淡黄色，有微弱射线。微有豆腥气，味极苦。

【性味与归经】苦，寒；有小毒。归心、肺、胃经。

【功能主治】清热解毒，消肿利咽。用于火毒蕴结所致咽喉肿痛、喉痛，火牙龈肿痛，肺热咳嗽，热肿秃疮，痔疮癣疮，虫蛇咬伤。外用治宫颈炎。现代有用于抗肿瘤，口腔炎。

【用法用量】内服煎汤，6～12克，或磨汁，或研末，或入丸、散。外用适量，含漱或捣敷。

【药理作用】

1. 抗肿瘤作用 山豆根水提物灌服或腹腔注射对多种实验性肿瘤（小鼠U_{14}、肉瘤180、大鼠吉田肉瘤、腹水及实体肝癌等）有抑制作用，苦参碱2.5毫克/公斤对小鼠艾氏腹水癌及S_{180}有效，氧化苦参碱作用更强（1.25毫克/公斤），都是肿瘤细胞代谢的直接抑制剂。本品所含多种生物碱为其抗肿瘤有效成分，其中氧化苦参碱对肿瘤乏氧细胞具有选择性杀伤作用。其中小鼠AL－795肺腺癌细胞系乏氧细胞的毒性为有氧细胞的36倍，此比值随药物浓度加大而加大。

2. 对心血管系统的影响 曾报告山豆根用乙醇提取经酸处理所得脂溶性酸性部分给麻醉犬静脉注射0.4克（生药）/公斤，可出现即刻升压作用，平均增高43.9%，作用维持5分钟。酚妥拉明可对抗其升压效应并翻转之，而在普萘洛尔（心得安）作用的基础上该液呈现更明显的升压作用，表明具有α和β效应，升压作用为α效应。但另有报告，山豆根总碱有降压作用，此作用可能与其扩血管作用有关。山豆根总碱还能显著增加豚鼠离体心脏冠脉流量。作用强度与心肌收缩力增强无关，为一直接的扩冠作用。通过接扎和松扎大鼠两侧颈总动脉制造急性不完全性脑缺血再灌注损伤模型，测定大脑海马组织结构Na^+-K^+－ATPase、Ca^{2+}－ATPase、SOD、GSH－Px的活性及MDA的含量，结果显示：山豆根碱能增强ATP酶、SOD、GSH－Px等活性，并能降低MDA的含量，对脑缺血再灌注损伤有明显的保护作用。

3. 对免疫功能的影响 山豆根注射液腹腔注射能明显抑制小鼠腹腔巨噬细胞的吞噬功能，降低特异性玫瑰花形成细胞数和血清溶血素的水平，使体内淋巴细胞转化率下降，并且与环磷酰胺合用可产生协同抑制作用。

4. 对中枢神经系统的影响 山豆根能抑制小鼠自发活动，拮抗苯丙胺的兴奋作用，加强戊巴比妥钠、硫喷妥钠及水合氯醛对中枢的抑制作用。本品还能使正常大鼠体温下降，表明山豆根对中枢神经系统具有抑制作用。有实验表明，山豆根对士的宁、戊四氮惊厥无对抗作用，反而加强士的宁惊厥的发作并使死亡动物数增加，这一结果提示山豆根在抑制高级中枢的同时，可能对低级中枢具有兴奋作用。

5. 抗溃疡作用 山豆根口服对小鼠应激性溃疡有显著疗效，其成分苦参碱也有类似作用。此外，山豆根所含山豆根查耳酮具有较强的抗胃溃疡及抑制胃液分泌作用，山豆根酮作用次之。

6. 抗菌作用 100%山豆根浸出液体外实验对痢疾杆菌、变形杆菌、大肠杆菌、白色葡萄球菌和金黄色葡萄球菌、甲型链球菌、乙型链球菌有明显抑制作用。水煎剂还有较强的抗柯萨奇B5病毒作用。山豆根水煎液对白色念珠菌的MIC为25毫克/升。

7. 保肝作用 本品对兔、小鼠CCl_4急性肝损伤有保护效果。注射剂可使感染乙型病毒性肝炎病毒小鼠的ALT下降，HBV标志物转阴率上升。

8. 抗炎镇痛 小白鼠为实验对象，口服给药，消炎痛为阳性对照药，以醋酸所致扭体反应为镇痛指标，以二甲苯所致小鼠耳廓肿胀为消炎指标，观察复方山豆根口服液的消炎镇痛作用。结果显示：本品大中小共四个剂量组（分别给予复方山豆根口服液 20，10，5.0，2.5 毫升/公斤）均有镇痛作用，大剂量组与消炎痛组相当，维持时间长达 6.5 小时以上，各计量组均有明显的消炎作用，并有一定的量效关系，维持时间长达6.5 小时以上。山豆根水提物高、中剂量组能降低二甲苯致小鼠耳肿胀度；对小鼠实验性腹膜炎及大鼠实验性皮肤炎症有显著的抑制作用（$P<0.01$）；山豆根水提物高、中剂量组与正常对照组比较有显著性差异（$P<0.01$）。山豆根水提取物具有抗炎作用。

9. 其他作用 有文献报道山豆根提取液（苦参碱）对过敏性哮喘豚鼠具有明显的治疗效果。

10. 急性毒性 山豆根煎剂按 10 克（生药）/公斤灌服，小鼠仅有竖毛、兴奋、轻度震颤反应。按 25 克（生药）/灌服，小鼠出现呼吸抑制、震颤，痉挛反应并死亡。延长山豆根的煎药时间，以同样剂量灌服，小鼠均出现相同毒性反应和死亡。山豆根煎剂小鼠腹腔注射的 LD_{50}为 15.6 克/公斤。山豆根全组分的 MTD 为 10.68 克・公斤$^{-1}$，水提组分、醇提组分、总生物碱提取物的小鼠口服 LD_{50}及 95% 可信限分别为 17.469（15.450 ~ 19.701）克・公斤$^{-1}$、27.135（24.869 ~ 29.622）克・公斤$^{-1}$、13.399（12.016 ~ 14.899）克・公斤$^{-1}$。

【药物制剂】

1. 复方山豆根颗粒（成都军区昆明总医院制剂）

组成：山豆根 50 克，鱼腥草 100 克，山慈菇（丽江）50 克，黄芪 50 克等。

功能主治：活血化瘀，软坚散结。可有效抑制肿瘤细胞的扩散。

2. 复方仙豆流浸膏（验方制剂）

组成：山豆根、苦参、仙鹤草。

功能主治：清热解毒，散结消肿止痛。用于食道癌。

3. 利咽灵合剂 （吉林大学第二医院制剂）

组成：山豆根、金银花、生地、玄参、板蓝根、甘草、天冬、天花粉、桔梗。

功能主治：滋阴清热，消肿利咽。用于急、慢性咽炎。

4. 强力咽喉饮（安徽省铜陵市人民医院制剂）

组成：山豆根、生地、玄参、金银花、桔梗、玉竹、南沙参、大青叶、薄荷、梨清膏等。

功能主治：滋阴清热生津，润肺利咽开音。用于急、慢性咽喉炎。

5. 心肌颗粒（江苏省中医院制剂）

组成：山豆根、黄连、金银花、甘草、百合、黄精。

功能主治：补气养阴，清热解毒。用于病毒性心肌炎。

6. 牙舒安片（延吉市中医院制剂）

组成：山豆根、黄柏、白芷、冰片等。

功能主治：清热解毒，消肿止痛。用于胃火内盛所致牙痛，齿龈肿痛，牙周炎等。

7. 七味清咽气雾剂

组成：山豆根、射干、玄参、麦冬、蟾酥、麝香、冰片。

功能主治：清泄肺胃，消肿利咽。用于急性咽炎属肺胃湿热证，症见发热，咽痛或咽干，咳嗽等。

用法用量：每次揿 3 下，1 日 3 次，或在医师指导下使用。

8. 抗扁桃腺炎合剂

组成：山豆根、板蓝根、连翘、青果、黄芩、大黄、玄参、麦冬。

功能主治：泻热解毒，清利咽喉。用于急性扁桃体炎，咽喉炎。

用法用量：口服，一次 25 毫升，1 日 3 次。

9. 肝炎灵注射液

组成：山豆根提取物。

功能主治：降低转氨酶，提高机体免疫力。用于慢性、活动性肝炎。

用法用量：肌内注射，一次 2 毫升，1 日 1~2 次。2~3 各月为一个疗程，或遵医嘱。

10. 清咽润喉丸

组成：山豆根、射干、桔梗、僵蚕（麸炒）、栀子（姜制）、牡丹皮、青果、金果榄、麦冬、玄参、知母、地黄、白芍、浙贝母、甘草、冰片、水牛角浓缩粉。

功能主治：清热利咽，消肿止痛。用于风热内壅，肺胃热盛，胸膈不利，口渴心烦，咳嗽痰多，咽喉肿痛，失音生哑。

用法用量：口服，一次 2 丸，1 日 2 次，用温开水送服，或含化。

11. 清咽抑火丸

组成：山豆根、连翘、桔梗、栀子、黄芩、大黄、玄参、牛蒡子（炒）、芒硝、知母、防风、薄荷、黄柏、甘草。

功能主治：清热散风，解毒消肿，清利咽喉。用于咽喉肿痛，肺炎咳嗽。

用法用量：口服，一次 1 丸，1 日 2~3 次。用白开水送服。

12. 喉痛片

组成：山豆根、乌梅、鹅不食草、甘草、儿茶、玄参、薄荷脑。

功能主治：解毒消炎，凉喉生津。用于咽喉、口、鼻腔红肿疼痛。

用法用量：含化服，一次 1 片，1 日 3~4 次。

13. 复方木鸡颗粒

组成：山豆根、云芝提取物、菟丝子、核桃楸皮。

功能主治：抑制甲种胎儿球蛋白升高。用于肝炎，肝硬化，肝癌。

用法用量：口服，一次 10 克，1 日 3 次，饭后用开水冲服。

14. 喉疾宁胶囊

组成：山豆根、板蓝根、桔梗、诃子、连翘、天花粉、人工牛黄、珍珠层粉。

功能主治：清热解毒，散肿止痛。用于外感风热时邪或脏腑内热所致的乳蛾，喉痹，痄腮，咽喉肿痛，喉核红肿，吞咽不利，咳嗽有痰，发热头痛等病症。

用法用量：口服，一次 4 粒，1 日 3 次，儿童酌减。

15. 抗病毒颗粒（糖浆、胶囊、口服液、片）

组成：山豆根、板蓝根、忍冬藤、鱼腥草、重楼、贯众、白芷、青蒿、川射干。

功能主治：清热解毒。用于病毒性上呼吸道感染（病毒性感冒）属热毒者。

用法用量：颗粒剂，开水冲服，1 次 3~6 克，1 日 3 次。口服液，口服，一次 1~2

支。胶囊剂，口服，一次4~6粒，1日2~3次，儿童酌减。

16. 鼻咽灵片（胶囊）

组成：山豆根、石上柏、蛇泡簕、半枝莲、白花蛇舌草、玄参、党参、茯苓、天花粉、麦冬等组成。

功能主治：清热解毒，软坚散结，益气养阴。用于胸膈风热，痰火郁结，热毒上攻，耗气伤津之证；也用于急、慢性咽喉炎，口腔炎，鼻咽炎及鼻咽癌放疗、化疗的辅助治疗。

用法用量：片剂，口服，每次2~4片，1日2~4次。胶囊剂，一次3~4粒，1日3次。

17. 复方山豆根口服液

组成：山豆根、黄药子、肿节风、半枝莲、龙葵、冬虫夏草、猪苓、莪术、鸡血藤等11味中药。

功能：抗肿瘤作用。

18. 喉痛解毒丸

组成：山豆根、牛黄、冰片、雄黄、蟾酥、青黛、百草霜。

功能主治：清热解毒，消炎止痛。用于喉痹乳蛾，疔疮肿毒以及口舌生疮。

19. 抗澳颗粒

组成：山豆根、金银花、白花蛇舌草、蒲公英等8味中药。

功能主治：清肝利胆，解毒逐瘟。用于急、慢性乙型肝炎。

20. 利咽I号雾化液

组成：山豆根、板蓝根、芦根、银花等。

功能主治：清热解毒，利咽消肿。用于急性咽炎。

临床疗效：治疗急性咽炎100例患者，治愈65例，显效25例，总有效率90%。

21. 复方山豆根注射液

组成：山豆根、射干、仙人掌等组成。

功能：抗肿瘤作用。

22. 山豆根合剂

组成：山豆根、玄参、牛蒡子、甘草。

功能主治：清咽利喉，消肿止痛。用于急慢性咽炎。

23. 维他敏胶囊胶囊

组成：山豆根、人参、黄芪、茵陈、苦地丁等。

功能：抗病毒和提高人体免疫力。

24. 增生平片（抗癌乙片）

组成：山豆根、拳参、北败酱、夏枯草、白鲜皮、黄药子。

功能主治：清热解毒，化淤散结。适用于食管和贲门上皮增生及萎缩性胃炎等病症，及预防癌症。

25. 牙痛宁滴丸

组成：山豆根、黄柏、天花粉、青木香、冰片、白芷、细辛、樟脑。

主治：用于牙龈炎。

用法用量：口服或舌下含服，一次10粒/次，1日3次。

26. 咽喉颗粒

组成：山豆根、茯苓、天花粉、蛇泡勒等。

功能主治：解毒消肿，益气养阴。用于咽喉疾病。

27. 抗毒注射液

组成：山豆根、板蓝根、紫草根、百部根、大青叶、草河车、贯众、茵陈、桔梗、甘草。

功能主治：清热解毒。用于病毒性疾病。

用法用量：深部肌肉注射，一次2毫升，1日2次。儿童适量减少或遵医嘱。

28. 双根注射液

组成：山豆根、板蓝根。

功能主治：清热解毒，抗菌消炎。用于慢性气管炎。

用法用量：肌注，一次2~4毫升，1日2次。

29. 静脉炎膏

组成：山豆根100克，连翘100克，威灵仙100克，冰片30克，二甲基亚砜170毫升，凡士林适量。

功能主治：解毒消炎，用于静脉炎。

用法用量：外用适量，涂于患处，1日1~2次。

30. 山针片（复方山豆根片）

组成：山豆根500克，鬼针草500克。

功能主治：清热解毒，消炎止痛。用于扁桃体炎及咽喉炎。

用法用量：口服，一次2片，1日3次。

31. 清喉消炎片

组成：山豆根150克，板蓝根150克，大力子50克，玄参50克，绵枣25克，桔梗30克，甘草25克，薄荷20克，没药25克，皂刺25克。

功能主治：清热解毒。用于咽喉肿痛，扁桃体炎。

用法用量：口服，一次4~6片，1日3次，温开水送服，小儿酌减。

32. 豆青合剂

组成：山豆根5钱，大青叶2两，生甘草5钱。

功能主治：清热杀虫。用于钩端螺旋体病。

用法用量：口服，1日1剂，每6小时给药1/4。

33. 抗炎地龙合剂

组成：山豆根50克，黄芩50克，广地龙100克。

功能主治：清热，消炎。用于老年慢性支气管炎，还有一定的镇静、利尿作用。

用法用量：以上为1日剂量，分3次服。

【不良反应】①有患者服用山豆根12克，即产生恶心、呕吐等不良反应，有口服60克而中毒死亡者，有文献报道，山豆根用量超过10克（一般10~15克）可致呕吐、头晕等不良反应。②口服抗病毒口服液引起1例患者出现头晕、头痛症状。③有患者服用抗病毒颗粒出现恶心、腹泻、腹胀症状。④肝炎灵注射液不良反应类型：中毒反应，过敏性休克（虚脱样反应），一般过敏反应，皮疹，腱鞘炎。

【附注】

1. 注意 脾胃虚寒者及孕妇忌用。不宜与神曲配伍，有文献报道山豆根与神曲同煎，存在不良反应，属“相反”配伍，患者服用二者后出现心慌、恶心、乏力、出汗与苦参碱中毒症状相同。

2. 品种情况 朱砂根别名很多，如凤凰肠、金鸡爪、开喉箭、大罗伞、山豆根等，其功效与山豆根有相似之处，在福建、湖南和广西等地区习作山豆根人药。在外观性状方面，山豆根质硬难折断，断面无朱砂点，味极苦。而朱砂根质脆易折断，有朱砂点，味微苦；显微特征方面，山豆根横切面有含晶细胞环，朱砂根则有石细胞；理化性质方面，山豆根可发生色素反应和生物碱沉淀反应，朱砂根则不发生。故两者的性状、显微及理化特征均有明显不同，可作为两者鉴别的依据。近年来普遍把山豆根、木蓝根、北豆根和滇豆根统称为“山豆根”使用的混乱现象，北豆根为防己科植物蝙蝠葛 *Menispermum dauricum* DC. 的干燥根茎。滇豆根为毛茛科植物铁破锣 *Beesia calthaefolia*（Maxim.）Ulbr. 的干燥根茎。山豆根、北豆根和滇豆根分别来源于不同科的植物，功能主治等方面不同，应该区别使用。

山豆根、北豆根及伪品性状特征比较

品名	表面色泽	形态	质地气味	断面
山豆根（广豆根） *Sophora tonkinensis*	棕色至棕褐色	根呈圆柱形	质坚硬，有豆腥气，味极苦	皮部淡棕色，木质部黄白色
北豆根（蝙蝠葛） *Menispermum dauricum*	黄棕色至暗棕色	细长圆柱形，可长达50厘米	质韧，气微，味苦	可见放射状纹理，中心有白髓
木蓝属（土豆根） *Indigofera*	灰黄色至灰褐色	呈圆柱形，栓皮易鳞状剥落	质硬，味微苦，	皮部类白色，可见棕色小点；木质部淡黄色，呈放射状
百两金 *Ardidisia crispa*	灰棕色至灰褐色	根圆柱形，具环状断裂纹	质硬，气微，味苦辛	断面类白色或淡棕色，木部易与皮部分离
滇豆根（单叶升麻） *Beesia calthaefolia*	灰褐色	具多数节，节纹隆起	质轻，气微，味苦	断面黄色，角质状，显蜡样光泽

参考文献

1. 郝睿，姜彩娥，孔增科，等．山豆根及其混伪品的鉴别与合理应用．时珍国医国药，2008，19（9）：2273.

2. 吴钢，阮岩，陈丹曼，等．鼻咽灵片治疗急性咽喉炎的临床观察．中草药，2008，39（2）：258.

3. 苏建，王宝．复方山豆根口服液．江西中医药，2008，39（2）：29.

4. 张勇军．利咽Ⅰ号雾化液治疗歌者急性咽炎的临床研究．湖南中医药导报，1999，5（7）：22.

5. 张良，张万峰，王日芝，等．复方山豆根注射液对荷瘤小鼠B16、Lewis抑瘤作用的实验研究．中医药信息，2001，18（6）：53.

6. 杨辉，李冀湘，崔向青，等．含黄药子制剂的临床应用及不良反应综述．临床误诊误治，2006，19（2）：85.

7. 林苗，李春．山豆根及其混淆品朱砂根的鉴别比较．湖北中医杂志，2007，29（1）：52.

8. 范健，吕建峰．山豆根的化学成分与药理研究进展．实用医技杂志，2003，10（11）：1254.

9. 孙蓉，杨倩，赵燕．山豆根不同组分小鼠急性毒性比较研究．中国药物警戒，2010，7（5）：257.

10. 孙安武．4种山豆根的鉴别和质量分析．云南中医中药杂志，2007，28（6）：28.

11. 吴达荣，秦瑞，郑有顺．北豆根、山豆根水煎液对白色念珠菌的抗菌作用．医药产业资讯，2006，3（9）：118.

12. 张青，唐斌，刘江．复方山豆根颗粒剂的制备与质量控制．中国药师，2005，8（5）：407.

13. 林普莲．复方仙豆流浸膏治验3则．福建中医药，2006，37（5）：40.

14. 吴晓辉，阮金兰，汤莹，等．喉痛解毒丸质量标准的研究．中成药，2008，30（9）：1313.

15. 刘松青，林彩，代青，等．抗澳颗粒质量标准的研究．第三军医大学学报，2003，25（19）：1765.

16. 付秀娟，陈晓亮，苏慧，等．利咽灵合剂的质量控制．中国医院药学杂志，2008，28（21）：1877.

17. 董嘉德，刘宝玲，王广山．山豆根的鉴别及药用情况．中国中药杂志，2004，29（4）：384.

18. 宋茹，王媛媛．山豆根合剂的质量标准研究．时珍国医国药，2001，12（8）：693.

19. 杜士明，周本宏，杨光义，等．山豆根水提物抗炎作用研究．中国药房，2008，19（18）：1371.

20. 李兴霞，余东山，包道美，等．山豆根提取液在豚鼠过敏性哮喘中的平喘观察．中华医学实践杂志，2006，5（10）：1087.

21. 张顺湧．山豆根与神曲配伍不良反应．山西中医，2009，25（6）：32.

22. 达庆国，钱芳，周春来，等．维他敏胶囊质量控制方法研究．中国药业，2010，19（3）：24.

23. 张先林，姚毅，刘志辉，等．心肌颗粒薄层定性研究．中国药物与临床，2007，7（4）：311.

24. 朴惠顺，康东周，金在久．牙舒安片质量标准研究．时珍国医国药，2006，17（11）：2243.

25. 张津津．咽喉颗粒的提取工艺．华西药学杂志，2008，23（2）：241.

◎山猫儿

Shanmaoer

【别名】较剪草（《岭南草药志》），山菅兰（《岭南中草药撮要》），碟碟草（《质问本草》），老鼠砒、家鼠草（《福建民间草药》），铰剪王（《陆川本草》），山交剪、天蒜（《广西中药志》），假射于、山大箭兰、蛇王修（《广西中草药》）。

【来源】为百合科植物山菅 *Dianella ensifolia*（L.）DC. 的根茎或全草。全年可采收，洗净，鲜用。分布于西南及广东、广西、浙江、福建、江西海南等省区。

【药材性状】根茎极短，粗约 1 厘米，节间亦短，长约 5 毫米（顶部带有地上茎茎基），节上有鳞叶残留和多数长短不一须根，均为浅灰黑色。须根粗约 1.5 毫米，具细纵棱及环状裂痕，或皮层脱落露出浅棕色木质部，较易折断，断面肉眼可见髓部中空。

【性味】辛，温；有毒。

【功能主治】清热解毒，祛瘀消肿。用于瘰疬、痈疽疮癣，跌打损伤。现代有用于腹痛，脓肿，癣，淋巴结炎等疾病。

【用法用量】外用适量，捣敷或研粉醋调敷。

【不良反应】全草有毒，家畜中毒可致死。人误食其果可引起呃逆，甚至呼吸困难而死。

【附注】

1. 注意　禁内服。

2. 品种情况　山菅兰与鸢尾科植物射干外形比较相似，容易混淆使用，二者功效却不相同，应注意区别。

参考文献

1. 韦松基，刘寿养．广西 21 种有毒药用植物的鉴别介绍（Ⅱ）．中药材，1990，13（3）：17.

2. 朴香珠．浅谈中药材入库前的验收．吉林中医药，2005，25（3）：51.

◎千里光

Qianliguang

【别名】九里明（《生草药性备要》），金花草（《本草求原》），九龙光（《广州植物志》），黄花雾（《粤北草药》），眼明草（《广东中药志》第二卷），千里及（《本草拾遗》），千里急、黄花演（《本草图经》），九里光（《滇南本草》），金钗草（《医便》），黄花草（《纲目拾遗》），九岭光（《草木便方》），一扫光（《分类草药性》），千里明（《昆明药用植物调查报告》)，百花草(《广西中兽医药用植物》)，九龙明(《四川武隆药用植物图志》)，黄花母、七里光(《江西民间草药》)，野菊花、天青红、白苏杆(《湖南药物志》)，箭草、青龙梗、木莲草(《浙江民间常用草药》)，软藤黄花草(《福建中草药》)，光明草(《陕西中草药》)，千家药(《江西景德镇草药》)。

【来源】本品为菊科植物千里光 *Senecio scandens* Buch. - Ham. 的干燥地上部分。秋季枝叶茂盛、花将开放时采割，晒干。主产于中国除东北、新疆、内蒙古外的其他地方。我省产于韶关、乐昌、南雄、始兴、连州、英德、佛冈、从化、花都等地。

【药材性状】全体长60～100厘米，或切成2～3厘米长的小段。茎细长，直径2～7毫米，表面深棕色或黄棕色，具细纵棱；质脆，易折断，断面髓部白色。叶多卷缩破碎，完整者展平后呈椭圆状三角形或卵状披针形，边缘具不规则锯齿，暗绿色或灰棕色；质脆。有时枝梢带有枯黄色头状花序。瘦果有纵沟，冠毛白色。气微，味苦。

【性味与归经】苦，寒；有小毒。归肝、肺经。

【功能主治】清热解毒，清肝明目，杀虫止痒。用于感冒，风热头痛，肺热咳嗽，咽喉肿痛，肝热目赤肿痛，目生翳障，泄泻痢疾，皮肤湿疹，疮疖。近有用于滴虫性阴道炎，急慢性结膜炎，鼻炎，沙眼等。

【用法用量】15～30克（鲜品加倍），水煎服。外用适量，煎水洗或熬膏涂、或用鲜叶捣烂敷或取汁涂患处。

【药理作用】

1. 抗菌作用 50%千里光水煎剂具广谱抗菌作用，尤对金黄色葡萄球菌、伤寒杆菌、甲型副伤寒杆菌、乙型副伤寒杆菌、志贺痢疾杆菌、鲍氏痢疾杆菌、宋氏痢疾杆菌有相当强的抗菌作用。所含酚酸（对羟基苯乙酸、氢醌等）对流感杆菌、肺炎链球菌、甲型链球菌、卡他球菌、变形杆菌、金黄色葡萄球菌等均有抑制作用。应用血清药理学方法研究千里光抗大肠埃希菌的作用及其机制，从千里光中分离出黄酮类化合物，然后通过给小鼠灌胃制备千里光水浸液的含药血清和黄酮类化合物的含药血清。用扫描电镜观察各含药血清对大肠埃希菌超微结构的影响，用同位素前体参入试验观察各含药血清对大肠埃希菌生物合成的影响。实验结果表明，与阴性对照血清相比，2种含药血清作用后的大肠埃希菌，其形态和超微结构均发生明显的变化，表现为菌体表面粗糙，部分菌体出现缢痕，并在缢痕处缢缩或断裂等变化；DNA、RNA、蛋白质和肽聚糖合成也受到明显的抑制。对尿路感染患者尿液中分离的大肠埃希菌R质粒进行检测，并选用中药千里光水浸液对该质粒进行了体外、体内消除实验。体外实验：千里光水浸液亚抑菌浓度分别作用大肠埃希菌24，48，72小时后，影印培养，计数消除子数；体内实验：建立肠道去污染小鼠动物模型后，经口感染大肠埃希菌，同时给千里光水浸液，灌胃给药，每只2毫克/日，分别于给药后24，48，72小时后处死小鼠，分离培养细菌，计数消除子数。消除子经质粒抽提琼脂糖凝胶电泳鉴定。结果表明，体外药物作用24，48，72小时后，R质粒消除率分别为：0.2%，2.2%，3.8%；SDS对照组分别为12.1%，14.9%，23.7%，体内药物作用24，48，72小时R质粒消除率分别为0%，3.1%，14.4%，对照组分别为0%，0.1%，0.1%。千里光不同提取方法抑菌作用研究表明，对金黄色葡萄球菌、肺炎链球菌、乙型溶血性链球菌和流感嗜血杆菌四种致病菌的抗菌作用比较，MIC的排列顺序为：85%醇提<50%醇提<70%醇提<95%醇提<水提，由此说明85%醇提部分抗菌作用最强。

2. 抗炎作用 通过二甲苯致小鼠耳廓肿胀实验、腹腔注射醋酸致小鼠腹腔毛细血管通透性增高实验以及小鼠棉球肉芽肿实验，观察千里光总黄酮的抗炎作用。结果表明，千里光总黄酮对二甲苯致小鼠耳廓肿胀、醋酸致小鼠毛细血管通透性的增加以及小鼠棉球肉芽肿的形成均有明显的抑制作用；千里光总黄酮高中低剂量组炎症渗出液中白细胞数和PGE2含量明显低于空白对照组。

3. 抗钩端螺旋体作用 千里光煎剂浓度为1∶800－1∶1600时即能抑制钩端螺旋体生长。氢醌对钩端螺旋体的抑制浓度为1∶500 000。人鼠或家兔灌服千里光煎剂后。血和尿具有抗钩体活性。千里光对豚鼠和小鼠的实验性钩端螺旋体感染有一定保护作用，但对金地鼠的实验性钩体感染无效。

4. 抗滴虫作用 试管实验证明千里光煎剂对人阴道滴虫有一定的抑制作用。24小时抑制浓度为1∶40以上，48小时为1∶80以上。

5. 抗氧化作用 千里光多酚提取物对羟自由基（OH）的清除率达到86.74%，并能有效阻止由羟自由基（OH）所引起的DNA损伤和脂质过氧化，千里光多酚、茶多酚对羟自由基（OH）的IC_{50}分别为：1.120毫克/毫升、0.410毫克/毫升；对脂质过氧化的IC_{50}分别为0.980毫克/毫升、0.950毫克/毫升；对DNA损伤的$_{50}$分别为：0.690毫克/毫升、0.140毫克/毫升，结果表明千里光是一种优良的天然抗氧化剂和自由基清除剂，千里光提取液对自由基的清除作用有剂量依赖性。其中水提液清除超氧自由基的抗氧化活性较好，醇提液清除羟自由基的抗氧化活性较好，总黄酮提取量水提液比醇提液高，可达31.15毫克/克。

6. 保肝作用 用四氯化碳建立小鼠肝损伤模型，对不同剂量（2.6、5.2、10.4克/公斤）的千里光进行保肝作用研究，对小鼠采血测定血清ALT、AST等生化指标，取肝脏计算脏器指数，作组织病理学观察，结果发现千里光能显著降低血清ALT、AST的升高，抑制肝脏组织病理学改变，保护肝功能。但国外的研究表明，千里光及千里光属植物含有的不饱和吡咯里西啶类生物碱（PA），是一种肝毒性成分，会对肝脏造成严重损害，引起人类肝小静脉闭塞证。

7. 镇痛作用 采用醋酸扭体法和热板法研究不同剂量（490.88，245.44，122.72毫克/公斤）千里光提取物冻干粉（SCE）的镇痛作用，SCE对醋酸致痛有明显的抑制作用，且SCE剂量越高，其镇痛作用越明显。在实验中还观察到，SCE较高剂量组小白鼠扭体出现的时间明显比其处理组小白鼠迟，说明SCE不但能减少小鼠的扭体次数，还能推迟疼痛感出现的时间。SCE需要较长代谢时间才能对小白鼠热板刺激发挥明显的镇痛作用，且此时SCE的镇痛作用强于对乙酰氨基酚。

8. 毒理 小鼠1次灌胃千里光煎剂80克/公斤体重，观察4～6天，动物活动、食欲正常；每次给小鼠灌胃20克/公斤体重，1日2次，连续6天，动物无异常变化；每日给小鼠灌服20克/公斤体重，连续5天后病理切片检查：部分小鼠肝细胞有轻度水肿，细胞增大，胞浆出现粗颗粒，肾小管上皮细胞水肿，个别破裂，近曲小管管腔较窄，心脏肌原纤维出现染色较浅的细小颗粒，其他无异常变化，每日给兔饲料以20克/公斤体重，连续20天，兔血浆溴磺酞钠潴留量在正常范围内，心、肺、肾、胃、肠切片检查除有轻度水肿外无明显其他变化；按上剂量给兔灌服1周后，白细胞计数在正常范围内；煎剂小鼠腹腔注射的LD_{50}为23±2.7克/公斤体重。

【药物制剂】

千里光为常用传统中药，广泛用于复方制剂。多年来，国内外学者对其药理作用、分析方法、毒理、临床应用等方面均有所研究，并研制出以千里光为主要成分的千柏鼻炎片及千柏鼻炎颗粒的复方制剂，浙江省金华市中医院等单位研制出了治疗霉菌、滴虫性阴道炎的妇科外洗剂阴洁康洗液等医院制剂。

1. 千里光滴眼液（浙江医院医院制剂）

组成：千里光（干燥全草）10 000克，硼砂38.2克，硼酸99.2克，氯化钠48.0克，羟苯乙酯5.0克，注射用水加至10 000毫升。

主治：用于眼结膜炎，沙眼，角膜炎等，对予视疲劳也有一定疗效。

用法用量：急性期炎症每2小时滴一次，一次2～3滴，用于其他每4小时滴一次，一次2～3滴。

临床疗效：中医眼科门诊的眼结膜炎、沙眼患者，共780人，其中男性311人，女性469人，年龄13～65岁。用千里光滴眼液治疗，每2～4小时滴一次，每次2～3滴，连续用药一周。结果608例症状消失或明显好转，总有效率为78%。

2. 烧伤残余创面洗剂（广西医科大学一附院制剂）

组成：九里明20克，黄柏20克，苦参20克，十大功劳30克，海桐皮20克，威灵仙20克，刺蒺藜20克，皂角20克，山甲20克，土槿皮20克，苍耳子20克，五倍子30克，胆凡10克。

用法用量：将病员有残余创面部位的外层敷料打开，仅留最内一层敷料，然后取上述洗剂浸泡或冲洗患处，冲洗中尽可能去除污染物及失活组织。每次冲洗10～15分钟。冲洗后创面盖凡士林纱布，再置消毒敷料包扎。每隔2～3天重复一次，连用3～5剂即可。

临床疗效：用烧伤残余创面洗剂治疗病人50例，显效47例，有效2例，总有效率98%。

3. 里光洗眼液（云南省文山州中医院眼科医院制剂）

组成：千里光、绣球防风、野菊花。

功能主治：清热解毒，明目消肿。用于急性卡他性结膜炎。观察期间未发现患者有不良反应。

4. 千里光合剂（曲靖市妇幼医院医院自制）

组成：千里光、马鞭草、土大黄、重楼、艾叶、乌梅、苦参各15克。

用法用量：①外洗法　每日2次，每次洗浴20～30分钟左右，1剂可连续用2～3天。每次洗浴前需将药液加热至沸，睡前用干净脱脂棉蘸干净药液适量（第1次煎煮药液时预置）塞入阴道，清晨起床时取出。10天为1个疗程。1～3个疗程后停药观察。②贴脐法　取上方1剂，上药粉碎过80目筛，装瓶备用。先清洁脐部，后填入药粉5克～10克。再用麝香止痛膏（孕妇忌用）或胶布盖贴。2日换药1次，每晚用热水袋敷20～

30分钟，以助药物渗透。5次为1疗程，2～3疗程后停药观察。

结果：痊愈（症状体征消失，白带涂片连续3个月无异常）72例；显效（症状体征消失，白带涂片阴性，停药3月内复发）6例；有效（症状特征减轻，白带涂片滴虫、霉菌阳性）4例；无效（症状体征及白带涂片均无改善者）0例，总治愈率87%。

5. 清热化毒液（四川省绵阳市第八人民医院制剂）

组成：千里光15克，银花20克，大青叶15克，胖大海15克，丹参40克。

使用方法：先用生理盐水清洁患眼，再以纱布块蘸上药液敷患眼，1天3次～5次，每次10分钟～15分钟，3天为1疗程。敷药期间禁食辛辣厚味。

临床疗效：治疗急性卡他性结膜炎78例中痊愈68例126眼，占87.18%；有效7例12眼，占8.97%；无效3例6眼，占3.85%。总有效率96.15%。用药最短1个疗程，最长3个疗程。所有病例使用上法未发现过敏反应、毒副作用。治愈患者经随访1周未复发。

6. 九白茶洗剂（自拟制剂）

组成：九里明、葫芦茶、白及、地榆。

功能主治：清热解毒，凉血止血。用于烧伤。

用法用量：用时先将烧伤创面常规消毒，清除创面污染，用消毒棉球将创面渗液吸干，然后将备用药水涂到创面上，每日3～5次，暴露创面，保持干燥。

7. 阴洁康洗液（浙江省金华市中医院制剂）

组成：千里光120克，苦参120克，百部60克，蛇床子60克，生甘草40克，银花60克，硼砂40克。

功能主治：抗菌，抗病毒，用于霉菌。滴虫性阴道炎。

8. 舒洁洗液（云南省曲靖市医疗单位制剂）

组成：千里光、蛇床子、苦参等。

功能主治：清热解毒，祛风燥湿，杀虫止痒。临床上主要用于治疗多种原因引起的妇女带下量多、色黄白、阴痒等症。

9. 千金宁洗液

组成：千里光、黄柏、大青叶、野菊花、白藓皮、薄荷脑等。

用法用量：取本药10～20毫升直接擦洗阴部2～4分钟，然后用清水洗净即可。每天1～2次，7～10天为1疗程。

功能主治：清热解毒，燥湿止带。主要用于外阴炎等妇科疾病，尤其对经期、产褥期、人工流产、性生活前后的外阴清洁以及男女日常生活卫生保健等有显效。

临床疗效：本组50例中，痊愈35例（占70%），显效11例（占22%），有效4例（占8%）。总有效率为100%。

10. 清热散结片

组成：千里光水提醇沉制成的单味中药制剂。

功能主治：清热解毒，散结止痛的。用于急性结膜炎，急性咽喉炎，急性扁桃腺炎，急性肠炎，急性痢疾，上呼吸道炎，急性支气管炎，淋巴结炎，疮疖疼痛，中耳炎，皮炎湿疹等症。

11. 清热散结胶囊

组成：千里光提取制成的纯中药制剂。

功能主治：消炎解毒，散结止痛，抗肿瘤。用于急性结膜炎，急性咽喉炎，急性扁桃体炎，急性肠炎，急性菌痢，上呼吸道炎，急性支气管炎，淋巴结炎，疮疖疼痛，中耳炎，皮炎湿疹等。

12. 千喜胶囊（片）

组成：千里光、一见喜（穿心莲）。

功能主治：清热解毒，抗菌消炎，燥湿止痢。用于肠炎，痢疾，上呼吸道感染，鼻窦炎等疾病。

用法用量：片剂 1 日 3 次，一次 4 片，一周后改为 1 日 2 次，一次 2 ~ 3 片，连服两周。

临床疗效：千喜片治疗慢性非特异性溃疡性结肠炎 32 例，治愈或显效 26 例，其中治疗一个疗程者 14 例，两个疗程者 9 例，三个疗程者 3 例，总有效率 81.25%。

13. 千紫红冲剂

组成：千里光、紫地榆、大红袍、钻地风、杨梅根等经提取后制成的中药抗菌冲剂。

用法用量：口服，每次 10 克（1 袋），日服 3 次，开水送服。

功能：清热祛湿，收敛止痢，亦具行滞活血止痛。

临床疗效：千紫红冲剂治疗湿热泄泻 83 例，治愈 71 例（85.54%），好转 10 例（12.05%）未愈 2 例（2.41%），总有效率 97.59%。

14. 千柏鼻炎颗粒

组成：千里光、卷柏、羌活、决明子、麻黄、川芎、白芷等。

功能主治：清热解毒，活血祛风。用于急慢性鼻炎、鼻窦炎、咽炎等。

15. 三七化痔丸

组成：千里光、盐肤木、三七等数味中药组成的成方制剂。

功能：清热解毒，止血止痛。

16. 千柏鼻炎片（胶囊）

组成：千里光、卷柏、羌活、决明子、麻黄、川芎、白芷等。

功能主治：清热解毒，活血祛风，宣肺通窍。用于风热犯肺，内郁化火，凝滞气血所致的鼻塞，鼻痒气流，流涕黄稠，或鼻塞无歇，嗅觉迟钝，急、慢性鼻炎，急慢性鼻窦炎等。

用法用量：片剂，口服，一次 3 ~ 4 片。胶囊剂，口服，一次 2 粒。1 日 3 次，15 天为一个疗程。症状减轻后减量维持或遵医嘱。

17. 辛苍液

组成：千里光 300 克，辛夷花 300 克，苍耳子 300 克，鱼腥草 300 克，薄荷精适量。

使用方法：成人 1 日 1 支，一次 3 ~ 5 滴，7 天为 1 个疗程，急性鼻炎 3 ~ 5 天可治愈，慢性鼻炎 2 ~ 3 疗程可治愈。

结果：治疗急性鼻炎 45 例，治愈 35 例，显效 10 例，总有效率 100%。慢性鼻炎 30 例，治愈 19 例，显效 11 例，总有效率 100%。对照组急性鼻炎 26 例，治愈 7 例，显效

11 例，无效 8 例，总有效率 70.3%。慢性鼻炎 10 例，治愈 1 例，显效 5 例，无效 4 例，总有效率 60%。

18. 千里光片（喷雾剂）

组成：千里光（每片相当于原药材的 6 克）

功能主治：清热解毒，抗菌消炎，杀虫明目。用于细菌性痢疾，肠炎，急性阑尾炎，上呼吸道感染及一般炎症性疾病。

用法用量：口服：一次 4 片，1 日 3 次。小儿用量酌减。

19. 消炎灵胶囊（片）

组成：千里光、苦玄参、肿节风、毛冬青、甘草等。

功能主治：清热解毒，消肿止痛。用于上呼吸道炎，支气管炎，鼻炎，咽喉炎，扁桃体炎，细菌性痢疾及慢性胆囊炎。

20. 宝视力眼贴

组成：千里光。

功能主治：能高效补充眼部营养，改善眼部微循环，促进眼部新陈代谢，有效消除多种眼部疾病的诱因，从而在最大程度上保护眼睛健康。

用法用量：洗净双手及眼部皮肤，闭上双眼，取本品直接贴于眼部皮肤即可，保留 15 ~ 20 分钟取下，1 日 1 ~ 2 次

21. 炎毒清

组成：千里光。

主治：广泛适用于急性结膜炎，急性咽喉炎，急性扁桃腺炎，急性肠炎，急性菌痢，上呼吸道炎，急性支气管炎，淋巴结炎，疮疖疼痛，中耳炎，皮炎湿疹。

用法用量：一次 2 ~ 3 片，1 日 3 次。

22. 感炎清片

组成：千里光干膏、虎杖干膏、扑热息痛、扑尔敏。

功能主治：清热解毒。用于感冒流涕，发热头痛，咽喉炎等。

用法用量：口服，一次 2 ~ 3 片，1 日 3 次。

23. 消炎解毒散

组成：千里光、天花粉、大黄、黄柏、白芷、连翘、姜黄、甘草、苍术、陈皮、厚朴、冰片、滑石。

功能主治：清热解毒，消痈散结，止痛生肌。用于疔疮，疖，痈，湿疹及丹毒流注，跌打损伤。

用法用量：外用。1 日 1 ~ 2 次。消毒患处，用冷开水或蜜将药粉调成糊状涂敷。

24. 一枝刘洁身液

组成：千里光、苦参、蛇床子、花椒等 12 味中药。

功能主治：清热解毒，泻火燥湿，杀虫止痒。用于预防尖锐湿疣术后复发等

用法用量：用洁身液原液外洗，再将无菌纱布浸泡于该溶液中，取出沙布放置于患处表面及其周围 2.0 厘米处湿敷，每次 15 分钟，2 次/天，连续 7 ~ 10 天，患处位于阴道内者，取大小相应含有洁身液的纱布团放置于阴道内，余同上。

25 “采芙特” 洁面护肤液

组成：千里光、白芷、虎杖等。

功能主治：杀菌。用于对手、皮肤消毒。

26. 复方灭螨灵霜

组成：千里光 100 克，百部 200 克。

功能主治：清热解毒，杀虫止痒。用于酒渣鼻。

用法用量：在患都外擦复方灭螨霜、并用手搓擦 2 ~3 分钟。20 天为一疗程、连用 2 ~3 个疗程。

临床疗效：经治疗，皮损及痒痛自觉症状全部消失而痊愈者 32 例（46.4%），皮损及痒痛者 32 例（46.4%），皮损及痒痛自觉症状大部消失而取得显效者 21 例（30.4%），皮损及自觉症状减轻者 10 例（14.5%），治疗数次后疗效不显者而停止治疗者 6 例（8.7%），总有效率 91.3%。

27. 肛痒洗剂

组成：千里光 30 克，苦参 30 克，白藓皮 30 克，萹蓄 30 克，蛇床子 20 克，防风 20 克，薄荷 10 克。

功能主治：清热燥湿，祛风止痒，杀虫。用于肛周湿疹。

用法用量：取上药加水 3 000 毫升浸泡 20 分钟，煎取 2 000 毫升药汁倒人盆内，在坐浴架上熏蒸肛门，待药液温度适中时，将臀部浸于盆中泡洗。每次浸泡 20 分钟，1 日 2 次，2 周为 1 疗程。

临床疗效：本组 40 例中，治愈 32 例，占 80.00%；好转 7 例，占 17.50%；无效 1 例，占 2.50%。总有效率 97.50%。疗程最短 6 天，均为急性患者，最长 1 个月。

28. 千里光搽剂

组成：千里光（鲜）2000 克，硼酸 30 克，软皂 20 克，水适量。

功能主治：消炎解毒。用于湿疹，疮疖等。

用法用量：外搽患处。

29. 千里光栓

组成：千里光 50 公斤，白及粉 0.75 公斤，淀粉适量。

功能主治：清热解毒，抗菌消炎，去腐生肌，止痛。用于宫颈糜烂。

用法用量：月经净后 2 ~3 天开始，每次 1 枚，隔日 1 次。

30. 千独软膏

组成：千里光 200 克，独脚莲 100 克，单乳膏 700 克。

功能主治：抗菌消炎。用于各种皮肤炎症即化脓性溃疡。

用法用量：涂敷于患处。

31. 千柳软膏

组成：千里光 1500 克，柳叶 1000 克，单乳膏 500 克。

功能主治：抗菌消炎。用于各种皮肤炎症即化脓性溃疡。

用法用量：涂敷于患处。

32. 复方千里光片（Ⅱ）

组成：千里光10公斤，蒲公英10公斤。

功能主治：抗菌消炎。用于上呼吸道感染，急性扁桃体炎，肺炎等。

用法用量：口服，一次3~5片，1日3次。

33. 千虎片

组成：千里光6公斤，虎杖7公斤，滑石粉适量。

功能主治：抗菌消炎。用于治疗上呼吸道感染，肺炎，外伤感染等。

用法用量：口服，一次3~5片，1日3次。

34. 皲裂膏

组成：九里光5公斤，白及1公斤。

功能主治：解毒润肤，生肌。用于皲裂。

用法用量：取药膏涂于患处。

35. 复方千里光片（Ⅰ）

组成：千里光（干品）3250克，野菊花全草（鲜草）1000克，地榆粉3250克，黄芩粉750克。

功能主治：抗菌消炎。用于上呼吸道感染，肠炎，痢疾及一般感染。

用法用量：一次4~6片，1日3次，小儿酌减。

36. 其他制剂 一爽滴眼液（浙江省中医院药剂科制剂）、千里光膏（浙江省金华市中心医院自制，治疗疖）、霉阴炎洗剂（济宁市中医医院制剂，用于治疗霉菌性阴道炎）。

【不良反应】服用过程中仅个别病人有恶心，食欲不振及大便次数增多现象，曾发生1例过敏性药疹。千里光因含有吡咯里西啶类生物碱而具有迟发性肝毒性，长期使用可导致肝静脉闭塞，出现黄疸和腹水。其中毒症状表现为：疲乏无力、恶心呕吐、腹胀、黄疸、尿少、腹水等；还可导致肝癌、肺癌以及畸胎等。

【附注】

1. 注意 中寒泄泻者勿服。

2. 品种情况 毛茛科植物女萎 *Clematis apiifolia* DC. 的带叶茎藤。辛，温。能消食、止痢。少数地区被当作“千里光”用。其茎有白色柔毛；三出复叶对生，小叶上部3裂，具有2~3钝齿；花白色。据分析其全株含生物碱0.013%。两者作用不同，应注意区别，以免混淆。

参考文献

1. 程刚，夏东胜，李馨龄，等. 千里光的安全性研究现状及其对策探讨. 中国中医药信息杂志，2004，11（7）：569.

2. 徐凌. 阴洁康洗液的制备及质量控制. 中国药物与临床，2006，6（1）：24.

3. 管毓向，解翠珠，程静. 舒洁洗液质量标准研究. 中国药业，2008，17（9）：22.

4. 杨新星，程春梅，王炯，等. 千里光多酚提取物的体外抗氧化研究. 云南民族大学学报（自然科学版），2009，18（2）：143~145.

5. 王如阳，刘满红，王泓，等. 千里光提取液的抗氧化活性研究与总黄酮含量测定.

云南中医中药杂志，2009，30（5）：51～53.

6. 刘文平，刘波兰，李小花，等．血清药理学方法研究千里光抗大肠埃希菌的作用机制．中药药理与临床，2009，25（3）：47～49.

7. 张文平，陈惠群，张文书，等．千里光总黄酮的抗炎作用研究．时珍国医国药，2008，19（3）：605～607.

8. 张颂雨，唐天序．复方灭螨灵霜治疗酒渣鼻69例疗效观察．安徽中医临床杂志，1994，8（2）：15.

9. 张文平，曹镐禄，张文书，等．千里光水浸液对大肠埃希菌R质粒的消除作用．时珍国医国药，2007，18（12）：2929～2930.

10. 徐凌．阴洁康洗液的制备及质量控制．中国药物与临床，2006，6（1）：24.

11. 陈进军，聂芳红，赵生才，等．九里明抗菌镇痛有效部位中PAS的研究．中国农学通报，2006，22（6）：117～120.

12. 陈录新，李宁，张勉，等．千里光的研究进展．海峡药学，2006，18（4）：13～16.

13. 谭宗建，田汉文，彭志英．千里光保肝作用的实验研究．四川生理科学杂志，2000，22（1）：20.

14. 何伟东，何梦莎．肛痒洗剂坐浴治疗肛周湿疹40例．中医外治杂志，2009，18（3）：51.

15. 梁国庆．自拟清热化毒液外用治疗急性卡他性结膜炎78例．中医外治杂志，2009，18（4）：61.

16. 赵健光，谢云萍，尚玲．里光洗眼液治疗急性卡他性结膜炎疗效观察．中国中医眼科杂志，2001，11（4）：236.

17 肖延刚．自拟九白茶洗剂治疗烧伤创面89例．广西中医药，1995，18（1）：16.

18. 陈梅荣，丁惠堂，王晖，等．千里光不同方法提取物抑菌作用的研究．江西中医学院学报，2002，14（4）：15.

19. 陈进军，聂芳红，林英红，等．千里光提取物的镇痛作用及致突变性分析．西北农林科技大学学报，2007，35（3）：49.

20. 陈师农，孙备，马玲，等．千柏鼻炎颗粒质量标准的研究．中国实验方剂学杂志，1999，5（2）：3～5.

21. 黄松，陶艳，陈吉航，等．千柏鼻炎片质量标准的研究．中国实验方剂学杂志，2009，15（10）：17～20.

22. 颜利玲，游卉，左之文，等．千金宁洗液治疗外阴炎50例．湖南中医杂志，2006，22（3）：73.

23. 屠万倩，马开，张留记．HPLC测定清热散结片中槲皮素的含量．中成药，2007，29（1）：144～146.

24. 项迎春，王建平．千里光滴眼液的研制及临床应用．中国药液，2001，10（12）：34～35.

25. 张琦，常华．千里光合剂外洗贴脐治疗阴道炎82例．中国民族民间医药杂志，

2000，(42)：27.

26. 王淑玲，詹怡飞，毛友昌，等．千喜胶囊（片）中千里光薄层鉴别研究．江西中医学院学报，2005，17（5）：42.

27. 毛发明．千喜片治疗慢性非特异性溃疡性结肠炎32例临床分析．井冈山医专学报，1996，3（1）：62.

28. 吴敏，韩建闽．千紫红冲剂治疗湿热泄泻83例临床观察．中国中医急症，2001，10（5）：271.

29. 刘人树，彭艳梅，吴泽知．清热散结胶囊中绿原酸的含量测定．中南药学，2008，6（4）：508～510.

30. 黎炳华，丘文珍．三七化痔丸的质量标准研究．中草药，2003，34（8）：707～709.

31. 梁自乾，莫宗永．烧伤残余创面洗剂的制备与临床观察．时珍国药研究，1995，6（4）：43.

32. 毛永芬，吕慧．辛苍液的制备与疗效观察．云南中医中药杂志，2003，24（4）：21～22.

◎千层塔

Qiancengta

【别名】虱子草、虱婆草(《广东中药志》第二卷)，蛇交子、毛青杠、生扯拢、蛇足草(《贵州民间药物》)，手金榨、矮杉树(《四川中药志》)，万年杉、铁板草(《重庆草药》)，千金虫、刘果奴、矮罗汉、狗牙菜、虱婆药(《湖南药物志》)，金不换、金锁匙、横纹草、充天松(《福建中草药》)，打不死（江西(《草药手册》)），矮松、跌打损伤草(《安徽中草药》)，杀蛆药、山芝、直立石松(《长白山植物药志》)。

【来源】为蕨科植物石杉科植物千层塔 *Huperzia serrata*（Thunb.）Trev. ［*Lycopodium serratum* Thunb.］的干燥全草。夏末、秋初采收全草，去泥土，晒干。分布与广东、广西、四川、贵州、云南、东北、长江流域等地区。

【药材性状】全草长12～30厘米，基部常留有纤细须根。茎粗约3毫米，稍扁，有分枝；茎上有大片与小片的叶均匀间距略呈四行排列，类似层塔状。叶片披针形，大小不一，长1～2.5厘米、宽2～4毫米，绿黄色，边缘具锯齿，中脉一条明显，具短柄或近无柄。中上部的叶腋间带有孢子囊，呈肾形、棕黄色，长、宽约2毫米，内藏孢子亦为肾形。气微，味淡，微苦涩。

【性味与归经】苦、辛、微甘，微寒；有小毒。归肝、肺经。

【功能主治】清热解毒，散瘀止血，消肿止痛，除湿。用于肺热吐血，劳伤咳血，尿血，痔疮出血，肺痈吐脓血，白带。外用治无名肿毒，跌打扭伤，肿痛，水火烫伤。现代有用于重症肌无力症，老年性记忆功能减退，老年性记忆障碍，早期性痴呆，血管性痴呆，缺碘智力低下，阿尔海默茨病，多梗死性痴呆，慢性失眠症等。

【用法用量】内服煎汤，5～15克，或捣汁。外用适量，煎水洗，捣敷，研末撒或调敷。

【药理作用】

1. 抗胆碱酯酶作用 千层塔提取的石杉碱 A（huperzine－A，Hup－A），又名福定碱（fordine），在体外对人、犬、家兔、猫、大鼠和小鼠红细胞乙酰胆碱酯酶（AchE）的 PI_{50}值（抑制酶活力 50% 的浓度的负对数）分别为 7.44、7.37、7.23、6.92、6.84 和 6.42；对小鼠全脑、家兔延脑及大脑皮质 AchE 的 PI_{50}值分别为 7.52、7.66 和 7.11；对人、小鼠、猫、狗、大鼠和家兔血浆 AchE 的 PI_{50}分别为 2.70、4.23、5.57、5.58、6.04 和 7.09。石杉碱 A 对人及不同动物真性 AchE（红细胞和脑）均有较强的抑制作用，它是一种对 AchE 选择性作用强的可逆性胆碱酯酶抑制剂，对假性 AchE 的作用存在明显的种属差异。石杉碱 A 对 AchE 的抑制作用为毒扁豆碱的 3 倍、加兰他敏的 30 倍。对小鼠脑、红细胞和猪脑 AchE 的抑制强度为对血浆丁酰胆碱酯酶（BuchE）抑制强度的数千倍。抑制方式为竞争性和非竞争性混合型。千层塔中提得的石杉碱 B（Hup－B）对大鼠红细胞及猪脑尾核 AchE 的 PI_{50}各为 6.2 和 6.1，作用比加兰他敏强，但弱于 HupA。对 AchE 抑制强度依次为：Hup－A ＞ Phys（柳酸毒扁豆碱）＞Neos（甲基硫酸新斯的明）＞Hup－B＞Gal（氢溴酸加兰他敏）；对 BchE 的抑制强度依次为：Phys ＞ Neos＞Gal＞ Hup－A ＞ Hup－B。石杉碱 A 对小鼠和狗血浆中的 AchE 同工酶均有高度的选择性抑制作用。

2. 抗氧自由基作用 D－半乳糖 50 毫克/（公斤·日）皮下注射大鼠 6 周后，按石杉碱甲 0.1 毫克、0.2 毫克/（公斤·日）剂量分别给予 2 周后检测血清和脑组织中超氧化物歧化酶（SOD）活力和丙二醛（MDA）含量。结果表明，石杉碱甲能显著提高大鼠血清和脑组织 SOD 的活力，同时降低 MDA 的含量，从而加快氧自由基的清除。

3. 对中枢神经系统有抑制作用 蛇足草水煎剂、水煎醇沉液（1 克/毫升）腹腔注射 0.08～0.1 毫升/10 克能明显地抑制小鼠的自发活动；抑制小鼠由电刺激所引起的激怒反应；对阈下催眠剂量的戊巴比妥钠有非常显著的协同作用；能对抗去水吗啡所引起的小鼠活动增加。

4. 对神经肌肉的作用 千层塔的总生物碱在家兔垂头试验、麻醉兔胫神经肌标本、大鼠离体膈神经标本上均表现出明显肌肉松弛作用。用分离提取的烟碱样胆碱受体免疫家兔造成重症肌无力，皮下注射 10～25 微克/公斤或口服 25 微克/公斤的 HuP－A，能使动物肌无力症状明显恢复，效果优于溴新斯的明。在大鼠在体胫前肌－坐骨神经标本上，证明 Hup－A 静脉注射有加强肌肉收缩作用，其强度依次为：Neos＞Hup－ A＞Phys＞Hup－B＞Gal。口服 Hup－A ＞ Noes。石杉碱 A 与 B 均有明显激活清醒兔脑电图的作用。抗氯化筒箭毒碱（d－TC）的作用依次为 Hup－A＞ Phys ＞ Neos ＞ Gal＞ Hup－B。用麻醉兔在体坐骨神经－排肠肌、正中神经－旋前圆肌制备实验表明：正常兔累积静脉注射 Hup－A，使排肠肌单收缩平均增强 50%。同时功能性收缩－强直收缩平均抑制 20%，肌肉电位也受到部分阻断。但对实验性自身免疫性重症肌无力（EAMG）兔，静脉注射 HuP－A25 微克/公斤能明显增强和改善病态肌肉的电位和收缩功能，并能对抗 d－TC 引起的阻断作用。

5. 对中枢胆碱能系统的作用 ①对全脑 AchE 和乙酰胆碱（Ach）水平的影响：大鼠肌注 Hup－A2 毫克/公斤后，使脑 AchE 活性明显抑制，给药后 60 分钟达高峰，待续 6 小时仍抑制达32%。对脑内AchE的抑制比对红细胞及血浆的抑制作用强，持续作用也长。②对备脑区AchE和Ach水平的影响：大鼠各腹腔注射Hup－A0.25毫克/公斤、0.5毫克/公斤、1毫克/公斤及2毫克/公斤，30分钟后处死，对额皮层、颞皮层、海马、小脑、延脑、纹状体及内侧中隔等各脑区的AchE均有抑制作用，有剂量－效应关系。Hup－A对皮层及海马AchE的抑制作用明显强于其他脑区部位。③对各脑区胆碱乙酰转移酶（ChAT）及纹状体胆碱高亲和转移酶（HAChT）均无明显影响。④对EEG及脑功能谱的影响：家兔静注Hup－A50～100微克/公斤后，皮层区EEG电波全部持续出现低幅快波，而海马区则持续出现有规则的Q波。作用呈现明显的剂量－效应关系。脑室内注射Hup－A10微克/公斤产生的EEG激活作用可被静注氢溴酸东莨菪碱（scop）0.2毫克/公斤所拮抗。

6. 体内过程　用氚气曝射方法标记的［^{3}H］石杉碱A制成盐酸水溶液，比度为122GBq/（mmol·L），放化纯度大于95%，给大鼠静脉注射及灌胃13.9MBq/kg后的药物动力学为开放型二房室模型。灌胃的生物利用度是96.9%，静脉注射后组织的放射性分布以肾、肝最高，肺、脾和心次之，脑内有一定量分布。在额、颞皮层、海马、伏隔核、第4脑室基部及垂体前叶等脑区有较强的放射性分布。静脉注射后主要通过肾脏排泄，24小时内尿排出量为剂量的73.2%。［^{3}H］石杉碱A经体内处置后，部分代谢为水溶性较大的产物排出。

7. 对学习记忆的作用　用Y型迷宫箱测试，腹腔注射Hup－A100～167微克/公斤能明显促进大鼠对明暗分辨的学习过程。腹腔注射36～167微克/公斤对该反应的再现有易化作用。Hup－A增强记忆再现的作用可分别为皮下注射东莨菪碱、阿托品或脑室内注射密胆碱所拮抗。Hup－A腹腔注射0.1毫克/公斤，0.2毫克/公斤或灌胃0.3毫克/公斤均能改善CO_2产生的大鼠识别障碍，灌胃0.4毫克/公斤对东莨菪碱听致的短时记忆障碍也有改善作用。Hup－A对老龄大鼠的学习、记忆保待过程有明显促进作用。用Y型迷宫实验证明Hup－A或石杉碱B均能明显促进小鼠的空间辨别学习，并可显著预防CO_2产生的短时间识别障碍，保进记忆保待和再现。Hup－A100～125微克/公斤或Hup－B1.0～1.5毫克/公斤均能明显改善小鼠由环已酰亚胺、亚硝酸钠（$NaNO_2$）、东莨菪碱以及最大电惊厥产生的被动回避操作记忆损害；明显促进老年小鼠的记忆保持。Hup－A的作用比Hup－B约强10倍。用大鼠逃避反射及家兔脑电图（EEG）方法测试Hup－A对学习记忆的作用，给大鼠腹腔注射10～40微克/公斤或口服20微克/公斤均能明显加快主动回避反应。静脉注射20～40微克/公斤能抗二苯羟乙酸喹啉酯（QNB）和樟柳碱引起的家兔EEG变化。

8. 其他作用　千层塔水煎醇沉淀及醇提水溶性部分对麻醉猫及大鼠均有显著降压作用。上述两种剂型单独给较高浓度时兔主动脉条几无作用。但均能对抗去甲肾上腺素引起的主动脉条收缩。作用与妥拉苏林相似，提示千层塔中含有α－受体阻滞作用的活性成分。千层塔水煎液及水煎醇沉液对家兔瞳孔均有显著的缩瞳作用。缩瞳强度和维持时间与毛果芸香碱相似。

9. 毒性　Hup－A的小鼠LD_{50}静脉注射为10.2微摩尔/公斤，腹腔注射为7.4微摩尔/公斤，Hup－A对小鼠及大鼠的急性毒性作用明显低于Phys、Neos及Gal。Hup－A对小鼠及大鼠的治疗指数各为23.1及72.9，分别比Phys大7~10倍。

【药物制剂】随着老年化社会到来，痴呆症已成为人类的第四大病魔，直接导致国际市场上石杉碱甲的供应缺口越来越大，这既为石杉碱甲提供了广阔的市场前景，也加速了千层塔资源的迅速消耗。千层塔作为主要的药源植物和珍稀药材，为了保护稀缺中药资源，促进中药资源的可持续利用，对其野生资源的保护和人工栽培的研究其产品的合理开发，已成为迫在眉睫的任务。

千层塔合剂

组成：千层塔、川芎、制首乌、白芥子等药。

功能主治：补肾填髓，祛瘀化痰，抗衰老。用于老年性痴呆。

用法用量：口服，每毫升含生药2.5克，成人每日用量为60毫升。

【附注】

注意 孕妇禁服。

参考文献

1. 刘铁薇．石杉碱甲的药理作用与临床研究进展．中药材，2001，24（10）：775.

2. 李花．石杉碱甲的药理作用及临床应用．现代医药卫生，2007，23（17）：2594.

3. 胡玉萍，袁德培．千层塔合剂对AD模型大鼠超微结构的影响．时珍国医国药，2010，21（1）：149.

◎广升麻

Guangshengma

【别名】麻花头、广东升麻（《广东中药》），蓝肉升麻（《广东中药志》第二卷），升麻（《岭南中草药撮要》）。

【来源】为菊科植物华麻花头 *Serratula chinensis* S. Moore 的根。野生者多于夏、秋季采收，栽培品在霜降后茎叶开始枯萎时采收。挖取根部，去净泥土，除去芦头及须根，堆闷发汗后晒干或直接晒干。分布与广东、广西、湖南、福建、江西、浙江、安徽、江苏、河南、贵州、陕西等省区。我省北部、东北部、西北部各山区县有产，以乐昌、阳山、连县、英德、南雄县出产较多。

【药材性状】根呈圆柱形，稍扭曲，末端稍细，长5~15厘米，直径0.5~1.2厘米；表面灰黄色或浅灰色，有纵皱纹或纵沟，并有少数须根痕；质脆，易折断，断面浅棕色或灰白色。味淡微苦。

【性味与归经】辛、微甘，微寒。归胃、肺、大肠经。

【功能主治】清热解毒，发热透疹，升阳举陷。用于风热头痛，热毒咽肿，麻疹初期透发不畅，斑疹，肺热咳嗽，胃火牙痛，久泻脱肛，子宫脱垂。

【用法用量】内服3~9克，水煎服。外用适量，煎水洗。

【药理作用】

本品对兔、大鼠之食物性高胆甾醇血证具有降低胆甾醇的作用。

【附注】

1. 注意 （《福建药物志》）："阴虚火旺者不宜用。"

2. 品种情况 本种与近缘种的区别在于总苞片顶端钝或圆形，无针刺。

参考文献

1. 彭玉兰，高信芬. 四川菊科植物新纪录. 广西植物，2009，29（1）：51～54.

◎广东土牛膝

Guangdongtuniuxi

【别名】土牛膝(《生草药性备要》)，白须公(《本草求原》)，牛舌大黄、小罗伞(《岭南采药录》)，多须公、斑骨相思、六月霜(《广东中药志》第一卷)，六月雪(《陆川本草》)，石辣、白花姜(《南方主要有毒植物》)，土牛七(《广州常用草药集》)，大泽兰(《常用中草药手册》)，白花泽兰(《江西草药》)，兰草、刘寄奴（潮安）(《广东中草药》)，蛇王草（连县）(《粤北草药》)，华泽兰(《岭南中草药撮要》)。

【来源】本品为菊科植物华泽兰 *Eupatorium chinense Linn.* 的干燥根及根茎。秋季采挖，洗净，干燥。分布于我省及海南、广西、云南、江西、福建等省区。

【药材性状】根茎部粗大呈结节疙瘩状，丛生多数弯曲的须根，须根长短不一，直径2～3毫米。表面较光滑，黄白色或灰褐色，间有横裂纹。质坚韧，难折断。横切面皮部薄，黄褐色，木部大，黄白色。气微香，嗅之略有橄榄样气味，味淡微苦。

【性味与归经】苦、甘，寒。归肺、肝经。

【功能主治】清热解毒，凉血利咽。用于白喉，咽喉肿痛，感冒高热，麻疹热毒，肺热咳嗽；外用治热毒疮痈，毒蛇咬伤。现代有用于急、慢性扁桃体炎。

【用法用量】9～15克，水煎服。外用适量，煎水洗或鲜品捣烂敷患处。

【药理作用】

1. 抗菌作用 试管稀释法，煎剂1∶8～1∶16浓度对豚鼠接种的白喉杆菌有抑制作用。将已灭菌之圆型小块滤纸在土牛膝原液中浸湿，置于已行划线接种白喉杆菌的血液平板培养基中，然后置于37℃（孵育24小时）。次晨观察结果，可看出有狭窄的抑菌圈。100%酊剂1毫升与白喉毒素2个最小致死量，混合后给豚鼠皮下注射，有一定的保护作用，酊剂中和白喉毒素作用强于煎剂。酊剂1∶32～1∶64对白喉杆菌，1∶32对溶血性链球菌，1∶16对金黄色葡萄菌具有抑制作用，酊剂抑菌作用强于煎剂。

2. 抗炎作用 采用鸡蛋清致大鼠足跖肿胀法、灭菌棉球致大鼠肉芽组织增生法、冰醋酸致小鼠腹腔内毛细血管通透性增高法观察广东土牛膝对炎症动物模型的抗炎作用，结果显示：广东土牛膝乙醇提取液6、8、10克/公斤体重3个剂量组，对蛋清致大鼠足跖肿胀都有明显的抑制作用，对二甲苯致小鼠耳廓炎症均有较强的抑制作用，对醋酸所致小鼠腹腔毛细血管通透性增高有明显的抑制作用，对大鼠棉球肉芽肿增生影响实验结果表明广东土牛膝对大鼠肉芽组织增生有非常显著的抑制作用。广东土牛膝水提取液16克（生药）/公斤能明显抑制二甲苯所致的小鼠耳廓肿胀。本实验结果表明，广东土牛膝有显著的抗炎作用。

3. 镇痛作用 采用热板致小鼠疼痛和醋酸扭体法观察广东土牛膝的镇痛作用，结果显示：广东土牛膝12、16克·公斤$^{-1}$体重灌胃给药，对醋酸致小鼠腹腔毛细血管通透性增高有明显的抑制作用，但其抑制率较阿司匹林的抑制率小。广东土牛膝对0.6%的醋酸致小鼠扭体反应有非常显著的抑制作用。其抑制强度与阿司匹林的相似。采用热板致小鼠疼痛和醋酸扭体法观察复方土牛膝糖浆剂的镇痛作用。复方土牛膝高（47.84克/公斤）、中（23.92克/公斤）、低（11.96克/公斤）剂量组对醋酸所致疼痛均有显著的镇痛作用，且高剂量组优于阿司匹林对照组。在热板实验中，低剂量组在给药30分钟后镇痛作用不明显，给药90分钟~120分钟后有明显的镇痛作用（$P<0.01$）。中、高剂量组均一直表现出很好的镇痛作用（$P<0.01$）。在给药60分钟后，中、低剂量组的镇痛效果不及阿司匹林阳性对照组，高剂量组一直与阿司匹林阳性对照组的镇痛作用相近，且作用时间比阿司匹林持久。但随着时间的推移，中、低剂量组的镇痛作用越来越接近阿司匹林，且在一定的时间内表现出良好的量效关系。从镇痛百分率也可知复方土牛膝糖浆有很好的镇痛作用，且镇痛百分率的提高与剂量有明显的相关性。

4. 抗癌作用 从广东土牛膝中分得的1种单体化合物具有体内抑制人宫颈鳞癌（Hela）细胞活性。

5. 解热作用 采用干酵母致大鼠发热实验研究方法观察复方土牛膝糖浆剂的解热作用，以干酵母作为致热因子制成大鼠发热模型，并将大鼠分为高（33.12克/公斤）、中（16.56克/公斤）、低（8.28克/公斤）剂量组，结果表明复方土牛膝糖浆在给药1小时后就有较强的解热作用，高、中剂量组解热作用始终与阿司匹林阳性对照组相近。

6. 抗病毒作用 采用细胞培养法观察复方土牛膝糖浆剂在体外和动物模型上的抗病毒作用。实验研究结果：复方土牛膝糖浆在体外对$CoxB_4$、RSV病毒的致细胞病变作用有明显抑制作用，其IC_{50}分别为2.0、2.8微升糖浆/毫升，TI分别为5.6和4，对HSV-1、副流感-1型病毒的致细胞病变有一定的抑制作用。其IC_{50}分别为4.0、5.0微升糖浆/毫升，TI分别为2.8和2.24。在小鼠感染病毒15天内，复方土牛膝糖浆5毫升/公斤/日剂量组动物的死亡率为55%；死亡保护率为38.39%，与感染对照组相比有显著差异（$P<0.05$），复方土牛膝糖浆10毫升/公斤/日、5毫升/公斤/日二个剂量组小鼠的存活天数较感染组明显延长，与对照组比较有显著性差异。生命延长率分别为17.67%和22.22%。结果表明复方土牛膝糖浆剂无论在体内或是体外均有较明显的抗病毒作用。

7. 急性毒性 记录动物毒副反应和死亡的分布，死亡动物及时解剖，肉眼观察心、肝、肾、脾、胃、肠，未见明显病变。小鼠试验用改进寇氏法计算，结果：LD_{50}为208.75，LD_{50}的95%平均可信度为183.36~234.14。有报道以本品叶喂饲兔、豚鼠，无急性中毒现象，但能引起慢性中毒，侵害肝与肾，产生糖尿（无蛋白尿及血糖过高）。本品干叶毒性较小。慢性中毒主要是其所含挥发油所致，此毒性物质不耐热，易挥发。

【药物制剂】

广东土牛膝为主药的复方土牛膝制剂在广东地区不少医院里有制备和应用，其主要制剂有糖浆剂、合剂、汤剂、口服液、颗粒剂，从下面各剂型的介绍可以看出，广东土牛膝合剂在临床应用于治疗广东地区常见的多发病急慢性咽喉炎、扁桃体炎等咽喉疾病取得了较好的效果。

1. 复方土牛膝糖浆（颗粒剂、含片）（广州中医药大学附属中山市中医院医院制剂）

组成：广东土牛膝、岗梅、水杨梅、野菊花、山芝麻、一点红、淡竹叶、薄荷脑等。

功能主治：清热解毒，利咽喉。用于咽喉炎，扁桃体炎，急性支气管炎等上呼吸道感染。

临床疗效：本院耳鼻喉科应用该制剂治疗咽喉部急慢性疾病180例，其中急性咽炎55例，有效率为92.7%，慢性咽炎38例，有效率为86.8%，急性扁桃体炎53例，有效率为88.2%，慢性喉炎34例，有效率为92.4%，总有效率达90.56%。

2. 复方土牛膝合剂（广东省佛山市第二人民医院医院制剂）

组成：广东土牛膝根500克，岗梅根300克，板蓝根500克。

功能主治：清热解毒，利咽化痰。主要用于咽喉炎、急慢性扁桃体炎、因感冒引起的喉部不适等症。

临床疗效：佛山第二人民医院介绍用复方土牛膝合剂，观察治疗咽喉疾病100例，经常规的抗感染为主的基础上加用复方土牛膝合剂内服，并用常规抗感染为主治疗100例对照，结果加用复方土牛膝合剂的治疗组对感冒引起的咽喉不适，咽喉炎，急性扁桃体炎和慢性扁桃体炎的有效率分别为97.7%、95.6%、100%和91.6%，总有效率97%，而对照组的有效率分别为88.6%、86.9%、85.7%和75%，总有效率86%，二组疗效比较有显著性差异（$P<0.01$）。

3. 复方土牛膝口服液（南海西樵区人民医院）

组成：广东土牛膝为主药。

功能主治：清热解毒，消肿利咽。用于各种急慢性咽喉炎。

4. 喉疾灵胶囊

组成：广东土牛膝、岗梅、水杨梅、野菊花、山芝麻、一点红、淡竹叶、薄荷脑等。

功能主治：清热，解毒，消肿止痛。用于扁桃体炎，急性咽炎，慢性咽炎急性发作。

用法用量：口服，一次3~4粒，1日3次。

5. 清热利咽合剂

组成：广东土牛膝。

功能主治：清热利咽，退热解毒。用于各种咽喉炎、扁桃体炎等。

6. 风梅颗粒

组成：广东土牛膝150克，东风桔600克，岗梅500克，枇杷叶300克，山白芷150克，紫苏梗120克，薄荷恼0.5克，蔗糖730克，糊精182克，制成1000克。

功能主治：镇咳祛痰。用于伤风感冒，支气管炎等引起的咳嗽。

用法用量：口服，一次10克，1日3次。

7. 上炎清片

组成：广东土牛膝、山芝麻、东风桔、飞天蠄螃、麻黄、毛冬青。

功能主治：清热解毒，消肿止痛，镇咳祛痰。用于急性扁桃体炎，咽喉炎，气管炎。

用法用量：口服，一次4片，1日3次。

8. 喉必灵片

组成：广东土牛膝、岗梅、甘草。

功能主治：清热解毒，利咽消肿。用于急、慢性咽喉炎，扁桃体炎。

用法用量：含服，一次1~2片，1日3次。

9. 其他制剂 复方茵陈蒿汤颗粒（含六月雪，用于治疗慢性乙型肝炎）。

【附注】

1. 注意 孕妇禁服。

2. 品种情况 全国大部分地区以及广东省潮汕一带都以苋科植物倒扣草 *Achyrenthes aspera* L. 的根作土牛膝入药，两者作用不同，但现世众多中医药部门仍直称土牛膝，应注意区别，以免混淆。

参考文献

1. 孙一帆，梅全喜，徐庆文，等. 复方土牛膝糖浆治疗咽喉疾病临床疗效观察. 中药材，2005，28（增刊）：151.

2. 梅全喜，钟希文，崔小兰，等. 复方土牛膝糖浆剂抗病毒作用的实验研究. 中华中医药学刊，2007，25（6）：1139.

3. 刘晓燕，曾晓春，江剑东，等. 广东土牛膝抗炎镇痛的研究. 中医药学刊，2004，22（8）：1566.

4. 梅全喜，田素英，钟希文，等. 复方土牛膝糖浆解热、镇痛作用研究. 中国药房，2006，17（22）：1695.

5. 曾品会. 土牛膝根对白喉杆菌的抑制和对动物实验的观察. 广东中医，1959，（9）：345.

6. 陈国清，邱小梅，郑鸣金，等. 14种草药对白喉菌的抗生力及其对白喉毒素作用的观察. 福建中医药，1964，（9）：137.

7. 黄洁媚. 复方土牛膝合剂的制备及临床疗效观察. 中药材，2004，27（8）：622.

8. Takahashi，Takemi. Aaticarcinogenic substances in Eupatori2um chinense OB/OL. jpn. Kokai Koho 80 45，652（Cl. C07D307/93）.

9. 田素英，梅全喜. 广东土牛膝复方制剂的研究进展. 时珍国医国药，2006，17（11）：2178.

10. 张然，熊文梅，涂学志，等. 复方土牛膝合剂抗菌和抗病毒作用的实验研究. 抗感染药学，2006，3（3）：136~137.

11. 吴庆光，苏洁贞，刘明平. 土牛膝口服液抗炎镇痛作用实验研究. 中国实验方剂学杂志，2005，11（3）：56.

12. 李雁玲，伍毅，冯慧茹. 清热利咽合剂质量标准的研究. 中国医药指南，2008，6（24）：255~257.

13. 梅全喜，曾聪彦，钟希文. 复方广东土牛膝含片制备工艺及质量控制研究. 制剂与技术，2009，6（29）：55~57.

14. 丛川. 复方茵陈蒿汤颗粒剂治疗慢性乙型肝炎110例. 中西医结合肝病杂志，

2000，（增刊）：66.

15. 梅全喜，吴惠妃．广东土牛膝的药用历史及现代研究概况．中医药学刊，2005，23（11）：1995.

16. 范文昌，梅全喜，高玉桥．12种广东地产清热解毒药的镇痛作用实验研究．今日药学，2010，20（2）：12.

◎广东万年青

Guangdongwannianqing

【别名】万年青、粤万年青、大叶万年青（《广东中药志》第二卷），土千年健（《广西药用植物名录》），井干草（《全国中草药汇编》）。

【来源】为天南星科植物广东万年青 *Aglaonema modestum* Schott ex Engl. 的根茎。全年可采收，挖取根茎，洗净，晒干。分布于我省各地以及广西、云南等省区。

【药材性状】干燥根茎圆柱形，稍扁，扭曲，偶有分枝，长短不一，直径0.3～1厘米，表面浅棕红色，有纵皱纹。具结节，结节处下有丛生须根，须根长5～10厘米，淡灰色，节间相距约1厘米，节处有残茎痕迹，微凸成点状。易折断，断面不平坦，粉性，色淡白或浅红褐色。气无，味淡。

【性味与归经】辛、微苦，寒；有毒。归肺、胃、肾经。

【功能主治】清热解毒，消肿止痛。用于咽喉肿痛，肺热咳嗽。现代有有用于小儿脱肛，肾炎水肿。外用治痈疮肿毒，狗、蛇咬伤。

【用法用量】9～15克，水煎服。外用适量，鲜品捣烂敷患处。

【附注】

1. 注意 本品有毒，内服宜慎。

2. 药用部位 广东万年青在民间有采摘全草鲜用。以鲜叶15～30克水煎服，治蛇咬伤，咽喉肿痛；或水煎洗治小儿脱肛；或将鲜叶捣烂外敷治疗疔疮肿毒。

◎广东板蓝根

Guangdongbanlangen

【别名】马蓝根、南板蓝根（《广东中药志》第一卷）。

【来源】为爵床科植物马蓝 *Strobilanthes cusia*（Nees）O. kuntze [*Baphicacanthus cusia*（Nees）Brem.] 的根及根茎。全年可采收，挖取根部，除去泥土，晒干。分布于我省各地及长江流域以南各省区。

【药材性状】根茎呈圆柱形，多弯曲，长10～25厘米，直径0.5～1厘米，表面灰褐色。膨大的节上着生细长略弯曲的根；节的上方带有短的类方柱形地上茎，茎上有对生分枝。根茎及地上茎质脆易折断，断面不平坦，略显纤维性，浅灰黄色而略带蓝色，中央有略浅色的髓。根部质较柔韧口气无，味淡。

【性味与归经】苦，寒。归心、胃经。

【功能主治】清热解毒，凉血利咽。用于热毒发斑，痄腮，喉痹，烂喉丹痧，大头瘟疫，丹毒，痈肿。近有用流感，流脑，乙脑及急性传染性肝炎。

【用法用量】9～15 克，水煎服。

【药理作用】

1. 抑菌作用 本品水浸液、丙酮提取物对金黄色葡萄球菌、浓血性链球菌、脑膜炎球菌、痢疾杆菌、八联球菌、大肠杆菌、伤寒杆菌、副伤寒杆菌均有抑制作用。对钩端螺旋体亦有杀灭作用。南板蓝根有很好的抑制细菌的作用。马蓝根对肺炎杆菌有良好的抑制作用。南板蓝根所含的色胺酮，对引起脚癣的皮癣菌有很强的抗菌作用。从日本冲绳栽培的爵床科植物马蓝中提取色胺酮（tryptanthrin），并证实对引起脚癣的皮癣菌由很强的抗菌作用。其最小抑菌浓度（MIC）：须发癣菌（3.1 微克/毫升），红色发癣菌（3.1 微克/毫升），石膏状小孢霉（6.3 微克/毫升），絮状表皮癣菌（3.1 微克/毫升），狗小孢霉（Microsporum canis）（3.1 微克/毫升），T. tonsurans var. sulfureum（3.1 微克/毫升）。

2. 抗病毒作用 对流感病毒 PR3 株和京科 68－1 株有明显抑制作用。采用血凝抑制试验方法，考察板蓝根凝集素效价与抑制流感病毒作用的关系，认为板蓝根凝集素的抗病毒功效与其血凝活性呈正相关，并且马蓝与菘蓝板蓝根凝集素的效价存在显著差异，马蓝板蓝根凝集素具有血凝活性，而菘蓝板蓝根几乎无血凝活性。采用细胞病变（CPE）抑制法，对比了中药金叶败毒注射液、南板蓝根注射液、路边青注射液 3 种中药抗人巨细胞病毒（HCMV AD169）作用的差异，结果表明：南板蓝根注射液的 TD_{50} 为 10.23 克·升$^{-1}$，IC_{50} 为 3 克·升$^{-1}$，T_1 为 3.41。说明 3 种中药均具有抗 HCMV 的作用，且随药物浓度的增高其作用也增强。包括南板蓝根注射液在内的 3 种中药均具有较强的抗病毒作用，都是理想的抗 HCMV 中药。南板蓝根的一些新的化学成分也有较好的抗病毒作用。南板板蓝根中的两个新成分。4（3H）－喹唑酮和 2，4（1H，3H）喹唑二酮［2，4（1H，3H）－quinazolinedione］进行了药理实验，结果表明 4（3H）－喹唑酮浓度为 0.2% 时，可抑制 10^{-9} 流感病毒；浓度为 0.1% 时，可抑制柯萨奇病毒；浓度在 10^{-3}～10^{-5} mol/L 范围内，可显著促进脾细胞增殖及刀豆球蛋白诱导的淋巴细胞增殖。吲哚苷在组织培养实验中显示抗病毒作用，且对流感病毒所致的小鼠肺炎有抑制效应，能使病变明 减轻，但不能减少动物死亡数。

3. 抗炎作用 南板蓝根注射液对小鼠腹腔毛细血管通透性、抗炎作用、对免疫功能的影响和护肝作用。试验结果：南板蓝根注射液对小鼠毛细血管通透性增高有显著抑制作用，对二甲苯致小鼠耳廓炎症有显著抑制作用，显著提高小鼠腹腔巨大噬细胞的吞噬功能，显著增强小鼠的细胞免疫功能。认为南板蓝根注射液具有抗炎作用、免疫增强作用。

从南板蓝根中分离出大黄酚。大黄酚主要表现为抗菌、泻下等作用。最新试验表明，大黄酚对大鼠肝、脑过氧化脂质生成有明显的抑制作用，可明显减少 MDA 的生成，且呈量效关系，提示大黄酚具有抗衰老作用。大黄酚对 $AlCl_3$ 致急性衰老小鼠记忆障碍有保护作用，其作用机制可能是通过增强抗氧化酶 GSH－px 和 SOD）活性，清除氧自由基对中枢神经系统神经细胞的损伤。苯并恶嗪酮衍生物能抑制组织胺（Histamine）的释放，因而具有抗炎作用。在南板蓝根中发现了较高含量的苯并恶嗪酮类衍生物：（2R）－2－0－

β－D－吡喃葡萄糖基－4－羟基－1，4－苯并恶嗪－3－酮、(2R) －2 －0－β－D－吡喃葡萄糖基－4－羟基－1，4－苯并恶嗪－3－酮。并认为可能与南板蓝根的抗炎作用有关。

4. 对肝脏的保护作用 观察南板蓝根注射液对小鼠腹腔毛细血管通透性、抗炎作用、对免疫功能的影响和护肝作用。试验结果：南板蓝根注射液对四氯化碳所致大鼠慢性肝损伤有显著的保肝降酶作用。表明南板蓝根注射液具有护肝降酶作用。

5. 抗肿瘤作用 靛蓝、靛玉红在南板蓝根中的含量较高，其中靛玉红的含量高 360 微克/克，其含量远远高于北板蓝根。药理实验已经证明靛玉红具有抗癌活性，对治疗慢性粒细胞白血病（CML）有较好的疗效。靛玉红对一般癌肿生长和扩散程度有明显的抑制作用，对肿瘤细胞生成有选择性抑制作用。有实验报道：用电子显微镜观察到靛玉红治疗后的慢性粒细胞白血病病人，骨髓幼稚细胞出现“核溶”现象，提示靛玉红对肿瘤细胞生成具有一定的选择性抑制作用。有学者报道，靛玉红有抑制血液中嗜酸性粒细胞的作用，临床用于治疗慢性粒细胞性白血病，疗效与马利兰相当，且无明显的骨髓抑制作用。应用 CNDO/2 量子化学方法，研究了抗癌药靛玉红及其异构体靛蓝和异靛蓝在构效关系上的异同点。具有抗癌活性的靛玉红分子 3 位 C 原子上的净电荷较大，而异靛蓝的 3 位 C 原子净电荷很小，靛蓝 3 位 C 原子的净电荷为正值，这可能是靛玉红具有抗癌活性的原因。南板蓝根近来发现两种新化合物：豆甾醇－5，22－二烯－二烯－3β，7β－二醇、豆甾醇－5，22－二烯－二烯－3β，7a－二醇。这两种甾醇类化合物具有一定的抗肿瘤活性。

6. 对心血管的作用 本品具有扩张外周血管作用（兔耳、大鼠下肢、家兔肠系膜微循环等）。此外还有降低小白鼠心肌耗氧量的作用。

【药物制剂】南板蓝根喜欢生长于广东潮湿地区，是“广药”特色的药材资源，安全性高的“广药”，在两广地区临床使用中，许多用于治疗感冒的中药配伍中有南板蓝根。

1. 复方南板蓝根冲剂（片）

组成：南板蓝根、蒲公英、紫花地丁。

功能主治：消炎解毒。用于腮腺炎，咽炎，乳腺炎，疮疖肿痛等。

2. 复方小儿退热栓

组成：南板蓝根浸膏、人工牛黄等。

功能主治：解热镇痛，利咽解毒，祛痰定惊。用于小儿发热，上呼吸道感染，支气管炎肺热咳嗽等症。

3. 喉痛灵片

组成：南板蓝根、荆芥穗、水牛角浓缩粉、野菊花。

功能主治：清热毒，利咽喉。用于咽喉炎，急性化脓性扁桃体炎，感冒发热，疔疮等。

用法用量：口服。一次 4～6 片，1 日 3～4 次。

4. 南板蓝根注射液

组成：南板蓝根。

功能主治：清热解毒。用于无黄疸型慢性肝炎等疾病。

5. 栀板注射液

组成：南板蓝根500克，栀子500克，吐温-80 10毫升，苯甲醇10毫升。

功能主治：清热解毒。用于急慢性肝炎，黄疸性肝炎，上感发热，玫瑰糠疹等。

用法用量：肌注，每次2~4毫升，1日1~2次。

【附注】

1. 注意　体虚而无实火热毒者忌用。

2. 品种情况　板蓝根俗称北板蓝根，来源于十字花科植物菘蓝，南、北板蓝根在药典，效用都已有所区分，因此在临床上应加以区别，不可视为同一种药物，处方上应表明时北板蓝根或南板蓝根，而配方也应按临床所须而配备。

参考文献

1. 肖元，钟鸣．南板蓝根的化学成分、药理作用研究进展．河南中医，2006，26（8）：78~80.

2. 禤雪梅．南板蓝根的现状与后市预测．中国现代中药，2008，10（8）：42~43.

3. 沈倩．南北板蓝根异同之辨．首都医药，2009，11（下）：41~42.

4. 王元梁．南、北板蓝根的异同．海峡药学，2003，15（5）：86~87.

5. 李钦，程铁峰，许启太，等．复方南板蓝根冲剂质量标准研究．中国药学杂志，2004，39（12）：938~940.

6. 陈明江，汪勋．复方南板蓝根片的薄层色谱鉴别．中国药业，2009，18（2）：32.

7. 许江红，温琰，陈华敏．HPLC法测定复方小儿退热栓中胆红素的含量．江西中医学院学报，2005，17（2）：41.

◎广东狼毒

Guangdonglangdu

【别名】尖尾野芋头、狼毒头（《生草药性备要》），野芋（《岭南采药录》），木芋头、痕芋头、野芋头（《广东中药志》第二卷），天荷（《本草纲目拾遗》），羞天草（《庚辛玉册》），海芋、隔河仙、观音莲（《本草纲目》），独脚莲（《分类学药性》），老虎芋（《贵州民间方药集》），大虫芋、毒芋头、天蒙（《广西中兽医药用植物》），老虎蒙、痕芋头（《南宁市药物志》），大叶野芋头（《中国药用植物图鉴》），奚芋头（《岭南草药志》），土塘、天河芋（《湖南药物志》），朴薯头（《广西中草药》），大狼毒（《广西本草选编》），本狼毒、姑婆芋（《福建药物志》），大麻芋、大附子、猪不拱、猪管豆、化骨丹、蛇芋、狗神芋（《新华本草纲要》），尖尾风（《岭南草药志》）。

【来源】为天南星科植物海芋 *Alocasia macrorrhiza*（Linn.）Schott 的根茎或茎。全年均可采收，用刀削去外皮，切片，清水浸漂5~7天，并多次换水，取出鲜用或晒干。加工时以布或纸垫手，以免中毒。分布于广东、海南、福建、江西、湖南、广西、贵州、云南、四川等省区。

【药材性状】呈不规则的近圆形、椭圆形或长方形块片。长短不一，厚0.5~1厘米，片面卷曲不平。表皮非薄，棕黄色，间有残存深棕色的鳞叶。切面黄白色，富淀粉性，满布粒状点及纤维状细筋脉。质轻稍韧。气微，味淡，嚼之麻舌。

【性味与归经】辛，寒；有大毒。归脾、胃、大肠经。

【功能主治】清热解毒，行气止痛，消肿散结。用于流感，感冒，肺结核，风湿骨痛，疔疮，瘫痧发热，绞肠痧，腹痛吐泻，附骨疽，痈疽肿毒，瘰疬痰核，斑秃，疥癣，蛇犬咬伤。

【用法用量】内服煎汤，3～9克，鲜品15～30克（需切片大米同炒至米焦后加水煮至米烂，去渣用。或久煎2小时后用）。外用适量，捣敷（不可敷健康皮肤），或焙贴，或煨热擦。

【药理作用】

1. 镇痛作用 海芋在低剂量下（4克/公斤）给药后60分钟、90分钟，均有明显的镇痛作用，能较大幅度地延长小鼠热板痛阈值。其痛阈提高百分率分别为131.54%、104.30%。此剂量下还显著减少小鼠发生扭体反应的次数，有明显的镇痛作用，其镇痛率为59.77%。

2. 抗炎作用 海芋在各剂量下（4克/公斤、8克/公斤、16克/公斤）给药，对二甲苯所致小鼠耳廓炎症（肿胀）都有显著的抗炎作用，并对棉球肉芽肿的形成具有显著的抑制作用。

3. 解热作用 海芋生药（32克/公斤）、水提物醇溶部分（32克/公斤）能抑制大鼠酵母性体温升高（$P<0.05$，$P<0.01$），而非醇溶部分没有抑制作用（$P>0.20$），并且醇溶性部分显示比生药有更强的抑制趋势，说明海芋解热的有效部位主要在醇溶性部分。海芋能抑制下丘脑中PGE_2含量的升高（$P<0.01$），显示海芋解热作用与其对下丘脑PGE_2的抑制有关。

4. 抗肿瘤作用 海芋水煎剂对小鼠S_{180}的抑制率为29.38%，与生理盐水组比较呈显著性差异；对裸小鼠人胃腺癌移植瘤的抑制率为46.30%～51.72%，与生理盐水组比较呈显著性差异，两组实验均显示随着给药剂量增加抑瘤率亦有所增加，提示海芋水煎剂含有某种抗癌成分，具有一定的抗肿瘤作用，尤其对人胃腺癌移植瘤效果最佳。海芋对小鼠S_{180}裸小鼠人胃腺癌移植瘤有一定抑制作用，对腹水瘤小鼠的生存期则无延长作用，这可能由于不同细胞对药物的敏感程度不同所致，值得进一步研究。海芋醋酸乙酯提取物对人肺癌细胞株A549，黑色素瘤细胞株B16，人胃腺癌细胞株BGC－823的IC_{50}分别为94.6、541.9、629.5克·毫升$^{-1}$，丙酮提取物对A549，B16的IC_{50}分别为40.9、438.0克·毫升$^{-1}$，而海芋的环己烷，石油醚，乙醇，水提物对各种细胞株的IC_{50}剂量都比较大。海芋的丙酮和醋酸乙酯提取物分别在60克·公斤$^{-1}$和36.5克·公斤$^{-1}$的给药剂量下没有显示明显的急性毒性。

5. 抑真菌作用 海芋叶、茎和叶柄的甲醇提取物对荔枝霜疫霉病菌、稻瘟病菌和白菜黑斑病菌等有一定的活性；在10毫克/毫升的浓度下，海芋叶、茎和叶柄的甲醇提取物对水稻纹枯病菌菌丝生长的抑制率分别为53.45%、43.15%和41.14%；海芋叶甲醇提取物对水稻纹枯病菌的EC_{50}值为8.52毫克/毫升。海芋叶甲醇提取物的石油醚、氯仿、乙酸乙酯和正丁醇萃取组分对水稻纹枯病菌的活性研究表明，氯仿层的活性最高，抑制率为89.12%。海芋叶甲醇提取物的氯仿萃取物对水稻纹枯病菌的EC_{50}值为2.13毫克/毫升。

6. 其他作用 海芋乙醇提取物产卵驱避率最高，达到82.79%。海芋乙醇提取物处理后三化螟初孵幼虫的钻入时间是对照的2.60倍。海芋凝集素（AOL）对兔血有较强的凝集效果，而对各类型人血的凝集活力较弱，AOL对培养人外周血白细胞的转化率高达79%，超过对照PHA的转化率；用癌细胞体外培养的方法证明了AOL对肺腺癌细胞株P18具有较强的直接杀伤能力。

7. 急性毒性 给予生品2小时、4小时、6小时、8小时、10小时的煎液，结果小鼠对海芋水煎液的最大耐受量分别为1.23、1.47、1.68、1.80、1.88（公斤生药/公斤/日）。表明海芋的毒性随着煎煮时间的增加而逐渐降低。小鼠对海芋10小时煎液醇沉物的最大耐受量达450克干品/公斤/日，无毒性反应。而醇溶性部分，毒性很大，分别按272.7、229.3、192.6、161.8、135.9克/公斤剂量梯度给药，给药容积为30毫升/公斤。记录观察每组死亡情况。经计算$LD_{50}=192.79\pm16.99$克/公斤。小鼠急性中毒表现为：自主活动明显减少、倦卧、嘴唇及尾部紫绀，死亡前四肢瘫软、呼吸急促不规则。生品及不同炮制品致小鼠的死亡时间在1~12小时不等，而醇溶性物致死小鼠的死亡时间缩短，在30分钟~2小时内死亡，死亡小鼠解剖发现，小鼠胃近幽门部条索状充血、渗血，并可见绿豆大小溃疡，有的在肝脏可见分布均匀的深红色小点。存活小鼠连续观察七天，对其自主活动、摄水、摄食、体重的增加、大小便均无影响。七天处死肉眼观察，各脏器未见异常改变。小鼠对海芋生品，甘草、石灰炮制品，生姜、白矾炮制品的最大耐受量分别相当于1.88，2.19，2.28公斤生药/公斤/日。实验表明，炮制后海芋的毒性明显下降。分别一次性灌胃给予生品、炮制品的10小时水煎液，剂量相当于818.7克生药/公斤。结果生品的死亡率为40%，而两种炮制品死亡率均为0%。经统计学处理，生品与炮制品相比，差别具有统计学意义，表明炮制后毒性降低。海芋全株有毒，以茎干最毒。其毒性成分为草酸钙和毒皂苷，给小鼠腹腔注射10~20克/公斤块茎水提取液致惊厥而死亡。

【药物制剂】经炮制的海芋散已被去掉大部分毒性，在两广地区民间用以治疗肺结核较常见，并且疗效肯定，为广东狼毒药物制剂研究提供了一种思路。

1. 银菊痔疮洗剂（英德市中医院医院制剂）

组成：广东狼毒25克，苦参15克，野菊花10克，蒲公英15克，金银花10克，大黄15克，红花5克，赤芍8克，当归9克，制草乌8克，五倍子10克。

主治：用于急慢性结肠炎，肠伤寒，肠癌等。

用法用量：儿童每次灌入50毫升药液，成人每次灌人100~150毫升，保留1小时以上，保留时间越长效果越好。7~15天为一疗程，一般1~2个疗程，严重的用药2~3个月。

临床疗效：治疗慢性结肠炎109例，痊愈109例，治愈率100%。肠癌早期治愈8例，无效2例。

2. 海芋散（广州市花都区花东医院）

组成：海芋。

功能主治：清热解毒，拔毒散结，去腐生肌。用于肺结核等。

用法用量：3克/次，2次/天，开水冲温服。

【不良反应】误食广东狼毒对消化道粘膜有刺激性及腐蚀性，表现为舌喉发痒、肿胀、流涎、恶心、呕吐、腹泻、出汗、胃肠烧灼痛，严重者窒息，心脏麻痹而死亡。吸入含海芋的粉尘也可引起中毒。出现中毒可服蛋清、面粉、大量糖水或静滴葡萄糖盐水。腹部剧痛可肌注吗啡，出现惊厥可注射镇静剂。皮肤接触汁液发生瘙痒，可用醋或醋酸溶液外洗。眼如与汁液接触会导致失明。有文献报道，患儿，男，六岁接触海芋（观音莲）枝叶，撕扯叶柄致手部皮肤接触其汁液，且用舌尖舔食根状茎流出的乳白色液体，数秒钟后即感舌体及口唇部麻木，刺痛，肿胀，喉痒，同时伴恶心并呕吐。对于中毒的预防，应加强宣传教育，让广大群众了解观音莲全株有毒，在修剪茎叶时用刀、剪，避免皮肤直接接触其断端渗出的汁液。特别要照顾好儿童，远离有毒植物，防止接触和误食造成不良后果。

【附注】

1. 注意　体虚者及孕妇慎服。

2. 品种情况　本品在我省历来习惯作狼毒使用，但其性味功能均与全国大部分地区作狼毒入药的大戟科大戟属植物狼毒大戟 *Euphorbia fischeriana* steud. 及瑞香科狼毒属植物瑞香狼毒 Stellera chameajasme Linn. 不同。

3. 药用部位　海芋的果实称为痕芋头花仁，亦可药用。

参考文献

1. 卢先明，黄国均，蒋桂华，等．海芋抗炎镇痛的药效学研究．四川中医，2005，23（10）：44～45.

2. 张俊荣，李育浩，吴清和，等．海芋不同提取部位对大鼠酵母性发热的抑制作用及对下丘脑中 PGE_2 含量的影响．新中医，1999，31（5）：40～41.

3. 可燕，周秀佳，柏巧明，等．海芋肿瘤作用研究．中药材，1999，22（5）：252～253.

4. 王雅东，廖美德，张竟立，等．海芋甲醇提取物的抑真菌作用．农药，2006，45（11）：744.

5. 刘光华，甘泳红，曾玲，等．植物乙醇提取物对三化螟控制作用研究．环境昆虫学报，2009，31（4）：332～339.

6. 赵俊．不同溶剂海芋提取物的体外抗肿瘤活性研究．时珍国医国药，2008，19（8）：1865～1866.

7. 侯学文，吴伯良，曾仲奎，等．海芋凝集素的理化性质鉴定．暨南大学学报（自然科学版），1998，19（3）：89～93.

8. 潘三红，张俊荣，龙成，等．海芋炮制作用的研究．中药材，1997，20（4）：187～188.

9. 李文斌，陈振峰，陆秀英．银菊痔疮洗剂保留灌肠治疗慢性结肠炎、肠癌早期的临床观察．现代医院，2009，9（12）：23～24.

10. 黄国楼，彭建明，罗伟新，等．海芋散在复治肺结核中的作用初探．热带医学杂志，2008，8（9）：935～937.

11. 李峰，李丽文，温暖．海芋中毒1例报告．中国乡村医药杂志，2007，14（11）：44～45.

12. 黄国楼，彭建明，罗伟新，等．海芋散在复治肺结核中的作用初探．热带医学杂志，2008，8（9）：935.

◎广地丁

Guangdiding

【别名】土地丁、龙胆地丁、华南地丁、蓝花草（《广东中药志》第二卷），华南龙胆（《岭南中草药撮要》），紫花地丁、地丁（《广西药用植物名录》），海地丁（《实用中草药彩色图集》），小金瓜管、土地莲、一见莲（《福建药物志》）。

【来源】为龙胆科植物华南龙胆 *Gentiana loureiri*（D. Don）Griseb. 的干燥全草。春、夏季花初开放时采收，晒干。分布于广东、浙江、江西、福建、台湾、湖南、广西等地。我省产于韶关、清远、花都、龙门、增城、惠阳、和平、潮州、开平、鹤山、广州、从化等地。

【药材性状】多卷缩成不规则团状，呈暗绿色或深绿色。根部细小，土黄色。茎纤细自基部丛生，少分枝，深紫红色。叶对生，长圆形至长椭圆形，长1～1.2厘米，宽3～5毫米。叶柄短或无；基部叶片较大，上部叶片较小而疏，易碎落。茎顶有紫蓝色花朵。质稍脆。有青草气，味淡微苦。

【性味与归经】苦、辛，寒。归心、肝经。

【功能主治】清热解毒，利湿，消痈散结。用于小儿发热，热毒所致的痈肿疔毒、目赤肿痛、咽喉肿痛、痄腮，白带，血尿，阑尾炎，肝炎，痢疾，瘰疬，麻疹热毒症，温热病入营血。

【用法用量】9～15克，水煎服。外用适量，鲜品捣烂敷患处。

【药理作用】

对结核杆菌、金黄色葡萄球菌、绿脓杆菌、变形杆菌、伤寒杆菌、痢疾杆菌等有一定的抑制作用。另外对常见的皮肤真菌亦有抑制作用。

◎广昆布

Guangkunbu

【别名】青菜婆、海白菜、纸菜、大腹消（《广东中药志》第二卷），石莼、石蓴（《本草拾遗》），石被（《连江县志》），海莴苣（《中国植物图鉴》），绿菜、猪母菜（福建），海菠菜（《中国海洋药物》）2003，（2）：33）。

【来源】为石莼科孔石莼 *Ulva pertusa* Kjellm.、石莼 *U. lactuca* Linn. 的藻体。冬、春两季采收，洗净，晒干。分布于广东、福建南部、台湾等地。我省沿海各地有产，孔石莼以惠东平海、惠来靖海、饶平柘林出产较多；石莼以电白、阳江一带出产较多。

【药材性状】

（1）石莼　藻体淡绿色或绿色，呈不规则的团块状。水浸展平后，叶状体近卵形，边缘常略有波状皱褶。表面稍有白霜。质极松软，膜质，极易破碎。气微，味淡。

（2）孔石莼　叶状体卵形、披针形或近圆形，有多数大小不等的孔，或不规则的裂片，边缘皱缩，略呈波状。

【性味与归经】甘、咸，寒。归肝、胃、肾经。

【功能主治】清热解毒，软坚散结，消痰，利水，降血压。用于咽喉肿痛，颈淋巴结肿大，疮疖肿毒，痰火瘰疬，瘿瘤，痰饮水肿，急慢性肠胃炎，疳积。现代有用于高血压病，脂肪肝。

【用法用量】9～15克，水煎服。

【药理作用】

1. 增强免疫功能作用　200毫克/（公斤·天）孔石莼多糖能明显促进小鼠的胸腺指数和脾指数。100、200毫克/（公斤·天）剂量能显著促进ConA诱导的小鼠脾淋巴细胞转化能力，增强小鼠的迟发性超敏反应，提高小鼠的血清溶血素水平，增强小鼠的碳廓清能力，提高小鼠NK细胞的杀伤活性。孔石莼多糖能明显调节机体的细胞免疫与体液免疫功能，促进NK细胞的杀伤活性及巨噬细胞的吞噬能力。

2. 降血脂、降血糖作用　3个剂量（125毫克·公斤$^{-1}$·天$^{-1}$、250毫克·公斤$^{-1}$·天$^{-1}$、500毫克·公斤$^{-1}$·天$^{-1}$）的孔石莼多糖样品组均有显著的降甘油三酯作用；中、高剂量组可显著降低血清中总胆固醇（TC）、低密度脂蛋白胆固醇（LDL－C）。升高高密度脂蛋白胆固醇（HLD－C）从而增加HDL－C/TC的比值；高剂量组的降脂活性与阳性对照药烟酸肌醇酯相近；血清中脂蛋白胆固醇的改善状况有明显的剂量依赖性。石莼水提液和多糖成分对四氧嘧啶糖尿病模型小鼠有降血糖作用，对正常小鼠血糖无影响。

3. 抗菌作用　从石莼中分离出X12、X105、F103、Z77四种附生拮抗微生物，这些微生物X12有抗枯草芽孢杆菌活性，X105有抗金黄色葡萄球菌和大肠埃希氏菌活性，F103有抗大肠埃希氏菌活性，Z77有抗金黄色葡萄球菌活性。

4. 其他　石莼提取物对番木瓜蛋白酶处理过的人红细胞有凝血作用，该凝血作用能被L－岩藻糖及乙二胺四乙酸（EDTA）所抑制，但对热不敏感，60℃时仍能保持活性，但低pH则会使其失活。它对不同血型凝集强度不同，O型最强，其次为B＞A＞AB。孔石莼加入鱼饲料中，可使太阳鱼类的血浆中相对分子质量为150 000的脂蛋白含量从占总脂蛋白的57%提高到67.6 %。从孔石莼中提取出一种腺苷，具负性肌力作用，其减弱心肌收缩的作用不受β－阻滞剂普萘洛尔和α－阻滞剂酚妥拉明的影响，故认为它对心肌的抑制不是通过肾上腺素能受体产生的。孔石莼蛋白多糖对Hela细胞的半数中毒浓度TC_{50}大于8毫克·毫升$^{-1}$。孔石莼蛋白多糖具有显著的抗CVB3活性，通过试验测得孔石莼蛋白多糖对CVB3主要是预防作用和直接杀灭作用，其IC_{50}为3.71微克·毫升$^{-1}$。表明从孔石莼中分离到具有抗病毒活性的蛋白多糖，具有很好的抗CVB3活性。

【药物制剂】石莼可药食两用，无毒副作用，且资源丰富，四季可采，其所含多糖对外源性高血脂症有较好的降胆固醇、甘油三酯的作用，因而具有较好的开发为保健品或药品的前景。

昆藻调脂口服液（胶囊）（中山市中医院制剂）

组成：广昆布、海藻、丹参、柴胡、何首乌、五味子、山楂、泽泻。

功能主治：化痰利湿，理气活血，软坚散结。用于脂肪肝等。

用法用量：口服，一次1支，1日3次。

【附注】

注意 孕妇及脾胃虚寒，内有湿滞者慎服。

参考文献

1. 卞俊，储智勇，鲍蕾蕾，等．孔石莼多糖对小鼠免疫功能的影响．中国生化药物杂志，2006，27（5）：276～279.

2. 王艳梅，李智恩，牛锡珍，等．孔石莼多糖降血脂活性的初步研究．中国海洋药物，2003，（2）：33～35.

3. 徐娟华，赵孟辉，谢强明，等．海藻石莼降血脂作用的实验研究．中国中医药科技，2002，9（3）：168～169.

4. 姜健，杨宝灵，元起，等．海洋共附微生物的分离和抗菌活性鉴定．中国海洋药物杂志，2005，24（3）：39～42.

5. 罗振宇，陈薪研，王小燕，等．孔石莼抗病毒蛋白多糖的提取分离及抗柯萨奇病毒B3活性．时珍国医国药，2010，21（5）：1090.

6. 梅全喜，林慧，孔祥廉．单味中药防治脂肪肝作用的研究进展．中国药业，2006，15（18）：1.

◎小二仙草

Xiaoerxiancao

【别名】豆瓣菜、船板草、白粘草（《广东中药志》第二卷），豆瓣草、女儿红、沙生草（《四川中药志》），水豆瓣（《贵州草药》），蚁塔、砂生草（《全国中草药汇编》），地茜、同丹药（《广西药用植物名录》），斑鸠窝（《贵州中药名录》），地花椒（湖北）。

【来源】为小二仙草科植物小二仙草 Haloragis micrantha R. Br. ex Sieb. et Zucc. 的干燥全草。夏季花盛开时采收，拔取全草，抖净泥沙，晒干。分布于广东、江苏、安徽、浙江、江西、福建、台湾、湖南、海南、广西等地。

【药材性状】全草长10～20～30厘米。茎纤弱，赤褐色，直径约2毫米。具四棱，棱上被疏短硬毛，茎节处有须根，叶对生，上部间有互生，叶片皱缩，展平后呈阔卵形或卵形，长0.5～1厘米、宽4～8毫米，淡绿色，有的带紫褐色，先端尖或钝，基部圆形，质薄而软，叶柄极短或近无柄。常见残留穗状小花，直径约1毫米。气微，味微苦。

【性味与归经】辛、苦，微寒。归脾、肝经。

【功能主治】清热除湿，解毒消肿，调经活血。用于下焦湿热，小便不利，月经失调，湿热痢疾，热淋，便秘。外用治烧烫伤，跌打损伤。

【用法用量】15~30克（鲜品加倍），水煎服。外用适量，研末调敷或取鲜品捣烂敷患处。

◎小飞扬草

Xiaofeiyangcao

【别名】飞扬草（《岭南采药录》），痢子草、乳汁草（《岭南草药志》），痢疾草（《广东中药》），小乳汁草（《岭南中草药撮要》），千根草（《广州植物志》），小奶草、虱（也母）草（《粤北草药》），小飞扬（《福州中草药》），小奶浆藤（《云南药用植物名录》），细叶飞扬草（广州部队（《常用中草药手册》），苍蝇翅（《全国中草药汇编》），百里香叶大戟、小本乳仔草、红尾仔草、翻魂草、过路蜈蚣、蝙章（《台湾药用植物志》），地锦（《广西药用植物名录》）。

【来源】为大戟科植物千根草 *Euphorbia thymifolia* L. 的全草。夏、秋季采收，晒干或鲜用。分布于我省及全国大部分省区。

【药材性状】全草长约13厘米，根细小。茎细长，粗约1毫米，红棕色，稍被毛，质稍韧，中空。叶对生，多皱缩，灰绿色或稍带紫色，花序生于叶腋，花小，干缩。有的带有三角形的蒴果。气微，味微酸、涩。

【性味与归经】酸、涩，微寒。归胃、大肠经。

【功能主治】清热利湿，祛风解毒止痒，止血。用于湿热泻痢，痈疮，痔疮出血。外用治皮炎，痒疮，湿疹，皮肤瘙痒。现代有用于菌痢，肠炎，小儿急惊，乳痈，缠腰蛇。

【用法用量】15~30克（鲜品加倍），水煎服。外用适量，煎水洗或鲜品捣烂敷患处。

◎小叶榕

Xiaoyerong

【别名】半天吊（《生草药性备要》），细叶榕、小榕叶，落地金钱（《本草求原》），榕树叶（《广东省中药材标准》）。

【来源】为桑科植物榕树 *Ficus microcarpa* Linn. f. 的干燥叶。全年可采收，除去树枝，取净叶片，晒干。分布于我省各地及我国西南部、南部和东南部各省区。

【药材性状】本品卷缩成筒状或不规则状，有的破碎。完整叶片展平后呈椭圆形、卵状椭圆形或倒卵形，长3.5~10厘米，宽2~5.5厘米；黄褐色或褐绿色；先端钝，短渐尖，基部钝圆或楔尖，全缘。两面光滑；基出脉3条，主脉腹面微突，背面突起，侧脉纤细，在背面较明显。叶柄长0.5~1厘米。革质，体轻，稍韧。气微，味苦、涩。

【性味与归经】微苦、涩，微寒。归肝、肺、大肠经。

【功能主治】清热祛湿，止咳化痰，活血散瘀，祛风止痒。用于感冒高热，湿热泻痢，痰多咳嗽。外用治跌打瘀肿，湿疹，痔疮。现代有用于急性关节扭伤。

【用法用量】9~15克，水煎服。外用鲜品，适量捣敷患处。

【药理作用】

1. 镇咳、祛痰、平喘作用 以小鼠制作动物咳嗽模型，采用浓氨水喷雾致咳法，以咳必清为阳性对照药，观察小叶榕水提物、醇提物的止咳作用。小叶榕醇提物0.09克/公斤、0.18克/公斤、0.36克/公斤组，小叶榕水提物0.18克/公斤、0.36克/公斤组都能明显延长咳嗽潜伏期、减少咳嗽次数。以豚鼠制作动物哮喘模型，采用磷酸组胺喷雾致喘法，以氨茶碱为阳性对照药，观察小叶榕水提物、醇提物的平喘作用。小叶榕醇提物0.09克/公斤、0.18克/公斤、0.36克/公斤组，小叶榕水提物0.09克/公斤、0.18克/公斤、0.36克/公斤亦能明显延长豚鼠哮喘的潜伏期。结果表明，本品水提物、醇提物均有明显的止咳、平喘作用，且醇提物的作用稍强于水提物。采用豚鼠枸橼酸引咳法和小鼠酚红祛痰试验法，分别比较小叶榕水提物和醇提物，小叶榕正丁醇、乙酸乙酯、石油醚萃取部位的镇咳和祛痰作用。结果显示，小叶榕水提物和醇提物均有明显的镇咳祛痰作用，二者之间作用没有明显差异；正丁醇、乙酸乙酯部位均具有镇咳祛痰作用，且极性大的部位作用更强。

2. 抗菌、抗病毒作用 试管内1∶50浓度的榕树叶对金黄色葡萄球菌、舒氏痢疾杆菌有抑菌作用。通过四甲基偶氮唑盐（MTT）法观察小叶榕水提物对2.2.15细胞的影响，采用ELISA法检测分析小叶榕水提物对2.2.15细胞分泌HBsAg和HBeAg的抑制作用。小叶榕水提物对2 2 15细胞的半数毒性浓度为0.263毫克/毫升，该浓度对HBsAg、HBeAg的抑制率分别达87.7%、93.6%，治疗指数分别为2.25和2.31。表明小叶榕水提物有较好的体外抑制HBV作用。

3. 抗肿瘤和其他作用 小叶榕含有大量的三萜类成分，其中一些三萜有明显的抗肿瘤活性，抗血小板活化因子作用（anti－plateletactivity）。以榕树叶干粉撒于狗股动脉、股静脉游离的切口处，稍加压或以榕树叶煎液用药棉浸后敷在切口处，均有显著的止血作用。小叶榕醇沉不溶物不能减轻二甲苯引起的小鼠耳廓肿胀的程度，能减轻大鼠棉球肉芽肿足跖肿胀的程度，但效果不明显。小叶榕水提物、水提醇沉溶解物、大孔吸附树脂吸附洗脱物均能明显减轻二甲苯引起的小鼠耳廓肿胀的程度，并能明显减轻大鼠棉球肉芽肿足跖肿胀的程度。提示小叶榕不同提取部位具有明显的抗炎作用。细叶榕水提物灌胃可明显提高小鼠热板法痛阈值（$P<0.01$或0.05）。对醋酸引起的小鼠扭体反应有明显的抑制作用，抑制率为74.17%。

【药物制剂】小叶榕在我国南方地区有极其丰富的资源，用小叶榕浸膏作为主要成分的哮喘和慢性支气管炎治疗药咳特灵胶囊已收载在部颁标准中，入药主用其叶。

咳特灵胶囊

组成：小叶榕干浸膏360克，马来酸氯苯那敏1.4克。

功能主治：镇咳，祛痰，平喘，消炎。用于咳喘及慢性支气管炎。

用法用量：口服，一次1粒，1日3次。

【不良反应】口服咳特灵胶囊可见困倦、嗜睡、口渴、虚弱感等。

【附注】

1. 使用注意 （《广东中药》）载："麻风患者忌服，否则皮肤之结节更形表露。"

2. 药用部位 树皮（榕树皮）、果实（榕果）、树脂（榕树胶汁）能除翳膜明目，亦供药用。据（《岭南采药录》）记载：用榕树须“煎作茶饮，可验麻风真假，真者觉其味甘。”

3. 品种情况 小叶榕的近似品种有同属植物垂叶榕 *Ficus benjamina* L.，别名：吊丝榕，亦作小叶榕使用。垂叶榕叶较薄，呈薄革质，先端渐尖，基部圆形或宽楔形，侧脉多数，网脉较明显。薄层色谱与小叶榕对照，荧光斑点微弱，且斑点位置不一致，应注意区别。

参考文献

1. 陈艳芬，江涛，唐春萍，等．小叶榕不同提取物镇咳祛痰作用的比较研究．中医药导报，2010，16（7）：98.

2. 魏冬艳．榕树叶蓖麻叶治疗急性关节扭伤．中医正骨，2002，14（3）：12.

3. 刘妮，肖会泉，沈海容，等．小叶榕水提物对 HBsAg 和 HBeAg 体外抑制作用的实验研究．浙江中西医结合杂志，2009，19（8）：486～490.

4. 韦锦斌，黄仁彬，林军，等．小叶榕水提物和醇提物止咳平喘作用的比较研究．广西中医药，2006，29（4）：58～59.

5. 陈路，蓝鸣生，王硕．小叶榕不同提取物的主要药效学研究．广西植物，2009，11（6）：871～874.

6. 刘力恒，王立升，王天文，等．小叶榕化学成分及药理活性的研究进展．时珍国医国药，2008，19（2）：390～392.

7. 程辉，莫石林，韦春，等．细叶榕水提物镇痛抗炎作用的实验研究．右江民族医学院学报，2007，（5）：695.

◎小金钱草

Xiaojinqiancao

【别名】马蹄金、小马香、钮子草、鱼脐草、蚬壳草(《广东中药志》第二卷)，食黄草(《岭南中草药撮要》)，黄食草(《广东中草药》)，荷包草(《百草镜》)，肉馄饨草(《眼科要览》)，金锁匙(《纲目拾遗》)，黄疸草(《中国植物图鉴》)，小马蹄草(《贵州民间方药集》)，螺丕草(《福建民间草药》)，小铜钱草、酒杯窝(《广西中兽医药用植物》)，金挖耳、鸡眼草、小灯盏菜(《广西中药志》)，小迎风草、小碗碗华(《四川中药志》)，小半边莲、地不腊、星子草(《湖南药物志》)，小元宝草(《上海常用中草药》)，落地金钱(《福建中草药》)，小蛤蟆碗(《浙江民间常用草药》)，九连环(《四川常用中草药》)，小马蹄金(江苏、江西)，金钱草、玉馄饨（江苏、浙江)，小半边钱（湖南)，小灯盏、金马蹄草(四川)。

【来源】为旋花科马蹄金属植物马蹄金 *Dichondra repens* Forst. 的干燥全草。夏、秋季采收，拔取全草，抖净泥沙，晒干。分布与我省各地及贵州、湖南、浙江、江西、福建、台湾、海南、广西、云南等省区。

【药材性状】全草缠绕成团。茎细长，被灰色短柔毛，节上生根，质脆，易折断，断面中有小孔。叶互生，多皱缩，青绿色、灰绿色或棕色，完整者展平后圆形或肾形，直径0.5~2厘米，基部心形，上面微被毛，下面具短柔毛，全缘；叶柄长约2厘米；质脆易碎。偶见灰棕色近圆球形果实，直径约2毫米种子1~2，黄色或褐色。气微，味辛。

【性味与归经】苦、辛，凉。归肝、肾经。

【功能主治】清热，利湿，解毒消肿。用于黄疸，痢疾，砂淋，白浊，水肿，疔疮肿毒，喉痹肿痛，跌打损伤，毒蛇咬伤。现代有用于肝炎，胆囊炎，泌尿系感染，泌尿系结石，扁桃体炎等。

【用法用量】内服，煎汤，6~15克，鲜品30~60克。外用适量，捣敷。

【药理作用】

1. 镇痛作用 采用扭体法、热板法、电刺法观察马蹄金高、中、低剂量（32.5、16.3、8.2克/公斤）的镇痛作用。扭体法结果显示，马蹄金提取物大剂量组（25.32±16.14）次，镇痛率12.2%；中剂量组（17.73±9.86）次，镇痛率38.5%；小剂量组（22.31±9.21）次，镇痛率22.6%，与生理盐水组（28.81±11.38）次比较，中剂量组$P<0.05$。热板法结果表明，马蹄金提取物各剂量组（32.5、16.3、8.2克/公斤）痛阈提高率均达到50%以上，潜伏期明显延长。电刺激法结果显示，马蹄金提取物各剂量组小鼠电刺嘶叫潜伏期均较给药前延长，以中剂量组差异显著（$P<0.05$）。表明马蹄金提取物有较好镇痛作用。

2. 抗炎作用 马蹄金提取物对醋酸所致毛细血管通透性的增加有明显抑制作用；可明显抑制二甲苯所致小鼠耳廓急性炎症性水肿，抑制角叉莱胶所致大鼠足跖致炎肿胀作用，提示该药对此种炎症模型有一定的对抗作用。

3. 解热、利胆作用 用蛋白胨引起大鼠发热后，大剂量马蹄金325克/公斤可明显降低发热体温，且持续时间长，有较好抗热作用。马蹄金给予大鼠十二指肠注入后的120分钟内胆汁流量均明显增加，表明药物有较强的利胆作用。

4. 抗菌作用 马蹄金提取物对金黄色葡萄球菌、乙型溶血性链球菌、大肠杆菌、伤寒杆菌、变形杆菌、产气杆菌，有一定的抗菌作用。微生物试验表明，马蹄金提取物对金黄色葡萄球菌、乙型溶血性链球菌等革兰氏阳性致病球菌的抗菌作用较强，对大肠杆菌、伤寒杆菌、变形杆菌、产气杆菌等革兰氏阴性杆菌作用较弱，主要为抑制作用。对福氏痢疾杆菌无效。有研究显示本品水煎剂和酊剂作体外抗菌试验，对白喉杆菌高度敏感，对金黄色葡萄球菌中度敏感，对溶血性链球菌、枯草杆菌和大肠杆菌轻度敏感。临床上用于预防和治疗白喉有一定疗效。

5. 对免疫功能的影响 马蹄金可明显增加动物免疫器官重量，明显提高小鼠碳粒廓清K值及α值，增强单核巨噬细胞的吞噬功能；明显促进小鼠溶血素的产生，提高血清溶血素的水平，有促进细胞免疫和体液免疫的作用。

6. 抗脂质过氧化 马蹄金鲜汁可明显降低无损伤小鼠和由CCl_4诱导急性肝损伤小鼠血清、肝组织中丙二醛（MAD）的生成量，明显升高血清、肝组织中超氧化物歧化酶SOD的活性，具有抗脂质过氧化作用，对于保护细胞免受过氧化损伤，维持细胞正常生理功能、抗衰老具有积极意义。

7. 保肝降酶作用 马蹄金提取物对四氯化碳（CCl_4）所致动物的急性肝损伤有一定

的治疗保护作用，可明显降低1周及3周内肝损伤引起的小鼠升高的血清转氨酶；使肝脏病理改变减轻，亦可使肝脏损伤后倒置的白球比升高；能明显降低CCl_4中毒性小鼠肝组织中MDA的含量，使SOD水平显著增高，明显减轻肝细胞变性和坏死，因此对CCl_4和ANIT所致的急性肝损伤具有明显的保护作用。对D-半乳糖胺（D-Glan）、硫代乙酰胺（TAA）、异硫氰酸-1-萘酯（ANIT）所致小鼠肝损伤，可明显降低D-Glan所致肝损伤小鼠的血清转氨酶及肝脏中甘油三酯，并减轻肝组织病理改变；可降低TAA致肝损伤小鼠的血清谷丙转氨酶：降低ANIT所致胆汁郁积型黄疸小鼠升高的血清总胆红素（Tbil）及血清转氨酶（ALT及AST）；亦明显降低肝组织中甘油三酯（TG）含量。在抗乙肝病毒的试验中，化合物（2R，3R）-2，3-二羟基-2-甲基-Y-丁内酯的最大无毒浓度为0.4umol/毫升，对HBsAg抑制率为22.4%，对HBeAg抑制率为19.6%，有一定的抑制乙肝病毒的作用。综上所述，马蹄金提取物对几种致肝毒剂造成的动物急性肝损伤，均有一定的对抗作用，有一定的保肝降酶作用。

【药物制剂】

1. 金马肝泰颗粒

组成：马蹄金288.2克，铁包金153.3克，马鞭草115克，防已191.6克，败酱草115克，淫羊藿153.3克，黄芪153.3克，153.3克，丹参230克，蔗糖1048克或糊精105克，2%羟丙基甲基纤维素乙醇液80毫升（无蔗糖）制成1000克。

功能主治：清热解毒，健脾除湿，疏肝利胆，养阴柔肝。能增强机体细胞免疫与体液免疫功能，阻断病毒复制，抑制肝纤维变化，促进肝细胞再生，帮助肝脏吸收肝纤维变组织，使肝脏恢复正常。

用法用量：开水冲服，一次1袋，1日3次。

【附注】

注意　孕妇禁用；忌盐及辛辣食物。

参考文献

1. 屈相玲，梁光义．苗药马蹄金的现代研究进展．贵阳中医学院学报，2007，29（4）：49.

2. 曲莉莎，曾万玲，谢达莎，等．马蹄金提取物镇痛、抗炎及抑菌作用的实验研究．中国中药杂志，2003，28（4）：374.

3. 宋德平．区别金钱草正品与同名异物的临床应用．中国民间疗法，2004，12（8）：38.

◎小犁头草

Xiaolitoucao

【别名】罐嘴菜（《广东中药志》第二卷），如意草、箭头草（《山西通志》），消毒药、地黄瓜（《贵州民间药物》），水白地黄瓜、白花蚶壳草（《全国中草药汇编》），带血犁头草、胜利草、白老碗、三角金砖（《浙江药用植物志》），田螺师、水兰豆（《广西药用植物名录》)。

【来源】为堇菜科植物堇菜 *Viola verecunda* A. Gray 的干燥全草。春、夏季采收，拔取全草，抖净泥沙，晒干。产于我国大部分地区，我省各地有产。

【药材性状】全草干缩成团，伸平后长 10～20 厘米。地上部分灰绿色或黄绿色。根茎极短，有时分生几条纤弱茎，淡黄色或灰黄色；主根较粗短，常分枝，质较硬脆，断面灰白色。茎基部有叶多数，叶柄长，叶片展平后呈宽卵形，长可达 2.5 厘米，两面无毛或近无毛，边缘有浅波状圆钝齿，基部宽心形，下延于叶柄，具两耳状垂片。蒴果椭圆形，长约 8 毫米，顶端 3 裂。气微，味微苦而有粘滑感，

【性味与归经】微苦，寒。归心、肝经。

【功能主治】清热解毒，活血散瘀，止咳。用于肺热咳血，产后瘀血作痛。现代用于白喉，扁桃体炎，肺炎，盆腔炎，眼结膜炎。外用于疔疮痈疽，乳痈，毒蛇咬伤，外伤出血。

【用法用量】15～30 克（鲜品加倍），水煎服。外用适量，研末调敷或取鲜品捣烂敷患处。

【附注】

注意 （《贵州民间药物》）：“忌鸡、鱼、蛋、面、豆腐和酸辣食物”。

◎马甲子根

Majiazigen

【别名】簕盘子根、铁篱笆根、企头簕根（《广东中药志》第二卷），笏子、雄虎刺、石刺木、鸟刺仔（《中国药用植物志》），白棘（《台湾药用植物志》），仙姑簕（《广西药用植物名录》），马甲枣、铁理风（《新华本草纲要》），铁菱角（《江西药用植物名录》）。

【来源】为鼠李科植物马甲子 *Paliurus ramosissimus*（Lour.）Poir. 的根。全年可采收，以秋、冬季采收为好。挖取根部，抖净泥沙，除去须根，晒干。分布于广东、江苏、安徽、浙江、江西、福建、台湾、湖北、湖南、广西等地。

【药材性状】根呈圆柱形，上部较粗壮，下部有分枝。表面灰黄色，有细纵皱纹，有时残留须根。质坚硬，难折断。气无，味微苦、微酸涩。

【性味与归经】苦，微寒。归肺、胃、肝经。

【功能主治】活血祛瘀，清热解毒。用于跌打损伤，咽喉肿痛，头风头痛，风湿痹痛，疮疖肿痛，无名肿毒。现代有用于支气管炎，咳嗽，风湿跌打等。

【用法用量】15～30 克，水煎服。外用适量，捣烂敷患处。

【药理作用】

1. 镇咳祛痰作用 马甲子提取物，无论是灌胃或腹腔注射，对浓氨水刺激诱导的小白鼠咳嗽均有显著的镇咳作用，R 值为 148%～179%。马甲子黄酮苷具有祛痰作用。

2. 毒性 按 1 克/公斤、3 克/公斤和 5 克/公斤经腹腔注射马甲子黄酮苷溶液，观察 3 天无死亡，也未见其它异常现象。说明毒性低，使用安全。

【附注】

药用部位 马甲子的叶、果（称“铁篱笆果”）亦供药用。

参考文献

1. 韦国锋，覃道光，黄志文. 马甲子镇咳祛痰作用及其化学成分的提取分离. 右江民族医学院学报，1998，(2)：176.

◎马耳草

Maercao

【别名】潺竹叶（《岭南采药录》），竹菜、竹仔菜、竹竹菜、竹叶菜（《福建民间草药》），火柴头（《苏南种子植物手册》），千日晒、大号日头舅、大叶兰花竹仔草（《福建中草药》）。粉节草、大叶兰花草（《浙江药用植物志》），竹节花（海南）。

【来源】为鸭跖草科植物饭包草 *Commelina bengalensis* L. 的全草。夏、秋季采收，洗净，鲜用或晒干。产于广东、广西、海南、贵州、云南、江西、福建、河北、陕西、江苏、安徽、浙江等省区。

【性味】苦，寒。

【功能主治】清热解毒，利水消肿。用于热病发热，烦渴，咽喉肿痛，热痢，热淋，痔疮，疔疮痈肿，蛇虫咬伤。

【用法用量】内服煎汤，15~30克，鲜品30~60克。外用适量，鲜品捣敷或煎水洗。

◎马齿苋

Machixian

【别名】蚬肉菜、老鼠耳（《岭南草药志》），酸味菜、瓜子菜（《广东中药志》第一卷），酸仔菜（《粤北草药》），鱼鳞菜、红胶墙（《广东中草药》），马齿草（《雷公炮炙论》），马苋（《本草经集注》），马齿菜（《救急方》），马齿龙芽（《宝藏论》），五行草（《本草图经》），五方草、长命菜、九头狮子草（《本草纲目》），灰苋《洞天奥旨》，马踏菜《本草易读》，酱瓣草、安乐菜（柴裔《食鉴本草》），酸苋《医林纂要·药性》，豆板菜（《草药新纂》），长命苋、酱瓣豆草（《中国药用植物志》），蛇草（《南京民间草药》），猪母菜、狮子草（《福建民间草药》），地马菜（《江苏省植物药材志》），马蛇子菜、蚂蚁菜（《东北药用植物志》），长寿菜（《中国药用植物图鉴》），耐旱菜（《中药志》），蚬壳菜、酸甜菜、红猪母菜（《实用临床草药》）。

【来源】为马齿苋科植物马齿苋 *Portulaca oleracea* Linn. 的干燥全草。夏、秋季茎叶茂盛时采收，割取全草，洗净，用沸水略烫后晒干。分布于我省及全国大部分省区。

【药材性状】全草皱缩卷曲成团状。茎纤细，长约15厘米，黄褐色至绿褐色，有明显的纵沟纹，质柔稍韧。叶片细小，倒卵形或瓜子形，长0.5~1厘米，多皱缩或破碎，暗绿色至深褐色。枝端间有椭圆形蒴果或其裂片残留。气微弱，味微酸，嚼之有粘性。

【性味与归经】酸，寒。归大肠、肝、脾经。

【功能主治】清热解毒，凉血止痢，除湿通淋，消痈肿。用于热毒泻痢，热淋，尿闭，赤白带下，崩漏，痔血，疮疡痈疖，丹毒，瘰疬，湿癣，白秃，肺痈，肠痈，乳痈，以及湿脚气，水肿。近有用于消渴病，内痔出血，血栓外痔，炎性外痔，痔瘘术后发炎，肛窦炎，肛周脓肿，带状疱疹，湿疹，压疮，烧伤，结膜下注射局部并发症，痤疮，急性手部化脓性感染，念珠菌性阴道炎，细菌性痢疾，肠炎，银屑病，荨麻疹，扁平疣，黄蜂蛰伤，白癜风，皲裂性手足癣，钩虫病，肺结核，小儿百日咳，淋巴结核溃烂，小儿夏季皮炎，扁平疣，急性阑尾炎，急性乳腺炎，静脉炎，新生儿脐炎，胆结石，小儿腮腺炎，糖尿病，血小板减少性紫癜，鼻疔，鼻衄，产褥热，产后出血。

【用法用量】内服，煎汤，10～15 克，鲜品 30～60 克，或绞汁。外用适量，捣敷，烧灰研末调敷，或煎水洗。

【药理作用】

1. 对子宫的作用 鲜马齿苋汁或马齿苋提取物对豚鼠、大鼠和家兔离体子宫及兔、犬的在体子宫均有明显收缩作用。马齿苋注射液 2 毫升（相当 5～10 克鲜马齿苋）收缩子宫的作用比 0.2 毫克的麦角新碱强，4～6 毫升与 10 单位垂体后叶素作用强度相仿。马齿苋注射液（水煎醇沉过滤液）可使豚鼠离体子宫强直性收缩。马齿苋的水煎醇沉提取液收缩子宫的作用最强，酸性醇提取液无明显作用，而碱水提取醇沉液对小鼠子宫有抑制作用。马齿苋中兴奋子宫的成分为无机钾盐，主要是氯化钾，主要存在于茎中；抑制子宫的成分为有机化合物，主要存在于叶中。

2. 对心血管和呼吸系统作用 马齿苋注射液静脉注射可使兔血压一时性下降，对麻醉犬的心跳、血压及呼吸无明显影响。马齿苋鲜汁或沸水提取物对心脏和气管有异丙肾上腺素样作用，使心肌收缩力加强，心率加速，离体气管条弛缓，这些作用均可被普萘洛尔完全阻断。另有报道，马齿苋有中枢及末梢性血管收缩作用，水煎剂对离体蛙心有抑制作用。

3. 对骨骼肌的作用 马齿苋的甲醇、乙醚和水提取物及可透析成分对大鼠膈神经膈肌标本，产生由开始时颤搐张力增加随后长时间持续松弛的双相反应；并可显著降低 K^+ 和咖啡因所致挛缩的颤搐/强直比例，减轻烟碱所致腹直肌挛缩。硝苯呋海因（为肌肉松弛剂）不减弱上述提取物所致颤搐张力的增加，但高浓度时可部分减弱上述提取物所致的腹直肌收缩，甲氧基维拉帕米可消除此收缩作用。此外，可透析成分能使小鸡肌肉松弛。上述提取物引起肌肉松弛的作用，可能与细胞外液的 Ca^{2+} 相关。

4. 对小肠的作用 马齿苋鲜汁及沸水提取物对豚鼠离体回肠有剂量依赖性乙酰胆碱样作用，使收缩张力、振幅和频率均增加，其收缩张力和蠕动的增加可被阿托品部分阻断。但也有报道，本品煎剂对豚鼠离体小肠有抑制作用。

5. 抗菌、抗病毒作用 马齿苋提取物在体外对痢疾杆菌、伤寒杆菌、绿脓杆菌和大肠杆菌等均有显著抗菌作用。痢疾杆菌对马齿苋可产生抗药性，马齿苋原液对痢疾杆菌的抑菌圈直径达 21.3 毫米，具有明显的抑制作用。马齿苋的对痢疾杆菌的最低抑菌浓度（MIC）为 0.0625 克·毫升$^{-1}$。以小鼠为试验动物，观察马齿苋对猪大肠埃希菌体内抗菌作用。结果显示，马齿苋对猪大肠埃希菌有较好的体外抑制作用，最小抑菌浓度为 0.25 克/毫升；小鼠体内抗菌作用提示，马齿苋在小剂量时对猪大肠埃希菌无抗菌作用，增大药物剂量，其本身的毒副作用会致死小鼠。此外，对金黄色葡萄球菌也有一定抑制作用，但对结核杆菌无效，用于治疗小鼠的大肠杆菌感染无效。马齿苋乙醇提取物对志贺氏和佛氏赤痢杆菌有显著抑制作用；水煎剂在18.75～37.5毫克/毫升浓度时对志贺氏、宋内氏、斯氏及费氏痢疾杆菌均有抑制作用。马齿苋浸剂在试管内对奥杜盎小芽胞癣菌及腹股沟表皮癣菌等有较弱的抗真菌作用。马齿苋对一些霉菌如总状毛霉、志霉、交链孢霉、赤霉菌、黄曲霉等真菌有较强抑制作用，对黑曲霉和酵母菌无抑制作用。用鲜马齿苋煎剂或片剂治疗病毒性肝炎，退黄疸、降低转氨酶的效果较好。由于马齿苋对细菌、病毒具有较强抑制作用，被誉为“天然的抗生素”。

6. 降血脂、抗动脉粥样硬化作用 马齿苋含有一种被称为$\omega-3$脂肪酸的不饱和脂肪酸，含量是菠菜的10倍。不饱和脂肪酸是胆固醇的特殊运输工具，可以将胆固醇运输到其他组织进行正常代谢，防止沉积于体内，从而避免了动脉粥样硬化的发生。马齿苋能降低高脂血症家兔全血低切表观黏度及血浆中切表观黏度，并能显著降低血清总胆固醇、血清甘油三脂、血清低密度脂蛋白胆固醇的水平，并能升高血清高密度脂蛋白胆固醇水平。光镜及电镜观察的结果显示，马齿苋能有效地减轻主动脉壁脂质沉积，减轻主动脉内膜的增生，减少泡沫细胞的形成，减少细胞内外的脂质，从而抑制了动脉粥样硬化斑块的形成。生吃马齿苋可以治疗动脉硬化和高血脂，由于马齿苋中含有大量的钾盐，可以改善人体脂质的代谢。马齿苋水溶和脂溶性提取物能延长四氧嘧啶糖尿病大鼠和家兔的生命，但不影响血糖的水平，可能与改善动物的脂质代谢有关。

7. 降血糖作用 马齿苋水煎剂对于正常小鼠、四氧嘧啶糖尿病小鼠及肾上腺素高血糖小鼠均有明显的降血糖作用，马齿苋能够较好地控制血糖水平，改善糖尿病小鼠的症状，初步验证了马齿苋具有辅助降血糖的作用。其作用机制可能是通过减少及修复胰岛细胞的损伤等途径，增加胰岛素及血清C肽的分泌，进而影响糖尿病小鼠的血糖水平并改善其症状。

8. 抗肿瘤作用 马齿苋多糖可使小鼠T淋巴细胞数量增加，体外对肝癌细胞SMMC7721的增殖具有一定的抑制作用，体内可使小鼠S_{180}腹水瘤分裂指数显著下降，并能明显抑制小鼠S_{180}移植性实体瘤生长。另外，*N*－二甲基亚硝胺（NDMA）是一类强致癌物。在模拟胃液条件下，观察马齿苋对NDMA体外合成的阻断作用。结果表明，鲜马齿苋汁和马齿苋籽汁均能明显阻断NDMA的化学合成，其抑制率分别为70.4%和47.6%，对防癌具有重要的意义。马齿苋生物碱对离体培养的A－549肺癌细胞、Hela细胞和Hep－2细胞的增殖均具有明显抑制作用，马齿苋多糖对Hela细胞有较强的抑制作用，马齿苋脂肪酸对Hep－2细胞有一定的抑制作用，马齿苋黄酮对RD细胞有很强的抑制作用，并存在浓度剂量效应，高浓度抑制作用强。

9. 抗衰老作用 马齿苋含有大量的维生素E、维生素C、β－胡萝卜素、谷胱甘肽等能降低家兔血清中丙二醛含量、提高超氧化物歧化酶（SOD）活力的活性物质，从而减少或消除自由基和过氧化脂质对机体的损伤，起到抗衰老的作用。用*D*－半乳糖制备衰老小鼠模型，每天灌胃100、200、400毫克·公斤$^{-1}$马齿苋多糖，观察其对血清中超氧化物歧化酶活性、谷胱甘肽过氧化物酶（GSH－Px）活性、丙二醛含量及对动物缺氧存活时间、游泳时间的影响。结果表明，马齿苋多糖能不同程度增加血清中SOD及GSH－Px活力，显著降低丙二醛含量，显著延长小鼠在缺氧条件下的存活时间、常温游泳时间，具有明显的抗衰老作用。用D－半乳糖致衰老模型小鼠，以不同浓度的马齿苋多糖灌胃，30天后分别测定小鼠血清、肝和脑中SOD活性和MDA含量。结果马齿苋多糖能够明显提高血清及肝、脑等器官中SOD的活性，可以有效抑制D－半乳糖所致的血清及肝、脑中SOD活力的下降。同时，马齿苋多糖能显著降低衰老模型小鼠体内MDA的含量。

10. 增强免疫作用 用氚标记胸腺嘧啶核苷（^{3}HTdR）掺入DNA法，从分子水平研究了马齿苋对家兔淋巴细胞增殖的影响。结果表明，马齿苋能显著提高正常家兔淋巴细胞和植物血凝素诱导的淋巴细胞的增殖能力，从而提高了机体的免疫功能。马齿苋多糖给小鼠灌服7天，马齿苋多糖可显著提高小鼠腹腔巨噬细胞的吞噬百分率和吞噬指数，促进溶血素及溶血空斑的形成，促进淋巴细胞的转化，具有提高免疫功能的作用。

11. 护肝作用 以昆明种小鼠为研究对象，以$CC1_4$为肝脏毒物，探讨了马齿苋对化学性肝损伤的保护作用，本研究$CC1_4$模型对照组与空白对照组比较ALT、AST明显升高（$P<0.01$）；肝细胞坏死程度高于空白对照组（$P<0.01$），说明模型成立；以4.0、8.0、24.0克/公斤BW剂量的马齿苋灌胃给予小鼠30天，结果显示：马齿苋各个剂量组均使组织形态学上的肝细胞坏死得到明显的改善和恢复，差异具有显著性（$P<0.05$，$P<0.01$）；8.0、24.0克/公斤BW剂量组的ALT、AST明显降低，与模型对照组比较差异有统计学意义（$P<0.05$，$P<0.01$），表明马齿苋对CCl_4所致小鼠化学性肝损伤有辅助保护作用。

12. 抗炎镇痛作用 选择不同剂量的二甲苯和巴豆油涂抹于小鼠右耳两面后，引起右耳廓不同程度的肿胀，观察马齿苋提取物的抗炎作用。结果表明，马齿苋提取物可显著抑制二甲苯及巴豆油所致小鼠耳廓肿胀，具有明显的抗炎消肿作用。马齿苋提取物可使小鼠疼痛反应所致扭体次数明显减少，马齿苋提取物可使热疼痛所致小鼠舔足次数明显减少，提示具有明显的镇痛作用。可见马齿苋提取物具有明显的抗炎消肿及镇痛作用。

13. 其他作用 用蜂针刺激动物足部使出现红肿热痛等局部过敏症状，建立局部过敏反应动物模型。结果表明，中药马齿苋对蜂毒引起的局部过敏反应具有较强治疗作用，且给药方式不同其治疗作用强度不同。此外本品对家兔有利尿作用。马齿苋粗多糖具有清除羟自由基能力，并且其清除能力与质量浓度有明显的量效关系，马齿苋粗多糖质量浓度为3.5毫克/毫升时清除率达50%，质量浓度为17.6毫克/毫升时清除率高达90%。

14. 毒性 马齿苋水提取物小鼠腹腔注射的LD_{50}为1040毫克·公斤$^{-1}$。

【药物制剂】马齿苋作为药食同源植物，其营养丰富，而且含有黄酮类、有机酸类、生物碱类以及萜类等多种化学成分，马齿苋素有“天然抗生素”之称。目前我国市场上开发的马齿苋食用产品有功能饮料，药品有片剂、注射剂、口服液、复方马齿苋洗剂等，也有含马齿苋的化妆品。马齿苋资源极其丰富，价格低廉，研究开发具有极为广阔的前景。

1. 复方马齿苋片（广东省南海市中医院制剂）

组成：马齿苋、生薏苡仁、败酱草、蜂房、黄芪、黄精、生甘草等。

功能主治：解毒除湿，益气养阴。用于生殖器疱疹等。

用法用量：口服，一次4片，1日3次。

2. 复方马齿苋糊剂（祖传秘方制剂）

组成：马齿苋、延胡、沙蒿子、灯笼草、薄荷脑。

功能主治：清热解毒，活血化瘀，疏通经络，散结止痛。用于乳痈。

用法用量：取适量药粉，与药液调成糊状，敷于患处，外覆盖薄塑料纸，每8小时换药1次。

临床疗效：治疗70例，痊愈58例，显效5例，有效2例，无效5例，总有效率为93%，痊愈率为83%。

3. 复方马齿苋膏（验方制剂）

组成：炒马齿苋、煨木香、地榆炭、白术、黄芪、蜂蜜。

功能主治：收敛消炎，补脾益气止痛，凉血止血，提高机体免疫力。用于慢性肠炎，溃疡性结肠炎等慢性肠道疾病。

用法用量：空腹口服，发作期每日早、晚各1次，1次50克，维持量1日2次，每次25克，15天为一疗程。

临床疗效：治疗慢性腹泻147例，治愈106例，有效32例，总有效率94.61%。

4. 菌痢平片

组成：鲜马齿苋、黄连、吴茱萸（甘草制）、木香、六神曲（麸炒）。

功能主治：清热解毒，化滞止痢。用于肠胃食滞，寒热凝结引起的赤白痢疾，脓血相杂，里急后重，腹痛下坠，不思饮食，身体倦怠，恶心呕吐。

用法用量：口服，一次4~6片，1日3~4次。

5. 清热止痢片

组成：马齿苋、三颗针。

功能主治：清热止痢。用于湿热痢（菌痢），热泻。

用法用量：口服，一次6克，1日3次。

6. 马齿苋冲剂

组成：马齿苋、紫草、板蓝根、金银花、薏苡仁、赤芍、丹参、香附、木贼、蒺藜、蝉蜕。

功能主治：清热解毒，散风止痒。用于扁平疣等疾病。

用法用量：一次15克，1日3次，口服。8岁以下儿童一次7.5克，1日3次。1月为一疗程。

7. 复方马齿苋洗剂

组成：马齿苋30克，徐长卿30克，土茯苓30克，苦参20克，蒲公英30克，大青叶30克，白矾20克。

功能主治：清热解毒，止痒。用于急性湿疹。

用法用量：每日1剂，煎煮20分钟，取汁2 000毫升，放入浴盆内，水温接近于体温，药浴浸泡30分钟。10日为一个疗程。

8. 马齿苋片

组成：马齿苋。

功能主治：抗菌消炎。用于肠道感染，肠炎，菌痢。

用法用量：口服，一次4片，1日4次。

9. 止痢冲剂

组成：马齿苋2500克，白头翁500克，小蓟1500克，蔗糖粉1500克。

功能主治：消炎，止痢。用于赤白痢疾。

用法用量：冲服，一次1包，1日3次。

10. 痢疾丸

组成：马齿苋260克，三颗针173克。

功能主治：清利湿热。用于大肠湿热引起的赤白痢疾，腹痛下坠。

用法用量：口服，一次6克，1日3次。

11. 马齿苋胶囊

组成：马齿苋等。

功能主治：清热解毒，凉血止血。用于溃疡性结肠炎。

用法用量：6粒（0.35克/粒），口服，1日3次。

12. 马齿苋洗剂

组成：马齿苋9公斤，生地榆4.5公斤，明矾2公斤，白藓皮4.5公斤，紫花地丁4.5公斤。

功能主治：清热解毒，凉血，除湿止痒等。用于渗出性手足癣，皮炎湿疹，痤疮等。

用法用量：一般冷敷，浸泡患处，一日2～3次，7天为一疗程；皮炎湿疹、痤疮则直接湿敷。

13. 复方马齿苋冲剂（消炎止血冲剂）

组成：马齿苋2.5公斤，三颗针2公斤，白头翁1公斤。

功能主治：清热解毒，抗菌止痢。用于肠炎，痢疾，便血。

用法用量：开水冲服，一次1袋，1日2次。

14. 复方马齿苋痢疾冲剂

组成：马齿苋7500克，蒲公英5000克，黄柏1500克。

功能主治：清热解毒，抗菌止痢。用于细菌性痢疾，肠炎。

用法用量：一次2～4克，1日3次，小儿用量酌减。

15. 复方马齿苋片

组成：鲜马齿苋9.6公斤，三颗针0.44公斤，白头翁0.17公斤，淀粉适量。

功能主治：清热，解毒，利湿，止泻。用于肠炎，痢疾，痈肿疖疮。

用法用量：口服，一次4片，1日3次。

16. 马甘颗粒（合剂）

组成：马齿苋7斤，甘草1斤。

功能主治：解毒消炎。用于宫颈糜烂。

用法用量：口服，一次2克，1日2次。

17. 痢疾茶剂

组成：马齿苋3份，白头翁1份，黄柏1份。

功能主治：清热祛湿，消炎止痢。用于细菌性痢疾。

用法用量：口服，一次5克，1日3～4次。

18. 灭痢片

组成：马齿苋7.5公斤，蒲公英5公斤，黄柏1.5公斤。

功能主治：消炎止痢。用于细菌性痢疾，肠炎。

用法用量：口服，一次4～6片，1日3～4次。

【不良反应】马齿苋有效剂量的安全范围很大，虽大量服用（有当野菜），亦无毒性，但亦有报告1例服用100%马齿苋煎液后引起过敏性皮疹。(《实用临床草药》：89.)

【附注】

注意 孕妇及脾胃虚寒、肠滑作泻者慎用。《粤北草药》："忌与鱼鳖同服。"

参考文献

1. 丁怀伟，姚佳琪，宋少江．马齿苋的化学成分和药理活性研究进展．沈阳药科大学学报，2008，25（10）：831.

2. 胡丽英．浅谈马齿苋的临床新用．光明中医，2009，24（7）：1366.

3. 陈灿，黄璜，李爱华．我国马齿苋研究进展．中国野生植物资源，2002，21（6）：6.

4. 陈晓亮．马齿苋的外用研究进展．中国现代中药，2009，11（3）：16.

5. 王晓玲，王红霞．马齿苋的传统应用和现代研究概况．首都医药，2004，（4）：45.

6. 吴自勤，顾庆焕，李秀萍，等．复方马齿苋冲剂治疗扁平疣113例临床观察．新中医，1999，31（5）：46.

7. 杨政，黄凌．马齿苋的研究概况及展望．福建中医药，2000，31（5）：43.

8. 马秀贞，王根会．复方马齿苋洗剂治疗急性湿疹23例临床观察．河北中医，2004，26（8）：598.

9. 莫怀民，刘炽．复方马齿苋片联合胸腺肽肠溶片治疗生殖器疱疹44例．中国中医药信息杂志，2003，10（1）：51.

10. 李必运，冉玉娥，刘力汉．复方马齿苋糊剂治疗乳痈70例．成都中医药大学学报，1995，18（4）：29.

11. 于有祥，李建英，耿令奎，等．复方马齿苋膏的制备与临床应用．山东医药工业，2000，19（2）：33.

12. 王雨，俞红，阮海星，等．马齿苋对化学性肝损伤的保护作用．贵州医药，2000，33（8）：743.

13. 陈依林，郭凤洁，刘珊．马齿苋对痢疾杆菌抑制作用的研究．中国中医药咨讯，2009，1（2）：24.

14. 邬苏晓，肖正中．马齿苋对猪大肠埃希菌抑菌作用观察．动物医学进展，2010，31（3）：126.

15. 牛广财，朱丹，姜述君，等．马齿苋多糖对D－半乳糖衰老小鼠SOD和MDA的影响．中国老年学杂志，2009，29（23）：3088.

16. 李玉萍，曾宪伟，叶军，等．马齿苋活性成分体内外抗癌作用的初步筛选．时珍国医国药，2009，20（11）：2726.

17. 李凯歌，王建仁．马齿苋临床新用略述．光明中医，2007，22（2）：69.

18. 付起凤，张艳秋．马齿苋临床应用的研究进展．中医药信息，2009，26（3）：17.

19. 徐文姬．马齿苋临床运用．现代中西医结合杂志，2005，14（13）：1741.

20. 金英子，张红英，付柳静．马齿苋提取物的抗炎消肿及镇痛作用研究．延边大学医学学报，2008，31（4）：258.

21. 商春莲．马齿苋洗剂的制备及疗效观察．时珍国医国药，2002，13（6）：348.

22. 朱晓宦，吴向阳，仰榴青，等．马齿苋粗多糖的提取及清除羟自由基活性作用．江苏大学学报（医学版），2007，17（1）：57.

23. 刘力，范文涛，张建安，等．马齿苋胶囊加中药灌肠治疗溃疡性结肠炎37例．陕西中医，2007，28（10）：1323.

◎马鞭草

Mabiancao

【别名】土马鞭、鹤膝风(《岭南中草药撮要》)，牛大毒草、狗咬草(《粤北草药》)，铁马鞭、狗牙草、凤颈草(《广东中药志》第一卷)，疟马鞭（广州部队《常用中草药手册》)，马鞭(《新修本草》)，龙芽草(《纲目》)，紫顶龙芽(《纲目拾遗》)，马鞭稍、小铁马鞭(《四川中药志》)，顺捋草、蜻蜓草(《南宁市药物志》)，退血草、铁马莲(《湖南药物志》)，土荆芥、野荆芥(《浙江民间常用草药》)，燕尾草(《云南中草药选》)，白马鞭(《全国中草药汇编》)，蜻蜓饭、狗咬草、铁扫帚(《福建药物志》)。

【来源】为马鞭草科植物马鞭草 *Verbena officinalis* Linn. 的干燥全草。6～8月花开放时采收，除去泥土，晒干。分布于广东、湖北、江苏、广西、贵州、安徽、浙江、湖南、江西、福建、河北、四川等省区。

【药材性状】带根全草长40～70厘米。茎呈四棱形，直径0.4～1厘米，灰绿色或黄绿色，有纵沟，具稀疏的毛，质硬，易折断，断面纤维性，中央有白色的髓或中空；叶片似菊叶，对生，卵形，长2～4.5厘米，宽约2厘米，3深裂，裂片边缘有锯齿，灰绿色或棕黄色，两面有毛，质脆，易碎。茎枝顶端有穗状花序，花穗长达20厘米，似马鞭状，小花淡蓝色。有时可见果穗，果实宿存，灰绿色，萼片脱落后，可见灰黄色的四个小坚果。气微，味微苦。

【性味与归经】苦、辛，微寒。归肝、脾经。

【功能主治】清热解毒，活血通经，利水消肿，截疟。用于感冒发热，咽喉肿痛，牙龈肿痛，黄疸，痢疾，血瘀经闭，痛经，癥瘕，水肿，小便不利，疟疾，痈疮肿毒，跌打损伤，丝虫病，血吸虫病。现代有用于白喉，传染性肝炎，疱疹性口腔炎症，急性扭挫伤，乳痈，面神经瘫痪，尿血，支原体肺炎，泌尿系结石，慢性前列腺炎，甲沟炎，顽固性偏头痛，交通性脑积水，前列腺炎，痔等。

【用法用量】15~30克，水煎服。

【药理作用】

1. 抗炎止痛作用 水及醇提取物对滴入家兔结膜囊内芥子油引起的炎症均有抗炎作用，后者的抗炎作用比前者好。后者中的水溶部分又较水不溶部分为佳。马鞭草能明显抑制二甲苯致小鼠耳肿胀及角叉菜胶致大鼠足跖肿胀炎症反应，其抑制作用随剂量的增加而增强。在以肉芽组织增生为指标的慢性炎症模型实验中，马鞭草能够显著抑制异物所致大鼠炎症的肉芽增生，说明马鞭草对异物所致大鼠炎症肉芽增生具有抑制作用。实验结果表明，马鞭草有明显的抗炎作用，其抗炎作用的成分可能与含硒量有一定的关系。水提取物对电刺激家兔齿髓引起的疼痛有镇痛作用。给药后1小时开始，3小时消失；醇提取物的镇痛作用在6小时后尚未完全消失，水溶部分作用更大，而水不溶部分则无镇痛作用。物理和化学性致痛实验证实，马鞭草能提高小鼠热板所致痛阈值，对醋酸所致小鼠扭体反应有明显对抗作用，作用随剂量的增加而增强，其镇痛作用的成分可能与含硒量有一定的关系。

2. 镇咳作用 马鞭草水煎液有一定镇咳作用，其镇咳的有效成分为β-谷甾醇和马鞭草甙。

3. 对子宫的作用 马鞭草在浓度为1.6×10^{-2}克/毫升时，对大白鼠于宫肌条及非妊娠和妊娠人体子宫肌条均有一定的兴奋作用。在大白鼠子宫肌条，动情期的标本对马鞭草最为敏感，加入马鞭草后常引起紧张性和收缩振幅同时增加；而其他各期的标本常常只是收缩振幅有所增加。人的子宫肌条对马鞭草的反应较弱，一般只是紧张性发生变化。在大白鼠子宫肌条实验中马鞭草和PGE_2有相互增强作用，而和PGE_2则只有相加作用。马鞭草在足以兴奋子宫平滑肌的浓度时，对空肠平滑肌却没有明显作用，也不能增强PGE_2对空肠平滑肌的作用。

4. 止血作用 从干燥全草中提取的马鞭草宁有促进家兔血液凝固的作用。

5. 抗菌作用 体外实验水煎剂在31毫克/毫升浓度时，能杀死钩端螺旋体。

6. 抗癌作用 用不同浓度马鞭草提取液（10，20毫克/毫升和40毫克/毫升），作用于体外培养的JAR细胞，24小时，48小时和72小时取上清液，采用β-hCG单克隆酶免定量法检测绒毛膜促进性腺激素（hCG）含量。用琼脂糖凝胶电泳观察用药后细胞DNA断裂情况，透射电镜观察不同作用时间JAR细胞超微结构的变化。结果显示对JAR细胞分泌hCG抑制作用呈时间和剂量依赖，以40毫克/毫升作用最明显，作用72小时后hCG分泌下降78.3%（$P<0.01$）；琼脂糖凝胶电泳出现“阶梯状条带”；超微结构出现典型的细胞凋亡改变。体外和体内实验证实马鞭草醇提液（EVO）在小剂量时能够显著增加紫杉醇（PFX）的抗肿瘤活性，这为提高临床常用化疗药物的疗效且减少增加剂量带来的不良反应提供了新的思路。研究马鞭草水提取物对H_{22}荷瘤小鼠的抑瘤作用，结果表明，马鞭草水提取物及马鞭草水提物加化疗组肿瘤质量明显低于对照组，抑瘤率分别为40.3%和44.8%；马鞭草水提取物和马鞭草加化疗组动物体重增长明显低于肿瘤对照组，脾指数较对照组有所下降，但无显著性差异。结论马鞭草水提取物可明显抑制荷瘤小鼠体内肿瘤的生长，但同时对荷瘤小鼠的体重增长和脾脏重量有一定降低作用。

7. 抗早孕作用 从人早孕绒毛体外培养及动物整体实验结果发现，其有效部位脂溶性部分具有明显的抗早孕作用。马鞭草醇提液抗早孕作用机理是抑制细胞增殖分化，损伤细胞超微结构，抑制琥珀酸脱氢酶的活性，干扰细胞能量代谢，合体滋养层细胞合成和分泌 hCG 减少，使蜕膜组织退变，胎盘血流量减少，导致胚胎生长发育停止。

8. 促进神经生长因子介导的轴突生长 从马鞭草分离得到的 littorachalcone 能显著增加神经生长因子（NGF）介导的轴突细胞的比率，当 littorachalcone（3 ~ 30 摩尔/毫升）加 2 纳克/毫升 NFG 时，轴突细胞的比例大约与 30 纳克/毫升 NGF 单独作用时相同或稍大。

9. 增强免疫作用 马鞭草醇提物对小鼠 T 淋巴细胞增殖能力、抗体形成细胞分泌抗体的能力具有明显的增强效应（$P<0.05$ 或 $P<0.01$），对小鼠吞噬细胞功能则具有明显抑制效应（$P<0.05$）。结论：马鞭草醇提物能增强小鼠 T、B 细胞免疫功能和抑制小鼠吞噬细胞功能。

10. 其他作用 马鞭草苷对交感神经末梢小量兴奋，大量抑制；对哺乳动物可促进乳汁分泌。一定剂量马鞭草醇提物对小鼠 IL－2 的生物活性具有增强作用，提示该药在机体的抗感染、抗肿瘤作用可能与其免疫增强作用有关。马鞭草能显著延长亚硝酸钠中毒小鼠的存活时间（$P<0.01$），对小鼠急性缺氧有不同程度的保护作用。

【药物制剂】

1. 马鞭草冲剂（江苏省通州市十总医院制剂）

组成：马鞭草、败酱草各 15 克，赤芍、当归、玄胡、川朴、浙贝母、海藻、生薏仁、苦参、粉防已、甘草各 10 克。

功能主治：清利湿热解毒，行气活血，化瘀散结。用于前列腺炎综合征 PS 一ⅢA。

用法用量：饭后冲服，一次 10 克，1 日 2 次，连服 2 月。

临床疗效：治疗前列腺 42 例，痊愈 16 例，显效 21 例，无效 5 例，有效率为 88.1%

2. 重感灵片

组成：马鞭草、毛冬青、羌活、葛根、石膏、板蓝根、青黛、安乃近、马来氯氨苯那敏。

功能主治：解表清热，疏风止痛。用于表邪未解，郁里化热引起的重症感冒，症见恶寒发热，头痛，四肢酸痛，咽痛，鼻塞，咳嗽等。

用法用量：口服，一次 6 ~ 8 片，1 日 3 ~ 4 次。

3. 荆花胃康胶丸

组成：土荆芥、水团花。

功能主治：理气散寒，清热化瘀。用于寒热错杂证，或兼气滞血瘀证的胃脘痛，症见胃脘胀闷疼痛，嗳气，返酸，嘈杂，口苦等；以及十二指肠溃疡见有上述症候者。

用法用量：饭前口服，一次 2 粒，1 日 3 次，四周为一个疗程，或遵医嘱。

4. 马鞭草甙片（糖浆）

组成：马鞭草

功能主治：清热消炎。用于慢性支气管炎。

用法用量：片剂，口服，一次 1 片，1 日 3 次。糖浆，口服，一次 5 ~ 10 毫升，1 日 3 次，开水冲服。

5. 三棵草糖浆

组成：马鞭草450克，马蓝450克，地胆头450克，蔗糖600克，苯甲酸钠3克。

功能主治：清热解毒，解表利湿。用于热性感冒，急性扁桃体炎，急性咽炎等。

用法用量：口服，一次15毫升，1日3次。

【不良反应】少数患者服用荆花胃康胶囊后出现头晕、头痛、恶心、呕吐、腹痛、腹泻、胃脘不适以及皮疹等反应。

【附注】

1. 注意 孕妇及脾胃气虚者慎服。

2. 毒性 其毒性很低，不溶血，有拟副交感作用。

参考文献

1. 金伟军，张志东．马鞭草的研究进展．时珍国医国药，2007，18（3）：693.

2. 王振富．马鞭草抗炎作用的实验研究．中国民族民间医药，2009，18（18）：8.

3. 张立卫，罗玉梅．马鞭草临床应用近况．现代医药卫生，2007，23（3）：351.

4. 徐华娥，袁红宇，欧宁．马鞭草醇提液小剂量时能显著增加紫杉醇的抗肿瘤活性．南京医科大学学报，2008，28（10）：1275.

5. 王文佳，王平，俞琦，等．马鞭草醇提物对小鼠IL－2生物活性的影响．甘肃中医学院学报，2008，25（2）：14.

6. 孟冰，闵冬雨，谷淑玲．5种中药对脑缺血缺氧损伤的保护作用．徐州医学院学报，2009，29（9）：615.

7. 任云峰．马鞭草冲剂治疗ⅢA型前列腺炎综合征42例．陕西中医，2005，26（8）：788.

8. 王文佳，王平，俞琦，等．马鞭草醇提物免疫活性的初步研究．贵阳中医学院学报，2008，30（4）：17.

9. 曹志然，戎瑞雪，王蓓，等．马鞭草水提取物对荷瘤小鼠抑瘤作用的实验研究．医学研究与教育，2009，26（5）：1.

10. 王振富．马鞭草镇痛作用的实验研究．中国民族民间医药，2009，18（17）：35.

◎天胡荽

Tianhusui

【别名】滴滴金(《生草药性备要》)，盆上芫茜、假芫茜、满天星、铺地锦(《广东中药志》第二卷)，野圆荽(《岭南中草药撮要》)，野芫荽、地面一点油、一点油、一点气(《粤北草药》)，铺地满天星、铺地金钱、细叶鱼闪子、鱼闪子、细种老公根(《广州中草药》)，鸡肠菜(《千金·食治》)，破钱草、千里光、千光草(《滇南本草》)，翳草(《医林纂要·药性》)，肺风草(《质问本草》)，破铜钱(《植物名实图考》)，明镜草(《分类草药性》)，翳子草、盘上芫茜(《岭南采药录》)，落地金钱(《贵州民间方药集》)，过路蜈蚣草(《福建民间草药》)，花边灯盏(《广西中兽医药用植物》)，地星宿(《贵阳民间药草》)，伤寒草，鼠迹草（《广西中药志》），璧虫草、镜面草（《四川中药志》），遍地青、四片孔（《湖南药物志》），盆上芫荽（《广东中药》），星秀草（《云南药用植物名录》），落地梅花、遍地金（《浙江药用植物志》），小叶金钱草、小叶破铜钱、克麻藤（《江西民间草药验方》），遍地锦、蔡达草、地钱草（《福建中草药》），野芹菜、小金钱（《江西草药》）。

【来源】为伞形科植物天胡荽 *Hydrocotyle sibthorpioides* Lam. 的全草。夏、秋季采收全草，洗净，鲜用或晒干。分布于广东、广西、海南、四川、贵州、云南、辽宁、江苏、浙江、安徽、江西、福建、台湾、河南、湖北、湖南等省区。

【药材性状】全草缠绕成团。根呈细圆柱形，外表淡黄色或灰黄色。茎纤细柔弱，直径不及1毫米，节处残留极细须根或根痕。叶互生，具扭状柄，叶柄长1~5厘米，叶皱缩，展平后呈圆形或肾形，直径0.8~1.5厘米，5~7浅裂，裂片宽卵形，边缘稍具钝齿，纸质而柔软，黄绿色或淡绿色，偶见有小花或扁团形小果。气微香，味微辛。

【性味与归经】辛、微苦，凉。归肺、脾经。

【功能主治】清热利湿，解毒消肿。用于黄疸，痢疾，水肿，淋症，目翳，喉肿，痈肿疮毒，带状疱疹，跌打损伤。现代有用于黄疸型传染性肝炎，急性肾炎，百日咳，尿路结石，结膜炎，丹毒，咽喉炎，扁桃体炎，阴黄，白睛疾病。

【用法用量】内服煎汤，9~15克，鲜品30~60克，或捣汁。外用适量，捣烂敷，或捣取汁涂。

【药理作用】

1. 抗病原微生物 天胡荽1:1水煎剂，体外试验对金黄色葡萄球菌有较强的抑制作用，对变形杆菌、福氏痢疾杆菌、伤寒杆菌也有不同程度的抑制作用。

2. 抗疟作用 鼠疫模型试验结果，鼠模抑制率为54%，用天胡荽全草100毫克/公斤进行抗疟筛选结果，抑制率为54%。

3. 抗 HBsAg 作用 使用酶联免疫吸附检测（ELISA）技术筛选270种中草药抗 HBsAg 作用，依据检测 OD 值与计算 P/N 比值来确定抗病毒药效。该实验研究从270种中草药初筛出有效药物9种，药物复筛时，若按5种不同剂量的药物、2种不同浓度的 HBsAg 与3种/不同接触时间10项 P/N 值均数来综合评价，发现天胡荽具有良好的抗 HBsAg 作用。

4. 抗肿瘤作用 天胡荽全草提取物配成的混悬液。按不同剂量对小鼠连续灌胃给药10天测定其对 Hep、S_{180}、及 U_{14}的抑制率。结果显示，起始给药量在1.0克/公斤时即对 Hep 有明显的抑瘤作用；给药量在3.0克/公斤其对 Hep、S_{180}、U_{14}的抑制率最高。

5. 免疫调节作用 天胡荽全草提取物配成的混悬液，按给药量1.5克/公斤及3.0克/公斤连续灌胃给药10天测定正常小鼠免疫功能指标，结果显示，明显提高了小鼠网状内皮系统吞噬功能，免疫器官的重量及血清溶血素值且均有统计学意义（$P<0.05$）。

6. 其他作用 口服香豆精250毫克/公斤，对正常和糖尿病大鼠有显著降血糖作用。有较好的利尿作用，给药后6小时大白鼠的排尿量有明显的差异。

【药物制剂】

天胡荽愈肝胶囊

组成：天胡荽、杏叶防风、虎掌草、酢浆草等。

功能主治：清热解毒，疏肝利胆。用于肝胆湿热所致的急、慢性肝炎等症。

【附注】

品种情况 积雪草、连钱草和天胡荽主要区别见积雪草。

参考文献

1. 罗小军. HPLC 法测定天胡荽愈肝胶囊中齐墩果酸的含量. 中国药事，2006，20（11）：696.

2. 张兰，张德志. 天胡荽的研究进展. 现代食品与药品杂志，2007，17（1）：15.

◎天香炉

Tianxianglu

【别名】金香炉、仰天盅、金钟草、响天钟、天吊香（《广东中药志》第一卷），金石榴、仰天钟（《岭南中草药撮要》），金锦香（《广东中草药》），朝天杯、细昂口盅、四方草、小叶装天罂（《粤北草药》），铁香炉（《广州常用草药增订本》），紫金钟（《证治准绳》），大香炉（《生草药性备要》），细金香炉、小金钟（《南宁市药物志》），蜂窝草（《重庆草药》），山牡丹、七星坠地（《泉州木草》），化痰草、向天石榴、九盏灯《湖南药物志》），葫芦草、细架金石榴（《闽东本草》），小朝天罐、九里堂根、小红参（《云南药用植物名录》），七孔莲（《全国中草药汇编》），小留行（《台湾药用植物志》），竹叶地丁、小号王不留行（《福建药物志》），朝天石榴、紫花蛇舌草（《浙江药用植物志》）。

【来源】为野牡丹科金锦香 *Osbeckia chinensis* Linn. 的全草或根。夏、秋季采挖全草，或去掉地上部分，留根，洗净，鲜用或晒干。主产于广东、广西、福建、湖南、江西、浙江、安徽、江苏等地。

【药材性状】天香炉长约 60 厘米。根圆柱形，灰褐色，木质较硬而脆。茎方柱形，老茎略呈圆柱形，粗 2 ~ 4 毫米，黄绿色或紫褐色，被紧密的黄色粗伏毛，质脆易断，髓白色或中空。叶对生，有短柄，线形至线状披针形，长 2 ~ 5 厘米，宽 2 ~ 6 毫米，先端尖，基部钝圆，上表面黄绿色，下表面色较浅，两面均被金黄色毛；基出脉 3 ~ 5 条，侧脉不明显。头状花序球状；萼黄棕色，花冠暗紫红色，皱缩，易脱落。蒴果钟状，具杯状宿萼，浅棕色或棕黄色，先端平截。气微，味涩、微甘。

【性味与归经】甘、淡，微寒。归脾、胃、大肠、肝经。

【功能主治】清热解毒，去湿止痢，行气止痛，祛瘀止血，消肿。用于咳嗽，哮喘，小儿疳积，泄泻痢疾，风湿痹痛，咯血，衄血，吐血，便血，崩漏，痛经，经闭，产后瘀痛，牙痛，脱肛，跌打伤肿，毒蛇咬伤。现代用于肠炎，细菌性痢疾等。

【用法用量】15 ~ 30 克，水煎服。外用适量，鲜品捣烂敷患处，并可煎水用于合漱。

【药理作用】

抗氧化增效作用 在 α－生育酚加入金锦香酸（osbeckia acid）进行抗氧化活性实验，发现比 α－生育酚单独作用的抗氧化活性更强，对于甲基没食子酸盐和 panicacortein A 的效果相同。可能是金锦香酸与酚类抗氧剂的螯合有关，但还不太清楚。将从金锦香（O. chinensis L.）中分得的槲皮素、山柰酚、槲皮素－3－O－β－D－吡喃葡萄糖苷、山柰酚－3－O－β－D－吡喃葡萄糖苷、槲皮素－3－O－β－D－吡喃葡萄糖基－（1→6）－β－D－吡喃葡萄糖苷与芦丁、槲皮苷、杨梅苷、α－生育酚和BHA，通过硫氰酸和TBA检验法，比较其抗氧化活性如下：山柰酚＝山柰酚－3－O－β－D－吡喃葡萄糖苷＜槲皮苷＝槲皮素－3－O－β－D－吡喃葡萄糖苷＜槲皮素＜α－生育酚＜杨梅苷＜槲皮素－3－O－β－D－吡喃葡萄糖基－（1→6）－β－D－吡喃葡萄糖苷＝BHA＝芦丁中分得的鞣质类化合物casuarinin及其水解产物亦有抗氧化括性。

参考文献

1. 侯茂星．天香炉草治赤白痢疾．家庭医药，2006，（8）：67.

2. 刘杰，陈海生，张卫东，等．金锦香属植物的研究概况．解放军药学海报，2001，13（3）：151～153.

◎无爷藤

Wuyeteng

【别名】过天藤（《生草药性备要》），无根草（《本草求原》），流离网、黄鱼藤、飞扬藤（《岭南采药录》），金丝藤、无叶草（《广东中草药》），无头藤（广州部队（《常用中草药手册》），无根藤（《岭南中草药撮要》），半天云（《陆川本草》），雾水藤、蜈蚣藤（《广西中兽医药用植物》），无娘藤、飞天藤（《广西中草药》），蟠缠藤（《台湾药用植物志》），罗网藤（福建）。

【来源】为樟科植物无根藤 *Cassytha filiformis* L. 的全草。全年均可采收，洗净，切段，晒干或阴干，亦可鲜用。分布于广东、广西、浙江、江西、福建、台湾、湖南、贵州、云南等省区。

【性味与归经】微苦、甘，凉；小毒。归肝、肺、肾、膀胱经。

【功能主治】清热利湿，凉血解毒。用于感冒发热，热淋，石淋，湿热黄疸，泄泻，痢疾，咯血，衄血，风火赤眼，跌打损伤，外伤出血，疮疡溃烂，水火烫伤，疥疮癣癞。

【用法用量】内服煎汤，10～15克，鲜品15～30克。外用适量，捣烂敷，或煎水洗，或研末调敷。

【附注】

注意　孕妇慎服。

◎云　芝

Yunzhi

【别名】云芝菌（《广东中药志》第二卷），杂色云芝（《中国药用真菌》），黄云芝、灰芝（《新华本草纲要》），瓦菌、彩云革盖菌（《中国药用真菌图鉴》），多色牛肝菌、红见手、千层蘑、彩纹云芝（《云南中药资源名录》）。

【来源】为多孔菌科云芝属真菌彩绒革盖菌 *Coriolus versicolor*（L. ex Fr.）Quel. 的子

实体。夏、秋季采收，摘取子实体，晒干。产于全国各地，我省各地有产。

【药材性状】子实体无柄。菌盖扇形、半圆形或贝壳形。常数个叠生成覆瓦状或莲座状，直径1～10厘米，厚1～4毫米，表面密生灰、褐、蓝、紫、黑等颜色的绒毛，并构成多色的狭窄同心性环带，边缘薄，全缘或波状，管口面灰褐色、黄棕色或浅黄色，管口类圆形或多角形，部分管口齿裂，每1毫米间3～5个。革质，不易折断。气微，味淡。

【性味与归经】微甘、淡，微寒。归肝、脾肺经。

【功能主治】健脾利湿，止咳平喘，清热解毒，抗肿瘤。用于慢性、活动性肝炎，肝硬化，慢性支气管炎，小儿痉挛性支气管炎，咽喉肿痛，多种肿瘤，类风湿性关节炎，白血病。现代有用于抑制动脉硬化。

【用法用量】9～15克，水煎服。宜煎24小时以上。

【药理作用】

1. 镇痛作用 云芝糖肽具有明显的镇痛作用，对急性（甲醛溶液致炎和鹿角菜胶致炎）和慢性（佐剂性关节炎）的炎症疼痛都有明显的镇痛作用，并呈明显的量效关系。镇痛作用较哌替啶弱，持续60～90分钟。不同剂量云芝糖肽（0.5、1、5、8克·公斤$^{-1}$）给小鼠灌胃连续7天之后，以1克·公斤$^{-1}$剂量的云芝糖肽能显著提高痛阈，但5～8克·公斤$^{-1}$的云芝糖肽的剂量下，不仅不能提高镇痛效应，相反有所下降。云芝糖肽能激活下丘脑内侧基底部（MBH）的神经元，使其放电频率加快。在损毁MBH后，给药90分钟痛阈并不升高，提示云芝糖肽调节伤害性感受可能涉及脑内较高的整合部位。云芝糖肽腹腔注射，对小鼠醋酸扭体法有明显的镇痛作用。采用电刺激鼠尾法测定，以引起大鼠嘶叫反应的电流强度作为痛反应指标：在给云芝糖肽6天后。大鼠痛阈在30、60、90、120、150分钟时有所提高，在120～150分钟时到达高峰，但其作用明显不如度冷丁。与阴性对照组相比，大剂量组（2克/公斤）的镇痛效果最好，在90、120、150分钟时的镇痛效果比较，有显著性差异（$P<0.01$），具有明显的量效关系。

2. 抗炎作用 发酵云芝粗多糖灌胃给药，对组胺引起小鼠足浮肿有明显抑制效应，对组胺引起豚鼠皮肤血管通透性亢进有抑制作用，对肾上腺素引起小鼠肺水肿有保护作用。云芝糖肽对急性（刺激腹腔、二甲苯致炎）炎症有明显的抗炎作用。

3. 降血糖作用 小鼠血糖高达362.4毫克/100毫升，用云芝多糖（PSK）后可降至126.6毫克/100毫升，对正常血糖无影响。对正常小鼠注射四氧嘧啶后血糖升高355.6毫克/100毫升，如预先给予PSK，则血糖仅上升至209毫克/100毫升，表明具有防治血糖升高作用。

4. 提高机体免疫功能 云芝菌体多糖对小鼠腹腔巨噬细胞可加强其吞噬作用，对环磷酰胺引起的脾脏萎缩具有对抗作用。云芝菌体多糖及滤液多糖能使胸腺缩小、脾重增加。有人认为和文献报道的短小棒状杆菌的作用颇相类似。国产云芝胞内多糖明显增加网状内皮细胞的吞噬活性，明显增加小鼠对金黄色葡萄球菌、大肠杆菌、宋氏痢疾杆菌及绿脓杆菌感染的非特异性抵抗力。云芝多糖肽（PSP）100～800微克/毫升能使淋巴细胞明显增殖，小鼠腹腔内注射环磷酰胺25毫克/公斤抑制活化T细胞产生白介素2（Ⅱ-2）和T细胞中介的迟发型超敏反应（DTH），如同时给予PSP 25毫克/公斤，连续5天，可对抗上述免疫抑制效应。PSP10～100微克/毫升浓度时可使人外周白细胞产生α-和γ

-干扰素（IFN）的能力较对照组提高8倍和4倍。此外，PSP还能增强网状内皮系统的吞噬功能。云芝多糖（PSK）对用$^{60}Co200\gamma$全身一次照射，造成小鼠免疫功能低下，具有一定的治疗作用。能明显增加被照射小鼠血清溶菌酶含量和脾脂数，认为对巨噬细饱的非特异性免疫功能具有促进作用。干扰素诱生和促诱生的试验结果表明，云芝多糖肽的抗肿瘤和免疫调节作用可能与它具有干扰素诱生和促诱生能力有关。大鼠连续口服云芝多糖肽20克（公斤·天）可促进淋巴细胞转化，血清IgG滴度明显升高，还可取消大鼠隔日服环磷酰胺400毫克/公斤对自然杀伤细胞功能的抑制。用化学发光法观察到，云芝多糖经腹腔注射后，能增强小鼠腹腔巨噬细胞呼吸爆发功能对叔丁基氢过氧化物损伤的抵抗力。云芝多糖处理的巨噬细胞谷胱甘肽过氧化物酶（GSHPX）基础活力显著提高，在叔丁基氢过氧化物作用下，云芝多糖处理的巨噬细胞仍有较高的谷胱甘肽过氧化物酶活力。说明云芝多糖作为免疫刺激剂具有能提高抗氧化酶活力，保护巨噬细胞抵抗活性氧损伤的作用。服用云芝多糖的恶性肿瘤患者，其T_3、T_4淋巴细胞亚群及白细胞计数，均较服药前显著增加，认为是一种较好的生物反应调节剂。云芝多糖对受氧化低密度脂蛋白（O-LDL）损害小鼠巨噬细胞造成的脂肪堆积，有保护作用，并能抑制巨噬细胞泡沫样变性，提高巨噬细胞反应能力。对环磷酰胺造成的小鼠白细胞减少有明显的回升作用，能激活网状内皮系统的功能。可显著提高脾细胞产生的IL-2、淋巴毒素和γ-干扰素的水平，显著增强腹腔巨噬细胞分泌肿瘤坏死因子和IL-1的能力。

5. 抗肿瘤作用 云芝多糖（PSK）对肉瘤S_{180}和腺癌755均有抑制作用。肿瘤移植前10天给小鼠服用云芝提取物，对小鼠移植后12天的腹水型肉瘤S_{180}有明显的抑制作用，移植后22天抑瘤作用减弱。不同地区的野生云芝提取物进行比较，无论陕西云芝或长白山云芝，对S_{180}都有明显的抑瘤作用。云芝菌株在真菌体内积累多糖，还向培养液分泌外多糖，前者是葡聚糖，能抑制小鼠S_{180}对巨噬细胞有激活作用。后者为多种单糖组成的杂多糖，有一定程度的免疫活化作用，但无明显抑瘤作用。粗制品如云芝菌丝热水提取物，对S_{180}抑制率为77.5%，精制品活性加大，对S_{180}抑制率达99.3%。由于PSK能明显抑制动物多种肿瘤，抗瘤谱较广，具有一定的临床疗效，故已引起广泛的注意，并已有许多资料证明其抗瘤作用是确定的。PSK由于提取方法不同，抑瘤率有所差别，实验表明：氧化还原及部分水解法提取的多糖，抑瘤作用较强。经气化、还原提取的多糖能显著延长生存率。陕西云芝提取物对皮下移植的腹水肝癌小鼠腹腔巨噬细胞没有激发增强作用，吞噬活性较低，但对S_{180}巨噬细胞受到激活，吞噬功能增强，说明对不同肿瘤可能具有不同的作用。许多研究表明PSK提高机体免疫功能和抗肿瘤作用有一定的关系。云芝多糖肽（PSP）可使小鼠血清溶血素、IgG、补体C3明显提高，对S_{180}的抑瘤率为35%～69%。抑瘤率比PSK低。PSP1～2克/公斤，连续给药15～20天，对裸鼠人肺腺癌有明显的抑制作用，抑制率为50%～70%，在抑制肿瘤生长的同时，未见血液和体重变化等毒副反应。从PSP粗浸膏中分离到新的小分子肽，相对分子质量10K较PSP（100K）为小，对人的白血病细胞HL-60、直肠癌细胞LS_{174}-T、肝癌细胞SMMU7721和胃癌细胞SCG_{7901}具有强大的细胞毒作用。对HL_{60}的IC_{50}为30微克/毫升，小分子肽对白血病细胞和SCG_{7901}的抑制率明显高于PSP和PSK组，在增加白细胞数和IgG水平上亦具有增强免疫的效果。于接种前2星期使用，可减轻接种癌细胞裸鼠瘤块的发生。PSK作为化学预防剂，可作用于肿瘤细胞的生长过程，加强 T 细胞和自然杀伤（NK）细胞的作用，有抗畸变、预防染色体损伤和免疫调节作用。云芝糖肽 500 毫克·公斤$^{-1}$、1000 毫克·公斤$^{-1}$、1500 毫克·公斤$^{-1}$，ip×5，90 天，抑制肺癌率分别为 72.8%、75.8%、76.3%。对荷瘤小鼠延长生命作用以腹腔给药效果优于口服。裸鼠口服云芝糖肽 2.5 克·公斤$^{-1}$，连续 28 天，裸鼠人鼻咽癌的抑制率为 77.2%。

6. 抗动脉粥样硬化作用 实验证明云芝多糖（PSK）能有效地抑制动脉粥样硬化斑块的形成和发展。PSK 组主动脉粥样斑块表面积明显小于对照组，心壁内冠状动脉大、中分支的狭窄程度也轻于对照组。PSK 对实验性动脉粥样硬化家兔脂质过氧化损伤有保护作用，能有效地抑制脂质过氧化损伤，增强巨噬细胞硒谷胱苷肽过氧化物酶的基因表达。提高巨噬细胞免疫反应能力和抑制其泡沫样变性，对抑制动脉硬化有有益的作用，可减轻家兔动脉粥样硬化形成，对已形成粥样硬化的家兔，也有治疗作用。实验证明 PSK 能提高腹腔巨噬细胞对乙酰低密度脂蛋白的结合、内移和降解，整体发挥降脂、抗动脉硬化作用。

7. 对中枢神经系统的作用 云芝多糖（PSK）能改善小鼠和大鼠学习记忆功能，对东莨菪碱所致大鼠学习记忆障碍，有明显的改善作用。PSK 能增强戊巴比妥的催眠作用，云芝多糖肽（PSP）也有一定的镇静作用，可抑制小鼠的痛反应，但起效慢，持续时间长。

8. 抗溃疡活性 用云芝糖肽给大鼠灌胃，对大鼠应激性，幽门结扎型，醋酸型，消炎痛型等实验胃溃疡等都有明显抑制作用，并能显著降低幽门结扎型溃疡的胃酸总酸度，但对胃液分泌量胃蛋白活性，游离酸度，胃液中 PEG_2 含量均无明显影响。

9. 抗肝炎活性 PSK 含多种氨基酸、糖肽及多种微量元素钙、锗、镁、铁、锌等。云芝胞内多糖具有一定的抗肝炎作用，可改善体虚乏办，食欲不振等症状。PSK 对乙型肝炎病毒复制有一定的抑制作用。小鼠口服或腹腔注射 PSK 和云芝胞内多糖，可显著保护流感病毒静脉感染所致死亡和肝脏病理损伤。对小鼠疱疹病毒静脉注射所致死亡和肝病变有 23.8%～28.6% 的保护作用。云芝多糖可降低肝体指数及血清中丙氨酸转氨酶（ALT）和天冬氨酸转氨酶（AST）的含量（$P<0.05$，$P<0.01$）；提高超氧化物歧化酶（SOD）活性和谷胱甘肽（GSH）的含量（$P<0.01$），降低丙二醛（MDA）的含量（$P<0.001$），与 VE 联合应用有协同效应。云芝多糖可减轻实验性肝损伤所致炎性浸润，提高 SOD 的活性和 GSH 的含量，加速自由基的清除，对实验性肝损伤有保护作用，与 VE 联合应用有协同效应。

10. 其他作用 ①PSK 可明显增加果蝇的吃食次数、交配次数和第一子代的仔蝇数。并延长雌蝇的平均寿命、最高寿命和半数死亡时间。但对雄蝇作用较差，并不延长平均寿命和半数死亡时间。②小鼠骨髓微核试验表明：PSK 和我国提取的 PV－1 对致突变剂环磷酰胺引起的染色体损伤有对抗作用。对香烟烟雾染毒致突变也有对抗作用。PSK 对内源性细胞毒因子的产生有促进作用。③PSK 具有防止氧化损伤和抗伤害作用。对巴豆油、烟雾和内毒素等物质的致炎有对抗作用，对氯化钡致心律失常、肾上腺素诱发急性肺水肿小鼠能显著延长其存活时间和存活率。

11. 毒性及不良反应 云芝多糖肽（PSP）小鼠腹腔 LD_{50} 为 300.36 毫克/公斤，口服最大耐受量为 20 克/公斤，尚未见小鼠死亡，说明其最小致死量 毫升 D > 20 克/公斤。大鼠口服 PSK1.5 克/公斤（为临床剂量的 130 倍），连续 60 天，20 只大鼠无一死亡，表明口服用药无长期毒性反应。实验表明 PSK 为一毒性很低的物质，也无致突变作用。云芝糖肽静脉注射的半数致死量为 300.36 毫克/公斤。在云芝糖肽慢性毒性实验中，认为云芝糖肽按公斤体重计算时，大鼠和猴分别比临床剂量大 200 倍和 100 倍，不具有慢性毒性作用。

【药物制剂】云芝糖肽作为一种抗肿瘤、提高机体免疫功能的多糖类物质，是一种既有前途的抗肿瘤药物，值得对其进行深入和广泛地研究，以开发出更好、更适宜临床需要的新剂型。

1. 云芝肝泰冲剂（胶囊）

组成：云芝多糖、蔗糖（适量）。

功能主治：益气养肝。为免疫调节剂，用于慢性活动性肝炎。

用法用量：口服，温开水送服，一次 1 袋，1 日 2～3 次。

2. 云芝多糖片

组成：云芝多糖、可可粉、蔗糖、糊精。

功能主治：益气养肝，为免疫调节剂。用于迁延性、慢性活动期肝炎等病症。

用法用量：口服，一次 2～3 片，1 日 3 次。

3. 香云肝泰冲剂

组成：云芝、香菇多糖浸膏、蔗糖、糊精。

功能主治：调节免疫和降低丙氨酸转氨酶。用于慢性迁延性肝炎，慢性活动性肝炎。

用法用量：口服，一次 1 袋，1 日 2 次，开水冲服。

4. 云芝菌胶囊

组成：云芝菌培养物。

功能主治：益气养肝，扶正固本。调节免疫功能。用于慢性病毒性肝炎，也可用于早期肝硬化。

用法用量：口服，一次 3 粒，1 日 3 次。

5. 云芝保健茶

组成：云芝发酵滤液、黄山条茶。

6. 云芝糖肽胶囊

组成：云芝糖肽、微晶纤维素。

功能主治：补益精气，健脾养心。用于食管癌、胃癌、原发性肺癌的辅助治疗，可改善患者神疲乏力，食欲不振，恶心呕吐，口干咽燥，心烦失眠，自汗盗汗等气阴两虚、心脾不足症，对患者放、化疗所致的白细胞减少及免疫功能低下有保护和改善作用。

用法用量：口服，一次 3 粒，1 日 3 次。

参考文献

1. 邹巧根，朱玲，王伟，等．云芝糖肽的研究进展．中成药，2003，25（7）：578～580.

2. 翟志武，李成文，韩春英，等. 云芝糖肽研究进展. 山东医药工业，2003，22（1）：30～31.

3. 孙设宗，唐徽，张红梅，等. 云芝多糖、维生素E对小鼠CCl_4肝损伤保护作用的研究. 中国老年学杂志，2009，29（20）：2643～2645.

4. 张明霞，孙冶，刘兵，等. 云芝多糖的药理研究概况. 吉林中医药，1994，（3）：44～45.

5. 张玉英，龚珊，张惠琴. 云芝糖肽镇痛抗炎作用的实验研究. 苏州大学学报（医学版），2004，24（5）：652～653.

6. 刘远嵘. 云芝糖肽镇痛作用研究进展. 卫生职业教育，2008，26（12）：129～130.

7. 潘继红，郜尽，刘志强，等. 云芝保健茶的研制. 食用菌，2000，22（3）：39.

◎木芙蓉叶

Mufurongye

【别名】地芙蓉叶、芙蓉花叶、芙蓉叶。

【来源】为锦葵科木槿属植物木芙蓉 *Hibiscus mutabilis* L. 干燥叶。夏、秋季采收。摘取叶片，晒干。分布于我省及江苏、浙江、安徽、江西、福建、河南、湖北、湖南、广西、四川、贵州、等省区。

【药材性状】叶片干缩折叠成不规则形。完整叶片展平后如大形掌状，呈五角形，边缘有波状钝齿，基部心形。叶面灰绿色或黄褐色，叶背色较浅，基出脉5～7条，隆起，被灰色星状柔毛，具长柄。质脆，易碎。气微，味淡。

【性味与归经】辛，微寒。归肺、肝经。

【功能主治】清热解毒，排脓生肌。外用治痈肿疮疖，水火烫伤。现代有用于蜂窝组织炎，深部脓肿，急性淋巴腺炎，腮腺炎，痛风、急性乳腺炎，痛风等。

【用法用量】用本品适量，研细末调敷患处。

【药理作用】

1. 体外抑虫、抑菌作用 木芙蓉叶水煎剂及粉剂对滴虫的抑制实验中，40克·升$^{-1}$管中滴虫受到不同程度的抑制，80克·升$^{-1}$管中未见活动的虫体，经传代培养48小时也未见活动虫体，说明木芙蓉对滴虫具有良好的抑制作用；同时体外抑菌实验结果也显示，木芙蓉对绿脓杆菌及大肠杆菌1∶2有抑制作用，对葡萄球菌1∶4有抑制作用，对白色念珠菌无抑制作用。

2. 抗非特异性炎症作用 木芙蓉叶中有效组分为总黄酮，木芙蓉叶有效组分对于鹿角菜及蛋清所致的大鼠足肿胀具有良好的抑制作用；对乙酸引起的小鼠腹腔毛细血管通透性也具有良好的抑制作用；同时木芙蓉叶有效组分对二甲苯造成的小鼠非特异性耳肿胀也有明显的抑制作用，以上各实验与空白对照组相比差异均有显著意义（$P<0.05$），与阳性对照组（盐酸表藤碱）相比有同样的抗炎消肿作用。木芙蓉水煎剂对角叉菜致大鼠足肿胀有明显抑制作用；切除大鼠双侧肾上腺后木芙蓉水煎剂对角叉菜所致大鼠足肿

胀仍有显著抑制作用，说明木芙蓉具有明确的抗非特异性炎症作用。

3. 镇痛作用 通过小鼠乙酸扭体反应试验。与空白对照组相比木芙蓉叶有效组分2个剂量组小鼠扭体次数及抑制率明显降低（$P<0.05$），表明其有一定的镇痛作用。但两个剂量组间无明显差异。

4. 对肾缺血再灌注损伤的保护作用 肾缺血再灌注损伤是临床上一种常见的病理现象，观察大鼠的肾缺血再灌注模型在缺血状态下木芙蓉叶有效组分对肾脏的保护作用，实验结果显示，肾缺血再灌注损伤后，肾功能明显下降，血BUN和Scr明显上升，肾组织中炎性细胞浸润明显。但经木芙蓉叶有效组分治疗后肾功能明显改善，肾组织病理损伤减轻，说明木芙蓉叶有效组分能防止肾脏缺血再灌注损伤。可能的机制是由于木芙蓉叶有效组分具有抗非特异性炎症作用，通过减轻炎症反应，降低IL－1等炎性细胞因子的表达和活性来实现对肾缺血再灌注损伤的保护作用。木芙蓉叶有效组分对大鼠肾缺血再灌注损伤中的TNF－a（肿瘤坏死因子）的影响实验，除了观察血清尿素氮、肌酐水平，还增加检测血清中的TNF－a的含量及肾组织中TNF－a的mRNA表达。TNF－a是一种调节炎症的主要细胞因子。在炎症的过程中起重要作用，主要由单核－巨噬细胞分泌。目前认为，TNF－a在肾缺血再灌注损伤起着重要作用。研究表明，在肾脏恢复血流灌注的1、3小时，治疗组和对照组大鼠血清中TNF－a含量均较假手术组明显升高，且治疗组大鼠血清中TNF－a含量与对照组比较有显著性差异（$P<0.05$）；在相应的时间点，治疗组大鼠肾组织中TNF－a的mRNA表达也明显较对照组为低，表明木芙蓉叶有效组分对大鼠肾缺血再灌注损伤有保护作用。可能与抑制TNF－a等炎性细胞因子的生成及活性有关。

5. 保护肝脏作用 腹腔注射四氯化碳致大鼠肝损伤模型。木芙蓉叶有效组分通过灌胃分别进行对肝损伤的预防作用和治疗作用的实验。结果表明，木芙蓉叶有效组分可以预防四氯化碳的肝损伤，预防组注射四氯化碳后ALT、AST水平明显低于中毒组（$P<0.05$），并且能明显降低治疗组大鼠血清ALT、AST水平。病理检查结果显示木芙蓉叶预防组和治疗组肝组织坏死程度均有减轻。研究表明，木芙蓉叶能明显预防和治疗四氯化碳所致的肝损伤，减轻干细胞变性、炎性细胞浸润和坏死等病变，其作用机理可能是提高肝细胞抗氧化能力，对抗四氯化碳引起的膜脂质过氧化，保护肝细胞膜结构的完整及功能。

6. 急性毒性 木芙蓉叶有效组分的致突变试验及急性毒性试验结果表明：木芙蓉叶有效组分Ames试验中各剂量组无论S9存在与否，菌落数均未超过试验菌自然回复菌落数的2倍，无剂量反应关系，试验结果为阴性，说明木芙蓉叶有效组分对S. typhimurium TA97、TA98、TA100和TA102无致突变作用；急性毒性实验中小鼠单次灌胃给予木芙蓉叶有效组分，剂量相当于有效剂量的150倍时未见毒性反应，说明木芙蓉叶有效组分安全、有效且无毒。木芙蓉水煎剂对狗及大鼠进行长期毒性实验结果表明，连续给药2个月后动物一般状态正常，心电图、血液流变学、肝肾功能等均在正常范围内；对心、肝、脾、肺、肾5个脏器作病理检查，其组织结构和细胞均未发现明显的病理改变，充分说明木芙蓉不论内服或外用，毒性均较低，使用安全。

【药物制剂】木芙蓉叶的保肝，抗HBV作用的发现，可以在临床进一步推广应用。因其价廉无毒，药效确切，而且分布广泛，具有很好的药用价值，和开发前景。

1. 芙蓉散

组成：芙蓉叶、相思子（炒）、川乌、草乌、大黄、白及。

功能主治：解毒，消肿，止痛。用于疮肿，疔疖，热毒。

用法用量：外用，取药粉适量，用食醋调后敷于患处。不可内服。

2. 芙蓉抗流感片

组成：木芙蓉叶浸膏。

功能主治：清肺凉血，散热解毒。用于流行性感冒。

用法用量：口服，一次4片，1日3次。

3. 芙朴感冒颗粒（胶囊）

组成：芙蓉叶、厚朴、陈皮、牛蒡子（炒）。

功能主治：清热解毒，宣肺利咽，宽中理气。用于风热或风热挟湿感冒引起的发热头痛、咽痛、肢体酸痛、鼻塞、胃纳减弱等症。

用法用量：颗粒剂，口服，一次15～30克，1日2次，用开水冲服；胶囊剂，口服，一次2～4粒，1日2次。

4. 铁箍散

组成：芙蓉叶、生川乌、生草乌、生半夏、赤小豆、五倍子、白及。

功能主治：解毒消肿，软坚止痛。用于疔疖痈疡，红肿疼痛，坚硬未溃。

用法用量：外用，以醋或蜂蜜调敷患处。外用药，本品有毒，切勿入口。

5. 木芙蓉片

组成：木芙蓉叶（干燥）300克，淀粉适量，压制成1000片。

主治：用于滴虫性阴道炎及霉菌性阴道炎。

用法用量：口服，一次3～4片，1日3次，外用每日1次3片纳人阴道内。

临床疗效：用于治疗滴虫性阴道炎86例，有效率89%，霉菌性阴道炎50例，有效率90%。疗程一般为1 wk，判定标准以使用前后滴虫及霉菌检验报告为准。

6. 复方芙蓉花叶栓（自制）

组成：芙蓉花叶、黄柏、地榆炭、大黄按药量1.7∶1∶1∶1。

功能主治：止血，消肿，镇痛。用于痔疮等肛门病。

用法用量：将栓剂顶端涂无刺激性的润滑油，然后塞人肛内，一次1粒，早晚各1次。

临床疗效：治疗组210例中，治疗前有出血者96例，治疗后止血效果显著者65例，有效者26例，无效者5例，总有效率94.8%；治疗前有水肿者36例，治疗后消肿效果显著者24例，有效者12例，总有效率为100；治疗前有疼痛者78例，治疗后止痛效果显著者50例。有效者28例，总有效率为100%。

7. 复方木芙蓉涂鼻膏

组成：木芙蓉叶、地榆、冰片、薄荷脑。

功能主治：解表通窍，清热解毒。用于流感及感冒引起的鼻塞、流涕、打喷嚏、鼻腔灼热等。

8. 其他制剂 疮炎灵软膏（用于疮疖，乳痈，丹毒，红丝疔）；腮腺宁糊剂（用于

腮腺炎）

参考文献

1. 郏枝花，夏伦祝．木芙蓉研究进展．安徽医药，2005，9（5）：324.

2. 庄捷，施俊人．木芙蓉片的研制．海峡药学，1998，10（2）：27.

3 邬科，卢立琼．木芙蓉叶的药理研究进展．海峡药学，2010，22（3）：37.

4 刘少琼，李朝员，李国生．复方芙蓉花叶栓治疗肛门病210例．湖南中医杂志，2001，17（4）：39.

5 石江，何勇．复方木芙蓉涂鼻膏质量标准的研究．贵阳中医学院学报，2010，32（1）：86.

6. 木芙蓉治痛风．家庭医药，2009，（5）：26.

◎木患根

Muhuangen

【别名】无患树蔃（《岭南采药录》），无患子（《广州植物志》）洗手果、洗衫子（《广东中草药》），无患根、洗手果根（《广州常用草药增订本》），木眼树、洗手仔，洗衫果（《粤北草药》），无患子根（《安徽中草药》）。

【来源】为无患子科植物无患子 *Sapindus mukorossi* Gaertn. 的根。全年可采收，挖取粗根，抖去泥土，洗净，斩成片块，晒干。我省各地有产。

【性味与归经】苦，寒。归肺、胃经。

【功能主治】清热解毒，祛痰止咳，清肺利咽，消食化滞。用于肺热咳嗽、感冒高热、咽喉肿痛，白喉，食滞脘胀，白浊，带下，毒蛇咬伤。

【用法用量】10～30克，水煎服。

【药物制剂】

息喘丸

组成：无患子根、墨旱莲、苦杏仁（去油）、五指柑、陈皮（蒸）、五指毛桃、白前、穿破石、桑白皮、枇杷叶、白花鬼灯笼、甘草、胡颓子叶、党参、盐酸麻黄碱。

功能主治：益气养阴，清肺平喘，止咳化痰。用于气阴不足，痰热阻肺，喘息气短，吐痰黄黏，咽干口渴；慢性支气管炎、早期肺气肿见上述症候者。

用法：口服，一次2克，1日3次。

◎木　蓝

Mulan

【别名】大蓝、大蓝青（《生草药性备要》），水蓝（《岭南采药录》），青黛、蓝靛、靛花、靛沫（《广东中药志》第二卷）。

【来源】为豆科植物木蓝 *Indigofera tinctoria* Linn. 的茎叶色素经加工制成。秋季割取新鲜茎叶，置水池或大水缸中。浸1~2天，至叶腐烂、茎脱皮，去渣，加入纯净石灰膏（每50公斤鲜茎叶，约需干石灰1.5~2公斤，稀释过滤，除去砂石），不断搅拌。至呈蓝色，略起糊状为度，沉淀后去水，捞起放进瓦缸中浸水约60天，然后再加水搅拌，过滤2~3次，再加清水搅拌，使产生大量泡沫，取泡沫晒干即成。分布于广东及广西、福建、台湾、江苏、山东、湖北、四川、云南、等省区。野生或栽培。我省潮汕地区有产。

【药材性状】本品为极细的蓝色粉末，或呈不规则的团块状，表面有众多的蜂窝眼，质轻，粉末易飞扬，能浮于水面，水不变色，燃烧呈紫蓝色火焰，隔铁片烧，则由蓝色渐转为紫红色；用手搓捻有细滑感，手被染成蓝色。

【性味与归经】咸、微苦，寒。归肝经。

【功能主治】清热解毒，凉血定惊。用于热毒发斑，血热吐衄，小儿高热惊厥。外用治口疮，痄腮，喉痹，疮疡。

【用法用量】3~6克，内服入丸、散剂。外用适量，干撒或调涂患处。

【药理作用】

1. 抑菌抗白血病作用 本品煎剂对白喉杆菌有抑制作用，酊剂作用较煎剂强。体外试验还有中和白喉毒素的作用。本品醇提液对炭疽杆菌、肺炎杆菌、志贺氏痢疾杆菌、霍乱杆菌、金黄色葡萄球菌和白色葡萄球菌均有抑制作用。其中有效成分靛玉红对白血病细胞有抑制作用，对慢性粒细胞型白血病有一定的疗效。

2. 增强免疫作用 本品有促进网状内皮系统及巨噬细胞吞噬功能的作用。

3. 抑制DNA合成 应用同位素标记前体$^{3}H-TdR$. $^{3}H-UR$. $^{14}C-$苯丙氨酸掺人动物肿瘤组织的核酸和蛋白质的体内实验方法，观察治疗量靛玉红（每天200毫克/公斤，国际药典，3~6次）。表明本品有抑制DNA合成作用，提示与抗肿瘤作用有关。

【附注】

1. 品种情况 除正文所述的品种外，同属植物野青树 *I. suffruticosa* Mill.、爵床科植物马蓝 *Strobilanthes cusia*（Nees）O. Kuntze、蓼科植物蓼蓝 *Polygonum tinctorium* Ait.、十字花科植物菘蓝 *Isatis indigotica*Fort. 等的叶或茎叶，均可作为提取青黛的原料，其中前三种植物在我省均有分布。

2. 药用部位 木蓝的干燥茎叶及根功能清热解毒，亦供药用。茎叶治流行性乙型脑炎及痈疖肿毒；根治丹毒。

◎木槿花

Mujinhua

【别名】白水绵花、白棉花(《广东药用植物简编》)，鸡肉花、佛桑花(《广东中药志》第一卷)，里梅花(《岭外代答》)，朝开暮落花(《纲目》)，疟子花(《群芳谱》)，篱障花、喇叭花(《中国树木分类学》)，白槿花(《中国药用植物志》)，白玉花(《福建民间草药》)，藩篱花、猪油花(《民间常用草药汇编》)，桐树花、大碗花(《江苏植物药材志》)，碗盖花、扁状花、苦松花(《中国经济植物志》)，槿铃花、新米花、饭汤花、旱莲花、水昌花、槿树花、三七花(《浙江民间常用草药》)，扦金花(《恩施中草药手册》)，灯盏花、木荆花

(《湖南药物志》)，芭壁花(《山东中草药手册》)，木红花(《广西本草选编》)，肉花、白饭花、白面花、白木棉花(《福建药物志》)。

【来源】为锦葵科植物木槿 *Hibiscus syriacus* L. 的干燥花。夏、秋季采收，摘取半开放花朵，晒干。全国各地均产，我省以粤北及东北部地区出产较多。

【药材性状】卷缩呈卵形或圆柱形团块，长 2～3 厘米，直径 1.5～2 厘米。花萼钟状，5 裂，灰绿色，密被茸毛及星状毛；苞片 6～7 枚，灰绿色，线形；常有较短的花柄。花冠卷缩，白色或黄白色，花瓣 5 或 10 余片重瓣。雄蕊多数，基部连合成筒状包围花柱；雌蕊花柱 5 裂。质轻。气微香，味稍甘。

【性味与归经】甘、苦，性凉。归脾、肺、肝经。

【功能主治】清热利湿，凉血解毒。用于肠风泻血，赤白下痢，痔疮出血，肺热咳嗽，咳血，白带，疮疖痈肿，烫伤。现代有用于风痰壅逆，慢性气管炎，糖尿病，皮癣，阴囊湿疹，痔疮。

【用法用量】内服，煎汤，3～9 克，鲜者 30～60 克。外用适量，研末或鲜品捣烂调敷。

【药理作用】

1. 清除 DPPH·自由基能力的测定 有人利用 DPPH 溶液的特征紫红色团在 517nm 处的吸收峰，用 722E 型可见分光光度计测定加木槿花提取物或对照抗氧化剂（维生素 C）后 A517 吸收的下降值，即为木槿花对 DPPH·自由基的清除能力。研究结果显明，木槿花提取液具有显著的抗氧化、清除自由基能力。在一定范围内木槿花提取液对 DPPH·自由基的清除能力与样品的浓度呈明显的正相关，即样品浓度越高，其清除能力越强。当木槿花提取液 50 毫克（3 毫升待测溶液中含有 50 毫克干花）时，曲线趋于稳定，抑制率在 79.72%～81.62% 之间。达到半数抑制率时，对应的木槿花干重。即 IC_{50} 值约 15 毫克。与维生素 C 的 IC50 值相比较，1 克木槿花相当于 5.19 毫克维生素 C 的清除 DPPH 能力。

2. 对血液凝固时间的影响 将新鲜的鸭血与蒸馏水以体积比（1∶1）－（2∶1）的比例快速混合均匀。取 1000 毫升鸭血，滴入培养皿中。将木槿花提取液用无菌水分别稀释为若干的浓度。取 20 毫升该溶液与鸭血混合均匀，立即计时。并迅速用大头针搅拌混匀（各组搅拌次数相同）。以后每 30s 用大头针穿过血液轻轻推挑 1 次。当出现血丝时为开始凝血；当出现血块、露出培养皿底时。视为血液完全凝固。从开始计时到血液完全凝固的时间为凝血时间。重复试验 3 次，取其平均值。与空白（40% 乙醇溶液）对照，考察凝血时间缩短的程度。试验结果表明随着木槿花提取液浓度的增大。促凝血率不断上升，但上升幅度不大。在临床上，一般以药物凝血时间比空白对照组缩短 30% 以上者为有效。因此木槿花本身不足以作为药物促凝血剂。

【药物制剂】国内外有关学者已经对木槿花清除自由基、抗氧化、抑菌和促凝血等药理作用有所研究。但对木槿花化学成分的研究较少，对其合适的炮制方法、合适的剂型、验方的临床疗效与药理作用等均研究较少，因此有必要进行进一步的研究。

肠腹宁颗粒

组成：木槿花、白头翁。

主治：用于急慢性肠炎，小儿腹泻。

【附注】

1. 品种情况 我省历来习惯将木槿花称为佛桑花，其实，佛桑是同属植物朱槿 *H. ross – smengis* Linn. 的异名，在药材外形上易与木槿花混淆，故有必要对二者进行对比鉴别研究。

木槿花与朱槿花的性状主要不同点

	木槿花	朱槿花
大小	长1.5～3厘米，宽1～1.5厘米	长7～10厘米，宽约1厘米
花萼	钟状，灰绿色，先端5裂，裂片卷缩或反卷。	披针形，5裂，锐尖
花冠	皱折，淡黄或淡紫蓝色，倒卵形，基部密生白色长柔毛	倒卵形，圆钝。花瓣有单瓣重瓣之分，单瓣5片，重瓣10片或以上，暗红色。无毛
花药	紫黑色	黄色

2. 药用部位 本植物的根、叶、果实，均可入药。

参考文献

1. 赖岳晓，刘佩沂，田素英，等．木槿花研究概况及存在问题．海峡药学，2010，22（1）：78.

2. 赖岳晓，刘佩沂，田素英，等．木槿花和朱槿花的鉴别研究．今日药学，2010，20（5）：16.

3. 赖岳晓，田素英，伍翠娟．肠腹宁颗粒质量标准研究．中国民族民间医药，2010，(8)：73.

◎五色梅

Wusemei

【别名】龙船花(《生草药性备要》)，山大丹、大红绣球、珊瑚球(《南越笔记》)，臭金凤、如意花(《岭南采药录》)，土红花、杀虫花、臭牡丹(《南宁市药物志》)，毛神花(《闽南民间草药》)，臭冷风(《广西中药志》)，天兰草(《湖南药物志》)，臭草（广州部队《常用中草药手册》)，五色花、五雷箭、穿墙风(《广西中草药》)，野眼菜（江西《草药手册》)，五彩花、红花刺《福建中草药》，马樱丹《岭南中草药撮要》。

【来源】为马鞭草科植物马缨丹 *Lantana camara* L. 的根及全株入药。全年均可采，鲜用或晒干。我国庭院有栽培，广东、广西、福建、台湾有逸生。

【性味】苦、微甘，凉；有毒。

【功能主治】清热解毒，散结止痛。用于感冒高烧，久热不退，颈淋巴结核，风湿骨痛，胃痛，跌打损伤。叶、枝：外用治湿疹，皮炎，皮肤瘙痒，疖肿，跌打损伤。现代有用于淋病，内痔脱出嵌顿，复发性口腔溃疡，湿疹样皮炎。

【用法用量】内服：煎汤，5～10克；研末，3～5克．外用：适量捣敷。

【药理作用】

1. 抗氧化作用 五色梅有抑制脂质过氧化物形成的作用，抑制豚鼠不同组织的脂质过氧化作用的顺序是：肾上腺＞肝＞肾＞心＞肺＞脑。五色梅对肝脏磷脂含量及超氧化物歧化酶活性无影响，而显著提高谷胱甘肽过氧化物酶活性。

2. 抗类风湿性关节炎作用 用Freund's佐剂使大白鼠致炎建立动物模型，通过观察一般情况、检测RF值和IgG值等指标来筛选不同方法提取物以确定五色梅根抗类风湿性的有效部位。结果显示，五色梅根水煮提取组和水煮液流膏醇提物组与生理盐水对照组比较 $P<0.05$，与五色梅根粗粉醇提物组比较 $P<0.05$；五色梅根粗粉醇提物组与对照组比较 $P<0.01$。结果表明五色梅根粗粉醇提物治疗娄风湿性关节炎效果良好。

3. 抗炎镇痛作用 小鼠耳肿胀法实验结果显示，五色梅根水煮液组、三萜类物质组、阿斯匹林组（按小鼠体重40毫克/公斤给药）与NS组比较差异均有显著性（$P<0.05$），表明五色梅根水煮液、三萜类物质对炎性水肿有显著性抑制作用。醋酸致毛细血管通透性实验结果显示，五色梅组（40克/公斤、20克/公斤）都能明显对抗 H^+ 刺激所致毛细血管通透性的增高，（$P<0.01$），但组间没有差异，即无量效关系。蛋清致大鼠足跖肿胀实验结果显示五色梅高剂量组（40克/公斤）和氢化可的松均有显著性抑制蛋清的致炎作用，但前者作用不及后者。五色梅水煮液组、五色梅根三萜类组能明显减少腹腔注射醋酸致小鼠扭体反应的次数，与生理盐水组比较 $P<0.01$；水煮液组与延胡索乙素组比较差异无显著性。结果表明，五色梅根水煮液、三萜类物质对醋酸引起的疼痛均有显著作用，与延胡索乙素的镇痛作用相当。采用热板法观察五色梅（40克/公斤、20克/公斤）组小鼠痛阈值的变化，结果显示，连续给药3天，末次给药1小时后，两个剂量组的小鼠痛阈值都明显有所提高（$P<0.05$），但组间没有差异，即无量效关系。

4. 对免疫系统的影响 小鼠连续灌胃6天，五色梅（40克/公斤、20克/公斤）药物组均对小鼠的胸腺有显著的增重或减轻作用，而对小鼠的脾脏只有五色梅40克/公斤组有明显地影响。提示五色梅可能有增强免疫功能的作用。

5. 急性毒性 取健康小白鼠10只，雄雌各半，按100克/公斤灌服五色梅1次（相当于成人临床1天用量的200倍）。观察1周内各鼠的行为、体征、饮食、粪便等。结果均无异常变化，说明其毒性低。

【不良反应】内服有头晕、恶心呕吐等反应。

【附注】

1. 注意 本品有一定毒性，内服不要过量。

2. 药用部位 叶和根均可供药用，功用两者相似，清热解毒，散结止痛。用于治外感高热及久热不退。

参考文献

1. 黄祖良，韦启后．五色梅根不同提取物对类风湿性关节炎的影响．广西中医药，2002，25（2）：53.

2. 莫云雁，李安，黄祖良．五色梅根三萜类物质镇痛和抗炎的实验研究．时珍国医国药，2004，15（8）：477.

3. 蔡毅，李爱媛，谢沛珊．五色梅抗类风湿性关节炎作用的实验观察．广西中医药，1991，14（5）：236.

4. 李可文．五色梅临床应用举隅．湖南中医杂志，1996，12（2）：37.

◎牙痛草

Yayongcao

【别名】玻璃草（《岭南采药录》），破布草、破布粘、大号疟草、一条龙、母一条根、半边龙（《中药大辞典》，山芬芦（《福建药物志》），粘娘娘（《贵州中草药名录》）。

【来源】为紫草科植物小花玻璃草 *Cynoglossum lanceolatum* Forsk. 的全草。5～8 月份采收，晒干或鲜用。分布于广东、广西、福建等省区。

【药材性状】茎圆柱形，表面有毛茸。叶互生，皱缩，展平后呈阔披针形，先端短尖，基部渐窄而下延，下面具有粗而明显的叶脉，两面均被粗毛，全缘。花皱缩成团，淡黄色果实卵圆形，直径 1.2～2.0 毫米。气微，味微苦。

【性味与归经】苦，凉。归胃、肾经。

【功能主治】清热解毒，利水消肿，活血。用于急性肾炎，月经不调，牙周炎，牙周脓肿，下颌急性淋巴结炎，毒蛇咬伤。

【用法用量】内服煎汤，9～15 克。外用适量，捣敷。

◎瓦　韦

Wawei

【别名】剑丹（《广东中药志》第二卷），粤瓦韦、小金刀、叶下子、大茅镰、骨牌伸筋（《湖南药物志》），独立枝生、一支枪（广西）。

【来源】为水龙骨科植物粤瓦韦 *Lepisorus obscure – venulosus*（Hayata）Ching 的干燥全草。夏、秋季采收，洗净，晒干。分布于广东、浙江、江西、福建、台湾、湖南、海南、广西、贵州。我省韶关、惠州、湛江市所属各县有产。

【药材性状】全草长 20～40 厘米，卷曲。根茎横走，呈柱状，具结节，节处有须根及被鳞片。叶片披针形，长 20～25 厘米，宽 4～5 厘米，绿黄色至黄棕色，近革质；叶面散布棕色小点，叶缘背面反卷；叶柄草质，硬而韧。孢子囊群深棕色，常 10～20 余个于叶背排列成 2 行。气微，味淡。根茎味苦。

【性味与归经】微苦，寒。归脾、肾、肺经。

【功能主治】清热解毒，利水消肿，凉血止血，清肺止咳。用于湿热水肿，湿热痢疾，黄疸，淋病，咽喉肿痛，肺热咳嗽，血热咯血，尿血，痈肿疮毒，小儿惊风。

【用法用量】内服煎汤，10～60 克。外用适量，捣敷。

【药物制剂】

前列宝胶囊

组成：瓦韦、菥蓂子、蒲公英、诃子、大托叶云实、紫草茸、白豆蔻等13味药。

功能主治：清热解毒、理气通淋，用于治疗前列腺炎，前列腺增生，膀胱炎，尿道感染等泌尿系疾病。

【附注】

1. 注意 （《江苏药材志》）：“凡中寒泄泻者忌用。”

2. 品种情况 同属植物瓦韦 *Lepisorus thunbergianus*（Kaulf.）Ching. 干燥全草亦作瓦韦入药。

参考文献

1. 杨全余，周小梅，多杰拉旦，等．前列宝胶囊的免疫调节作用研究．中成药，2007，29（6）：883～885.

◎瓦　松

Wasong

【别名】昨叶何草（《新修本草》），屋上无根草（《经验良方》），向天草（《庚辛玉册》），瓦花（《摘玄方》），石蓬花、厝莲（《福建民间草药》），干滴落（《东北药用植物志》），猫头草、瓦塔（《河北药材》），天莲草（《中药材手册》），瓦霜、瓦葱（《四川中药志》），瓦宝塔、瓦莲花、岩松、屋松、松笋、松玉（《浙江民间常用草药》），狗指甲（《全国中草药汇编》），岩脂、岩笋（《浙江药用植物志》），瓦莲（《福建药物志》）。

【来源】为景天科植物瓦松 *Orostachys fimbriatus*（Turez.）Berger. 的全草。夏、秋季采收，用开水泡后晒干或鲜用。分布于全国各地。

【药材性状】茎黄褐或暗棕褐色，长12～20厘米，残留多数叶脱落后的疤痕，交互连接成棱形花纹。叶灰绿或黄褐色，皱缩卷曲，长12～15毫米，宽约3毫米。茎上部叶间带有小花，呈红褐色，小花柄长短不一。质轻脆，易碎。气微，味酸。

【性味与归经】酸、苦，凉；有毒。归肝、肺经。

【功能主治】清热解毒，凉血止血，收湿敛疮。用于吐血，鼻衄，便血，血痢，热淋，月经不调，疔疮痈肿，痔疮，湿疹，烫伤，肺炎，肝炎，宫颈糜烂，乳糜尿。现代有用于口腔溃疡，胃，肠溃疡，小儿惊风，牙龈肿痛，唇裂生疮，蜈蚣咬伤，烫伤，白屑，小便砂淋，火淋，白浊。

【用法用量】内服，煎汤，5～15克，捣汁，或入丸剂。外用适量，捣敷或煎水熏洗，或研末调敷。

【药理作用】

1. 对心血管系统的作用 瓦松的干燥全草制成浓度为1克（生药）/毫升的水煎剂，对离体蟾蜍心、兔心房和在位兔心试验，均具有强心作用。对豚鼠心电图的影响与毒毛花苷G（哇巴因）相似，表现为心率明显减慢，随着剂量的增加，逐渐出现ST段下移，T波平坦或倒置。中毒时出现房性、室性早搏和室性心动过速等心律失常，并有不同程度的房室传导阻滞发生。其治疗宽度比毒毛花苷 G 为大。瓦松可使心衰家兔的颈动脉流量增加，说明该药可以改善衰竭心脏的排血功能。按《中华人民共和国药典》鸽法测得其效价强度为每 1 克干燥植物含 0.23 个洋地黄单位。实验表明，其强心作用并非钙所致。瓦松对小鼠的血液细胞免疫有增加作用，表现为激活小鼠单核 - 巨噬细胞吞噬活性；提高溶血素与凝集素含量，提高血液中循环抗体含量。

2. 抗炎镇痛作用 选用实验性炎症模型对瓦松栓的抗炎作用进行了研究。结果发现，大剂量瓦松栓对大鼠炎性肉芽肿痛有明显抑制作用（$P<0.05$）；对大鼠后足掌肿胀有显著疗效，且随剂量增大疗效明显增强，提示瓦松栓具有明显的抗炎作用。

3. 抗菌作用 中药瓦松粗提物对革兰氏阳性菌和革兰氏阴性菌等行临床菌株的抗菌试验，证实瓦松粗提物具有明显的抗菌效应。还有报道瓦松对阴道内常见的金黄色葡萄球菌、大肠杆菌、绿脓杆菌和甲型链球菌等均亦有明显抑制作用。瓦松、泽漆及一组中草药配方的乙醇提取液对棉花枯萎病菌 Fusarium oxysporum f. sp. vasinfectum，小麦赤霉病菌 Fusarium graminearum Schw，西瓜枯萎病菌 Fusarium，oxysporum f. sp. niveum，仙人掌软腐病菌 Erwinia chrysanthemi pv. rysanthemi 和魔芋软腐病菌 Erwinia carolovora pv. Chrysanthemi）的抑菌作用表明 3 种提取物对镰刀菌均有不同程度的抑制作用，且 3 种提取物的抑菌效果差异显著，其中瓦松的抑菌效果最强。

4. 抗实验性胃溃疡作用 瓦松提取物 400、800 毫克/公斤剂量组能降低小鼠应激性溃疡溃疡指数（$P<0.05$）；200 ~ 800 毫克/公斤瓦松提取物对吲哚美辛致小鼠胃溃疡溃疡指数有明显的降低作用（$P<0.05$ 或 $P<0.01$）；同时对乙醇引起的大鼠胃溃疡也具有明显的抑制作用（$P<0.05$），并可明显促进乙酸致大鼠胃溃疡溃疡的愈合，但对动物胃液分泌及胃蛋白酶活性无明显影响。可见，瓦松提取物对实验性胃溃疡有明显的预防和治疗作用。

5. 其他作用 该植物提取物对肝癌、胃癌细胞有一定的抑制活性，活性成分为异丙叉景天庚酮糖酐等。

6. 毒性 小鼠腹腔注射黄花瓦松流浸膏 50 ~ 100 克（生药）/公斤可以致死，豚鼠腹腔注射 50 克（生药）/公斤亦引起死亡。家兔静脉注射 20 克（生药）/ 公斤，可引起跌倒、呼吸加快、战栗，但 0.5 小时后即能立起而逐渐恢复。每日用流浸膏滴兔眼 1 个月，对眼无害，未引起结膜炎，亦不影响瞳孔大小。

【药物制剂】瓦松用途广泛，具有药用、食用价值，同时也是饲料、化妆品原料与园艺花卉。瓦松是我国民间应用较早、研究较少的中药之一，含有山柰素、槲皮素等多种活性化合物，可用于多种临床病症而获佳效。临床已经研制出瓦松栓、瓦松泡腾片、瓦松消肿止痛液等多种制剂，用于治疗宫颈糜烂等宫颈炎、胃溃疡和前列腺炎等。但是目前瓦松原料多依靠于野生，而野生植物的资源是有限的，其生长周期长，已经不能满足人们对瓦松的需要，因此寻找瓦松新药用资源或者替代品，具有较好的市场前景。

1. 瓦松栓

组成：瓦松。

功能主治：清热利湿，活血化瘀，祛腐生肌。用于湿热下注所致的宫颈糜烂。

用法用量：阴道给药，用药前用温水清洗外阴部，然后将药栓置于阴道底部一粒，凹面紧贴于子宫颈糜烂面上，隔日1次，连用4~8次为一个疗程，在医生指导下用药。

【附注】

注意 脾胃虚寒者慎服。本品有毒，内服用量不宜过大。

参考文献

1. 赵建国，曲伟红．瓦松的现代研究进展．时珍国医国药，2007，18（10）：2430.

2. 李杰，崔淑香，周玲，等．瓦松提取物对实验性胃溃疡的治疗作用．中国临床药理学与治疗学，2008，13（4）：388.

3. 韩树景，姚彦阁．浅谈瓦松的药理作用及临床应用．中国民族民间医药杂志，2001，（48）：53.

4. 晓红，常亮．瓦松对血液免疫功能的影响．内蒙古中医药，2009，（10）：124.

◎牛耳枫子

Niuerfengzi

【别名】羊屎子（《广东中药志》第二卷），南岭虎楠（《广东中草药》），土鸦胆子（《广西中药志》），老虎耳、假楠木（《岭南中草药撮要》），糖瓜叶、大耳疏、尿痛饭、牛虱麻、牛俐廉、细叶冬青、千打锤、大脚板（《粤北草药》），牛耳铃、猪颔木、岭南虎皮楠（《广东省中药材标准》），假鸦胆子（《广西药用植物名录》），猪肚，珠碌子（《中国有毒植物》）。

【来源】为虎皮楠科植物牛耳枫 *Daphniphyllum calycinum* Benth. 的成熟果实。秋后果实成熟时采收，晒干。分布于广东、广西、福建、江西、海南、云南等地。

【药材性状】果实呈椭圆形或卵圆形，长6~10毫米，直径约5毫米。表面黑色或灰棕色，粗糙，具不规则的皱纹，或有多数疣状突起，有时可见被附浅蓝色粉霜。顶端常有2枚短小的柱头残基；基部有凹入的果柄痕，有时可见宿存花萼及果柄。果壳质硬而脆，种子1粒，呈扁卵形，棕色，具油性。气无，味先甜后微苦。

【性味与归经】苦、涩，微寒；有毒。归肺、脾经。

【功能主治】清热解毒，活血舒筋。用于外感风热，咽喉肿痛，跌打肿痛，骨折，毒蛇咬伤，疮疡肿毒。现代有用于慢性痢疾。

【用法用量】9~15克，水煎服。

【药理作用】

1. 抑菌作用 种仁含福马酸（延胡索酸），与琥珀酸合用，在体外有微弱的抑菌作用。

2. 抗肿瘤作用 灌胃60毫克/公斤体重，对小鼠肉瘤S_{180}有抑制作用（抑制瘤重百分率37.1%~38.6%）

3. 其他作用 有镇痛、抗休克和镇咳作用。

【附注】

1. 注意 孕妇禁服。

2. 药用部位 牛耳枫根、牛耳枫叶亦有药用。取干根 9～15 克水煎服，治感冒发热、扁桃体炎、脾脏肿大；取适量鲜叶捣烂外敷或煎水洗患处，治毒蛇咬伤、骨折、跌打后遗筋缩。

参考文献

1. 肖力，梁宇坚．牛耳枫子的生药鉴定．医学文选，2001，20（2）：201～203.

◎牛　黄

Niuhuang

【别名】天然牛黄、丑宝（《广东中药志》第二卷），犀黄（《外科全生集》），土精（《千金方》）。

【来源】为牛科动物牛 *Bos taurus domesticus* Gmelin 胆囊、胆管、肝管中的结石。全年均可收集，杀牛时取出肝脏，注意检查胆囊、肝管及胆管等有无结石，如发现立即取出，去净附着的薄膜，用灯心草包上，外用毛边纸包好，置于阴凉处阴干，切忌风吹、日晒、火烘，以防变质。我省各地有产，近年已生产人工接种牛黄。

【药材性状】本品多呈卵形、类球形、三角形，直径（0.6～4.5）厘米。表面金黄色至棕黄色，深浅不一，较细腻而稍有光泽，有的外部挂有一层黑色光亮的薄膜，习称“乌金衣”，有的粗糙，有裂纹。体轻，质松脆，易分层剥离，断面色较浅，可见紧密的同心环层纹，有的夹有白心。气清香，味苦而后甜，有明显的清香凉感，嚼之易碎，不粘牙。胆管结石呈管状，表面不平或有横曲纹，或为破碎的小片，长约 3 厘米，直径 0.5～1.5 厘米。表面红棕或黄棕色，有的呈棕褐色，有裂纹及小突起。断面有较少的层纹，有的中空。

【性味与归经】苦、甘，凉。归心、肝经。

【功能主治】清心凉肝，豁痰开窍，清热解毒。用于热病神昏，中风窍闭，惊痛抽搐，小儿急惊，咽喉肿烂，口舌生疮，痈疽疔毒。现代有用于流行性乙型脑炎，溃疡性结肠炎，霉菌性阴道炎，非化脓性肋软骨炎，带状疱疹。

【用法用量】内服研末，每次 0.15～0.35 克，或入丸。外用适量，研末撒或调敷。

【药理作用】

1. 对中枢神经系统的作用

（1）镇静作用　对中枢兴奋药有拮抗作用，对中枢抑制药有协同作用。牛黄能对抗由咖啡因、樟脑和印防已毒素等引起的小鼠中枢兴奋症状，并可增强水合氯醛、乌拉坦、吗啡或巴比妥钠的镇静作用，牛磺酸具有中枢抑制作用，可减少小鼠的自主活动和踏轮活动，增强阈下剂量戊巴比妥钠对小鼠的催眠作用。大脑皮质神经之微电泳法证明，牛磺酸可抑制自发和诱发电活动，产生超极化，与给药后表现的中枢抑制效应相符。此外，牛磺酸对脊髓和脑干的抑制作用可被士的宁所拮抗，据此认为牛磺酸可能是抑制性神经介质，通过相应的受体或 γ－氨基丁酸（GABA）受体起作用，中枢也可能存在着牛磺酸神经。但也有实验证明，牛磺酸对突触后 GABA 受体无明显亲和力，不能替代 GABA 抑制中枢，而具有神经调质作用。

（2）抗惊厥与抗癫痫作用　实验证明，小鼠每日口服1克/公斤牛黄，共6天，可对抗咖啡因、可卡因引起的惊厥、并缓解樟脑、印防已毒素所致的小鼠惊厥；但对士的宁及戊四氮惊厥无效。另有报道，牛磺酸有明显延长小鼠由士的宁引起惊厥的潜伏时间。牛磺酸对戊四氮、毒毛花苷G、荷包牡丹碱、印防已毒素、一氧化碳、氧化铝、4－氨基吡啶、青霉素、高压氧、缺氧、低钙、听源性、L－犬尿氨酸和光诱发狒狒等多种因素所致的惊厥均有抑制作用。但对氨基脲惊厥反有易化作用。

（3）解热作用　牛黄对正常大鼠体温无降低作用，但可抑制2，4－二硝基苯酚对大鼠引起的发热，降低酵母所致发热大鼠体温。牛黄对伤寒、副伤寒甲乙三联菌苗引起的发热家兔体温影响不明显。牛磺酸剂量为3克/公斤，对新鲜啤酒酵母引起的大鼠发热，有明显的解热作用。牛、羊、猪胆酸及其盐类、胆红素对实验性发热动物体温，均有一定的解热效应。牛磺酸解热机制研究发现，耗竭脑内5－羟色胺（5－HT），可明显对抗牛磺酸的降温效应。大鼠下丘脑内注射牛磺酸可使体温升高，但用较大剂量时则可降低体温，士的宁能对抗其升温作用，提示牛磺酸在下丘脑可能作为介质而调节体温。较大剂量牛磺酸的降温作用可能是由于扩散到与体温调节有关的其他脑区。兔脑室注射牛磺酸可阻止内毒素和白细胞热源性发热，停用后可继续发热；但抑制前列腺素 E_1（PGE_1）和前列腺素 E_2（PGE_2）所致发热时无此情况。

对于正常大鼠体温，不同种类牛黄作用不同，但对实验性发热动物则有不同程度的解热作用。大鼠灌服天然牛黄和培植牛黄0.2克/公斤，连续3天，末次给药后1小时，测定给药后不同时间的体温。中胆红素培植牛黄对大鼠正常体温无显著影响，而天然牛黄在给药后5、6小时，低胆红素培植牛黄在给药后6小时，对大鼠正常体温有显著地降低作用。按75微克/公斤剂量腹腔注射大肠杆菌内毒素，在给药后5小时内牛黄对大肠杆菌内毒素所致大鼠发热体温呈极显著的抑制作用。给体重2公斤左右的健康家兔，从耳静脉注入过期的伤寒副伤寒甲、乙三联苗。结果表明，氨基比林和人工合成牛黄均有明显的解热作用，天然牛黄的解热作用不明显，而培植牛黄只有轻微的解热作用。

（4）镇痛作用　小鼠口服牛黄，无明显镇痛作用。但口服或注射牛磺酸，均有显著的镇痛作用。采用热板法、小鼠足趾刺激法和醋酸所致小鼠扭体法，做小鼠疼痛实验。结果表明，中、低胆红素培植牛黄和天然牛黄均能显著降低醋酸所致小鼠的疼痛反应，但对电、热物理因素所致小鼠疼痛反应无明显抑制作用。

2. 抗炎抗过敏作用　对实验性炎症及毛细血管通透性，牛黄具有显著抑制作用。腹腔注射或灌胃，牛黄对二甲苯及巴豆油所致的小鼠耳肿胀均有显著抑制作用。小鼠棉球肉芽肿法及大鼠甲醛滤纸片法实验表明，天然牛黄对小鼠棉球肉芽肿增生有显著的抑制作用，培植牛黄亦有相似的作用。用大鼠蛋清性足跖肿胀和甲醛性足肿胀法，给大鼠腹腔注射或灌胃牛黄混悬剂，结果表明牛黄有明显的抑制作用。牛黄腹腔注射对皮下注射二甲苯及腹腔注射醋酸所致小鼠血管通透性增加有显著的抑制作用。对豚鼠组织胺休克及小鼠肾上腺素休克，牛黄具有保护作用。

3. 对血液系统的影响　家兔口服牛黄能显著增加末梢血内的红细胞，如先将家兔放血致贫血，牛黄能加速贫血恢复正常，其有效成分主要为维生素D，次为胆红素及麦角甾醇，但如用量过大，反使红细胞及血红蛋白减少。胆酸钙有与皂素同样的溶血作用，牛黄并不引起溶血；试管试验对血液凝固无影响。

4. 抗微生物作用 牛黄对乙脑A_2病毒有直接灭活作用。对接种于地鼠肾细胞上的病毒抑制指数达4.0log$TCID_{50}$/0.1毫升；小白鼠体内抑制指数达2.67log$TCID_{50}$/0.1毫升。牛黄对乙脑病毒灭活作用时间是在毒血症阶段，而不在脑内繁殖阶段。天然牛黄实验疗效较牛黄主要成分的制剂好；含胆红素的制剂又比不含胆红素的制剂好。胆红素显示了较好的疗效。去氧胆酸和猪去氧胆酸效果相同，胆酸的效果则不如它们。给BALB/C小鼠腹腔注射1000ID_{50}的柯萨奇B组病毒（CVB_{3m}）0.1毫升建立心肌炎动物模型，同时开始每日1次腹腔注射10%牛磺酸溶液0.1毫升进行治疗实验，结果表明牛磺酸有一定的延长动物死亡时间和抗CVB_{3m}作用。

5. 抗肿瘤作用 人工牛黄时小鼠肉瘤S_{37}和S_{180}的抑瘤率分别为54.3%～72.5%与60%。从牛胆汁中提出的一种不能透析的物质给大鼠腹腔注射，对大鼠癌肉瘤W_{256}有抑制作用。可使肿瘤产生广泛而严重的坏死。

6. 利胆及对实验性肝损伤的保护作用 大鼠口服牛黄100毫克/公斤能松弛胆道括约肌，促进胆汁排泄。用猪的离体胆囊与总胆管标本试验证明，牛黄中的平滑肌收缩成分（SMC）使胆囊平滑肌与胆道口括约肌收缩，从而抑制胆汁的排泄，但大多数胆酸尤其是脱氧胆酸均能松弛胆道括约肌，因而具利胆作用。这两类拮抗物质在机体内形成胆汁排泄的机能协调系统。牛磺酸对四氯化碳所致的小鼠肝损伤有保护作用，并抑制由此引起的丙氨酸转氨酶（ALT）升高，病理切片显示牛磺酸对肝细胞有明显的保护作用，提示牛磺酸有促进肝细胞康复和预防脂肪肝的作用。

7. 对平滑肌的作用 牛黄具有刺激肠蠕动和通便作用。自SMC中分离出SMC－S_2和SMC－F_1两种平滑肌收缩物质，对豚鼠离体小肠都有明显的兴奋作用，可被阿托品及抗组胺药抑制；但牛黄粉悬液或其水溶或不溶部分对小鼠离体小肠均有明显的抗乙酰胆碱作用。其中去氧胆酸最强，水溶部分次之。牛黄对肠平滑肌的作用是其所含各成分的综合作用，但主要表现是抑制平滑肌活动的解痉效应。

牛磺酸对子宫平滑肌有促收缩作用，0.9毫克（3毫克/毫升）可使家兔的离体子宫收缩的幅度明显加大，频率增加，显示了明显的增强离体子宫收缩的作用。静注给予家兔0.5～0.75毫克/公斤牛磺酸注射液，可使麻醉动物子宫的收缩活动明显增强，作用可持续30分钟以上。

8. 对呼吸系统的作用 动物试验证明，牛黄有兴奋呼吸作用。小鼠酚红排泄法及大鼠和狗气管痰液引流法均表明人工牛黄有祛痰作用。小鼠氨雾引咳法证明，胆酸和去氧胆酸均有明显镇咳作用。且牛黄中的胆酸钠可抑制电刺激麻醉猫喉上神经引起的反射性咳嗽，并具有扩张支气管的作用，能够拮抗由组胺和毛果芸香碱所致的支气管收缩。

9. 对内分泌的影响 大鼠脑室注射牛磺酸可明显增加催乳激素分泌，并能刺激大鼠松果体产生黑色素紧张素。牛磺酸可对抗N－甲基天冬氨酸引起的促黄体生成素释放，但对促卵泡激素的分泌无影响。

10. 对免疫功能的影响 天然牛黄或人工牛黄灌胃100毫克/公斤，可明显提高小鼠腹腔巨噬细胞吞噬功能，腹腔注射或肌注亦有同样作用。小鼠灌胃天然牛黄100毫克/公斤，能明显提高免疫小鼠脾细胞中抗体生成细饱的数量及抗体产生的能力，能明显提高脂多糖（LPS）刺激的淋巴细胞转化，对刀豆球蛋白A引起的淋转增高的促进作用不显著。提示牛黄可能主要通过调节机体单核吞噬细胞及B细胞的功能而发挥其免疫药理作用，这一作用可能与其清热解毒之功效有关。

牛磺酸100毫克/公斤、200毫克/公斤腹腔和肌内注射于小鼠，可显著降低其炭粒廓清速度，抑制腹腔巨噬细胞吞噬功能，抑制迟发型超敏反应及溶血素形成，200毫克/公斤还可明显减轻小鼠胸腺重量。牛磺酸200微摩尔/升体外培养显著抑制刀豆蛋白A引起的小鼠脾淋巴细胞增殖。

11. 抗氧化作用 采用体外由NADPH－Vc诱发的肝、肾微粒体脂质过氧化模型以及体内连续给药观察过氧化脂质丙二醛（MDA）、抗氧化物还原型谷胱甘肽（GSH）含量及抗氧化酶谷胱甘肽过氧化物酶（GSH－Px）活性，结果牛黄无论在体外或体内都能明显减少过氧化脂质的形成，还可使体内的抗氧化物质GSH含量增多，同时使抗氧化酶GSH－Px的活性明显增高。

12. 体内过程 牛磺酸在家兔体内的药代动力学特征属于二室模型。静脉注射给药的生理处置过程极快，生物半衰期$t_{1/2}d = t_{1/2}e = 38s$。牛磺酸在体内不降解，主要以原形排泄，或与胆酸结合成牛磺胆酸。肌内注射和口服给药的达峰时间分别为17分钟和20分钟。肌注200毫克/公斤的AUC达2643.8，与静注相比较，其生物利用度为55.0%；口服1600毫克/公斤的AUC为22.14，生物利用度仅0.06%。由此可见，肌注吸收远远高于口服。肌注给药，牛磺酸缓缓吸收入血，并维持血药浓度在较高水平，克服了静注给药维持时间短的缺点。

13. 对心血管系统的作用 牛黄及胆酸、胆红素对离体蛙心、豚鼠或家兔心脏，均表现强心作用。离体兔耳灌流实验证明，牛黄有扩张血管作用。牛黄及胆酸对豚鼠冠状血管有收缩作用，胆酸作用较弱。原发性或肾性高血压大鼠，口服牛黄或胆酸钙100毫克/公斤有显著而持久的降压作用，降压值达5.32～6.65k Pa（40～50毫米Hg），持续1至数日。麻醉兔静注牛黄5毫克/公斤有持久的降压作用。用弥散性血管内凝血伴随着血栓形成心脏的缺血性障碍的实验模型研究表明，服牛黄组（30毫克/公斤）抑制心搏濒率的减少，抑制血小板减少，制止出血性坏死病灶的形成，显示了一定的保护作用。体外试验表明，牛黄具拮抗凝血酶和使血纤维蛋白溶解酶活化的作用。

牛黄内含有牛磺酸，心肌组织内亦含有丰富的牛磺酸，当心肌内牛磺酸减少时用牛磺酸治疗，心脏功能改善。牛磺酸有治疗心力衰竭的功能。长期口服牛磺酸能防止兔主动脉瓣关闭不全充血性心衰模型的心衰快速进展，使兔寿命延长。治疗组心衰的累计死亡率比对照组显著降低，心率减慢，左室压上升最大速度（dp/dt max）明显升高。牛磺酸25毫克/公斤不影响正常兔心率和左室舒张末压，但明显增加左室dp/dt max、心输出量和左室收缩压。用普萘洛尔或钙拮抗剂硫氮䓬酮1毫克/毫升处理兔后，左室dp/dt max降低，心输出量减少，牛磺酸则能使其显著改善。临床双盲法治疗充血性心力衰竭，结果治疗组（每日服牛磺酸6克，持续4星期）疗效显著，且具有不影响儿茶酚胺和洋地黄类强心苷的作用和生物代谢的优点。

牛磺酸体外实验明显抑制ADP、花生四烯酸及胶原诱导的血小板聚集并呈剂量－效应依赖关系；在体外实验亦显示有抑制血小板聚集的作用。牛磺酸对花生四烯酸诱导血小板生成血栓素 A_2（TXA_2）无明显的影响，但能抑制胶原诱导 TXA_2生成。抑制内源性花生四烯酸释放进而抑制 TXA_2生成可能是其抗血小板聚集机理之一。牛磺酸对前列腺素（PGI_2）的生成无明显的影响，对小鼠静注 ADP 及胶原肾上腺素复合液所致血栓形成死亡有明显的抑制作用。牛磺酸可显著对抗异丙肾上腺素注射后诱发的心肌缺血和损伤。它有稳定细胞膜作用，保护胞膜磷脂免受降解，调节膜对离子的通透性，对抗钙超负荷引起的心肌损害。牛磺酸还能减少氧自由基生成，并使谷胱甘肽增多，增加对氧白由基的清除，减轻其对心肌的损伤。

牛磺酸能防治多种实验性心律失常、并能增强双异丙吡胺、普罗帕酮（心律平）、苯妥英钠、维拉帕米、β 受体阻滞剂等的抗实验性心律失常效果。牛磺酸和奎尼丁两药联合应用有较好抗小鼠乌头碱心律失常的作用。牛磺酸对心肌 Ca^{2+} 内流有双相调节作用，这可能在其抗心律失常机制中起重要作用；也有人认为牛磺酸抗心律失常是因其作用于心肌细胞膜，调节膜对 K^+ 的通透性，防止 K^+ 丢失。还有人认为牛磺酸可能通过阻断心肌 α 受体发挥作用。牛黄的抗心律失常的有效成分是牛磺酸。

牛磺酸对自发性高血压大鼠或醋酸脱氧皮质酮引起的高血压大鼠均有降压作用，其降压机制可能是其作为抑制性神经递质或神经调质影响交感神经系统的活性，激活内源性阿片类物质而起降压作用。亦有人认为牛磺酸降压与其对抗中枢肾素 - 血管紧张素系统有关。临床用牛磺酸治疗原发性高血压和临界性高血压患者，都取得了肯定的效果。

此外，牛磺酸尚有降低血胆固醇，增加高密度脂蛋白，防止动脉粥样硬化的作用。

14. 毒性 将牛黄 7.5 克/公斤给小鼠灌胃，4 小时后重复 1 次，给药后多数动物行为活动明显减少，扎堆聚集，蜷伏于笼，很少走动，约 3 小时后渐恢复正常，继续观察 7 天，未见任何毒性反应。10 只动物无一死亡。小鼠腹腔注射牛黄的 LD_{50}为 479.8 毫克/公斤，牛模拟胆囊内培植牛黄和胆囊内培植牛黄的小鼠腹腔注射的 LD_{50}分别为 497.5 毫克/公斤和 442.6 毫克/公斤，与天然牛黄相近。小鼠口服牛黄 0.6 克/公斤，连续 6 天，未见体重减轻和其他症状。高血压大鼠每日口服牛黄 0.1 克/公斤，共 15 星期，未见各重要器官发生病理变化。

小鼠灌胃胆酸的 LD_{50}为 1.52 克/公斤，去氧胆酸为 1.06 克/公斤。小鼠腹腔注射牛磺酸的 LD_{50}为 6.63 ± 0.41 克/公斤；静注为 0.33 克/公斤。静注去氧胆酸的 LD_{50}为 0.15 克/公斤。小鼠灌胃牛磺酸 4 克/公斤，20 只动物 3 天内无任何异常反应发生。

天然牛黄的代用品主要有培育牛黄和人工牛黄。实验表明：天然牛黄与培育牛黄都有镇静、抗炎和解热作用，两者在 1/2 ~ 1/4 LD_{50}的剂量呈较好的量效关系，药效作用强度也比较接近，两者的抗惊厥、强心和降压作用以及毒性也相近似。人工牛黄在抗惊、安眠、强心和解热等方面的作用较天然牛黄和培育牛黄强，但在离体肠管解痉方面不如。新仿人工牛黄较人工牛黄的抗惊厥作用好。

【药物制剂】牛黄类药材的药理研究与临床应用在近几年有了突破性的发展，已经突破了牛黄作为传统中药的功效和应用范围，在其制剂、鉴别等方面都有了长足的发展，在未来的临床上具有重要意义。由于天然牛黄属名贵药材，为解决药源短缺的现象，很多学者纷纷开发研制其替代药品，并对其替代品的药理作用和临床疗效进行了多方位的探索。随着中药现代化研究和生物药剂学、药动学、饲养学等研究的深入发展，牛黄及其替代制剂一定会在临床上得到更广泛应用。

1. 牛黄利咽丹（自制制剂）

组成：牛黄、黄连、朱砂、大黄、丹皮、赤芍、栀子。

功能主治：泻火解毒，清热化痰，活血消肿，用于急性咽炎。

用法用量：成人一次1丸，早中晚各服1次，白开水送下，3～5天为一个疗程。

临床疗效：治疗急性咽炎200例，治愈71例，显效78例，有效45例，总有效率97%。

2. 五黄寿命散（临沂市中医院制剂）

组成：牛黄、黄精、黄芪、黄药子、大黄、土茯苓、土贝母、当归、茯苓等。

功能主治：抗病毒，消炎止痛，提高免疫力。用于早期癌症，或癌症早期手术后的治疗。

3. 牛黄抱龙丸（片）

组成：牛黄、胆南星、天竺黄、茯苓、琥珀、麝香、全蝎、僵蚕（炒）、雄黄、朱砂等十味。

功能主治：清热镇惊，祛风化痰。用于小儿风痰壅盛，高热神昏，惊风抽搐。

用法用量：口服，一次1丸，1日1～2次。周岁以内酌减。

4. 牛黄至宝丸（牛黄至宝丹）

组成：人工牛黄、犀角、玳瑁、麝香、苏合香、朱砂、琥珀、雄黄、冰片。

功能主治：镇惊，安神，利窍，解毒。用于中风不语，积热惊风，口干舌燥，神昏谵语，小儿惊痫及一切热症。

用法用量：口服，一次1丸，1日1～2次。孕妇忌服。

5. 牛黄降压片（丸）

组成：牛黄、羚羊角、珍珠、水牛角浓缩粉、冰片、雄黄、草决明、党参、黄芪、白芍、川芎、黄芩、甘松、薄荷、郁金等十五味。

功能主治：清心化痰，镇静降压。用于肝火旺盛，头晕目眩，烦躁不安，痰火壅盛，高血压症。

用法用量：口服，小蜜丸一次20～40丸，1日2次。大蜜丸一次1～2丸，1日1次。腹泻者忌服。

6. 六神丸

组成：牛黄、蟾酥、雄黄、珍珠、麝香、冰片。

功能主治：解毒，消炎，止痛。用于时疫白喉，咽喉肿痛，单双乳蛾，喉风喉痈，咽下困难。

用法用量：成年人每次口含10粒，徐徐咽下；小儿酌减。忌烟、酒及辛辣食物；孕妇忌服。

7. 小儿牛黄片

组成：人工牛黄。

功能主治：清心，解热，祛痰，定惊。用于热病谵狂，神昏不语及小儿急热惊厥，咽喉肿痛等。

用法用量：口服，6个月以内一次75毫克；1～3岁，一次100毫克；3～5岁，一次150毫克；5～7岁，一次200毫克，1日3次。

8. 清心牛黄丸

组成：胆南星（酒蒸）、黄连（姜制）、甘草、当归、朱砂、人工牛黄。

用法用量：口服，一次1～2丸，1日2～3次。孕妇慎服。

功能主治：清心宁神，镇惊祛痰。用于心火内盛，痰热壅塞引起神志昏迷，谵语，心胸闷热不安。

9. 喉痛消炎丸

组成：牛黄、珍珠（飞）、冰片、雄黄、青黛、蟾酥、百草霜。

功能主治：清热解毒，消炎止痛。用于咽喉肿痛，疔疮蛾喉，痈疖肿毒。

用法用量：含服，一次5～10丸。孕妇慎用。

10. 诸葛行军散

组成：牛黄、珍珠粉、麝香、冰片、雄黄、硼砂、姜粉、硝石（精制）。

功能主治：消署解毒，辟秽利窍。用于中暑昏晕，腹痛吐泻，热症烦闷，小儿惊痫等症。

用法用量：口服，一次0.3～0.6克，1日1～2次，小儿酌减。或用少许吹人鼻孔，其气轻芳烈能使暑气涣散。孕妇忌服。

11. 牛黄蛇胆川贝散（液）

组成：合成牛黄、蛇胆汁、川贝母。

功能主治：解热，消炎，除痰。用于外感咳嗽中的热痰咳嗽，燥痰咳嗽，支气管炎。

用法用量：散剂，口服，一次1～2瓶，1日2～3次。口服液，口服，一次10毫升，1日3次；小儿酌减或遵医嘱。

12. 安宫牛黄丸（散、胶囊、片、栓）

组成：牛黄、水牛角浓缩粉、麝香、珍珠、朱砂、雄黄、黄连、黄芩、栀子、郁金、冰片。

功能主治：清热解毒，镇惊开窍。用于热病，邪入心包，高热惊厥，神昏谵语。

用法用量：大蜜丸，口服，一次1丸，小儿3岁以内一次1/4丸，4～6岁一次1/2丸。散剂，口服，一次1.6克，小儿3岁以内一次0.4克，4～6岁一次0.8克。胶囊剂，口服，成人一次4粒，小儿3岁以内1/4量，4～6岁一次1/2量。片剂，口服，一次5～6片，3岁以内小儿一次1～2片，4～6岁一次3片。栓剂，直肠给药，成热每次1粒，小儿3岁以内一次0.75克，4～6岁一次1.5克。1日1次，或遵医嘱。

13. 马应龙痔疮膏

组成：麝香、牛黄、珍珠、琥珀、硼砂、冰片、炉甘石等。

功能主治：清热解毒，祛腐生肌。用于内痔，外痔，混合痔，肛裂。

用法用量：将药膏直接外涂患处，1日1～3次。

14. 锡类散

组成：牛黄、珍珠、象牙屑、冰片、青黛等。

主治：用于口疮，咽喉肿痛，口腔溃疡。

用法用量：使用时用醋酸调敷患处，1 日 3 次。

15. 牛黄上清软胶囊

组成：牛黄、冰片、黄连等。

功能主治：清热泻火，散风止痛。用于急性咽炎。

用法用量：一次 2 粒，1 日 4 次。

临床疗效：治疗急性咽炎 30 例，治愈 11 例，显效 9 例，总有效率 90%。

16. 万氏牛黄清心丸

组成：牛黄、朱砂、黄连、黄芩、栀子、郁金。

功能主治：清热解毒，镇静安神。用于邪热内闭，烦躁不安，神昏谵语，小儿高热惊厥。

用法用量：口服，小丸一次 2 丸，大丸一次 1 丸，1 日 2 ~3 次。孕妇慎服。

17. 牛黄清心丸

组成：牛黄、当归、川芎、甘草、山药、黄芩、苦杏仁、大豆黄卷、大枣、白术、茯苓、桔梗、阿胶、干姜、白芍、人参、防风、柴胡、六神曲、肉桂、麦冬、白蔹、蒲黄（炒）、麝香、冰片、水牛角浓缩粉、羚羊角、朱砂、雄黄等二十九味。

功能主治：清心化痰，镇静祛风。用于神志混乱，言语不清，痰涎壅盛，头晕目眩，癫痫惊风，痰迷心窍，痰火痰厥。

用法用量：口服，一次 1 丸，1 日 1 次。孕妇遵医嘱服用。

18. 牛黄上清丸（片）

组成：牛黄、菊花、薄荷、连翘、荆芥穗、白芷、川芎、桔梗、甘草、黄芩、黄连、黄柏、栀子、生石膏、冰片、大黄、当归、赤芍、地黄。

功能主治：清热泻火，散风止痛。用于热毒蕴蓄，里热上攻所致之头痛眩晕，目赤耳鸣，咽喉肿痛，牙龈肿痛，尿赤，便秘，舌红，脉数等症。

用法用量：口服，一次 1 ~2 丸，1 日 2 次。

19. 牛黄解毒丸（片）

组成：牛黄、雄黄、大黄、黄芩、石膏、桔梗、冰片、甘草。

功能主治：清热解毒。用于热病咽喉肿痛，牙痛，口舌生疮，目赤肿痛。

用法用量：口服。大蜜丸一次 1 ~2 丸，1 日 2 ~3 次；片剂一次 2 ~3 片，1 日 2 ~3 次。

20. 牛黄千金散

组成：牛黄、全蝎、僵蚕（制）、朱砂、冰片、黄连、胆南星、天麻、甘草。

功能主治：清热解毒，镇痉定惊。用于小儿惊风高热，手足抽搐，痰涎壅胜，神昏谵语。

用法用量：口服，一次 0.6 ~0.9 克，1 日 2 ~3 次；3 岁以下儿童酌减。

21. 牛黄镇惊丸

组成：牛黄、全蝎、僵蚕（炒）、珍珠、麝香、朱砂、雄黄、天麻、钩藤、防风、琥珀、胆南星、白附子（制）、半夏（制）、天竺黄、冰片、薄荷、甘草。

功能主治：镇惊安神，祛风豁痰。用于小儿惊风，高热抽搐，牙关紧闭，烦躁不安。

用法用量：口服，水蜜丸，一次1克；小蜜丸，一次1.5克；大蜜丸，一次1丸；1日1~3次；3岁以下小儿酌减。

22. 小儿化毒散

组成：牛黄、珍珠、雄黄、大黄、黄连、甘草、天花粉、川贝母、赤芍、乳香（制）、没药（制）、冰片。

功能主治：清热解毒，活血消肿。用于小儿疹后余毒未尽，烦躁，口渴，口疮，便秘，疖肿溃烂。

用法用量：口服，一次0.6克，1日1~2次；3岁以内小儿酌减。外用，敷于患处。

23. 梅花点舌丸

组成：牛黄、珍珠、麝香、蟾酥（制）、熊胆、雄黄、朱砂、硼砂、葶苈子、乳香（制）、没药（制）、血竭、沉香、冰片。

功能主治：清热解毒，消肿止痛。用于疔疮痈肿初起，咽喉，牙龈肿痛，口舌生疮。

用法用量：口服，一次3丸，1日1~2次。外用，用醋化开，敷于患处。

24. 牛黄八宝丸

组成：牛黄、羚羊角、水牛角浓缩粉、珍珠、冰片、朱砂、玄参、浙贝母、黄连、羌活、雄黄、乳香（醋制）、没药（醋制）、青黛、紫花地丁、金银花、菊花、紫草、甘草。

功能：清热解毒，凉血止血。用于热毒内闭，烦躁不安，温病发斑，疹后余毒疮疡。

用法用量：口服，1~2岁一次1/2丸，1日1次；成人一次2丸，1日2~3次。

25. 牛黄安心丸

组成：牛黄、黄连、朱砂、黄芩、胆南星、郁金、栀子、雄黄、冰片、甘草、珍珠、琥珀。

功能主治：清热解毒，镇静安神。用于神昏谵语，惊厥抽搐，心悸失眠。

用法用量：口服，一次1丸，1日2次。

26. 牛黄清肺散

组成：牛黄、茯苓、川贝母、白前、沉香、黄芩、胆南星、水牛角浓缩粉、百部（制）、清半夏、石膏、冰片。

功能主治：清肺化痰，消炎止咳。

用法用量：口服，2~5岁一次2袋；2岁以下酌减。1日2次。

27. 牛黄清胃丸

组成：牛黄、大黄、菊花、麦冬、薄荷、石膏、栀子、玄参、番泻叶、黄芩、甘草、桔梗、黄柏、连翘、牵牛子（炒）、枳实（沙烫）、冰片。

功能主治：清胃泻火，润燥通便。用于心胃火盛，头晕目眩，口舌生疮，牙龈肿痛，乳蛾咽痛，便秘尿赤。

用法用量：口服，一次2丸，1日2次。

28. 牛黄消炎丸（片）

组成：牛黄、珍珠母、蟾酥、青黛、天花粉。

功能主治：清热解毒，消肿止痛。用于咽喉肿痛，疔，痈，疮疖。

用法用量：水丸，口服，一次10粒。片剂，口服，一次1片，1日3次。小儿酌减，外用研末调敷患处。

29. 牛黄郁金丸

组成：牛黄、郁金、朱砂、清半夏、槟榔、麝香、巴豆霜、雄黄。

功能主治：芳香开窍，清心豁痰，通腑降浊。用于癫痫惊狂，痰迷心窍，烦躁不安，大便秘结。

用法用量：口服，一次90～180丸，1日1次；10岁以内一次18～36粒，10岁以上一次54粒。1日1次。

30. 牛黄清脑丸

组成：牛黄、羚羊角、珍珠、朱砂、冰片、郁金、九节菖蒲、黄芩、栀子、珍珠母、知母、甘草、龙胆、雄黄、葛根、水牛角浓缩粉、黄连。

功能主治：清热解毒，通窍镇惊。用于高热不退，窍闭神昏，惊厥抽搐，咽喉肿痛。

用法用量：口服，一次1～2丸，1日2次。

31. 牛黄清热散（胶囊）

组成：牛黄、黄连、黄芩、栀子、郁金、寒水石、水牛角浓缩粉、琥珀粉、玳瑁粉、朱砂、冰片。

功能主治：清热镇惊。用于温邪入里引起的高热痉厥，四肢抽动，烦躁不安，痰浊壅塞。

用法用量：散剂，口服，一次1.5克。胶囊剂，口服，一次5粒。1日2次。

32. 牛黄醒消丸

组成：牛黄、麝香、乳香（制）、没药（制）、雄黄。

功能主治：清热解毒，消肿止痛。用于痈疽发背，瘰疬流注，乳痈乳岩，无名肿毒。

用法用量：口服，用温黄酒或温开水送服，一次3克，1日1～2次；患处在上部，临睡前服；患处在下部，空腹时服。

33. 牛黄清火丸

组成：牛黄、大黄、黄芩、桔梗、山药、丁香、冰片、雄黄、薄荷脑。

功能主治：清热，散风，解毒。用于肝胃肺蕴热引起的头晕目眩，口舌生疮，风火牙痛，咽喉肿痛，痄腮红肿，耳鸣肿痛。

用法用量：口服，一次2丸，1日2次。

34. 牛黄消炎灵丸（胶囊）

组成：牛黄、盐酸小檗碱、黄芩、栀子、朱砂、珍珠母、郁金、雄黄、冰片、石膏、水牛角浓缩粉。

功能主治：消炎退热，通窍，镇静，降压安神。用于病毒性感冒，上呼吸道感染，肺炎，气管炎及其他细菌、病毒感染引起的高热不退等症。

用法用量：浓缩蜜丸，口服，一次1丸。胶囊剂，口服，一次3～4粒，1日2次。

35. 牛黄净脑片

组成：牛黄、金银花、连翘、黄芩、黄连、石膏、蒲公英、珍珠、朱砂、石决明

(煅)、赭石、猪胆膏、冰片、雄黄、麦冬、天花粉、葛根、地黄、板蓝根、玄参、栀子、大黄、郁金、甘草。

功能主治：清热解毒，镇惊安神。用于热盛所致的神昏狂躁，头目眩晕，咽喉肿痛等症。

用法用量：口服，一次2~4片，1日3次，小儿酌减，或遵医嘱。

36. 牛黄西羚片

组成：牛黄、水牛角浓缩粉、羚羊角、朱砂、冰片、麝香、雄黄、麦门冬、甘草、黄芩、白芍（酒炒）、陈皮、枳壳、防风、清半夏、桔梗、黄连、黄柏、茯苓、栀子、苦杏仁（清炒）、瓜蒌、当归、木通。

功能主治：解热祛风，清心降火，宁志安神，舒气止咳。用于心火上炎，头眩目赤，烦热口渴，痘疹火毒，牙龈肿痛。

用法用量：口服，一次1丸，1日2次，小儿减半。

37. 牛黄宁宫片

组成：牛黄、琥珀、蒲公英、珍珠、猪胆膏、板蓝根、朱砂、雄黄、连翘、冰片、金银花、甘草、黄连、石决明、天花粉、郁金、地黄、赭石、黄芩、石膏、钩藤、大黄、磁石（煅）、玄参、栀子、葛根、麦冬。

功能主治：清热解毒，镇静安神，熄风止痛。用于外感热病，高热神昏，惊风抽搐，肝阳眩晕，耳鸣头痛，心烦不寐及癫痫狂躁，对精神分裂症有一定的对抗复发作用。

用法用量：口服，一次3~6片，1日3次。小儿酌减。

38. 牛黄化毒片

组成：牛黄、天南星（制）、连翘、金银花、白芷、甘草、乳香、没药。

功能主治：解毒消肿，散结止痛。用于疮疡，乳痈，红肿疼痛。

用法用量：口服，一次8片，1日3次，小儿酌减。

39. 牛黄清脑丸

组成：牛黄、羚羊角、珍珠、朱砂、冰片、郁金、菖蒲、黄芩、栀子、珍珠、知母、甘草、龙骨、雄黄、葛根、水牛角、黄连。

功能主治：清热解毒，通窍镇静。用于高热不退，窍闭神昏，惊厥抽搐等。

用法用量：口服，一次1~2丸，1日2次。

40. 牛黄清宫丸

组成：牛黄、麦冬、黄芩、莲子心、天花粉、甘草、大黄、栀子、地黄、连翘、郁金、玄参、雄黄、水牛角浓缩粉、朱砂、冰片、金银花、麝香。

功能主治：清热解毒，镇惊安神，止渴除烦。用于身热烦躁，昏迷不醒，舌赤唇干，谵语狂躁，头痛眩晕，惊悸不安，小儿急热惊风。

用法用量：口服，一次1丸，1日2次。

41. 牛黄醒脑丸

组成：牛黄、黄连、水牛角浓缩粉、栀子、麝香、郁金、朱砂、玳瑁、雄黄、珍珠。

功能主治：清热解毒，镇惊，开窍。用于热病发热，昏迷惊厥，烦躁不安，小儿惊风抽搐，失眠等症。

用法用量：口服，一次1丸，1日1次；小儿3岁以内一次1/4丸，4～6岁一次1/2丸，或遵医嘱。

42. 牛黄噙化丸

组成：牛黄、柿霜、硼砂、黄连、雄黄、金果榄、冰片、麝香、绿豆粉。

功能主治：清热解毒，止痛。用于咽喉肿痛，口燥咽干，痰涎不出，咳嗽声哑。

用法用量：口服，一次1丸，随时噙化。

43. 牛黄益金片

组成：牛黄、黄柏、硼砂、玄明粉、薄荷脑、薄荷油。

功能主治：清热利咽，消肿止痛。用于急、慢性咽炎。

用法用量：含化，一次2～4片，1日3次。

44. 牛黄清肺片

组成：牛黄、黄芩、青礞石（煅）、玄明粉、石膏、大黄、朱砂、滑石粉、雄黄。

功能主治：清肺化痰，泻热通便。用于肺热咳嗽，喘促胸满，大便燥结。

用法用量：口服，一次4～5片，1日2次，小儿酌减。

45. 小儿牛黄散（颗粒）

组成：人工牛黄、钩藤、僵蚕（麸炒）、天麻、全蝎、黄连、大黄、胆南星（酒制）、浙贝母、天竺黄、半夏（制）、橘红、滑石、朱砂、麝香、冰片。

功能主治：清热镇惊，散风化痰。用于小儿食滞内热引起的咳嗽身热，呕吐痰涎，烦躁起急，睡卧不安，惊风抽搐，神志昏迷，大便燥结。

用法用量：散剂，口服，一次0.9克。颗粒剂，口服，一次0.5克。1日2次，1岁以内小儿酌减。

46. 牛磺酸颗粒

组成：牛磺酸。

功能主治：清热，镇痛，消炎，抗惊厥等。用于感冒，支气管炎，扁桃体炎，风湿性关节炎等。

用法用量：开水冲服，1岁以内半袋；1～2岁1袋；3～5岁1袋半；6～8岁2袋；9～13岁2.5～3袋；14岁以上3～4袋。1日3次。

47. 八宝镇惊丸

组成：牛黄、薄荷、天南星、猪牙皂、茯苓、木香、雄黄、钩藤、细辛、法半夏、僵蚕、琥珀、白附子、天竺黄、朱砂、防风、山药、胆南星、前胡、白术、蝉蜕、天麻、白芍、冰片、广藿香、甘草。

功能主治：退热安神，祛痰镇惊。用于小儿惊风或感冒发热，痰涎壅盛，咳嗽气喘，烦躁不安。

用法用量：口服，一次1丸，1日2～3次，1岁以内酌减。

48. 醒脑安神胶囊

组成：牛黄、连翘、大黄、黄连、石决明（煅）、雄黄、代赭石、磁石（煅）、金银花、天花粉、甘草、葛根、胆膏、玄参、栀子、麦冬、黄芩、郁金、板蓝根、地黄、蒲公英、珍珠、朱砂、冰片。

功能主治：清热解毒，清脑安神。用于头身高热，头昏脑晕，言语狂躁，舌干眼花，咽喉肿痛，小儿内热惊风抽搐。对高血压，神经官能症，神经性头痛、失眠等皆有清脑镇静作用。

用法用量：口服，一次2～4粒，1日3次。神经官能症者可适当增量或遵医嘱。小儿酌减。

49. 八宝丹（胶囊）

组成：牛黄、蛇胆、珍珠、三七、麝香。

功能主治：清利湿热，活血解毒，祛黄止痛。用于湿热蕴结所致的发热，黄疸，小便短赤、恶心呕吐，纳呆，胁痛腹胀，舌苔黄腻，黄腻干白；湿热下注所致的尿道灼热刺痛，小腹胀痛，以及传染性病毒性肝炎，急性胆囊炎，急性泌尿系感染等具有上述症候者。

用法用量：口服，1～8岁，一次0.15～0.3克；8岁以上，一次0.6克。1日2～3次。用温开水送服。

50. 儿科七厘散

组成：牛黄、麝香、全蝎（姜葱水制）、僵蚕、珍珠、朱砂、琥珀、钩藤、天麻（姜汁制）、防风、白附子（制）、蝉蜕、天竺黄、硝石、雄黄、薄荷、牛膝、甘草、冰片。

功能主治：清热镇惊，祛风化痰。用于小儿急热惊风，感冒发热，痰涎壅盛。

用法用量：口服，1岁以下一次1/2瓶，1岁以上每次1瓶，1日1次。

51. 小儿惊风七厘散

组成：牛黄、麝香、雄黄、天竺黄、琥珀、蝉蜕、全蝎、僵蚕（姜制）、胆南星、天麻（姜汁制）、钩藤、白附子（制）、紫苏叶、法半夏（砂炒）、薄荷、羌活、独活、白术（麸炒）、山药（麸炒）、白芍（酒制）、陈皮、天花粉、黄连、厚朴（姜制）、黄芩（酒制）、栀子（炒）、猪牙皂、龙齿（煅）、茯苓、甘草、冰片、朱砂、芒硝。

功能主治：祛风化痰，解热镇惊。用于小儿外感风邪，惊风抽搐，咳吐痰涎，食滞呕吐，腹痛泄泻。

用法用量：口服，1岁以内，一次半瓶；1岁以上，一次1瓶。

52. 小儿惊安丸

组成：牛黄、麝香、天竺黄、僵蚕、全蝎（酒洗，去头尾足）、天麻、朱砂、升麻、天花粉、葶苈子、防风、葛根、麻黄、冰片、茯苓、黄连、琥珀。

功能主治：镇惊安神，豁痰清热。用于小儿惊风，痰涎壅盛，气促不安。

用法用量：口服，一次10～20粒，1日1～2次，3岁以下小儿酌减。

53. 小儿牛黄清肺片

组成：牛黄、法半夏、茯苓、黄芩、石膏、川贝母、百部（蜜制）、胆南星、白前、冰片。

功能主治：清热，化痰，止咳。用于内热咳嗽，支气管炎，百日咳，肺炎。

用法用量：口服，1岁以内，一次2片；1～3岁，一次2～4片；1日2次。或遵医嘱。

54. 小儿牛黄清心散

组成：牛黄、天麻、胆南星、黄连、赤芍、大黄、全蝎、水牛角浓缩粉、僵蚕（麸炒）、琥珀、雄黄、冰片、朱砂、金礞石（煅）。

功能主治：清热化痰，镇惊止痉。用于小儿内热，急惊痰喘，四肢抽搐，神志昏迷。

用法用量：口服，1 岁以内一次 1/2 袋，1 ~ 3 岁一次 1 袋，3 岁以上酌增。1 日 1 ~ 2 次。

55. 片仔癀（胶囊）

组成：牛黄、麝香、三七、蛇胆等。

功能主治：清热解毒，凉血化瘀，消肿止痛。用于热毒血瘀所致急、慢性病毒性肝炎，痈疽疔疮，无名肿毒，跌打损伤及各种炎症。

用法用量：丸剂，口服，一次 0.6 克，8 岁以下儿童一次 0.15 ~ 0.3 克，1 日 2 ~ 3 次；外用，研末，用冷开水或食醋少许调匀，涂于患处（溃疡者可在患处周围涂敷之），一日数次，常保持湿润，或遵医嘱。胶囊剂，口服，一次 2 粒；1 ~ 5 岁儿童一次 1 粒；1 日 3 次。或遵医嘱。

56. 六灵解毒丸

组成：牛黄、珍珠、石菖蒲等。

功能主治：清热解毒，消肿止痛。用于烂喉丹痧，咽喉肿痛，喉风疼痛，单、双乳蛾，小儿热疖，痈疡疔疮，乳痈发背，无名肿毒。

用法用量：口服，1 岁一次 1 粒，4 ~ 8 岁一次 5 ~ 6 粒，成人一次 10 粒，1 日 3 次。外用，可取数粒用水或米醋化水外敷，如红肿已将出脓或穿烂，切勿再敷。

57. 西黄丸（胶囊）

组成：牛黄、麝香、乳香（醋制）、没药（醋制）。

功能主治：清热解毒，和营消肿。用于痈疽疔毒，瘰疬，流注，癌肿等。

用法用量：水丸，口服，一次 3 克。胶囊剂，口服，一次 4 ~ 6 粒。1 日 2 次。

58. 加味西黄丸

组成：牛黄、麝香、乳香（醋制）、没药（醋制）、蟾蜍（制）。

功能主治：解毒散结，消肿止痛。用于痈疽疮疡，多发性肿胀，淋巴结炎，寒性脓疡。

用法用量：水丸，口服，一次 3 ~ 6 克，1 日 1 次。

59. 西黄痧气丸

组成：人工牛黄、麝香、蟾蜍、丁香、毛慈菇、天麻、麻黄、朱砂、大黄、苍术、雄黄、甘草。

功能主治：解毒通窍，祛暑清心。用于暑热外感，饮食内停引起的肚腹绞痛，胸塞气闷，四肢厥逆，霍乱吐泻。

用法用量：口服，一次 0.3 ~ 0.6 克，1 日 2 次，小儿酌减。

60. 同仁牛黄清心丸

组成：牛黄、麝香、水牛角浓缩粉、羚羊角、冰片、当归、川芎、甘草、山药、黄芩、白芍、麦冬、白术（麸炒）、六神曲（麸炒）、蒲黄（炒）、大枣（去核）、阿胶、茯苓、人参、防风、干姜、柴胡、肉桂、白蔹、桔梗、大豆黄卷、苦杏仁（炒）。

功能主治：益气养血，镇静安神，化痰熄风。用于气血不足，痰热上扰引起的胸中预热，惊悸虚烦，头目眩晕，中风不语，口眼歪斜，半身不遂，神志昏迷，痰涎壅盛。

用法用量：口服，大蜜丸，一次1～2丸，小蜜丸，一次2～4克，1日2次。小儿酌减。

61. 安脑牛黄片

组成：牛黄、朱砂、冰片、石膏、金银花、连翘、栀子、黄芩、知母、郁金、钩藤、雄黄、黄连、珍珠、辛夷、大青叶、石菖蒲、水牛角浓缩粉。

功能主治：清热解毒，安神息风，开窍镇静。用于神昏谵语，高热惊厥，烦躁不安。

用法用量：口服，一次6～8片，1日2～3次，小儿酌减或遵医嘱。

62. 安宫降压丸

组成：牛黄、水牛角浓缩粉、郁金、黄连、栀子、黄芩、天麻、珍珠母、黄芪、白芍、党参、麦冬、五味子（制）、川芎、冰片。

功能主治：清热镇惊，平肝降压。用于胸中郁热，肝阳上亢引起的头目眩晕，项强脑胀，心悸多梦，烦躁起急，高血压症。

用法用量：口服，一次1～2丸，1日2次。

63. 克癀胶囊

组成：牛黄、麝香、蛇胆汁、三七、郁金、黄芩、黄连、黄柏等。

功能主治：清热解毒，化瘀散结。用于急、慢性肝炎，对于湿热毒邪内蕴，瘀血阻络证，如胁肋胀痛或刺痛，胁下痞块，口苦口黏，纳呆腹胀，面目黄染，小便赤黄，舌质暗红或有瘀点、瘀斑，舌质黄腻，脉弦滑或涩等尤为适用。

用法用量：口服，一次4～6粒，1日3次，小儿减半或遵医嘱。服药1个月为一疗程。

64. 宝宝牛黄散（牛黄小儿散）

组成：牛黄、僵蚕（制）、胆南星、地龙（制）、钩藤、沉香、鱼腥草、冰片、珍珠。

功能主治：清热镇惊，祛风，化痰。用于小儿风痰壅盛，腹痛。

用法用量：口服，0.5岁一次1/4瓶，0.5岁以上一次1/2瓶，3岁以上一次1瓶，1日3次。

65. 速效牛黄丸

组成：牛黄、水牛角浓缩粉、黄连、冰片、栀子、黄芩、郁金、石菖蒲、珍珠母、雄黄、朱砂。

功能主治：清热解毒，开窍镇惊。用于痰火内盛所致烦躁不安，神志昏迷；高血压引起的头目眩晕等症。

用法用量：口服，一次1丸，1日2次，小儿酌减。

66. 高丽清心丸

组成：牛黄、石膏、甘草、黄芩、朱砂、黄连、冰片、大黄、滑石、寒水石。

功能主治：清热，镇静，泻火，解毒，通便。用于高热烦渴，头晕目眩，心悸失眠，齿痛便秘。

用法用量：口服，一次1丸，1日2~3次。小儿酌减。

67. 康氏牛黄解毒丸

组成：人工牛黄、大黄、白芍、防风、山药、肉桂子、雄黄、朱砂、薄荷脑、黄芩、钩藤、桔梗、丁香、甘草、冰片、麝香。

功能主治：清热解毒，散风止痛，用于肝肺蕴热，风火上扰引起的头目眩晕，口鼻生疮，风火牙疼，暴发火眼，皮肤刺痒。

用法用量：口服，一次2丸，1日2次，风火牙疼，亦可随时噙化。

68. 清心牛黄片

组成：牛黄、白芍、肉桂、阿胶、桔梗、山药、蒲黄、大豆黄卷、大枣（去核）、麦冬、甘草、白蔹、柴胡、党参、当归、川芎、苦杏仁、防风、白术、干姜、黄芩、茯苓、六神曲、雄黄、水牛角浓缩粉、琥珀、冰片。

功能主治：清心化痰，镇惊祛风。用于神志昏乱，言语不清，痰涎壅盛，头晕目眩，中风不语，半身不遂。

用法用量：口服，一次4片，1日1~2次。

69. 复方牛黄清胃丸

组成：牛黄、大黄、牵牛子（炒）、栀子（姜制）、石膏、芒硝、黄芩、黄连、连翘、山楂（炒）、陈皮、厚朴（姜制）、枳实、香附、猪牙皂、荆芥穗、薄荷、防风、菊花、白芷、桔梗、玄参、甘草、冰片。

功能主治：清热通便。用于胃肠实热引起的口舌生疮，牙龈肿痛，咽膈不利，大便秘结，小便短赤。

用法用量：口服，一次2丸，1日2次。

70. 六灵丸（含片）

组成：人工牛黄、麝香、珍珠（制）、冰片、雄黄、蟾酥。

功能主治：清热解毒，消肿利咽。用于咽喉肿痛，单、双乳蛾，丹痧疔疮，痈疖肿毒。

用法用量：微丸，含化服，一次5~10丸，1日1~2次，小儿酌减，或遵医嘱。外用，以白酒将微丸化开，涂于患处。含片，含服，一次4片，1日4次，7天为一个疗程。

71. 灵猫香解毒丸

组成：牛黄、药用灵猫香、珍珠、蟾酥、冰片、雄黄。

功能主治：清热解毒，消肿止痛。用于喉蛾，咽喉疼痛，烂喉，丹痧，痈肿，疔疮，乳痈，无名肿痛。

用法用量：口服，一次10丸，1日1~2次，外用，以酒烊化后涂于患处。

72. 京制牛黄解毒片

组成：牛黄、黄连、黄柏、石膏、金银花、薄荷、桔梗、连翘、大黄、黄芩、栀子（姜制）、菊花、荆芥穗、防风、旋覆花、白芷、川芎、蔓荆子（微炒）、蚕砂、甘草、冰片。

功能主治：清热解毒，散风止痛。用于肺胃蕴热引起的头目眩晕，口舌生疮，风火牙痛，暴发火眼，咽喉疼痛，耳鸣肿痛，大便秘结，皮肤刺痒。

用法用量：口服，一次2片，1日2次。

73. 醒脑牛黄清心片

组成：牛黄、麦冬、大枣、白芍、桔梗、干姜、柴胡、黄芩、白蔹、大豆黄卷、山药、白术（麸炒）、茯苓、当归、川芎、石菖蒲、苦杏仁、防风、石膏、肉桂、人参、蒲黄（微炒）、六神曲（麸炒）、朱砂、冰片、阿胶、雄黄、水牛角浓缩粉、甘草。

功能主治：镇惊安神，化痰熄风。用于心血不足，虚火上升引起的头目眩晕，胸中郁热，惊恐虚烦，痰涎壅盛，高血压症。

用法用量：口服，一次5片，1日2次。

74. 复方片仔癀软膏

组成：片仔癀粉（牛黄、麝香、三七、蛇胆等），蛇药片。

功能主治：清热，解毒，止痛。用于病毒性、细菌性皮肤病，如带状疱疹、单纯疱疹、脓疱疮、毛囊炎、痤疮等。

用法用量：外用，适量软膏涂于患处，1日2~3次。

75. 癫狂马宝散

组成：牛黄、马宝、琥珀、珍珠（豆腐制）、龙涎香。

功能主治：清热化痰，镇静安神。用于痰热蒙闭心窍引起的精神错乱，疯狂打闹，躁动不安，癫痫症。

用法用量：口服，一次0.5~1克，1日2次。

76. 阿敏－额尔敦（蒙族）

组成：人工牛黄、石膏、黑云香、沉香、兔心。

功能主治：调节“粘热”，镇静安神。用于“赫依”、“粘热”交争，山川间热，发热，“赫依”引起的癫狂昏迷，气促心悸，心神不安。

用法用量：口服，一次7~13粒，1日1~2次，温开水送服。

77. 伊赫－哈日－12（蒙族）

组成：人工牛黄、胡黄连、地格达、土木香、黑冰片。

功能主治：清“协日热”。用于热“协日”病，目肤发黄，瘟疫，瘟疫陷胃，口渴烦躁，消化不良。

用法用量：口服，一次1.5~3.0克，1日1~2次，用温开水或冰糖水送服。

78. 图喜木勒－3（蒙族）

组成：牛黄、红花、天竺黄。

功能主治：熄风降火。用于小儿瘟热高热，肺热咳嗽，各种急热惊风。

用法用量：口服，1月婴儿一次3粒，逐月增加一粒，1岁小儿一次15粒；2岁以上小儿遵医嘱内服。

79. 双料喉风散

组成：人工牛黄、珍珠、梅片、黄连、甘草、山豆根、青黛。

功能主治：清热解毒，消肿止痛。用于咽喉肿痛，口腔糜烂，牙齿疼痛，鼻窦脓肿，中耳化脓，皮肤溃烂等症。

用法用量：口腔溃疡诸证每瓶分六次（或酌情加减）吹敷患处，1日3次；鼻窦脓肿取药粉少许吸入鼻内，1 日 5 次；中耳化脓先用3%的过氧化氢溶液洗净吹入药粉，1 日 1 次；皮肤溃烂先用茶洗净，敷药患处，1 日 1 次。

80. 其他制剂 爱德胶囊（用于治疗癌症）。

【不良反应】

①六神丸引起中毒反应。②牛黄解毒片致药物性肝病、药疹、脱落性皮炎、药物依赖、精神失常、血小板减少、膀胱炎、支气管哮喘、再生障碍性贫血。③牛黄消炎丸致药疹、荨麻疹、心脏传导阻滞。④牛黄上清胶囊致过敏性休克。⑤牛黄清心丸致共济失调。⑥牛黄蛇胆川贝液致过敏性药疹。⑦牛黄解毒丸致上消化道出血、腹泻。⑧马应龙麝香痔疮膏导致过敏反应、月经不调等不良反应。

【附注】

1. 注意 脾虚便溏及孕妇慎服。含有牛黄类制剂不宜与西药吗啡、苯巴比妥等中枢抑制药并用。以防增加中枢抑制药的毒性，避免引起呼吸困难、昏睡、体位性低血压、昏厥等不良症状。

2. 品种情况 市场上出售的假牛黄多为伪造者将黄连、黄柏、大黄、姜黄、山栀、马铃薯等制成粉末后加鸡蛋清、鸡蛋黄和牛胆汁等一层药物一层胶滚制而成。也有其他动物的结石，如骆驼黄、熊胆石等。

3. 天然牛黄简单的鉴别方法 外观、鼻闻口尝、挂甲、水煮、水浸泡、显微鉴别、滴碘液、理化鉴别等。

参考文献

1. 刘成德，刘洋，旺建伟．牛黄的药理作用及临床应用概况．中医药信息，2006，23（6）：14～15.

2. 付本懂，张继东，钟秀会，等．牛黄药理学研究进展．中兽医学杂志，2003，（2）：29～31.

3. 张晓燕，刘艳红，梁奋新．六神丸引起不良反应 2 例．天津中医药，2006，23（6）：506.

4. 孙博平，胡罡，赵欣．牛黄解毒片致药物性肝病 1 例．山东医药，2005，45（20）：79.

5. 赵红，李成建．牛黄制剂不良反应．中国误诊学杂志，2004，4（8）：1337～1338.

6. 陈宜珍，余林中．牛黄制剂毒副反应 26 例分析．安徽中医临床杂志，1997，9（1）：51～52.

7. 樊秀云．复方牛黄制剂与西药的配伍禁忌．中国社区医师，2004，20（7）：26.

8. 刘世军，熊英．天然牛黄的真伪鉴别．山西中医学院学报，2009，10（3）：9.

9. 牛忻群．治疗带状疱疹的中成药．家庭中医药，2008，（3）：61.

10. 傅南琳，余晓琪，张恩乐．牛黄上清软胶囊治疗急性咽炎的疗效观察．中成药，2001，23（5）：382.

11. 周凌．中药牛黄利咽丹治疗急性咽炎 200 例．中医药信息，1998，（6）：41.

12. 杨辉，李冀湘，崔向青，等. 含黄药子制剂的临床应用及不良反应综述. 临床误诊误治，2006，19（2）：85.

◎毛大丁草

Maodadingcao

【别名】一炷香（《岭南采药录》），白眉草、白眉、一支香（《广东中药志》），白薇、白花一枝香白花地胆头、一枝香（《广东中草药》），白薇草（《广东中药》），小一支箭（《滇南本草》），兔耳风、毛耳风（《草木便方》），贴地风（《广西中兽医药用植物志》），头顶一枝草、贴地消（《江西民间草药》），巴地香（《贵阳民间药草》），四皮香、满地香、伏地老（《湖南药物志》），天灯芯、锁地虎（《福建中草药》），白花一支香、头顶一枝香、扑地香、磨地香（《全国中草药汇编》），银高杯（《浙江药用植物志》），毛扶郎花（《西藏植物志》）。

【来源】为菊科植物毛大丁草 *Gerbera piloselloides*（L.）Cass. 的全草。夏季采收，洗净，晒干或鲜用。分布于广东、江苏、浙江、江西、福建、湖南、广西、四川、贵州、云南及西藏等地区。

【药材性状】根茎粗短，下有丛多数细长的棕灰色须根；上有簇生的叶，皱缩，展开后呈卵形或长圆形，长 3～10 厘米，宽 1.5～4 厘米，全缘，叶面黑褐色，叶背棕褐色，密被白色绵毛。花茎单一，自中央抽出，长可达 15～30 厘米，被白色绵毛，花梗硬脆中空，花绒球状，白色或黄白色。嗅之有类似煤油样气，味涩。

【性味与归经】苦、辛，平。归肝、肺经。

【功能主治】清热解毒，宣肺止咳，行气活血。用于伤风咳嗽，胃脘胀痛，泄泻，痢疾，水肿，淋浊，疮疖肿毒，跌打肿痛，毒蛇咬伤。现代有用于止咳化痰。

【用法用量】9～15 克（鲜品加倍），水煎服。外用鲜品适量，捣烂敷患处。

【药理作用】

1. 抗肿瘤作用 毛大丁草醇提物（GPC－2）对小鼠肝癌和 Sl80 肉瘤均有明显的抑制作用，但可引起荷瘤小鼠胸腺缩小。GPG－2 对 HepG2 的 IC_{50} 为 58 微克/毫升。GPC－2 可抑制 bcl－2 基因的表达，引起人肝癌细胞 HepG2 的凋亡。结果表明，GPC－2 可能通过抑制 bcl－2 的表达引起细胞凋亡，进而抑制肿瘤的生长。

2. 抗痉挛作用 本品所含紫花前胡苷元的异构体有降低血压及对氯化钡引起的大鼠离体肠管痉挛有抑制作用。

3. 其他作用 毛大丁草低极性提取物有良好的止咳化痰和抗菌作用。但以根的效果最好，茎次之，叶的效果较弱。

【药物制剂】醒脾养儿颗粒（见一点红）；

【附注】

注意 孕妇及脾胃虚寒者慎服。

参考文献

1. 唐小江，黄华容，方铁铮，等. 毛大丁草醇提物的抗肿瘤作用及其分子机理研究.

中药药理与临床，2003，19（2）：24.

2. 唐小江，黄华容，方铁铮，等．毛大丁草根止咳化痰活性成分的研究．中国中药杂志，2003，28（5）：426.

◎毛冬青

Maodongqing

【别名】毛披树根(《广东中药志》第二卷)，毛披树、茶叶叶冬（广州空军《常用中草药手册》)，毛涕树、水火丹(《广东中草药》)，乌尾丁、痈树、六月霜(《广西中草药》)，细叶冬青、细叶青、苦田螺、老鼠啃、山冬青(《浙江民间常用草药》)，水火药(《新编中医学概要》)，喉毒药(《广西植物名录》)，米碎丹、高山冬青(《湖南药物志》)，猫秋子草、毛雌子、美仔蕉、毛菜、六青、矮梯、耐糊梯(《福建药物志》)，火烙木(《广西药用植物名录》)，山熊胆（广东），毒药、酸味木（广西）。

【来源】为冬青科毛冬青 *Ilex pubescens* Hook. et Arn. 的根。全年可采收。挖取根部，除去泥土及须根，洗净，斩成片块，晒干。主产于广东、广西、福建、江西等地。我省以粤中、粤东地区出产较多。

【药材性状】为横切或斜切的不规则片块状，直径通常为 1 ~4 厘米。表面灰褐色或棕褐色，粗糙，有纵向细皱纹及横向皮孔。皮部菲薄，厚不及 1 毫米，有时脱落；木部幼结，暗灰黄色或暗黄白色，可见类白色致密的放射状纹（射线）及环纹（年轮）。质坚硬，难折断。气微，味苦、微涩后回甘。

【性味与归经】苦、涩，寒。归心、肝、肺、胃经。

【功能主治】活血通脉，清热解毒，止咳祛痰。用于风热感冒，肺热咳嗽，脱疽（血栓闭塞性脉管炎)，真心痛（冠心病)，肺热咳喘，咽喉肿痛，乳蛾，痈肿疥疮，无名肿毒。外用治水火烫伤，跌打损伤。现代有用于脑血栓形成，心肌梗塞，中心性视网膜炎，萎缩性鼻炎，周围性血管疾病，慢性肾炎，小儿急性上呼吸道感染，高胆固醇血症，高血压，血栓性静脉炎，葡萄球膜炎，慢性盆腔炎。

【用法用量】30 ~60 克，水煎服。外用适量，煎浓汁涂搽或浸洗患处。

【药理作用】

1. 对心血管系统的作用

（1）对冠脉流量的影响　毛冬青黄酮苷在离体兔心、在位犬以及犬心肺装置的实验中，有扩张冠状血管，使冠脉流量明显增加，作用开始较慢，但强而持久，在位犬心静注后 30 ~40 分钟才显作用，可维持 2 ~3 小时，对心肌耗氧量影响小，心率有所减慢，对心脏活动无影响，这对冠脉痉挛或心肌梗死所致心肌缺氧有利，但短期内重复应用有快速耐受性。毛冬青水煎乙醇提取液对正常及结扎左冠状动脉前降支后的离体兔心灌流，均可使冠脉流量增加，但心率及收缩力无明显影响；对离体豚鼠心脏，在增加冠脉流量的同时，能使心肌收缩力加强；对垂体后叶素所致家兔心肌缺血表现的 T 波改变有保护作用，亦可减少 ST 段偏移和节律紊乱。有文献报道，毛冬青甲素可能通过促进缺血侧脑组织 GAP -43 的表达，促进神经元的修复和再生而发挥其神经保护作用。

（2）对心功能的影响　毛冬青甲素（从毛冬青中提取经半合成的一种五环三萜类化合物）12 毫克/公斤静注，能增强麻醉猫心肌收缩力，增加心输出量，动脉血压和外周阻力，轻度减慢心率，增加分钟张力－时间指数，以低效率的方式增加心脏作功；轻度改善心脏的舒张特性。离体豚鼠心脏制备也表明毛冬青甲素增强心脏收缩；该药的量效曲线与异丙肾上腺素的最效曲线不平行，且不受普萘洛尔（心得安）10^{7}mol/L 的影响而右移，提示该药的正性肌力作用可能是对心肌直接作用。用 Ca^{2+} 示踪法研究结果发现，毛冬青甲素 10^{-5}mol/L 对兔心肌钙离子内流具有明显促进作用。这种作用可被钙拮抗剂硝苯吡啶所抑制，但不被酚妥拉明或普萘洛尔（均 10^{-5}mol/L）所阻滞，提示药物的作用可能和 α，β－肾上腺素能受体无关。同时，药物明显增加心肌细胞内的钙离子外流，研究结果提示，毛冬青甲素所具有的正性肌力作用可能是由于药物加快了细胞钙的转运速率所致。兔心衰模型实验，毛冬青甲素静注有强心作用，能提高心脏每搏排血量（SV）和心脏指数（CI），使心衰综合征得到不同程度改善。这可能是由于提高心肌的 cAMP 和 cGMP 水平，促进心肌钠内外交换速率增加所致。对兔慢性心衰模型实验结果显示，毛冬青甲素对心肌有保护作用，能提高心肌细胞对缺血，缺氧的耐受力，电镜观察对心肌细胞线粒体中琥珀酸脱氢酶缺失有缓解作用。毛冬青甲素对慢性心衰患者的运动耐量的提高得以证实。有研究发现毛冬青有效部位（3.5 毫克/公斤，7.0 毫克/公斤，14.0 毫克/公斤）可降低血清肌酸磷酸激酶（CK）、乳酸脱氢酶（LDH），并能提高超氧化物歧化酶（SOD）活性，显著降低心肌梗死面积（$P<0.05$ 或 $P<0.01$）。可见毛冬青有效部位对急性缺血心肌产生明显保护作用，作用机制可能与其对抗自由基损伤，增强体内抗氧化酶活性，减少心肌耗氧量，减少心肌梗死面积有关。

（3）降压作用　毛冬青粗制剂及黄酮苷对麻醉犬和猫，以及脊髓犬和猫，均能引起缓慢而持久的降压作用，静注 20～30 分钟降压才明显，1～3 小时降至最低水平。黄酮苷的降压作用可被阿托品所阻断，不受剪断迷走神经的影响，也不能对抗肾上腺素的升压反应，故与胆碱受体有关。但是黄酮苷能使正常和去神经的兔耳血管及上下肢血管扩张，灌流量增加，故其扩血管作用部位在外周。毛冬青甲素 20 毫克/公斤静滴能使正常血压兔、硝普钠性急性低血压兔的动脉血压升高；去甲肾上腺素性急性高血压兔的动脉血压降低；心率均减慢；提高正常血压兔窦反射敏感性；抑制低血压兔窦反射的敏感性。用核素 ^{45}Ca 示踪法观察到毛冬青甲素（10^{4}mol/L）对正常营养液的主动脉平滑肌钙离子内流和外流均无明显影响，但对高钾（140mmol/L）或去甲肾上腺素（10^{-5}mol/L）引起的主动脉平滑肌钙离子内流却有抑制作用，提示对平滑肌细胞膜上的电位依赖性钙通道和受体操纵性钙通道均有拮抗作用。毛冬青甲素侧脑室注射，能使大鼠收缩压和舒张压均明显下降，尤其以舒张压下降最显著，结果表明，毛冬青甲素能影响心血管活动的神经调节机制，使外周血管舒张而降压。另外，毛冬青甲素具有血管松弛效应可能也与其增加血管平滑肌 cAMP 水平有关。

（4）抗心律失常作用　家兔希氏束电图实验表明，毛冬青甲素能使房室传导时间延迟，降低心传导系统的兴奋性，从而消除了异位搏动，使心率减慢，血压下降，产生抗心律失常的效应。

2. 抑制血小板聚集及抗血栓形成　给豚鼠腹腔注射毛冬青甲素 2 毫克/公斤后，能明显地抑制血小板聚集，抑制率为74%，以及能促进血浆优球蛋白溶解的作用。毛冬青甲素体外给药，能抑制二磷酸腺苷（ADP）、胶原诱导的人、兔血小板聚集和5－羟色胺释放，剂量与效应相关，毛冬青甲素25毫克/公斤静注，也明显抑制大鼠血小板聚集。毛冬青甲素体外给药可抑制花生四烯酸诱导的兔血小板聚集和过氧化脂质（丙二醛的生成）。毛冬青甲素可抑制血小板激活时的钙内流，与钙慢通道拮抗剂维拉帕米（异博定）非常类似。毛冬青甲素能提高血小板cAMP水平，抑制血小板聚集作用是通过抑制血小板的3'，5'－环－磷腺苷磷酸二酯酶的活性而实现的。毛冬青甲素在体内、外对AA（花生四烯酸）、ADP诱导的兔血小板聚集均有抑制作用，并能增强前列环素样物质抑制血小板聚集作用，结果提示毛冬青甲素可能主要是通过促进动脉内皮生成前列环素而产生其抗血栓作用的。毛冬青甲素对花生四烯酸代谢中几种重要酶即前列腺素合成酶类、TXA_2合成酶及PGI_2合成酶活性均有抑制作用。

3. 抗炎作用 毛冬青甲素150毫克灌胃，连续25天，具有抑制大鼠输卵管炎所致结缔组织增生，对抗粘膜上皮变性坏死，抑制炎症的浸润。造模大鼠经用药后其血液比粘度，红细胞电泳率、红细胞聚集指数等指标显著改善，从而起到防治输卵管炎性阻塞的作用。毛冬青乙素（ilexoninB为毛冬青甲素的衍生物）灌胃对角叉菜胶致大鼠关节肿、二甲苯引起小鼠毛细血管通透性增加，对豚鼠紫外线红斑的形成，以及对醋酸引起小鼠扭体反应均有抑制作用，并能降低正常大鼠肾上腺Vit C含量，认为其抗炎作用部分是通过垂体肾上腺皮质系统而发挥作用的。毛冬青甲素3毫克/公斤静注，对实验性原位肾炎可使家兔尿蛋白量减少，肾小球中免疫复合物的吸收加快，病理组织损害有显著性改善。

4. 镇咳祛痰作用 毛冬青根的水煎剂对小鼠SO_2所致咳嗽有镇咳作用，用小鼠酚红法证明有祛痰作用与临床用于肺热喘咳有关。

5. 抗菌作用 毛冬青根煎剂、醇浸剂和黄酮苷对金黄色葡萄球菌、变形杆菌、弗氏痢疾杆菌、绿脓杆菌均有抑制作用，尤以金黄色葡萄球菌为最敏感。此与临床用于清热解毒有关。

6. 对肿瘤的放射增敏作用 在对动物肿瘤放射增敏研究中发现毛冬青注射液含毛冬青提取物10毫克/毫升放疗的抑瘤率为78.8%，大于单用毛冬青抑瘤率3.7%，放疗64.4%，且E/O比值达1.4，初步显示本品对S180有一定的放疗增敏作用，因此可以认为毛冬青的放射增敏作用可能使通过增加血流量，降低血液黏度，改善瘤床血供，提高肿瘤局部血氧含量，从而增加肿瘤组织的放射敏感性。

7. 毒性 毛冬青黄酮苷小鼠静脉注射的LD_{50}为920毫克/公斤。家兔静注1克/公斤后，出现呼吸困难和倒伏，3天后复原。给猴、家免长期（3个月）大最（相当于人3～5倍用量）肌注，1日2次，进行慢性毒性试验，未见毒性反应，血液、肝、肾功能、甲状腺功能及实质性器官均未见明显变化。

【药物制剂】毛冬青是我国南方常用中药，用于20多种成方制剂中，其含有多种苯丙素类，五环三萜类化合物。其主要应用于循环系统疾病，对于冠心病，炎症，血栓性疾病疗效确切尤其是在抗血栓方面具有独特的作用机制，值得深入研究和探讨。

1. 毛冬青妇科灌肠液（广东省台山市中医院制剂）

组成：毛冬青500克，鱼腥草500克，共制成1000毫升。

功能主治：清热解毒，活血通脉，利尿消肿。用于慢性盆腔炎。

用法用量：采用毛冬青妇科灌肠液点滴灌肠治疗慢性盆腔炎，1日1次，每次100毫升，连用14天为一疗程。

2. 十六味冬青丸（蒙族）

组成：冬青叶、石榴、石膏、肉桂、豆蔻、木香、丁香、甘草、白葡萄干、沉香、拳参、荜茇、肉豆蔻、红花、广枣、方海。

功能主治：宽胸顺气，止咳定喘。用于胸满腹胀，头昏浮肿，寒嗽痰喘。

用法用量：口服，一次1丸，1日1~2次。

3. 炎见宁片

组成：毛冬青、苦玄参、广防己。

功能主治：清热燥湿解毒，活血消肿止痛。用于湿热瘀毒蕴结引起的上呼吸道感染，咽炎，扁桃体炎，淋巴结炎。

用法用量：口服，大片，一次2~3片，1日3次；小片，一次5~8片，1日3次。

4. 消炎灵片

组成：毛冬青、苦玄参、肿节风、千里光、甘草。

功能主治：清热解毒，消肿止痛。用于上呼吸道炎，支气管炎，鼻炎，咽喉炎，扁桃体炎，细菌性痢疾及慢性胆囊炎。

用法用量：口服，一次6~8片，1日3~4次。

5. 健心片（胶囊）

组成：毛冬青、三七、红花、丹参、冰片、降香、豨莶草。

功能主治：活血，止痛。用于心肌劳损，心绞痛，动脉硬化等症。

用法用量：口服，一次5片，1日3次。

6. 毛冬青注射液

组成：毛冬青制成的灭菌水溶液。

功能主治：心血管疾病药，有扩张血管及抗菌消炎作用。用于冠状动脉硬化性心脏病，血栓闭塞性脉管炎，并用于中心性视网膜炎，小儿肺炎。

用法用量：肌内注射，一次2毫升，1日1~2次。

7. 心舒宁片

组成：毛冬青、银杏叶、葛根、益母草、豨莶草、柿树叶。

功能主治：活血化瘀。用于心脉瘀阻所致的胸痹心痛，冠心病，心绞痛，冠状动脉供血不足，动脉硬化见上述症候者。

用法用量：口服，一次5~8片，1日3次。

8. 盆炎清栓

组成：毛冬青提取物、吲哚美辛。

功能主治：清热解毒，活血痛经，消肿止痛。用于毒瘀蕴结胞宫，少腹胀痛，月经不调，痛经，白带过多；盆腔炎、附件炎见上述症候者。

用法用量：一次1粒，1日1次；根据炎症轻重，盆腔炎一疗程用药12~15粒，附件炎一疗程用药7~10粒；或遵医嘱。

9. 护心灵

组成：毛冬青、隔山香、吴茱萸、石菖蒲、冰片、毛麝香、淫羊藿、三七。

功能主治：活血祛瘀，理气止痛。用于冠心病心绞痛，心肌梗塞等症。

用法用量：口服，一次1~2粒，1日3次。

10. 毛冬青颗粒

组成：毛冬青、南板蓝根、大青叶。

功能主治：消炎，解热，抗病毒，用于扁桃体炎，支气管炎，病毒性肺炎和流行性感冒等。

11. 复方毛冬青颗粒

组成：毛冬青、葛根、柴胡等。

功能主治：清热解毒，疏风透表。用于风热感冒引起的发热、头疼、咽痛等症。

12. 毛冬青滴丸

组成：毛冬青总皂苷、天然冰片。

主治：用于心脑血管疾病的治疗。

13. 毛冬青注射液

组成：毛冬青、板蓝根、大青叶、鱼腥草。

功能主治：抗病毒和消炎清热作用。用于支气管炎，病毒性肺炎以及上，下呼吸道各类炎症等的治疗。

14. 复方毛冬青

组成：毛冬青、莪术、北芪、丹参。

功能主治：活血通脉，消肿止痛，清热解毒，用于急性呼吸道病毒感染。

15. 毛冬青口服液

组成：毛冬青、板蓝根、大青叶、鱼腥草。

功能主治：清热解毒，抗菌消炎，抗病毒。用于风热肺热型上呼吸道感染，支气管炎，腮腺炎，百日咳，病毒性肺炎。

16. 毛冬青胶囊（缓释胶囊、糖衣片）

组成：毛冬青干浸膏。

功能主治：心血管疾病用药，有扩张血管及抗菌消炎作用。用于冠状动脉硬化性心脏病，血栓闭塞性脉管炎，并用于中心性视网膜炎，小儿肺炎。

用法用量：胶囊，口服，一次3粒，1日3次。

17. 复方毛冬青注射液

组成：毛冬青根（碎块）500克，丹参2000克，红花2000克，降香1000克，苯甲醇按2%计算。

功能主治：活血化瘀，理气止痛，用于冠心病。

用法用量：肌注，每次2~4毫升，1日2次。

18. 健心丸

组成：毛冬青2500克，姜三七200克，豨莶草500克，降香50克，川红花150克，冰片6克，丹参150克。

功能主治：活血，通络，理气，温补心阳。用于冠心病。

【不良反应】

毛冬青口服或注射后，少数患者出现胃肠道症状或头晕、心悸、乏力等，一般不影响治疗，停药后消失。

【附注】

1. 注意 本品活血力强，孕妇、出血性疾病及月经过多者慎服。

2. 品种情况 同科变种植物秃毛冬青 *I. pubescens* Hook. et Arn. var. glabra Chang 的根或叶亦入药，性味与功用与毛冬青相似。

参考文献

1. 乔宛虹．毛冬青的药理作用及临床应用研究概况．中国现代药物应用，2008，2（5）：104.

2. 陈怡禄，卓仪，邓六勤，等．HPLC 法测定毛冬青颗粒中腺苷的含量．中国中医药现代远程教育，2009，7（3）：110.

3. 周爱香，李小芹，戴柏勇，等．复方毛冬青颗粒抗流感病毒实验研究．中国实验方剂学杂志，2004，10（4）：42.

4. 沈素芳，曹家驹，曾宪仪，等．毛冬青滴丸的薄层鉴别研究．环球中医药，2008，1（4）：32.

5. 陈前进，余东方，冯淡开．毛冬青妇科灌肠液的制备．中外医疗，2009，（35）：4.

6. 邓六勤，钟鸣，马志玲．毛冬青化学成分、药理作用及应用研究进展．中国中医药现代远程教育，2006，4（10）：24.

7. 石旺清，郑关毅．毛冬青甲素对大鼠脑缺血再灌注后 GAP－43 表达的影响．福建中医药，2010，41（2）：46.

8. 王兰兰．毛冬青口服液抗炎作用实验研究．医药论坛杂志，2007，28（1）：22.

9. 付晓春，王金辉，陈建军，等．毛冬青有效部位对犬实验性心肌梗死的保护作用．中西医结合心脑血管病杂志，2009，7（12）：1432.

◎长萼堇菜

Changejincai

【别名】紫花地丁、耳钩草（《广东中草药》），犁头草、堇菜地丁、金铧头草（《广东中药志》第二卷），白花地丁草、粪箕笃（《粤北草药》），玉如意、犁口草（《广州常用草药增订本》），剪刀菜（广州空军（《常用中草药手册》），犁咀菜（广州部队（《常用中草药手册》），试剑草（《履巉岩本草》），铧口草（《贵阳民间药草》），铧头草、铧尖草（《贵州民间药物》），鸡下颌草、鸡口舌、紫地丁（《浙江民间常用草药》），铧尖菜（《贵州草药》），箭头草、红公鸡相打、蕹菜癀（《福建药物志》）。

【来源】堇菜科植物长萼堇菜 *Viola inconspicua* Bl. 的全草。夏、秋季采集全草，洗净，除去杂质，鲜用或晒干。分布于广东、江苏、安徽、浙江、江西、福建、台湾、湖北、湖南、海南、广西、四川、云南、陕西、甘肃等地。

【药材性状】全草单独皱缩成团或相互摺叠皱缩成团。地上部分松软，呈灰绿色或淡绿色。根茎较短，浅黄色或浅棕色，有节及环形叶痕；主根垂直，长可达7厘米，直径可达5毫米，有细纵皱纹，可见支根及须根，质较硬脆，断面平坦，粉性，白色，中央有稍深色的很小木心。叶片展平后呈卵状三角形或舌状三角形如犁头状，长2~5厘米，宽1~3厘米；先端微钝而长，基部宽心形，稍下延于叶柄，具两耳状垂片，叶片灰绿色，无毛或少有短柔毛。边缘有疏锯齿；主脉明显，侧脉细弱；叶柄长3~8厘米。花茎自基出，略长于叶。间有蒴果椭圆形，长约5毫米，夏开闭合花的蒴果较大，已成熟的呈3瓣裂。偶见有淡紫色或灰黄色的花。气微，味微苦而有粘滑感。

【性味与归经】苦、微辛，寒。归心、肝、胃经。

【功能主治】清热解毒，凉血消肿，利湿化瘀。用于疔疮痈肿，咽喉肿痛，乳痈，湿热黄疸，目赤，目翳，肠痈下血，跌打损伤，外伤出血，妇女产后瘀血腹痛，蛇虫咬伤，化脓性骨髓炎。

【用法用量】内服煎汤，9~15克，鲜品30~60克，或捣汁。外用适量，捣敷。

◎风轮菜

Fengluncai

【别名】断血流、苦刀草、野凉粉草、山血胆(《广东中药志》第二卷)，苦地胆、熊胆草（广州空军《常用中草药手册》)，龙胆草(《广东中草药》)，蜂窝草、节节草(《贵州民间药物》)，九层塔(《广西药用植物名录》)，九塔草、落地梅花(《浙江民间常用草药》)。

【来源】为唇形科植物风轮菜 *Clinopodium chinense*（Benth.）O. Kuntze. 的全草。夏、秋季采收，洗净，切段，晒干或鲜用。分布于广东、湖南、湖北、广西、云南等地。

【药材性状】全草长50~100厘米，基部有众多淡棕色或淡灰黄色须根。茎多分枝，方柱形，四棱明显，表面灰棕色至棕褐色，被白色小柔毛，具节。叶互生，皱缩，完整叶片展平后呈卵形，长1~5厘米，宽0.8~3厘米。叶面暗绿色、叶背灰绿色均被柔毛，基部楔形，边缘有疏锯齿具柄。偶见有轮伞状花序或残留花萼，青黄色、气微，味微苦。

【性味与归经】甘、辛，微寒。归肺、肝、大肠经。

【功能主治】疏散风热，清热解毒，消肿，止血。用于感冒风热表证，中暑头痛，湿热泻痢，目赤肿痛，肠炎，白喉，尿血，崩漏，牙龈出血。近用于急性胆囊炎，急性肝炎。外用治乳痈，痄腮，疔疮肿毒，皮炎，湿疹。

【用法用量】9~15克，水煎服。外用适量，研末调敷或取鲜品捣烂敷患处。

【药理作用】

1. 止血作用 对早孕大鼠灌服米非司酮（12.4毫克/公斤）和米索前列醇（130微克/公斤）造成不完全流产模型，断血流总苷（20毫克/公斤）可显著减少药物流产模型大鼠子宫出血量，断血流胶囊高、低剂量组（25，12克/公斤）对断尾小鼠、大鼠均显著缩短止血时间，止血效应与三七片相当，同时还能显著缩短小鼠凝血时间。风轮菜药粉1克或0.5克，敷于家兔颈动脉、股动脉切口、肝脏及后肢皮肤、骨肉切割创面，显著缩短出血时间，作用强于云南白药及同属植物断血流。醇提物5.4克/公斤给小鼠灌胃，连续5天，显著缩短断尾出血时间、毛细管凝血时间，减少出血量。风轮菜水浸膏、醇浸膏、粗皂苷对家兔、豚鼠离体血管条有增强收缩力作用，醇浸膏作用最强，水浸膏较弱；对子宫动脉作用最强，其次为肾动脉、胸主动脉、肺动脉。与去甲肾上腺素比较，作用缓慢、温和而持久。机制分析表明该作用是直接兴奋血管平滑肌所致。醇浸膏、水浸膏各20毫克、粗皂苷12毫克或醇浸膏配成的20%水溶液均可使离体兔耳灌流量明显减少。醇提物0.8%水溶液可使大鼠在体肾脏灌流压显著提高。醇浸膏以相当于0.33克/公斤剂量给小鼠皮下注射，对磷酸组胺所致皮肤毛细血管通透性增加有明显抑制作用。0.5%风轮菜总皂苷10微升显著增强ADP诱导的血小板聚集，2%总皂苷以160毫克/公斤给小鼠灌胃，连续4天，ADP诱导的血小板初发聚集速率和聚集平均速率均可加快，解聚变慢。4%总皂苷以280毫克/公斤给小鼠灌服4天，血小板粘附率极显著升高。动物实验表明，风轮菜乙醇提取物及含有的香蜂草苷、橙皮苷均有一定的止血作用。

2. 间接促凝血作用 断血流口服液对60只小鼠进行肝素抗凝血抑制试验，发现正常对照组凝血时间为（2.48 ±0.77）分钟，模型对照组（肝素）为（10.0 ±2.74）分钟，7.8和19.5克/公斤分别为（5.8 ±0.98）分钟和（2.1 ±0.23）分钟（$P<0.01$），表明该口服液能明显对抗肝索引起的凝血时间延长。

3. 收缩血管作用 风轮菜提取物进行离体兔耳血管灌流法试验，发现醇提取物比水提物提高家兔离体胸主动脉、肺主动脉、子宫动脉、肾动脉、门静脉等血管的收缩力作用强，其中对子宫动脉作用最强，与去甲肾上腺素比较，作用缓坦、温和而持久。

4. 抑菌作用 风轮菜醇提物对金黄色葡萄球菌、肺炎链球菌、大肠杆菌的最低抑菌浓度分别为1：10、1：20、1：10。

5. 降血糖作用 风轮菜醇提物（EJCT）对正常小鼠血糖无明显影响。但是，EJCT 300，600毫克·公斤$^{-1}$可显著降低肾上腺素所致的小鼠血糖升高，并使低下的肝糖原回升。EJCT150，300，600毫克·公斤$^{-1}$明显降低四氧嘧啶糖尿病小鼠的血糖及减轻四氧嘧啶对胰岛细胞的损伤。另外，EJCT 30，60，90，120毫克·L^{-1}能明显降低Fe^{2+}/Cys激发的小鼠肝匀浆中MDA的含量。表明EJCT具有显著的降血糖作用，其作用机制可能与增加肝糖原合成、减少肝糖原分解、提高机体抗脂质过氧化能力，从而减轻胰岛细胞的损伤有关。

6. 毒副反应 风轮菜醇提物的灭菌水溶液在兔眼结膜滴眼和兔耳皮内注射试验中均未见明显刺激性。家兔组织埋藏药粉，也未见明显反应，局部吸收良好。醇提取物50%水溶液以0.4毫升/10克给小鼠灌服，未见异常，认为小鼠灌胃$LD_{50}>20$克/公斤。

【药物制剂】

1. 风轮止血片（断血流片、颗粒、胶囊、软胶囊、滴丸）

组成：风轮菜。

功能主治：凉血止血。用于月经过多，功能性子宫出血，产后出血，子宫肌瘤出血，尿血，便血，吐血，咯血，鼻衄，单纯性紫癜，原发性血小板减少性紫癜等症。

用法用量：片剂，口服，一次3～6片。颗粒剂，用开水冲服，一次6.5克。1日3次。胶囊剂，1次3～6粒，1日3次。

2. 外伤灵喷雾剂

组成：断血流、三七、紫草、马勃、血竭、大黄、白及等。

功能主治：抗菌消炎，促进伤口愈合，止血止痛，消肿。用于外伤出血，肿痛，烧伤，难治性溃疡及手术后应用。

【不良反应】少数患者服用风轮菜，有轻度恶心、腹泻现象，但减量或停药后即愈，无其它不良反应。

【附注】

1. 品种情况 荫风轮与风轮菜二种植物外部形态比较相似，干标本或原药材较难区分。现将上述二种植物的生物学差别介绍以下。

	荫风轮	风轮菜
植株形态	直立或茎下部稍匍匐	茎下部匍匐、生根
茎上毛茸	茎中有2～3节两面具毛，另两面毛稀少	茎中有3～4节两面具毛，另两面光滑
叶上毛茸	较密	较稀
叶正面颜色	较浅，呈淡绿色	较深，呈墨绿色
花序形态	较伞花序之间距离较近	轮伞花序之间距离较远
总花梗	不明显，近无毛	明显
花柄	较长，2毫米～5毫米	较短，1毫米～2.5毫米
小苞叶	长4毫米～6毫米，常超过萼筒一半	长2毫米～4毫米，常不到萼筒一半
萼筒	上部三齿外翻角度较小	上部三齿外翻角度较大
花冠	外面具白色短茸毛	外面无毛或有稀毛茸

参考文献

1. 昝丽霞，孙文基．断血流的化学成分及药理作用研究进展．西北药学杂志，2008，23（2）：126.

2. 田冬娜，吴斐华，马世超，等．风轮菜乙醇提取物的降血糖作用及其机制研究．中国中药杂志，2008，33（11）：1313.

3. 仲伟巍，朱久林，吴 群，等．外伤灵喷雾剂的制备及疗效观察．山东中医杂志，2007，26（9）：639.

4. 程霞，陈国广，石绍华．止血中草药断血流的研究进展．安徽医药，2007，11（5）：454.

5. 黄世华，胡继龙，金从权．“断血流”原植物研究报告．安徽中医学院学报，1991，10（4）：57.

◎风雨花

Fengyuhua

【别名】通心韭菜，韭莲（《广东中药志》第二卷），赛番红花（《湖南药物志》），菖蒲莲、红玉帘（《华北习见观赏植物》），旱水仙、空心韭菜（《贵州草药》），毒蒜（《广西药用植物名录》）。

【来源】为石蒜科植物风雨花 *Zephyranthes grandiflora* Lindl. 的全草。夏秋季采收全草，晒干。我国各地庭院栽培。

【药材性状】鳞茎呈椭圆形至卵圆形，长 2～4 厘米，中部直径 1.5～3 厘米，顶部鳞叶多层卷成筒状，包裹着叶片、基部残留棕色须根多条；鳞茎外有数层膜质鳞皮，外层黑棕色，内层红棕色，极易剥落，剥去鳞皮内有黄白色肉质鳞片。叶细长条形，皱缩卷曲，长 10～30 厘米，宽 2～3 毫米，浅绿至灰绿色，质柔软，味苦。

【性味与归经】苦，寒。归肝经。

【功能主治】清热解毒，消肿，凉血止血。用于血热吐血，便血，血崩。外用治跌伤红肿，疮痈红肿，毒蛇咬伤。现代有用于甲沟炎。

【用法用量】15～30 克（鲜品加倍），水煎服。外用适量，鲜品捣烂敷患处。

【药理作用】

抗肿瘤作用 韭莲中的水鬼蕉碱对小鼠 P_{388} 淋巴白血病有治疗作用。该化合物 0.78～3.12 毫克/公斤，其抗肿瘤作用为对照组的 135%～150%。体外试验中，$ED_{50} < 0.01$ 微克/毫升。

【附注】

1. 药用部位 风雨花根（鳞茎下面着生的须根）有单味入药。取鲜根捣烂敷患处，治痈疮红肿。

◎凤尾草

Fengweicao

【别名】山鸡尾、井茜(《生草药性备要》)，井边茜(《岭南采药录》)，井口边草、井栏茜、井栏边草、细叶凤尾草、雉鸡尾(《广东中药志》第一卷)，井栏草、金鸡毛(《岭南中草药撮要》)，鸡公尾、五指草(《粤北草药》)，小金星凤尾草、铁脚鸡(《履巉岩本草》)，井阑草、石长生(《植物名实图考》)，凤凰草(《分类草药性》)，旋鸡头(《中国药用植物志》)，野鸡尾(《广西中兽医药用植物志》)，乌脚鸡(《浙江药用植物志》)，线鸡尾(《湖南药物志》)，双凤尾、金鸡尾(《四川中药志》)，小凤尾草、九把连环剑(《广西药用植物名录》)，鸡爪莲(《福建药物志》)，背阴草（江苏），小凤尾、剑叶凤尾草，凤尾笔、井底笔、凤尾蕨(《实用临床草药》)。

【来源】为凤尾蕨科植物凤尾草 *Pteris multifida* Poir. 的全草或根茎。全年可采收，洗净，晒干。分布于我省各地及山西、山东、江苏、浙江、安徽、江西、福建、台湾、四川、云南、湖北、湖南、贵州、广西、海南等省区。

【药材性状】全草长30～60厘米，地下茎粗壮，被黑褐色鳞片，多已脱落。叶丛生，二型，叶柄长10～25厘米，灰棕色或禾秆色，有光泽；子叶较狭长，为二回羽状分裂，中轴具宽翅，叶面灰绿色，上面羽片全缘，叶背淡绿色，可见膜质孢子囊群；营养叶较小，二回小羽片较宽，边缘均有锯齿。气微腥，味甘苦。

【性味与归经】甘、淡、寒。归大肠、小肠、胃经。

【功能主治】清热利湿，消肿解毒，凉血止血。用于痢疾，泄泻，淋浊，带下，黄疸，疔疮肿毒，喉痹乳蛾，淋巴结核，腮腺炎，乳腺炎，高热抽搐，蛇虫咬伤，吐血，衄血，尿血，便血及外伤出血。现代有用于黄疸型肝炎，卵巢囊肿，皮炎，牙痛，烧伤，泌尿系炎症，白带，五淋白浊，崩漏，秃发，咽喉肿痛，狂犬咬伤。

【用法用量】内服煎汤，9～15克，鲜品30～60克，或捣汁。外用适量，捣敷。

【药理作用】

1. 抗菌作用 凤尾草的碱液提取物对金黄色葡萄球菌、枯草杆菌、黑曲霉均有很强的抑菌效果；对大肠杆菌、青霉均有不用程度的抑菌效果。0.5～1.0克/毫升药物浓度的凤尾草与珍珠草合用对4种泌尿系统感染常见的致病菌均有一定的抑制作用，抑菌环的直径大小排列是金黄色葡萄球菌＞粪肠球菌＞变形杆菌＞大肠埃希菌，其中对金黄色葡萄球菌的作用尤为显著，在0.125～1.0克/毫升浓度范围均有抑菌作用。煎剂1∶80～1∶320对钩端螺旋体有抑制作用。对痢疾杆菌、人型结核杆菌亦有抑制作用。

2. 抗肿瘤作用 全草或根醇浸出液，腹腔注射，对小鼠肉瘤S_{180}有抑制作用，其抑制率分别为3%～33%和33%～40%。采用体外抗肿瘤药物筛选MTT法，对凤尾草进行抗肿瘤作用筛选试验。结果显示，稀释浓度1∶100时其对肝癌细胞呈现明显抑瘤作用，杀伤率为30.0%。凤尾草通过促进纤溶、抑制血小板聚集、降低血黏度、使转移灶内的新生毛细血管退化等多种途径改善血液高黏、高凝状态，抑制肿瘤细胞的侵袭黏附能力。

【药物制剂】凤尾草及其制剂在民间及临床应用广泛，特别是在治疗消化道疾病和抗肿瘤方面，疗效确切，毒副作用少。

1. 前I号方颗粒（自制制剂）

组成：主要成分是凤尾草。

主治：用于良性前列腺增生（BPH），能除毒素，去淤滞，清湿热，抑制前列腺细胞的增生，从而改善前列腺的微循环，加速前列腺管的引流与排泄，减轻充血水肿，降低前列腺平滑肌张力，缩小前列腺体积，消除或缓解症状。

用法用量：一次1包，1日2次，温开水冲服，连续服用1个月。

2. 清炎颗粒（上海第二医科大学附属仁济医院制剂）

组成：凤尾草、地锦草、石韦、鸭跖草。

功能主治：清热解毒，利尿通淋，凉血止血。用于尿路感染。

3. 凤尾草颗粒（自制制剂）

组成：凤尾草。

功能主治：消肿解毒，清热利湿，凉血止血。用于慢性前列腺炎。

用法用量：1日2次，一次1包，温开水冲服，连续服用1个月。

临床疗效：治疗前列腺炎患者87例，治愈29例，显效24例，有效20例，无效10例，愈显率为60.92%，总有效率为83.91%。

4. 胆炎康胶囊（苗族）

组成：凤尾草、连钱草、土大黄、虎耳草、小花青风藤、穿心莲、黄芩、黄柏。

功能主治：清热利湿，排石止痛。用于肝胆湿热蕴结所致急、慢性胆囊炎，胆管炎，胆石症，以及胆囊手术综合征。

用法用量：口服，一次2~4粒，1日3次。或遵医嘱。

5. 复方凤尾草胶囊（验方制剂）

组成：凤尾草、鱼腥草各12公斤，铁苋菜15公斤，菖蒲、石榴皮各1公斤。甘草0.5公斤。

主治：用于吸收不良综合征，局限性肠炎，小儿腹泻。

用法用量：一次4粒，1日2~3次，口服。

临床疗效：治疗吸收不良综合征，局限性肠炎，小儿腹泻，其显效率分别为97.3%、97.4%、93.3%。

6. 复方凤芪颗粒（湖南省中医药研究院制剂）

组成：凤尾草、黄芪、白茅根。

功能主治：清热解毒，利湿通淋。用于泌尿系感染。

用法用量：温开水冲服，一次10克，1日2次。

临床疗效：治疗泌尿系感染（下焦湿热型）90例。总有效率为92.2%。

7. 前列愈康液（湖南中医学院制剂）

组成：凤尾草、鱼腥草、三七。

功能主治：清热利湿，止血消肿，化瘀通淋。用于经尿道前列腺腔内汽化术并发症。

用法用量：第1天为持续冲洗，第2~3天为间断冲洗。

临床疗效：防治经尿道前列腺腔内气化术并发症30例，总有效率为96.7%。

8. 妇炎合剂（扬州市中医院制剂）

组成：凤尾草12公斤，当归4公斤，白术6公斤，川芎4公斤，茯苓4公斤，椿白皮12公斤，乌贼骨8公斤，茜草6公斤，黄柏4公斤，川牛膝4公斤，补骨脂4公斤，芡实4公斤，车前子4公斤，鱼腥草4公斤，红藤4公斤。

功能主治：清热利湿，活血祛瘀，收敛止带，补肾养血调经。用于慢性盆腔炎。

用法用量：1次40毫升，1日2~3次，连续服用2周为一个疗程。

临床疗效：治疗慢性盆腔炎200例，总有效率为97%。

9. 肠胃适胶囊

组成：凤尾草、十大功劳、鸡骨香、黄连须、救必应、葛根、两面针、防己。

功能主治：清热利湿，调中止泻，解毒治痢。用于湿热腹泻，腹痛，急性肠胃炎等。

用法用量：口服，一次4~6粒，1日4次，空腹时服。

10. 清热利胆冲剂

组成：凤尾草、荷包草、连钱草、紫花地丁。

功能主治：清热利湿，消炎利胆。用于胆囊炎，胆石症伴胆囊炎。

用法用量：口服，一次 15 克，1 日 3 次，用开水冲化服。

11. 泻痢宁注射液

组成：凤尾草 500 克，铁苋菜 500 克，水辣蓼 500 克，斑地锦 500 克。

功能主治：清热消炎。用于菌痢和急性肠炎。

用法用量：成人每次口服合剂 20 毫升，1 日 3 次；症重患者，第 1～2 天加用或单用注射液，每次 4 毫升，每日肌注 2 次，儿童酌减。

12. 抗菌痢合剂

组成：凤尾草 100 克，鱼腥草 15 克，五倍子 6 克。

功能主治：清热消炎，收敛固肠。用于急性细菌性痢疾。

用法用量：口服，一次 50 毫升，1 日 3 次。

13. 凤白片

组成：凤尾草（干）100 克，白芍 50 克。

功能主治：清热利湿，凉血解毒。用于急性黄疸型传染性肝炎。

用法用量：一次 5 片，1 日 4 次，儿童酌减。

【附注】

注意　虚寒泻痢及孕妇禁服。

参考文献

1. 韦金育，李延，韦涛，等. 50 种广西常用中草药、壮药抗肿瘤作用的筛选研究. 广西中医学院学报，2003，6（4）：3.

2. 欧莉. 中药凤尾草的研究进展. 中医药导报，2008，14（3）：92.

3. 向贵，薛波新，单玉喜，等. 中成药前Ⅰ号方治疗良性前列腺增生 90 例疗效观察. 苏州大学学报，2007，27（5）：822.

4. 祝德秋，崔岚，李肖玲. 清炎颗粒的稳定性研究. 医药导报，2005，24（5）：437.

5. 胡荷斌，黄岩，赵一焕. 复方凤尾草胶囊治疗腹泻临床观察. 浙江中西医结合杂志，2000，10（11）：668～669。

6. 钟颖. 复方凤芪颗粒治疗泌尿系感染 90 例临床观察. 湖南中医杂志，2002，18（2）：21.

7. 如梦. 凤尾草的古今药用. 中国中医学报，2001，1（14）：388.

8. 单玉喜，薛波新，向贵，等. 单味中药凤尾草颗粒剂治疗慢性前列腺炎（ⅢA 型）87 例. 中医杂志，2008，49（6）：549.

9. 刘丽芳，王岩斌，贺菊乔，等. 前列愈康液防治经尿道前列腺腔内汽化术并发症 30 例临床观察. 中国中医药科技，2004，11（4）：237.

10. 尹梅兰. 妇炎合剂治疗慢性盆腔炎 200 例. 福建中医药，2002，33（4）：33.

◎凤冠草

Fengguancao

【别名】凤凰草（《生草药性备要》）、凤尾草（《岭南采药录》），小凤尾、翠云草（《岭南草药志》），山凤尾、井边茜（《广东中药》），小凤尾草、山凤尾草（《广东中药志》第二卷），凤尾蕨、凤凰尾（《云南药用植物名录》），鸡脚草、半边草、白蕨、黑边草（《广西药用植物名录》），三叉草（《广州植物志》），雏鸡尾、鸡公尾、五指草、井栏茜（《粤北草药》），井栏荽、细叶凤尾草、井栏草（《广州常用草药增订本》）。

【来源】为凤尾蕨科植物剑叶凤尾蕨 *Pteris ensiformis* Burm. 的根茎或全草。夏、秋季采收。拔取全草，抖净泥沙，晒干。分布于广东、浙江、江西、福建、台湾、广西、海南、贵州、云南等省区。

【药材性状】全草长20～21厘米或过之，质柔弱。根茎有棕色条状披针形鳞片及众多弯曲的纤细须根，叶二型，丛生，叶柄细长，长10～25厘米，黄绿色，具棱，光滑无毛，一侧可见1～2条明显凹沟；叶片黄绿色或棕绿色，孢子叶片为一回羽状复叶，下部羽片二至三叉，羽片长条形，长6～12厘米，宽仅4毫米左右，顶端边缘有锯齿或全缘，有黄棕色孢子密布于叶缘；营养叶羽片稍宽，边缘有细锯齿。气微，味淡或稍涩。

【性味与归经】苦、微涩，微寒。归肝、大肠、膀胱经。

【功能主治】清热利湿，凉血止血，解毒消肿。用于痢疾，泄泻，黄疸，淋病，白带，咽喉肿痛，痄腮，痈疽，瘰疬，疟疾，崩漏，痔疮出血，血热尿血，便血，外伤出血，跌打肿痛，疥疮，湿疹。现代有用于糖尿病，肿瘤。

【用法用量】内服煎汤，15～30克，大剂量可用至60～120克。外用适量，煎水洗，或捣敷。

【药理作用】

抑菌作用 10%～20%凤冠草煎剂能抑制弗氏及宋内氏痢疾杆菌，但不能杀菌。叶部的抑菌作用较根茎及叶柄为强。全草的效果亦不及叶，有效成分可能主要在叶部。

【附注】

品种情况 同属植物凤尾草 *P. multifida* Poir. 又名井栏茜，在一些地区作小凤尾草使用。

参考文献

1. 张宏意，何继业．剑叶凤尾蕨的生药学鉴定．时珍国医国药，2008，19（11）：2791.

◎火殃簕

Huoyangle

【别名】火殃竻（《生草药性备要》），杨丫（《岭南草药志》），簕霸王、火殃头、火旺（《广东中草药》），霸王鞭、龙骨刺（《广东中药志》第二卷），簕羊、筍大黄、羊丫（《广州常用草药增订本》），簕古大王、霸王树、大力王（《粤北草药》），纯阳草（《丹房本草》），阿黎树、羊不揩（《广西中兽医药志》），火虹、火巷、美泽大戟（《除害灭病爱国卫生运动手册》），金刚树、千年剑（《南方主要有毒植物》），火焰、臭松、苔哥刺（《福建中草药》），小青龙、紫木通、百步回阳、圆金刚（《云南中草药》），龙骨树、羊不挨（《广西本草选编》）。

【来源】为大戟科植物金刚纂 *Euphorbia antiquorum* Linn. 的茎。全年均可采收，去皮、刺，鲜用；或切片，晒干，炒成焦黄。分布于广东、浙江、福建、台湾、海南、广西、四川、贵州、云南等地。

【药材性状】呈干缩瘦瘪圆柱形，有不明显的 3～6 条纵棱，棱上有小刺，长短不一，直径 5～10 厘米。表面黄绿色，嫩茎光滑，老茎稍粗糙，断面肉质。气无，味苦。

【性味与归经】苦，寒；有毒。归胃、大肠、肝经。

【功能主治】清热止泻，消肿拔毒，杀虫止痒。用于水肿，臌胀，湿热泄泻，痢疾，食积，痞块。外用治疮疡肿毒，皮癣。

【用法用量】内服煎汤，1～3 克，或入丸剂。外用适量，剖开焙热贴，或取汁涂。

【药理作用】

促癌作用 小鼠背部皮肤剃毛，涂以 3－甲基胆蒽和火秧竻提取物 30 星期后，背部皮肤出现数量不等的乳头样肿瘤，发生率为 10%，若单独涂以 3－甲基胆蒽，发生率为零，表明火秧竻为一较弱的促癌物质。

【不良反应】（《广西本草选编》）：“皮肤与火秧竻树液接触，引起皮炎、水泡；入眼引起失明；误食少量引起剧泻，大量则刺激口腔粘膜，并有呕吐、头晕、昏迷、肌肉颤动等症状，皮肤中毒可用清水洗涤。如误食过量中毒，可给予鸡蛋清、牛奶等服，以及静脉注射葡萄糖盐水等解救。

【附注】

1. 注意 本品有毒，必须同大米炒焦方可内服。孕妇禁用。其汁胶不可入目。

2. 药用部位 火殃簕茎、叶、液汁、花蕊亦供药用。

◎火炭母

Huotanmu

【别名】火炭毛、乌炭子、乌白饭草、火炭星、乌饭藤(《广东省中药材标准》)，红梅子叶、白饭草、大叶沙滩子(《广东中草药》)，火炭藤、火炭须、赤地利(《广东中药志》第一卷)，盲更蔗、天师印、毛甘蔗(《广州常用草药增订本》)，麻更蔗、鹊糖梅(《岭南草药志》)，火炭母草、白炭星、白饭藤、斑鸠饭(《岭南中草药撮要》)，火炭草、沙滩子、酸筒梗《粤北草药》，运药(《分类草药性》)，山荞麦草(《福建民间草药》)，地肤蝶(《桂林市药物志》)，黄鳝藤、晕药(《四川中药志》)，水沙柑子、鸪鹚饭、水退痧(《福建中草药)》，胖根藤(《南川《常用中草药手册》)，老鼠蔗(《广西中草药》)，小晕药、花脸晕药(《四川常用中草药》)，蓼草(《云南药用植物名录》)，白乌饭藤、信饭藤、酸管杖、大沙柑草(《福建药物志》)，水洋流(《广西药用植物名录》)，酸广台、接骨丹、大红袍、野辣萝《贵州中草药名录》。

【来源】为蓼科植物火炭母 *Polygonum chinense* L. 的全草。夏、秋季采收，除去泥沙，晒干。分布于广东、广西、江苏、安徽、浙江、江西、福建、台湾、海南、四川、云南等地。

【药材性状】茎扁圆柱形，有分枝，长 30 ~ 100 厘米，节稍膨大，下部节上有须根；表面淡绿色或紫褐色，无毛，有细棱；质脆，易折断，断面灰黄色，多中空。叶互生，多卷缩、破碎，叶片展开后呈卵状长圆形，长 5 ~ 10 厘米，宽 2 ~ 4.5 厘米，先端短尖，基部截形或稍圆，全缘，上表面暗绿色，下表面色较浅，两面近无毛；托叶鞘筒状，膜质，先端偏斜。气微，味酸、微涩。

【性味与归经】酸、甘，寒。归肝、脾经。

【功能主治】清热利湿，凉血解毒。用于湿热泄泻，痢疾，黄疸，咽喉肿痛，湿热疮疹。现代有用于急性肠炎，白喉，小儿脓疱疮，角膜云翳，斑翳，白斑，乳腺小叶增生，小儿急性细菌性痢疾，慢性舌乳头炎。

【用法用量】15 ~ 30 克（鲜品加倍），水煎服。外用适量，煎水洗或鲜品捣烂敷患处。

【药理作用】

1. 镇痛作用　火炭母水提取物（16 克/公斤）小鼠连续灌胃给药 7 天，采用醋酸扭体法和热板法观察其镇痛作用。结果显示火炭母不仅能显著延长醋酸所致小鼠扭体反应的潜伏时间，还明显提高热刺激所致小鼠疼痛的痛阈值。结果表明，火炭母水提取物在此剂量下对外周性疼痛有镇痛作用，并对中枢性疼痛的有明显镇痛作用。

2. 抗菌作用　火炭母煎剂在试管内对金黄色葡萄球菌、大肠杆菌、炭疽杆菌、乙型链球菌、白喉杆菌、伤寒杆菌、绿脓杆菌和痢疾杆菌均有较强的抗菌作用；另有实验研究认为本品的醇提取液或水提取液对金黄色葡萄球菌、大肠杆菌、绿脓杆菌、肺炎杆菌和痢疾杆菌等也有较强抗菌作用。

3. 降压作用　煎剂在大鼠后肢灌流实验中无明显作用，给麻醉犬静脉注射 0.1 克（生药）/公斤，有降血压作用。

4. 中枢抑制作用　给小鼠腹腔注射水提取物 10 克（鲜生药）/公斤有中枢抑制作用，表现为运动失调，并能延长环己巴比妥钠的催眠时间。

5. 抗乙型肝炎病毒作用　用抑制乙型肝炎病毒 DNA 多聚酶（HBV DNAP）及降解 HBV －DNA 的体外试验法，发现本品煎剂对 DNAP 抑制率在 50% 以上，降解 HBV－DNA 的作用在 25 % 以上，表明本品有抗乙肝病毒作用。

6. 对平滑肌和骨骼肌作用　本品煎剂对离体豚鼠回肠无明显影响，对离体大鼠子宫有抑制作用，水提取物对离体豚鼠回肠有收缩作用，对离体兔十二指肠可轻度增强其张力。煎剂对蟾蜍腹直肌，水提取物对大鼠膈肌－膈神经制备均无作用。

7. 抗肿瘤作用　采用体外抗肿瘤药物筛实 MTT 法，对火炭母进行抗肿瘤作用筛选试验。结果显示，稀释浓度 1∶100 时其对肝癌细胞呈现明显抑瘤作用，杀伤率为 47.73%。

8. 毒性　水提取物 5 克（鲜生药）/公斤静脉注射，使小鼠中枢抑制，运动失调，呼吸加深加快，头部轻度震颤，24 小时后 5 只中有 1 只死亡。腹腔注射煎剂 1 克（生药）/

只，24 小时小鼠全部死亡。

【药物制剂】

火炭母属广东地产药材，是民间常用中药，目前只对其生药学研究进行的比较彻底，应深入开展其化学成分和药理作用研究，并以临床用药为基础，加强火炭母单方和复方制剂的研究，为火炭母进一步新药研发奠定坚实基础。

1. 泻痢合剂（广东省第二中医院自拟制剂）

组成：火炭母、白头翁各 9 克，紫苏叶、神曲各 6 克，救必应、苍术各 5 克，秦皮、白豆蔻各 3 克。

功能主治：清热祛湿，解毒辟秽，疏风去积，健脾醒胃，止泻止痢之功效。适用于小儿泄泻的复杂病机，并随证加减应用。

用法用量：此为 3 ~ 5 岁患儿用量。顿服，早、晚各服 1 剂，首诊时间在 13 时以后者，首日服 1 剂。七天为 1 疗程。

2. 清滞合剂（广东省江门市五邑中医院制剂）

组成：黄芩、木香、青皮、火炭母、木棉花、白花茶等。

功能主治：消食导滞，和胃止痛。用于湿温病之脘腹胀满，伤食致滞，消化不良，嗳腐吞酸，腹痛等。

用法用量：口服，一次 50 毫升，1 日 3 次。

3. 火炭母胶囊

组成：火炭母、香菇、黄连、苦参、天花粉等 22 味中药材组成的纯中药制剂。

功能主治：清热解毒，活血化瘀，软坚散结，消痼排毒，祛疴除邪，扶正培本。

4. 广东凉茶

组成：火炭母、岗梅根、金沙藤、金樱根、广金钱草、木蝴蝶、布渣叶、淡竹叶、五指柑、山芝麻。

功能主治：清热解暑，去湿生津。用于四时感冒，发热喉痛，湿热积滞，口干尿赤。

用法用量：煎服，一次 1 包，1 日 1 次；泡服，一次 2 袋，1 日 2 次。

5. 清热去湿茶

组成：火炭母、鱼腥草、金沙藤、山猪菜、野菊花、岗梅、倒扣草。

功能主治：清热解毒，利水去湿，活血消肿，生津止渴。用于感冒发热，咽喉肿痛，口干舌燥，皮肤疮疖，湿热腹泻，小便赤痛。

用法用量：水煎服，一次 1 袋，1 日 1 ~ 2 次，重症 2 袋，小儿酌减。

6. 冲服凉茶（颗粒）

组成：火炭母、岗梅、五指柑、木蝴蝶、广东金钱草、山芝麻、淡竹叶、布渣叶、金沙藤、金樱根。

功能主治：疏风清热，祛湿解暑。用于四时感冒，发热喉痛，湿热积滞，口干尿赤。

用法用量：冲服，一次 1 包，1 日 2 次。

7. 胃肠宁片

组成：火炭母、布渣叶、辣蓼、番石榴叶、功劳木。

功能主治：清热祛湿，健胃止泻。用于急性胃肠炎，小儿消化不良。

用法用量：口服，一次6片，1日3次，小儿酌减。

8. 火海糖浆

组成：火炭母1500克，黑脚蕨2500克，海金沙藤2500克。

功能主治：清热解毒，通淋利水。用于急性尿路感染，急性肾炎，急性菌痢，急性胃肠炎，流行性婴儿腹泻，传染性肝炎等。

用法用量：口服，每次20毫升，每日3次。

【不良反应】中草药火炭母致急性肾衰竭1例，患者服用2天后出现20小时未排小便，伴腹胀，下腹部间断隐痛不适。

【附注】品种情况　《中国药典》1977年版一部，在火炭母项下尚收载本品的变种粗毛火炭母 *Polygonum chinense L. var. hispidum* Hook. f. 的全草。粗毛火炭母全株被黄色短毛，性味、功效与火炭母类同。本变种在我省亦有分布。

参考文献

1. 胡莹，梅全喜．火炭母的研究进展．亚太传统医药，2009，5（1）：121～123.

2. 赖应龙．中药火炭母治疗慢性舌乳头炎15例的临床体会．肇庆医药，1999，（2）：33～34.

3. 范文昌，梅全喜，高玉桥．12种广东地产清热解毒药的镇痛作用实验研究．今日药学，2010，20（2）：12～15.

4. 韦金育，李延，韦涛，等．50种广西常用中草药、壮药抗肿瘤作用的筛选研究．广西中医学院学报，2003，6（4）：3.

5. 余德钊．泻痢合剂治疗小儿泄泻40例疗效观察．新中医，2004，36（6）：14～15.

6. 石咏军，钟伟强，刘冠贤．中药火炭母草致急性肾衰竭1例报告．中国中西医结合肾病杂志，2003，4（10）：591.

7. 李燕晖，伍毅．HPLC法测定清滞合剂中黄芩苷的含量．江西中医学院学报，2005，17（2）：40.

8. 杜利云，却翔，莫亚雄．火炭母胶囊的薄层色谱鉴别．云南中医中药杂志，2008，29（6）：49.

◎水牛角

Shuiniujiao

【别名】沙牛角（《海上集验方》）。

【来源】为牛科动物水牛 *Bubalus bubalis* Linn. 的角。全年可采收，取角后，水煮，除去角塞，干燥。长江以南各地均产，我省各地有产。

【药材性状】本品呈稍扁平而弯曲的锥形，长短不一。表面棕黑色或灰黑色，一侧有数条横向的沟槽，另一侧有密集的横向凹陷条纹。上部渐尖，有纵纹，基部略呈三角形，中空。角质，坚硬，气微腥，味淡。

【性味与归经】苦、咸，寒。归心、肝经

【功能主治】清热凉血，泻火解毒，清心定惊。用于温病高热，神昏谵语，斑疹，衄血，吐血，瘀热发黄，小儿惊风，喉痹咽肿，口舌生疮。现代有用于紫癜，新生儿出血证，自体免疫性溶血性贫血，慢性胃炎出血，白血病高热及出血，痤疮，顽固性皮肤瘙痒症，带状疱疹，热性血证眼病，荨麻疹，痛风，乙型肝炎，银屑病，重症药疹，玫瑰糠疹，急性黄疸性肝炎，精神分裂症，高血脂症。

【用法用量】15～30克，水煎服（幼丝或薄片宜先煎），粉末者可冲服。

【药理作用】

1. 抗炎作用 水牛角可抑制新鲜蛋清所致的大鼠足跖肿胀，使大鼠肾上腺中抗坏血酸含量减少，但对阻断垂体作用的大鼠的肾上腺中抗坏血酸含量无影响。连续给予水牛角30天，可使17－羟和17－酮甾体的排泄量明显增加，说明本品对垂体－肾上腺皮质系统有兴奋作用。大鼠腹部皮肤蓝斑试验表明，持续给予大鼠水牛角2星期，可明显降低毛细血管通透性。

2. 抗感染作用 以大肠杆菌及乙型溶血性链球菌菌液，攻击连续给药2星期的小白鼠，观察其死亡数。结果证明水牛角对两种菌液攻击的小白鼠，有明显的保护作用。

3. 解热作用 家兔经耳缘静脉注射（iv）过期三联疫苗－NS. 稀释液，造成发热模型。造模后1小时，家兔按临床常用量等效剂量的1、1/2、1/4倍（即大、中、小剂量）灌胃给予水牛角超细粉1.5、0.75、0.375克生药/公斤（大、中、小剂量），在给药后90分钟都有明显的退热作用（$P<0.05$），且大剂量退热趋势可维持到给药后180分钟。水牛角粉2.75克（生药）/公斤在给药后1小时（$P<0.05$），1.5小时（$P<0.01$）有解热作用，热提液在给药后1.5小时（$P<0.05$）有解热作用，而冷浸液给药后3小时内无明显解热作用。分析结果发现，同等剂量下，水牛角粉的解热作用最强，水牛角热提液的解热作用次之，而冷浸液的解热作用不确切。

4. 镇静催眠与抗惊厥作用 水牛角可协同戊巴比妥钠的作用，延长动物睡眠时间。给小鼠连续3天灌服水牛角煎剂（15克/公斤），能降低士的宁引起的动物惊厥发生率、延长惊厥潜伏期和动物生存期，但对戊四氮和咖啡因的作用无明显影响。水牛角给药后40分钟至120分钟能不同程度地使小鼠自发性活动计数明显减少，有一定的镇静作用。水牛角组灌胃给药后2小时，能不同程度地使小鼠睡眠时间较空白组明显增加，有协同戊巴比妥钠催眠作用，有一定的中枢抑制作用。但亦有报道水牛角无明显的抗惊厥作用。水牛角不同相对分子质量的酶解液具有明显的镇静作用（$P<0.01$），其中酶解液相对分子质量<3kD组和10～30kD组效果最好。

5. 抗内毒素作用 水牛角酶解液中相对分子质量<3kD组有较好的抵抗脂多糖引起小鼠死亡的作用。水牛角水煎液5、10毫克/公斤剂量能显著降低大肠杆菌内毒素40毫克/公斤剂量下致小鼠死亡的数量。

6. 对血液系统的影响 静脉给予家兔水牛角提取物，可使血中白细胞总数下降，中性粒细胞数减少，淋巴细胞增多，淋巴小结和脾脏小结增生活跃，骨髓中髓细胞减少，血小板数增加，凝血时间缩短。与NS比较，水牛角酶解液相对分子质量为3～5kD组和10～30kD组（$P<0.05$）、>30kD组（$P<0.01$）差异明显，其中以相对分子质量>30kD

组的凝血效果最好。水牛角水解物浓度0.50毫克/公斤与2.0毫克/公斤时小鼠尾静脉出血时间随药物剂量增加而缩短，具有显著的止血作用（$P<0.01$），直观反映了水牛角水解物对压力较低的静脉止血作用效果，止血作用显著。水牛角水解物对小鼠的止血作用起效迅速，给药后即刻即观察到止血作用，出血时间显著缩短。止血作用随时间延长呈减弱趋势，给药360分钟后，止血作用已不显著，出血时间与正常对照组已无显著性差异（$P>0.05$）。水牛角水解物具有诱导血小板聚集作用，在浓度为0.001毫克/毫升与0.01毫克/毫升时，诱导血小板聚集作用显著，在浓度为0.001毫克/毫升的作用与阴性组比较不具有显著性。水牛角水解物具有弱的血小板诱导聚集作用，提示本品止血的作用机制与诱导血小板聚集有关。

7. 对网状内皮系统功能的影响 以小白鼠胶体炭末廓清试验方法考察，连续2星期给药，可见到网状内皮系统的吞噬功能显著增强。

8. 降血脂作用 大鼠连续灌服水牛角粉8天，每日0.5克，可使血清总胆固醇略降，而高密度脂蛋白略升，高密度脂蛋白胆固醇/总胆固醇（HDL－C/TC）与对照组比较有显著升高。

9. 心血管系统作用 ①强心作用：离体蟾蜍心脏实验表明，水牛角水煎剂或提取物（1克/毫升）对正常或缺钙的离体心脏都有强心作用，其中对缺钙引起的心脏收缩力减弱的强心作用更为明显，剂量过大则会使心脏活动停止于收缩期。离体兔心实验亦有类似结果。②负性频率作用：静脉注射水牛角提取物（2毫升/公斤），有减慢家兔心率的作用。③对血压的作用：100%牛角煎剂对猫作静脉注射，可见绝大多数动物血压先略升高而后下降，最后又很快恢复正常。切断两侧迷走神经或两侧交感神经，或两者均被切断所出现的血压变化与切断前相似。但对少数动物有明显升压作用。50%牛角煎剂和提取物（1克/毫升）静脉注射对犬血压无明显影响。④对血管的作用：Lawen－Trenolenburg法制备的蟾蜍肢灌流实验表明，牛角提取物（1克/毫升）1毫升对血管作用不明显。

10. 保肝作用 以单味水牛角浓缩粉或水牛角片配伍清热利湿药治疗慢性肝炎患者，治疗1～2月，可明显降低转氨酶，HAA转阴，肝功能恢复正常。据近代研究，水牛角能提高机体免疫功能，促进肝细胞的代谢，改善肝脏病理状态，从而逐步恢复肝脏功能。

11. 最大耐受量 水牛角水煎液的最大耐受量为100克生药/公斤。

【药物制剂】

1. 脑脉Ⅱ号胶囊（广东省中医院医院制剂）

组成：水牛角、人工牛黄、龙胆草、虎杖、水蛭、益母草等。

功能主治：清热（火）平肝（熄风），破瘀涤痰、通腑醒神。用于脑出血后的脑水肿等症。

2. 黄角颗粒（武汉市中西医结合医院制剂）

组成：水牛角、生大黄。

功能主治：通腑泄热，凉血解毒之功。用于脑梗死急性期属于痰热腑实证。

3. 血尿宁胶囊（西安市中医院制剂）

组成：水牛角、生地、侧柏叶、太子参、川牛膝、女贞子等。

功能主治：用于紫癜性肾炎，血尿。

4. 喉痛片

组成：水牛角浓缩粉、野菊花、板蓝根、荆芥穗。

功能主治：清热解毒，消炎利咽。用于咽喉炎，呼吸道炎等。

用法用量：口服，一次4～6片，1日3～4次。

5. 局方至宝散

组成：水牛角浓缩粉，牛黄，玳瑁，麝香，朱砂，雄黄，琥珀，安息香，冰片。

功能主治：清热解毒，开窍定惊。用于热病，痰热内闭，高热惊厥，神昏澹语。

用法用量：口服，一次2克，1日1次；小儿3岁以内一次0.5克，4～6岁一次1克，或遵医嘱。

6. 五福化毒丸

组成：水牛角浓缩粉，连翘，青黛，黄连，牛蒡子，玄参，地黄，桔梗，芒硝，赤芍，甘草。

功能主治：清热解毒，凉血消肿。用于小儿疮疖，痱毒，咽喉肿痛，口舌生疮，牙龈出血，痄腮。

用法用量：口服，一次1丸，1日2～3次。

7. 水牛角浓缩粉（片）

组成：水牛角。

功能主治：清热解毒，凉血止血。用于高热，流行性乙型脑炎，精神分裂症，原发性血小板减少性紫癍，肝炎。

用法用量：冲服，一次1.5～3克，1日2次。

8. 神牛散

组成：水牛角粉、银花、连翘、板蓝根、紫草、生地黄、玄参、豆豉、生甘草、石菖蒲、黄芩、天花粉等。

功能主治：清热凉血，解毒利湿。用于急性痛风关节炎等病。

9. 水牛角浓缩粉冲剂

组成：水牛角浓缩粉、杏仁香精、白糖、药用淀粉。

功能主治：清热凉血，解毒化斑，定惊。用于乙脑、败血症、夏季热、上感等热入营血者，原发性血小板减少性紫癍，肝炎，风湿关节炎，白塞综合征等，也可用于某些精神分裂症。

用法用量：开水冲服，一次1包（其中不溶化的药粉应全部服完），1日2次。

10. 水牛角粉片

组成：水牛角。

功能主治：用于原发性血小板减少性紫癜，精神分裂症妄想型的辅助治疗。

用法用量：口服，一次1.5～2.5克，1日3次。

11. 清开灵口服液（泡腾片、软胶囊、注射液、胶囊、颗粒）

组成：水牛角粉、胆酸、黄芩苷、金银花、板蓝根、珍珠母、栀子、猪去氧胆酸。

功能主治：清热解毒，镇静安神。用于外感风热时毒，火毒内盛所致高热不退，烦躁不安，咽喉肿痛，舌质红降，苔黄，脉数者，上呼吸道感染，病毒性感染，急性化脓性扁桃体炎，急性咽炎，急性气管炎，高热等病症属上述症候者。

用法用量：口服液，口服，一次20～30毫升，1日2次。泡腾片，热水中泡腾溶解后服用，一次2～4片，1日3次。软胶囊，口服，一次1～2粒，1日3次。注射剂，肌内注射，一次2～4毫升；重症患者静脉滴注，1日20～40毫升，以10%葡萄糖注射液200毫升或生理盐水100毫升稀释后使用。胶囊剂，口服，一次2～4粒，1日3次。颗粒剂，用开水冲化服，一次3～6克，1日2～3次。儿童酌减或遵医嘱。

12. 儿童回春丸

组成：水牛角浓缩粉、羚羊角、黄连、人中白（煅）、淡豆豉、大青叶、荆芥、羌活、葛根、地黄、川木通、赤芍、黄芩、前胡、玄参、桔梗、柴胡、西河柳、升麻、牛蒡子（炒）。

功能主治：清热解毒，透表豁痰。用于急性惊风，伤寒发热，临夜发热，小便带血，麻疹隐现不出而引起的身热咳嗽，赤痢，水泻，腹痛。

用法用量：口服，1岁以下婴儿一次服1粒，1～2岁小儿一次服2粒；3～4岁一次服3粒；5～7岁一次5粒。1日2～3次。

13. 小儿双清颗粒

组成：水牛角浓缩粉、羚羊角、人工牛黄、厚朴、板蓝根、连翘、拳参、石膏、莱菔子、荆芥穗、薄荷脑、冰片。

功能主治：清热解毒，表里双解。用于小儿外感属表里俱热证，症见发热，流涕，咽红，口渴，便干，尿赤，舌红，苔黄等。

用法用量：用开水冲服，1岁以内小儿，一次0.5～1袋；1～3岁小儿，一次1～1.5袋；4～6岁，一次1.5～2袋；1日3次。重症者服药2小时后再加服一次。

14. 水牛角解毒丸

组成：水牛角浓缩粉、地黄、防风、黄连、当归、荆芥、连翘、赤芍、桔梗、黄芩、牛蒡子、薄荷、甘草。

功能主治：清热解毒，消肿止痛。用于小儿热毒，疮疖痈疡，红肿热痛，发热恶寒，或目赤口疮，咽喉肿痛，或痘疹余毒，烦热口渴。

用法用量：口服，一次1丸，1日3次，或遵医嘱。

15. 西羚解毒丸

组成：水牛角浓缩粉、羚羊角粉、冰片、玄参、连翘、薄荷、牛蒡子（炒）、荆芥穗、板蓝根、金银花、地黄、麦冬、栀子、淡竹叶、桔梗、甘草。

功能主治：辛凉发表，祛瘟解毒。用于外感时邪引起的发热恶风，头痛目眩，四肢酸懒，面赤腮肿，咽干口燥，咳嗽咽痛。

用法用量：口服，一次2丸，1日2次。

16. 安脑丸（片）

组成：水牛角浓缩粉、人工牛黄、猪胆汁粉、朱砂、冰片、珍珠、黄芩、黄连、栀子、雄黄、郁金、石膏、赭石、珍珠母、薄荷脑。

功能主治：清热解毒，豁痰开窍，镇惊熄风。用于高热神昏，烦躁谵语，抽搐痉厥；中风窍闭，头痛眩晕。亦用于高血压及一切急性炎症伴有的高热不退，神志昏迷等。

用法用量：大蜜丸，口服，一次1～2丸，1日2次，或遵医嘱，小儿酌减。片剂，口服，一次4片，1日2～3次，或遵医嘱，小儿酌减。

17. 抗热镇痉丸

组成：水牛角浓缩粉、天花粉、淡豆豉（炒）、玄参、鲜地黄、板蓝根、金银花、紫草、连翘、黄芩、鲜石菖蒲。

功能主治：清热解毒。用于湿温暑疫，高热不退，痉厥昏狂，谵语发斑。

用法用量：口服，用温开水化服。一次2丸，1日1～2次。

18. 神西丹（解毒清心丸）

组成：水牛角、石菖蒲、黄芩、地黄、忍冬藤、连翘、板蓝根、淡豆豉、玄参、天花粉、紫草。

功能主治：凉血解毒，清心开窍。用于湿温暑疫，高热不退，痉厥昏狂，谵语发斑。

用法用量：口服，一次12克，1日2次；小儿酌减。

19. 清心丸

组成：水牛角浓缩粉、冰片、人参、茯苓、白术（麸炒）、甘草、当归、川芎、白芍、山药、黄芩、黄柏、栀子（炒）、柴胡、苦杏仁（炒）、桔梗、大豆黄卷、防风、麦冬、白蔹、蒲黄（炭）、六神曲、炮姜、阿胶、肉桂、大枣、朱砂、雄黄。

功能主治：清心，化痰，祛风。用于心宫内热，痰火壅盛，神志昏乱，语言不清，烦躁不安。

用法用量：口服，一次1丸，1日2次。

20. 清热醒脑灵丸（片）

组成：水牛角、郁金、胆膏粉、冰片、雄黄、黄芩、黄连、栀子、蛤壳，赭石、辛夷、薄荷脑、石膏。

功能主治：清热解毒，开窍醒脑，息风安神。用于脑炎、高血压及各种高热。

用法用量：大蜜丸，口服，一次1丸，1日2～3次。片剂，口服，一次4片，1日2～3次。

21. 清火解毒丸

组成：水牛角浓缩粉、地黄、防风、黄连、当归、荆芥、连翘、赤芍、桔梗、牛蒡子（炒）、黄芩、薄荷、甘草。

功能主治：清热，凉血，解毒。用于小儿热毒，疮疖肿痛，烦热口渴。

用法用量：口服，一次1丸，1日1～2次，用开水化服。

22. 解热消炎胶囊

组成：水牛角浓缩粉、胆酸、猪去氧胆酸、珍珠母粉、黄芩苷、栀子提取物、金银花提取物、板蓝根提取物、冰片、薄荷脑、郁金挥发油、郁金提取物、广藿香挥发油、广藿香提取物、石菖蒲挥发油、石菖蒲提取物。

功能主治：清热解毒，镇惊安神。用于外感风热引起的发热，咽喉肿痛，扁桃体炎，咽炎等症。

用法用量：口服，一次3粒，儿童一次1～2粒。1日3次。

23. 复方西羚解毒片（丸）

组成：水牛角浓缩粉、羚羊角、金银花、连翘、桔梗、甘草、荆芥穗、牛蒡子（炒）、淡竹叶、薄荷脑、淡豆豉。

功能主治：疏风解表，清热解毒。用于外感风热，发热，头痛，咳嗽音哑，咽喉肿痛。

用法用量：片，口服，一次4片，1日3次。大蜜丸，口服，一次2丸，1日2～3次。

24. 古日古木-13（蒙族）

组成：水牛角浓缩粉、人工牛黄、红花、木香、黑云香。

功能主治：清肝热，除“亚玛”病，解毒。用于肝热，以及胸膈烦热证，“亚玛”病，腰肾损伤，尿频，尿血及血热引起的眼病诸证。

用法用量：口服，一次1～2克，1日1～2次，饭后温开水送服，或遵医嘱服用。

25. 清开灵注射液（粉针）

组成：水牛角、胆酸、珍珠母、猪去氧胆酸、栀子、板蓝根、黄芩苷、金银花。

功能主治：清热解毒，化痰通络，醒神开窍。用于热病，神昏，中风偏瘫，神志不清；急性肝炎、上呼吸道感染、肺炎、脑血栓形成、脑出血见上述证候者。

用法用量：注射液：肌内注射，1日2～4毫升。重症患者静脉滴注，1日20～40毫升，以10%葡萄糖注射液200毫升或0.9%氯化钠注射液100毫升稀释后使用。

粉针剂：临用前每支用注射用水5毫升溶解。肌内注射：1日2～4毫升。重症患者静脉滴注：1日1200毫克，加入10%葡萄糖注射液250毫升或0.9%氯化钠注射液100毫升稀释后使用，1日1次。输液速度：注意滴速勿快，滴速以40～60滴/分钟为宜。

26. 其他制剂 大柴胡口服液（梅州市梅州中医院制剂，含有水牛角丝，清泄里热，兼以疏解表邪之功）、清开灵注射剂。

【不良反应】①大量服用水牛角，常有上腹部不适，恶心，腹胀，食欲不振等反应。②有部分患者服用清热醒脑灵丸（片）出现腹泻现象，停药后可自愈。③清开灵注射液（粉针）不良反应的类型有：皮肤及其附件损害（皮疹、荨麻疹、麻疹样皮疹、猩红热样皮疹、斑丘疹、剥脱性皮炎、大疱性表皮松解型药疹、外渗致皮下组织坏死、注射部位局部水肿），全身性损害（一般过敏反应、过敏性休克、高热、寒战、血管神经性水肿），心血管系统损害（心动过缓、房性心动过速、一过性室性心动过速、心肌损害、急性左心力衰竭），消化系统损害（恶心、呕吐、腹泻、腹痛、急性小肠出血），呼吸系统损害（药物性哮喘、喉头水肿、急性肺水肿），血液系统损害（白细胞减少、过敏性紫癜），中枢及外周神经系统损害（惊厥、脑梗死加重、幻觉、烦躁、谵语、四肢软瘫、全身肌肉震颤），其他（球结膜充血、眼球结膜剥脱样水肿、急性肾衰竭、多脏器功能衰竭、双下肢肌肉疼痛、手臂麻木、尿失禁、注射部位剧烈放射性疼痛、膈肌痉挛、血尿、肌损害、低钾血症、双下肢行走障碍等）。④清开灵胶囊（颗粒）引起个别患者出现胃肠道反应，高热，皮疹等反应。

【附注】

1. 注意 中虚胃寒者慎服。

2. 配伍 钙剂与去甲金霉素、四环素、土霉素同服可减少其吸收，血浓度下降50%～80%，若服上述抗生素，又需服牛角类时，两者应相隔3～4小时。与镁同用，两者相互拮抗，犀角、牛角制剂不宜同用，以免互相影响效果。

参考文献

1. 陈赤．水牛角的研究应用．广西中医学院学报，2004，7（4）：72～74.

2. 郭云协．水牛角临床应用举隅．新中医，2008，40（6）：93.

3. 胡世俊．水牛角临床举隅．四川中医，1995，(10)：17.

4. 孙宝森．动物胶类的药用研究概况．中医药信息，2004，21（3）：25～26.

5. 胡春萍，蒋加进，石磊，等．牦牛角等6种角类药超细粉对发热家兔的影响．医学动物防制，2006，22（4）：235～238.

6. 石磊，段金廒，王斐，等．牦牛角等6种角类药超细粉的镇静催眠作用研究．南京中医药大学学报，2009，25（5）：364～366.

7. 李宝国，黄丽华，杜雪，等．水牛角不同相对分子质量酶解液的药理作用研究．中国当代医药，2009，16（13）：16～17.

8. 韩俊艳，檀德宏，王敏伟．水牛角水解物的止血作用研究．实用药物与临床，2004，7（3）：17～18.

9. 董汉良．水牛角替代犀角的临床应用．中国社区医师，2005，21（9）：32.

10. 刘睿，段金廒，李友宾，等．水牛角主要药效学评价及解热活性物质基础研究．南京中医药大学学报，2007，23（5）：297～301.

11. 金若敏，陈长勋，范广平，等．犀角与水牛角药理作用的研究．中成药，1997，19（7）：33～34.

12. 杜宝新，郑国庆，卢明，等．脑脉Ⅱ号胶囊抑制脑出血后脑水肿的机理研究．广州中医药大学学报，2007，24（4）：297～300.

13. 于为国，楼映，陈乃光，等．神牛散对急性痛风性关节炎周围组织的影响．上海中医药大学学报，2003，17（2）：51～53.

14. 陈国华，单萍．生大黄、水牛角制剂联合卒中单元对急性脑梗死痰热腑实证者神经功能的改善效果．中国临床康复，2006，10（15）：6～8.

15. 董力，王维英，冯英菊．血尿宁胶囊质量标准研究．重庆医学，2003，32（8）：1083～1084.

16. 黄小燕，曾胜，丘春岭，等．大柴胡口服液治疗发热330例疗效观察．中华现代中西医杂志，2004，2（4）：344.

17. 陈冬元．犀角水牛角黄牛角在急诊中的应用．传统医药，2000，7（1）：33～34.

◎水仙根

Shuixiangen

【别名】水仙花（《岭南采药录》），水仙球根（《本草钩沉》），水仙头（《大众中医药》)。

【来源】为石蒜科植物水仙 *Narcissus tazetta* L. var. chinensis Roem. 的鳞茎。春、秋季采挖鳞茎，洗去泥沙，用开水烫后，切片晒干或鲜用。分布于广东、广西、四川、江苏、福建等省区。

【药材性状】鳞茎类球形，单一成数个伴生。表面被 1 ~ 2 层棕褐色外皮，除去后为白色肥厚的麟叶，层层包合，割破后遇水，有粘液渗出。鳞片内有数个叶芽和花芽。鳞茎盘下有数 10 条细长圆柱形根。气微，味微苦。

【性味与归经】苦、微辛，寒；有毒。归心、肺经。

【功能主治】清热解毒，散结消肿。用于痈疽肿毒，乳痈，瘰疬，痄腮，鱼骨梗喉。现代有用于腮腺炎，肿痛疮毒，急性淋巴结结核。

【用法用量】外用适量，捣敷或绞汁涂。

【药理作用】水仙生物碱还有一定的抗病毒活性。鳞茎的粗浸剂，对豚鼠、兔与猫的离体及在体子宫有兴奋作用，小剂量时可引起紧张度的增加，大剂量时可出现强直收缩。对妊娠豚鼠有明显的坠胎作用。水仙能使鸽发生呕吐，并有兴奋家兔十二指肠的作用。每日皮下注射可耐受量的水仙生物碱，与其他抗白血病药物比较，可明显延长患白血病小白鼠的寿命。与环磷酰铵或 6 - 氢硫嘌呤合用时，比单独使用这两种药物的效果更好。

【不良反应】误食后产生呕吐、腹痛、冷汗等症。

【附注】

注意　本品有毒，不宜内服。

参考文献

1. 陈继英. 水仙花的药用. 健康世界，2000，(1)：44.

2. 刘翠香，李嘉，杨艳玲. 误食水仙花引起食物中毒 1 例. 医学创新研究，2007，4(30)：163.

3. 郭文场. 水仙的种类、水养和应用. 特种经济动植物，2006，(1)：36.

◎水杨梅

Shuiyangmei

【别名】水杨柳根(《广东中药志》)，金钩叶、藤钩子(《岭南采药录》)，小叶杨柳、杨柳清子(《实用临床草药》) 水团花(《广州植物志》)，假杨梅(《广州常用草药增订本》)，水圳枝、水索木、水称星、鸡子树、黄老虎(《粤北草药》)，小叶水团花、水泡木(《岭南中草药撮要》)，水杨柳(《植物名实图考》)，水毕鸡、串鱼木(《广西中兽医药用植物》)，鱼串鳃、沙金子、绣球柳(《中医杂志》)，水石榴(《广西中草药》)、水金铃(《浙江民间常用草药》)，白消木(《全国中草药汇编》)，水羊桃（江苏），水荔枝（福建），头晕药根(《贵州民间草药》)。

【来源】本品为茜草科植物水杨梅 *Adina rubella* Hance 的干燥根。分布于广东、广西、云南、福建、浙江等省区，我省中部、北部地区有产。全年均可采挖，除去泥沙与须根，洗净，趁鲜切片或短段，晒干。

【药材性状】本品为不规则的片或段，完整的根段略呈圆柱形，长短不一，直径1～5厘米，近根头部较粗，细根多分枝。外皮灰褐色或黄褐色，有纵皱纹，易剥离；老根外皮较粗糙，栓皮脱落后呈浅黄色。质坚硬，难折断。断面皮部黄褐色，与木部交界处常分离；木部较宽而致密，黄白色，有的老根近中部呈浅黄棕色，隐约可见数个同心环。气微，味甘淡。

【性味与归经】甘、淡，平。归肺、肝、脾、大肠经。

【功能主治】清热燥湿，化痰止咳，泻火解毒，活血散瘀。月于肺热咳嗽，湿热泄泻，跌打损伤，外用治疖肿，下肢溃疡。现代有用于原发性高血压。

【用法用量】15～30克（鲜品加倍），水煎服。外用适量，捣敷或煎水洗。

【药理作用】

1. 抗菌作用 本品水浸剂及煎剂用试管稀释法，1∶100对金黄色葡萄球菌、溶血性链球菌及阴道滴虫，1∶10对各种痢疾杆菌均有抑制作用。水杨梅各样品（杨梅乙醇粗提物、石油醚萃取部位、乙酸乙酯萃取部位、正丁醇萃取部位、甾体混合物）均有一定的体外抑菌作用。其中甾体混合物的抑菌效果最好，对铜黄微球菌、金黄色葡萄球菌的最低抑菌浓度（MIC）均为0.625毫克·毫升$^{-1}$。乙酸乙酯层对铜黄微球菌、金黄色葡萄球菌的最低抑菌浓度（MIC）均为1.250毫克·毫升$^{-1}$。由此知水杨梅对球菌的抑制效果较好。

2. 抗病毒作用 采用细胞病变（CPE）抑制法和四甲基偶氮唑盐（MTT）比色法，测定水杨梅4个溶剂（乙醇、石油醚、乙酸乙酯、正丁醇）萃取部位和甾体混合物的体外抗单纯疱疹病毒1（HSV－1）和柯萨奇病毒（CoxB3）活性。结果显示水杨梅各样品无明显的抗HSV－1、CoxB3作用。

3. 抗炎作用 采用二甲苯致小鼠耳廓肿胀法观察水杨梅水提取物的抗炎作用，结果显示小鼠连续7天灌胃给予药物16克（生药）/公斤，其能明显抑制二甲苯所致的小鼠耳廓肿胀，对胸腺和脾脏没有显著影响，实验结果表明，水杨梅对变质性炎症有抗炎作用。

4. 抗肿瘤作用 临床实验表明水杨梅根能抑制消化道肿瘤：在10～1000微克·毫升$^{-1}$浓度范围内，乙酸乙酯提取部位对人直肠癌LS174T细胞的增殖具有抑制作用；而氯仿和正丁醇提取部位的抑癌作用活性很低，通过延长各提取部位对人直肠癌LS174T细胞的作用时间及增加他们的实验浓度梯度，结果表明，不同浓度的各提取部位处理LS174T细胞，随浓度增加其抑制率也增加，在测定浓度范围内表现为剂量依赖性抑制。其中乙酸乙酯提取部位对人直肠癌LS174T细胞的增殖具有明显的抑制作用，而氯仿和正丁醇部位的抑癌作用不明显。因此研究应针对乙酸乙酯提取物作进一步的分离，从而探明水杨梅根的抗肿瘤成分。水杨梅根的醇浸提膏对小鼠L651白血病和子宫颈癌细胞有抑制作用。

5. 对平滑肌作用 水杨梅能抑制蓖麻油引起的大鼠腹泻，并减轻或防止蓖麻油所致的回肠下部病理组织学病变。对离体兔十二指肠的自主节律运动呈抑制作用，使用平滑肌舒张；并能对抗组胺、乙酰胆碱或氯化钡引起的离体小肠痉挛，呈解痉作用。

6. 抑制滴虫 对滴虫有较强的抑制作用。

【药物制剂】加速水杨梅制剂的开发和利用，用以治疗严重威胁人类的心血管疾病、癌症等。

1. 双梅喉片

组成：岗梅、水杨梅根、薄荷油。

功能主治：清热解毒，生津止渴。用于咽喉炎，扁桃体炎。

用法用量：含服，一次2~3片，1日4~6片。

2. 水杨梅注射液

组成：水杨梅。

功能主治：清热消炎。用于肠道传染病。

用法用量：肌注，成人一次2毫升，一日3~4次。

3. 水杨梅片

组成：水杨梅花果序（干）。

功能主治：消炎止痢。用于慢性细菌性痢疾，肠炎。

用法用量：饭后温开水送服，一次4~6片，1日3次，小儿酌减。

【附注】

1. 品种情况 同属植物水团花 *A. pilulifera*（Lam.）Franch. 的外部形态与细叶水团花相似，其主要区别为水团花系常绿灌木或小乔木，叶倒披针形或长圆状椭圆形，较大，长4~12厘米，故有大叶水杨梅之称；头状花序较大，直径1.8~2.2厘米。该植物分布于我省各地及我国东南部地区，其根功用与水杨梅根近用。

蔷薇科植物水杨梅（南水杨梅）*Geum aleppicum* Jacq. 的根亦称水杨梅根，与正文所述的品种为同名异物，两者功用不同，应注意区别。

2. 药用部位 细叶水团花的叶、花、果亦有入药。叶或花捣烂外敷，可治外伤出血；果能清热解毒，用于菌痢、肝炎、阴道滴虫。

参考文献

1. 郭玉瑜，祝凌云，林绥．水团花属水杨梅的研究进展．海峡药学，2008，20（5）：1~3.

2. 李光平，吴娟．民族药水杨梅配伍治疗原发性高血压病40例．中国民族民间医药杂志，1998，(2)：10.

◎水虾子草

Shuixiazicao

【别名】蟹钳草（《岭南采药录》），鸭脷草（《广州植物志》），田素馨（《泉州本草》），紫熊胆、水辣椒（《广西药用植物名录》），定经草（《全国中草药汇编》），羊角草、田香蕉、飞凰草（《福建药物志》），米碎草、白芽江、蟹叉草（《新华本草纲要》）。

【来源】为玄参科植物泥花草 *Lindernia antipoda*（L.）Alston 的全草。夏、秋季采收，鲜用或切段晒干。分布于广东、广西、福建、四川等地区。

【性味与归经】甘、微苦，寒。归心、膀胱经。

【功能主治】清热解毒，利尿通淋，活血消肿。用于肺热咳嗽，咽喉肿痛，泄泻，热淋，目赤肿痛，痈疽疔毒，跌打损伤，毒蛇咬伤。现代有用于无名肿毒，疯狗咬伤，破伤风抽搐。

【用法用量】内服煎汤，10～15克，鲜品30～60克，或捣汁，或泡酒。外用鲜品适量，捣敷。

◎水翁花

Shuiwenghua

【别名】水雍花（《广东中药》），大蛇药（《广西药用植物名录》），水翁仔、水榕花（《广东中药志》第一卷），水翁、酒翁、水榕树（《广东中草药》），大蛇药、水香（《实用临床草药》）。

【来源】为桃金娘科水翁属植物水翁 *Cleistocalyx operculatus*（Roxb.）Merr. et Perry 的干燥花蕾。端午节前后采收。摘取带幼嫩花蕾的花序，晒至三成干时堆闷，发汗1～2天，然后日晒夜闷至足干，筛去枝梗、杂质。分布于广东、海南、广西、福建、台湾等省区。印度、越南、马来西亚、印度尼西亚、澳大利亚亦有分布。我省以粤中及中南部市县出产较多。

【性味与归经】苦，寒。归脾、胃经。

【功能主治】清热解暑，生津止渴，祛湿消滞。用于感冒发热，头痛，腹胀，呕吐，泄泻。现代有用于细菌性痢疾，急性胃肠炎，消化不良等。

【用法用量】内服煎汤，15～30克，泡水代茶，或煮粥。

【药理作用】

1. 对神经细胞氧化损伤的保护作用 水翁花水提物对 H_2O_2 诱导的PC12神经细胞的氧化损伤亦有很强的保护作用；水翁花提取物抗氧化特性与提取液的浓度比有明显的关系，当浓度为1.00克/升时，具有明显的修复能力；当浓度为0.01克/升时能够降低细胞内外的氧自由基水平。水翁花提取物在浓度低于0.055克·升$^{-1}$时，对神经细胞有保护作用，在0.055～1.00克·升$^{-1}$浓度时，与空白对照组比较无显著差异，对细胞生长几乎无任何影响。

2. 对小鼠肝微粒体膜脂氧化的抑制 提取物在小鼠肝微粒体膜脂氧化模型中表现出很强的抑制作用，IC_{50}为0.013克·升$^{-1}$，效果优于阳性对照维生素E（Ve）（IC_{50}为0.064克·升$^{-1}$）。

3. 抑菌作用 本品对常见化脓性球菌和肠道致病菌均有较强的抑制作用。

4. 强心作用 水翁花提取物在小鼠心脏灌注系统中能抑制 Na^+/K^+ －ATPases的活性，加强心脏的收缩功能，同时降低了心脏的收缩频率。水翁花提取物增加离体大鼠心脏收缩力，减少收缩频率，抑制大鼠心肌Na＋、Ka＋－ATP酶、纯化的猪大脑皮质Na＋、Ka＋－ATP酶以及小鼠心脏匀浆和心脏肌浆肉的Ca＋－ATP酶。

【药物制剂】

以水翁花为主要原料制成的制剂报道很少，广州中医药大学附属中山市中医院研制出了具有疏风解表、清热解毒功效的悦康外感凉茶等。

1. 悦康外感凉茶（中山市中医院制剂）

组成：水翁花5公斤，连翘10公斤，芦根10公斤，滑石10公斤，板蓝根10公斤，淡竹叶5公斤，薄荷3公斤，大青叶5公斤，甘草1公斤等。

功能主治：疏风解表，清热解毒之功效。用于外感风热感冒，发热头痛，咽喉肿痛，上呼吸道炎，扁桃体炎。

用法用量：用法为开水泡服，一次1~2包，1日3次。

2. 梅翁退热颗粒

组成：水翁花、岗梅、金银花、连翘、鱼腥草、绵马贯众、野菊花、三叉苦、倒扣草、石膏

功能主治：疏风清热，解毒利咽，消痈散结。用于风热感冒，发热咳嗽，咽喉肿痛，喉痹。

用法用量：用开水冲服，一次15克，1日2~3次。

3. 梅翁退热片

组成：水翁花、岗梅、金银花、连翘、鱼腥草、绵马贯众、野菊花、三叉苦、倒扣草、石膏

功能主治：疏风清热，解毒利咽，消痈散结。用于风热感冒，发热咳嗽，咽喉肿痛，喉痹。

用法用量：口服，一次4片，1日2~3次。

4. 甘和茶

组成：水翁花、黄芩、甘草、青皮、柴胡、神曲（炒）、山楂（炒）、苍术、高良姜、救必应、岗梅、紫苏叶、青蒿等20味。

功能主治：清暑散热，生津止渴。用于感冒发热，中暑口渴，预防感冒。

用法用量：冲服（药茶包）或泡服（袋装药茶），一次1包或1袋。

5. 六和茶

组成：水翁花34.6克、岗梅96.3克，鬼羽箭11.6克，贯众34.6克，倒扣草77.1克，连翘9.6克，毛麝香34.6克，金银花11.6克，金锦香11.6克，荆芥23.2克，土茵陈34.6克，香薷11.6克，蝓蟛草106.0克，薄荷34.6克，地胆草106.0克，青蒿115.6克，木棉花11.6克，淡竹叶34.6克，苍术11.6克，栀子11.6克，布渣叶9.6克，夏枯草92.5克，山楂23.2克，黄芩11.6克，白茅根28.9克，甘草11.6克，制成1000克。

功能主治：清热祛湿，解暑消食。用于感冒发热，头痛身倦，四肢不适，食滞饱胀。

用法用量：水煎服，一次18.8克，1日2~3次。

6. 外感平安颗粒

组成：水翁花362克，金丝草362克，连翘362克，香薷362克，土荆芥362克，山芝麻362克，布渣叶362克，大腹皮362克，土茯苓362克，广藿香362克，金刚头362克，芒果核362克，枳壳362克，甘草121克，厚朴241克，大头陈362克，岗梅362克，葛根362克，地胆草362克，苦瓜干121克，茵陈362克，黄芩362克，淀粉337克制成1000克。

功能主治：清热解表，化湿消滞。用于四时感冒，恶寒发热，周身骨痛，头重乏力，感冒挟湿，胸闷食滞等症。

用法用量：开水冲服，一次1.5克，1日2~3次。

7. 源吉林甘和茶

组成：水翁花、紫苏叶、青蒿、香薷、薄荷、葛根、前胡、防风、黄芩、连翘、桑叶、淡竹叶、广藿香、苦丁茶、荷叶、川木通、栀子、茵陈、粉萆薢、槐花、威灵仙、苍术、厚朴、陈皮、乌药、布渣叶、山楂、槟榔、紫苏梗、龙胆、旋覆花、甘草、牡荆叶（嫩叶）、千里光（嫩叶）、玉叶金花。

功能主治：疏风清热，解暑消食，生津止渴。用于感冒发热，头痛，骨节疼痛，食滞饱胀，腹痛吐泻。

用法用量：开水泡服。一次2~3袋，1日1~2次。

8. 清暑茶

组成：水翁花1500克，黄芩75克，苍术75克，赤芍75克，甘草75克，高良姜59克，防风56克，青皮56克，紫苏叶56克，荆芥56克，柴胡56克，青蒿56克，苦丁茶38克，神曲（炒）38克，桔梗38克，麦芽（炒）30克，山楂（炒）30克，救必应300克，金樱根1500克，岗梅1500克。

功能主治：清暑散热，生津止渴。用于感冒发热，中暑口渴，预防感冒。

用法用量：冲服（药茶包）或泡服（袋装药茶），一次1包或1袋。

【附注】

1. 药用部位 水翁的叶、根、树皮亦供药用，含有与花蕾相同的成分。

2. 品种情况 广东省习惯将水翁皮作为土槿皮入药。外省习惯使用松科金钱松属植物金钱松 *Pseudolarix kaempferi Gord* 的根皮或树皮，这两种树皮均有止痒，杀虫作用，应注意区别，以免混淆。

参考文献

1. 卢艳花，杜长斌，吴子斌，等．水翁花对神经细胞氧化损伤保护作用的量效值．中国临床修复，2005，9（41）：171~173.

2. 卢艳花，杜长斌，吴子斌等．水翁花对微粒体和神经细胞氧化损伤的保护作用．中国中药杂志，2003，28（10）：964~966.

3. Woo Anthony Y H, Waye Mary M Y, Kwan H S. et al. Inhibition of ATPases by Cleistocalyx Operculatus: A Possible Mechanism for the Cardiotonic Actions of the Herb. Vascular Pharmacology, 2002, 38: 163.

4. 罗清，梅全喜．广东省地产药村水翁花的研究概述．亚太传统医药，2009，5（2）：130~131.

◎玉龙鞭

Yulongbian

【别名】玉郎鞭、大种马鞭草、牛鞭草（《广东中药志》第二卷），大兰草（广州部队（《常用中草药手册》），倒扣藤、狮边草（《广东中草药》），万能草（《全国中草药汇编》）。

【来源】为马鞭草科植物假马鞭 *Stachytarpheta jamaicensis*（Linn.）Vahl 的全草及根。全年均可采收，鲜用，或全草切段，根切片晒干。分布于广东、广西、福建、云南等地。我省产于湛江，茂名、阳江、江门、惠州等市所属沿海地区有产。

【药材性状】全草长 50～100～200 厘米。根粗，灰白色。茎圆柱形，稍扁，较光滑，基部木质化，表面淡棕色至棕褐色，有细密纵沟纹。叶皱缩，质脆，易破碎，展平后呈椭圆形或卵状椭圆形，长 2～8 厘米，宽 3～4 厘米，边缘齿状，暗绿色至暗褐色；叶柄长约 2 厘米。顶端每有穗状花序，长 4～20 厘米，似鞭状；小花脱落后留有坑形凹穴。气微，味甘、苦。

【性味与归经】微苦、甘，寒。归小肠、肝、胃经。

【功能主治】清热解毒，利尿通淋，化瘀消肿。用于热淋涩痛，石淋，白带，小便短赤，咽喉肿痛，风湿痹痛，痔疮。现代有用于急性结膜炎，扁桃体炎。外用治跌打肿痛，疔疮疖肿。

【用法用量】15～30 克（鲜品加倍），水煎服。外用适量，鲜品捣烂敷患处。

【药理作用】

茎叶煎剂对离体豚鼠回肠有显著的兴奋作用，水提取物（加乙醇除去沉淀）作用稍弱，两种制剂对离体兔十二指肠、大鼠子宫均无明显作用。水提取物对离体兔心有较弱的兴奋作用，对大鼠后肢灌流有显著的血管扩张作用。麻醉狗静脉注射上述两种制剂 0.1 克（生药）/公斤，对血压无明显影响。小鼠腹腔注射上述两种制剂 0.1 克（生药）/只，24 小时内死亡。

◎玉簪花

Yuzanhua

【别名】棒玉簪、白玉簪花（《广东中药志》第二卷），内消花、白鹤花、白玉簪（《岭南中草药撮要》），白鹤仙（《本草纲目》），白萼（《群芳谱》），玉泡花（四川、广东），银净花（福建），催生草（《家庭中医药》）。

【来源】为百合科植物白玉簪 *Hosta plantaginea*（Lam.）Aschers.［*Hemerocallis plantagineaLam*；*Funkia subcordata* Spreng.］的花。在 7～8 月份花似开非开时采摘，晒干。全国各地均有栽培。

【药材性状】花皱缩成不规则长漏斗形，上宽下渐细，长 3～5 厘米，全体类白色。花被上部叠摺。细心观察可辨 6 裂片，裂片展开后呈长椭圆形；花被下部为细长管状、有幼纵纹。间见雄蕊及花柱露出花被外，质柔软、气清香，味微涩。有小毒。

【性味与归经】苦、甘，微寒；小毒。归肺、肠、小肠经。

【功能主治】清热解毒，利尿止血，通经。用于咽喉肿痛，小便不利，血热咳血，吐血，经闭。外用治疮疡疖肿，烧伤。现代有用于气血瘀阻所致痛经，月经不调。

【用法用量】3～6克，水煎服。外用适量，鲜品捣烂敷患处。

【药理作用】

1. 抗肿瘤作用 玉簪根的水提取物经整体动物试验表明，对艾氏腹水癌细胞具有高度抗肿瘤活性，抗肿瘤的活性成分为高分子化合物。玉簪醇浸膏0.26克/公斤口服或腹腔注射，连续6天，对小鼠白血病L_{615}有抑制作用，抑制率28.5%。

2. 镇痛作用 小鼠的热板实验中，玉簪花的50%乙醇提取物明显表现出了镇痛作用，总样和95%乙醇提取物没有明显表现出镇痛作用（$P>0.05$）；醋酸扭体实验中，玉簪花的50%乙醇提取物两个剂量组都可显著降低醋酸所致小鼠的扭体次数（$P<0.05$）。结果提示玉簪花的主要镇痛部位为50%乙醇提取物。

3. 毒性 玉簪全株有毒，可损伤牙齿而致牙齿脱落。

【药物制剂】有文献记载玉簪花的制剂有玉簪花十五味散。

【附注】

药用部位 白玉簪的根茎、叶亦供药用。

参考文献

1. 熊宇南. 巧用鸡蛋解痛经. 健康生活，2006，(2)：62.

2. 解红霞，薛培凤，周静，等. 蒙药玉簪花镇痛作用的实验研究. 内蒙古医学院学报，2010，32（1）：36.

3. 朝格拉. 玉簪花十五味散治疗小儿咳嗽. 蒙医药，1989，(4)：18.

◎石油菜

Shiyoucai

【别名】打不死（《岭南采药录》），肥奴奴草、石西洋菜、石花菜（《广西中药志》），石苋菜（《广西中草药》），石凉草、厚脸皮（广西）。

【来源】为荨麻科植物石油菜 *Pilea cavaleriei* Levl. 的全草。全年均可采收，洗净，鲜用或晒干。分布于广东、湖北、湖南、及贵州等地区。

【性味与归经】微苦，凉。归肺、脾经。

【功能主治】清热解毒，润肺止咳，消肿止痛。用于肺热咳嗽，肺结核，热毒恶疮，肾炎水肿，烧烫伤，跌打损伤。现代有用于肺结核。

【用法用量】内服煎汤，15～30克，鲜品加倍。外用适量，捣敷。

【附注】

注意 （《广西中药志》）："痰饮咳嗽及寒证忌用。"

◎石 黄 皮

Shihuangpi

【别名】圆羊齿（《广州植物志》），石上丸（广州部队（《常用中草药手册》），凤凰蛋、马骝卵、天鹅抱蛋、石蛋果（《广东中药志》第一卷），厥薯（《岭南中草药撮要》），石枇杷、步斗蛇、天鹅孵旦（《粤北草药》），蜈蚣草（《植物名实图考》），肾蕨、蕨薯（《广西药用植物图志》），落地珍珠（《陆川本草》）。凤凰草、圆厥（《南宁市药物志》），凉水果、麻雀蛋、蜈蚣蕨、水槟榔、冰果草（《贵州民间药物》），篦子草、梳篦草、凤凰卵（《四川中药志》），飞天蜈蚣、金鸡孵蛋、神仙对坐草（《泉州本草》），凤凰蕨（《广西中草药》），石窝蛋、猫蛋果、何汗蕨、蛇蛋参（《云南中草药》），金鸡尾、雉鸡蛋（《福建中草药》），圆牙齿（《湖南药物志》），芒蛋、狗睾丸、雉鸡尾、乌脚蕨（《福建药物志》），凉水果（《贵州中草药名录》），狗核莲（福建）。

【来源】为骨碎补科植物肾蕨 *Nephrolepis cordifolia*（Linn.）Presl 的块茎。全年均可挖取块茎，刮去鳞片，洗净，鲜用或晒干。分布于广东、浙江、福建、台湾、贵州、云南、湖南、广西、海南等省区。

【药材性状】鲜品呈圆球形或卵圆形，直径 1~1.5 厘米。表面黄色或青黄色，半透明状，略有光泽，有淡棕色的膜片及毛绒附着，一端略尖，另一端有一脐，形似黄皮果。体重，质稍实，外皮菲薄，切开为肉质状，富液汁。干品为扁状长卵形，长 0.8~1.2 厘米，宽约 6 毫米，厚约 2 毫米。表面呈黄褐色或黄棕色，用放大镜观察可见淡棕色的毛绒。体轻。气微，味淡、微涩。

【性味与归经】甘、淡，微寒。归肝、肺、肾经。

【功能主治】清热利湿，通淋止咳，消肿解毒。用于感冒发热，肺热咳嗽，黄疸，淋浊，小便涩痛，泄泻，痢疾，带下，疝气，乳痈，瘰疬，烫伤，刀伤，淋巴结炎，体癣，睾丸炎。现代有用于感染发热，高热不退，泌尿系感染，妇女不孕，反胃噎膈，舌干口渴，眼珠上翳，收敛杀虫，清肝，止血，红白痢。外用治乳腺炎，淋巴结炎，淋巴腺结核，蜈蚣咬伤，刀伤出血。

【用法用量】9~15 克（鲜品加倍），水煎服。外用适量，鲜品捣烂敷患处。

【附注】

1. 注意 （《广西民族药简编》）：“忌吃酸、辣、萝卜等食物。”

2. 肾蕨的叶、全草与块茎的功效近同，亦供药用。

参考文献

1. 龙友国，余跃生，戎聚全，等．民族药肾蕨的民族民间应用．黔南民族医专学 报，2002，15（4）：189~190.

◎石蠄蝶

Shiqinqu

【别名】一滴血、山乌龟（《广东中药志》第二卷），血散薯（《中药志》），金不换、独脚乌桕（广东）。

【来源】为防己科植物血散薯 *Stephania dielsiana* Y. C. Wu 的块根。全年可采收，挖取根部，洗净，晒干；或趁鲜时切成片块，晒干。分布于广东、湖南、贵州、广西等地。我省茂名、阳江、肇庆、韶关市所属各县有产。

【药材性状】原个块根略呈球形或扁球形，直径 5～13 厘米，顶端微凹，有残留短茎基；表面深棕色，粗糙，皮孔纵向突起。已切成的片块厚约 3 厘米，略卷曲，边缘带有深棕色表皮；切面类白色，可见点状的维管束排成 3～4 个同心环。气微，味苦。

【性味与归经】苦、辛，寒；有小毒。归肺、胃经。

【功能主治】清热解毒，利水消肿，祛风除湿，散瘀止痛。用于湿性脚气，水肿胀涌，痈肿恶疮，毒蛇咬伤，疮痈，胃痛，胃肠炎，牙痛，神经痛，跌打损伤。现代有用于风湿性关节炎，上呼吸道炎，乳腺炎，结膜炎，流行性腮腺炎。

【用法用量】内服煎汤，6～15 克。外用适量，鲜品捣敷。

【药理作用】

1. 抗肿瘤作用 在动物耐受剂量下，千金藤碱对小鼠移植性肉瘤 S_{180} 有一定程度的抑制作用，抑制率为 16%～34%；对大鼠移植性癌肉瘤 W_{256} 有明显的抑制作用，抑制率为 31.3%～64%。

2. 抗心肌缺血和心率失常作用 采用在体大鼠结扎冠状动脉及松扎再灌注的动物模型，进一步观察克班宁（Crebanine，Cre）对大鼠冠脉结扎所致心律失常及对心肌缺血再灌注损伤的保护作用，结果表明，Cre 能明显降低心肌组织 MDA 含量，升高 SOD、GSH－Px 活性，这可能是其对抗缺血再灌注心律失常的发生，降低 VT 及 VF 的发生率，推迟心律失常的发生时间并缩短其持续时间，减轻再灌注造成的心肌损伤，降低心肌缺血面积及梗死范围的重要机制。在 Cre 对 $BaCl_2$，$CaCl_2$、AC 及氯仿引起的大鼠心律失常的前期实验中，该药能明显减慢心脏的搏动频率，其作用于类似于钙通道阻断剂，对正常及钙反常产生的氧化作用可能与阻断钙通道有关，但其抗心律失常作用是否与拮抗再灌注引起的细胞内钙超载还有待于进一步探讨。

【药物制剂】

1. 依地红皮肤消毒剂（海军医学研究所研制）

组成：血散薯提取物、冰片、薄荷等。

功能主治：抗菌。用于预防皮肤感染和皮肤保健。

2. 黔桂千金藤注射液

组成：黔桂千金藤总碱。

功能主治：为神经肌肉阻滞药，对横纹肌有松弛作用。用作全身麻醉辅助药。

用法用量：静脉注射。配合中麻用量：0.11～0.45 毫升/公斤，使用时加入 5% 葡萄糖20毫升，推注速度2～4分钟。

【附注】

1. 注意 孕妇禁服。

2. 品种情况 有些中草药书籍收载的石蟾蜍或石蟾蝶或石蟾蜍，所标的学名均为 *Stephania tetrandra* S. Moore。其实，该品种是同属植物粉防己，与正文中的石蟾蝶的来源、功用不相同，应区别使用。

参考文献

1. 李卫林，淤泽溥，林青，等．克班宁对大鼠心肌缺血及缺血再灌注所致心律失常的影响．中国药理学通报，2005，21（8）：1019.

2. 钮燕，靳小青，沈越，等．一种中药皮肤消毒剂使用安全性评价．中国消毒学杂志，2007，24（5）：473.

◎石　蟹

Shixie

【别名】蟹化石（《广东中药志》第二卷），大石蟹（《历代中药炮制资料辑要》），灵石蟹（《矿物药浅说》），石螃蟹（《全国中草药汇编》）。

【来源】为古代节肢类弓蟹科动物石蟹 *Macrophtalmus latreilli* Edw；*Telpusa* sp. 及其它近缘动物的化石。全年可捞采，多在夏、秋季进行。捞取后，洗净泥土，晒干。按其性状分为瘦石蟹、肥石蟹规格。分布于广东、广西、海南等省区。我省产于海丰、阳江、电白等市县沿海地区。

【药材性状】本品全形似蟹，扁椭圆形或近六边椭圆形，极少数为梭形，长3.5～8厘米，宽3～6厘米，厚1～2厘米，灰色或浅灰棕色至浅棕褐色。背部稍隆起，有的较光滑，有光泽，有的留有蟹背上的纹理，有的尚附着其他生物残壳；腹部多略低凹，表面有时已破坏；节状足大多数残缺不全；全体凹陷处及足断处常填满泥岩。体较重，质坚硬；可砸碎，断面蟹壳部分呈薄层状，灰棕色，中间似石灰岩，灰色，较粗糙。气微，味淡。

【性味与归经】咸，寒。归肝、胆、大肠经。

【功能主治】清肝明目，解毒消肿。用于目赤肿痛，翳膜遮睛，喉痹，湿热下注所致的淋浊，白带，肠风痔漏，痈肿疮毒，漆疮。

【用法用量】内服用水磨汁，6～9克，或入散、丸。外用适量，研细点眼，或以醋磨涂。

【附注】

1. 注意 体虚无热者及孕妇禁用。

◎布渣叶

Buzhaye

【别名】布渣（《生草药性备要》），破布叶（《岭南采药录》），瓜布木叶（《岭南草药志》），麻布叶、山茶叶（《广东中草药》），崩补叶、泡卜叶、山茶叶（《广东中药志》），蓑衣叶（《广州常用草药增订本》），包蔽木、布包木、狗具木（《实用临床草药》）。

【来源】为椴树科植物破布叶 *Microcos paniculata* Linn. 的干燥叶。夏、秋季采收，摘取叶片，阴干或晒干（不宜在烈日下暴晒，否则叶片色黄质次）。分布于我省及海南、云南、广西等省。我省以从化、花县、增城、龙门、高明、鹤山、新会、佛冈、清远、高要、恩平、台山、惠东、惠阳、东莞、博罗等市县出产较多。

【药材性状】叶片多皱缩或破碎。完整者展平后呈卵状长圆形或倒卵状矩圆形，长 8 ~18 厘米，宽 4 ~8 厘米。黄绿色、绿褐色或黄棕色，有短柄。先端渐尖，基部圆钝，稍偏斜，边缘具细齿。基出脉 3 条，侧脉羽状，小脉网状。叶脉及叶柄被柔毛。纸质，易破碎。气微，味淡，微酸涩。

【性味与归经】微酸，凉。归脾、胃经。

【功能主治】消食化滞，清热利湿。用于饮食积滞，感冒发热，湿热黄疸。现代有用于急性黄疸型肝炎，单纯性消化不良，消化道痢疾，小儿厌食症，小儿久咳，急性肠炎，糖尿病及其并发症，肾炎尿蛋白、蜈蚣咬伤。

【用法用量】15 ~30 克，水煎服。

【药理作用】

1. 抗炎镇痛作用 采用小鼠热板法和冰醋酸致小鼠扭体反应，观察布渣叶水提物高、中、低剂量组（23. 4 克/公斤、11. 7 克/公斤、5. 85 克/公斤）对疼痛的抑制作用，并设对照组比较。结果，在扭体实验中，布渣叶高、低剂量组对醋酸所致的小鼠腹腔疼痛有显著抑制作用；在热板法实验中，布渣叶高、中剂量组在药后 30 分钟、60 分钟、90 分钟和 120 分钟以及低剂量组在药后 60 分钟和 120 分钟均可明显升高小鼠热板刺激致痛阈值。实验表明，布渣叶对物理性及化学性刺激鼠疼痛均有明显抑制作用。提示布渣叶水提物具有较好的镇痛作用。采用二甲苯致耳廓肿胀实验及腹腔注射醋酸致小鼠腹腔毛细血管通透性增高实验，观察布渣叶水提物对小鼠急性炎症的影响。结果布渣叶水提物高、中剂量组能显著抑制二甲苯引起的小鼠耳廓肿胀；而布渣叶水提物的高、中、低剂量均能显著抑制由醋酸引起的组织毛细血管通透性增加。认为布渣叶水提物具有抗炎作用。

2. 解热作用 采用干酵母致大鼠发热模型观察布渣叶水提物解热作用，结果表明，布渣叶高、中剂量组对酵母混悬液致大鼠体温升高有明显降温作用，提示布渣叶水提物具有一定的解热作用。

3. 对消化系统的作用 通过墨水推进运动实验观察不同剂量布渣叶水提物对小肠推进情况，通过大鼠胃液分泌影响实验观察剂量布渣叶水提物对大鼠胃液量、pH 和胃蛋白酶活性情况的影响。结果表明，布渣叶水提液各剂量组均对大鼠胃液量无显著影响（P >

0.05）；高、中剂量组有提高小鼠小肠的推进率，但也无显著性差异（$P>0.05$）；低剂量组能显著能提高胃蛋白酶活性（$P<0.05$）；高、中剂量组能显著降低胃液pH值（$P<0.05$）。提示布渣叶水提物有一定的调节胃肠功能作用及显著促消化作用。

4. 退黄作用 布渣叶各剂量组均能显著降低α－萘异硫氰酸萘脂所致黄疸模型小鼠血清中T－Bil与D－Bil的含量，降低程度基本接近空白组值，并能显著抑制ALP、AST和ALT的酶活性。提示布渣叶水提物具有有良好的退黄与改善肝功能的作用。

5. 杀虫作用 布渣叶树皮的氯仿和甲醇提取物均对伊蚊属蚊子的幼卵表现出毒性及生长抑制作用，并且这两个提取部分24小时的半数致死浓度分别为47.5ppm和47.0ppm。因生物活性相当，合并这两个部分，得到有效成分为上述一哌啶类生物碱，此生物碱对此种蚊子的24小时半数致死浓度为2.1ppm。

6. 对心脑血管作用 有人发现布渣叶亦有显著的增加离体豚鼠心冠脉流量的作用，并对其心血管药理作用做了进一步的实验研究。结果表明，布渣叶水提液能增加离体豚鼠的心冠脉血流量，显著提高小鼠耐缺氧能力，延长缺氧鼠的存活时间，对垂体后叶素引起的大鼠急性心肌缺血亦有保护作用。改善心肌血的供求平衡，这对于防治冠心病，缓解心绞痛的发作是有益的。布渣叶的水提液静注后能明显增加麻醉兔的脑血流量，降低血压与脑血管阻力，提示该药对脑血管有一定的扩张作用，实验中还观察到该药对大鼠实验性血栓形成有一定的抑制作用，但无统计学意义。

【药物制剂】我省民间常用布渣叶煎茶作夏季饮料，有解渴、开胃作用，布渣叶是王老吉凉茶、甘和茶、广东凉茶、六和茶、仙草爽凉茶等的主要组成药物之一。

1. 消滞宁泻片

组成：布渣叶、辣蓼、番石榴叶、车前草

主治：用于急性肠炎。

用法用量：腹泻呕吐较剧的每次6~8片，轻的每次4片，每片重0.5克。

临床疗效：治疗急性肠炎170例中，男125例，女45例。水样便者105例，粘液样便者45例，血样便者20例。大便次数2－3次者55例，4－5次者67例，6－7次者27例，10次以上者21例。疗效标准：腹泻呕吐停止，腹痛等症状完全消失者为治愈；大便次数减少，腹痛等症状减轻者为有效；症状无改变者为无效。结果：治愈144例（81.7%），有效21例（12.4%），无效5例。

2. 六和茶

组成：布渣叶9.6克，岗梅96.3克，鬼羽箭11.6克，贯众34.6克，倒扣草77.1克，连翘9.6克，毛麝香34.6克，金银花11.6克，金锦香11.6克，荆芥23.2克，土茵陈34.6克，香薷11.6克，蛐蟧草106.0克，薄荷34.6克，地胆草106.0克，青蒿115.6克，木棉花11.6克，淡竹叶34.6克，苍术11.6克，栀子11.6克，夏枯草92.5克，山楂23.2克，黄芩11.6克，水翁花34.6克，白茅根28.9克，甘草11.6克，制成1000克。

功能主治：清热祛湿，解暑消食。用于感冒发热，头痛身倦，四肢不适，食滞饱胀。

用法用量：水煎服，一次18.8克，1日2~3次。

3. 保和汤（广东省江门市新会区中医院验方制剂）

组成：布渣叶22公斤，火炭母22公斤，锡叶藤22公斤，青皮3.4公斤，枇杷叶9.0

公斤，甘草5.0公斤，浓薄荷水1000毫升，白砂糖20公斤，苯甲酸钠300克，尼泊金乙酯30克。

功能主治：清热利湿，化气消食。用于湿热泄泻及伤食泄泻者的急性胃肠炎。

用法用量：儿童一次10～30毫升，1日3次；成人一次60毫升，1日3次；均连用3日。

临床疗效：用于治疗湿热泄泻和伤食泄泻，总有效率分别达98.5%和98.1%，优于对照组总有效率的93.5%和85.3%，显示保和汤在治疗湿热泄泻和伤食泄泻有良好效果，且未见明显副作用。

4. 其他制剂 布渣叶茶（布渣叶10克，绿茶适量）；五花茶加味（布渣叶15克，木棉花20克，鸡冠花20克，菊花15克，银花15克，灯芯草10扎）。

参考文献

1. 黄志峰. 布渣叶临床运用举隅. 新中医，1995，27（7）：13.

2. 曾聪彦，梅全喜. 布渣叶的药用历史及现代研究概述. 中国药房，2008，19（增刊）：25.

3. 曾聪彦，梅全喜，高玉桥，等. 布渣叶水提物镇痛药效学的实验研究. 中华中医药学刊，2009，27（8）：1757.

4. 田素英，曾聪彦，梅全喜，等. 布渣叶的化学成分、药理作用与临床研究进展. 亚太传统医药杂志，2009，5（1）：134.

5. 张丽萍，罗集鹏. 布渣叶的药学研究与临床应用概述. 中药材，2008，31（6）：935.

6. 江毅文，健儿汤治小儿积滞. 新中医，1994，26（7）：48.

7. 周思琼. 透卫清气汤治疗小儿急性呼吸道感染105例. 新中医，1998，30（6）：46.

8. 张志忠. 健脾舒肾汤治疗糖尿病肾病临床观察. 湖北中医杂志，2004，26（6）：20.

9. 郝小萍. 宣肺泻热化痰消食法治疗小儿久咳. 实用医学杂志，1999，15（10）：839.

10. 黄美珍. 食疗粥配合药茶治疗慢性肾炎蛋白尿48例. 陕西中医，2005，26（8）：757.

11. 梅全喜，戴卫波，曾聪彦，等. 布渣叶水提物抗炎作用的实验研究. 国际中医中药杂志，2010，32（1）：16～17.

12. 曾聪彦，钟希文，高玉桥，等. 布渣叶水提物对小鼠及大鼠胃肠功能的影响. 今日药学，2009，19（8）：11.

13. 戴卫波. 布渣叶清热消滞退黄药效学研究. 广州中医药大学2010届硕士研究生毕业论文，2010.

14. 古星妙，蒋三元，邱国海，等. 保和汤的制备及治疗腹泻的临床观察. 中国医药导报，2006，3（12）：51.

◎龙珠果

Longzhuguo

【别名】狮子尾、龙吐珠（《岭南采药录》），龙吞珠、龙须果、风雨花、神仙果（《南宁市药物志》），番瓜子、山木鳖（《广西本草选编》），大种毛葫芦（《全国中草药汇编》），龙珠草、蒲葫芦、假苦瓜（广东），香花果、天仙果、野仙桃、肉果（云南）

【来源】为西番莲科植物龙珠果 *Passiflora foetida* L. 的全株或果实。夏末秋初采收全株，洗净。鲜用或晒干。秋、冬季挖取根部，洗去泥沙，晒干。4～5月采收果实。分布于广东、广西、海南、云南、福建、台湾等省区。

【性味与归经】甘、微苦，凉。归肺经。

【功能主治】清热解毒，利水，凉血。用于肺热咳嗽，外伤性眼角膜炎，淋巴结炎。果实味甜，有香味，可鲜用，有润肺功效。

【用法用量】内服煎汤，9～15克。外用适量，鲜叶捣敷。

◎龙葵

Longkui

【别名】天泡草、苦葵、钮仔菜(《广东中药志》第二卷)，苦菜(《新修本草》)，老鸦眼睛草、天茄子(《本草图经》)，天茄苗儿(《救荒本草》)，天天茄、救儿草、后红子(《滇南本草》)，水茄、老鸦酸浆草(《纲目》)，天泡果(《植物名实图考》)，七粒扣、乌疔草(《福建民间草药》)，野茄子(《东北药用植物志》)，黑姑娘(《河北药材》)，乌归菜(《闽南民间草药》)，野海椒(《四川中药志》)，黑茄(《杭州药用植物志》)，地泡子、地葫草、山辣椒(《湖南药物志》)，山海椒、野茄菜、耳坠菜、野辣角、天茄菜(《贵州草药》)，狗钮子(《云南中草药选》)，野辣椒、野葡萄(《青海省中草药野外辨认手册》)，酸浆草（南药(《中草药学》)），小苦菜、野伞子（四川），飞天龙（江西）。

【来源】为茄科植物龙葵 *Solanum nigrum* Linn. 或少花龙葵 *S. photeinocarpum* Nakamuraet Odashima 的全草。全年可采收，以夏、秋为旺产期，拔取全草，抖净泥沙，晒干。全国各地有产。

【药材性状】全草长30～90厘米。根略扭曲而短，淡黄色。茎圆柱形，直径0.2～1厘米，多分枝，表面黄绿色至绿褐色，具纵皱纹，光滑或被稀疏柔毛，质脆，折之易断，断面中空，纤维性。叶互生，多皱缩，展平后呈卵形或椭圆形，长3～7厘米，宽1.5～4厘米，全缘或有不规则的波状粗齿；叶面浅绿色或灰绿色，叶背色稍淡，叶片两面偶见残留疏被短毛；叶柄长1～3厘米。常见棕褐色或紫黑色球形果，内有扁圆形种子多数。气微，味苦。

【性味与归经】苦、微甘，寒；有小毒。归肺、脾经。

【功能主治】清热解毒，利水消肿，活血。用于感冒风热咳嗽，热性小便不利，水肿，乳痈；外用治痈疽恶疮，毒蛇咬伤。现代有用于急性肾小球肾炎，尿毒症，泌尿道感染，湿热型尿结石，支气管炎，多种癌症。

【用法用量】15～30克，水煎服。外用适量，煎水洗或取鲜品捣烂敷患处。

【药理作用】

1. 对血糖的影响 龙葵含有的澳洲茄碱50～100毫克/公斤给大鼠腹腔注射，可升高正常大鼠血糖（苷元无此作用），而对四氧嘧啶所致糖尿病大鼠无升高血糖作用。切除肾上腺大鼠，腹腔注射澳洲茄碱50毫克/公斤，3～4小时可引起死亡，并观察到大鼠有血糖降低、乳酸增加现象；反复给予葡萄糖灌胃，可以延长大鼠存活时间。

2. 降压作用 龙葵煎剂500毫克/公斤给正常麻醉犬静脉注射，血压立即显著下降，60分钟后恢复至原血压水平；而静注龙葵醇提液1000毫克/公斤，降压作用不明显。清醒肾型高血压犬3只，每日口服龙葵煎剂15克/公斤，共10天，血压迅速下降，停药后又迅速恢复；心率明显减慢，停药10天未能复原；心率血压乘积指数也明显减少。减压机制分析中，龙葵煎剂500毫克/公斤静注显著减弱阻断颈总动脉引起的加压反应，对肾上腺素所致加压反应没有影响，对切断双侧迷走神经后电刺激中枢端及外周端引起的压力变化也没有影响。

3. 抗炎、抗休克作用 柠檬酸澳洲茄胺5～10毫克/公斤可抑制兔耳烫伤或大鼠实验性脚肿的发展。对豚鼠过敏性、组胺性、小鼠烧伤性和胰岛素性休克均有保护作用；并有可的松样作用，但又与可的松不同，澳洲茄胺并不抑制抗体的生成，反而有促进作用。

4. 抗肿瘤作用 为龙葵的抗肿瘤机制主要是龙葵碱可通过改变细胞膜的结构和功能，影响DNA和RNA的合成以及改变细胞周期分布来抑制肿瘤；龙葵糖蛋白（150×10^3）可通过阻断NF－κB抗凋亡通路、激活caspase级联反应及促进NO的释放促进肿瘤细胞的凋亡。研究表明核转录因子（NF－κB）是细胞存活相关基因，可抑制细胞凋亡，龙葵糖蛋白主要是通过阻断PKC－α的跨膜易位和抑制NF－κB（P50）蛋白的活性，使NF－KB和活化－1（activator protein－1，AP－1）的DNA结合活性降低。从而阻断了NF－κB抗凋亡通路。另外，相关实验显示龙葵糖蛋白可以抑制氢氧自由基引起的NF－κB活性增强。采用体外抗肿瘤药物筛选MTT法，对龙葵进行抗肿瘤作用筛选试验。结果显示，稀释浓度1：100时其对肝癌细胞呈现明显抑瘤作用，杀伤率为35.2%。龙葵提取出的化合物GMD_{1630}在裸小鼠移植性宫颈癌A_{431}和培养的子宫肿瘤细胞CE试验中表现出抗癌活性。低能量激光照射联合龙葵多糖组小鼠的抑瘤率及脾脏指数增加，外周血CD_3^+、$CD19^+$、$CD4^+/CD8^+$、$CD16^+32^+$值显著增加，结果表明低能量激光照射联合龙葵多糖能增强机体免疫功能，抑制荷肝癌小鼠肿瘤的生长。龙葵90%醇提取物能有效延长荷瘤小鼠生存时间，最大生命延长率为83.46%，且龙葵90%醇提取物之中剂量组（18.75毫克/公斤）与高剂量组（37.5毫克/公斤）可明显延长荷瘤H_{22}（肝癌）（腹水型）小鼠的生存时间。证明了龙葵90%醇提取物对H_{22}（肝癌）肿瘤的治疗从药效学方面是肯定的。

5. 保护肾脏作用 台盼兰排除试验显示，1毫摩尔/升庆大霉素单独作用于Vero细胞后，细胞存活率由99.32%降至49.82%；与龙葵提取物10、100或1000微克/毫升培养，则明显抑制庆大霉素的细胞毒性，细胞存活率分别恢复至69.67%、79.92%和84.23%并呈剂量相关。MTT试验也显示，龙葵提取液10、100和1000微克/毫升明显减弱1毫摩尔/升。庆大霉素对Vero的细胞毒作用并呈剂量相关。羟自由基清除活性试验显示，龙葵提取物10、100和1 000微克/毫升具有明显的和剂量相关的羟自由基清除活性。体外实验显示，庆大霉素的毒性导致肾细胞膜渗透性增加并降低细胞内线粒体脱氢酶活性。龙葵50%乙醇提取物明显保护肾细胞免受庆大霉素的影响，并呈剂量相关。作用机理与其抗自由基作用或增加自由基清除酶的活性有关。采用静脉注射小牛血清白蛋白造成大鼠肾炎模型。按体重给予龙葵提取物35天，观察龙葵给药后大鼠各项指标的变化。结果发现龙葵提取物可使给药组动物24小时尿蛋白排出明显减少。血清尿素氮及血清肌酐含量显著降低，大鼠肾小管内的蛋白管型大小和数量明显减少，灶性出血明显少于模型组。实验表明，龙葵提取物对小牛血清白蛋白所致大鼠实验性肾炎有明显的防治作用。

6. 抑菌作用 龙葵煎剂试管稀释法，1∶4～1∶2对绿脓杆菌及变形杆菌有抑制作用。龙葵饮片煎剂对金色葡萄球菌、伤寒杆菌、变形杆菌、大肠杆菌、绿脓杆菌、猪霍乱杆菌、志贺菌属有一定的抑制作用。

7. 免疫作用 用3种浓度的龙葵口服疲，即高剂量（3000毫克/公斤体质量），中剂量（1500毫克/公斤体质量），低剂量（750毫克/公斤体质量）连续灌胃不同组别小鼠，28天后分别采用Jeme改良玻片法进行小鼠的抗体生成细胞检测试验；MTT法进行小鼠的淋巴细胞转化实验；乳酸脱氢酶测定进行小鼠NK细胞活性测定试验。结果显示，小鼠抗体生成细胞数、NK细胞活性在高剂量组与对照组间比较有显著性差异（$P<0.05$），中、低剂量组与对照组间比较无显著性差异（$P>0.05$）；吞噬率、吞噬指数及淋巴细胞的增殖能力在低、中、高剂量组与对照组间比较均无显著性差异（$P>0.05$）。结果表明，高剂量的龙葵浓缩汁能明显增加小鼠的抗体生成细胞数，增强小鼠NK细胞的活性；而龙葵浓缩汁对小鼠巨噬细胞吞噬功能及对ConA诱导的小鼠淋巴细胞转化的能力无影响。

8. 解热镇痛作用 澳洲茄胺0.5毫克/公斤给予大鼠或家兔能降低实验动物对疼痛刺激的敏感性，其水杨酸盐及乌头酸盐有较强的镇痛作用，澳洲茄胺对正常体温有降温作用，对静脉注射菌苗或腹腔注射2，4－二硝基酚致热小鼠，有解热作用。

9. 其他作用 龙葵果浸膏、三氯甲烷提取物、石油醚提取物及水溶部分灌服小鼠有明显的祛痰作用，龙葵果60%乙醇提取物有显著的镇咳作用，亦有报告龙葵有阿托品样作用。澳洲茄胺0.5毫克/公斤给予大鼠或家兔可兴奋大脑皮层，改善条件反射活动。连续给药5～10天或一次给予5毫克/公斤，反而有抑制作用；大剂量还能降低痛觉的敏感性。龙葵提取物0.125毫升/公斤给大鼠口服11星期，可增加大鼠肝线粒体琥珀酸脱氢酶、细胞色素氧化酶C、ATP酶的活力。龙葵水提物可显著减少鸡胚绒毛尿囊膜（CAM）新生组织中新血管数，并可见大血管结构破坏迹象。龙葵可明显抑制鸡胚绒毛尿囊膜血管新生。

10. 毒性 龙葵煎剂给小鼠一次腹腔注射的LD_{50}为56.8±0.02毫克/公斤，口服的LD_{50}为144.2±0.02毫克/公斤。给大鼠喂饲含32%龙葵种子的头3天内，可见大鼠体重增加减慢，进食减少。澳洲茄碱作用类似茄碱亦能溶血，毒性较大。

【药物制剂】龙葵广泛分布世界温带和热带地区，在我国也遍布各地，来源广泛，药材资源丰富，且加工简单，不需要炮制。应用方便，疗效显著，毒副作用小。近期大量的研究工作表明龙葵具有很好的抗肿瘤作用，在临床应用中，越来越受到广大医药工作者的欢迎，但是龙葵抗肿瘤确切的有效成分以及其作用机制尚不清楚，还有待进一步进行系统深入的研究，揭示其抗肿瘤作用的物质基础，为其临床应用和制剂开发提供科学依据。

1. 复方龙葵颗粒剂（山东省沂市肿瘤医院制剂）

组成：龙葵、川贝母、黄芩、白果、桔梗、甘草等八味中药。

功能主治：清热解毒，消炎，镇咳，祛痰。用于急、慢性支气管炎的治疗。

2. 龙葵散（自拟制剂）

组成：新鲜龙葵果实50克，白矾30克。

主治：用于复发性口疮。

临床疗效：治疗复发性口疮64例，痊愈48例，显效14例，好转1例。无效1例。

3. 复方龙葵糖浆

组成：龙葵、白英、半支莲、白花蛇舌草、黄芪、枸杞子等。

主治：用于肝癌。

4. 龙葵片

组成：龙葵、白英、田七粉、炮山甲等。

功能主治：活血化瘀，扶正抗癌。用于肝癌。

临床疗效：恢复肝细胞功能，提高中位生存期均有重要作用，其有效率为80.5%。

5. 龙葵栓

组成：龙葵、木鳖子、蚤休、大黄、马鞭草等。

功能主治：清热解毒，散瘀消肿。用于慢性细菌性前列腺炎。

用法用量：1日1枚，临睡前置肛门内。

6. 欣力康

组成：龙葵、黄芪等10余味中药。

功能主治：清热解毒，扶正益气。用于癌症。

7. 龙葵止咳冲剂

组成：将1/4龙葵果汁用10%～15%蔗糖水溶液稀释20倍备用。

功能主治：止咳，平喘，祛痰。用于急慢性气管炎。

用法用量：口服。一次40毫升，1日3次。10岁以下儿童减半。7日为一疗程（治疗期间不用其它镇咳药）。

临床疗效：对105例急、慢性气管炎患者用龙葵浓缩果汁配成的龙葵止咳冲剂进行了一疗程的治疗观察，其治愈率为74.3%，有效率为95.2%。

8. 复方龙葵胶囊

组成：姜黄、龙葵、灵芝、蜘蛛香、香附、柴胡、苦参、决明子、紫草等。

主治：用于肿瘤。

9. 复方龙葵片

组成：龙葵全草（干）50克，桔梗10克，甘草3克。

功能主治：化痰止咳。用于老年慢性气管炎。

用法用量：口服，一次6片，1日3次。

【不良反应】常规用量临床少见毒副作用，过量可致中毒，引起头痛、腹痛、呕吐、腹泻、瞳孔扩大、心跳先快后慢、精神错乱、昏迷等症。曾有报道小孩含未成熟的龙葵果实而死亡。

【附注】

品种情况 龙葵、天葵子、冬葵果，它们皆带有“葵”字，名称相似，临床应用时容易混淆，由于它们的科属来源、性状特点及所含有效成分都不相同，因此，功能及临床应用就完全不一样，临床用药时应加以区别，合理用药。龙葵和白英均为茄科植物，以全草入药。在调剂工作中作为比较常用的品种。其鲜品尚可通过叶形、柔毛的稀密和花序加以区分，但二者的饮片却极其相似，给调剂使用和辨别带来一定的困难，而二者的性味、归经和功能又各不相同。用药时要加以区别，避免将龙葵和白英混用和错用。

参考文献

1. 韦金育，李延，韦涛，等.50种广西常用中草药、壮药抗肿瘤作用的筛选研究．广西中医学院学报，2003，6（4）：3.

2. 张杰．龙葵对庆大霉素致肾细胞损害的预防作用．国外医药·植物药分册，2002，17（4）：165.

3. 聂巧珍，韩伊林，苏秀兰．激光照射联合龙葵多糖对荷肝癌小鼠免疫细胞的影响．内蒙古中医药，2007，（9）：38.

4. 王胜惠，从云峰，梁明，等．龙葵90%醇提取物对荷瘤肝癌小鼠生存时间及肉瘤瘤重影响．黑龙江医药，2005，29（6）：421.

5. 卢汝梅，谭新武，周媛媛．龙葵的研究进展．时珍国医国药，2009，20（7）：1820.

6. 吴军，陈晨，王宇环．龙葵提取物对小牛血清白蛋白所致大鼠实验性肾炎的影响．时珍国医国药，2009，20（5）：1236.

7. 许扬，潘瑞乐，常琪，等．龙葵抑制鸡胚绒毛尿囊膜血管新生的研究．中国中药志，2008，33（5）：549.

8. 顾锦华，张伟，李锋，等．复方龙葵胶囊抗肿瘤作用及其对肿瘤细胞周期分布的影响．时珍国医国药，2006，17（12）：2463.

9. 王九林，刘兴．复方龙葵颗粒剂药效学实验研究．社区医学杂志，2005，3（9）：15.

10. 赵晓琴．复方龙葵糖浆诱导小鼠H_{22}肝癌细胞凋亡作用机制研究．辽宁中医杂志，2005，32（9）：974.

11. 赵晓琴，曾祥法．龙葵片对原发性肝癌治疗作用的临床研究．辽宁中医杂志，2002，29（11）：671.

12. 张维芳，杜俊宝，倪广林．龙葵栓外用为主治疗慢性细菌性前列腺炎150例．浙江中医杂志，2000，35（8）：365.

13. 袁一枫，翟范．欣力康治疗中晚期癌症68例．中医杂志，2002，43（9）：694.

14. 陈玲，林新华．龙葵等3种易混中药的鉴别及临床应用．时珍国医国药，2006，17（3）：397.

15. 郭晓宇，李照福．龙葵和白英的辨别和应用．首都医药，2005，12（4）：40.

16. 刘良，姜虹，李洵，等．龙葵止咳冲剂治疗气管炎疗效观察．吉林医学院学报，1996，16（4）：26.

17. 王建凯，高磊，张凤玲．自拟龙溃散治疗复发性口疮64例疗效分析．河南中医药学刊，1999，14（5）：54.

18. 李咏梅，王冰梅，艾金霞．龙葵浓缩汁对小鼠细胞免疫功能的影响．北华大学学报，2005，6（3）：231.

19. 刘利国，郭喜宝，姜小晶．龙葵的研究进展．中医药学刊，2006，24（7）：1357.

20. 徐东花，于春月，韩成花．龙葵的化学成分及药理作用研究．黑龙江中医药，2007，（2）：46.

◎东 风 菜

Dongfengcai

【别名】仙白草、山蛤蒿(《中国药用植物志》)，盘龙草、白云草(《湖南药物志》)，尖叶苦荬、山白菜、小叶青(《浙江民间常用草药》)，菊花暗消、胃药(《云南药用植物名录》)，山蛤芦、雌雄剑、冷水丹(《浙江药用植物志》)，炊莱、野芋头(《福建药物志》)，钻山狗、疙瘩药、草三七(《中国植物志》)，土白前（广西）。

【来源】菊科植物东风菜 *Doellingeria scaber*（Thunb.）Nees［*Aster scaber* Thunb.］和短冠东风菜 *Doellingeria marchandii*（Levl.）Ling 的根茎及全草。秋季采挖根茎，夏、秋季采收全草，洗净，鲜用或晒干。

【性味与归经】辛、甘，性寒。归心、肝、脾经。

【功能主治】清热解毒，明目，利咽。用于风热感冒，头痛目眩，目赤肿痛，咽喉红肿，急性肾炎，肺病吐血，跌打损伤，痈肿疔疮，蛇咬伤。现代有用于气管炎，外伤出血，急性肠炎腹痛。

【用法用量】内服，煎汤，15～30克。外用适量，鲜全草捣敷。

【药理作用】

1. 抗肿瘤作用 东风菜皂苷生物活性研究结果证明：东风菜根总皂苷可明显抑制鼠肝癌肿瘤细胞的生长，主要表现在使瘤体组织坏死加重，瘤周围淋巴细胞及巨噬细胞浸润增加，增生反应明显，以及有少量纤维包膜形成。其中前者（指坏死）弱于环磷酰胺，而后者（细胞反应及包膜形成）则明显优于环磷酰胺，说明东风菜总皂苷的抗肿瘤作用可能与增加机体免疫功能有关。东风菜总皂苷可增加荷瘤小鼠炭粒廓清速率，使吞噬活性A值明显增加，使荷瘤小鼠T细胞总数及其亚群百分率明显增加；对 S_{180} 和HAC实体瘤有明显的抑制作用；对肝癌腹水型荷瘤小鼠的生命延长率有明显增加作用。综合上述结果，可认为东风菜根总皂苷具有一定的增强机体免疫功能及抗肿瘤的生物活性。

2. 提高机体免疫能力 东风菜总皂苷及单体S－Ⅰ、S－Ⅱ可显著促进小鼠脾淋巴细胞产生IL－2，以总皂苷作用最佳；在体外能显著增强ConA对淋巴细胞的刺激作用，对免疫细胞有调节作用；可明显增加脾空斑形成细胞的反应，对抗体形成细胞有刺激作用；对 NK 细胞的活性作用不明显。表明东风菜总皂苷成份具有提高细胞免疫及体液免疫的作用。

3. 抗内毒素－1 和 S6b 作用 东风菜醇提物 60 克/公斤给小鼠灌胃后，静脉注射 ET－1（6 纳摩尔/公斤）后其死亡时间明显地较对照组延长（$P<0.05$），东风菜组存活时间为（14.04 ± 2.06）分钟，对照组存活时间为（3.13 ± 0.66）分钟。东风菜醇提物同样对蛇毒 S6b 有明显大的拮抗作用，小鼠死亡时间与对照组相比明显延长（$P<0.05$），东风菜组存活时间为（7.54 ± 3.12）分钟，对照组存活时间为（2.66 ± 1.28）分钟。表明东风菜对 ET－1 和 S6b 有相似的作用。

4. 神经保护和营养作用 东风菜甲醇提取物的正丁醇部分对红藻氨酸氧化引起的小鼠脑细胞损伤有保护效应，暗示了正丁醇部分提取物对脑缺血损伤的保护作用。东风菜中四个奎尼酸衍生物对淀粉样蛋白 Aβ 诱导的 PC_{12} 细胞毒性有显著的降低作用，其中（－）4，5－dicaffeoyl quinic acid 作用最强。通过磷酸化酪氨酸激酶 A（Trk A）1/2 和磷脂酰肌醇（PI3）激酶后对 PC_{12} 细胞作用对比得出四个化合物均能促进 PC_{12} 细胞神经元突起生长，尤以（－）3，5－dicafeoyl－muco－quinic acid 的活性最强，预示这类化合物可能用作阿尔茨海默病的治疗。对小鼠 C6 神经胶质瘤细胞研究表明，奎尼酸衍生物对四氢维洛林（THP）导致的细胞毒有保护效应，（－）4，5－dicaffeoyl quinic acid 的活性最强。

5. 抗病毒作用 表明东风菜中四种咖啡酰基奎尼酸衍生物对人体免疫缺陷病毒－1（HIV－1）整合酶有抑制活性，其中（－）3，5－dicaffeoyl－muco－quinic acid 显示了强抗病毒活性（$IC_{50}=7.0\pm1.3$ 微克/毫升）。

6. 其他作用 对小鼠体内外活性研究表明，东风菜具有抗氧化活性，可作为调节血液中血浆血脂的潜在功能性食物。东风菜的干燥粉末和汁添加物可降低血浆脂质、三甘油脂、总胆固醇和肝胆固醇。还可降低红血细胞中的超氧化物歧化酶活性，而肝和其他红血细胞中的抗氧化酶活性降低或无变化。以上研究说明东风菜的干燥粉末和汁添加物有降脂作用，其中汁比干粉的降脂活性强。

【药物制剂】

东风菜糖浆（自制制剂）

组成：东风菜。

功能主治：疏风祛湿，化痰止咳平喘。用于慢性支气管炎。

用法用量：每日服 3 次，每次服 30 毫升，10 天为 1 疗程，3～5 个疗程后判定疗效。

临床疗效：临床控制 12 例（单纯型 9 倒，喘息型 3 例；轻型 7 例，中型 3 例，重型 2 例）；显效 43 例（单纯型 33 例，喘息型 10 例；轻型 13 例，中型 20 例，重型 10 例）；好转 46 例（单纯型 40 例，喘息型 6 例；轻型 17 例，中型 21 例，重型 8 例）；无效 4 例（单纯型 1 例，喘息型 3 例；轻型 1 例，中型 1 例，重型 2 例）。总有效率 96.2%，疗程最长 5 疗程，最少 3 个疗程，平均为 3.7 个疗程。

【附注】

注意 脾胃虚寒者慎食。

参考文献

1. 刘淑兰．东风菜的药用研究概况．中医药信息，2007，24（3）：18.

2. 王峰，扬连春，刘敏，等．抗蛇毒中草药拮抗 ET－1 和 S6B 作用的初步研究．中国中药杂志，1997，22（10）：620.

3. 卢华祖．东风菜糖浆治疗慢性支气管炎105例．广西中医药，1994，17（4）：13.

4. 蒋金和，邓雪琳，王利勤，等．东风菜化学成分及药理活性研究进展．中成药，2008，30（10）：1517.

◎田基黄

Tianjihuang

【别名】地耳草、黄花草、雀舌草、禾霞气(《广东中药志》第一卷)，降龙草（广州部队《常用中草药手册》)，黄花仔(《广东中草药》)，水榴子(《广东省中药材标准》)，散血丹、铜盘草(《粤北草药》)，肝炎草(《广东中草药》)，斑鸠窝(《植物名实图考》)，蛇喳口(《草木便方》)，合掌草、跌水草(《分类草药性》)，七寸金、一条香(《福建民间草药》)，金锁匙、红孩儿、寸金草、田边菊(《江西民间草药》)，痧子草、光明草、莽壳草、小王不留行、细叶黄、观音莲(《湖南药物志》)，七层塔、土防风、小元宝草(《浙江民间常用草药》)，耳挖草、小田基黄(《广西实用中草药新选》)，小还魂（台湾)，小蚁药、小对叶草（四川)、八金刚草、蛇细草（云南)，对叶草（江苏)。

【来源】为藤黄科植物地耳草 *Hypericum japonicum* Thunb. 的干燥全草。春、夏二季花开时采挖，除去杂质，晒干。主产于广东、江苏、浙江、福建、湖南、江西、四川、云南、贵州、广西等地。

【药材性状】全草长10～30厘米。根细小，如须状。茎纤细，略呈四棱柱形，常数枝并生，表面黄棕色至暗棕色：质脆，易折断，断面中空。叶对生，皱缩，黄绿色，完整叶片展平后呈卵形至宽卵形，长5～8毫米，宽2～5毫米，全缘，先端钝，基部钝圆而稍抱茎，近无柄。花序顶生，多已脱落，常见花萼残留，棕黄色。气微，味微苦。

【性味与归经】甘、微苦，微寒。归肝、脾经。

【功能主治】清热利湿，散瘀解毒。用于湿热黄疸，泄泻痢疾，毒蛇咬伤，疮疖痈肿，外伤积瘀肿痛。现代有用于急慢性肝炎以及传染性肝炎，伤寒，副伤寒，防治感冒。

【用法用量】15～30克，水煎服。外用适量，鲜品捣烂敷患处。

【药理作用】

1. 抗菌作用 本品对伤寒杆菌的最低抑菌浓度为2.5%～2.0%，在试管内对牛型结核杆菌有较强抗菌作用，对肺炎链球菌、金黄色葡萄球菌、猪霍乱杆菌、绿脓杆菌、白喉杆菌、福氏痢疾杆菌和施密斯痢疾杆菌也有不同程度抑制作用。近年由本植物中提取出多种有抗菌作用的间苯三酚衍生物及其他抗菌成分。其中抗菌作用较强的有田基黄灵素和田基黄灵素G。田基黄灵素G和田基黄棱素A与B对金黄色葡萄球菌、蜡样芽胞杆菌及加得诺卡菌等革兰阳性细菌有明显抗菌作用，抗菌活性成分尚有田基黄绵马素A、B、C等。

2. 肝脏保护作用 田基黄注射液对小鼠醋氨酚和四氯化碳所致肝脏损伤有保护作用。小鼠ipl5克/（公斤·天），10天后能使醋氨酚和四氯化碳中毒小鼠血清谷丙转氨酶和谷胱甘肽S-转移酶活性恢复正常，肝内谷胱甘肽含量明显升高，且显剂量依赖性。对肝微粒体GST活性也有保护作用。此剂量也可抑制醋氨酚中毒小鼠肝脂质过氧化丙二醛的生成和肝甘油三酯的形成。对四氯化碳所引起的肝超微结构和细胞色素P-450及磷脂的含量也有明显的保护作用。病理组织学检查提示田基黄能减轻肝细胞变性、坏死。提示田基黄对小鼠实验性肝损伤具有明显的保护作用。采用酶链免疫法，观察田基黄不同提取物的含药血清对2215细胞分泌HBeAg和HBsAg的抑制作用。采用MTT技术，观察田基黄不同提取物的含药血清对肝癌细胞BEL-7404增殖的抑制作用。结果表明，当含药血清浓度为5%时，田基黄乙醇总提取物和正丁醇提取物对HBeAg和HBsAg呈现较好抑制作用，抑制率分别为34.84%和57.95%，以及76.02%和53.15%（$P<0.05$）；当含药血清浓度为20%时，醋酸乙酯提取物对HBeAg和HBsAg呈现较好的抑制作用，抑制率分别为79.79%和57.22%（$P<0.05$）；水提取物3种浓度的含药血清对HBeAg和HBsAg都有较好的抑制作用，抑制率分别达到了70%和30%以上（$P<0.05$）。田基黄各提取物对肝癌BEL-7404细胞都有一定的抑制作用，该抑制作用呈明显的量效关系，当含药血清浓度为20%时，乙醇总提取物、醋酸乙酯提取物、正丁醇提取物和水提取物的抑制率分别为29.74%，53.80%，40.79%和54.24%（$P<0.01$）。提示田基黄不同提取物含药血清能抑制2215细胞分泌HBeAg和HBsAg，并且能抑制肝癌细胞BEL-7404的增殖。其抗乙肝的有效成分主要分布在田基黄的水提取物中，而抗肝癌的有效成分则均衡分布于各种极性部位。

3. 提高免疫作用 田基黄注射液对小鼠细胞免疫和体液免疫及非特异性细胞免疫都有较显著影响。它能提高外周血淋巴细胞酸性α-醋酸萘酯酶阳性细胞的百分比，又可明显增加特异性抗体形成的细胞数。而其水提物田基黄甲素对绵羊红细胞（SR-BC）和氯化Pc诱导的小鼠迟发型足垫肿胀影响也相当明显。小鼠注射水提物500毫克/（公斤·日），5天后，可明显抑制迟发型足垫肿胀，同时使小鼠脾脏增重100毫克/（公斤·日）。7天可显著抑制Pc诱导的小鼠接触性皮炎（Pc-DTH）。据推测其水提物可能主要通过对效应T细胞的抑制而完成抑制DTH诱导相的细胞免疫过程。应用免疫细胞技术研究田基黄对大鼠呼吸道及全身免疫功能的影响。发现田基黄能明显提高外周血中性粒细胞（PMN）吞噬率及T淋巴细胞百分率；提高支气管肺泡灌洗液（BALF）中T淋巴细胞百分率；对呼吸道局部免疫功能也有一定影响。

4. 抗肿瘤作用 田基黄注射液对人喉癌Hep-2和人宫颈癌Hela细胞株生长具有抑制作用。它对Hep-2细胞24、48小时的半数抑制浓度IC_{50}分别为95毫克和58毫克，且随时间和剂量的增加，其抑制效率也增加，呈量效关系。100毫克48小时培养时抑制率为100%。而用不同剂量的田基黄注射液孵育Hela细胞，24、48小时的半数抑制浓度IC_{50}分别为83毫克和33毫克，且有时间和浓度依赖性，100毫克48小时培养时抑制率为100%。用透射电镜观察人喉癌Hep-2和人宫颈癌Hela细胞超微结构的变化，Hep-2细胞线粒体肿胀、断脊和损耗，结构模糊不清，细胞核膜不完整，粗面型内质网消失。Hela细胞线粒体损害更明显，且形成空泡。故其杀伤作用可能与线粒体等超微结构严重损伤有关。采用 MTT 法证实了田基黄对人舌癌细胞株 TSCCa 有明显的杀伤作用，且量效关系明显。同时还研究了田基黄在裸小鼠体内的抑瘤作用，结果田基黄和平阳霉素对 TSCCa 抑制率分别为 78.3% 和 81.7%，提示田基黄对口腔鳞癌有较好的治疗作用。

5. 抗病毒作用 田基黄对Ⅱ型单纯疱疹病毒（HSV－2）的复制有明显的抑制作用。HSV－2 在复制周期中的早期即病毒的吸附或穿入阶段对田基黄敏感，此时药物浓度在 2.5 毫克/毫升以下，抗 HSV－2 的作用不亚于环胞苷（5 微克/毫升）或疱疹净（100 微克/毫升）。实验结果显示抑制 HSV－2 的作用与直接灭活无关，可能是封闭细胞受体，从而阻止病毒复制周期中的吸附—穿入阶段，呈现抗病毒活性。

6. 其他作用 地耳草对在体和离体蟾蜍心脏有先兴奋后抑制的作用，剂量过大可致心脏纤颤而使心跳停止；对麻醉犬有一定降压作用；能加强离体兔肠收缩，浓度过高可致痉挛，与乙酰胆碱有协同作用。地耳草具有抗疟作用，地耳草素 A 与 B 对鼠疟原虫有显著抑制作用；田基黄具有止血作用，治疗各种内脏血出，收效甚佳。田基黄中的一种黄酮混合物对小鼠雌激素和妊娠有阻断作用。

7. 毒性 给小鼠每日灌胃 10～100 克/公斤，连续 25 天，在低剂量组可见闭目、安静等中枢抑制作用。100 克/公斤连用 16 天也未见明显毒性反应。

【药物制剂】地耳草在民间用于治疗肝炎，阑尾炎等症，具有清热解毒，消肿止痛等功效，疗效确切，已有制剂生产。

1. 复方田基黄胶囊（中山市中医院制剂）

组成：田基黄、虎杖、重楼、连翘、黄芪、桑寄生等。

功能主治：保肝降酶退黄，改善和恢复肝功能。用于慢性乙型肝炎。

用法用量：一次 2 粒，1 日 3 次。

临床疗效：复方田基黄胶囊能显著改善和恢复肝功能，具有保肝降酶退黄作用，改善患者的症状、体征，疗效优于对照组（水飞蓟宾葡甲胺片）。

2. 清肝解毒片（山东省济南市中医医院制剂）

组成：田基黄、茵陈、板蓝根、黄芩、连翘、生甘草、丹参、郁金、嫩白蔻、柴胡。

功能主治：清热利湿解毒。用于慢性乙肝等疾病。

用法用量：每片相当于生药 3 克，一次 5 片，1 日 3 次。

3. 乙肝袋泡茶（英德市中医药制剂）

组成：田基黄、黄芪、五指毛桃根、白背叶根、白术、甘草、桑椹子、虎杖、白花蛇舌草等。

主治：用于乙肝。

4. 治肝灵口服液（山东省济南市传染病医院）

组成：田基黄、丹参、茵陈、大黄、柴胡、白芍、郁金、白术、川芎、五味子、甘草等。

功能主治：清热解毒祛湿，活血化瘀，疏肝健脾。用于慢性乙型肝炎。

用法用量：口服，一次 20 毫升，1 日 2 次，连用 12 周。

临床疗效：可明显改善临床症状，提高肝功能复常率，促进肝纤维化指标恢复正常。

5. 田基黄注射液

组成：藤黄科金丝桃属植物田基黄经提取制成的灭菌水溶液，有效成分主要为黄酮类。

功能主治：清热利湿，散瘀消肿。用于病毒性肝炎。

用法用量：肌内注射，一次2毫升，1日1~2次。

6. 复方肝炎颗粒（肝康颗粒）

组成：田基黄、茵陈、柴胡、蒲公英、金钱草、甘草。

功能主治：清肝利湿。用于急性黄疸型、无黄疸型、迁延型肝炎及胆囊炎。

用法用量：口服，一次14克，1日2次，用开水冲化服。

7. 田基黄茶

组成：田基黄60克，北山楂30克，泽泻40克，红花20克。

功能主治：保肝利胆，活血祛瘀。用于高血脂症。

用法用量：袋装开水浸泡约750毫升，一次250毫升，早、中、晚各1次。

临床疗效：治疗高血脂症56例，近期显效32例，有效19例，无效5例，总有效率91%。

参考文献

1. 辛义周，张希成，唐文照．地耳草的化学成分及药理作用研究进展．山东医药工业，2003，22（2）：28.

2. 王晓炜，张大威，魏小龙，等．田基黄的研究进展．中国现代药物应用，2009，3（22）：183.

3. 傅芃，田红丽，张卫东．田基黄的研究进展．药学实践杂志，2004，22（2）：98.

4. 王云庭．复方田基黄胶囊治疗慢性乙型肝炎69例的临床观察．中国医疗前沿，2008，3（14）：64.

5. 潘小姣，杨柯，曾金强，等．田基黄不同提取物含药血清体外抗乙肝和抗肝癌作用的实验研究．时珍国医国药，2009，20（5）：1076.

6. 陈厚平，肖新成．田基黄茶治疗高脂血症的疗效观察．中国医药导报，2006，3（30）：92.

7. 林久茂，陈小峰，林明和．田基黄的现代研究进展．福建中医药，2004，35（6）：53.

8. 李文斌．乙肝袋泡茶的制作及其鉴别研究．广东药学，2005，15（4）：39.

9. 张惠芸．李增奎，宋修光，等．治肝灵口服液合肝得健治疗慢性乙型肝炎106例疗效观察．新中医，2003，35（2）：22.

10. 黄丹青，史红波．清肝解毒片抗慢性乙肝肝损伤临床观察．中医药学刊，2005，23（7）：1277.

◎叶下珠

Yexiazhu

【别名】婴婆究(《岭南采药录》)，十字珍珠草(《岭南中草药撮要》)，日开夜闭、珍珠草、叶后珠(《广东中药志》第二卷)，鲫鱼草、胡羞羞(《广州植物志》)，乳结子、痹背甘、日开夜合(《粤北草药》)，阴阳草、假油柑(《临证指南》)，真珠草(《纲目拾遗》)，老鸦珠(《福建民间草药》)，夜合珍珠(《民间常用草药汇编》)，落地油柑、小利柑(《陆川本草》)，鳍草(《南宁市药物志》)，夜合草(《江西民间草药》)，山皂角(《贵州民间药物》)，叶后珠(《四川中药志》)，油柑草(《福建中草药》)，珠仔草、红骨崎层珠子草(《台湾药用植物志》)，粟杨梅、杨梅珠草(《浙江药用植物志》)，疳积草（浙江)，夜盲草（福建)。

【来源】为大戟科植物叶下珠 *Phyllanthus urinaria* Linn. 的带根全草。夏、秋季采收，拔取全草，洗净，鲜用或晒干。分布于广东、广西、江苏、安徽、浙江、江西、福建、台湾、湖北、湖南、海南、四川、贵州、云南等地。

【药材性状】全草长 10～40 厘米。根黄白色，须根多数，茎圆柱形，直径 2～5 毫米，有分枝；基部老茎灰褐色。幼枝灰褐色至棕褐色，有翅状锐棱，质脆，断面中空。叶互生，灰绿色，呈长椭圆形，长5～6 毫米，顶端斜或有小凸尖，基部偏斜，两面无毛，几无柄。生于叶背之下的小花已干缩，有的带有类似珍珠状的小果。气微香，叶味微苦。

【性味与归经】微苦，凉。归肝、脾、肾经。

【功能主治】清热解毒，利水消肿，清肝明目，消积。用于痢疾，泄泻，黄疸，水肿，热淋，石淋，肝热目赤肿痛，肝火头痛，夜盲，疳积，痈肿，毒蛇咬伤。现代有用于急性黄疸型肝炎，泌尿系感染，乙型肝炎，脂肪肝。

【用法用量】15～30 克（水肿可用至 60～90 克)，水煎服；治青竹蛇咬伤，可用鲜品 60～120 克捣烂绞汁，以米酒或米汤冲服，渣敷患处，治青竹蛇咬伤。

【药理作用】

1. 保护肝脏的作用 广西产叶下珠和云南产叶下珠各以 10 克/（公斤・日）给感染鸭乙肝病毒（DHBV）的重庆麻鸭灌服，连续 1 月，在用药第 2 星期后即使鸭血清中 DHBV 脱氧核糖核酸（DNA）滴度明显下降。重庆产叶下珠表现出此作用。云南产品在停药 1 星期后 DHBV DNA 有回升现象。广西产品与苦参合用无明显协同作用，但与环丙沙星合用，似有增强其抗病毒作用。叶下珠对鸭乙肝病毒逆转录酶有抑制作用。鸭体内实验证实了有效成分对鸭乙肝病毒作用，可降低血清中 DHBV DNA 和 DNA 多聚酶。其对四氯化碳（CCl_4）和 D－半乳糖胺引起的小鼠肝损伤也有明显防治作用，在 1.25 克/公斤和 0.625 克/公斤剂量时给药组小鼠的 ALT 活性较模型组显著下降。1 克/毫升叶下珠制剂各以 0.4 毫升/只、0.6 毫升/只给小鼠灌胃，每日两次，连续 7 天，可使 CCl_4所致肝损伤小鼠 ALT 显著下降，光镜检查发现给药组小鼠浊肿变性、坏死和炎组胞浸润的肝细胞损害现象均大为减轻。大鼠肝细胞体外与 10 毫摩尔/升 CCl_4共同孵育后，肝细胞存活率、细胞膜流动性均降低，而 LDH、MDA 的释放及细胞内 Ca^{2+} 均增加。4 毫克/毫升叶下珠对人肝癌细胞株 PLC/PRF/5 细胞株细胞外 HBsAg 含量有明显的抑制作用。在给药后 48 小时最明显。它主要影响 HBsAg 在该细胞内的合成。叶下珠与阿糖腺苷联合有一定的协同作用。叶下珠水提液在体外对乙肝表面抗原（HBsAg）、乙肝核心抗原（HBeAg）的抑制率分别为 42.62% 和 49.09%，该药可抑制乙肝病毒 DNA（HBV - DNA）。转染的 2.2.15 细胞，在培养液中对 HBsAg、HBeAg 的抑制率分别为 64.5% 和 39.71%。用反相被动血凝抑制试验观察到叶下珠的水和 50% 乙醇提取物在低剂量即可对 HBsAg 产生 2 倍抑制，且呈显著量效关系，说明中剂量以上叶下珠对乙醇所致的肝损伤有保护作用。其中大剂量叶下珠的保护作用可能会较好。

2. 抗菌作用 100% 叶下珠煎剂由平板纸片法试验，表明对金黄色葡萄球菌、大肠杆菌及绿脓杆菌均有抑制作用，对福氏痢疾杆菌、溶血性链球菌、伤寒杆菌也有一定抑制作用。通过水解蛋白冻肉汤和血平板培养基测定药物对肺炎克雷伯菌的最小抑菌浓度（MIC）、最小杀菌浓度（MBC）。结果表明，粤东沿海苦味叶下珠醇提取物在低浓度时为抑肺炎克雷伯菌作用，在高浓度时为杀肺炎克雷伯菌作用。

3. 抗肿瘤作用 采用体外抗肿瘤药物筛选 MTT 法，对叶下珠进行抗肿瘤作用筛选试验。结果显示，稀释浓度 1∶100 时其对肝癌细胞呈现明显抑瘤作用，杀伤率为 82.16%。

4. 对人肝癌细胞的影响 用叶下珠提取物处理人肝癌细胞 SMMC7221，观察到 SMMC7221 活力显著减弱，氚标胸腺嘧啶核苷渗入率显著降低，DNA 合成抑制率与药物剂量成线性关系。说明叶下珠具有杀伤人肝癌细胞 SMMC7221 和抑制其增殖的作用。

5. 对血栓的抑制作用 叶下珠有效部位的水溶部分（PUW）可以显著缩短家兔优球蛋白溶解时间，在体内、外均延长白陶土部分凝血活酶时间，对凝血酶原时间无显著影响；PUW 对家兔全血凝血时间亦无影响；其虽能延长大鼠尾尖出血时间，但与尿激酶或阿司匹林比较，PUW 组的出血时间显著缩短。同时，PUW 静脉注射可显著减少花生四烯酸引起的小鼠死亡数，延长电刺激颈动脉闭塞时间并减轻下腔静脉血栓的湿重和干重；其还可显著降低血小板 - 中性粒细胞之间的黏附率，其半数抑制浓度为 39.7 毫克·升$^{-1}$。10 毫克·公斤$^{-1}$的 PUW 静脉注射可显著缩短家兔优球蛋白溶解时间、延长白陶土部分凝血活酶时间和尾静脉出血时间，对凝血酶原时间无显著影响。

6. 对人胃癌细胞的影响 在 2 毫克/毫升和 1 毫克/毫升 2 个浓度下叶下珠醇提物对 MKN28 胃癌细胞集落形成具有不同程度的抑制作用，浓度大者，抑制作用更强。MTT 法测定细胞增殖抑制率结果表明，叶下珠醇提物对 MKN28 细胞增殖有抑制作用，其抑制效应具有浓度和时间依赖性。流式细胞检测提示叶下珠醇提物能诱导人胃癌细胞 MKN28 发生凋亡。表明叶下珠醇提物能抑制人胃癌细胞 MKN28 增殖，凋亡是其作用机制之一。

7. 抗内毒素作用 叶下珠水、醇提取液经有机溶剂萃取的成分具有抗内毒素作用，质量浓度为 0.12，0.24，0.48 克/升时对内毒素的清除率分别为 22.9%，45.6%，81.3%。

8. 镇痛作用 采用桂林产叶下珠的甲醇提取物和甲醇提取物再用乙酸乙酯提取物，两种提取物均显示酚羟基的阳性反应，实验表明；桂林产苦味叶下珠的两种提取物均有镇痛作用，两种提取物含成份不同。甲醇提取物对 0.6% 乙酸诱导的小鼠扭体反应和热扳致痛没有呈现出与剂量有关的抑制作用。乙酸乙酯提取物对小鼠镇痛作用与剂量有关，这说明，甲醇提取物不仅含有镇痛作用的酚性成分，还含有其它干扰镇痛作用的成分。

9. 毒性 叶下珠提取物（2 克/毫升），每鼠灌胃 3 毫升（360 克/公斤），经 7 天未见动物有不良反应，毒副作用低微。犬长期口服大、中、小剂量（剂量分别为：470，210，90 毫克/公斤，分别相当于拟用临床剂量的 47，21，9 倍）毒性实验证明：①小剂量为无毒性剂量；② 大、中剂量为中毒剂量，主要表现为：ALT，ALP 显著高，TP，Alb，T-CHO 下降，Glu 增高，肝细胞轻度浊肿、空泡变性；但上述毒性改变停药后 30 天均恢复。

【药物制剂】目前，在叶下珠的药理作用研究和临床应用研究方面已经做了大量的工作，取得了一定的成绩，也有很多叶下珠制剂在临床应用 。但是，对叶下珠有效部位及有效成分方面的研究较少，对叶下珠制剂的质量控制研究也缺乏。今后，应该在已经取得的研究成果基础上，大力开展叶下珠有效部位及有效单体的确定及分离、作用机制及药效学、药动学方面的研究，同时应开发出更多有效的叶下珠制剂，让叶下珠的作用发挥到更好。叶下珠及其制剂具有抗 HBV、抗肝纤维化作用，对肝损害也具有保护作用，还可预防原发性肝癌，临床上治疗乙型病毒性肝炎，具有疗效好、毒副作用小的特点，值得深入开发。

1. 珍珠草口服液（乙肝康口服液）（济南军区总医院制剂）

组成：珍珠草。

功能主治：平肝清热，利水解毒。用于肠炎，痢疾，传染性肝炎，肾炎水肿，无名肿毒等疾病。

用法用量：一次 40 毫升，1 日 3 次，小儿酌减。可内服也可外用。

临床疗效：66 例 HBsAg 阳性者阴转 16 例，阴转率为 24.2%；HBeAg50 例阳性者阴转 27 例，阴转率为 54%。谷丙转氨酶增高 32 例，其中 13 例下降至正常，占 40.63%；麝香草酚浊度试验异常 30 例，复常 23 例，复常率 76.67%。大多数患者服药后食欲增加，精神好转，睡眠时间延长，经 1 个月治疗后，乏力、纳差、腹胀、肝区痛均有明显地改善，肝外系统症状减轻或消失。

2. 复方珍珠草袋泡剂（复方叶下珠浓缩袋泡剂）（浙江省杭州市中医院制剂）

组成：珍珠草、生黄芪、杞子等。

主治：慢性肝炎。

用法用量：一次 1 包，1 日 3 次。

临床疗效：治疗慢性肝炎 70 例，显效 14 例，好转 32 例，无效 24 例，总有效率 65.7%。

3. 复方芍药芪珠片（南京中医药大学临床验方制剂）

组成：赤芍、黄芪、叶下珠等多味中药材。

功能主治：清热解毒，益气活血。用于慢性乙型病毒性肝炎。

4. 复方五仁醇胶囊（江苏省南通市第三人民医院制剂）

组成：叶下珠、五味子、柴胡、三七。

功能主治：保护肝细胞，降低转氨酶。用于急慢性肝炎。

5. 苦味叶下珠胶囊（叶下珠胶囊、片）（苦味叶下珠胶囊为兰州市第二人民医院医院制剂）

组成：叶下珠。

功能主治：清热解毒，平肝利湿。用于慢性乙型肝炎。

6. 叶下珠复方胶囊（广州中医药大学热带病研究所研制）

组成：叶下珠、黄芪、三七、甘草等。

功能主治：清热解毒，活血化瘀及扶正固本。用于慢性乙型肝炎。

用法用量：口服，1次4粒，1日3次，6个月为一个疗程。

7. 疏肝颗粒

组成：叶下珠、柴胡、补骨脂、冬虫夏草等十味药。

功能主治：补益肝肾，舒肝解郁，益阴补虚，解毒安神。用于肝肾阴虚，肝郁气滞引起的各种慢性肝炎。

用法用量：口服，一次1袋，1日2次，用温开水或姜汤送服。

8. 叶下珠复方乙肝片

组成：叶下珠、白花蛇舌草、黄芪、白芍等。

功能主治：清热解毒，益气扶正，补而不燥，调节免疫。用于小儿慢性乙型肝炎。

用法用量：口服，一次4片，1日3次。

【附注】

品种情况 珠子草、蜜柑草与叶下珠外观形态较类似，民间应用常相互替代。

叶下珠、珠子草、密柑草外观形态比较

叶下珠	茎具细纵棱，无毛或有细毛，叶长圆形，叶片的下面边缘具1~3圈绿毛，雄花2~3朵，腋生，雌花单生，萼片6，果实表面具小瘤状凸起，种子具横沟纹
珠子草	茎不具棱，无毛，叶长圆形，不具绿毛，每叶腋内具雌花雄花各1朵，萼片5。果实表面光滑，种子具纵沟纹
密柑草	茎上具二棱，无毛 叶条状披针形至狭长圆形，不具绿毛，每叶腋内具1~3朵雄花和1朵雌花，果实表面光滑一种子具小凸点

参考文献

1. 韦金育，李延，韦涛，等.50种广西常用中草药、壮药抗肿瘤作用的筛选研究.广西中医学院学报，2003，6（4）：3.

2. 万红波.叶下珠的研究现状.中国药房，2007，18（36）：2866.

3. 张韬.叶下珠的化学成分和药理作用研究进展.中医药信息，2002，19（4）：22.

4. 宿连政.不同剂量叶下珠对乙醇所致肝损伤的保护作用.临床医学，2009，1（10）：55.

5. 张卫星.珍珠草口服液对66例HBVM转化的疗效观察.中成药，1997，19（1）：24.

6. 黄妙珍，郁加凡.复方珍珠草袋泡剂治疗慢性乙型肝炎的临床研究.浙江中医杂志，1999，(9)：405.

7. 潘林梅，傅佳．复方芍药芪珠片的不同精制工艺的比较研究．中成药，2005，27(12)：1463.

8. 窦志华，施忠，李伟红，等．复方五仁醇胶囊的研制．时珍国医国药，2005，16(10)：953.

9. 李彩东，吴斌，王聪庆．苦味叶下珠胶囊的制备与临床应用．中国医院药学杂志，2005，25（8）：771.

10. 杨蕾，马燕琼，何夏秋，等．疏肝颗粒质量标准的研究．中国实验方剂学杂志，2000，6（4）：5.

11. 季建关，胡文静，禹立霞，等．叶下珠醇提物对人胃癌细胞 MKN28 的抑制作用．南京中医药大学学报，2010，26（1）：30.

12. 刘亚梅．叶下珠复方联合拉米夫定治疗拉米夫定耐药性乙型肝炎 20 例．陕西中医，2010，31（1）：15.

13. 程淑玲，尹杉杉，刘昌玉，等．叶下珠复方乙肝片联合干扰素治疗小儿慢性乙型肝炎 30 例．中西医结合肝病杂志，2005，15（1）：59.

14. 玉顺子．叶下珠及其制剂药理作用及临床应用研究进展．中国药业，2010，19(7)：87.

15. 罗文继，阮细发，杨义雄．叶下珠研究概述．海峡药学，1998，10（1）：70.

16. 马新宇，裴俊俊．叶下珠药理研究综述．齐鲁药事，2006，25（2）：104.

17. 温志坚，曹毓，杨亚斯，等．叶下珠有效部位总提取物对比格犬的长期毒性实验．时珍国医国药，2007，18（10）：2492.

◎四方拳草

Sifangquancao

【别名】母草（《广州植物志》），蛇通管、蟹目草、四方全草（《广东中药志》第二卷），气痛草（广州空军（《常用中草药手册》），四方拳、四方仔（《广东中草药》），四方草、小叶蛇针草、铺地莲（广州部队（《常用中草药手册》），开怀草（《贵州草药》），水辣椒（《广西本草选编》），齿叶母草、蝴蝶翼、毛毯草、细牛毒（《新华本草纲要》）。

【来源】为玄参科植物母草 *Lindernia crustacean*（Linn.）F. Muell. 的干燥全草。夏、秋季采收，鲜用或晒干。分布于广东、江苏、安徽、浙江、江西、福建、台湾、河南、湖北、湖南、广西、四川、贵州、云南、西藏东南部。

【药材性状】全草干缩成团状，伸展后长 8～20 厘米。茎方柱形，柔弱，多分枝，基部茎节处有纤细的黄白色须根。单叶对生，浅绿色，皱缩，多脱落。完整叶片展平后呈卵形至卵圆状三角形，长 0.5～1.5 厘米，先端钝或短尖，基部宽楔形至截平形或浑圆形，叶缘有稀疏三角状锯齿，叶柄短。叶腋常有干缩小花 3～4 朵，花梗长约 2 厘米。间见椭圆形蒴果藏于宿存花萼内。气微，味微苦。

【性味与归经】微苦，微寒。归脾、胃、大肠经。

【功能主治】清热解毒，利水消肿。用于湿热痢疾，泄泻，淋浊，白带，热性水肿；近用于急性痢疾，肝炎，肾炎。外用于治痈疮疔毒，毒蛇咬伤。

【用法用量】9~15克（鲜品加倍），水煎服。外用适量，鲜品捣烂敷患处。

【药物制剂】广东省民间常用于煲凉茶或煲汤。

参考文献

1. 林微微，林泽音，李志亨，等．母草及泥花草的生药学研究．广东药学院学报，2010，26（1）：37.

◎仙人掌

Xianrenzhang

【别名】风尾簕(《广东新语》)，龙舌(《桂平县志》)，平虑草、老鸦舌(《南安府志》)，神仙掌、霸王(《本草求原》)，观音掌(《贵州民间方药集》)，观音刺(《广西中兽医药用植物》)，霸王树(《湖南药物志》)，仙巴掌、火焰、火掌(《全国中草药汇编》)，刺巴掌、番花、麒麟花、佛手刺(《福建药物志》)，避火簪（浙江）。

【来源】为仙人掌科植物仙人掌 *Opuntia dillenii*（Ker－Gaw.）Haw. ［*Cactus dillenii* Ker－Gaw.］及绿仙人掌 *Opuntia vulgaris* Mill. ［*O. monacantha* Haw.］的根及茎。全年可采，洗净去皮刺鲜用或切片晒干备用。产于广东、广西、云南、四川、贵州、福建等地。

【性味与归经】苦，寒。归胃、肺、大肠经。

【功能主治】行气活血，凉血止血，解毒消肿。用于胃痛，痞块，痢疾，喉痛，肺热咳嗽，肺痨咯血，吐血，痔血，疮疡疔疖，乳痈，痄腮，癣疾，蛇虫咬伤，烫伤，冻伤。现代有用于腱鞘炎，静脉炎，下颌淋巴结炎，甲沟炎，尿布皮炎，急性乳腺炎，急性睾丸炎，牙痛，急性细菌性痢疾，急性阑尾炎，马蜂螫伤。

【用法用量】内服，煎汤，10~30克，或焙干研末，3~6克。外用，适量，鲜品捣敷。

【药理作用】

1. 抗炎作用　新鲜仙人掌水煎剂100克/（公斤·日），灌胃或腹腔注射，连续6~8天，对二甲苯所致小鼠耳廓肿胀，醋酸所致腹腔毛细血管通透性增高及小鼠棉球肉芽肿均有显著抑制作用；50克/公斤灌胃，对大鼠琼脂性足肿也有明显抑制作用。另有报道，鲜仙人掌水煎剂25克/公斤和50克/公斤，对醋酸所致腹腔毛细血管通透性增强，二甲苯所致小鼠皮肤毛细血管通透性升高及小鼠耳廓急性渗出性炎症和大鼠蛋清性足肿均有显著抑制作用。上述实验结果表明，鲜仙人掌煎剂对急性和慢性炎症均有明显抑制作用。仙人掌水提取液给小鼠按每只1克生药灌胃给药，每日1次，连续7天，对小鼠腹腔巨噬细胞吞噬功能具有明显的促进作用。

2. 抑菌抗菌作用　仙人掌提取物对金黄色葡萄球菌有显著的抑制作用，对抗青霉素的金黄色葡萄球菌也呈现高度的抑制作用。采用滤纸片法，对仙人掌醇提物进行抑菌活性实验，探讨了在不同浓度、不同PH值以及样品热处理（水浴100℃、湿热灭菌121℃）

后的抑菌效果。结果表明：仙人掌醇提物浓度在 0.07 % ~0.9% 范围内，对大肠杆菌、酵母菌、枯草杆菌、金黄色葡萄球菌和青霉抑制作用最适浓度分别为 0.3%、0.9%、0.5%、0.9% 和 0.3%，在 pH =5~9 范围内，最适 pH 分别为 6、6、6、8 和 9，仙人掌醇提物对细菌作用的热稳定性较好，对霉菌作用的热稳定性却较差。

3. 降血糖作用 干仙人掌 30 克/公斤灌胃，7 小时后，使正常小鼠血糖分别降低 12.4% 和 16.9%。干仙人掌水煎醇沉液对正常小鼠也有降血糖作用，22.5 克/公斤灌胃，7 小时后血糖降低 19.96%。仙人掌经 0.75% 酸水提取物分别腹腔注射 200 毫克/（公斤·天）、400 毫克/（公斤·天），连续 6 天，能显著降低正常小鼠和四氧嘧啶诱发糖尿病小鼠的血糖，而且降血糖作用与给药剂最有关。用高糖高脂饲料喂养加小剂量链脲佐菌素（STZ）注射造成 2 型糖尿病模型，仙人掌高中低剂量组喂仙人掌粉（9 克/只、6 克/只、3 克/只）和高糖高脂饲料，4 周后测空腹血糖。结果高中低组血糖值都有所降低（9.21 ±0.85、11.35 ±0.91、14.40 ±1.30），与实验前比较高中剂量组差异均有显著性（$P<0.01$），实验表明，仙人掌粉能够降低 2 型糖尿病大鼠血糖值。

4. 降血脂作用 由仙人掌中提取的果胶（Pectin），按 1% 含量加入到含 0.25% 胆固醇的饲料中喂饲豚鼠，可降低血中低密度脂蛋白（LDL）水平，肝中游离和结合的胆固醇分别降 40% 和 85%。其降低血浆胆固醇水平的机制，可能与胆汁酸结合树脂相似，能增加胆汁酸排泄，并阻断肠肝循环。以 3 月龄的 40 只雄性小鼠为实验对象，随机分为 4 组：空白对照组、以猪油造成的高脂模型对照组、仙人掌干粉实验组、仙人掌浸出液实验组。15 天后小鼠断头取血测定血清总胆固醇（TC）、甘油三酯（TG）、高密度脂蛋白胆固醇（HDL－C），并计算出动脉硬化指数（AI）。结果显示，与高脂对照组比较，仙人掌干粉组和仙人掌浸出液组小鼠的血清 TC、TG 含量和 AI 均极显著的降低（$P<0.01$），并且 HDL－C 含量也极显著升高（$P<0.01$）。结论表明，饲喂仙人掌能够显著降低实验小鼠血清 TC、TG 含量及 AI 水平，明显升高 HDL－C 含量。

5. 增强免疫作用 鲜仙人掌水煎液 50 克/（公斤·天）腹腔注射，连续 7 天，能使幼年小鼠的胸腺重量明显减轻，提示可能有一定的免疫抑制作用。应用 SDS－聚丙烯酰胺电泳实验分析膜蛋白含量，按 Skinitzky 法测定膜脂流动性，以研究 2 种仙人掌（药用和食用仙人掌）多糖对 S180 小鼠红细胞膜带 3 蛋白含量、交联蛋白含量、膜脂流动性的影响。结果显示药用仙人掌多糖的中剂量（100 毫克/公斤）组效果显著（$P<0.01$），食用仙人掌多糖的高剂量组（200 毫克/公斤）效果显著（$P<0.01$），结果表明，两种仙人掌多糖通过改善荷瘤小鼠红细胞膜功能，增强了小鼠的免疫功能，可能是仙人掌多糖抗肿瘤作用的机制之一。将成年大鼠分为自来水对照组和仙人掌组喂养 60 天后，分别测定大鼠淋巴细胞转化，迟发型超敏反应，抗体生成细胞，血清溶血素含量。结果经测定发现仙人掌能提高大鼠淋巴细胞转化率、迟发型超敏反应，但对抗体生成细胞和血清溶血素含量没有影响。结果表明仙人掌可以一定程度增强大鼠的细胞免疫功能。

6. 抗辐射作用 以 UVB 辐照制备损伤模型，预先给予仙人掌，以 RT－PCR 测定仙人掌对辐射小鼠 bcl 与 p53 基因表达量的影响。结果发现，仙人掌对辐射小鼠 bcl－2 的基因表达降低有保护作用，使辐射后 p53 基因表达降低，结果说明仙人掌具有一定的防辐射作用。其防辐射作用与其调控细胞 bcl－2 与 p53 基因有关。

7. 抗氧化作用 仙人掌多糖对 H_2O_2，和 Fe^{2+} 体系产生的羟自由基有很好的清除能力。对超氧阴离子自由基亦有很强的清除作用；对连苯三酚自氧化速率有较为显著的抑制作用。这说明仙人掌多糖具有较强的抗氧化作用。黄先菊等报道，仙人掌多糖能够减轻 H_2O_2 所致大鼠大脑皮质和海马脑片的氧化应激损伤，增强机体的抗氧化能力。

8. 保护肝脏作用 采用（仙人掌多糖）OPS 溶液预先灌胃 30 天，末次灌胃后 2 小时，腹腔注射 0.10% CCl_4（20 毫升/公斤）的花生油溶液，造成小鼠急性肝损伤，测定血清 ALT 活性和 AST 活性及肝脏 GSH 含量、GR 活性、GST 活性和 GSH - Px 活性，取肝组织做病理学检测。结果显示，预先灌胃 OPS 溶液，可显著地抑制 CCl_4 引起的小鼠血清 ALT 和 AST 活性升高，改善肝中毒小鼠 GSH 含量及 GST 活性和 GSH - Px 活性水平，并减轻肝组织的病理变化。结果表明 OPS 对 CCl_4 致小鼠肝损伤具有保护作用。这可能与增强谷胱甘肽系统抗氧化能力有关。

9. 抗癌作用 用 Crystal violet 方法测定、细胞周期分析及细胞凋亡 TUNEL 分析观察仙人掌果提取液在体外对卵巢癌细胞生长的抑制作用；仙人掌果提取液对人卵巢癌的动物模型的治疗效果。结果发现 2 种卵巢癌细胞（OVCA420 和 SKOV3）对于不同浓度仙人掌果提取液反应敏感程度不同，IC_{50} 分别是 0.8% 和 8%，正常卵巢上皮细胞（IOSE）的 IC_{50} 为 2%；仙人掌果提取液可以有效的抑制卵巢癌在动物体内的生长（$P<0.05$），与 N -（4 - hydroxyphernyl）retinamide（4HPR）作用相似（$P>0.05$）。结果表明，仙人掌果提取液对体外卵巢癌细胞生长和动物体内的卵巢癌生长均有明显抑制作用。另外仙人掌对人肺腺癌（Anip）细胞、宫颈癌（Hela）细胞、白血病（K562）细胞、S_{180} 小鼠肿瘤的增殖具有明显的抑制作用。

10. 镇痛作用 新鲜仙人掌，用各种有机溶剂提取、分离后，得到一种白色无定形粉末，用水配制成浓度为 0.5 毫克/毫升，按 50 毫克/公斤给小白鼠腹腔注射，对照组用等量的生理盐水，另一组经腹腹腔注射 0.5% 硫酸颅通定溶液 0.5 毫升/10 克，给药 1 小时后，腹腔注射 0.6% 醋酸 0.2 毫升/只，观察 10 分钟内产生扭体反应的动物数。实验结果显示，仙人掌具有明显的镇痛作用，与颅通定镇痛组比较，差异有高度显著性（$P<0.01$）。采用扭体法和温浴法分别对小鼠腹腔注射仙人掌提取物（仙人掌组）、阿斯匹林（阿司匹林组）及等容量生理盐水（生理盐水组）1 毫升，仙人掌组又分别予 0.5 毫升、1 毫升不同剂量给药，比较各组扭体数和痛阈潜伏期的变化。结果以仙人掌提取物对扭体法致痛的小鼠镇痛作用明显优于阿斯匹林及生理盐水，χ^2 分别为 4.8，15.0，$P<0.05$ 或 0.001，温浴法给药后不同时间痛阈潜伏期也明显长于阿斯匹林组和生理盐水组，$P<0.05$ 或 0.01。但对仙人掌提取物镇痛作用的机理需要作进一步探讨，同时在镇痛时对脑细胞钙、镁离子浓度的影响更应该值得深入研究，总之仙人掌具有镇痛作用已被实验所证实，但它镇痛的有效成分需进一步研究，到底是三萜皂苷类还是其它类型的物质起镇痛作用，都需要通过结构测定来作出结论

11. 抗实验性胃溃疡作用 仙人掌水煎液组（100 克/公斤），2 次/天，连续给药 7 天，对利血平所致的小鼠胃溃疡有显著的抑制作用（$P<0.05$）；仙人掌水煎液组（25 克/公斤、40 克/公斤），2 次/天，连续给药 7 天，均对大鼠应激性胃溃疡有显著的抑制作用（分别为 $P<0.05$、$P<0.01$）；仙人掌水煎液组（25 克/公斤），2 次/天，连续给药 7

天，对吲哚美辛所致的大鼠胃溃疡有显著的影响。但仙人掌对胃液分泌总量、胃游离酸分泌量及胃酸分泌总量均无明显影响。因此，认为仙人掌水煎液的抗胃溃疡作用不是通过抑制胃酸分泌而产生的。

12. 促凝血作用 采用凝血酶原时间测定法（Quick 氏一步法）、血小板计数、出血时间测定法、全血浆凝块溶解试验法及凝血时间测定法，研究仙人掌对凝血系统的作用，界定其促凝血或抗凝血效应。结果显示，出血时间、凝血时间及凝血酶原时间均明显降低，全血浆凝块溶解时间延长，血小板数变化呈现先降后升的变化过程。实验表明，仙人掌有促凝血作用。

13. 其他作用 从鲜仙人掌茎提取的活性部分对食品工业中广泛应用的 7658 淀粉酶有激活作用，与氯化钙作用相似，有热稳定作用。另有报道，仙人掌提取液对唾液淀粉酶和胰淀粉酶均有激活作用。小剂量仙人掌组（1.25 克/公斤）小白鼠的存活时间 ip 组为 52.00 ± 10.66（分钟），ig 组为 47.20 ± 9.82（分钟），大剂量仙人掌组（2.50 克/公斤）小白鼠的存活时间组 ip 为 64.60 ± 15.65（分钟）。ig 组为 48.81 ± 10.81（分钟）。4 个实验组与生理盐水对照组数据 38.00 ± 4.11（分钟）分别比较，均有显著差异（$p < 0.05$，$p < 0.01$），表明仙人掌具有良好的抗缺氧作用，且大剂量组的抗缺氧作用要好于小剂量组，ip 好于 ig。两个剂量的仙人掌水煎液，无论 ip 还是 ig 均能显著提高小白鼠在冰水中及热水中的游泳时间，与生理盐水组比较有显著差异（$p < 0.05$，$P < 0.01$），表明仙人掌能显著增强小白鼠的体力及在冷热环境中的应激能力，提高机体对内、外环境变化的适应能力，具有一定的强壮、抗疲劳作用。在给实验组小白鼠连续 ig 仙人掌水煎液、对照组动物 ig 生理盐水 1w 后，将实验组动物及对照组动物同时放入 45 ± 1℃ 的高温环境中 60 分钟及 $^{-14}$ ± 2℃ 的自然低温环境中 9 小时，结果对照组动物全部死亡（死亡率 100%），而两个剂量的实验组动物均只有一只死亡（死亡率 10%）。进一步表明仙人掌能显著降低小白鼠在高温及低温环境中的死亡率（$P < 0.01$），提高小白鼠在高温及低温等不同的应激状态下机体的适应能力，延长生存时间，具有显著的抗应激作用。分别以含 8% 和 12% 仙人掌的饲料饲喂小鼠，28 天后测定小鼠的运动耐力，30 天后测定小鼠的血清乳酸脱氢酶活力和肌糖原及肝糖原的含量。结果：与正常对照组比较，实验组的运动耐力和血清乳酸脱氢酶活力都显著增强（$P < 0.01$），肌糖原和肝糖原的贮备量大大增加（$P < 0.01$ 或 $P < 0.05$）。结果表明，仙人掌具有明显增强小鼠运动耐力和延缓疲劳的作用。

14. 急性毒性及致突变性 仙人掌粉小鼠和大鼠经口 $LD_{50} > 10$ 克/公斤，仙人掌醇提物对小白鼠灌胃的 LD_{50} 3981 毫克 · 公斤$^{-1}$，相当于生药 19.9 克 · 公斤$^{-1}$，按毒性分级标准，属实际无毒类物质，可不进行蓄积毒试验。仙人掌粉无诱导微核率增加及降低 PCE/RBC 的能力。仙人掌粉各剂量组与蒸馏水阴性对照组比较，精子畸形率差异无显著性（$P > 0.05$），表明仙人掌粉小鼠精子畸形试验结果阴性。仙人掌粉在剂量78.13 ~ 5 000微克/皿范围对本试验采用的菌株无致突变作用。

【药物制剂】

仙人掌用途广泛，可谓浑身是宝。它可以被加工成片剂、胶囊、饮料等保健食品，如采用酵母菌和乳酸菌共同发酵研制成含低醇的麦芽仙人掌乳酸饮料。此外外仙人掌有分布范围广，繁殖和适应环境能力强及资源丰富的优点，是一种很有开发前景的药用植物和营养保健食品。

1. 疤痕止痒膏（南京军区南京总医院制剂）

组成：仙人掌原液 375 毫升，壳聚糖 2.5 克，冰片 2.5 克，十八醇 52 克，单甘酯 40 克，液状石蜡 160 克，卡松 0.3 克，甘油 100 克，氮酮 8 克，三乙醇胺 5 克，尼泊金乙酯 3 克，蒸馏水 225 毫升。

功能主治：止痒，对增生性疤痕，只要及时采用疤痕止痒膏治疗，可使疤痕软化，缩小面积。

用法用量：在用药前用清洁温水洗净患处，将本品均匀涂布在疤痕表面及周围，轻轻按摩 5～10 分钟，一天 3 次，连用 3 天。

临床疗效：临床观察全部采用单盲法，治疗前后自身疗效对照，不设对照组，观察中以疤痕面积的奇痒、干裂、剧痛为主要临床指征。临床观察 51 例，由烧伤、烫伤等造成的疤痕患者，男性 33 例，女性 18 例。治疗结果，总有效率达 100%。另外试用于部分重者如深Ⅱ°烧伤病人，伤口愈合后，疤痕比常规治疗者所留疤痕小而扁平，颜色也较浅，本品有防止疤痕增生作用。

2. 复方仙人掌胶囊（文成县人民医院研制）

组成：仙人掌 450 克，黄柏 100 克，乳香 30 克。

功能主治：全方可杀灭幽门螺旋杆菌，促进十二指肠溃疡的愈合。

用法用量：口服，一次 3 粒，1 日 3 次，4 周为一疗程。

临床疗效：用自拟复方仙人掌胶囊治疗十二指肠溃疡 52 例，治愈 46 例，好转 3 例，总有效率 94.2%。

3. 仙人掌片（浸膏片）（医院制剂）

组成：仙人掌。

功能主治：行气活血，凉血止血，解毒消肿。用于糖尿病等。

用法用量：一次 4 片，每日 3 次。餐前 30 分钟服用。

临床疗效：治疗Ⅱ型糖尿病人 30 例。结果用仙人掌片治疗组总效率 70%，对照组 16 例，总有效 6.25%；观察各项指标结果表明，仙人掌片能有效地改善Ⅱ型糖尿病患者的糖代谢，对糖尿病、肾病早期肾功能的损害有一定的保护作用。

4. 冰掌糊剂（自制制剂）

组成：冰片 10 克，鲜仙人掌（去刺）150 克。

功能主治：清热解毒，通络止痛。用于带状疱疹，静脉炎。

用法用量：共捣烂成糊状，加少许清水稀释，涂于病患局部，纱布覆盖。约 3～4 小时换药一次。

临床疗效：经临床 20 余例的验证，多数患者治疗有效。以止痛效果最为明显，一般于用药后疼痛即能明显减轻，2～3 天后疼痛消失，4～5 天后疱疹消退，治愈后不留后遗症。

5. 复方仙人掌膏

组成：雄黄 45 克，明矾 50 克，冰片 5 克及仙人掌适量（去皮、刺）组成，捣成膏状。

主治：用于流行性腮腺炎。

用法用量：涂布于肿大腮腺处，1日2次，共3天。

临床疗效：治疗腮腺炎40例，显效18例，有效19例，无效3例，总有效率92.5%。

【不良反应】有文献报道，1例患者外用仙人掌致右上肢瘙痒，红肿，出现数个大小不等的水疱；1例患者剪仙人掌叶时，不慎其液体溅入右眼，致角膜炎损伤，出现视物不清，不能睁眼、畏光、流泪、剧痛难忍。

【附注】

注意 本品有毒内服慎用。《广西本草选编》：“孕妇慎服。”

参考文献

1. 崔美芝，刘浩，董娟.2型糖尿病大鼠糖代谢异常及仙人掌粉的干预效应. 中国比较医学杂志，2007，17（8）：493.

2. 季宇彬，汲晨锋，邹翔，等.2种仙人掌多糖对S180小鼠红细胞蛋白和膜脂流动性影响的研究. 中国中药杂志，2004，29（10）：967.

3. 叶波. 仙人掌醇提物的抑菌试验. 江西中医学院学报，2008，20（3）：80.

4. 白承续，许秀举，常江，等. 仙人掌对大鼠特异性免疫功能影响的试验研究. 现代预防医学，2007，34（16）：3063.

5. 梁亦龙，舒坤贺，何伟，等. 仙人掌对辐射小鼠bcl－2和p53基因表达影响. 时珍国医国药，2007，18（12）：2948.

6. 王桂秋，强苓，孙一杰，等. 仙人掌对小鼠不同应激状态的影响. 中国中医药科技，2001，8（4）：250.

7. 陈蓉，郑清梅，高顺生. 仙人掌对小鼠抗疲劳作用的实验研究. 中国康复医学杂志，2001，16（4）：209.

8. 饶颖竹，陈蓉，莫锦坚，等. 仙人掌对小鼠实验性高脂血症的降脂作用. 中国康复医学杂志，2004，19（7）：523.

9. 曹敏，卢汝梅. 仙人掌多糖的研究进展. 中外健康文摘，2009，6（15）：189.

10. 喻宁华，曾富华，饶力群. 仙人掌多糖对小鼠急性肝损伤的保护作用. 中国生化药物杂志，2009，30（4）：255.

11. 赵声兰，周玲仙，陈朝银，等. 仙人掌粉急性毒性和致突变性试验. 卫生毒理学杂志，2001，15（3）：191.

12. 邹大明，刘华钢，Molly Brewer，等. 仙人掌果提取液对卵巢癌的抑制作用. 广西医科大学学报，2008，25（2）：181.

13. 韦国锋，黄祖良，韦启后，等. 仙人掌化学成分及药理研究进展. 右江民族医学院学报，2003，25（2）：141.

14. 强玲，王桂秋，张红梅. 仙人掌抗动物实验性胃溃疡的药理研究. 中国中医药科技，2003，10（1）：25.

15. 王玉春，李涛，田华，等. 仙人掌抗肿瘤作用的研究进展. 齐齐哈尔医学院学报，2008，29（8）：970.

16. 贺建国，李建，贺建昌，等．仙人掌凝血作用的实验研究．广东药学院学报，2001，17（2）：106.

17. 韦国锋，韦启后，黄祖良，等．仙人掌提取物对小鼠镇痛作用的实验研究．右江民族医学院学报，2003，（5）：597.

18. 杨军衡，彭国平，唐康喜，等．仙人掌复合保健饮料的工艺试验．中国野生植物资源，2009，28（2）：54.

19. 陈安兰，宋炳生．疤痕止痒膏的研制及临床应用．中国现代应用药学杂志，1998，15（5）：68.

20. 孟立冬，孙红．冰掌糊剂治疗带状疱疹．中国民间疗法，2001，9（9）：62.

21. 钭志华．浅谈仙人掌加冰片治疗静脉炎的体会．中国社区医师，2005，21（10）：35.

22. 姜兆合，王伟，魏玉珍．复方仙人掌膏治疗流行性腮腺炎40例．中国民间疗法，2001，9（2）：50.

23. 赵青兰．仙人掌致过敏反应一例．华北国防医药，2007，19（5）：72.

24. 苏振福，石学萍．仙人掌液致角膜损伤1例．中国中医眼科杂志，2003，13（3）：145.

25. 蒲昭和．仙人掌外用消炎方．家庭医学，2008，（12）：54.

26. 杨日林．仙人掌临床应用举隅．中国民间疗法，1998，（3）：43.

27. 胡志镇．复方仙人掌胶囊治疗十二指肠溃疡52例．实用中医药杂志，2005，21（3）：148.

28. 臧志和，张泛明，高丽元，等．仙人掌醇提物急性毒性实验研究．数理医药学杂志，2003，16（4）：341.

29. 焦柏魁，冯克玉．仙人掌的药理研究与临床应用概况．中国中医药杂志，2003，10（5）：319.

◎白子菜

Baizicai

【别名】大肥牛（《广州植物志》），白背土三七、鸡菜（《广东中药志》第二卷），白冬枫、东方茶、白三七（《广东中草药》），枪刀药、清心菜（《潮汕草药》），土生地、白仔菜药、散血姜（《广西药用植物图志》），土田七（《广西中药志》），白血皮菜、胡豆七、胖儿草（《四川常用中草药》），三百棒、地滚子、大救驾、百步还阳、石三七、树三七（《云南中草药》），大绿叶、接骨丹（《云南中草药选》），玉枇杷、金丝枇杷（《贵州草药》），白东枫、厚面皮、白番苋、白红菜、疔拔（《全国中草药汇编》），叉花三七（《宜宾中草药植物名录》），大晕病药（《万县中草药》）。

【来源】为菊科植物白背三七 *Gynura divaricata*（Linn.）DC. 的干燥全草。夏、秋季采收，拔取全草，除去泥沙，晒干。分布于广东、广西、海南、四川、贵州、云南、台湾等省区。

【药材性状】全草长30~50厘米或过之、根茎肥厚，呈团块状，表面灰褐色，侧具数个茎芽，折断面灰白色。叶互生，皱缩，色灰绿，展平后呈长卵形或矩圆状倒卵形，长5~15厘米，宽5~8厘米，先端钝或短尖，基部楔尖，有的可见两耳，叶缘具不规则缺刻及锯齿，并被白色短毛，叶面绿色，近无毛，叶背浅绿色，被白色短毛。间见残留头状花序，花梗长，有浅纵沟。气无，味微涩。

【性味与归经】甘、淡，寒；有小毒。归肝、胃经。

【功能主治】清热解毒，活血祛瘀，止痛止血，祛风消肿。用于咳嗽，目赤肿痛，血瘀肿痛，风湿骨痛，崩漏外伤出血。外用于跌打损伤，疮疡疖肿，乳痈，烫火伤。现代有用于支气管炎，肺结核，急性关节炎，痈肿疮毒。

【用法用量】9~15克（鲜品加倍30~60克），水煎服或浸酒服。外用适量，研末调敷或取鲜品捣烂敷患处。

【药理作用】白背三七鲜品水提物3.3、6.6毫升/公斤（相当于生药0.2、0.4克/公斤）及95%乙醇提取物0.75、1.50毫升/公斤（相当于生药0.2、0.4克/公斤）对正常小鼠的血糖有显著的降低作用，其中1.50毫升/公斤95%乙醇提取物的降血糖效果优于格列本脲；白背三七乙酸乙酯提取物40克（生药）/公斤，正丁醇提取物4克（生药）/公斤均可明显降低正常小鼠的血糖，且乙酸乙酯提取物40克（生药）/公斤能明显降低四氧嘧啶糖尿病小鼠的血糖。

【附注】

药用部位 白背三七的根及根茎，有作单味入药，民间常用以治跌打损伤，刀伤出血。

参考文献

1. 胡勇，李维林，林厚文，等．白背三七地上部分降血糖作用研究．西南林学院学报，2007，27（1）：55.

2. 冼寒梅，周蓉，韦乃球．壮药神仙草的性状及民间应用．亚太传统医药，2007，3（9）：29.

◎白花蛇舌草

Baihuasheshecao

【别名】蛇舌草、蛇脷草、鹩哥利、千打捶、羊须草(《广东省中药材标准》)，二叶葎(《广东中草药》)，蛇针草、白花十字草(《岭南中草药撮要》)，矮脚白花蛇利草(《广西中药志》)，蛇舌癀(《闽南民间草药》)，目目生珠草、节节结蕊草(《泉州本草》)，蛇总管、鹤舌草、细叶柳子(《福建中草药》)，甲猛草、尖刀草(《全国中草药汇编》)，珠仔草、定经草(《台湾药草》)，小叶锅巴草(《云南中药志》)，南地珠（江西），散草、竹叶草（广东），奶沙尔、铁沙尔（四川），竹叶草、蛇鳞草。

【来源】为茜草科植物白花蛇舌草 *Hedyotis diffusa* Willd. 的干燥全草。夏、秋二季采挖，除去杂质，洗净，晒干或鲜用。分布于广东、云南、广西、福建、浙江、江苏、安徽等省区。

【药材性状】全体扭缠成团状，灰绿色至灰棕色。主根细长，粗约2毫米，须根纤细，淡灰棕色。茎细，卷曲，质脆，易折断，中心髓部白色。叶多皱缩，破碎，易脱落；托叶长1～2毫米。花、果单生或成对生于叶腋，花常具短而略粗的花梗。蒴果扁球形，直径2～2.5毫米，室背开裂，宿萼顶端4裂，边缘具短刺毛。气微，味淡。

【性味与归经】微苦，微甘、微寒。归心、肝、脾经。

【功能主治】清热解毒，消痈散结，利水消肿。用于咽喉肿痛，肺热喘咳，热淋涩痛，湿热黄疸，毒蛇咬伤，疮肿热痈。现代有用于浅表性胃炎，肝炎，良性甲状腺结节，痤疮，顽固性外阴湿疹，副睾郁积症，盆腔炎，附件炎，肺结核，小儿肺炎，热淋，小便不通，阑尾炎，原发性肝癌，急性上呼吸道感染，毛囊闭锁性三联征，恶性腹腔积液，各种肾炎（慢性肾炎、急性肾盂肾炎、急性肾炎及肾病综合征），急性尿路感染，急性扁桃体炎，腮腺炎，痤疮，恶疮，复发性口疮，雀斑，输卵管阻塞性不孕症，萎缩性胃炎，原发性慢性支气管癌，直肠癌，鼻咽癌，肺癌，食管癌，淋巴癌，卵巢子宫内膜样癌，胃癌，尖锐湿疣，淋病，外阴湿疹，声带白斑病，带状疱疹后遗症，乳闭，白细胞精子症，疣，泌尿道结石，慢性肺源性心脏病，功能性消化不良，中耳炎，小儿夜啼，痔疮等。

【用法用量】30～60克，水煎服。外用适量鲜品捣烂敷患处。

【药理作用】

1. 抗肿瘤作用

（1）体外抗肿瘤　通过MTT比色实验、集落形成实验表明，白花蛇舌草70℃水浸泡液对肿瘤细胞Bel－7402具有剂量依赖性的抑制作用，并经透射电镜观察后推测其作用机制为直接影响能量代谢而发挥对Bel－7402细胞的杀伤作用；通过淋巴细胞转化实验表明白花蛇舌草70℃水浸泡液可促进小鼠脾淋巴细胞的增殖。MTT比色实验研究证实，白花蛇舌草95%乙醇提取物（SCD）对人类口腔表皮样癌细胞（KB）、人低分化胃腺癌细胞（BGC）、人原髓细胞白血病细胞（HL－60）、小鼠黑色素瘤细胞（B16）、人肺癌细胞（A549）存在量效关系的抑制作用。而对人肝癌细胞（SMMC）、人宫颈癌细胞（HELA）生长抑制则在高浓度和一个中低浓度间出现两个抑制峰，提示高浓度和中低浓度的SCD可能通过不同途径发挥抗肿瘤效果。

（2）体内抗肿瘤　将低分化人脑胶质瘤体外细胞系SHG44移植于裸小鼠，制成可移植性实体瘤模型，以博莱霉素为对照组，在肿瘤间质内注射药物，观察实体瘤的瘤重及组织细胞的形态变化，结果表明白花蛇舌草有明显抑制肿瘤生长的作用（$P<0.05$）。白花蛇舌草（Hl和H2）不但能抑制小鼠移植性S_{180}实体瘤的生长，而且与环磷酰胺合用，可以明显改善环磷酰胺所致的免疫器官萎缩和造血系统的损伤。

2. 对免疫功能的影响　小鼠灌服本品粗提取物水溶液0.6克（生药）/只，能增强腹腔液中白细胞吞噬白色葡萄球菌的能力。在兔白细胞吞噬细菌能力试验中，灌服水煎剂组较对照组提高3倍以上。体外试验，亦能增强人血液中白细胞对金黄色葡萄球菌的吞噬功能。小鼠灌服本品煎剂300毫克/只，应用免疫玫瑰花结方法，能显著减少初次免疫小鼠脾细胞中花结的增生数。小鼠腹腔注射本品水提取物60毫克/只，共7天，可明显增强刀豆蛋白A（Con A）和细菌脂多糖（LPS）对脾细胞增殖反应；对BALB/c小鼠腹腔注射本品每日100毫克/公斤，连续7天，可增强脾抗体分泌细胞（PFC）数目；同时增强小鼠迟发型超敏反应及细胞毒性T淋巴细胞（CTL）的杀伤功能。小鼠腹腔注射本品制剂0.46克（生药），能明显降低胸腺重量。煎剂对正常豚鼠补体水平无明显影响，但对经中华眼镜蛇毒因予处理后的豚鼠低补体状态腹腔注射5克（生药）/公斤，连续5天后改为灌服，有一定促进恢复作用。

3. 抗白血病作用 白花蛇舌草醇提取物有抑制白血病的作用，同时观察到有凋亡现象出现，流式细胞仪表明U937细胞凋亡率随药物浓度和时间的增加而增加。白花蛇舌草在体外对急性淋巴细胞型、粒细胞型的白血病有较强的抑制作用。

4. 抗化学诱变作用 染色体突变试验显示，白花蛇舌草具有明显抗诱变活性。对黄曲霉素 B_1（AFB_1）及苯并芘（BaP）引起的沙门菌属 TA_{100} 的染色体突变的回复有明显抑制作用，并能抑制 AFB_1 与DNA结合。抑制 AFB_1 及BaP的生物转化，并且其抗诱变作用有一定量效关系。

5. 抗菌作用 白花蛇舌草煎剂用试管稀释法1∶4对金葡萄、福氏痢疾杆菌，1∶2对伤寒杆菌、绿脓杆菌有抑制作用，其所含化学成分乌索酸和齐墩果酸为抑菌主要成分。动物实验表明，白花蛇舌草冲剂对太鼠急性肾盂肾炎模型有治疗作用。能有效控制热势，逐渐改善炎性病理状态，抑制体内细菌生长。

6. 保肝利胆作用 白花蛇舌草能显著抑制四氯化碳引起的谷丙转氨酶升高，加速肝细胞损伤的恢复，能使动脉胆汁流量增加，胆汁中固型物有所降低。

7. 对中枢系统作用 给小鼠腹腔注射白花蛇舌草溶液可呈现镇静、催眠、镇痛作用其提取物成份熊果酸有安定降温作用。

8. 抗蛇毒作用 本品水提取液可降低小白鼠的银环蛇毒中毒小鼠的死亡率。

9. 对肾病的治疗作用 试验表明，对大鼠急性肾盂肾炎模型有治疗作用，能有效控制热势，改善炎性病理状态，抑制体内细菌增长，可能是其机理之一。

10. 抗氧化作用 研究白花蛇舌草的水、乙醇、丙酮、氯仿、乙醚、石油醚提取物的抗氧化活性及其有效成分。结果表明：白花蛇舌草提取物的抗氧化成分以多酚、黄酮、羟基蒽醌为主。

11. 其他作用 雄性小鼠口服本品3星期后，间隔不同时间取睾丸活检，其精原细胞发展到初级精母细胞而停止发育，以致曲精细管成为空腔。本品煎剂对离体兔肠大剂量呈显著的抑制作用，并可对抗乙酰胆碱或肾上腺素引起的肠兴奋或抑制。

12. 毒性 本品浸膏给小鼠腹腔注射的 LD_{50} 为104（88～123）克（生药）/公斤。

【药物制剂】

白花蛇舌草应用广泛，疗效确切，毒副作用低，且资源丰富，很有发展前途，为了使白花蛇舌草更好地造福于人类，抵制恶性肿瘤对人民的危害，研制出新的制剂是药学工作者今后努力的方向。

1. 白花蛇舌草合剂（泰安市中心医院制剂）

组成：白花蛇舌草、地丁、公英、炒桃仁、炒枳壳、大黄炭、牡蛎、川朴、云苓。

功能主治：清热解毒，理气散结，活血消肿止痛。用于亚急性甲状腺炎等疾病。

用法用量：250 毫升/瓶，每日一瓶，分两次口服。一个月为一疗程。

2. 复方白花蛇舌草合剂（山东博兴县中医院医院制剂、妇科经验方）

组成：白花蛇舌草 333.3 克，丹参 133.3 克，甘草 111.1 克，茯苓 222.2 克，桃仁（炒）133.3 克，大黄 111.1 克，枳壳（炒）222.2 克，厚朴 133.3 克，牡蛎（煅）166.7 克，地丁 222.2 克。

功能主治：清热解毒利湿，理气化瘀止带。用于慢性盆腔炎，附件炎，子宫内膜炎，气滞血瘀下焦，慢性阑尾炎，属热毒湿瘀互结。

3. 复方白花蛇舌草口服液（泰安市中心医院制剂）

组成：白花蛇舌草 333.3 克，茯苓、炒枳壳、地丁各 222.2 克，丹参、炒桃仁、厚朴各 133.3 克，甘草、大黄炭各 111.1 克，煅牡蛎 166.7 克。

功能主治：清热解毒利湿，理气化瘀止带的功效。用于慢性盆腔炎，附件炎，子宫内膜炎，热毒湿互结，气滞血瘀下焦；慢性阑尾炎，属热毒湿瘀互结。

用法用量：口服，每次 20 毫升，每日 3 次。15 天为 1 个疗程，连续治疗 3 个疗程。

临床疗效：232 例为本院门诊 25～50 岁女性患者，均经本院妇科门诊根据临床症状和体征检查确诊为慢性盆腔炎，服药 3 个疗程后，痊愈 212 例，有效 17 例，无效 3 例，总有效率 98.7%，无不良反应发生。

4. 复肝灵冲剂（山东德州市中医院研制制剂）

组成：白花蛇舌草 200 克，半枝莲 200 克，大黄 65 克，香附 200 克，枳壳 100 克，半夏 65 克，牡丹皮 65 克，泽泻 200 克，云苓 100 克、赤芍 125 克。

功能主治：清热解毒，祛湿，疏肝理气，活血散瘀之功。用于急慢性乙型肝炎。

用法用量：一次 10 克，一日 3 次。1 个月为一疗程，治愈后巩固治疗半个月。

临床疗效：经 1～6 个疗程治疗，临床治愈（自觉症状消失，肝功能恢复正常，肝脏肿大恢复正常，无明显压痛或叩击痛，HBSAg 连续 2 次检查转阴，随访半年无复发）20 例。好转（主要症状消失，肝区无明显压痛或叩击痛，肝功能基本恢复正常，HBSAg 持续下降）258 例。无效（临床症状及肝功能无变化，HBSAg 持续阳性）27 例，总有效率为 91.1%。其中，治疗 1 个疗程主要症状消失者 62 例，治疗 2 个疗程肝功能恢复正常者 204 例，治疗 3 个疗程以上者 12 例。

5. 妇炎方（郧阳医学院附属太和医院制剂）

组成：白花蛇舌草、败酱草、红藤、红花、郁金、丹参各 20 克，土茯苓、当归、赤芍各 15 克，苦参、益母草各 12 克。

功能主治：清热解毒，祛瘀止痛。用于慢性盆腔炎等妇科常见病。

临床疗效：298 例中，痊愈 218 例，好转 69 例，无效 11 例，总有效率为 96.3%。

6. 千金饮（广西中医学院第一附属医院制订的经验方）

组成：路边菊 30 克，白花蛇舌草 20 克，大力王 10 克，六耳苓 15 克，甘草 6 克，生地 20 克，赤芍 10 克，葫芦茶 15 克。

功能主治：清热解毒，散结消肿，活血止痛，止痒。用于痤疮（粉刺）。

用法用量：每日 1 剂，煎水分 2 次服，渣复煎洗脸，连用 10 剂。

7. 白花蛇舌草冲剂

组成：白花蛇舌草、枇杷叶、当归、栀子、白芷、菊花、桑白皮、黄芩、牡蛎、知母等。

主治：用于寻常痤疮。

用法用量：口服，一次2包，1日2次。

临床疗效：60例寻常痤疮患者，痊愈36例，显效10例，有效6例，无效8例，痊愈率60.00%，总有效率86.67%。

8. 白花蛇舌草注射液

组成：白花蛇舌草，亚硫酸氢钠，吐温-80。

功能主治：清热解毒，利尿消肿。用于呼吸道感染，扁桃体炎，肺炎，胆囊炎，阑尾炎，痈疖脓肿及手术后感染等。亦可用于癌症患者。

用法用量：肌内注射，常用量为一次2~4毫升，1日1~2次。

临床疗效：在急性上呼吸道感染白花蛇舌草注射液肌注（治疗组）与青霉素肌注加病毒灵口服（对照组）治疗比较中，用药后治疗组48小时内体温降至正常，上呼吸道感染症状及体征减少消失62例，对照组为50例，用药后治疗组72小时内体温降至正常，上呼吸道感染症状及体征减少消失72例，对照组为22例，用药后治疗组72小时内体温发热不退，上呼吸道感染症状及体征未减轻或加重8例，对照组为16例，两组总有效率为87.10%和68.00%，统计学差异显著。

9. 车前草白花蛇舌草复合保健饮料

组成：75%白花蛇舌草，15%车前草，11%糖浆，0.05%β-环糊精。

功能：清凉解渴，保健功效。

10. 肠泰胶囊

组成：白花蛇舌草、生黄芪、苦参、白头翁、野麻草、肿节风。

功能主治：益气解毒，通腑泄浊。用于肠癌术后和化疗病人的治疗。

11. 前列回春胶囊

组成：白花蛇舌草、虎杖、地龙、川木通、车前子、黄柏、茯苓、萹蓄、穿山甲（炮）、蜈蚣、鹿茸、黄芪、莱菔子、王不留行、五味子、枸杞子、菟丝子、淫羊藿、甘草。

功能主治：益肾回春，活血通淋，清儿解毒。用于慢性前列腺炎以及因前列腺炎引起的尿频、尿急、尿热、尿道涩痛、淋浊、性欲减退，阳痿早泄等症。

用法用量：口服，一次5粒，1日2~3次。

12. 鼻炎灵片

组成：白花蛇舌草、山豆根、玄参、蛇泡簕、茯苓、麦冬、石上柏、天花粉、半枝莲、党参。

功能主治：清热解毒，软坚散结，益气养阴。用于胸膈风热，痰火郁结，毒热上攻，耗气伤津之证，症见口干、咽痛、咽喉干燥灼热、声嘶头痛、鼻塞、流脓涕或涕中带血，也用于治疗急、慢性咽喉炎，口腔炎，鼻咽炎及鼻咽癌放疗、化疗辅助治疗。

用法用量：口服，一次5片，1日3次。

13. 复方抗乙肝颗粒

组成：白花蛇舌草、赤芍、灵芝、茜草、五味子、丹参、青黛、豆蔻、麦冬、白矾、鸡内金、虎杖、重楼、佛手、山楂和白芍十六味。

功能主治：清热解毒，理气活血，凉血祛湿，扶正养阴。用于急慢性病毒性乙肝，乙肝病毒携带者，转氨酶增高等。

14. 蛇菊合剂

组成：白花蛇舌草8公斤，海金沙根2公斤，野菊花2公斤，白糖3.2公斤，尼泊金适量。

功能主治：利尿消炎。用于急性阑尾炎，胆囊炎，泌尿系感染。

用法用量：口服，一次30～60毫升，1日3～4次。

15. 白花蛇舌草冲剂

组成：白花蛇舌草（干）5公斤，白砂糖1.5公斤，淀粉适量。

功能主治：抗炎。用于急性阑尾炎。

用法用量：一次2包，1日3次。

16. 肾炎合剂

组成：白花蛇舌草0.5公斤，羊蹄根0.5公斤，金沙藤0.5公斤，凤尾草0.5公斤。

功能主治：消炎解毒。用于肾炎。

用法用量：口服，每次20毫升，每日3次。

17. 泌尿消炎合剂

组成：白花蛇舌草50克，黄柏20克，金银花25克，车前草50克。

功能主治：清热消炎。用于尿道膀胱炎，肾盂肾炎，急性肾炎。

用法用量：口服，一次20毫升，1日2次，小儿酌减。

【不良反应】①本药无明显毒副作用，治疗中，肝、肾功能及血常规均未发现异常。部分患者服后有饥饿感，少数有头晕，大便次数增加等不适。久服白花蛇舌草致痿1例，患者出现举步艰难，不能行走。②白花蛇舌草注射液注射致过敏性休克1例，患者出现恶心、心悸，口唇紫绀，四肢厥冷伴大汗，脉搏细弱，血压降至零。

【附注】

1. 注意　孕妇慎服。

2. 品种情况　同属植物伞房花耳草（水线草）*H. corymbosa*（Linn.）Lam. 与白花蛇舌草外貌很相似，故常混用。其主要区别是：草花2～5朵组成腋生的伞房花序，花梗较长而纤弱，呈毛发状。

参考文献

1. 常怡勇．白花蛇舌草的传说和现代应用．开卷有益：求医问药，2010，（3）：42～43.

2. 李玉平，付信利．白花蛇舌草的临床新用途．职业与健康，2000，16（6）：113.

3. 陈雅，杨坤星．白花蛇舌草的化学成分及临应用．中国药业，2008，17（5）：62～63.

4. 杜宇，吴欣．白花蛇舌草的临床应用．中国伤残医学，2006，14（5）：93.
5. 吴琼．白花蛇舌草的临床应用概况．中药材，2000，23（10）：564～657.
6. 康连香，王瑛．白花蛇舌草的药理研究和临床应用．中国中医药现代远程教育.2009，7（2）：89～90.
7. 时立典．白花蛇舌草治疗泌尿道结石．中医杂志，2008，49（7）：635.
8. 胡善信，胡平．白花蛇舌草治疗慢性肺源性心脏病．中医杂志，2008，49（5）：442.
9. 邓斌．白花蛇舌草治疗功能性消化不良．中医杂志，2008，49（6）：532.
10. 徐孟海．白花蛇舌草治疗中耳炎．中医杂志，2008，49（11）：1007.
11. 何正远．白花蛇舌草治疗小儿夜啼．中医杂志，2007，48（2）：156.
12. 邓斌．白花蛇舌草治疗痔疮．中医杂志，2008，49（8）：723.
13. 芦柏震，周俐斐，侯桂兰，等．白花蛇舌草抗肿瘤作用研究进展．医药导报.2009，28（3）：344～346.
14. 刘丹丹，戴娜，范婧莹．白花蛇舌草抗肿瘤药理研究．中医药导报.2009，15（9）：64～67.
15. 巫朝伦，刘珊，马福家，等．白花蛇舌草的化学成分及药理作用．中华国际医药杂志.2002，1（3）：200～201.
16. 覃骊兰，邓家刚．中药白花蛇舌草化学成分及有效成分药理活性的研究进展．内蒙古中医药.2008，（4）：42～44.
17. 谢慧民，谢微杏．白花蛇舌草注射液治疗急性上呼吸道感染62例．中国中医急症，2003，12（1）：76.
18. 吴鹏军，王红梅，蔡明亮．白花蛇舌草冲剂治疗寻常痤疮的临床疗效观察．中华现代临床医学杂志，2005，3（14）：1437.
19. 楚贻华，高正秀．白花蛇舌草合剂治疗亚急性甲状腺炎18例疗效观察．齐鲁药事，2004，23（5）：57.
20. 周少贤，林燕如，王冬莲，等．车前草白花蛇舌草复合保健饮料的研制.2008：57.
21. 初茂忠．复方白花蛇舌草合剂的制备及质量控制．内蒙古中医药，2009，（8）：116.
22. 徐秀丽，付孟莉．复方白花蛇舌草口服液的制备与疗效观察．临床合理用药，2009，2（3）：45.
23. 张国用．复肝灵冲剂的制备与临床观察．中国中医药杂志，2008，6（3）：47.
24. 王宗涛，汤利红，陈长江，等．妇炎方保留灌肠配合微波治疗慢性盆腔炎298例．陕西中医，2009，30（3）：267～268.
25. 雍刚，郭英君，程宏霞．久服白花蛇舌草致痿1例．中国中医药信息杂志，2003，130（8）：94.
26. 刘浩．白花蛇舌草注射液致过敏性休克1例．泰山卫生，2005，29（6）：45.
27. 莫乃金．千金饮临床应用五则．中国民间疗法，1997，（3）：37.

28. 吴静，毛晓冬．复方抗乙肝颗粒剂制备工艺和质控标准的研究．中国临床医药研究杂志，2004，(总127)：13537.

◎白饭树

Baifanshu

【别名】白饭树叶、白倍子、金柑藤、鹊饭树叶（《广东中药志》第二卷），白泡果、白火炭（《南宁市药物志》），鱼眼木（《广西本草选编》），鱼骨菜（湖北）。

【来源】大戟科植物白饭树 *Securinega virosa*（Roxb. ex Willd.）Baill. 的干燥枝叶。夏秋季采收，割取带叶幼枝，晒干。分布于广东、台湾、广西、福建、云南等省区，我省产于南雄、始兴、乐昌、英德、曲江、乳源等地。

【药材性状】带叶幼枝长约30～50厘米。茎枝类方形，直径2～4毫米，表面棕黑色，断面白色，中央有较大的髓部；小枝纤细，直径约1毫米。叶互生，皱缩卷曲，易脱落，灰棕色，完整叶片展平后呈椭圆形至倒卵形，长2～4厘米，宽1.5～2.5厘米，顶端钝，有小尖头，基部广楔形；叶面浅绿色，叶背灰白色，全缘；叶柄长3～4毫米；质脆，易破碎。叶腋处间有似鱼眼珠状的小果。味淡。

【性味与归经】苦、微涩，凉；有小毒。归肺、脾经。

【功能主治】清热解毒，祛风除湿，杀虫止痒，止血。用于风湿痹痛，疮疖脓肿，湿疹瘙痒（包括过敏性皮炎），烧、烫伤，外伤出血。现代有用于新生儿脓疱疮。

【用法用量】外用适量，煎水洗，或用干叶研末以茶油调敷，或取鲜品捣烂敷患处。

【药理作用】

抗肿瘤作用　白饭树叶的醇提取物有明显抗肿瘤作用，在体外，对肿瘤细胞KB A_{549}、HCT－8、P_{388}和L_{1210}。等均呈现细胞毒作用，其ED_{50}均小于20微克/毫升。毒一叶萩碱和毒别一叶萩碱是两种从中分离出的具抗肿瘤活性的化合物。毒一叶萩碱对KB、P_{388}、L_{1210}、A_{549}、HCT－8肿瘤细胞的ED_{50}为5.5微克/毫升、2.9微克/毫升、8.0微克/毫升、5.5微克/毫升、4.6微克/毫升，毒别一叶萩碱对P_{388}肿瘤细胞的ED_{50}为0.9微克/毫升，对上述其余几种肿瘤细胞的ED_{50}均大于10微克/毫升。

【附注】

1. 注意　本品有小毒，多作外用，不宜内服。

2. 药用部位　白饭树根亦入药，功用同枝叶；亦有用于治疗肾亏遗精，腰膝乏力，妇女白带，腰痛，风湿关节痛。白饭树皮有抗菌作用。

参考文献

1. 罗金花．千里光、白饭树治疗新生儿脓疱疮的临床观察．医学文选，1999，18(5)：802.

◎白 英

Baiying

【别名】白草、排风藤、千年不烂心(《广东中药志》第二卷)，苻(《尔雅》)，縠菜(《神农本草经》)，鬼目草(《尔雅》郭璞注)，白幕、排风(《本草拾遗》)，排风草(《履巉岩本草》)，天灯笼、和尚头草(《本草纲目拾遗》)，望冬红、酸尖菜(《植物名实图考》)，土防风、耳坠菜(《贵州民间方药集》)，金线绿毛龟草、葫芦草(《福建民间草药》)，毛风藤(《江西民间草药》)，毛老人(《江西中药》)，红道士、毛和尚(《浙江民间草药》)，野猫耳朵(《四川中药志》)，胡毛藤、羊仔耳、生毛稍、龙毛龟、毛燕仔、红麦禾(《闽东本草》)，蜀羊泉、毛相公、望风藤(《湖南药物志》)，毛千里光、毛秀才(《全国中草药汇编》)，鹰咬豆子、毛道士、毛葫芦、葫芦藤(《中药志》)，白毛藤(《百草镜》)。

【来源】为茄科植物白英 *Solanum lyratum* Thunb. 的干燥全草。夏、秋季采收全草，鲜用或晒干。分布广东、甘肃、陕西、河南、湖北、湖南、山东、江苏、浙江、安徽、江西、广西、贵州、四川、云南等省区。日本、中南半岛均有分布，我省广州、清远、佛山、韶关、汕头等市所属县有产。

【药材性状】全草长1～4米，除花、花柄、果实外，全体被白色长柔毛，以嫩枝及叶片处柔毛较多。根稍弯曲，浅黄棕色，圆形皮孔明显凸起。茎圆柱形，略有棱，灰黄色或灰绿色。叶片皱缩，叶面棕绿色，叶背灰绿色，展平后呈长卵形，长3～8厘米，宽2～5厘米，顶端锐尖，基部心形，下部2浅裂至中裂或全裂，裂片呈耳状。叶柄长2～4厘米。间见有残留花及棕褐色小果。气微，味淡。

【性味与归经】甘、苦，寒；小毒。归肝、胆、肾经。

【功能主治】清热解毒，利湿消肿。用于感冒发热表证，湿热黄疸，带下，热性小便不利，水肿，疟疾。外治风湿痹痛，痈疔疮疖。现代有用于肾炎水肿，胆囊炎，传染性肝炎，胆结石，肺癌，喉癌，胃癌，膀胱癌、子宫颈癌，绒毛膜、皮癌，肝癌，甲状腺肿瘤，阴道炎，顽固性类风湿性关节炎。

【用法用量】15～30克（鲜品加倍），水煎服。外用适量，煎水洗或取鲜品捣烂敷患处。

【药理作用】

1. 抗肿瘤作用 白毛藤热水提取物（每60公斤干燥药物可得提取物4公斤，含甾体皂苷）具有抗肿瘤作用。在体外，SL－c和SL－d对人宫颈癌JTC－26细胞有明显抑制作用，8微克/毫升抑制率可达100%，SL－b也表现抑制作用，15微克/毫升抑制率可达100%，有趣的是，化学结构与SL－b相似的SL－a对JTC－26却没有抑制作用。白英对小鼠肉瘤S_{180}、子宫颈癌14、艾氏腹水癌细胞均有抑制作用。白英能明显阻断G2期细胞，且与药物剂量呈正相关。但各个剂量的白英对M期细胞均无明显的直接作用。已有研究结果表明，白英对人体宫颈癌细胞株JTC－26有抑制作用。白英水提取液对人急性早幼粒细胞白血病HL－60细胞生长的影响，结果显示，白英水提取液在1毫克·升$^{-1}$及以上时对人急性早幼粒细胞白血病HL－60细胞生长有显著的抑制作用，并且，白英提取液对

HL－60 细胞的生长抑制作用既表现为短时间的细胞杀伤作用，也表现为药物持续作用后的繁殖抑制，说明白英水提取液具有较强的体外抑瘤活性，且其抑瘤活性并不局限于直接的细胞毒作用。用含 2.5 毫克·升$^{-1}$、5.0 毫克·升$^{-1}$、10.0 毫克·升$^{-1}$3 种浓度紫杉醇、白英提取物的培养基，培养 BEL－7404 肝癌细胞系 24 小时后，细胞即发生形态学变化，出现凋亡小体和梯形 DNA，说明白英与紫杉醇一样，能通过促进细胞凋亡，导致肝癌细胞死亡，发挥抗癌作用。它们可能刺激诱发肝癌细胞产生一种主动的、基因指挥下的消亡，诱发 bax 基因大量表达，抑制 bcl－2 基因的表达，使 bax/bcl－2 蛋白比率增高从而促进细胞凋亡。有研究发现，白英处理组 SGC－7901 细胞增殖有显著性下降，细胞凋亡显著性增多（$P<0.05$）；基因 bcl－xl mRNA 和 Bcl－xl 蛋白表达降低、bid mRNA 和 Bid 蛋白表达升高（$P<0.05$），并随白英浓度增加而加强。表明白英水提物能诱导人胃癌 SGC－7901 细胞凋亡和抑制增殖，且有一定的量效关系，其作用机制可能与调控 bcl－xl、bid 基因表达有关。白英水提物对人卵巢癌 A2780 细胞有较强的增殖抑制和诱导凋亡作用。采用 MTT 法检测白英甾体皂苷体外对小鼠原代腹水型肉瘤 S_{180} 细胞、小鼠肝癌 H_{22} 细胞、人宫颈癌 HeLa 细胞、人卵巢癌 HO－8910 细胞和人类白血病 K562 细胞以及正常小鼠脾细胞的抑制作用。结果显示，白英甾体皂苷对人卵巢癌 HO－8910 细胞、人宫颈癌 HeLa 细胞、小鼠原代腹水型肉瘤 S_{180} 细胞均有较好的抑制作用，而对小鼠肝癌 H22 细胞和人类白血病 K562 细胞抑制作用稍弱。对 HeLa 细胞的试验表明呈现良好的浓度－效应依赖关系。对小鼠正常脾细胞的 IC_{50} 为 32.27。说明白英甾体皂苷体外对HO－8910、人宫颈癌 HeLa 细胞、小鼠原代腹水型肉瘤 S_{180} 细胞有较好的抗肿瘤作用。

2. 抗过敏作用 白英水提取液（SLAE）对过敏症状的作用。通过小鼠实验结果证明，SLAE 对由聚合物 48/80 导致的过敏性休克抑制率为 100%；口服 SLAE（0.05 毫克/克 BW）对皮肤过敏症的抑制率为 69.3%。另外，SLAE 还能抑制由混合物 48/80 引起的腹腔肥大细胞组织胺的过敏，化合物 48/80 诱导的小鼠腹膜肥大细胞（简作 RPMC）组胺释放量也与白英剂量呈正比例，随白英剂量增大，抑制组胺释放作用也增强，且 RPMC 中 cAMP 的量较正常情况而言，会随白英剂量增加而明显增加。有研究发现，白英的水提取物和反二硝基苯基化 IgE 结合，能够有效地抑制皮肤肥大细胞过敏反应。研究还发现，白英水提取物能够显著地降低 L 组胺脱羧酶作为信使核糖核酸的水平。随后还发现，经过重组干扰素处理的白英能有效地刺激白鼠腹腔巨噬细胞 N0 的合成。

3. 增强免疫作用 白英生物碱（醇提取物）对机体抗体形成及 γ－球蛋白质均有促进作用，可以增强机体非特异免疫功能。白英水提取物及醇提取物均能增加动物机体吞噬细胞的吞噬功能，对促进动物机体的免疫功能具有重要作用。干燥白毛藤全草经粉碎、乙醇脱脂后，残渣用热水提取得到 2 种多糖 SL－1、SL－2，用凝胶渗透色谱（GPC）法测定其分子量，生物免疫活性实验证明：白毛藤多糖 SL－1、SL－2 均在体外具有明显提高正常小鼠胸腺淋巴细胞免疫活性的作用，其中 SL－2 的作用要强于 SL－1。另外，SL－1 对正常小鼠胸腺淋巴细胞的作用在 40～80 微克/毫升达到峰值，而 SL－2 在 80～120 微克/毫升达到峰值，且均与用药时间成正比。有研究发现，白英提取物能有效地增加正常小鼠的脾淋巴细胞转化率，增强小鼠迟发型变态反应、NK 细胞活性、抗体形成细胞活性、小鼠腹腔巨噬细胞吞噬鸡红细胞百分率，且随提取物溶液浓度增高而增强。表明白英提取物具有一定的免疫调节作用。

4. 抑菌作用 白英的4种提取液中，热水提取液和酸性乙醇提取液对链球菌和葡萄菌等多种细菌具有较强的抑菌作用，可能是由于白英中所含的生物碱对多种细菌具有抑菌作用，而酸性乙醇提取液对大肠杆菌和沙门氏菌的抑菌能力较强。本品对绿脓杆菌有显著的抗菌作用。

5. 抗炎作用 从用于抗炎及治疗创伤的52种传统草药中，优选抑制体内前列腺素生物合成以及血小板活化因子（PAF）导致的胞吐作用的药物时发现，白英不仅对感冒、风湿、疼痛及中风有较好的疗效，且对PAF导致的胞吐作用抑制率亦高达103%，居于其它草药之首。白英水提取物（12克/公斤）能明显抑制二甲苯所致的小鼠耳肿胀程度，与空白对照组比较均有显著统计学差异（$P<0.05$），白英乙醇提取物（12克/公斤）对二甲苯所致小鼠耳肿胀也有一定的抑制作用，但与空白对照相比无显著性差异。白英水提取物（12克/公斤）、白英乙醇提取物（12克/公斤）均能明显抑制角叉菜胶所致的足跖肿胀程度，在1小时与空白对照组比较均有显著性差异（$P<0.05$）。结果提示白英水提取物、白英乙醇提取物对炎性水肿有显著抑制作用，白英水提取物组作用稍强于乙醇提取物组。结果表明白英具有一定的抗炎活性。

6. 护肝作用 莨菪亭（7-羟基-6-甲氧基香豆素）作为白英的一种化学成分具有明显的护肝作用。以四氯化碳促活的预先培养的大鼠的肝细胞为筛选方法；莨菪亭的护肝活性最先是通过检测从四氯化碳促活的大鼠的肝细胞释放到培养基中的聚丙酮转氨酶和山梨醇脱氢酶来评估的。实验表明，莨菪亭大大减少了聚丙酮转氨酶和山梨醇脱氢酶的释放，分别达53%和58%，进一步的研究表明，莨菪亭能保留50%的谷胱肽物以及超氧化物歧化酶36%的活性，并同时抑制丙二醛（MDA）的生成。

7. 镇痛作用 白英水提取物（12克/公斤）、白英乙醇提取物（12克/公斤）均能明显减少小鼠扭体次数，与空白对照组比较有显著性差异（$P<0.05$，$P<0.01$）。结果表明白英水提取物、乙醇提取物对醋酸腹腔注射所致的小鼠疼痛有抑制作用。白英水提取物（12克/公斤）能明显延迟小鼠的舔后足时间，提高小鼠痛阈值，与空白对照组比较均有统计学差异（$P<0.05$），而白英乙醇提取物能延长小鼠舔后足时间，与空白对照相比无显著性差异，表明白英水提取物对热致痛具有镇痛作用。

8. 毒理活性 白英同其它茄科植物一样，体内普遍含有一种有毒性、有异味的糖苷生物碱，含量超过一定域值时有中毒或致畸危险。白英果实能引起小猪先天颅面畸形，而且发生率高，服用未成熟果实后会呈现毒性发应。

【药物制剂】

1. 肤红冲剂

组成：白英、红花、川芎、地肤子、苍耳子。

功能主治：活血祛风，散瘀解毒，除湿止痒。用于风疹瘙痒，风隐疹，湿疹等。

用法用量：口服，一次9~18克，1日3次，用开水冲化服；儿童酌减。

2. 白英冰片洗剂

组成：白英、冰片。

功能主治：清热解毒，祛风利湿。用于静脉炎。

用法用量：湿热敷（40～45℃）患处，1日2次。

3. 白英合剂

组成：白英根、金鸡儿，楤木、鸡血藤等。

主治：用于顽固类风湿性关节炎。

用法用量：口服100毫升，1日2次，12天一疗程。

4. 白英消疹止痒凝胶

组成：白英。

主治：用于慢性湿疹，接触性皮炎，过敏性皮炎以及瘙痒性皮肤病。

5. 肤痒颗粒

组成：白英、红花、地肤子、苍耳子、川芎。

功能主治：祛风活血，除湿止痒用于皮肤瘙痒症湿疹，荨麻疹等瘙痒性皮肤病。

6. 化瘤膏I号

组成：白英、红花、水蛭、桃仁、丹皮、石灰等。

功能主治：清热解毒，活血化瘀。用于草莓状血管瘤。

用法用量：把化瘤膏I号干粉用适量生理盐水调成软膏状，外敷于血管瘤部位至药物吸收。约5～30分钟后，血管瘤塌陷，表面形成一层黑药痂。去掉药痂，用消毒纱布块包扎，每天换药一次，预防感染，7～10天左右痂掉瘤体消失。

7. 清木丹颗粒

组成：苍术、白英、生山楂各12克，厚朴、郁金96克，汉防己、蚤休、黄芩各160克，丹参、赤芍各200克，柴胡80克。

功能主治：清热祛湿，解毒化瘀。用于慢性乙型肝炎。

用法用量：口服，一次10克，1日3次。

【不良反应】白毛藤有小毒，不宜过量服用，否则会出现咽喉灼热感及恶心、呕吐、眩晕，瞳孔散大，出现惊厥性肌肉运动的同时表现全身性衰竭。

【附注】

1. 品种情况 白英与寻骨风两者来源不同，但它们却存在一个同样的别名－白毛藤。因而使市场上白英、寻骨风、白毛藤的名称出现混淆，导致香港地区出现病人误将马兜铃科的寻骨风当作白英长期服用。白英与寻骨风原植物在外形上很容易区别，单单从叶的形状上就可以加以区别，白英的叶呈提琴或戟形，寻骨风呈卵状心形。另外茎的折断面也可以反映两者的区别，白英常出现中空现象，而寻骨风却无此现象。在花期及果期，我们也可以从两者花和果实的形态上加以区别。总而言之，两种植物科属差异较大，所含成分不同。寻骨风含有马兜铃酸类成分，长期大量使用能引起肾小管坏死，尿道癌，急性或慢性肾衰竭等肾病。为保证临床用药安全、有效，二者在使用时，应加以甄别。龙葵和白英的具体区别见龙葵部分。

2. 药用部位 白英的根、果实亦有单味入药。根主治风火牙痛、头痛、痈肿、痔漏。果实有称“鬼目”，主治目赤、牙痛。

参考文献

1. 张秀娟，马悦. 白英的药理作用研究进展. 亚太传统医药，2008，4（1）：54.

2. 徐顺，王林江，刘宏民．白英化学成分和药理作用研究进展．时珍国医国药，2006，17（4）：523.

3. 余乐涵，许宝华，吴剑，等．白英水提物对胃癌 SGC－7901 细胞凋亡与基因 bcl－xl/bid 表达的影响．中成药，2008，30（12）：1744.

4. 朱海静，王开平，王瑞．白英水提物诱导人卵巢癌 A2780 细胞 bcl－2 基因表达的影响．西北国防医学杂志，2009，30（2）：126.

5. 谢永芳，梁亦龙，舒坤贤，等．白英提取物的免疫调节作用研究．时珍国医国药，2007，18（2）：386.

6. 费逸明，龚纯贵．白英提取物镇痛抗炎作用的实验研究．药学实践杂志，2009，27（2）：111.

7. 刘淑华，魏仙凤，白美姣．白英甾体皂苷对肿瘤细胞的体外增殖抑制作用．江西中医药，2010，41（1）：71.

8. 蒋小文，吴启南．白英与寻骨风的比较鉴别．江西中医学院学报，2006，18（1）：35.

9. 王红娟．白英冰片洗剂治疗盖诺化疗所致静脉炎．护理学杂志，2008，23（17）：68.

10. 应渊，水端英，杨蓓蓓，等．白英合剂治疗顽固类风湿性关节炎．中国康复医学杂志，1989，4（6）：35.

11. 张千元，郭可锦，黎劲梅，等．白英消疹止痒凝胶的药理作用研究．中药材，2007，30（2）：211.

12. 吴和珍，宋爱华，杨艳芳，等．肤痒颗粒的质量控制研究．中国中医药信息杂志，2007，14（9）：51.

13. 何瑞明，汪文杰．化瘤膏Ⅰ号外敷治疗草莓状血管瘤 180 例．湖北中医学院学报，2003，5（2）：52.

14. 李日向，常占杰，黄峰，等．清木丹配合拉米夫定治疗慢性乙型肝炎 50 例．陕西中医，2007，28（12）：1641.

◎白药子

Baiyaozi

【别名】陈家白药（《岭南采药录》），山乌龟、盘花地不容（《广东中药志》第二卷），金线吊蛤蟆（《岭南中草药撮要》），白药（《药性论》），白药根（《本草图经》）。

【来源】为防己科植物金线吊乌龟 *Stephania cepharantha* Hayata 的干燥块根。秋季采收，挖取根部，洗净，晒干；或趁鲜横切片，晒干。产于广东、广西、江苏、浙江、安徽、福建、台湾、江西、湖北、湖南、四川、贵州。

【药材性状】完整块根呈不规则椭圆形或短圆柱形，常有肥大的侧根，略弯曲，有缢缩的横沟。块根直径 2～6 厘米，表面褐灰色，皱缩，顶端有根茎残基。横切片直径 3～6 厘米，厚 0.5～1.5 厘米，切面类白色，粉性可见点状的维管束排列成环状或不规则形状。

外皮有皱纹及须根痕。质脆，易折断。气微，味苦。

【性味与归经】苦、辛，微寒；小毒。归脾、肺、肾、胃经。

【功能主治】清热解毒，消痰散结，凉血止血。用于咽痛喉痹，瘰疬痰核，血热吐血，衄血。外用治金疮出血，热毒痈肿。现代有用于急性肝炎，细菌性痢疾，急性阑尾炎，胃痛，内出血。

【用法用量】9～15克，水煎服，或入丸、散剂。外用适量，研末调敷或鲜品捣烂敷患处。

【药理作用】

由白药子分得的千金藤素（又名头花千金藤碱）经证实具有解蛇毒、抗结核、抗麻风、抗变态反应等作用；还具有刺激网状内皮系统、活化造血组织、促进骨髓组织增生的功能。亦能保护狗由于辐射损伤引起的白细胞减少，并显著提高小鼠急性放射病的存活率。抗变态反应作用与稳定细胞膜、刺激垂体肾上腺功能有关。头花千金藤碱（CT）1.0毫克/公斤及3.0毫克/公斤静脉给予兔，可增强兔耳微血管血液的灌注节律，这由于血管运动增强持续1小时或更长之故，CT的微血管扩张作用与全身血液动力学无直接关联。

【药物制剂】

生肌祛白合剂　（河南省洛阳市第三人民医院验方制剂）

组成：白药子、白蒺藜、墨旱莲、重楼、白薇、红花、炒桃仁、龙胆草、海螵蛸、制苍术、制何首乌、降香、甘草。

功能主治：活血化瘀，散风行气，补肾养血增加色素细胞再生能力，促进色素细胞产生色素。用于白癜风。

用法用量：口服。一次10～20毫升，1日3次，或遵医嘱。

【附注】

1. 注意　脾虚及泄泻者禁服。

2. 品种情况　目前作为商品白药子使用的药材有4科8种之多。现用正品白药子为防己科植物 *Stephania cepharantha* Hayata 的块根。粉防己为常用中药，味苦辛性寒，功效利水消肿，祛风止痛。粉防己又称汉防己为防己科植物 *Stephania tetrandra* S. Moore 的块根。为用药安全有效，正确区别两者。两者在外观性状上的鉴别要点主要是：白药子：① 外皮黄褐色，有不规则的皱纹；②切面类白色，具凹凸不平的锥管束排列成数层环。粉防己：① 外皮浅灰黄棕色，具规则的浅粗纵皱纹，弯曲处有深陷的横沟；② 切面灰白色或黄白色，具多数浅棕色锥管束呈放射状排列。两者在显微鉴别上的要点主要是：白药子：①淀粉粒呈圆形、椭圆形、脐点点状、圆孔状、钟形，复粒淀粉粒由2～9个单粒组成，②网纹导管3－10个成束，③石细胞单一散开，④木栓细胞呈不规则五角形。粉防己：①淀粉粒呈球形、盔帽形，脐点“人”字形或星状，②导管多为具缘纹孔与网纹导管，③石细胞多，呈椭圆形，类方形，④木栓细胞棕黄色，多角形。

参考文献

1. 李一兵，廖永新．白药子、粉防己的性状与显微鉴别．赣南医学院学报，1999，

19（4）：346.

2. 孟晓丹．生肌祛白合剂的制备及质量标准．中国民间疗法，2009，17（8）：48.

◎白　蔹

Bailian

【别名】五爪藤根、九牛力（《广东中药志》第二卷），兔核（《神农本草经》），白根、昆仑（《别录》），猫儿卵（《本草纲目》），鹅抱蛋（《植物名实图考》），见肿消（《南京民间草药》），穿山老鼠（《浙江中药手册》），白水罐、山地瓜（《东北药用植物志》），铁老鼠、母鸡带仔、老鼠瓜薯（《广西中药志》），山栗子、八卦牛、白浆罐（《辽宁经济植物志》），野红薯（《全国中草药汇编》），地老鼠、野蕃薯（《浙江药用植物志》），母鸡抱蛋（《贵州中草药名录》），五爪藤。

【来源】为葡萄科植物白蔹 *Ampelopsis japonica*（Thunb.）Makino 的块根。春、秋季采挖，除去茎及细须根，洗净，多纵切成两瓣、四瓣或斜片，晒干。分布于广东、辽宁、河北、山西、内蒙古、江苏、浙江、安徽、山东、江西、河南、湖北、湖南、广西、四川、陕西等省区。野生或栽培。我省产于连平、曲江、乳源、南雄、始兴、仁化、乐昌、英德、翁源等县。

【药材性状】块根长圆形或纺锤形，多纵切成瓣或斜片。完整者长 5 ~12 厘米，直径 1.5 ~3.5 厘米。表面红棕色或红褐色，有纵皱纹、细横纹及横长皮孔，栓皮易层层脱落，脱落处显淡红棕色，剖面类白色或淡红棕色，皱缩不平。斜片呈卵圆形，长 2.5 ~5 厘米，宽 2 ~3 厘米，切面类白色或浅红棕色，可见放射状纹理、周边较厚，微翘起或略弯曲。体轻，质硬脆，粉性。气微，味微甜。

【性味与归经】苦、辛，寒。归心、肝、脾经。

【功能主治】清热解毒，散结止痛，生肌敛疮。用于疮疡肿毒，瘰疬，烫伤，湿疮，温疟，惊痫，血痢，肠风，痔漏，白带，跌打损伤，外伤出血。现代还用于癌性发热，支气管扩张咯血，手足皲裂，烧伤，骨折，嗌疽，血疽初起，鼻炎，咽炎，扁桃体炎，唇舌炎症，口腔溃疡，牙痛，口臭。

【用法用量】6 ~9 克，水煎服。外用适量，煎水洗或研末调敷患处。

【药理作用】

1. 抗菌作用　白蔹水浸剂（1∶3）在试管内对同心性毛癣菌、奥杜盎小芽胞癣菌、腹股沟和红色表皮癣菌等皮肤真菌有不同程度的抑制作用。水煎剂用平板稀释法对金黄色葡萄球菌有抑制作用。用试管打孔法，浓度 >1∶40 时，对痢疾杆菌生长有显著的抑制作用。炒白蔹和焦白蔹对金黄色葡萄菌抗菌 Mic 值（克/毫升）为 0.5 士 0.05 和 0.28 士 0.03（n =8）外，其他各药浓度在 0.5 克/毫升下对各菌均不显抗菌作用。白蔹经炒制后其体外抗菌作用比生白蔹的体外抗菌作用增强，其中又以炒焦的作用最好。

2. 抗癌作用　体外试验对人宫颈癌细胞培养系 JTC −26 有抑制作用，抑制率在 90% 以上。白蔹的甲醇提取物及从中提取纯化的 momordin 对激活蛋白（AP −1）活性及肿瘤细胞的增生有抑制作用。momordin I 对肿瘤细胞的抑制活性最强，其 IC_{50} 为 22.8 毫克/毫升。白蔹的甲醇提取物和 momordin 还对人肿瘤细胞有细胞毒作用，momordinI 细胞毒作用最强，IC_{50}为 7.280 ~ 16.05 毫克/毫升。momordinl 对白血病 HL - 60 细胞的细胞毒作用，其 IC_{50}为 19.0 毫克/毫升，并证明其作用机制是通过降低 Bcl - 2：Bax 的比例及激活 caspase - 3，诱导了白血病 HL - 60 细胞的凋亡。许多中药乙醇提取物均有高度酪氨酸酶抑制作用，能阻截皮肤中黑色素的形成。白蔹水提物对酪氨酸酶有很强的抑制作用，IC_{50}为 0.35 毫克/毫升。但白蔹的 80% 乙醇提取物抑制效果较差，其 IC_{50} 比水提取物的数值高 5.9 ~ 23.8 倍。

3. 兴奋作用 白蔹煎剂对小鼠给药前后电刺激的痛阈变化，发现白蔹煎剂对小鼠有一定的兴奋作用，无镇痛作用，但可显著增强黑附片和炙川乌的镇痛作用。

4. 免疫调节活性 3 种不同剂量的白蔹醇提物（5、10、20 克/公斤）对小鼠外周血淋巴细胞 ANAE 阳性率、T 细胞增殖能力及巨噬细胞吞噬功能均有促进作用，并随剂量增加作用增强，量效呈正相关。白蔹提取物可增强小鼠 T 淋巴细胞和巨噬细胞的免疫功能，表明白蔹的抗菌作用与其免疫活性有关，临床用于抗感染治疗可能具有直接抗菌和调节集体免疫功能的双重机制。

5. 抑制毛发生长作用 白蔹的水煎剂对小鼠触须毛囊生长有明显抑制作用。

6. 其他作用 拮抗黑附片、炙川乌和炙草乌对离体蛙心的收缩作用。

【药物制剂】白蔹在我国分布较广泛，对其药理作用及其有效成分进行系统分析，可望开发出新的治疗或保健药品。

1. 白蔹痔疮栓

组成：白蔹、黄连、五倍子、乳香等。

功能主治：清热止血，消炎止痛。用于内痔、混合痔发炎引起的大便出血，肛周分泌物，肛门坠胀、疼痛等症。

2. 京万红

组成：白蔹、地榆、地黄、当归、桃仁、黄连、木鳖子、罂粟壳、血余炭、棕榈、半边莲、土鳖虫、穿山甲、黄柏、紫草、金银花、红花、大黄、苦参、五倍子、槐米、木瓜、苍术、白芷、赤芍、黄芩、胡黄连、川芎、栀子、乌梅、冰片、血竭、乳香、没药。

功能主治：活血消肿，祛瘀止痛，解毒排脓，去腐生肌。用于水、火、电灼烫伤，疮疡肿痛，皮肤损伤，创面溃烂等症。

用法用量：外用，先用生理盐水清理创面，涂敷本品，或将软膏适量涂于纱布上，覆盖创面，用消毒纱布包扎，每日换药一次。

3. 消痔灵片

组成：白蔹、卷柏、地榆、槐花、五倍子、牛羊胆酸。

功能主治：收敛止血，解毒敛疮。用于内外痔疮。

用法用量：口服，一次 2 ~ 3 片，1 日 3 次。

4. 痔速宁片

组成：白蔹、槐花、五倍子、黑豆、猪胆膏。

功能主治：解毒消炎，止血止痛，退肿通便，收缩痔核。用于内痔，外痔，混合痔，肛裂等。

用法用量：口服，一次4片，1日3次。

5. 京万红痔疮膏

组成：白蔹、地黄、穿山甲、木瓜、川芎、白芷、棕榈、血余炭、地榆、赤芍、土鳖虫、大黄、黄芩、当归、五倍子、桃仁、苦参、黄柏、胡黄连、木鳖子、黄连、罂粟壳、苍术、栀子、乌梅、半边莲、红花、槐米、金银花、紫草、血竭、乳香、没药、槐角、雷丸、刺猬皮、冰片。

功能主治：清热解毒，化瘀止痛，收敛止血。用于初期内痔，肛裂，肛周炎，混合痔等。

用法用量：外敷，便后洗净，将药膏挤入肛门内，1日1次。

6. 其他制剂 妇科万应膏（含白蔹，用于治疗宫寒血滞引起的月经不调，经期腹痛，腹冷经闭，腰痛带下等症）

【不良反应】外用京万红引起过敏反应，患者出现创面疼痛且有散在米粒样丘疹，压之退色，创周肿胀，布满小水泡，奇痒。

【附注】

1. 注意 脾胃虚寒及无实火者禁服；孕妇慎服；反乌头。

2. 品种情况 同属植物乌头叶蛇葡萄 *Ampelopsis aconitifolia* Bunge 的块根也作白蔹使用。

参考文献

1. 李洪娟，张蕾，王术光．白蔹的药理作用及临床应用．食品与药品，2007，9（10_A）：60～62.

2. 闵凡印，周一鸿，宋学立，等．白蔹炒制前后的体外抗菌作用．中国中药杂志，1995，20（12）：728～729.

3. 焦一鸣，王放．试述（《五十二病方》）中黄芪、白蔹的运用．江西中医药，2005，36（3）：58～59.

4. 汤军，徐志瑛．徐志瑛运用白蔹经验．陕西中医，2006，27（1）：75～76.

5. 朱彩莲，李鸣宇．抑制口臭作用中药的筛选和评价．上海第二军医大学学报，2005，25（4）：345～348.

6. 赵斌，李娜，吴健明，等．白蔹痔疮栓质量标准研究．中成药，2008，30（10）：1475～1478.

7. 刘瑞芝，梁纪军，尹俊然．妇科万应膏的质量标准研究．现代中西医结合杂志，2007，16（9）：1238～1239.

8. 陈春生，龚辰炜．京万红烧伤膏导致过敏21例的治疗体会．中国医学研究与临床，2005，3（7）：73.

◎白　薇

Baiwei

【别名】白面枫(《岭南采药录》)，白尾、龙胆白薇(《广东中药志》第二卷)，薇、春草(《尔雅》)，芒草(《尔雅》郭璞注)，白幕、薇草、骨美(《别录》)，白微(《本草纲目》)，白龙须(《植物名实图考》)，龙胆白薇(《药材资料汇编》)，山烟根子、拉瓜飘、白马薇(《全国中草药汇编》)，巴子根、金金甲根(《青岛中草药手册》)，老君须（陕西、湖南、四川、贵州)，老虎瓢根（陕西、江苏)，婆婆针线包（贵州、云南)，东白薇（上海)。

【来源】为萝藦科植物白薇 *Cynanchum atratum* Bunge 或蔓生白薇 *Cynanchum versicolor* Bunge 的根。春、秋季采收。挖取根及根茎，除去泥土及地上残茎，晒干。我省和平、连平、惠阳、曲江、乳源、高要、罗定、台山等地有产。

【药材性状】根茎粗短，呈不规则圆柱形，有结节，长 2~5 厘米，直径 0.5~1.5 厘米，上端有 2~5 个圆形凹陷的茎痕；下面及两侧簇生多数细长的根似马尾状。根呈圆柱形稍弯曲，长 5~20 厘米，直径 1~2 毫米；表面黄白色至黄棕色，平滑或微有细皱纹。质脆，易折断，断面皮部黄白色，有黄色小木心。气微，味微苦。

【性味与归经】苦、咸，性寒。归肺、肝、胃、肾经。

【功能主治】清热益阴，利尿通淋，解毒疗疮。用于温热病发热，身热斑疹，潮热骨蒸，肺热咳嗽，产后虚烦，热淋，血淋，咽喉肿痛，疮痈肿毒，毒蛇咬伤。现代有用于血管抑制性晕厥，淋巴管炎，精液不液化，口疮，水肿，咯血，温病邪在卫气久热不退等。

【用法用量】内服，煎汤，3~15 克，或入丸、散。外用，适量，研末贴，或用鲜品捣烂敷。

【药理作用】

1. 退热作用　白薇水提取物 3.4 克/公斤，4.9 克/公斤，7.0 克/公斤分别腹腔注射，对 15% 酵母悬液诱发的大鼠发热均有明显的退热作用，其醇提取物和醚提取物对大鼠酵母致热后的退热作用不明显。

2. 抗炎作用　白薇水提取物 1.0 克/公斤，2.0 克/公斤，4.0 克/公斤腹腔注射对巴豆油致炎剂所致小鼠耳廓急性渗出性炎症均有非常显著的抗炎作用。

3. 镇咳祛痰平喘作用　在白前与白薇的部分药理作用的比较的动物实验中发现：蔓生白薇的水提物有一定的平喘作用，但没有镇咳和祛痰作用；直立白薇的水提物有一定的祛痰作用，但没有镇咳和平喘作用。实验还发现两种白薇的醇提取物均没有镇咳和祛痰作用。

4. 抗肿瘤作用　从蔓生白薇中分离出来的蔓生白薇苷 A（cynaversicoside A）进行体内抗肿瘤实验，实验表明蔓生白薇苷 A 具有良好的肿瘤抑制活性，可以研究潜在的抗肿瘤活性。

5. 其他作用　白薇皂苷能够使心肌收缩作用增强，心率变慢，可用于治疗充血性心力衰竭。研究者还发现，白薇中的皂苷对肺炎球菌有抑制作用。白薇根的80%甲醇提取液和从该提取液中分得的4种皂苷 cynatroside A，B，C 和 cynascyroside D 具有显著的乙酰胆碱脂酶（AChE）抑制活性，其中 cynatroside B 的 AChE 抑制活性，对减轻记忆破损活性和抗失忆活性均持有显著的治疗剂量。

6. 毒性 白薇提取物小鼠腹腔注射的 LD_{50} 为26.7克/公斤。

【药物制剂】目前国内外对白薇的药理活性和药物制剂方面的报道较少，研究还存在很大的拓展空间。

1. 竹皮大丸

组成：生竹茹、白薇各9克，生石膏15~30克，桂枝6克，甘草12克，大枣5枚。

功能主治：清热除烦，滋阴养血。用于哺乳期发热，癔病，更年期综合征等。

用法：1次6克，1日2~3次，白水送服。

2. 小儿感冒颗粒

组成：白薇75克，广藿香75克，菊花75克，连翘75克，大青叶125克，板蓝根75克，地黄75克，地骨皮75克，薄荷50克，石膏125克。

功能主治：疏风解表，清热解毒。用于小儿风热感冒，症见发热，头胀痛，咳嗽痰黏，咽喉肿痛，流感见上述症候者。

用法用量：用开水冲服。1岁以内一次6克（1袋），1~3岁一次6~12克（1袋-2袋），4~7岁一次12~18克（2袋-3袋），8~12岁一次24克（4袋），1日2次。

3. 可利肝糖浆

组成：白薇1.5公斤，泽兰2.25公斤，枳实2公斤，穿山甲0.75公斤，五味子2公斤，山豆根7.5公斤，红糖7.5公斤。

功能主治：清热凉血，疏肝止痛。用于传染性肝炎。

用法用量：成人1次20毫升，1日3次，6~9岁一次10毫升，10~15岁一次15毫升，2岁以下每次5毫升。

4. 复方白薇根合剂

组成：白薇根15克，败酱草15克，桑白皮10克。

功能主治：止咳化痰。用于慢性气管炎。

用法用量：口服，一次10毫升，1日2次，儿童酌减。

【附注】

1. 注意 血虚有寒者不宜用。

2. 品种情况 白薇、白前与徐长卿来源与同科属，其形态、性状相似，故易于混淆。白前为萝（摩）科植物柳叶白前 *Cynanchum stauntonii*（Decne.）Schlt. ex Levi. 或芫花叶白前 *Cynanchum glaucescens*（Decne.）Hand - Mazz. 的干燥根茎及根，具有降气，消痰，止咳的作用。徐长卿为萝摩科植物徐长卿 *Cynanchum paniculLarum*（Bge.）Kitag. 的干燥根及根茎，具有祛风化湿，止痛止痒作用。建议临床用药时应区别对待，不可混淆应用。

参考文献

1. 袁鹰，张卫东，柳润辉，等．白薇的化学成分和药理研究进展．药学实践杂志，

2007，25（1）：6.

2. 柴彦军．白薇治疗精液不液化．中医杂志，2006，47（10）：736.

3. 张卫国．白薇治疗水肿．中医杂志，2006，47（10）：736.

4. 胡雪桔．白薇佐治口疮有效．中医杂志，2006，47（10）：736.

5. 车鸿平，裴玉霞．白薇用于咯血．中医杂志，2006，47（10）：735.

6. 哈小博．漫谈竹茹大丸．开卷有益：求医问药，2008，（12）：30.

7. 林素华．《2005年版药典一部》药典中四组易混淆中药的性状鉴别．海峡药学，2006，18（4）：133.

8. 陈国治，陈国平，林惠卿．白薇善治温病邪在卫气久热不退．中医杂志，2006，47（10）：735.

◎白薯莨

Baishuliang

【别名】山仆薯、山薯、板薯（广州部队（《常用中草药手册》），白米茹粮（《陆川本草》），地遍（《玉溪中草药》），山朴薯（广东），大力王（云南）。

【来源】薯蓣科植物白薯莨 *Dioscorea hispida* Dennst. 的块茎。秋、冬季采挖，除去茎叶及须根，洗净，切片晒干或鲜用。分布于广东、福建、海南、广西、云南、西藏等地。

【性味与归经】辛、苦，小寒；有毒。归肺、肝经。

【功能主治】清热解毒消肿。用于痈疽肿毒，梅毒，下疳，跌打肿痛。

【用法用量】外用适量，捣烂敷，或煎水洗、研末调涂、熬膏贴。

【药理作用】

1. 中枢兴奋作用　本品所含薯蓣碱对大鼠、小鼠均可引起印防己毒素样惊厥，表现阵挛性和不协调的惊厥形式，大剂量可产生强直－阵挛性发作，在接近惊厥剂量时有某些催醒作用。

2. 其他作用　薯蓣碱皮内注射对豚鼠有局部麻醉作用；能增强肾上腺素对麻醉猫的升压作用，而对离体豚鼠回肠则有对抗乙酰胆碱作用。对正常大鼠有抗利尿作用，1毫克相当100u垂体后叶素。

3. 毒性　薯蓣碱小鼠腹腔注射的 LD_{50} 为60毫克/公斤。

【附注】

注意　禁内服。

◎玄参

Xuanshen

【别名】黑参、元参、浙玄参（《广东中药志》第二卷），重台（《神农本草经》），正马、玄台、鹿肠、鬼藏、端（《吴普本草》），咸（《别录》），逐马（《药性论》），馥草（《开宝本草》），野脂麻（《本草纲目》），山当归（《湖南药物志》），水萝卜（江西）。

【来源】为玄参科植物玄参 *Scrophularia ningpoensis* Hemsl. 的干燥根。秋末冬初采收，挖取根部，除去须根，筛净泥沙，暴晒5~6天，并经常翻动，晒至半干时，堆闷2~3天，使内部变黑，再行日晒，并反复堆、晒，直至完全干燥。阴雨天可采用烘干法。其中玄参在我省河源、海丰、陆丰、潮州、英德、南雄、增城等市县有产。

【药材性状】(1) 玄参根类圆柱形，中部略粗，或上粗下细，有的微弯似羊角状，长6~20厘米，直径1~3厘米。表面灰黄色或棕褐色，有明显纵沟或横向皮孔，偶有短的细根或细根痕。质坚实，难折断，断面略平坦，乌黑色，微有光泽。有焦糖气，味甘微苦。以水浸泡，水呈墨黑色。

【性味与归经】苦、甘、咸，微寒。归肺、胃、肾经。

【功能主治】清热凉血，泻火解毒，养阴生津，软坚散结。用于温热病热入营血，热伤阴液，骨蒸劳嗽，津伤便秘，热病烦渴、舌绛，发斑，血热吐血，衄血，热毒盛之咽喉肿痛，痈肿，痰火瘰疬，结核。现代还用于高血压，便秘，慢性咽炎，慢性前列腺炎，血吸虫性肝脾肿大，慢性咽炎，糖尿病，小儿呼吸道感染。

【用法用量】9~15克，水煎服。外用适量，研末调敷或取捣烂敷患处。

【药理作用】

1. 镇静、抗惊厥作用 多种玄参属植物浸膏剂有镇静、抗惊厥的作用。腹腔或皮下注射林生玄参（S. nodosa）浸剂2.5~6克/公斤，能抑制小鼠自发活动，延长海索比妥的睡眠时间。北美林生玄参（S. marirndica var. nodosa）的制剂可抗戊四氮所引起的惊厥。

2. 抗菌作用 玄参及参叶对金黄色葡萄球菌、白喉杆菌、伤寒杆菌、绿脓杆菌、乙型链球菌、大肠杆菌 O_{111} 型、福氏痢疾杆菌有显著的抗菌作用，效力叶比根强，但均不及黄连。北玄参水浸剂在体外对须疮癣茵、絮状表皮癣菌和羊毛状小芽胞癣菌有一定抑制作用。玄参浸剂对奥杜盎小芽胞癣菌有效。

3. 对心血管作用 玄参乙醇提取物能明显增加离体兔心冠脉流量；小鼠腹腔注射可增加心肌肠^{86}铷摄取量；家兔腹腔注射，对垂体后叶素所致实验性心肌缺血有保护作用；能增强小鼠耐缺氧能力；静脉注射对麻醉猫有一定降压作用，但不能对抗肾上腺素引起的升压作用，对阻断颈动脉血流所致的升压反射亦无明显影响。玄参乙醇提取物能增加离体兔耳血管灌流量，对氯化钾和肾上腺素所致兔主动脉血管痉挛有一定缓解作用。健康狗及肾性高血压狗口服玄参煎剂2克/公斤，每日2次，均有降压作用，且对肾性高血压狗的降压作用较健康狗显著，较小剂量时玄参的降压作用出现延缓。玄参能通过抑制心肌肥厚大鼠交感神经系统活性，降低 Ang Ⅱ水平而抑制心肌肥厚。

4. 降血糖作用 家兔皮下注射玄参流浸膏5克/公斤，可引起血糖轻度降低。

5. 保肝作用 苯丙素苷在体外能提高肝原代培养细胞的存活率，降低 LDH 水平；在体内能降低肝衰竭大鼠 ALT 和 AST 水平，从而进一步说明苯丙素苷对 D-氨基半乳糖造成肝细胞损伤具有明显的保护作用。玄参中苯丙素苷（acteoside）能明显抑制模型肝细胞凋亡，上调 bel-2 蛋白表达，下调 Fas/FasL 的表达，具有抗肝损伤作用。玄参醇提物中氯仿可溶部分，对硫代乙酰胺（TAA）诱导肝损伤的大鼠均有较好的抗肝毒性作用。其中玄参苷 A（scropolioside A）的活性强度与水飞蓟素相似。

6. 抗缺血作用 探讨玄参提取物（SnPa）对局灶性缺血后脑组织的保护作用及对脑

血流量的影响，发现脑缺血24小时后，药物治疗组与模型对照组相比，脑梗死体积明显减少（$P<0.05$），神经功能均明显改善（$P<0.01$），玄参总苷可以改善大鼠因中动脉缺血所致的行为学障碍；缩小脑部缺血大鼠的脑梗死面积，降低梗死率；可以降低中动脉栓塞模型大鼠的脑组织含水量，说明玄参对脑缺血损伤具有一定保护作用。

7. 抗氧化作用 对玄参根中的单体化合物苯丙素苷（PG）和环烯醚萜（IG）进行了抗氧化研究比较，结果发现在0.1毫米ol/升浓度时，苯丙素苷化合物 angoroside C 和 acteoside 具有明显的抗氧化能力，而环烯醚萜 harpagoside 和 harpagide 却几乎没作用。

8. 抗炎作用 从玄参含量高的水溶性成分分离出的苯丙素苷进行的药理实验表明，angroside、aeteoside 在0.5毫摩尔/升时对大鼠腹腔中性白细胞中花生四烯酸代谢产物白三烯产生较强抑制作用。

9. 抗肿瘤作用 玄参中含有6种具有抗肿瘤活性的苯丙素苷类化合物，并证明了其抗肿瘤活性与化合物中的酚羟基数目有密切关系。玄参的二氯甲烷提取物和乙酸乙酯提取物对人的多种癌细胞具有细胞毒作用，经进一步研究找到了其中具有最强抗癌活性的物质：齐墩果酮酸衍生物和熊去氧胆酸衍生物。它们对各种癌细胞的半数抑制浓度 IC_{50} 为：乳腺癌4.6，15.5微克·毫升$^{-1}$；白血病4.2，14.5微克·毫升$^{-1}$；皮肤癌14.8，44.4微克·毫升$^{-1}$；膀胱癌24.9，43.6微克·毫升$^{-1}$；肺癌61.3，151.5微克·毫升$^{-1}$，但是其他成分抗肿瘤活性很低。玄参的水粗提物抑制血管生成的活性很突出，在药液浓度为1毫升含1克干药材时对牛大动脉内皮细胞生长的抑制率达到（45.92 ± 7.26）%，这可能是玄参抗肿瘤作用的有效途径之一。但是起该作用的活性物质及其作用机理尚不清楚。此外苯丙素苷类成分对遗传物质具有良好的抗氧化保护作用，从而稳定遗传物质，降低其突变率，这可能也是玄参抗癌作用的途径之一。

10. 增强免疫力作用 从玄参中提取的梓醇类物质能够显著增强免疫细胞的功能。该类物质能够使血细胞抗体滴度增加约6倍，使空斑形成细胞数增加近2倍，从而显著增加抗体数量，增强B细胞的功能。同时也使巨噬细胞的移动指数增加3倍左右，显著提高其吞噬能力。对于免疫力低下者，哈巴俄苷能够使脾淋巴细胞显著增殖，促进其IL－2的生成（$P<0.05$），并恢复到正常水平。同时使偏高的cAMP，cGMP值降低，调整cAMP/cGMP值到正常水平，从而使抑制的免疫功能恢复。

11. 抗痛风作用 黄嘌呤氧化酶是尿酸生成的关键，玄参中苯丙素苷成分XS－10体外能够显著抑制黄嘌呤氧化酶活性，IC_{50}为12.25微克·毫升$^{-1}$，从而显著降低高尿酸血症小鼠体内的尿酸水平（$P<0.01$），目前XS－10已作为较强的黄嘌呤氧化酶抑制剂。

12. 抗糖尿病作用 从玄参（*Scrophularia deserti*）中分离得到的环烯醚萜类成分scropolioside－D2经动物试验证明具有抗糖尿病活性。环烯醚萜苷 epibueropyridium A 能够显著抑制醛糖还原酶的活性，该抑制作用为竞争性抑制，抑制常数Ki为4.88微克·毫升$^{-1}$，IC_{50}为4.2微克·毫升$^{-1}$，对醛糖还原酶的抑制作用使高血糖条件下多元醇的代谢过程受到抑制，从而减少了山梨醇在晶状体等组织中的沉积而引发的糖性白内障的发生。

13. 抗抑郁作用 小鼠躲避电击试验发现玄参的乙醇提取物对精神抑郁老鼠的精神状态改善及记忆能力的提高具有显著的作用（$P<0.01$），并且随着浓度的提高躲避失败率降低，当浓度达20毫克·公斤$^{-1}$时，其效应与抗抑郁西药氟西汀相当。

14. 镇痛作用 玄参口服液给药1小时后对醋酸所致小鼠扭体反应有明显的抑制作用，且作用与剂量有一定的依赖关系。

15. 抗疲劳作用 玄参多糖类成分100、200、400毫克·公斤$^{-1}$·天$^{-1}$，连续灌胃21天，可降低运动后小鼠血清尿素氮、血乳酸含量，提高小鼠负重游泳时间，增加小鼠肝糖原含量，具有抗疲劳的活性作用。

16. 毒性 本品总黄酮苷元毒性低，小鼠灌胃半数致死量555毫克/公斤；腹腔注射半数致死量为323毫克/公斤。玄参叶较玄参毒性小。玄参叶LD_{50}的95%可信限为19.35~24.63克/公斤体重，最小致死量为15.4克/公斤；玄参LD_{50}的95%可信限为15.99~19.81克/公斤体重，最小致死量为10.8克/公斤。两者均无明显的蓄积作用。小白鼠中毒表现为安静、消瘦、反应迟钝、腹泻、黑稀便，尸检未发现对肝、脾、心、肺和肾脏等器官造成病理改变。

【药物制剂】

玄参药理活性明显，且毒性低，副作用少，国内外对其进行了多方面的研究，特别是近几年发现中药玄参的一些新的生物活性剂其作用机制，因此还有待进一步利用现代药学的研究手段，对这一常用中药进行合理的开发研究。

1. 丹玄口康注射液（湖南中医学院第一附属医院）

组成：丹参15克，玄参15克，当归15克，红花10克，生地10克，白花蛇舌草10克，生黄芪20克，薄荷10克。

功能主治：清热解毒，活血化淤。用于口腔粘膜下纤维化。

2. 复方玄参合剂

组成：玄参，黄芩，连翘，射干。

功能主治：清热解毒，消肿利咽。用于急性扁桃体炎。

用法用量：口服，一次20毫升，1日4次。

3. 清喉咽合剂

组成：地黄，麦冬，玄参，连翘，黄芩。

功能主治：养阴，清咽，解毒。用于局限性的咽白喉，轻度中毒型白喉，急性扁桃体炎，咽峡炎。

用法用量：口服，第1次20毫升，以后每次10~15毫升，1日4次，小儿酌减。

4. 咽炎片

组成：玄参，百部（制），天冬，牡丹皮，麦冬，款冬花（制），木蝴蝶，地黄，板蓝根，青果，蝉蜕，薄荷油。

功能主治：养阴润肺，清热解毒，清利咽喉，镇咳止痒。用于慢性咽炎引起的咽干，咽痒，刺激性咳嗽等症。

用法用量：口服，一次5片，1日3次。

5. 脉络宁注射液

组成：玄参、牛膝、石斛等。

功能主治：清热养阴，活血化淤。扩张血管，改善微循环，增加血流量及抑制血小板聚集和血栓形成、溶血栓，降低全血粘稠度等作用。

6. 玄参柑橘胶囊（玄参柑桔颗粒、胶囊）

组成：玄参、麦冬、甘草、橘梗。

功能主治：解热，抗炎，止咳祛痰，增强机体免疫功能。用于阴虚火旺，虚火上浮，口干燥，咽喉肿痛等症。

用法用量：胶囊剂，口服，一次3~4粒，1日3次。颗粒剂，口服，一次10克，1日3~4次。

临床疗效：治疗急慢性喉炎40例，用药7~14天内，显效26例，有效9例，无效5例，总有效率87.5%。

7. 玄参凉血分散片

组成：玄参、肿节风等。

功能主治：凉血滋阴，泻火解毒。用于温热病热入营血之证。

8. 炎热清软胶囊

组成：黄芩、玄参、栀子、龙胆、柴胡、知母、生石膏、薄荷脑。

功能主治：解表清里，清热解毒。用于支气管炎，肺炎，急性扁桃体炎等呼吸道炎症，也可用于泌尿系感染，胆道感染。

用法用量：口服，一次3粒，1日3次。儿童酌减，重症者剂量加倍，或遵医嘱。

9. 利咽解毒颗粒

组成：玄参、板蓝根、金银花、连翘、薄荷、牛蒡子（炒）、山楂（焦）、桔梗、大青叶、僵蚕、黄芩、地黄、天花粉、大黄、浙贝母、麦冬。

功能主治：清肺利咽，解毒退热。用于外感风热所致的风热乳蛾，风热喉痹，痄腮，伴有咽痛、咽干、喉核红肿，发热恶寒等症；急性扁桃体炎，急性咽炎见上述症候者。

用法用量：口服，一次1袋，1日3~4次，用开水冲化服。

10. 乳癖消片（胶囊、贴膏）

组成：玄参、鹿角、蒲公英、天花粉、昆布、鸡血藤、三七、赤芍、海藻、夏枯草、漏芦、木香、牡丹皮、连翘、红花。

功能主治：软坚散结，活血消痈，清热解毒。用于乳癖结块，乳痈初起，乳腺囊性增生病及乳腺炎前期。

用法用量：片剂，口服，一次5~6片，1日3次。胶囊剂，口服，一次5~6粒，1日3次。橡胶膏剂，每片7×10厘米；外用，洗净患处，贴敷。

11. 金鸣片

组成：玄参、地黄、麦冬、硼砂、人工牛黄、冰片、薄荷脑、丹参、乌梅、玄明粉、珍珠粉。

功能主治：清热生津，开喑利咽。用于慢性咽炎，慢性喉炎，咽喉肿痛，声哑失音，用声过度后的咽干、喉痒、发声费力、起声困难等症。

用法用量：含化，一次1~2片，1日3~4次。

12. 利咽灵片

组成：玄参、僵蚕、穿山甲（制）、土鳖虫、牡蛎（煅）。

功能主治：活血通络，益阴散结，利咽止痛。用于咽喉干痛，异物感，发痒灼热等症；用于慢性咽喉炎，尤以干燥型疗效最佳。

用法用量：口服，一次3～4片，1日3次。

13. 脉络宁口服液（注射液）

组成：玄参、牛膝、石斛、金银花。

功能主治：清热养阴，活血祛瘀。用于Ⅰ、Ⅱ期动脉硬化闭塞症及血栓闭塞性脉管炎引起的肢体皮肤发凉，酸胀，麻木，烧灼感，静息痛等，急性和亚急性期下肢深静脉血栓形成引起的局部肿胀，疼痛，皮肤温度升高，皮色异常等及恢复期轻、中度脑梗死引起的半身不遂，口舌歪斜，偏身麻木，语言不利等。

用法用量：口服液，口服，一次2支，1日3次。注射剂，静脉滴注，一次10～20毫升，1日1次，用5%葡萄糖注射液或氯化钠注射液250～500毫升稀释后使用，10～14日为一个疗程，重症患者可连续使用2～3个疗程。

14. 增液颗粒（口服液）

组成：玄参、地黄、麦冬。

功能主治：养阴生津，清热润燥。用于热邪伤阴、津液不足引起的阴虚内热，口干咽燥，大便燥结，亦可用于感染性疾患高热所致体液耗损的辅助治疗用药。

用法用量：颗粒剂，口服，一次20克，用开水冲化服。口服液，口服，一次20毫升。1日3次。

15. 脉络舒通颗粒

组成：玄参、当归、金银花、甘草、黄芪、黄柏、苍术、薏苡仁、白芍、水蛭、蜈蚣、全蝎。

功能主治：清热解毒，化瘀通络，祛湿消肿。用于湿热瘀阻脉络证候的血栓性浅静脉炎，非急性期深静脉血栓形成所致的下肢肢体肿胀，疼痛，肤色暗红或伴有条索状物。

用法用量：用开水冲化服，一次1袋，1日3次。

16. 慢咽宁袋泡剂

组成：玄参、麦冬、浙贝母、蒲公英、薄荷、黄芪、太子参。

功能主治：养阴清热，消肿利咽。用于慢性咽炎属阴虚证，阴虚痰热证者，咽痛，咽干，咽赤灼热或咯黏痰等。

用法用量：用沸水泡30分钟后饮服，一次2袋，1日2次，30日为一个疗程。

17. 其他制剂　润益口服液（含有玄参，具有清热解毒、养阴生津等功效，达到消肿利咽的作用）。

【不良反应】①脉络宁注射液不良反应类型主要有肝脏损害、尿频、血尿、末梢神经炎、龟头皴裂及阴囊湿疹、急性肾衰、喉头水肿、心绞痛、过敏性休克、腰痛高热。②部分患者服用脉络舒通颗粒出现轻度恶心、呕吐、食欲不振等胃部不适反应。

【附注】

1. 注意　脾虚便溏及有湿者禁服。本品不宜与藜芦同用。

2. 品种情况　玄参为浙江地道药材之一，有浙玄参之称。我省于1970年开始向浙江引种成功，部分地区已有生产。

参考文献

1. 彭建民，彭腊珍．玄参的现代研究进展．中华现代临床医学杂志，2008，6（9）：786～787.

2. 陆燕洪．重用玄参临床验案举隅．新中医，2000，32（1）：51.

3. 黄雄，黄缳．中药玄参的研究进展．中医药导报，2007，13（10）：103～105.

4. 李金全．重用玄参治疗小儿呼吸道感染验案3则．山西中医，2009，25（3）：18.

5. 师怡，许晖，阙慧卿，等．玄参化学成分的药理活性和分析方法．海峡药学，2006，18（4）：58～61.

6. 夏聪华，石森林，葛卫红，等．玄参药理作用研究进展．中国药师，2008，11（8）：911～913.

7. 胡瑛瑛，黄真．玄参的化学成分及药理作用研究进展．浙江中医药大学学报，2008，32（2）：268～270.

8. 王珲，陈平，张丽萍，等．玄参多糖成分抗疲劳活性的研究．武汉植物学研究，2009，27（1）：118～120.

9. 顾伟梁，陈长勋，王樱．玄参和附子抗鼠心肌肥厚作用的对比实验研究．中西医结合学报，2008，6（4）：376～380.

10. 陈磊，郜明，陆茵．玄参总苷对电凝法致实验性大鼠局灶性脑缺血模型的实验研究．南京中医药大学学报，2009，25（3）：230～232.

11. 伍春华，韦从云，王绍逊，等．丹玄口康注射液对大鼠口腔粘膜下纤维化成纤细胞Bcl－2阳性细胞的影响．湖南中医学院学报，2005，25（1）：6～8.

12. 陈敬然，曹建荣．脉络宁注射液不良反应．中国误诊学杂志，2007，7（2）：407～408.

13. 张汉忠，常美华，杨文静．润益口服液的薄层研究．时珍国医国药，2005，16（6）：519.

14. 杨秀清，贺芳．玄参柑橘胶囊治疗急慢性咽炎疗效观察．中国误诊学杂志，2005，5（2）：297～298.

15. 周晓峰，任卫琼．玄参凉血分散片中异嗪皮啶的体外溶出度研究．中国医药导报，2009，6（26）：46～47.

16. 高秀丽，张敏，曹恒仪，等．炎热清软胶囊治疗标准研究．国外医药·植物药分册，2007，22（4）：166～169.

◎半边莲

Banbianlian

【别名】蛇利草(《岭南采药录》)，急解索、蛇脷草、紫花莲(《广东中药志》第二卷)，顺风旗、单片芽(《岭南草药志》)，细米草(《中国药用植物志》)，蛇舌草(《福建民间草药》)，鱼尾花(《江西中药》)，半边菊、半边旗(《广西中药志》)，奶儿草、半边花

(《浙江民间草药》)，箭豆草(《四川中药志》)，肺经草、小莲花草、绵蜂草、吹血草、腹水草、疳积草、白腊滑草、金菊草(《湖南药物志》)，金鸡舌(《闽东本草》)，片花莲、偏莲、瓜仁草(《江西民间草药验方》)，蛇啄草(《上海常用中草药》)，长虫草（河南）。

【来源】为桔梗科植物半边莲 *Lobelia chinensis* Lour. 的干燥全草。夏、秋季植株旺盛时采收，拔取全株，洗净，晒干。分布于我省各地及我国长江流域以南各省区。

【药材性状】全草相互缠绕成团，湿润展开后，长 12 ~ 20 厘米。根细小，黄色，侧生纤细须根。茎细长，稍圆滑，直径不及 1 毫米，淡青黄色，茎下部每节处有黄色细须根。叶互生，叶片青绿色或黄绿色，多皱缩，展平后呈披针形至长卵圆形，长约 1 厘米，叶缘具疏细锯齿；叶柄极短或近无柄。偶见叶腋间有浅紫红色小花，具细长花柄，气微，但有刺鼻感，味微甘，嚼后有辛辣感。

【性味与归经】甘、淡，微寒。归心、肺、小肠经。

【功能主治】清热解毒，利水消肿。用于毒蛇咬伤，痈肿疔疮，扁桃体炎，湿疹，足癣，跌打损伤，湿热黄疸，阑尾炎，肠炎，肾炎，肝硬化腹水及多种癌症。现代有用于小儿夏季热，带状疱疹，小儿秋季腹泻，儿童呼吸道感染，腮腺炎，急性乳腺炎。

【用法用量】内服，煎汤，15 ~ 30 克，或捣汁。外用适量，捣敷，或捣汁调涂。

【药理作用】

1. 利尿作用 麻醉犬静注半边莲浸剂 0.1 克/公斤或半边莲总生物碱 6.6 毫克/公斤，正常大鼠灌服浸剂 1 克/公斤，以及正常人口服半边莲粉剂或煎剂，均有显著而持久的利尿作用，尿中氯化物的排泄量亦明显增多。正常人肌注半边莲碱 2.5 ~ 5 毫克亦有利尿作用，但尿中排泄的氯化物量不增加，甚至减少，副作用较多。全半边莲素 2 毫克/公斤口服与撒利汞 10 毫克/公斤的利尿作用相当。半边莲浸剂碱化后的乙醚提取物静注，呈明显利尿作用。从半边莲中分离出的菊糖给大鼠口服或腹腔注射则有抑制利尿作用。半边莲在出现利尿作用之前，常有血液比重下降，表明有肾外因素参与利尿作用，长期应用半边莲后，利尿作用逐渐减弱，开花前的半边莲比开花后的半边莲利尿作用弱，烘烤对其利尿作用有影响。

2. 对神经系统的作用 山梗菜碱对神经系统的作用与菸碱相似，但强度仅及菸碱的 1/5 ~ 1/20。对自主神经节、肾上腺髓质、延脑各中枢（尤其是呕吐中枢）、神经肌肉接头，以及颈动脉体的化学感受器都有先兴奋、后抑制的作用。

3. 呼吸兴奋作用 半边莲煎剂和其生物碱制剂静注，对麻醉犬有显著的呼吸兴奋作用，其作用为剂量依赖性的，剂量过大时则引起呼吸麻痹而死亡。切除窦神经或摘除颈动脉体后，则可基本消除注射半边莲制剂所致的呼吸兴奋作用。说明其作用机制主要是通过刺激颈动脉体化学感受器，反射性地兴奋呼吸中枢。山梗菜碱溶液吸入，有扩张支气管作用，可对抗毛果芸香碱和乙酰胆碱引起的气管收缩。

4. 对心血管系统的作用 半边莲浸剂静注，对麻醉犬有显著而持久的降压作用。但若直接灌入十二指肠，必需 10 ~ 20 倍于静注量时才出现降压作用。浸剂碱化后的乙醚提取物静注，虽有利尿作用，但对血压毫无影响。乙醚提取后的残余液则有降压作用而无利尿作用。说明半边莲的利尿成分和降压成分并非同一物质，乙醚提取其碱性溶液可将之分开，且降压成分口服不易吸收。另有报道，半边莲煎剂小量静注有短暂的升压作用，较大剂量时则有较持久的降压作用。此时肾上腺素的升压作用仍存在。切断迷走神经和注射阿托品，均不影响其降压作用。但压迫双侧颈总动脉则升压反射被抑制。家兔灌服半边莲煎剂可见耳部血管扩张，但对离体兔耳或蛙后肢血管灌流则呈直接收缩作用。由此看来，其降压原理可能与其对血管运动中枢的抑制和神经节阻断有关。半边莲生物碱对离体兔心和蛙心有兴奋作用，使收缩力加强，振幅增大；高浓度时则出现暂时的兴奋，继之抑制，最后发生传导阻滞和停搏。山梗菜碱肌注，在呼吸兴奋的同时，心率减慢，血压升高。大剂量时则心率加快，血压明显下降，终至心脏麻痹。半边莲水提剂 2 克/公斤可以部分拮抗内皮素引起的小白鼠猝死作用，降低死亡率 14%，延长存活时间，并显著抑制内皮素引起的大鼠血压升高效应，半边莲对内皮素引起的离体大鼠主动脉环收缩是非内皮依赖的舒张作用。

5. 利胆作用 犬静注半边莲水煮醇沉制剂 1 克（生药）/公斤，胆汁流量较给药前增加 2 倍以上，给药 50 分钟后作用达高峰，但胆汁中固形物、胆酸盐和胆红素的浓度都有所降低。

6. 抗蛇毒作用 半边莲煎剂，以及从中分离出的琥珀酸钠、延胡索酸钠、对羟基苯甲酸钠分别于注射蛇毒前半小时口服，或于注射蛇毒同时皮下注射，或用琥珀酸钠、延胡索酸钠和醋酸钠组成复方于注射蛇毒前 1/2 至 4 小时口服，对于注射最小全致死量眼镜蛇毒的小鼠均有较高的保护作用，保护率 59.1% ~93.1%。但若于注射蛇毒后 25 分钟再给药，则无保护作用。

7. 催吐作用 猫和犬肌注山梗菜碱可致吐。按半边莲所含生物碱而言，其催吐作用的剂量 - 反应曲线与山梗菜碱几乎一致。六甲季铵能对抗半边莲的催吐作用，而阿托品和氯丙嗪则不能防止呕吐反应的发生。其催吐作用机制似既与延脑催吐化学感受区有关，亦有周围机制参与。去氢山梗菜碱和氢化山梗菜碱可能并非主要催吐成分，因犬口服 10 毫克/公斤亦不致吐。山梗菜碱虽有催吐作用，但不宜作催吐药，因不够安全。山梗菜碱酊剂以往曾用作恶心性祛痰药，但效果不佳。

8. 缓解血管重塑作用 高血压大鼠与假手术组相比血浆肾素活性（PRA）明显升高（$P<0.05$），使用半边莲生物碱后 PRA 显著降低（$P<0.05$）；卡托普利对 PRA 无明显影响。高血压大鼠中膜厚度、中膜厚度/血管内径、中膜面积和腹主动脉胶原含量与假手术组相比明显升高（$P<0.05$）；半边莲和卡托普利均可使高血压组大鼠上述指标显著降低（$P<005$）。结果表明，肾性高血压大鼠存在血管重塑现象，半边莲生物碱能抑制胶原的表达，降低肾素活性，对缓解血管重塑有一定作用。

9. 其他作用 半边莲煎剂口服有轻泻作用。山梗菜碱对离体兔肠张力和蠕动，小量时有一过性增强作用，随后则抑制之。大量时则有麻痹作用。山梗菜碱口服时抑制食欲。体外试验，半边莲煎剂对常见致病性真菌有明显的抑制作用。对金黄色葡萄球菌和大肠杆菌亦有抑制作用。腹腔注射，能缩短小鼠断尾的出血时间。半边莲煎剂能使肝癌 H_{22} 荷瘤小鼠的瘤质量减少，抑瘤率为 33.98%，显著低于对照组（$P<0.05$）；P27 和 Survivin 在 3 组中均呈阳性表达，单因素方差分析表明：半边莲煎剂组 P27 表达增强，Survivin 表达减弱。与对照组相比差异均有统计学意义（$P<0.05$），半边莲煎剂组与 5 - Fu 组比较，差异无统计学意义（$P>0.05$）。表明半边莲煎剂具有明显的抗肿瘤作用，其作用机制可能与 P27 和 Survivin 的表达有关。半边莲可通过提高肝癌细胞胞内游离钙离子浓度诱导癌细胞凋亡。

10. 毒性 半边莲煎剂小鼠静注的 LD_{50} 为 6.10 ± 0.26 克（生药）/公斤。死前有呼吸兴奋，狂躁不安等现象，继之发生抽搐，一般在 5 分钟内死亡。浸剂大鼠灌胃的 LD_{50} 为 75.1 ± 13.1 克（生药）/公斤。大鼠每日腹腔注射浸剂 0.1 克（生药）/公斤，0.3 克（生药）/公斤和 1.0 克（生药）/公斤，连续 3 个月，体重、尿沉渣及尿蛋白检查均无异常发现。病理检查，除部分大鼠肾脏有轻度浊肿外，未见显著器质性变化。

【药物制剂】

1. 祁门蛇药片

组成：半边莲、紫薇根皮、大蓟、杏香兔儿风、青木香、射干。

功能主治：解蛇毒。用于五步蛇、蝮蛇、竹叶青蛇咬伤，亦可用于眼镜蛇、金（银）环蛇咬伤。

用法用量：口服，一次 8 ~ 10 片，1 日 4 次，首剂服 12 片。

2. 蛇咬丸

组成：半边莲、半边旗、五灵脂、两面针、枯矾、全蝎（泡）、半夏（制）、三七、防风、木香、桔梗、硼砂、夜明砂、雄黄、南蛇胆汁、羌活、前胡、白芍、木通、细辛、吴茱萸（泡）、石菖蒲、白芷、牛蒡子、五倍子、秦艽、威灵仙。

功能主治：解毒祛风，消肿止痛。用于毒蛇咬伤肿痛，蜈蚣、鼠咬及蜂蜇伤等症。

用法用量：口服，一次 1 丸，1 日 3 次。

3. 湛江蛇药

组成：半边莲、巴豆叶、威灵仙、鸡骨香（根皮）、侧柏叶、田基黄、七星剑（叶）、细辛、两面针（皮）、半边旗、朱砂根（皮）、柚叶、山芝麻（叶）、了哥王（叶）、重楼、龙胆草、薄荷、独角莲、黑面神（叶）、老鸦胆叶、枫香叶、东风橘（根、茎皮）。

功能主治：解蛇毒，止痛，消肿。用于银环蛇、金环蛇、眼镜蛇、青竹蛇、及天虎、蜈蚣咬伤。

用法用量：口服，首次服 9 克，以后每隔 3 小时服 4.5 克，严重者隔一小时服 4.5 克。

4. 复方半边莲注射液

组成：半边莲、半枝莲、白花蛇舌草。

功能主治：清热解毒，消肿止痛。用于多发性疖肿，扁桃腺炎，乳腺炎等。

用法用量：肌内注射，一次 2 ~ 4 毫升，1 日 1 ~ 2 次；或遵医嘱。静脉滴注：（加入到 5% 葡萄糖或 0.9% 氯化钠注射液使用）。成人：一次 4 ~ 8 毫升，1 日 1 ~ 2 次；儿童：一次 2 ~ 4 毫升，1 日 1 ~ 2 次。30 天为一疗程。

5. 蛇伤散

组成：半边莲、拳参、山豆根、杜瓜等 6 味中药。

功能主治：解蛇毒，利尿，消肿，通关开窍。用于各种毒蛇咬伤。

6. 四味蛇药酒

组成：以半边莲、紫背金牛、节节花、大叶山扁豆四种草药用 30 ~ 50 度米酒浸泡，

15～30天可用。

功能主治：中和蛇毒，使机体脏器免遭破坏。用于各种毒蛇咬伤。

用法用量：每次15～30毫升口服，每日2～3次。外擦用棉签沾上药液后从伤口的周围向外涂致红肿处即可。

临床疗效：治疗1256例各种毒蛇咬伤患者，痊愈1254例，死亡2例，总治愈率为99.8%。

【不良反应ADR】①半边莲用量过大会中毒，严重时血压下降，阵发性痉挛，惊厥，昏迷，最后死于呼吸、心脏麻痹。解救方法是立即催吐、洗胃然后服通用解毒剂。据民间经验。用甜桔梗30克水煎即服或用茶叶15克煎汤频服，或用黄豆120克煎汤服，或饮盐水或榨取生姜汁适量内服，可解半边莲中毒。②半边莲注射液所致不良反应类型有：过敏性休克，一般过敏反应，皮肤瘙痒，皮疹。

【附注】

1. 注意　虚证水肿禁服

2. 品种情况　半边莲与半枝莲的区别详见半枝莲。

参考文献

1. 赵勇，赵蕾．半边莲的研究进展．医学信息，2006，19（5）：111.

2. 程树元．半边莲的外用妙制．家庭中医药，2003，（10）：55.

3. 刘晓宇，张红．半边莲煎剂对肝癌H22荷瘤小鼠的抑瘤作用及对P27和Survivin表达的影响．中国药学与临床，2009，9（10）：944.

4. 张晓玲，薛冰，李莉，等．半边莲生物碱缓解肾性高血压大鼠的血管重塑．中国病理生理杂志，2008，24（6）：1074.

5. 高冬，刘如玉，张振林．半边莲通过钙信号诱导肝癌细胞凋亡的实验研究．福建中医学院学报，2006，16（6）：32.

6. 陈志春，张岱兰，林元桐．蛇伤散质量标准的研究．福建中医药，2003，34（2）：37.

7. 黄子冬，黄崇平，黄月玲，等．四味蛇药酒治疗1256例毒蛇咬伤的临床分析．中国民族民间医药，2003，34（2）：37.

◎半边旗

Banbianqi

【别名】甘草蕨(《岭南中草药撮要》)，单边旗、半边梳(《广东中药志》第一卷)，半边牙、高脚芒(《粤北草药》)，黑骨芒、铁线莲、龙眉笔(《广东中草药》)，半边莲、半边蕨(《广西药用植物图志》)，半凤尾草(《南宁市药物志》)，半边风药(《贵州民间药物》)，凤凰尾巴草(《天目山药用植物志》)。

【来源】为凤尾蕨科植物半边旗 *Pteris semipinnata* Linn. 的干燥全草或根茎。全年均可采收，全草洗净，鲜用或晒干。根茎采挖后，除去叶须、根和鳞叶，洗净，趁鲜切片，干燥。分布于广东、江苏、浙江、福建、广西、台湾等地区。

【药材性状】全草长30～60厘米。根状茎短，横生，密被黑褐色鳞片，下有稀疏黑褐色须根。叶片疏生于茎节处，叶柄粗壮而直立，紫褐色至黑色光亮，略具棱；叶片二型，草质，青绿色至淡紫绿色，具有孢子囊的叶片卵状披针形，二回羽状深裂，顶部为羽状深裂，羽片近三角形，侧生的羽片不对称或近于对生，只半边有羽状分裂，另半边不分裂，下部羽片有短柄，故称为"半边旗"；无孢子囊的羽片，其裂片有细锯齿；叶片两面无毛，叶脉通常二叉分歧。孢子囊群线形，连续排列于叶缘。气无，味辛，嚼之有灼舌感。

【性味与归经】苦、辛，性凉。归肝、大肠经。

【功能主治】清热利湿，凉血止血，解毒消肿。用于泄泻，痢疾，黄疸，目赤肿痛，牙痛，吐血，痔疮出血，外伤出血，跌打损伤，皮肤瘙痒，毒蛇咬伤。现代有用于瘢痕，肿瘤等。

【用法用量】9～15克，水煎服。外用适量，鲜品捣烂敷或煎水洗或干粉撒患处。

【药理作用】

1. 抗癌作用 半边旗水提取液（PWE）和醇提取液（PAE）对体外培养的人白血病细胞株HL－60和K562有明显抑制细胞增殖的作用，呈浓度依赖性；降低HL－60细胞的分裂指数，并明显可强烈抑制HL－60细胞和K562细胞生长，IC_{50}分别低达1.2±0.3毫克/升和2.1±0.2毫克/毫升，阻滞HL－60和K562细胞于S期。半边旗5克/公斤对体内移植性肿瘤小鼠肉瘤S_{180}和小鼠Hep A肝癌也有明显的抑瘤作用，低10倍剂量的半边旗水提取液与低剂量5－氟尿嘧啶（5－Fu）联合用药可使5－Fu抑瘤率提高，在抑瘤的同时不降低荷瘤鼠末梢血白细胞数。观察研究半边旗中二萜类化合物5F（11a－羟基－15－氧－16－烯－对映贝壳杉烷－19酸）诱导人胰腺癌细胞株AsPC－1凋亡的效果及其机制。结果表明，5F促进AsPC－1细胞凋亡，抑制细胞生长，并有明显的剂量依赖性，在细胞凋亡的同时伴有PUMA表达的上调；当PUMA表达抑制后，受5F作用的细胞出现PUMA表达的降低，同时伴有细胞凋亡的抑制及细胞的明显增殖。可见，5F促进体外AsPC－1细胞凋亡，并抑制其生长，其诱导凋亡与上调PUMA有关。5F对小鼠内瘸S_{180}也有抗肿瘤活性；对荷艾氏腹水癌的小鼠生命有延长作用；同时对免疫系统有一定抑制作用。6F对HL－60细胞生长有强烈的抑制作用，且具明显的时间和剂量效应关系。6F明显抑制HL－60细胞DNA、RNA及蛋白质生物合成，呈剂量依赖关系。6F对蛋白质合成的抑制作用最强。

2. 抗菌作用 100%半边旗煎剂用平板打洞法，对金黄色葡萄球菌有抑制作用。5F对金黄色葡萄球菌、大肠埃希菌、铜绿假单胞菌均有抑制作用。半边旗多糖具有抑制3种鱼病病原菌：烂尾病病原菌 Aeromonas sobria、赤皮病病原菌 Pseudomonas fluorecens、肠炎病病原菌 Ameromonas punctata 的活性。

3. 抗氧化作用 从半边旗中提取的黄酮成分对猪油的氧化具有明显的抑制作用，且随着质量分数的增大其抗氧化能力增强，0.2%半边旗黄酮的抗氧化活性和对照品0.1%维生素C相当。

4. 抗血小板作用 半边旗中二萜类化合物5F（11a－羟基－15－氧－16－烯－对映贝

壳杉烷-19酸）对凝血酶诱导的兔血小板聚集有抑制作用，随着5F浓度的增大，对血小板聚集的抑制率也增加。表明，半边旗中二萜类化合物5F具有抗血小板作用。

5. 抗支气管哮喘小鼠气道纤维化作用 半边旗5F对支气管哮喘小鼠气道成纤维细胞的增殖具有显著的抑制作用，还能显著降低胶原蛋白的含量（$P<0.01$）；细胞中的CTGF mRNA的表达水平显著下调，并且均呈现量效的依赖关系。结果表明，半边旗5F具有体外抗支气管哮喘小鼠气道纤维化的作用，这为寻找有效治疗哮喘的药物提供了新的思路。

6. 毒性 以75克生药/（公斤·日）小鼠灌胃，连续观察1星期无异常；PWE和PAE溶血试验均为阴性，提示急性毒性很低。

【药物制剂】

1. 半边旗祛斑乳膏

组成：半边旗中二萜类化合物5F。

功能主治：抑制瘢痕FB的增殖。用于瘢痕。

2. 半边旗5F注射液

组成：半边旗。

功能主治：清热利湿，凉血止血，解毒消肿。用于肿瘤。

参考文献

1. 翁云，邓亦峰，张海涛，等. 半边旗浸膏水提物抗肿瘤活性研究. 中国药理学会通讯，2000，17（3）：33.

2. 吕应年，蒋桂香，吴科锋，等. 半边旗中黄酮成分的分离鉴定与抗氧化活性研究. 化学世界，2007，（4）：205.

3. 沈仕兴，张科郡，刘群声，等. 半边旗中二萜类化合物5F诱导胰腺癌细胞凋亡机制的探讨. 世界科学技术-中医药现代化，2009，11（6）：860.

4. 刘文，覃燕梅，梁念藤. 半边旗中二萜类化合物5FF对凝血酶诱导兔血小板聚集的影响. 广东医学院学报，2000，18（1）：9.

5. 刘义，张薇，徐珠锦，等. 半边旗提取物5 F体外抑菌实验. 牡丹江医学院学报，2008，29（4）：46.

6. 戴滨，崔燎，吴铁，等. 半边旗提取物5F抗肿瘤作用的实验研究. 四川中医，2006，24（2）：10.

7. 吴科锋，廖靖，刘义，等. 半边旗祛瘢乳膏的制备及皮肤安全性评价. 齐齐哈尔医学院学报，2009，30（24）：3022.

8. 何承伟，梁念藤，莫丽儿，等. 半边旗抗肿瘤有效成分6F对HL-60细胞的DNA、RNA

及蛋白质生物合成的抑制作用. 广东医学院学报，2002，20（4）：247.

9. 陈晓清，陈郑斌. 半边旗和阴地蕨粗多糖抗鱼病病原菌活性初步研究. 亚热带植物科学，2009，38（2）：48.

10. 杨寿，吴平，何惠娟，等. 半边旗二萜类化合物5F体外抗支气管哮喘小鼠气道纤维化的作用. 中国医院药学杂志，2006，26（7）：786.

◎半 枝 莲

Banzhilian

【别名】狭叶韩信草(《广州植物志》),小叶韩信草(《岭南中草药撮要》),仙桃草(《粤北草药》),小韩信草、小耳挖草(《广东中药志》),通经草、紫连草、并头草(《南京民间药草》),牙刷草(《江苏省植物药材志》),水韩信(《广西药用植物图志》),溪边黄芩、金挖耳(《江西民间草药验方》),野夏枯草、方草儿、半向花、偏头草、四方草(《浙江民间常用草药》),耳挖草(《广西中草药》),小号向天盏(《福建中草药》),狭叶向天盏(福建《新医疗法资料选编》)。

【来源】为唇形科黄芩属植物半枝莲 *Scutellaria barbata* D. Don 的干燥全草。春、夏季开花期采收。拔取全株,除去泥沙,晒干。分布于我省各地及河北、山东、陕西、江苏、浙江、江西、福建、台湾、河南、湖北、湖南、四川、贵州、云南、广西、海南等省区。印度东北部、日本、朝鲜均有分布。

【药材性状】全草长 15 ~30 厘米。根纤细。茎呈四棱形,基部分枝,上部间有分枝,直径 1 ~3 毫米,绿褐色,嫩枝疏被柔毛,折断面中空,略呈纤维状。叶对生,下部叶有短柄,上部叶近于无柄,叶片多破碎或卷缩、完整叶片展平后呈长卵形或披针形,长 1 ~2.5 厘米,宽 0.5 ~1 厘米,深绿色或绿褐色,先端钝,基部微心形或近截平,边缘有不明显的锯齿或近于全缘;花多集于茎枝上部叶腋,每轮有花 2 朵并生,集成偏于一侧的总状花序,长 7 ~12 厘米,花多脱落,残留的花萼盾状,花萼附属体呈耳挖状。气微,味微苦咸。

【性味与归经】辛、苦,寒。归肺、肝、肾经。

【功能主治】清热解毒,散瘀止血,利水消肿。用于热毒疮肿,咽喉肿痛,肠痈,水肿,湿热黄疸,吐血、衄血、血淋、腹水及癌症;外用治毒蛇咬伤。现代有用于癌症,病毒性角膜炎,尿血,胃炎,泌尿结石等。

【用法用量】15 ~30 克(鲜品加倍),水煎服。外用适量,鲜品捣烂敷患处。

【药理作用】

1. 抗癌作用 用美蓝试管法筛选试验表明,半枝莲对急性粒细胞型白血病(AML)血细胞有轻度抑制作用;用细胞呼吸器筛选试验表明,对 AML 血细胞的抑制率大于 75%。采用体外抗肿瘤药物筛选 MTT 法,对半枝莲进行抗肿瘤作用筛选试验。结果显示,稀释浓度 1∶100 时其对肝癌细胞呈现明显抑瘤作用,杀伤率为 32.66%。半枝莲醇提物对移植性肿瘤(肉瘤 S_{180}和肝癌 H_{22})具有显著的抑制作用,而对小鼠脾细胞的增殖具有促进作用,并有较好的剂量依赖关系。半枝莲对 Hela 细胞增殖的抑制作用不明显,但可通过促进细胞内储藏钙的释放和胞外钙离子的内流,显著提高细胞内游离钙的浓度。中药半枝莲提取物能诱导 K562 细胞凋亡,抑制肿瘤细胞增殖呈一定的浓度依赖关系,其作用机制可能与 caspase -3 的表达升高和活化有关。半枝莲多糖在 50 ~200 毫克/(公斤·日)范围内可抑制小鼠 H_{22}肝癌的生长,促进荷瘤小鼠脾细胞增殖,提高脾细胞分泌 IL -2 和 TNF -α 的水平。半枝莲中主要成分野黄芩苷在 10 ~80 微克/毫升浓度范围有明显抑制乳腺癌 MCF－7 细胞增殖的作用；野黄芩苷可明显抑制乳腺癌 MCF－7 细胞的侵袭能力，且呈一定的量效应关系。半枝莲中野黄芩苷具有明显抑制体外培养乳腺癌 MCF－7 细胞增殖及侵袭的作用。半枝莲提取的总黄酮 EBS（0.1 毫克/毫升，0.5 毫克/毫升，2.5 毫克/毫升和 10.0 毫克/毫升）在体外对人舌鳞癌 SAS 细胞增殖有抑制作用，且呈时效及量效关系；透射电镜观察到典型凋亡细胞，线粒体等细胞器的形态变化与 ESB 的浓度和作用时间有关；用药后凋亡相关蛋白 Bcl－2 表达减弱，Bax，Caspase－3 表达增强。ESB 可影响舌癌细胞的超微结构，降低细胞的增殖力从而抑制舌鳞癌 SAS 细胞过度生长；ESB 诱导舌鳞癌细胞凋亡，可能与下调 Bcl－2，上调 Bax，Caspase－3 等凋亡相关蛋白表达有关。

2. 免疫调节作用 半枝莲多糖在体外可促进刀豆球蛋白 A（Con A）诱导的小鼠脾细胞淋巴细胞转化。皮下注射给药 1 星期后可明显提高小鼠外周血淋巴细胞中酯酶阳性细胞的百分率，促进二硝基氯苯（DNCB）诱导的迟发型变态反应，但大剂量注射（200 毫克/公斤）可抑制小鼠胸腺指数，对脾指数无影响。

3. 抑菌作用 50% 半枝莲煎剂用平板挖沟法，对金黄色葡萄球菌、福氏痢疾杆菌、伤寒杆菌、绿脓杆菌、大肠杆菌有抑制作用。

4. 解痉祛痰作用 红花素有较强的对抗由组胺引起的平滑肌收缩作用，并有很好的祛痰作用。

5. 对消化系统的影响 由半枝莲、金钱草等组成的半枝莲化瘀排石汤可兴奋家兔离体回肠，阿托品可对抗其兴奋效应，表明排石汤增强肠管收缩的作用与 M－胆碱受体（M－R）有关 。给小鼠灌肠排石汤 8.3 克、11.9 克、17.0 克/公斤均可明显促进胃肠推进运动。

6. 对呼吸系统的作用 半枝莲红花素有较强的对抗由组织胺引起的平滑肌收缩作用，同时还有很好的祛痰作用，是治疗慢性支气管炎的有效成分。

7. 抗病毒作用 体外实验表明，半枝莲可抑制乙型肝炎病毒（HBV）生长，强度中等。

8. 对晶体醛糖还原酶的抑制作用 从半枝莲中提取的红花素是 5，7，8，4－四羟基二氢黄酮，对醛糖还原酶（AR）有较强的抑制作用，且毒性低，有望应用于预防和治疗糖尿病性白内障。

9. 解热作用 半枝莲水煎剂灌胃给药（2.5、5、10 克/公斤），对正常大鼠的体温无明显影响，对皮下注射 10% 干酵母混悬液 10 毫升/公斤引起发热大鼠有明显的解热作用，并有明显的剂量依赖关系。药后 1 小时体温开始下降，给药组大鼠发热时程明显缩短。另外，发现半枝莲中所含的印黄芩苷（scutdlarein）成分也能起到解热作用，并且其作用的方式与半枝莲相似，表明印黄芩苷为半枝莲解热作用的主要成份。

10. 保肝作用 有文献报道复方半枝莲注射液能有效地降低小鼠磺溴酞钠在血液中的潴留量，对 CCl_4 所致肝损伤的大鼠谷丙转氨酶有抑制其升高的作用。对半枝莲的正己烷、三氯甲烷、乙酸乙酯、正丁醇和水的各个提取部位进行 CCl_4、D－氨基半乳糖（D－GalN）和 APAP 所致的大鼠肝细胞毒性的护肝作用研究，结果表明，三氯甲烷和乙酸乙酯提取部位对 CCl_4 造成的肝损伤有最大的护肝作用，正己烷和三氯甲烷提取部位对 D－

GalN 所致的肝中毒最有效，并且三氯甲烷提取部位对 APAP 导致的肝细胞毒性有最大的保护作用，三种物质引起肝损伤的病理学变化通过上述提取部位的治疗均得以改善。

11. 抗炎作用 采用几种不同类型的炎症动物模型对半枝莲提取物（SB）的抗炎作用进行研究。实验研究发现，在炎症早期实验模型－渗出和肿胀模型中 SB 的中（5 克/公斤）、高（10 克/公斤）能显著拮抗醋酸致小鼠腹腔毛细血管通透性增高（抑制率分别为 21%、37%）；对角叉莱胶致大鼠足肿胀的持续抑制时间可达到 5 小时，且在 4 小时时作用最强；这些实验结果说明 SB 对炎症早期的渗出和水肿有显著的抑制作用。在炎症中期实验模型－白细胞游走模型中，采用羧甲基纤维素囊法考察 SB 对炎症中期白细胞趋化、游走的影响，结果表明，SB 的中、高剂量能显著降低小鼠羧甲基纤维素囊中白细胞的数目（抑制率分别为 22%、29%）。说明 SB 对炎症中期白细胞的趋化、游出有显著的抑制作用。在炎症晚期的实验模型－肉芽肿增生模型中，采用测定大鼠巴豆油性气囊肿囊壁重量来衡量 SB 对组织增生和炎性屏障形成程度的影响，实验结果显示，SB 的中、高剂量均能显著抑制大鼠巴豆油性肉芽肿（抑制率分别为 22%、41%）的形成。这表明 SB 对炎症晚期的纤维结缔组织增生有较强的抑制作用。

12. 抗氧化作用 半枝莲多糖的两个组分 SBPw、SBPs 在一定浓度范围内均能降低化学法诱导的红细胞溶血和肝组织过氧化物损伤；能剂量依赖性提高小鼠血清、肝组织中的 SOD 活力，降低小鼠血清、肝组织中 MDA 的水平。表明半枝莲多糖具有较好的抗氧化作用。另有研究发现半枝莲中黄酮类化合物有较强的清除羟基自由基的能力，其还原能力与人工合成的抗氧化剂 BHT 相当，表现出很强的抗氧化活性，是一种具有很大开发价值的天然抗氧化剂。

13. 抗致突变作用 半枝莲的水提物可明显抑制黄曲霉素 Bl 等引起的突变，显示出较强的抗突变作用，利用人外周血淋巴细胞的非程序性 DNA 合成实验，对半枝莲与几种中草药抗香烟焦油的致突变作用进行研究，结果表明半枝莲可明显对抗香烟焦油凝聚物对淋巴细胞 DNA 的损伤，保护淋巴细胞的 DNA。Ames 实验表明，半枝莲的水溶性提取物可以对抗 4－甲基亚硝胺基－1－（3－吡啶基）－1－丁酮的致突变性，也可明显抑制苯并芘诱发的 TA98 和 TA100 回复突变的作用。

14. 对泌尿系统作用 动物实验发现家兔用排石汤后 10～50 分钟尿流量有明显增加，肾动脉血流量在用药后也有增加。具体表现为用药后 30 分钟内肾动脉血流量减少，用药后 40 分钟肾动脉血流量逐渐增加，70 分钟后流量为用药前的 3 倍。

15. 毒理 半枝莲煎剂小鼠静脉注射的 LD_{50}为 6. 10 ± 0. 26 克/公斤。浸剂大鼠灌胃给药的 LD_{50}为 75 土 13. 1（生药）/公斤。大鼠每日腹腔注射 0. 1，0. 2，0. 3 和 1. 0 克（生药）/公斤，体重、尿沉渣及尿蛋白检查均无异常发现。所含黄芩素苷小鼠口服最大耐受量为 10 克/公斤，静脉注射的 LD_{50}为 1314 毫克/公斤。临床实验表明服用大剂量半枝莲煎剂，半枝莲量达到 120 克时对肝肾功能、血常规、免疫球蛋白、血浆蛋白、碱性碱酯酶均不产生明显影响。

【药物制剂】

半枝莲为临床常用抗肿瘤药，具有清热解毒、化瘀利尿之功，并具有良好的通便作用。单用药力较轻，常配伍其他药应用于恶性肿瘤、急慢性乙型肝炎、类风湿性关节炎、急性肾小球肾炎和毒蛇咬伤等疾病的治疗。半枝莲对于寻找治疗心血管疾病，抗肿瘤新药等既有研发前途。在临床应用中，半枝莲剂型除汤剂、散剂外，还有胶囊和滴眼液、口服液等。

1. 通道宁胶囊（山东肿瘤医院研制）

组成：半枝莲、生天南星、北豆根、赭石、刘寄奴、生半夏、党参、黄药子、莪术等。

功能主治：清热解毒，清痞散结，破血逐淤。用于不能手术或不具备手术条件的食管癌患者，对梗阻患者疗效更佳。

2. 复方半枝莲滴眼液（陕西中医学院附属医院制剂）

组成：半枝莲、丹参、青葙子等。

功能主治：抗病毒。用于病毒性角膜炎。

用法用量：滴眼，每日6次。

临床疗效：治疗树枝状角膜炎和浅点状角膜炎患者54只眼，痊愈43只，占总数的79.6%，显效3只眼，占总数的5.6%；有效5只眼，占9.2%；总有效率94.4%。

3. 中肺合剂（浙江省肿瘤医院制剂）

组成：半枝莲109.6克，白花蛇舌草109.6克，龙葵54.8克，白茅根54.8克，仙鹤草54.8克，夏枯草54.8克，防己41.1克，天龙3条。

功能主治：软坚散结，止咳化痰止痛。用于肺癌的辅助治疗。

用法用量：口服，每日3次，每次30~50毫升。

临床疗效：使用中肺合剂治疗中、晚期非小细胞肺癌100例，并与单纯化疗组86例对照观察。结果：两组治疗前的病灶情况相似，治疗后治疗组稳定率72%、对照组69.77%；治疗组临床症状改善率79%，对照组49.83%；治疗组体重稳定率81%，对照组38.37%；治疗组生活质量（卡氏评分）提高率87%，对照组46.51%。两组临床症状改善、体重稳定、生活质量提高，3项观察指标比较，P值均<0.01。结果显示中肺合剂治疗中、晚期非小细胞肺癌有临床意义。

4. 中肝I号合剂（浙江省肿瘤医院制剂）

组成：半枝莲86.0克，白花蛇舌草86.0克，炒白芍34.4克，炒鸡内金25.8克，炒青皮25.8克，陈皮25.8克，山楂炭34.4克，郁金25.8克，三棱25.8克，莪术28.8克，白茅根34.4克，焦栀子25.8克，金钱草34.4克，白毛藤86.0克，炒路路通34.4克，仙鹤草34.4克。

功能主治：清热解毒，行气健脾。主要用于肝炎、肝硬化、肝癌的治疗，特别是对原发性肝癌有较好的疗效。

用法用量：口服，一次30毫升，1日3次。

5. 华奇胶囊

组成：半枝莲、人参、冬虫夏草等。

功能主治：补气，养阴，清热解毒。用于恶性肿瘤。

用法用量：一次5粒，1日3次，30天为一个疗程。

临床疗效：治疗接受化疗的129例各种恶性肿瘤患者，在避免放化疗所致白细胞、红细胞、血小板下降的同时可明显改善头晕、乏力、恶心等常见的毒副反应症状。

6. 热炎宁颗粒（片）

组成：半枝莲、蒲公英、虎杖、北败酱。

功能主治：清热解毒。用于外感风热、内郁化火所致的风热感冒，发热，咽喉肿痛，口苦咽干，咳嗽痰黄，尿黄便结；化脓性扁桃体炎，急性咽炎，急性支气管炎，单纯性肺炎见上述症候者。

用法用量：片剂，口服，一次3～6片，1日2～4次。颗粒剂，开水冲服，一次1～2袋，1日2～4次。或遵医嘱。

7. 复方半枝莲注射液

组成：半枝莲、花斑竹、大青叶。

功能主治：消肿解毒。用于肿瘤，肝疾病。

用法用量：肌注，一次2毫升，1日2次。静注，一次50～100毫升，加入5%～10%葡萄糖注射液100～200毫升滴注。

8. 复方半枝莲胶囊

组成：半枝莲、黄芪、灵芝等。

功能主治：清热解毒，益气扶正，活血散结。用于肿瘤。

9. 抗骨髓炎片

组成：半枝莲、金银花、蒲公英、地丁、白头翁、白花蛇舌草。

功能主治：清热解毒，散瘀消肿。用于跗骨疽及骨髓炎属热毒血瘀者。

用法用量：口服，一次8～10片，1日3次，或遵医嘱，儿童酌减。

10. 抗癌平片

组成：半枝莲、珍珠菜、藤梨根、香茶菜、肿节风、蛇莓、兰香草、白花蛇舌草、石上柏、蟾酥。

功能主治：清热解毒，散瘀止痛。用于热毒瘀血壅滞胃肠而致的胃癌、食管癌、贲门癌、直肠癌等消化道肿瘤。

用法用量：口服，一次0.5～1克。1日3次，饭后半小时服，或遵医嘱。初服时可由少到多，逐步增加，如胃部有发胀感，可酌情减少。

11. 金甲胶囊

组成：半枝莲、金银花、黄芩、穿山甲、白花蛇舌草、全蝎等。

功能主治：清热解毒，散瘀，用于中晚期癌症患者。

用法用量：一次4粒（3克），1日4次口服，2个月为一疗程。

临床疗效：治疗中晚期肺癌患者314例，有效率达66.6%。

12. 莲花片

组成：半枝莲、合成牛黄、山慈菇、仙鹤草、柴胡、莪术、牡丹皮、蜈蚣、三七、重楼、5－氟尿嘧啶。

功能主治：清热解毒，活血化瘀，软坚散结。用于原发性肝癌。

用法用量：口服，一次6片，1日4次，15天为一个疗程。

13. 茵山莲颗粒

组成：半枝莲、茵陈、五味子、栀子、甘草、板蓝根。

功能主治：清热解毒利湿。用于慢性迁延性肝炎，慢性活动性肝炎，胆囊炎，胰腺炎，而见湿热蕴毒之症者。

用法用量：开水冲服，一次3～9克，1日2次，或遵医嘱。

14. 扶正散结片

组成：半枝莲、白花蛇舌草、白花丹、小叶金花草、白英、山豆根、紫草、人工牛黄、石上柏、制半夏、蒲葵子、防己、八月札、人参、三七、龙血竭、蟾酥、绞股蓝、制草乌、甘草等20味药。

功能主治：清热解毒，消肿化瘀，止血定痛，益气固本。用于肺癌，肝癌等的治疗。

15. 半枝莲片

组成：半枝莲15000克，硬脂酸镁适量。

功能主治：抗菌消炎。用于急性咽喉炎，急性支气管炎，支气管肺炎，急性肺脓疡，皮肤化脓性感染等。

用法用量：口服，一次3～6片，1日3次。

16. 双枝注射液

组成：半枝莲1100克，一支箭550克，苯甲醇3毫升。

功能主治：清热解毒。用于黄疸型肝炎，肝硬化等。

用法用量：肌注，一次2毫升，1日2次。

17. 复方半枝莲注射液

组成：半枝莲400克，白花蛇舌草400克，半边莲300克，猪秧秧300克，白英300克，龙葵300克。

功能主治：清热解毒，散结止痛。用于直肠癌，胃癌，食管癌，宫颈癌。

用法用量：肌注或穴位注射，一次2～4毫升，1日2次。

18. 其他制剂 熊胆清肝口服液（含有半枝莲，用于治疗慢性肝炎乙型肝炎及胆道系统感染）。

【不良反应】有文献报道煎服半枝莲致过敏1例，患者出现全身燥热难熬，乏力，随即出现头面、胸背、四肢皮疹，如风团状，大片、色红，瘙痒难耐，双眼上下眼睑均红肿，难以睁开。

【附注】

1. 注意 孕妇慎服，脾胃虚寒患者应当慎用。

2. 品种情况 近年来半枝莲与半边莲代用情况较为多见。半枝莲多用于各种癌症病，其用量较大，药性平和无毒副作用；半边莲常用于各种蛇咬伤等，其功效较好，故名为“急解索”。因单味或鲜品服用对咽喉有刺激性，用于癌症病人时需同时配伍其它药物。由于两种药物成分功效存在同异点，在临床上须注意鉴别并有选择地应用。癌症患者两种药物配伍使用最佳。以半枝莲为名使用的同名异物甚多，品种相当混杂。据载已有8科17种以上。《百草镜》记载：“各种半枝莲有七十二种。”近年来，还发现2种混淆品，经鉴定为：①唇形科植物直萼黄芩 *S. orthocarlyx* Hand－Mazz. 的干燥全草，本品系云南省地区习用半枝莲，另外还作地丁入药，习称“滇紫花地丁”产云南、四川。② 唇形科植物长叶并头草 *S. linarioides* C. Y. Wu 的干燥全草，产云南、四川。

参考文献

1. 韦金育，李延，韦涛，等. 50 种广西常用中草药、壮药抗肿瘤作用的筛选研究. 广西中医学院学报，2003，6（4）：3.

2. 杨辉，李冀湘，崔向青，等. 含黄药子制剂的临床应用及不良反应综述. 临床误诊误治，2006，19（2）：85.

3. 谭永红，王诗华，梁容梅. 中药半枝莲的研究进展. 西南国防医药，2002，12（2）：152.

4. 李洁. 中药半枝莲的研究与应用. 齐鲁药事，2006，25（12）：745.

5. 程跃辉，杨熙平，陈天明，等. 金甲胶囊治疗中晚期肺癌 314 例疗效观察. 中国中西医结合外科杂志，1997，3（4）：274～276.

6. 杨叁平，刘卫滨，蔡银素，等. 华奇胶囊治疗肿瘤放化疗副作用 129 例临床观察. 中国中医药信息杂志，1997，4（8）：18.

7. 方秀兰. 煎服半枝莲致过敏 1 例. 中国中药杂志，2002，27（8）：634.

8. 曾莉萍，林明宝，舒虹. 复方半枝莲胶囊体外抗肿瘤作用的实验研究. 江西医学院学报，2006，46（3）：46.

9. 寇宁，魏国玲，杨整军. 复方半枝莲滴眼液治疗病毒性角膜炎临床观察. 陕西中医学院学报，2001，24（4）：37.

10. 赵珍东，黄兆胜. 唇形科黄连属半枝莲的生药学研究集要. 中医药学刊，2002，20（11）：159.

11. 石扬，周志愉，程流剑，等. 半枝莲中野黄芩苷对乳腺癌 MCF－7 细胞增殖及侵袭能力的影响. 江西医学院学报，2009，49（10）：12.

12. 谭萍，芦柏震，包文龙. 半枝莲在我院抗肿瘤治疗中的应用分析. 江西中医药，2006，37（3）：57.

13. 杨祚荣，刘邦强，陈旗. 半枝莲与半边莲的鉴别. 时珍国医国药，2005，16（4）：352.

14. 静广平，焦晓辉，王学勇，等. 半枝莲提取物抗人舌鳞癌 SAS 细胞增殖作用的研究. 口腔医学研究，2009，25（3）：249.

15. 张敏. 半枝莲提取物的抗炎作用研究. 中华实用中西医杂志，2008，21（1）：1.

16. 翟铁宏，董艳丽，王蕾，等. 半枝莲及其混淆品的鉴别研究. 时珍国医国药，2003，14（4）：223.

17. 王志远，戴玲，张凯. 半枝莲多糖的提取纯化及抗氧化活性研究. 中国生化药物杂志，2008，29（2）：96.

18. 叶华，崔燎. 半枝莲多糖的抗肝癌作用及其机制的研究. 癌症进展杂志，2009，7（3）：331.

19. 董永彩，商亚珍. 半枝莲的药理学研究进展. 承德医学院学报，2009，26

(1)：98.

20. 陶伟．中药半枝莲的药理学及临床应用研究进展．海军医学杂志，2008，29(2)：181.

21. 黄海滨．HPLC 测定扶正散结片中野黄芩苷的含量．中国中药杂志，2004，29(6)：587.

◎丝　瓜

Sigua

【别名】水瓜(《岭南采药录》)，絮瓜、砌瓜(《广州植物志》)，棱角丝瓜、广东丝瓜、粤丝瓜(《广东中药志》)，天丝瓜、天罗、蛮瓜(《本事方》)，绵瓜(《续本事方》)，布瓜(《古今合壁事类备要》)，天罗瓜(《普济方》)，天吊瓜、纯阳瓜(《滇南本草》)，天络丝(《医学正传》)，天罗布瓜(《妇人良方补遗》)，虞刺、洗锅罗瓜(《纲目》)，天罗絮(《群芳谱》)，纺线(《医林纂要·药性》)，天骷髅（汪连仕《采药书》)，菜瓜(《植物名汇》)，缣瓜(《中国药用植物志》)，坭瓜(《广西中兽医药用植物》)。

【来源】为葫芦科植物丝瓜（Luffa cylindrica）（L.）Roem. 或粤丝瓜（Luffa acutangula）（L.）Roxb. 的鲜嫩果实；或霜后干枯的老熟果实。嫩丝瓜于夏、秋间采摘，鲜用。老丝瓜于秋后采收，晒干。分布于全国各地，我省以粤中地区的南海、佛山及广州郊区所产的个大质优，以粤北连县、乐昌、英德、清远等地产量较大。

【药材性状】(1) 丝瓜果实（瓠果）长圆柱形，长 20～60 厘米，肉质，绿而带粉白色或黄绿色，有不明显的纵向浅沟或条纹，成熟后内有坚韧的网状瓜络。

(2) 与上者主要区别点为：果实具明显的棱角。

【性味与归经】味甘，性凉。归肺、肝、胃、大肠经。

【功能主治】清热化痰，凉血解毒。用于热病身热烦渴，咳嗽痰喘，肠风下血，痔疮出血，血淋，崩漏，痈疽疮疡，乳汁不通，无名肿毒，水肿。现代有用于慢性咽炎，急性乳腺炎，泌尿系结石，风湿疼痛，关节不利，雀斑，水肿腹水，百日咳，肝炎，小肠疝气，睾丸肿痛，血栓闭塞性脉管炎，丝瓜汁擦脸防衰老。

【用法用量】内服，煎汤，9～15 克，鲜品 60～120 克，或烧存性为散，每次 3～9 克。外用适量，捣汁涂，或捣敷，或研末调敷。

【药理作用】

1. 抗病毒作用　鲜嫩丝瓜提取物（LO43）腹腔注射时对刚断奶小鼠皮下感染乙型脑炎病毒有明显预防作用，感染病毒前注射下 LO43，保护率可达 60%～80%。在感染病毒后注射 LO43，保护率只有 20%～27%，LO43 对乙型脑炎病毒无直接灭活作用。初步实验提示，LO43 是种干扰素诱生剂，其有效成分可能是双链 RNA，尚需进一步证实丝瓜牙（种子发芽后剪去叶及根）提取物（LO42）对乙型脑炎病毒也有相似的作用，LO42 的有效成分可被乙醇沉淀，主要含多糖和核酸。家兔静注 LO42 具有明显的诱生干扰素作用，其有效成分是核酸，多糖部分无效。

2. 抗过敏作用　丝瓜组织培养细胞中的泻根醇酸（BA），不仅具有与甘草次酸

（GA）几乎相同的抗过敏作用（大鼠Ⅰ型过敏反应），而且显示了比GA强几倍的抑制小鼠耳触性Ⅳ型过敏反应的作用；另外，对组胺、血清素或舒缓激肽引起的小鼠足趾肿胀，BA显示了比GA强10倍或10倍以上的抑制效果。BA不同于GA，完全不抑制甾体类激素的代谢酶活性（BASK）。泻根醇酸是一个有意义的抗过敏药，其在丝瓜人工培养液中含量很高，而且易于转化为作用更强的衍生物。

3. 抗早孕及抑制蛋白合成作用 丝瓜子蛋白对小鼠有抗早孕作用，丝瓜子蛋白分离峰Ⅱ和Ⅳ抗早孕活性最强，3.3毫克/公斤iP1次的妊娠终止率100%。丝瓜种子分离2种糖蛋白，能诱发小鼠中期流产，抑制细胞游离系统中的蛋白合成，抑制人体绒毛膜胸腺嘧啶核苷的吸收。对无细胞系统可抑制蛋白质合成。

4. 抗炎作用 丝瓜络对大鼠角叉菜性足跖肿胀的影响，结果表明，腹腔注射丝瓜络10.0克/公斤后1小时、2小时、3.5小时、5小时均能明显抑制大鼠的足跖肿胀程度（$P<0.01$）；对大鼠棉球植入肉芽肿的影响，结果表明，腹腔注射丝瓜络10.0克/公斤，7天后，对照组肉芽肿净重254.57±16.56毫克，用药组199.70±14.31毫克，统计学处理，差异有高度显著性（$P<0.01$），表明丝瓜络有明显对抗棉球植入肉芽肿作用。上述结果表明丝瓜络有较显著的抗炎作用。

5. 镇痛作用 小鼠扭体反应试验，热板及电刺激法镇痛试验证明，丝瓜络能明显减少小鼠对醋酸刺激所致的扭体反应次数，并显著提高小鼠的热板及电刺激痛阈值，表明丝瓜络有明显镇痛作用。纳络酮拮抗试验表明，阿片受体拮抗剂纳络酮对丝瓜络的镇痛作用无明显影响，提示该药镇痛作用与阿片受体无关。

6. 滋补强壮作用 大、小剂量（60毫克/公斤、30毫克/公斤）的丝瓜皂苷与对照相比均可使小鼠体重增加，大剂量组与对照组相比有显著差异（$P<0.05$），说明丝瓜皂苷在所用剂量下能促进幼年小鼠的生长。

7. 抗应激作用 耐高温实验结果表明丝瓜皂苷（30毫克/公斤）组的小鼠死亡数与生理盐水组相比均有非常显著的差异，（$P<0.01$），说明丝瓜皂苷有明显的耐高温作用。耐受常压窒息性缺氧实验结果表明丝瓜皂苷组有明显的抗小鼠常压缺氧作用，丝瓜皂苷60毫克/公斤耐缺氧作用强于30毫克/公斤。游泳实验结果表明，丝瓜皂苷30毫克/公斤对不负重小鼠，可使其游泳时间比对照明显延长（$P<0.05$），丝瓜皂苷60毫克/公斤，对不负重和负重小鼠均可使其游泳时间明显延长（$P<0.01$，$P<0.05$）表明丝瓜皂苷有抗体力疲劳作用，且有量效关系。对核辐射的保护作用可见，大剂量组与对照组比较存活率提高非常显著（$P<0.01$），两剂量给药组平均保护指数均大于1.2（1.50，1.66），表明丝瓜皂苷30毫克/公斤，60毫克/公斤对Cor辐射都有预防保护作用，且60毫克/公斤组作用强于30毫克/公斤组。

8. 免疫增强作用 丝瓜皂苷对小鼠腹腔巨噬细胞吞噬功能的影响表明，丝瓜皂苷60毫克/公斤组比正常对照组的吞噬率和吞噬指数显著提高（$P<0.02$、$P<0.01$）；丝瓜皂苷60毫克/公斤+HC比HC对照组的吞噬率和吞噬指数非常显著提高，且与正常对照接近，而丝瓜皂苷30毫克/公斤+HC比HC对照组的吞噬指数显著提高（$P<0.05$），说明丝瓜皂苷可提高小鼠腹腔巨噬细胞的吞噬活力，且呈量效依赖关系。丝瓜皂苷可增强小鼠腹腔巨噬细胞的吞噬功能，能增加小鼠溶血素的形成，表明丝瓜皂苷既有促进非特异

性免疫功能，又有促进体液免疫功能，有很强的免疫增强作用，这可能是滋补强壮，扶正祛邪的药理基础。而且对氢化可的松所致巨噬细胞功能抑制小鼠，丝瓜皂苷可恢复抑制状态巨噬细胞功能。且较正常状态时增强的更明显，有类似人参的“适应原”样作用。

9. 镇静作用 小鼠吊笼试验，分别腹腔注射安定20毫克/公斤，丝瓜络10克/公斤及等量生理盐水，药后3分钟，分别将各鼠置吊笼中，联接自动平衡记录仪，连续观测10分钟内各小鼠活动次数。生理盐水为124.0±15.76次，安定为14.80±5.11次，丝瓜络为43.10±10.58次，统计学处理 $P<0.01$，结果表明丝瓜络能显著减少小鼠自发活动，有明显镇静作用。对戊巴比妥钠亦有良好协同作用，表明丝瓜络有明显镇静作用。

10. 抗心肌缺血性损伤作用 各种剂量丝瓜络（RLF）均能降低垂体后叶素所引起的小鼠心电图中T波增高幅度及抑制心率减慢；并显著降低心肌缺血后造成的血清乳酸脱氢酶（LDH）以及心肌组织内丙二醛（MDA）含量的增高，增加心肌组织中超氧化物歧化酶（SOD）活性。结果表明，RLF对急性缺血心肌有明显的保护作用，其作用机制可能与抑制心肌脂质过氧化，增强其抗氧化能力有关。

11. 降血脂作用 观察丝瓜络（RLF）对高脂血症小鼠低密度脂蛋白受体（LDL~R）基因表达的影响。结果高脂组小鼠的血清TC和LDL－C分别为（5.71±0.82）和（3.99±1.12）mmol/L，显著高于正常对照组的TC（2.31±0.21）mmol/L和LDL－C（1.72±0.28）mmol/L（$P<0.01$），而高脂+丝瓜络组、高脂+血脂康组的TC分别为（3.65±0.28）mmol/L、（3.94±0.65）mmol/L和LDL－C分别为（2.74±0.54）毫米ol/L、（3.00±0.23）mmol/L，显著低于高脂组（$P<0.01$）；与正常对照组比较，高脂组小鼠肝脏LDL－R mRNA的表达减弱（$P<0.01$）；与高脂组比较，高脂+丝瓜络组、高脂+血脂康组小鼠肝脏LDL－R mRNA的表达增强（$P<0.01$）。结果表明，丝瓜络对实验性高脂血症小鼠有明显的降血脂效应，且能使实验性高脂血症小鼠肝组织的LDL－R mRNA表达增强。

12. 毒性 LO43 100微克/毫升对培养的兔肾细胞没有毒性。小鼠每次腹腔注射LO43 200微克/只，76小时内注射8次，全部存活，兔静注LO43 6毫克/公斤，体温未见升高。小鼠每4小时腹腔注射120微克/只，共6次；或每8小时注射1次，共3次，随后每12小时1次，共5次。以上小鼠全部存活。小鼠口服BASK4克/公斤，亦不引起死亡，小鼠腹腔注射泻根醇酸1克/公斤，2星期内无死亡。小鼠腹腔注射丝瓜络的 LD_{50} 为137.40±16.71克/公斤，静脉注射 LD_{50} 为8.9克/公斤。

【药物制剂】

1. 乳核内消液

组成：丝瓜络、浙贝母、当归、赤芍，漏芦，茜草，香附、柴胡、橘核、夏枯草、郁金、甘草。

功能主治：疏肝活血，软坚散结。用于经期乳腺胀痛有块，月经不调，或量少色紫成块及乳腺增生。

用法用量：口服，一次10毫升，1日2次，服时摇匀。

2. 通络生乳糖浆

组成：丝瓜络、马悬蹄、天花粉、穿山甲（醋制）、北沙参、鹿角。

功能主治：通经活络，下乳。用于气血不足，经络不通，奶汁灰白稀薄。

用法用量：口服，一次40毫升，1日3次。

3. 复方丝瓜络糊剂

组成：丝瓜络。

功能主治：凉血，清热解毒，通经络。用于带状疱疹，皮肤感染，关节肿痛，胸肋部神经痛或炎症性疼痛。

用法用量：将丝瓜络糊剂涂抹于患处，特别是对疱疹的表面及其病灶的周围皮肤，如病情严重，疼痛剧烈，可反复涂布或待糊剂干燥后再重复涂抹，直至疼痛消失。水疱结痂或痂皮脱落为止。

临床疗效：从62例眼部带状疱疹均经复方丝瓜络糊剂外敷，经过1～3周的治疗，除四例疼痛不能缓解，病势不能控制外，其余58例均基本达到治愈，其中一周内治愈有23例占，37.1%，1－2周治愈者30例，占有48.4%，2～3周治愈者5例，占8%，总治愈率达93.5%。治疗时间最长20天，最短3天，平均11天。通过半年至三年的随访追踪观察均未见复发，亦未见后遗症与并发症。

4. 复方鼻炎喷雾剂

组成：丝瓜藤、麻黄、辛夷等。

功能主治：清热解毒，宣通鼻窍。用于过敏性鼻炎、慢性鼻炎等引起的鼻塞，流涕等症。

5. 经通片

组成：丝瓜络12克，当归10克，金银花10克，甘草3克，豺皮樟10克，黑老虎12克，以上为一日量。

功能主治：活血通络，调经止痛。用于痛经。

用法用量：于月经前2～3天内口服，一次5片，1日3次。

【不良反应】有文献报道，患者进食苦丝瓜出现不良反应，临床表现主要是消化道症状和全身征象，中毒程度与进食量成正比，进生食者比进熟食者中毒程度深。中毒后消化道症状最早出现，表现为恶心、呕吐、腹疼和腹泻。部分患者大便潜血试验阳性，镜检有大量红细胞。全身征象有头痛、头晕、心悸、胸闷、全身虚弱无力、四肢酸疼麻木；呕吐、腹泻严重者可出现轻度脱水。

【附注】

1. 注意　脾胃虚寒或肾阳虚弱者不宜多服。

2. 药用部位　棱角丝瓜的根、茎、叶、花及老种子均可药用。

参考文献

1. 康白，张义军，李华洲．丝瓜络的药理作用初探．潍坊医学院学报，1993，15（3）：180.

2. 丝瓜汁擦脸防衰老．开卷有益：求医问药，2009，（10）：62.

3. 何光星，刘云，齐尚斌．丝瓜皂甙的药理实验研究．四川中草药研究，1991，（2～3）：54.

4. 王叔远. 丝瓜巧治慢性咽炎. 家庭护士, 2006, (05S): 31.

5. 康白, 张义军, 李广宙. 丝瓜络镇痛、镇静作用初探. 实用中西医杂志, 1993, 6 (4): 228.

6. 景艺, 卢红, 李文英, 等. 丝瓜络治疗急性乳腺炎35例临床观察. 中国医药指南, 2008, 6 (2): 225.

7. 关颖, 李菁, 朱伟杰, 等. 丝瓜络对小鼠心肌缺血性损伤的预防效应. 中国病理生理杂志, 2006, 22 (1): 68.

8. 李小玲, 李菁, 朱伟杰, 等. 丝瓜络对高脂血症小鼠 LDL－R 基因表达的影响. 中国病理生理杂志, 2009, 25 (6): 1156.

9. 王济远, 周泽恩, 陈元. 丝瓜临床应用经验. 中国民族民间医药杂志, 2007, (4): 247.

10. 张淑英. 丝瓜的药用价值. 首都医药, 2001, 8 (5): 65.

11. 齐尚斌. 丝瓜的临床应用和药理研究进展. 四川中草药研究, 1995, (37～38): 90.

12. 谷雄霖. 复方丝瓜络糊剂治疗眼部带状疱疹. 眼科新进展, 1991, 11 (2): 35.

13. 陈卫卫, 刘华钢. 复方鼻炎喷雾剂的质量标准研究. 中成药, 2005, 27 (9): 1018.

14. 李艳梅, 刘月素, 刘景昀. 49例苦丝瓜中毒的防治体会. 药物服务与研究, 2006, 6 (5): 396.

◎吉祥草

Jixiangcao

【别名】小青胆、小叶万年青(《广东中药志》第二卷), 观音草(《岭南中草药撮要》), 细叶万年青(《广州常用草药增订本》), 洋吉祥草(《类证活人书》), 解晕草、广东万年青(《本草纲目拾遗》), 松寿兰、结实兰(《植物名实图考》), 竹叶草(《分类草药性》), 佛顶珠、竹叶青(《中国药用植物志》), 玉带草(《峨眉山药用植物调查报告》), 九节莲(《四川中药志》), 小九龙盘(《贵州草药》), 软筋藤、竹节伤、竹根七(《湖南药物志》), 观音草、地蜈蚣(《贵州中草药名录》), 千里马(贵州)。

【来源】为百合科植物吉祥草 *Reineckea carnea* (Andr.) Kunth 的干燥全草。春、夏季采收, 拔取全草, 抖净泥沙, 晒干。分布于广东、广西、陕西、江苏、安徽、浙江、江西、河南、湖北、湖南等地。

【药材性状】全草带根状茎, 根状茎类圆形, 呈横伸状, 长短不一, 直径3～5毫米, 有节, 节上有须根或无。叶成丛状, 深绿色, 皱缩, 伸展后呈长条形或披针形, 长10～30厘米, 宽0.5～2.5厘米; 顶端渐尖, 基部狭窄; 叶背有3条较明显的纵脉, 中间1条突起。质柔韧。气无, 味淡。

【性味与归经】甘, 微寒。归肺、胃、肝经。

【功能主治】清热止咳, 凉血止血, 解毒利咽。用于肺热咳嗽, 咯血, 吐血, 衄血,便血，咽喉肿痛，目赤翳障，痈肿疮疖，慢性支气管炎，支气管哮喘。外用治跌打损伤，疮毒。现代有用于骨折，黄胆，肝炎，肝癌，肾结石，风湿关节疼痛，疳积。

【用法用量】6～10克（鲜品15～30克），水煎服。外用适量，浸酒搽或将鲜品捣烂取汁涂患处。

【药理作用】

1. 止咳化痰作用 吉祥草总皂苷（TSRC）2个剂量组和新泰络其（阳性药）与空白氨水对照组相比较，结果表明吉祥草总皂苷（TSRC）100毫克/公斤、200毫克/公斤两个剂量组灌胃给药均能延长咳嗽潜伏期，使咳嗽次数减少。吉祥草总皂苷（TSRC）2个剂量组和氯化铵（阳性药）与空白氨水对照组相比较，结果表明吉祥草总皂苷（TSRC）100毫克/ks、200毫克/公斤两个剂量组具有明显的祛痰作用，与空白组比较存在显著性差异，但程度低于氯化铵组。

2 抗炎作用 吉祥草总皂苷（TSRC）注射给药100毫克/公斤、200毫克/公斤能明显抑制二甲苯致小鼠耳廓肿胀，具有一定的抗炎作用，灌胃给药效果不明显。吉祥草总皂苷（TSRC）注射给药100毫克/公斤、200毫克/公斤可以减少醋酸引起的炎性渗出，抑制毛细血管通透性增高，灌胃给药效果不明显。

3. 其他作用 剂量小于5毫克/毫升吉祥草总皂苷表现为不溶血，剂量大于10毫克/公斤开始表现出一定的溶血性。吉祥草总皂苷皮下注射治疗组大鼠的血糖值亦显著降低（$P<0.01$），肝糖原、肌糖原与糖尿病组模型大鼠相比明显增加（$P<0.01$），表明吉祥草总皂苷皮下注射治疗组可以增加非胰岛素依赖性糖尿病模型大鼠肝糖原、肌糖原储存量，从而提高外周组织对葡萄糖的利用，改善非胰岛素依赖性糖尿病模型大鼠的胰岛素抵抗。吉祥草中杀灭钉螺有效成份为环己六醇，环己六醇的质量浓度为2.50毫克/升，72小时浸杀钉螺死亡率达93.3%；当杀螺成分质量浓度为5.00毫克/升时，72小时浸杀，其死亡率达100%。

4. 亚慢性毒性 吉祥草原粉剂量达到100毫克/（公斤·日）时，对大鼠的CHO、GLU、ALP和脾脏系数等观测指标产生明显影响，且有良好剂量－反应关系；当剂量达到1000毫克/（公斤·日）时，对大鼠的BUN、肺和肾脏系数产生明显影响。RC 75um原粉对大鼠亚慢性经口毒性试验的最大无作用剂量为10毫克/（公斤·日）。

【药物制剂】

1. 平喘止咳贴

组成：吉祥草、矮地茶、白芥子、苏子等。

主治：用于毛细支气管炎。

用法用量：将平喘止咳帖揭去透明保护膜，清洁患儿帖敷穴位部位的皮肤（常用膻中穴，位于胸部前正中线平第四肋间隙，两乳头连线中点，或大椎穴，第七颈椎突下凹陷处）后将药帖贴于膻中穴位或大椎穴位，每帖使用12～24小时，7天为一疗程。

2. 复方吉祥草含片

组成：吉祥草、紫菀、鱼腥草、罂粟壳、麻黄等。

功能主治：宣肺平喘，清热润燥，止咳化痰。用于急慢性支气管炎，肺气肿等，症见于咳喘、胸闷、痰多。

3. 腰疼丸

组成：吉祥草、补骨脂、南藤、续断、牛膝、山药。

功能主治：行气活血，散瘀止痛。用于腰疼等症。

参考文献

1. 张元，杜江，许建阳，等．吉祥草总皂苷溶血、止咳、化痰、抗炎作用的研究．武警医学，2006，17（4）：283.

2. 张元，胡一冰，王学勇，等．吉祥草总皂苷对非胰岛素依赖性糖尿病模型大鼠肌糖原、肝糖原及糖代谢的影响．武警医学，2008，19（9）：2071.

3. 李文新，黄雪英，陈新苗，等．吉祥草中杀灭钉螺有效成分的分离及结构解析．农药，2008，47（2）：97.

4. 王张杰，王煜，李秋杰，等．吉祥草亚慢性毒性试验．农药，2008，47（5）：356.

5. 张金琴，张荣书．平喘止咳贴佐治毛细支气管炎疗效观察．中国误诊学杂志，2009，9（9）：2071.

6. 高莉，张永萍，周兰．复方吉祥草含片质量标准研究．中成药，2004，26（2）：110.

7. 王晓一，周昕，陈剑．薄层鉴别法定性鉴别腰疼丸中续断、牛膝报告．九江学院学报，2006，（1）：82.

8. 徐宏，杜江．苗药观音草在民间的使用及开发应用情况．中国民族医药杂志，2006，（5）：43.

◎老鼠簕

Laoshule

【别名】老鼠笋（《岭南采药录》），老鼠怕、老鼠簕根、水老鼠簕、软背牡丹、蚧瓜簕（《广东中药志》第二卷），软骨牡丹（广州部队《常用中草药手册》），蚧瓜簕（《中国高等植物图鉴》），木老鼠簕（广东）。

【来源】为爵床科植物老鼠簕 *Acanthus ilicifolius* Linn. 的根或枝叶。全年均可采，洗净，切段，晒干。分布于广东、海南、广西等地。我省主产于中山、番禺、东莞、珠海、阳江、陆丰、惠来、汕头等地。

【药材性状】根头部常带短残茎，下着生根 2～3 条。根呈类圆往形，长 20～40 厘米，直径 1～2 厘米，商品多已切成 5～6 厘米短段。表面灰褐色，有皱缩纵纹。质柔软，体轻而韧，断面中空。气微，味感、微涩。

【性味与归经】甘、淡，微寒。归肝、肺经。

【功能主治】清热解毒，散瘀止痛，化痰利湿。用于痄腮，瘰疬，肝脾肿大，急、慢性肝炎，淋巴结肿大，癌症，胃痛，腰肌劳损，痰热咳喘，黄疸，白浊。

【用法用量】30～60 克，水煎服或煲肉汤服。外用适量，研末调敷治瘰疬。

【药理作用】

1. 抗氧化和护肝作用 体外抗氧化试验结果表明，老鼠簕多糖具有良好的还原力。经过层析纯化后的老鼠簕酸性多糖 AAPB 清除自由基的效果有明显提高，特别是对羟基自由基的清除率提高很明显。AAPB 在 0.2 毫克/毫升时就可以除去 80.0% 的 DPPH 自由基，对超氧阴离子的抑制率为 66.1%，在 0.5 毫克/毫升 AAPB 对羟基自由基的清除率达到 48.5%。与 CAP 和 NAP 相比，AAPB 对于自由基的清除效果呈现良好的量效关系，NAP 抗氧化的效果明显低于 AAPB，所以 AAPB 是老鼠筋多糖中主要的抗氧化活性成分。老鼠簕叶子的乙醇提取物能清除由核黄素光还原法产生的过氧化物，IC_{50}为 550 克・毫升$^{-1}$；抑制由 Fe^{3+} – 抗坏血酸 – EDTA—H_2O_2系统产生的羟自由基，IC_{50}为 2700 微克・毫升$^{-1}$；抑制生理 pH 条件下硝普钠产生的 NO 自由基，IC_{50}为 670 微克・毫升$^{-1}$；抑制由 Fe^{2+} – 抗坏血酸和 Fe^{3+} – ADP – 抗坏血酸系统诱导的肝组织匀浆中脂质过氧化物的产生，IC_{50}分别为 600 微克・毫升$^{-1}$和 980 微克・毫升$^{-1}$；抑制 CCl_4引起的 ALP、GPT 和 GOT 水平的升高。以上结果证明，该植物叶子提取物的自由基清除活性是其抗 CCl_4诱导的肝损害的主要原因。此外，有研究发现老鼠筋能够抑制大鼠肝纤维化肝组织 TNF – α，$TGF\beta_1$与 Smad3mRNA 的表达。

2. 抗肿瘤和抗癌活性 老鼠簕叶子的乙醇提取物显示有抗肿瘤和抗癌活性，250、500 毫克・公斤$^{-1}$可抑制小鼠肿瘤生长和致癌物（DMBA/巴豆油）诱导的皮肤乳头瘤形成；在 72 小时 MTT 还原测定中，对肺成纤维细胞有细胞毒性，ED_{50}是 18 微克・毫升$^{-1}$；口服提取物（500 毫克・公斤$^{-1}$）可减小肿瘤体积，使患腹水肿瘤动物的生命延长率达 75%。

3. 抗病毒活性 老鼠筋的根对患有红白血病的小鼠显示有抗 friend leukemia 病毒的活性。

4. 其他作用 在老鼠筋的根提取液中发现的成分如苯并嗯唑啉（benzoxazoline – 2 – ene）因其对中枢神经系统具有抑制作用，可用作止痛药、退热剂、抗惊厥药和安眠药及具有肌肉松弛活性；鼠类试验中证明老鼠筋的根具有抗白血病的作用。

【附注】

1. 注意 脾胃虚寒者慎服。

2. 品种情况 同属植物小花老鼠簕 *A. ebracteatus* Vahl 与老鼠簕非常相似，且两者常同地生长，故极易混淆。

参考文献

1. 田莹，江波，张涛．药用红树植物老鼠簕多糖的抗氧化性研究．安徽农业科学，2007，35（30）：9560.

2. 张亮亮，王湛昌，陈俊德，等．药用红树植物老鼠簕（*Acanthus ilicifolius*）乙醇提取物的化学成分研究．中国海洋药物杂志，2007，26（6）：5.

3. 霍长虹，梁鸿，赵玉英，等．老鼠簕属植物化学成分及其活性研究进展．中国海洋药物杂志，2004，（3）：39.

4. 梅燕，林军，侯软玲，等．老鼠筋对四氯化碳性致肝纤维化大鼠的治疗机制研究．

时珍国医国药，2009，20（5）：1191.

◎地 桃 花

Ditaohua

【别名】天下捶（《生草药性备要》），红黐头婆、天下棰（《岭南采药录》），野梅花、痴头婆（《岭南中草药撮要》），野棉花根（《广东中药志》第二卷），八卦拦路虎（《福建民间草药》），假桃花、粘油子（《南宁市药物志》），八卦草（《闽南民间草药》），迷马桩、野桃花（《贵州草药》），梵尚花（《广西药用植物图志》），羊带归、虱麻头（《广西中药志》），寄马桩、红孩儿、石松毛、牛毛七（《四川中药志》），半边月、拔脓膏、大梅花树、野茄子（《广西民间常用草药手册》），山茄簸、油玲花、土杜仲、野桐乔、山棋菜（《福建中草药》），刀伤药（南川（《常用中草药手册》），肖梵天花、三角风、桃子草（《湖南药物志》），刺头婆（《常用中草药彩色图谱》），千下锤（江西（《草药手册》），大迷马桩棵、土黄芪、巴巴叶、窝吼（《云南中草药》），地马椿（《贵州中草药名录》）。

【来源】为锦葵科植物地桃花 *Urena lobata* L. 或粗叶地桃花 *Urena lobata* L. var. scariuscula（DC.）Walp. 的根或全草。宜于秋季采收，挖取根部，抖去泥沙，洗净，晒干。分布于我省各地及广西、海南、福建、台湾等省区。

【药材性状】干燥根呈圆柱形，略弯曲，支根少数，上生多数须根，表面淡黄色，具纵皱纹；质硬，断面呈破裂状。茎灰绿色至暗绿色，具粗浅的纵纹，密被星状毛和柔毛，上部嫩枝具数条纵棱；质硬，木部断面不平坦，皮部富纤维，难以折断。叶多破碎，完整者多卷曲，上表面深绿色，下表面粉绿色，密被短柔毛和星状毛，掌状网脉，下面突出，叶腋有宿存的托叶。气微，味淡。

【性味与归经】甘、辛，平。归脾、肺、肝经。

【功能主治】祛风利湿，活血消肿，清热解毒。用于感冒，风湿痹痛，痢疾，泄泻，淋证，带下，月经不调，跌打肿痛，喉痹，乳痈，疮疖，毒蛇咬伤。现代有用于腰肌劳损。

【用法用量】15～30 克，水煎服。外用适量，鲜品捣烂敷患处。

【药理作用】地桃花根的甲醇提取物具有广谱抗菌活性，地桃花叶的甲醇提取物具抑制巨噬细胞释放一氧化氮的作用和抗氧化活性。

【药物制剂】红花片（颗粒）（见一点红）。

【附注】

注意 脾胃虚寒者禁服。

参考文献

1. 贾陆，敬林林，周胜安，等．地桃花化学成分研究．Ⅰ．黄酮类化学成分．中国医药工业杂志，2009，40（9）：662.

◎地　稔

Diren

【别名】山地茶(《生草药性备要》)，铺地锦、地茶(《岭南采药录》)，铺地茶（广州部队(《常用中草药手册》))，挞地稔、披地杜必、铺芦草(《广东中草药》)，铺地稔(《岭南中草药撮要》)，连地稔、鸡莺子、牛奶俚、地脚稔(《粤北草药》)，地茄(《植物名实图考》)，地吉桃、地葡萄、地红花(《广西中兽医药用植物》)，金头石榴(《泉州本草》)，地石榴(《湖南药物志》)，红地茄(《浙江民间常用草药》)，落地稔、地稔藤(《南方有毒植物》)，矮脚补翁、杜茄、土地愉、小号埔淡(《福建药物志》)，铺地粘(《广西民间常用草药手册》)。

【来源】为野牡丹科植物地稔 *Melastoma dodecandrum* Lour. 的干燥全草及根。全年可采收，洗净，晒干。主产于广东、广西、福建、四川、湖南、湖北、江西、浙江等省区。我省以广州、惠阳。新会、潮安、翁源等地出产较多。

【药材性状】(1) 茎四棱形，多分枝，长 10 ~25 厘米，直径 1 ~2 毫米，表面灰褐色或棕褐色，扭曲，有纵条纹，节处有细须根。叶对生，深绿色，多皱缩破碎，展开后呈卵形或椭圆形，长 1 ~4 厘米，宽 0.8 ~3 厘米，仅上面边缘和下面脉上生极疏的糙伏毛。花棕褐色，萼筒 5 裂，花瓣 5。气微，味微酸涩。

(2) 根　为不规则的圆柱形短段，常弯曲，有分枝，长 3 ~6 厘米，直径 4 ~12 毫米。表面灰白色或黄白色，光滑或断面淡红棕色，略显放射状纹理，中心有细皱纹，栓皮剥落后呈淡红色。质坚硬，不易折断，有红棕色小髓。气微，味淡微涩。

【性味与归经】甘、酸、涩，凉。归肝、脾、胃、大肠经。

【功能主治】清热解毒，祛风利湿，活血止血。用于高热，肺痈，咽肿，牙痛，赤白痢疾，黄疸，水肿，痛经，崩漏，带下，产后腹痛，瘰疬，痈肿，疔疮，痔疮，毒蛇咬伤。现代有用于带状疱疹，肝炎，肝肿大，肾盂肾炎。

【用法用量】内服，煎汤，15 ~30 克，鲜品用量加倍，或鲜品捣汁。外用适量，捣敷或煎汤洗。

【药理作用】

1. 抗氧化作用　在体外反应产生的 $O_2^{-\cdot}$ 和 · OH 的体系中，加入不同浓度的地稔多糖 MD_1，检测对氧自由基的抑制作用。同时，用荧光法研究了地稔多糖 MD_1 对人红细胞膜脂质过氧化的影响。结果显示地稔多糖 MD_1 在低浓度时（ <250 毫克/毫升）具有清除自由基 $O_2^{-\cdot}$ 和 · OH 的作用（与对照组比较，均 $P<0.01$），地稔多糖亦能够抑制人红细胞膜的脂质过氧化（与对照组比较，均 $P<0.01$）。通过地稔黄酮类提取物对黄嘌呤 - 黄嘌呤氧化酶系统 $O_2^{-\cdot}$ 产生的影响，地稔总黄酮对小鼠肝自发性氧化的影响，地稔总黄酮 MDF 对 NAPDH - Vit · C 诱发的小鼠肝线粒体脂质过氧化的影响，以及地稔总黄酮 MDF 对 $Fe2^{+}$ - Cys 诱发的肝线粒体形态改变的影响 4 个方面研究了总黄酮对小鼠肝线粒体体外抗氧化的作用。实验证明，地稔总黄酮 MDF 明显抑制黄嘌呤 - 黄嘌呤氧化酶系统的产生，提示地稔对 $O_2^{-\cdot}$ 产生的抑制作用很可能是其抗氧化作用机理之一；地稔总黄酮 MDF 对 NAPDH - Vit · C

和 Fe^{2+} －Cys 系统诱发肝线粒体的脂质过氧化均有抑制作用，表明地稔对自由基 $O_2^{-\cdot}$ 和·OH 引起的脂质过氧化有拮抗作用；地稔总黄酮 MDF 明显地抑制由自由基 $O_2^{-\cdot}$ 和·OH 引起的线粒体膨胀。在地稔总黄酮中，其抗氧化作用的有效成分及分子机理有待深入研究。

2. 止血作用 经家兔药理实验，对地稔注射液的止血作用机制进行了初步的探讨。实验结果表明，地稔注射液能显著增加家兔的血小板含量，减少凝血酶原时阀，对出血时间和凝血时间都有明显缩短作用，具有显著的止血效果。但本试验用地稔注射液经定性检查主要含酚类、糖类等成分，并不含有鞣质，所以推测地稔注射液的止血有效成分可能为酚类等物质。

3. 抑制 AGE 的生成作用 地稔黄酮类化合物对人血清白蛋白 Maillard 反应有抑制作用。将提取的地稔黄酮类化合物，配制浓度 10 克·升$^{-1}$，与浓度为 1.5×10^{-4}摩尔·升$^{-1}$（含葡萄糖）的人血清白蛋白反应，并进行了紫外、荧光检测，参照对照系统得出结论，糖基化体系中加入地稔黄酮类化合物（1 克·L^{-1}）、槲皮素、芦丁，对人血清白蛋白的 Maillard 反应有明显抑制作用，随时间的变化，抑制率不断增强，抑制效果依次是槲皮素、芦丁、地稔黄酮类混合物。实验表明，地稔黄酮类混合物具有抑制 AGE 的生成作用，对糖尿病医学、心脑血管病学、衰老医学等的研究具有一定的意义，但其具体的有效成分还有待于进一步的研究。

4. 降糖作用 以四氧嘧啶诱发糖尿病小鼠模型，将不同剂量地菍水提物（60、40、和 20 克生药·公斤$^{-1}$）灌胃蛤药，阳性对照组蛤予盐酸二甲双胍（750 毫克·公斤$^{-1}$），连续给药 10 天，观察给药后的血糖值。结果地菍高剂量能明显降低四氧嘧啶致糖尿病小鼠的血糖（$P<0.01$）。实验结果表明地菍对四氧嘧啶致糖尿病小鼠有一定降血糖作用。

5. 镇痛作用 采用热板法和扭体法观察地稔的镇痛作用，结果显示高剂量组（40 克/公斤）给药后 30 分钟、60 分钟能显著提高小鼠痛阈值（均 $P<0.05$），中剂量组（20 克/公斤）能减少小鼠的扭体次数，具有显著的镇痛作用，但对冰醋酸致小鼠痛反应潜伏期无显著性差异。

6. 抗炎作用 采用二甲苯致小鼠耳廓肿胀及腹腔染料渗出法观察小鼠的抗炎作用。结果显示各剂量组（40、20、10 克/公斤）均能明显抑制有二甲苯引起的小鼠耳廓肿胀（$P<0.05$ 或 $P<0.01$），大剂量（40 克/公斤）能降低小鼠毛细血管通透性，减少腹腔液的渗出，具有明显的抗炎作用。在致炎后 48 小时、72 小时地稔水煎液 20 克/公斤组、10 克/公斤组均能显著性降低甲醛所致大鼠足跖肿胀程度，足踝周长差值与空白对照组比较均有显著差异（$P<0.01$ 或 $P<0.05$）。表明地稔水煎液有明显的抗炎作用。地稔水煎液 20 克/公斤组、10 克/公斤组均能减轻纸片肉芽肿程度，纸片肉芽肿重量与空白对照组比较均有非常显著差异（$P<0.01$）。表明地稔水煎液有明显的抗炎作用。

7. 急性毒性 采用孙氏综合法计算出小鼠的 LD_{50}为 56.5 克/公斤，地稔临床人用量 9～15 克，约 0.25 克/公斤，其 LD_{50}为人用量的 226 倍，临床应用具有较大的安全性。

【药物制剂】地菍植物资源丰富、药用广泛，可以全方位研发。地菍开发可根据不同用途、不同时期、不同规模等做不同层次的研发。地菍是处于开发初始阶段的药物，尽管以地菍为主药的制剂已经上市销售，但尚未形成规模和多品种，建议将地菍作为主要畲药开发。

1. 盆腔消炎片（广东省人民医院妇产科验方制剂）

组成：地稔、两面针、五指毛桃、穿破石、当归。

功能主治：消炎止痛，活血化瘀，收敛止带。用于急、慢性盆腔炎。

临床疗效：广东省人民医院等四个医疗单位临床疗效验证 332 例，总有效率为 90.06%。

2. 地稔总酚胃内漂浮片

组成：地稔总酚类有小部位、Ⅳ丙烯酸树脂和十八醇。

功能主治：活血止血，清热解毒。用于胃、十二指肠溃疡合并上消化道出血。

3. 宫炎平片

组成：地稔、当归、五指毛桃、两面针、穿破石等。

功能主治：清热利湿，祛瘀止痛，收敛止带的功效。用于急、慢性盆腔炎。

4. 复方地菍丸

组成：地菍全株、凤尾草各 1500 克，金花草、火炭各 1000 克。

主治：用于急性肠炎，腹泻，痢疾。

5. 紫地宁血散

组成：地菍、大叶紫珠。

功能主治：清热凉血，收敛止血。用于胃及十二指肠溃疡或胃炎引起的吐血、便血，属胃中积热型者。

用法用量：口服，一次 8 克，1 日 3～4 次。或遵医嘱。

6. 罗浮山百草油

组成：地稔、两面针、徐长卿、九里香、辛夷花、红花、水芙蓉、还魂草、金不换、千里光、大头陈、当归、鹅不食草、田七、肿节风、砂仁、独活、羌活、姜皮、陈皮、野菊花、香附、山白芷、桂枝、小罗伞、蔓荆子、桔梗、钩藤、地胆头、细辛、紫珠叶、肉豆蔻、金锁匙、五指柑、金银花、救必应、三椏苦、山苍子、麻黄、白半枫荷、防风、半枝莲、柴胡、飞天蟧、铁包金、鸡骨草、荆芥、一枝黄花、白花鬼灯笼、白花蛇舌草、鱼腥草、石仙桃、五月艾、人字草、木香、山芝麻、皂角刺、紫苏叶、倒扣草、益母草、侧柏叶、金耳环、金钱草、一朵云、重楼（七叶一枝花）、吊黄、鸡骨草、白树油、肉桂油、樟脑、薄荷脑、冬青油、松节油、丁香油、冰片、薄荷油、樟油、茴香油、叶绿素、茶油。

功能主治：祛风，兴奋，止痛，止痒。用于感冒头痛，舟车晕眩，蚊叮虫咬之疼痛瘙痒症。

用法用量：外用，涂搽患处。

7. 其他制剂 地稔注射液

【不良反应】部分病人服用地稔后，有便秘现象出现。

【附注】

注意 孕妇慎服。

参考文献

1. 张超，姚惠珍，徐兰琴，等．地菍多糖 MD1 清除活性氧自由基及对人脂质过氧化作用影响的研究．广州医学院学报，2002，30（4）：18.

2. 廖宝珍，阙惠卿，林绥．地稔的研究进展．海峡药学，2007，19（12）：3.

3. 李丽，周芳，罗文礼．地菍水提取物对四氧嘧啶致糖尿病小鼠的降糖作用．海峡药学，2008，20（12）：22.

4. 周芳，张兴燊，张旖箫，等．地稔水煎液镇痛抗炎药效学的实验研究．时珍国医国药，2007，18（10）：2370.

5. 翟小玲，倪健，谷雨龙．地稔总酚胃内漂浮片制备工艺的研究．中国中药杂志，2008，33（1）：31.

6. 宋粉云，毋福海，钟兆健，等．宫炎平片的质量标准研究．中国医药工业杂志，2006，37（11）：775.

7. 陈志英，李水福．浅谈畲药地慈的研究概况．中草药，2007，38（7）：附1.

8. 雷后兴，鄢连和，李水福，等．畲药地稔水煎液的镇痛抗炎作用研究．中国民族医药杂志，2008，（3）：45.

9. 彭国全．一种值得开发的野生植物－地菍．中国野生植物资源，2001，20（5）：29.

10. 何玉文，邓榕湘．盆腔消炎片生产工艺的研究．中成药，1993，15（1）：9.

◎过坛龙

Guotanlong

【别名】铁线蕨（《广州植物志》），铁鲁基、黑骨芒萁、乌蝇翼、小熊胆（《岭南草药志》），铁线草、黑骨芒、秧居草（《岭南采药录》），乌脚鲁机、黑骨浪箕、乌脚毛、铁筚楼（《广东中草药》），螺厥蕨、黑脚蕨、五爪黑蕨（《广西药用植物图志》），乌脚枪（《陆川本草》），铁脚路萁（《江西民间草药》），旱猪毛七（《四川中药志》），鸡爪莲（《湖南药物志》），铁脚狼萁、双甲草、鸡骨草、乌脚鸡、五爪蕨、铁狼萁（《浙江常用民间草药》），黑骨头（《四川省中药资源普查名录》），铁丝分筋（《神农架中草药》）。

【来源】为铁线蕨科植物扇叶铁线蕨 *Adiantum flabellulatum* Linn. 的全草或根。全年均可采收，洗净，鲜用或晒干。分布于广东、江西、福建、广西、台湾、云南、四川等地。

【性味与归经】苦、辛，凉。归肝、大肠、膀胱经。

【功能主治】清热利湿，解毒散结。用于流感发热，泄泻，痢疾，黄疸，石淋，痈肿，瘰疬，蛇虫咬伤，跌打肿痛，尿路感染，泌尿系结石。现代有用于阴囊红肿，牙痛，急性传染性肝炎等。

【用法用量】内服煎汤，15～30克，鲜品加倍或捣汁。外用适量，捣敷或研末撒，或调敷。

【药理作用】扇叶铁线蕨凝集素（AFL）具有供血动物种属专一性，它只能凝集部分种类的动物血细胞，而且凝集强度不同。如AFL对鸡血细胞的凝集作用最强，能凝集的最低浓度为0.29微克·毫升$^{-1}$，而对兔血细胞凝集的最低浓度为2.34微克·毫升$^{-1}$，对鳖的血细胞无凝集活性。AFL能凝集经高温处理后的枯草杆菌（Bacillussubtilis），而不凝集自然生活的杆菌；能凝集自然生活的和经高温处理的酵母细胞，而对自然生活的和经高温处理的大肠杆菌均不凝集。这说明供试细胞表面受体的差异使 AFL 对细菌的凝集作用具有选择性。在供试的 6 种海产或淡水单细胞藻类中，AFL 只能凝集淡水的蛋白核小球藻（Chlorella pyrenoidos，凝集的 $\rho_{分钟}$ 为 18.75 微克 · 毫升 $^{-1}$，藻细胞密度为 57.8 $\times 10^{4}$ 毫升 $^{-1}$。但当藻细胞密度减少到 28.9x10 毫升 $^{-1}$ 时，也不产生凝集反应。对其他 5 种单细胞藻类没有凝集活性。说明对供试的藻类具有特异性的凝集作用，并对藻细胞密度有一定的要求。

【不良反应】服药后部分病例出现恶心、胃口减弱，及头昏、胸闷等反应，停药后即消失。

【附注】

注意 （《植物名实图考》）载：“疮破不可擦。”

参考文献

1. 余萍，郑怡，刘艳如. 扇叶铁线蕨凝集素的糖蛋白特性. 热带亚热带植物学报，2004，12（1）：57.

◎过塘蛇

Guotangshe

【别名】水盖菜、崩草（《生草药性备要》），草里银钗、白玉钗草（汪连仕《采药书》），玉钗草(《纲目拾遗》)，水瓮菜（《本草求原》），过江龙（《天宝本草》），水芥菜（《岭南采药录》），水菜岳（《福建民间草药》），狗肠草（《民间常用草药汇编》），过江藤（《四川中药志》），枇杷菜、鱼鳔草（广州部队《常用中草药手册》），假蕹菜（《广西中草药》），水浮藤（《福建中草药》），过沟龙《全国中草药汇编》，过塘标、蚕茧草、水瓮菜、假瓮菜（广东），沿塘蛇《粤北草药》，水龙、鱼鳔草《岭南中草药撮要》。

【来源】为本品为柳叶菜科植物水龙 *Ludewigia adscendens*（L.）Hara 的全草。夏、秋季采收，洗净，鲜用或晒干。分布于广东、浙江、广西、海南、福建、江苏、四川、云南等地。

【性味】苦、微甘，性寒。归肺、膀胱经。

【功能主治】清热，利尿，解毒。用于感冒发热，燥热咳嗽，高热烦渴，淋痛，水肿，咽痛，喉肿，口疮，风火牙痛，疮痈疔肿，烫火伤，跌打伤肿，毒蛇，狂犬咬伤。现代有用于带状疱疹。

【用法用量】内服煎汤，10～30 克，或捣汁。外用适量，捣敷或烧灰调敷，或煎汤洗。

【药理作用】

抗氧化作用 利用 Schaal 烘箱法进行抗氧化实验，同时与合成抗氧化剂 BHT 进行对照。结果显示乙酸乙酯提取物（EAF）对食用油脂表现出最高的抗氧化活性，其活性大于人工合成抗氧化剂 BHT。抗氧化活性大小顺序为迷迭香酸 > 槲皮素 –3 – O – 葡萄糖苷

＞山奈酚－3－O－葡萄糖苷＞EAF＞BHT。含酚羟基化合物的抗氧化活性与其结构密切相关。活性大小主要取决于酚羟基的数目。

【药物制剂】可食用，每逢3月份萌芽采摘，食幼芽叶，口感清润、回味好，常佐以高汤蚕豆米，老幼喜食。过塘蛇作为一种物美价廉的药食两用植物。对食用油脂具有很强的抗氧化作用，不仅可以减缓油脂氧化变质，提高油脂营养价值，而且使食用油脂具有保健功能。作为一种新的天然油脂抗氧化剂，具有广泛的应用前景。

1. 跌打万花油

组成：过塘蛇、野菊花、水翁花、乌药、墨旱莲、大蒜葱、黑老虎、木棉花、葛花、宽筋藤、铁包金、苏木、山白芷、田基黄、入地金牛、红花、土田七、刘寄奴、柏叶、大风艾、寮刁竹、马齿苋、土银花、威灵仙、土细辛、声色草、蛇床子、倒扣草、大黄、大罗伞、九节茶、羊蹄草、泽兰、谷精草、木棉皮、防风、马钱子、腊梅花、九层塔、柳枝、栀子、蓖麻子、三棱（制）、辣蓼、莪术（制）、大风子、莲叶、还魂草、白背木耳、皂角、白芷、骨碎补、桃仁、牡丹皮、川芎、柚皮、青皮、陈皮、白芨、黄连、赤芍、蒲黄、苍耳子、天南星、紫草茸、白胡椒、香附（制）、肉豆蔻、砂仁、紫草、羌活、草豆蔻、干姜、荜茇、白胶香、冰片、薄荷油、松节油、水杨酸甲酯、樟胶油、桉叶油、丁香罗勒油、茴香油、桂皮油。

功能主治：止血，止痛，生肌，消肿。用于跌打刀伤，火伤烫伤。

用法用量：外用，擦涂或涂敷患处。

2. 水龙酊剂（自制制剂）

组成：水龙草（干品）1.5公斤，75%酒精5000毫升。

功能主治：清热利湿，解毒消肿。用于带状疱疹。

用法用量：每2小时涂搽患处1次

临床疗效：一般立即就能疼痛减轻，2～3日皮损基本消失而愈。用于治疗35例带状疱疹，33例获效，唯2例尚后遗有神经痛。

【附注】

注意 脾胃虚寒者慎服。

参考文献

1. 李友第，薛祥骥．水龙草治疗带状疱疹．浙江中医杂志，2002，37（10）：436.

2. 黄海兰，王震功，付炳中，等．枇杷菜抗食用油脂氧化活性及其成分研究．食品科学，2008，29（8）：80.

◎杠板归

Gangbangui

【别名】老虎利(《生草药性备要》)，有笋犁头草(《岭南采药录》)，老虎脷，刺犁头、有簕犁头草(《广东中药志》第二卷)，三角风、过墙藤、假花麦、穿心蓼、地烂蛇(《粤北草药》)，急解索(《岭南中草药撮要》)，猫风车，刺苍，花麦簕(《广东中草药》)，大猫脷(《广州常用草药增订本》)，犁头刺藤(《物理小识》)，雷公藤(《救生苦海》)，霹雳木、方胜板、倒金钩、烙铁草、倒挂紫金钩、河白草、犁尖草、括耙草、龙仙草、鱼尾花(《纲目拾遗》)，刺犁头、蛇不过，急改索、退血草(《植物名实图考》)，虎舌草(《天宝本草》)，刺酸浆(《贵州民间方药集》)，拦蛇风(《民间常用草药汇编》)，有刺粪箕笃(《南宁市药物志》)，犁头藤、三角藤(《江西民间草药》)，蛇倒退(《贵阳民间药草》)，有笋火炭藤、大蝠脚、五毒草、火轮箭(《广西中药志》)，猫爪刺、蛇牙草、南蛇风(《四川中药志》)，老虎刺、猫公刺、白大老鸦酸(《湖南药物志》)，豆干草、酸藤(《江西草药》)，降龙草、蛇见退(《陕西中草药》)，水马铃(《上海常用中草药》)，穿叶蓼(《云南中草药》)，有刺犁头藤、蛇咬草、蛇王藤、串心草(《福建药物志》)。

【来源】为蓼科植物杠板归 *Polygonum perfoliatum* Linn. 的干燥全草。在夏、秋季采收。割取地上部分，鲜用或晾干。分布于广东、江苏、浙江、福建、江西、广西、四川、云南、贵州等地。

【药材性状】全草缠绕成团，伸展可长达1m左右。茎细长，表面紫红色或紫棕色，有四棱，棱上有倒生钩状刺；具节，节稍膨大，有环状痕，节间长约3.5厘米；质韧，折断面黄白色，中有白色疏松的髓或小孔隙。叶互生，叶片皱缩，易脱落，完整叶片展平后呈近等边三角形，盾状，淡棕色或黄绿色；叶柄细，与叶片近等长；叶背主脉及叶柄上疏生小钩状刺；具圆形托叶，穿茎。顶端或上部叶腋有总状花序。气微弱，味微酸。

【性味与归经】酸、苦，微寒。归肺、脾、肝经。

【功能主治】清热解毒，利水消肿，收湿止痒，祛痰止咳，散瘀止血。用于疔疮痈肿，丹毒，痄腮，乳腺炎，聤耳，喉蛾，感冒发热，肺热咳嗽，百日咳，瘰疬，痔漏，鱼口便毒，泻痢，黄疸，臌胀，水肿，淋浊，带下，疟疾，风火赤眼，跌打肿痛，吐血，便血，皮肤湿疹，疥癣，蛇虫咬伤，带状疱疹。

【用法用量】15~30克（鲜品加倍），水煎服。外用适量，煎水洗或取鲜品捣烂敷患处。

【药理作用】

1. 抗菌作用　本品煎剂对志贺、斯密茨、福氏和宋氏痢疾杆菌的抗菌效价分别为1∶512，1∶128，1∶64和1∶15。用纸片法和试管法对杠板归水提取液进行了体外抗菌作用试验。结果表明，杠板归水提取液对金黄色葡萄球菌、巴氏杆菌、链球菌、沙门菌、大肠埃希菌等兽医临床常见病原微生物都有较强的抗菌作用，抑茵圈直径分别为21.86毫米±0.83毫米、13.28毫米±0.46毫米、18.46毫米±0.73毫米、15.67毫米±0.31毫米和17.69毫米±056毫米；杠板归水提取液对金黄色葡萄球菌、巴氏杆菌、链球菌、沙门菌、大肠埃希菌的最低抑菌浓度（MIC）分别为0.031、0.25、0.063、0.125、0.063克/毫升。最低杀菌浓度（MBC）分别为0.031、0.5、0.063、0.25、0.125克/毫升。有研究发现，杠板归乙酸乙酯部位对金黄色葡萄球菌、大肠杆菌、粪链球菌、铜绿假单孢菌有明显的抑菌作用，对白色念球菌有一定的抑菌作用。此外，本品煎剂对乙型链球菌、炭疽杆菌、白喉杆菌、枯草杆菌、伤寒杆菌、绿脓杆菌及流感嗜血杆菌等也有较强抗菌作用。

2. 抗炎作用　杠板归正丁醇部位及总提部位能显著减轻二甲苯所致小鼠耳廓的肿胀

程度。杠板归总提物剂量组和正丁醇剂量组均可明显抑制新鲜鸡蛋清所致小鼠足肿胀，与生理盐水组相比较，有统计学意义（$P<0.01$）。提示杠板归正丁醇部位具有一定的抗炎作用。

3. 抗病毒作用 本品煎剂鸡胚外抗病毒试验，对亚洲甲型流感病毒和副流感Ⅰ型病毒的抗病毒效价分别为1∶160和1∶64；鸡胚内试验则效果不明显。

4. 止咳祛痰作用 杠板归低剂量组和高剂量组对小鼠氨水引咳实验均呈明显的镇咳作用。且高剂量组优于低剂量组，表明运用杠板归的剂量与临床疗效呈正比例关系，酚红法祛痰实验，只有高剂量组对促进小白鼠呼吸道内酚红的排泌有显著统计学意义。由此表明，杠板归具有化痰功效，但须选到一定的剂量才能起到很好的疗效。病理检查提示杠板归水溶渡还具有抗炎解毒、化瘀通络作用，表明杠板归对肺系的作用是一种综合效应，这与磷酸可待因的单纯镇咳显然有别，是值得在临床广泛应用的一种很好的肺系药物。

5. 其他作用 本品的95%乙醇提取物对肾性高血压大鼠有抗高血压作用。其有效成分3，3’－二甲基并没食子酸给予清醒的肾性高血压大鼠，对心收缩力和血压有显著影响。Ames试验，本品水提取物有一定抗诱变作用，诱变抑制率在10%以上。此外，本品对实验动物肿瘤有抑制作用，杠板归明胶纤维素有止血作用。

【药物制剂】

1. 复方止咳糖浆（江西省萍乡市中医院验方制剂）

组成：杠板归、鱼腥草、木蝴蝶、金荞麦、兰香草等。

功能主治：清热化痰，宣肺止咳。急性支气管炎，感冒后咳嗽，慢性支气管炎急性发作等呼吸系统疾病。

2. 消痒洗剂（自拟制剂）

组成：杠板归、野胡罗卜子、三角泡、苍耳草、马缨丹。

功能主治：祛风燥湿，清热解毒，杀虫止痒。用于女阴瘙痒症。

用法用量：冲洗器纳药冲洗阴道，1日1剂，早、晚各熏洗1次。

临床疗效：治疗女阴部瘙痒患者106例，治愈83例，好转22例，无效1例，治愈率达78.3%，总有效率99.6%。

3. 杠板归糖浆（合剂）（海安县中医院制剂）

组成：杠板归。

功能主治：止咳化痰，用于风热型、风燥型咳嗽。

临床疗效：治疗咳嗽的治愈率为53.8%，总有效率为91.7%。

4. 抗妇炎胶囊

组成：杠板归、苦参、黄柏、连翘、益母草、赤豆、艾叶、当归、乌药等。

功能主治：活血化瘀，清热燥湿。可用于湿热下注型盆腔炎，阴道炎，慢性宫颈炎，症见赤白带下、阴痒、出血、痛经等症。

5. 蛇伤解毒散

组成：杠板归、大黄、黄芩、黄柏、白毛藤。

功能主治：清热解毒，消炎止痛。用于各种毒蛇咬伤引起的肿胀疼痛。

6. 复方岩连片

组成：杠板归、石吊兰、重楼、板蓝根、百部。

功能主治：清热解毒，化痰止咳。用于上呼吸道感染引的感冒咳嗽，急慢性支气管炎，咽喉炎，扁桃体炎等。

7. 复方苦参洗剂

组成：杠板归 500 克，苦参 500 克，水适量。

功能主治：燥湿止痒。用于皮肤湿疹瘙痒。

用法用量：外搽患处。

8. 百日咳糖浆

组成：杠板归 660 克，马鞭草 330 克，蔗糖 600 克，苯甲酸钠 5 克，香精适量。

功能主治：清热止咳。用于百日咳。

用法用量：口服，1 岁以下每次 1 ~2 毫升，2 ~3 岁每次 3 ~5 毫升，6 ~8 岁每次 10 毫升，每日 3 次。

9. 小儿止咳糖浆（Ⅱ）

组成：杠板归 320 克，五匹风 200 克，桔梗 125 克，苯甲酸钠 5 克，蔗糖 600 克，香精适量。

功能主治：祛痰，止咳，平喘。用于小儿伤风咳嗽，肺炎及气管炎咳嗽等。

用法用量：口服，1 ~3 岁一次 6 毫升，4 ~6 岁一次 8 毫升，8 ~10 岁一次 10 毫升，1 日 3 次。

10. 止血药

组成：杠板归，明胶纤维素（或明胶海绵）。

主治：用于手术及外伤出血。

用法用量：外敷伤口。

11. 杠胡糖浆

组成：杠板归 500 克，胡颓子叶 250 克，蒲公英 250 克。

功能主治：清热解毒，消炎止咳。用于老年慢性气管炎。

用法用量：口服，一次 50 毫升，1 日 2 次。

【附注】

注意　体质虚弱者及孕妇慎服。

参考文献

1. 扶亚祥，何湘蓉，李俊超，等. 杠板归化学成分分析及抗菌效果研究. 动物医学进展，2008，29（9）：45.

2. 黄鹤飞，张长城，袁丁，等. 杠板归抗炎及抑菌活性部位研究. 安徽医药，2008，12（7）：595.

3. 顾汉冲. 杠板归水溶液止咳祛痰作用的实验研究. 江苏中医，1996，17（4）：46.

4. 杨虹娟，潘昌明，张习军. 复方止咳糖浆镇咳祛痰实验研究. 实用中西医结合临床，2010，10（3）：86.

5. 邱思婕. 复方岩连片质量标准的研究. 江西中医药, 2007, 38 (4): 64.

6. 顾汉冲, 许金宏. 中药杠板归制剂的稳定性试验. 时珍国药研究, 1998, 9 (1): 72.

7. 徐惠明, 刘秩生, 盛晓静, 等. 抗妇炎胶囊质量标准的研究. 中成药, 2006, 28 (11): 1686.

8. 何孝金. 蛇伤解毒散质量标准研究. 蛇志, 2006, 18 (2): 165.

9. 黄崇巧, 宁在兰. 壮药消痒洗剂治疗女阴瘙痒症106例. 中国民族医药杂志, 1996, 2 (1): 22.

◎光慈菇

Guangcigu

【别名】山慈姑(《岭南采药录》), 老鸦瓣, 老鸦头、棉花包(《植物名实图考》), 毛地梨(《中国药用植物志》), 光菇(《中药形性经验鉴别法》), 山蛋(《山西中药志》)。

【来源】为百合科植物老鸦瓣 *Tulipa edulis* (Miq.) Baker [*Orithyia edulis* Miq.] 及伊犁郁金香 [*Tulipa iliensis* Regel 的鳞茎。春、秋、冬季均可采收。挖取鳞茎, 洗净, 除去须根及外皮, 晒干或鲜用。

【药材性状】(1) 老鸦瓣　鳞茎呈卵状圆锥形顶端渐尖, 基部圆平, 中央凹入。高1~2厘米, 直径0.5~1厘米。表面粉白色或黄白色, 光滑, 一侧有纵沟, 自基部伸向先端。质硬而脆, 断面白色、粉质, 内有一圆锥形心芽(经加工蒸煮的表面呈浅黄或浅棕色, 断面呈角质)。气微弱, 味淡。

(2) 伊犁郁金香　鳞茎形似老鸭瓣鳞茎, 惟外层鳞茎皮呈革质, 黑褐色。

【性味】甘, 寒; 有小毒。归肺、肝经。

【功能主治】清热解毒, 散结消肿。用于咽喉肿痛, 瘰疬结核, 瘀滞疼痛, 痈疖肿毒, 蛇虫咬伤, 现尚试用于恶性肿瘤。

【用法用量】内服煎汤, 3~6克。外用适量, 研末醋调敷, 或捣汁涂。

【药理作用】

1. 抗肿瘤作用　本品给小鼠腹腔注射(2毫克), 可抑制细胞的有丝分裂, 使之停止于中期。其对分裂较快的肿瘤细胞最敏感; 且对急性淋巴细胞白血病和急性粒细胞白血病患者的血细胞脱氢酶有抑制作用。

2. 抗痛风作用　本品因含秋水仙碱, 对急性痛风性关节炎效果较好。

3. 清除羟自由基及其抗DNA损伤作用　光慈姑醇提取物对 $CuSO_4$ - Vit C - H_2O_2 - 酵母菌体系产生的 -OH 清除作用与浓度之间存在着正比关系, 其 IC_{50} 为18.34微克/毫升。光慈姑对 -OH 引发的DNA氧化损伤具有不同程度的保护作用。发光抑制率与药物浓度之间存在着良好的量效关系。其 IC_{50} 为8.46微克/毫升。保护DNA免受 -OH 氧化损伤的作用, 防止DNA氧化损伤可能是某些中药防治肿瘤机制的一个重要方面。

【药物制剂】

蛇伤解毒片

组成：光慈姑44克，山豆根44克，拳参44克，黄连22克，白芷22克，红大戟22克，冰片3.3克，雄黄6.5克，朱砂10克，大黄145克，硫酸镁145克。

功能主治：清解蛇毒，散瘀消肿。用于各种毒蛇咬伤。

用法用量：口服，第1日（24小时内）服4～5次，第1次服9～12片（病情严重者可服18片），以后每次6～9片，每隔3～4小时服1次；第2～3日，每次6～9片，1日3次；第4日每次6片，1日2次，直至肿完全消退为止；儿童减半。外用，取消毒利器割破伤口，由上向下压挤，使血流出（如伤口溃疡者勿需割破挤血）再用清水洗净伤口，取本品研末用蜂蜜或冷沸水调敷伤口周围，1日换药1次。服药后如出现腹泻，仍可继续服；第3日消肿可酌减药量；孕妇忌服。

【附注】

1. 注意 不能久服，易致贫血。由于光慈菇含秋水仙碱，B光秋水仙碱，异秋水仙碱。因此服用过量就会产生中毒症状，严重的可致死。其中毒症状可表现为服用本品2～3小时后出现恶心，呕吐，腹痛，腹泻及水样便，血便，进而导致严重的电解质紊乱，随之出现上行性神经麻痹、休克，后期表现似骨髓造血功能障碍为主要症状，严重者可中毒死亡。口服秋水仙碱（8毫克）可导致死亡。

2. 品种情况 目前全国多地使用的山慈菇主要还有两类：一类是兰科杜鹃兰属杜鹃兰（C. appendiculata）及同科独蒜兰属多种植物的假鳞茎；防己科植物金果榄（Tinospora capilipes）及青牛胆（T. Sagittata）的块根。其中本文介绍的光慈姑使用的地区最广。

3. 药用部位 叶和果实均可供药用。

参考文献

1 陈彪，焦淑萍，尹荣，等.6种吉林抗癌中药清除羟自由基及其抗DNA损伤体外实验研究.第三军医大学学报，2004，26（1）：88.

2 张兴.山慈姑的本草考证.时珍国药研究，1997，8（3）：95.

3 陈占功.山慈菇与光慈菇的性状鉴别.首都医药，2006，（2）：47.

◎朱 砂 根

Zhushagen

【别名】凤凰肠、老鼠尾(《生草药性备要》)，散血丹、浪伞根、金鸡爪(《岭南采药录》)，大罗伞、凤凰翔、大凉伞（广州部队《常用中草药手册》)，罗伞树、凉伞盖珍珠(《岭南中草药撮要》)，伞仔树、金鸡爪(《广东中草药》)，紫金牛(《本草图经》)，平地木、石青子、凉伞遮金珠、铁伞(《植物名实图考》)，高脚罗伞(《陆川本草》)，小罗伞(《南宁市药物志》)，土丹皮(《广西中药志》)，金锁匙、开喉箭、三条根、三两金、高茶风、铁凉伞、雪里开花(《湖南植物志》)，金鸡凉伞(《杭州植物志》)，红铜盘，高脚铜盘、青红草、硬脚金鸡、珍珠伞、桂笃油(《浙江民间常用草药》)，真珠凉伞(《福建中草药》)，八爪龙(《陕西中草药》)，郎伞树、龙山子、八爪金龙、豹子眼睛果、万龙、万两金(《新华本草纲要》)。

【来源】为紫金牛科植物朱砂根 *Ardisia crenata* Sims 的根。秋季采挖，切碎，晒干或鲜用。主产于广东、浙江、江西、福建、四川、广西等省区。

【药材性状】根簇生于略膨大的根茎上，呈圆柱形，略弯曲，长 5 ~ 25 厘米，直径 2 ~ 10 毫米。表面棕褐色或灰棕色，具多数纵皱纹及横向或环状断裂痕，皮部与木部易分离。质硬而脆，易折断，折断面不平坦，皮部厚，约占断面的一半，类白色或浅紫红色，木部淡黄色。气微，味微苦、辛，有刺舌感。

【性味】苦、辛，性凉。归肺、脾、胃经。

【功能主治】清热解毒，活血止痛。用于咽喉肿痛，风湿热痹，黄疸，痢疾，跌打损伤，流火，乳腺炎，睾丸炎。现代有用于肿瘤。

【用法用量】内服，煎汤，15 ~ 30 克。外用适量，捣敷。

【药理作用】

1. 抗生育作用　6% 朱砂根的乙醇提取物有较好的抗生育作用，药理实验表明朱砂根三萜皂苷有较好的抗早孕作用。另外，朱砂根三萜总皂苷（CRTS）对成年小鼠、豚鼠和家兔离体子宫均有兴奋作用。小剂量使子宫收缩频率加快，振相加大，张力明显升高；大剂量使子宫强直性收缩。这种兴奋作用在家兔在体子宫和子宫瘘实验中也得到证实。离体试验表明，H_1受体阻断剂苯海拉明能减弱 CRTS 对子宫的兴奋作用；前列腺素合成酶抑制剂吲哚美辛（消炎痛）亦能抑制 CRTS 对子宫的兴奋作用。提示 CRTS 对子宫的兴奋作用与兴奋 H_1受体影响前列腺素合成酶系统有关。

2. 止咳平喘作用　本品有效成分岩白菜素其止咳作用强度，按剂量计算相当于可待因的 1/4 ~ 1/7。

3. 驱虫和杀虫作用　从朱砂根中获得的化合物 $C_{49}H_{75}N_7O_{15}$是一种杀虫剂，此化合物 25×10^{-6}能抑制蚊、灰螺、螨等昆虫。

4. 抑菌杀菌作用　25% 朱砂根煎剂，在试管内对金黄色葡萄球菌、大肠杆菌、绿脓杆菌等有轻度抑制作用。朱砂根对甲型溶血性链球菌、乙型溶血性链球菌和金黄色葡萄球菌的最低抑菌浓度（MIC）为 1∶40、1∶40 和 1∶20，对白色念珠菌无抑制作用。朱砂根对甲型溶血性链球菌，乙型溶血性链球菌和金黄色葡萄球菌的最低杀菌浓度（MBC）为 1∶20，1∶10 和 1∶10。

5. 抗炎作用　朱砂根醇提液能降低小鼠毛细血管通透性，抑制大鼠蛋清性足肿胀．而对大鼠琼脂性肉芽肿无显著性抑制，提示该药对急性炎症有抑制作用。

6. 其他作用　从朱砂根中获得的新颖环状缩酚酸肽能抑制血小板聚集和降低血压。由中国中医研究院中药研究所边宝林研究员主持的一项科技部“十五”重点攻关课题研究表明：朱砂根总皂苷具有良好抑制肿瘤细胞生长的作用。

7. 急性毒性作用　小鼠 ig 给药，观察给药后 7 天内动物死亡率，按 Bliss 法求得 LD_{50}为 3.677 克/公斤，可信限（P = 0.95）为 3.441 ~ 2.913 克/公斤。动物死亡多发生于给药后 2 小时内，死亡前表现为鼻腔出血，呼吸抑制，进而发生阵挛性惊厥而死亡。

【药物制剂】

1. 云香精

组成：朱砂根、白芷、皂角、桂枝、木香、莪术、五味藤、白木香、千金拔、羊耳菊、枫荷桂、虎杖、双铁线、过江龙、风藤、穿壁风、鸡骨香、了刁竹、山豆根、细辛、薄荷脑、樟脑。

功能主治：祛风除湿，活血止痛。用于风湿骨痛，伤风感冒，头痛，肚痛，心胃气痛，冻疮。

用法用量：口服，一次0.5～2毫升，1日2～3次，小儿酌减。外用，取适量药液搽患处。

2. 伤痛酊

组成：朱砂根、芙蓉叶、徐长卿、两面针、雪上一枝蒿、薄荷脑、樟脑、肉桂油。

功能主治：祛瘀活血，消肿止痛。用于扭伤、挫伤、挤压伤、肌腱炎等急性软组织损伤。

用法用量：外用，取适量药液涂搽患处，1日数次。

3. 梁财信跌打丸

组成：朱砂根、牡丹皮、三棱、莪术、防风、延胡索、五灵脂、乌药、桃仁、柴胡、当归尾、木香、黑老虎、小驳骨、鹅不食草、鸡骨香、两面针、骨碎补、赤芍、郁金、续断、蒲黄、益母草、红花、大黄（黄酒炖）、枳壳、青皮、徐长卿、牛大力、大驳骨、韩信草、毛麝香。

功能主治：活血散瘀，消肿止痛。用于轻微跌打损伤，积瘀肿痛，筋骨扭伤。

用法用量：口服，一次1丸，1日2次。外用，用淡酒将丸药炖溶后再涂搽患处。

4. 活络止痛酊

组成：朱砂根、草乌、威灵仙、独活、细辛、徐长卿、五味藤、樟脑、薄荷脑等。

功能主治：祛风除湿，舒筋活络，活血散瘀，消肿止痛。用于急性扭挫伤，风寒湿痹等症。

用法用量：每日喷涂患处6～8次，急性扭挫伤者连用6天为一疗程。风寒湿痹者连用21天为一疗程。

【不良反应】服用朱砂根出现恶心、呕吐、厌食症状。

【附注】

注意　孕妇慎服。

参考文献

1. 田振华，何燕一，骆红梅，等．朱砂根抗炎抗菌作用研究．西北药学杂志，1998，13（3）：109.

2. 鹿家坚．活络止痛酊临床疗效观察．中成药，1995，17（6）：22.

3. 林苗，李春．山豆根及其混淆品朱砂根的鉴别比较．湖北中医杂志，2007，29（1）：52.

4. 朱砂根抗肿瘤药进入临床．中医药信息月报，2003，（2）：9.

◎竹节草

Zhujiecao

【别名】竹菜、鸭跖草（《岭南采药录》），竹节菜、翠蝴蝶、翠娥眉、笪竹花、倭青草（《救荒本草》），竹节草、竹蒿草（《全国中草药汇编》），竹节花（《广东药用植物手册》），黄花草（《广西药用植物名录》），竹蒿草（广西）。

【来源】为鸭拓草科植物竹节草 *Commelina diffusa* Burm. f. 的全草。6～7 月采收，洗净，鲜用或晒干。分布于广东、海南、广西、贵州、云南、新疆等地。

【性味】淡，寒。

【功能主治】清热解毒，利尿消肿，止血。用于疮疖痈肿，咽喉肿痛，热痢，白浊，小便不利，外伤出血。

【用法用量】内服煎汤，10～20 克，鲜品 30～60 克。外用适量，捣敷，或研末撒。

◎伤寒草

Shanghancao

【别名】夜牵牛、星拭草(《岭南采药录》)，消山虎、寄色草、返魂香(《广东中药志》)，假咸虾、枝香草（广州空军《常用中草药手册》)，红花一枝香(《广东惠阳中草药》)，四眼草(《梧州中草药》)，天红草(《广西北海民间草药》)，拐棍参（云南）。

【来源】为菊科植物夜香牛 *Vernonia cinerea*（L.）Less. 的全草或根。夏、秋季采收，拔取全草，除去泥土，洗净，晒干。分布于广东、广西、浙江、江西、福建、台湾、湖北、湖南、海南、四川、贵州、云南、西藏等省区，我省以汕头、惠州、梅州、韶关、广州地区出产较多。

【药材性状】全草长 20～80 厘米。根黄色，多数。茎少分枝，有细纵棱线，稍被白色短毛。叶互生，多皱缩或脱落，质脆，润展后呈披针形至卵形。茎顶端常残留苞片及头状花序，呈淡紫红色，间见圆柱形瘦果，灰褐色，冠毛多数白色。气微，味甘淡。

【性味与归经】甘、淡，微寒。归肺、脾、肝经。

【功能主治】清热解毒，利湿消肿。用于外感发热，咳嗽，急性黄疸型肝炎，湿热腹泻，白带，疔疮肿毒，乳腺炎，鼻炎，毒蛇咬伤。

【用法用量】内服，煎汤，15～30 克，鲜品 30～60 克。外用，适量，研末调敷；或鲜品捣敷。

【药理作用】

1. 抑菌作用 体外抑菌试验，伤寒草浸膏 58 毫克/毫升、116 毫克/毫升及 232 毫克/毫升三种浓度对乙型链球菌，116 毫克/毫升及 232 毫克/毫升对致泻性大肠杆菌、变形杆菌、金黄色葡萄球菌及乙型链球菌均有抑制作用。叶有弱的抗菌作用。

2. 对消化系统的影响 伤寒草浸膏灌胃，对正常小鼠小肠推进功能有促进作用；对硫酸镁所致小鼠小肠推进功能亢进有抑制作用；对幽门结扎大鼠胃液分泌量、胃液 PH、酸度及酸排出量无明显影响；对硫酸阿托品所致小鼠胃排空缓慢有拮抗作用；对阿斯匹林及盐酸－乙醇所致大鼠急性胃炎有抑制作用；对离体家兔小肠自发性运动（振幅及频率）有轻度抑制作用；能拮抗氯化钡所致离体家兔小肠痉挛。

【药物制剂】

夜香肠胃清冲剂（清热除湿止泻颗粒）

组成：夜香牛 1000 克，蔗糖适量。

功能主治：清热祛湿，消积滞。用于急性肠胃炎，肠炎，消化不良。

用法用量：冲服，每次 10 克，每日 2～3 次。

参考文献

1. 李育浩，吴清和、李茹柳，等．伤寒草药理研究．中药材，1993，16（5）：31.

◎华山矾

Huashanfan

【别名】地黄木（《广东中药志》第二卷），华灰木、猪婆柴、米碎柴（《岭南中草药撮要》），钉地黄、降痰王、贡檀兜（《植物名实图考》），牛特木、雷公针、膨药，白花丹、七针、土黄柴（《广西中兽医药用植物》），米碎花木、大米仔花（《南宁市药物志》），水泡木、糯米树、止血树（《广西中药志》），檬子柴、羊子屎、毛壳子树（《江西民间草药验方》），毛柴子、渣子树、狗檬树（《江西草药》），豆豉果（《常用中草药彩色图谱》），狗屎木（《广西中草药》），土常山（《广西本草选编》），狗骨柴头、木地牛、蛙蟆吐饭、流涎柴、白柴头（《浙南本草新编》），小药木（《贵州中草药名录》）。

【来源】为山矾科植物华山矾 *Symplocos chinensis*（Lour.）Druce 的干燥叶。夏、秋季采收，晒干或鲜用。产于广东、浙江、福建、台湾、安徽、江西、湖南、广西、云南、贵州、四川等地。

【药材性状】叶近革质，椭圆形、长圆形或倒卵形，长 4～7 厘米，宽 2～3.5 厘米，顶端短尖，基部楔形或钝圆，边缘有尖细锯齿；叶面黄绿色，叶背浅绿色，中脉在叶背凸起而在叶面明显凹入；叶柄短，仅 5 毫米左右；叶背及叶柄密被白色茸毛，叶面毛较疏短。气无，味微苦。

【性味与归经】甘、微苦，微寒；小毒。归胃、大肠经。

【功能主治】清热解毒，解毒消肿，止血生肌。用于外感风热表证，热病心烦口渴，湿热泄泻痢疾，溃疡。外用治疮伤出血，汤火烧伤，眼睑缘炎，疮疡肿毒。现代有用于外敷治疗疖肿。

【用法用量】15～30 克，水煎服。外用适量，研末撒布，或煎水浸洗，或取鲜品捣烂敷患处。

【附注】

药用部位　华山矾的根、果实亦供药用。

参考文献

1. 钟自秀，熊涓．华山矾外敷治疗疖肿60例．江西中医药，2008，39（6）：39.

◎自 消 容

Zixiaorong

【别名】十字珍珠草(《本草求原》)，通心容(《广东中药》)，自消融、通心草、大金不换、通心蓉(《广东中药志》第二卷)，大猪屎豆(《岭南中草药撮要》)，通心菜、散心菜(《广州常用草药增订本》)，猪铃豆、响铃豆(《广西药用植物名录》)，野靛叶、牙益路之（云南）。

【来源】为豆科植物大猪屎豆 *Crotalaria assamica* Benth. 的干燥茎叶。夏、秋季采收，去杂质，洗净鲜用或晒干。分布于广东、海南、广西、台湾、湖北、贵州、云南等地。

【药材性状】茎圆柱形，直径约5毫米，有稍凸起的纵棱，被绢毛。叶多已皱缩破碎，展平后呈倒披针状矩圆形，长4~10厘米，宽约2厘米，顶端有小尖头，基部楔形，全缘，叶面灰褐色或灰绿色，无毛，背面灰色，被绢样短柔毛：叶柄两旁有锥状的黄色小托叶，贴伏。常见残留呈半月状或椭圆形的荚果。气微，味淡。

【性味与归经】甘、淡，微寒。归肺、肝经。

【功能主治】清热解毒，凉血止血，利水消肿。用于小儿头疮，口疮，牙痛，肺热咳嗽咯血，跌打损伤，外伤出血，水肿，肾结石，膀胱炎，风湿骨痛。现代有用于高血压病。

【用法用量】15~30克，水煎服。

【药理作用】

1. 抗肿瘤作用 野百合碱对小鼠肉瘤及淋巴肉瘤1号腹水型的生长有显著抑制作用。对瘤细胞的有丝核分裂或增殖发育有较明显的抑制，主要在于破坏细胞的蛋白质合成和代谢，从而促进其退行性变。

2. 毒性 野百合碱口服吸收迅速，主要由尿中排出，在肝、肺、肾内浓度很高，对这些器官有损害，并干扰细饱的有丝分裂。形成巨细抱及肝功能障碍、肝细胞坏死、产生腹水、干扰酮代谢等，对肺亦有较严重的毒性。自消容灌胃给药的 LD_{50} 为成人常用量（高达30克/天）的430倍，大于无毒性药物的判断标准（LD_{50} >50克/公斤），大于无毒性级食物的判断标准［国家标准局：国标GB15193.3－94。LD_{50} >15克/公斤（大鼠灌胃）为无毒级食品。以动物体表面积相对比值换算为小鼠量则 LD_{50} >31.9克/公斤。在预试验及正式试验中均发现，灌胃给药量达201.2克/公斤仍无动物死亡出现，若把200克/公斤视为自消容的最大耐受量，其亦为成人的常用量（30克/日）的333倍。均提示自消容属于无毒性的药物及食物。

【附注】

1. 注意 孕妇禁服。

2. 药用部位 大猪屎豆根、种子亦入药。

参考文献

1. 何报作，覃俊佳，朱柏伊，等．自消容的急性毒性实验．广西中医学院学报，2004，7（3）：9.

◎合萌根

Hemenggen

【别名】皂角草（《岭南采药录》）。

【来源】为豆科植物田皂角 *Aeschynomene indica* L. 的根。秋季采挖。鲜用或晒干。产于广东、广西、浙江、江西、湖南、湖北、四川等地区。

【药材性状】根圆柱形，上端渐细，直径 1～2 厘米；表面乳白色，平滑，具细密的纵纹理及残留的分枝痕，基部有时连有多数须状根。质轻而松软，易折断，折断面白色，不平坦，中央有小孔洞。气微，味淡。

【性味与归经】甘、苦，寒。

【功能主治】清热利湿，消积，解毒。用于血淋，泄泻，痢疾，疳积，目昏，牙痛，疮疖。现代有用于胆囊炎、小儿疳积、小儿头疖等。

【用法用量】内服煎汤，9～15 克，鲜品 30～60 克。外用适量，捣烂敷。

【药理作用】田皂角对钉螺及血吸虫毛蚴有杀灭作用。

参考文献

1. 谷旭日，赵红梅，陈洪亮．羊踯躅等 6 种中药对钉螺与血吸虫毛蚴灭效果观察．中兽医药杂志，2008，（3）：20

◎冰糖草

Bingtangcao

【别名】假甘草（《广东中药志》第二卷），地肤子、野甘草（《广东中草药》），香仪、珠子草（《福建民间草药），土甘草、假枸杞（《广西中药志》），四时茶（《闽南民间草药》），通花草（《广西中草药》），节节珠（《福建中草药》），米碎草（《全国中草药汇编》），竖枝珠仔草、万粒珠（《福建药物志》），叶上珠（《新华本草纲要》）。

【来源】为玄参科植物野甘草 *Scoparia dulcis* Linn. 的干燥全草。全年可采收，拔取全草，洗净，晒干。分布于广东、福建、广西、云南、海南、台湾等地。我省汕头、广州、佛山、江门、茂名、阳江等市所属各县有产。

【药材性状】带根全草长 20～50 厘米。主根圆柱形，稍弯曲，有侧根及须根，表面淡黄色，具不规则纵皱纹。茎黄绿色，多分技，近方形，有纵棱数条。叶对生或轮生，青灰色，皱缩，展平后呈披针形至椭圆形或倒卵形，长 1～3 厘米，宽 0.5～1 厘米，基部渐狭成短柄，中部以下全缘，上部边缘具单或重锯齿。叶腋处残留的蒴果小球形。直径约2毫米，多开裂。种子极细小。气无，味微甘。

【性味与归经】甘，微寒。归肺、脾、大肠经。

【功能主治】清热解毒，利水消肿，祛风止痒。用于外感风热，肺热咳嗽，湿热泻痢，咽喉肿痛，脚气浮肿，小便不利，麻疹初期透发不畅。外用治湿疹，热痱，丹毒。现代有用于肾炎，膀胱结石，细菌性痢疾等。

【用法用量】15～30克（鲜品60～120克），水煎服。外用适量，鲜品捣烂取汁搽患处。

【药理作用】

1. 抗病毒作用 野甘草所含野甘草酸B体外试验证明可抑制病毒的增殖，其作用原理不是直接杀死病毒或抑制病毒与宿主细胞的接触，而是干扰病毒的早期生长。整体试验证明该品能影响单纯性疱疹病毒的早期感染过程。动物接种病毒后，每日口服或腹腔注射100～200毫克/公斤能有效地延缓疱疹病灶的出现和延长生存时间。

2. 对胃质子泵的抑制作用 对猪胃质子泵（H^+-K^+-ATP酶）有显著的抑制作用，其作用呈可逆性、竞争性，半数有效浓度（IC_{50}）为20～30μmol/L，像其他质子泵抑制剂如奥美拉唑一样，对胃有保护作用。

3. 抗癌作用 野甘草所含5，7－二羟基－3′，4′，6，8－四甲氧基黄酮对体外培养的人宫颈癌（Hela 229和Hela S_3）细胞和肝癌（HEp－2）细胞和人正常组织6种细胞系均有细胞毒作用，其作用的敏感性对前者较高，后者则较低。

4. 降血糖作用 野甘草所含阿迈灵15～20毫克口服，可缓解糖尿病患者的症状，在1月内尿糖、血糖皆有显著下降。

5. 抗氧化作用 采用HO·清除及对肝微粒体和亚油酸脂质过氧化抑制的方法，测定野甘草精油和水煮提取物的抗氧化活性；采用Folin—Ciocakeu试剂法测定其总酚含量；用肝细胞体外培养法测定其细胞毒性并对其的作用机制进行分析。结果发现野甘草提取物都具有一定的抗氧化活性，尤其水煮提取物活性较强，其抗氧化活性与总酚含量存在较好的线形关系。

6. 抗胃溃疡作用 通过醋酸烧灼法制成大鼠胃溃疡模型，按照同窝同性、体质量配对分为2组，实验组每只以野甘草乙醇提取物1克/（公斤·天）喂养，共喂30天；对照组不喂药。30天后剖腹取胃，测定溃疡体积。结果显示，实验组大鼠胃溃疡体积小于对照组（$P<0.05$）。表明野甘草乙醇提取物对大鼠胃溃疡有治疗作用。

7. 其他作用 根的水或醇提取物给麻醉猫静脉注射均可引起血压下降及呼吸抑制，对离体蟾蜍心脏有兴奋作用。对离体兔十二指肠的张力及运动均为抑制。对离体大鼠子宫略有兴奋作用。

参考文献

1. 李华涛，苏东海，尚涛，等．几种常用中草药抗氧化活性研究．天然产物研究与开发，2008，(20)：974.

2. 刘波，陆明，刘凡．野甘草乙醇提取物治疗大鼠胃溃疡作用的研究．现代中西医结合杂志，2007，16（19）：2654.

◎羊蹄草

Yangticao

【别名】假芥兰、叶下红、叶背红(《广东中药志》第一卷)，一点红(《岭南中草药撮要》)，红背菜、紫背菜、猫菜里、羊蹄香(《广东中草药》) 狗毛仔、紫背苦脉(《粤北草药》) 红背草、紫背草、声色草、炮仗草、布芬草(《广州常用草药增订本》)，紫背草(《植物名实图考》)，红背叶(《广州植物志》)，爆仗草(《岭南采药录》)，喇叭红草(《福建民间草药》)，小蒲公英、七十二枝花、牛尾膝(《广西中兽医药用植物》)，紫背犁头草(《南宁市药物志》)，山羊草、天毛草(《浙江中药资源名录》)，土黄连、野芥兰(《广西中草药》)，乳汁草(《云南中草药》)，空筒草、千日红(《宜宾中草药植物名录》)，紫背地丁(《南充中草药》)，野苦荬(《浙扛药用植物志》)，兔草、兔子参、乌疔草(《福建药物志》)。

【来源】为菊科植物一点红 *Emilia sonchifolia* (L.) DC. 的干燥全草。春、夏季采收，拔取全草，去净泥土，晒干。产于广东、广西、福建、湖南、贵州等省区。我省各地有产。

【药材性状】全草长 10 ~ 40 厘米。根细长，圆柱形，灰黄色。茎圆柱形，多分枝，直径 2 ~ 3 毫米，有纵纹，灰绿色至黄绿色。叶疏生、厚纸质，光滑，无柄，下部叶呈琴状分裂，长 4 ~ 8 厘米，上部叶较小，基部抱茎，叶面灰绿色，叶背红色。头状花序具长总花梗，排成疏松的伞房花序式；总苞樽状，绿色，长约 1 厘米；花冠红色，多已脱落。瘦果绿色，冠毛极多，白色。有青草气，味咸。

【性味与归经】苦，凉。归心、肝、肾经。

【功能主治】清热解毒，散瘀消肿。用于上呼吸道感染，口腔溃疡，肺炎，乳腺炎，肠炎，菌痢，尿路感染，疮疖痛肿，湿疹，跌打损伤。现代有用于静脉炎，鼻窦炎，急性结膜炎，急性扁桃体炎，胆囊炎，急性阑尾炎，传染性肝炎，钩端螺旋体病，痢疾，腹泻，疮痈。

【用法用量】内服，煎汤，9 – 18 克，鲜品 15 – 30 克，或捣汁含咽。外用，适量，煎水洗；或捣敷。

【药理作用】

1. 抑菌作用 100%煎剂平板打洞法证明，对金黄色葡萄球菌、绿脓杆菌、伤寒杆菌有抑制作用。一点红提取物具有良好的抑菌作用，而且对细菌、霉菌均表现出较好的效果，但抑菌效果却有不同程度的差异，一点红提取物对大肠杆菌、枯草芽饱杆菌和葡萄球菌具有较强的抑制和杀灭作用，而对黑根霉和米曲霉的抑制和杀灭作用相对较弱。采用甲醇、乙醇、丙酮、乙酸乙酯及乙醚 5 种溶剂提取一点红，并且采用滤纸片扩散法研究一点红不同溶剂提取物对金黄色葡萄球菌、大肠杆菌的抑菌作用。结果显示，一点红提取物对金黄色葡萄球菌和大肠杆菌的抑菌作用强弱顺序为乙醚 > 乙醇 > 甲醇 > 丙酮 > 乙酸乙酯。乙醇浸提一点红的效率较高，抑菌作用较好。还有研究发现，一点红生物碱浓度在 600 ~ 800 毫克/毫升时对金黄色葡萄球菌、大肠杆菌及枯草杆菌中度敏感，随着药物

（生物碱）浓度的增大，抗菌作用越明显。结论说明一点红生物碱类物质对供试菌有一定的抑菌活性。

2. 抗氧化作用 对一点红黄酮的提取及抗氧化性能的研究中发现黄酮结构中的羟基（-OH）起到供氢（-H）体的作用，与脂肪酸中的自由基结合而中断脂肪酸氧化的链锁反应，抑制了氢过氧化物的形成，从而起到了抗氧化作用。一点红总黄酮提取液对Fenton 体系产生的·OH 自由基有很好的清除作用。

3. 抗炎作用 一点红提取物实验研究证明了一点红水提物大剂量组（4.9 克/公斤）和醇提物大小剂量组（6.3、3.2 克/公斤）均能明显抑制小鼠腹腔毛细血管通透性。一点红水提物 4.9 克/公斤对巴豆油所致的小鼠耳廓肿胀的抑制率为 21.7%，表明一点红水提物有减轻小鼠耳廓肿胀作用。实验结果表明，一点红具有一定的抗炎作用。

4. 镇痛作用 用一点红提取物醋酸所致小鼠扭体反应的影响试验，结果表明，一点红水提物小剂量组（2.46 克/公斤）、一点红醇提物大小剂量组（6.3、3.2 克/公斤）和阿司匹林组均能明显减少醋酸所致小鼠扭体次数，实验结果表明，一点红提取物具有镇痛作用。

5. 镇静、益智作用 观察用自主活动实验法，测定 2 分钟内小鼠自主活动情况，结果一点红醇提物能显著减少小鼠自主走动时间和抬前脚次数，具有镇静作用。采用跳台试验证明一点红水提物和醇提物均能显著延长小鼠触电潜伏期和减少 5 分钟内触电次数，对记忆获得性障碍有保护作用。

6. 增强免疫作用 一点红水提物和醇提物对小鼠碳末吞噬功能有促进作用，其中一点红水提物 4.9 克/公斤，一点红醇提物 6.3 克/公斤分别与空白对照组相比均为（$P < 0.0001$）。一点红提取物对免疫功能低下小鼠腹腔巨噬细胞吞噬功能的影响实验结果显示，一点红水提物和醇提物大、小剂量组和阳性对照（左旋咪唑组）均能明显增加免疫功能低下小鼠腹腔巨噬细胞吞噬百分率和吞噬指数。提示一点红提取物具有细胞免疫增强作用。

7. 保肝作用 一点红提取物对 CCl_4 所致急性小鼠肝损伤的影响，结果表明，与模型组比较，一点红水提物和醇提物大小剂量组对 CCl_4 所致急性肝损伤小鼠血清中 ALT、AST 活性升高有抑制作用，但血清中总蛋白、白蛋白的含量无显著差异。

8. 急性毒性 一点红水提物小鼠的 LD_{50} 为（49.22 ± 0.027）克生药/公斤体重，一点红醇提取物小鼠的 LD_{50} 为（63.15 ± 0.026）克生药/公斤体重。

【药物制剂】长期以来，我国南方各族人民都有采食一点红嫩枝叶的习俗，可炒食或做汤。近年来，一点红作为名优野菜深受人们青睐，同时其营养价值与食用安全性等问题也受到极大关注。据测定，一点红可食用部分含有较丰富的灰分、粗蛋白、粗脂肪、粗纤维和维生素 C，属一级无公害野菜，是绿色健康佳品。一点红常见野生于广东等地的林间或路边，具有较好的清热解毒、凉血消肿的功效。一点红现作为妇科用中成药的原料，主治妇科炎症。

1. 一点红注射液（一点红冲服剂）

组成：一点红。

功能主治：清热解毒，散瘀消肿。用于小儿上呼吸道感染及支气管肺炎。

用法用量：注射剂，6个月以下每天用1～2毫升，6个月至1周岁用2～4毫升，2～3岁4～6毫升，4～6岁6～9毫升，7～10岁9～12毫升，10岁以上12毫升，均分2～3次肌肉注射。冲服剂：一次1袋，1日6次。

临床疗效：上呼吸道感染治疗后体温多数在2～3天恢复正常，咳嗽逐渐减轻，3～4天全愈出院；支气管肺炎，体温多在3～4天恢复正常，咳嗽气喘及肺部罗音均逐渐消失，5～6天痊愈出院。

2. 花红片（颗粒、胶囊）

组成：一点红、白花蛇舌草、白背桐、菥蓂、鸡血藤、地桃花和桃金娘根。

功能主治：清热利湿，祛瘀止痛。用于湿热型的妇女带下，月经不调，痛经等症，以及子宫内膜炎、附件炎、盆腔炎等妇科炎症。

用法用量：片剂，口服，一次4～5片。颗粒剂，用开水冲服，一次15克，1日3次，7天为一个疗程，必要时可连服2～3疗程，每疗程之间休息三天。

3. 感冒炎咳灵糖浆

组成：一点红、一枝黄花、板蓝根、生姜、甘草。

功能主治：清热解毒，消炎止咳。用于感冒，流感，腮腺炎，咽喉炎，扁桃体炎，支气管炎。

用法用量：口服，一次10～20毫升，1日3次，小儿酌减。

4. 醒脾养儿颗粒（冲剂）

组成：一点红、毛大丁草、蜘蛛香、山栀茶。

功能主治：醒脾开胃，养血安神，固肠止泻。用于小儿厌食，贫血，腹泻等症。

用法用量：颗粒，1～2岁一次4克，1日2次；3～6岁1次4克，1日3次；7～14岁1次6～8克，1日2次。15天为一疗程，连续服用2个疗程。冲剂，1岁以内者，一次1袋；1～3岁者，1日2袋，3～5岁者，一次3袋，5～8岁者，一次4袋。1日3次。

临床疗效：治疗小儿厌食58例，治愈33例，有效20例，无效5例，总有效率91.38%。

5. 一点红眼药水（Ⅱ）

组成：一点红（鲜）200克，硼砂3克，硼酸15克，尼泊金乙酯0.5克。

功能主治：清热消炎。用于治疗急、慢性结膜炎。

用法用量：滴眼，1日3～4次。

6. 复方一点红注射液

组成：羊蹄草500克，南天竹500克，十大功劳500克。

功能主治：抗菌消炎。用于慢性胃肠炎，尿路感染，痈肿疮疖。

用法用量：肌注，一次2～4毫升，1日1～2次。

7. 羊蹄片

组成：羊蹄根25公斤。

功能主治：收敛止血。用于血小板减少性紫癜，功能性子宫出血，再生障碍性贫血。

用法用量：口服，一次4～6片。1日3次。

8. 一点红眼药水（Ⅰ）

组成：一点红（鲜品）400克，硼酸3.0克，硼砂0.6克，尼泊金0.4克。

功能主治：清热解毒，散瘀消肿。用于眼结膜炎及眼部感染。

用法用量：滴眼，1日3～4次。

【不良反应】①个别患者外用一点红出现皮肤瘙痒，停药后症状消失。另有一例因皮肤病外用药“一点红”经皮肤吸收导致DILD的特殊病例。②服用花红片引起药疹，患者会阴部、两大腿内侧瘙痒，出现大小不等潮红色斑丘疹，严重部位出有抓痕渗液。

【附注】

1. 注意 孕妇禁忌。

2. 品种情况 同属植物小一点红 *E. prenanthoiolea* DC. 外形与本种相似，但其总苞短于花冠，下部的叶为卵形，仅有粗齿，不为琴状分裂。分布于广东、广西、云南等地。其全草入药，功效与本品基本相同。

参考文献

1. 蓝伦礼，杜瀛琨，何涛，等．中药一点红的研究进展．云南中医中药杂志，2009，30（4）：61.

2. 钟正贤，周桂芬，李燕婧．一点红提取物药理作用的实验研究．云南中医中药杂志，2006，27（4）：36.

3. 陶剑美，范小平，钱亚芳，等．分光光度计测定醒脾养儿颗粒中总黄酮的含量．中国医院药学杂志，2007，27（6）：845.

4. 简玉珍，余同珍．一点红外敷治疗静脉炎的临床观察．现代医院，2004，4（12）：37.

5. 许英．中药的药物性肝损害30例临床分析．现代中西医结合杂志，2005，14（5）：600.

6. 陈晓伟，韦媛媛，周吴萍，等．一点红不同溶剂浸提物的抑菌作用．安徽农业科学，2008，36（22）：9595.

7. 陈航燕，卢海涛，余同珍．草药一点红治疗静脉炎197例临床观察．广东省药学院学报，2005，21（1）：111.

8. 周吴萍，韦媛媛，李军生，等．广西一点红总生物碱的提取和抗菌活性研究．时珍国医国药，2008，19（8）：1835.

9. 羊海军，魏蜜，崔大方．菊科植物一点红的资源价值及市场前景．中国野生植物资源，2009，28（6）：44.

10. 魏悦．醒脾养儿冲剂的临床应用．时珍国医国药，2004，15（3）：174.

11. 侯恩太，刘波，倪士峰，等．一点红的药学研究概况．西北药学杂志，2009，24（5）：432.

12. 田身才，赵鲁燕．花红片致药疹．药物不良反应杂志，2002，（3）：202.

◎米碎花

Misuihua

【别名】虾辣眼（《全国中草药汇编》），米碎仔（《福建药物志》），矮茶（《广西药用植物名录》），米仔花（《岭南采药录》）。

【来源】为山茶科植物米碎花 *Eurya chinensis* R. Br. 的茎、叶。全年可采收，鲜用或晒干。分布于广东、江西、福建、台湾、湖南、广西、贵州等地。

【性味与归经】甘、淡、微涩，凉。归肺、肝经。

【功能主治】清热解毒，除湿敛疮，跌打损伤。用于感冒发热，湿热黄疸，疮疡肿毒，水火烫伤，蛇虫咬伤，外伤出血。

【用法用量】内服煎汤，15~30克。外用适量，煎水洗，研末调敷，或鲜品捣敷。

◎灯笼草

Denglongcao

【别名】水灯笼草、苦灯笼草、荷卜草、打额泡（《广东中药》），打卜草（《广东中药志》第二卷），打头泡（《岭南中草药撮要》），爆卜草（《陆川本草》），灯笼泡、鬼灯笼（《南宁市药物志》），天池果、响铃子（广州空军（《常用中草药手册》），地灯笼、母炮草、炮仔草（《全国中草药汇编》）。

【来源】为茄科灯笼果 *Physalis peruviana* Linn. 的带果全草。夏、秋季采收，洗净，鲜用或晒干。主产于广东、广西、海南等地区。

【药材性状】全草长25~60厘米。茎略呈方柱形，稍扁，有棱，表面灰黄白色或灰青色，密被白色小茸毛，具节。叶片皱缩，卷曲，展平后呈卵圆形，暗绿色或黄绿色，长2~5厘米，宽2~3厘米，顶端尖，基部楔形或微心形，近全缘或具不规则疏粗齿，两面被白色小茸毛。叶腋有具棱的花萼，花萼膨大似灯笼状，有的已压扁，长约2.5厘米，宽约2厘米，淡黄绿色，被小柔毛，质如薄纸，呈半透明性，撕开花萼可见近圆形，直径约1厘米，暗黄绿色的干燥浆果。气微，味甘苦。

【性味与归经】甘、淡，微寒。归肺、肝经。

【功能主治】清热解毒，行气止痛。用于感冒发热咳嗽，痄腮，咽喉肿痛，疝气痛。现代有用于肾盂肾炎，睾丸炎。外用治天疱疮，痈疮肿毒，溃烂流水。

【用法用量】15~30克，水煎服。外用适量，煎水洗或取鲜品捣烂敷患处。

【药理作用】

1. 抗癌及抗微生物作用　灯笼果叶提取物可使移植艾氏腹水癌的动物存活期延长70%，宿萼提取物能延长60%，茎提取物能延长30%，根提取物能延长10%。这些部位的乙醇提取物体外试验还有抗微生物活性，其中叶提取物作用最强。

2. 镇痛作用　灯笼草能剂量依赖性提高大鼠电刺激鼠尾－嘶叫法的痛阈，剂量依赖性地抑制醋酸引起的小鼠扭体反应，对炎症性痛敏及神经源性痛敏灯笼草也有镇痛作用，灯笼草还能明显抑制丘脑束旁核神经元对伤害性刺激的放电反应。纳洛酮能翻转灯笼草的镇痛作用，反复给予灯笼草能产生耐受，但与吗啡镇痛之间不存在交叉耐受。表明，灯笼草具有镇痛作用，其镇痛作用可能涉及中枢阿片受体。

3. 抗炎作用 对用完全弗氏佐剂致炎后的急性期和慢性期佐剂性关节炎大鼠，予4.2克/公斤灯笼草灌胃给药1周后分别测定其致炎后爪的局部周长和厚度的改变。结果显示，灯笼草均能不同程度地减轻急性期和慢性期佐剂性关节炎大鼠致炎后爪的局部肿胀。表明灯笼草具有抗炎作用。

【附注】

1. 注意 （《粤北草药》）：“孕妇忌用。”

2. 品种情况 我省习用的灯笼草为同属植物小酸浆草 *P. minima* Linn. 的全草。

参考文献

1. 单立冬，郭试瑜，俞光第，等．灯笼草镇痛作用及其机理的研究．中药药理与临床，2001，17（1）：12.

2. 单立冬，龚珊，郭试瑜．灯笼草消炎作用的实验观察．苏州大学学报，2003，23（4）：394.

◎红 水 葵

Hongshuikui

【别名】红天葵、散血子（《广东中药志》第一卷），紫背天葵（《岭南中草药撮要》），红叶、龙虎叶（《广西药用植物名录》），夜渡红（《广西西实用中草药选》），一点血、散血丹（《湖南药物志》），一叶红、小羚羊（《福建药物志》）。

【来源】为秋海棠科植物紫背天癸 *Begonia fimbristipulata* Hance 的球茎或全株。块茎春、夏季挖取，洗净，晒干或鲜用。全株夏、秋季采收，洗净，晒干。产于广东、广西、福建、江西、云南、贵州等地。我省产于清远、佛冈、连平、揭阳、广宁、乐昌、曲江、云浮、郁南、鹤山、廉江、蕉岭。平远等市县。

【药材性状】本品卷缩成不规则团块。完整叶呈卵形或阔卵形，长2.5~7厘米，宽2~6厘米，先端渐尖，基部心形，近对称，边缘有不规则重锯齿和短柔毛，紫红色至暗紫色，两面均被疏或密的粗伏毛，脉上被毛较密，掌状脉7~9条，小脉纤细，明显。叶柄长2~6厘米，被粗毛。薄纸质。气特异，味酸，用手搓之刺鼻，水浸液呈玫瑰红色。

【性味与归经】甘、涩，微寒。归肺、脾经。

【功能主治】清热解毒消肿，凉血止血，润燥止咳。用于外感高热，中暑发热，肺热咳嗽，血热吐血，衄血，咽喉肿痛，瘰疬，疔疮，疥癣，烫火伤，跌打瘀痛。现代有用于支气管炎，盆腔炎等。

【用法用量】6~12克，水煎服。外用适量，取鲜品捣烂敷患处。

【药理作用】药学试验表明，紫背天葵具有润肺止咳、凉血止血、散癌消肿、消暑除热、助消化等功效，可提高机体免疫力和抗病毒能力，并具有抵抗衰老的作用。紫背天葵红色素与牛血清白蛋白之间有结合作用，在 pH3.6 的醋酸－醋酸钠缓冲液（0.2 摩尔/升）中，紫背天葵红色素浓度为 1.0 毫克/毫升，牛血清白蛋白浓度为 0.5 毫克/毫升，时间为 3 小时、温度为 25℃时，结合作用较强。红色素分子很可能通过分子间作用而被结合在牛血清白蛋白的圆筒结构中。

【药物制剂】为提高紫背天葵的保健作用，将以野生紫背天葵为主要原料制成紫背天葵固体饮料。

【附注】

1. 有另外 2 种药物称为紫背天葵 ①毛茛科植物天葵属天葵 *Semiaquilegia adoxoidesa*（DC） Makino。以块根入药。②菊科植物土三七属紫背天葵 *Gynura bicolor*（Roxb. ex Willd） DC. 的全草或茎、叶。

2. 同科植物 *B. membranifera* Chun. et F. Chun 的叶，在广西亦称红水葵。性味酸涩凉。功用与紫背天葵相似，尤多用于解暑、生津止渴。

3. 我省有些地区民间习惯在夏季以本品煎茶饮用，谓能清暑热、味甘酸可解渴。有的旅游点还可用以制成袋泡茶，作为当地土特产品供应游客，年销量较多。

参考文献

1. 段志芳，付莉，黄丽华，等．紫背天葵红色素与牛血清白蛋白的作用研究．中国野生植物资源，2006，25（1）：50～52.

2. 杨海贵，李红缨，植中强，等．紫背天葵固体饮料的研制．广州化工，1999，27（4）：54～55.

3. 李美琴．紫背天葵的同名异物品种．海峡药学，2009，21（5）：82～83.

◎红丝线

Hongsixian

【别名】红蓝、丝线草(《广东中药志》第二卷)，青丝线(《广州常用草药增订本》)枪刀药(《广州植物志》)，山蓝（广州部队《常用中草药手册》)，野靛青、项开口、白牛膝、大青、九头狮子草、高山辣椒、大叶辣椒草、黄丁苦草、对叶接骨草、绿骨大青(《浙江民间常用草药》)，青红线(《常用中草药彩色图谱》)。

【来源】爵床科植物山蓝 *Peristrophe roxburghiana*（Schult.）Brem. 的全草，夏、秋季采收，选用或晒干。分布于长江流域以南各地。

【药材性状】带叶茎枝长 20～40 厘米。茎类圆柱形，略弯曲，绿褐色至黑褐色，多分枝，直径 3～6 毫米，有明显的节，节膨大呈膝状，节间长 5～10 厘米；幼枝被柔毛，质脆易断，断面有髓或中空。叶对生，绿褐色或黑褐色，多已皱缩，润湿展平后呈卵形或宽卵形，长 2～5 厘米，宽 1.2～4 厘米，两面被细毛，先端短尖，基部钝圆或楔形，全缘；具短柄；揉烂的叶片置开水中片刻即有丝丝红线出现（故名“红丝线”），稍久则水全部变成红色。间见叶腋或枝端有紫褐色的花。气无，味淡微涩。

【性味与归经】甘、淡，微寒。归肺、肝经。

【功能主治】清热解毒，凉血熄风，散瘀消肿，止咳。用于肺热咳嗽，肺痨咯血，吐血，小儿惊风，咽喉红肿，口舌生疮，小便淋痛，痈肿疮疖，瘰疬，跌打肿痛，外伤出血，毒蛇咬伤。.现代有用于糖尿病，肺炎。

【用法用量】内服，煎汤，9～15克。鲜品倍量。外用适量，鲜品捣敷，或煎汤，或捣汁滴耳。

【药理作用】

1. 改善血液流变学指标及抑制血栓作用 以肾上腺素和冰水刺激的方法观察红丝线组提取物对大鼠血液流变学的影响，以颈动－静脉旁路方法观察红丝线总提取物对实验性血栓形成，1.14克/公斤、3.42克/公斤（含生药量）的红丝线均可使血液流变学的各项指标均不同程度地下降，尤以全血粘度（高、中、低切）、全血还原粘度（高、中、低切）、血浆粘度、纤维蛋白原和红细胞聚集指数下降明显（$P<0.01$ 或 $P<0.05$）。抗血栓实验结果显示，红丝线组（1.14克/公斤、3.42克/公斤）血栓湿重分别为（20.6 ± 3.1）毫克、（22.0 ± 0.5）毫克（两者均 $P<0.01$），说明两剂量的红丝线均可抑制血栓形成。

2. 保肝护肝作用 对红丝线草的乙醇提取物进行萃取分离，分成4个极性部位，用大鼠D－氨基半乳糖（D－GlaN）急性肝损伤模型确定红丝线草保肝护肝的活性部位。大鼠口服红丝线草正丁醇部位的高、低剂量组（I、J）均可明显抑制大鼠血清中ALT、AST的升高（$P<0.05$），且其作用与阳性对照药相比差异无显著性。研究结果表明正丁醇部位为红丝线草抑制D－半乳糖胺所致肝损伤所引起的转氨酶升高的药效活性部位。

3. 止咳作用 红丝线干品、鲜品嫩枝部分和鲜品老枝部分提取物，恒定水温水浴提取植物成分，喷雾引咳法观察药物对小鼠的止咳作用，分组口服（0.2毫升/10克体重）给药，1小时后用15%枸橼酸喷雾10秒，记录各鼠出现咳嗽的时间和3分钟的咳嗽次数。干品和嫩枝水提物作用好，而老枝较差。说明水提物止咳作用有差别。对于细菌、病毒等病菌引起的呼吸道炎症，以及这些疾病带来的咳嗽症状，红丝线均有良好的治疗效果。

4. 降压作用 本品水煎剂给犬灌胃有轻度降压作用。还有舒张痉挛性主动脉，扩张冠状动脉，增加冠脉流量。红丝线草水提取物经酒精沉淀去除蛋白质后对Sprague Dawley（SD）大鼠有扩张血管的作用，剂量为30毫克/公斤时大鼠血压下降 6.40 ± 0.37kPa（48 ± 2.77 毫米Hg），多种阻断剂（H_1、H_2受体阻断剂，β－受体阻断剂、消炎痛）对它无影响（t检验无显著性），唯阿托品、CaptoprH可减弱它的降压效应（t检验差异有显著性），提示它的降压作用机制可能与血管平骨肌的M－受体与肾素－血管紧张素系统有关。

5. 增强免疫作用 小白鼠口服红丝线草水提物，取胸腺和脾脏，称重量，计算各组脏器系数，以排除体重不同引起的差异，免疫器官脾脏和胸腺重量均有增加。而红丝线使脾脏重量增加说明淋巴细胞增多，胸腺重量增加说明T细胞增加，反映免疫力增强，机体增强了抗病菌的能力，又协同药物本身的治疗作用，对疾病的治疗效果更好。采用小鼠碳粒廓清实验和血清溶血素测定法，观察野靛青对小鼠单核巨噬细胞吞噬功能、溶血素抗体生成的影响。结果表明野靛青可增强单核巨噬细胞吞噬功能，增加小鼠血清溶血素含量。可见野靛青具有一定增强机体免疫力的作用。

6. 抗心律失常作用 红丝线草的醇提水转溶物（简称ol－w）对哇巴因致豚鼠心律

失常和 LD_{100} 的影响。给药组采用三种不同浓度的 ol－w 并分别与 0.0125% 的哇巴因同速（0.034 毫升/分钟）经豚鼠双侧颈外静脉灌注，对照组单用哇巴因，其浓度及灌注速度同给药组。实验结果表明：0.2 克（生药）/毫升组能显著提高哇巴因致豚鼠心律失常。ol－w 可使心肌收缩、舒张性能降低，其程度与剂量变化有关。

7. 化痰作用 红丝线干品（1 克/毫升）和鲜品（1 克/毫升）均有明显促进分泌酚红的作用，酚红含量分别为（1.467 ±5.3）微克、（1.10 ±1.0）微克，与生理盐水组（0.86 ±0.54）微克相比，差异有显著统计学意义，说明本品水提物有化痰作用。

8. 调脂作用 红丝线草提取物，浓度为 4 克生药/毫升，4℃冰箱保存，临用时用生理盐水稀释至所需浓度，pH 调至中性，采用双肾双夹结合高脂乳剂灌胃法复制 RHHR 模型，连续 5 周灌胃给予红丝线草提取物，取血测血清脂质、总抗氧化能力及卵磷脂胆固醇酰基转移酶活性。红丝线草提取物高、低剂量和辛伐他汀均可明显降低 RHHR 血清中的总胆固醇、甘油三酯和低密度脂蛋白胆固醇，同时明显升高血清高密度脂蛋白胆固醇水平；红丝线草提取物高、低剂量明显提高血清 NO 含量、总抗氧能力和 LCAT 的活性。红丝线草提取物对 RHHR 具有明显的调脂作用，其作用与提高血清 LCAT 活性、NO 含量和总抗氧化能力有关。

【药物制剂】

1. 金丹肝泰丸（湖北省荆门市第二人民医院制剂）

组成：红丝线草、柔毛绣球等四味中药。

功能主治：清热利湿，疏肝健脾。用于慢性乙型病毒性肝炎。

用法用量：1 次 6 克，1 日 3 次。

结果：治疗 32 例慢性乙型病毒性肝炎患者，近期治愈 10 例，显效 15 例，有效 4 例，总有效率 90.62%。

【附注】

1. 注意 孕妇慎用服。《福建草药志》：“孕妇忌用。”

2. 品种情况 假红丝线与本品形态略似，煎水呈青色，味极苦，功用不同；本品种干时青色，煎水呈红色，味甘淡，可做鉴别。

参考文献

1. 周良，谢世彬．红丝线草的研究进展．长春中医学院学报，2000，16（1）：63.

2. 皮慧芳，杨希雄，阮汉利，等．红丝线草保肝护肝活性部位的筛选．中国医院药学杂志，2007，27（2）：172～173

3. 林志云，利红宇．红丝线的镇咳祛痰和免疫药效学研究．广东药学，2004，14（1）：37.

4. 胡燕，杨美玲，文翰，等．草药红丝线的降压成分．广州中医学院学报，1989，6（4）：247～249

5. 利红宇，区冠戴，林志云．红丝线不同部位提取物的药效学比较研究．广东药学院学报，2003，19（4）：338～339

6. 杨毅，王真，李旭梅．野靛青对小鼠免疫功能的影响．医药导报，2008，27

(1): 26.

7. 杨美玲，杨延秀，黄小彦. 红丝线草对哇巴因所致豚鼠鼠心律失常及LD_{100}的影响. 暨南大学学报，1989，4: 7~11.

8. 吕俊华，程朝晖，张世平，等. 红丝线草提取物对高血压并发高脂血症模型大鼠调脂作用的研究. 陕西医学杂志，2005，34（4）: 396~399.

9. 杨文忠，谷峰，吕俊华，等. 红丝线总提取物对大鼠血液流变学的影响. 中药材，2002，25（10）: 727.

10. 张克军，陈望善，杨希雄. 金丹肝泰丸治疗慢性乙型病毒性肝炎的临床观察. 湖北中医杂志，2003，25（11）: 30.

◎声色草

Shengsecao

【别名】广白头翁、满天星草、星色草、白花仔（《广东中药志》第一卷），辛苦草、过饥草（《泉州本草》），白头康（广州空军（《常用中草药手册》），颉仔草、疳积草（福建）。

【来源】为石竹科植物白鼓钉 *Polycarpaea corymbosa*（Linn.）Lam. 的全草。春、秋季采集，洗净扎把，晒干或鲜用。主产于广东、福建。我省主产于惠东、惠阳、海丰、陆丰、潮阳、台山、阳江等沿海地区。

【药材性状】全草长15~35厘米。茎纤细而坚硬，二歧分枝，被白色小茸毛。叶对生，完整叶片宽线形或针形，可长达25毫米，有茸毛，托叶长披针形，长约为叶的1/2或更长。花序密集成顶生聚伞状。花小，白色。

【性味与归经】甘，微寒。归胃、膀胱经。

【功能主治】清热解毒，利小便，化积。用于湿热泄泻、痢疾，热淋涩痛，腹水，小儿疳积。外用治痈疽肿痛。现代有用于虫蛇咬伤，肠炎。

【用法用量】15~30克，水煎服。外用适量，鲜品捣烂敷患处。

◎芙蓉花

Furonghua

【别名】醉酒芙蓉(《生草药性备要》)，木芙蓉花、三变花(《广东中药志》)，清凉膏(《岭南中草药撮要》) 芙蓉、木芙蓉(《粤北草药》)，拒霜花(《益部方物略记》)，片掌花(《滇南木草》)，四面花、转观花(《群芳谱》)，文官花(《中国树木分类学》)，九头花(《天目山药用植物志》)，七星花(《民间常用草药汇编》)，富常花、霜降花(《福建中草药》)，山芙蓉(《中草药学》)，胡索花（江西《草药手册》)，旱芙蓉(《常用中草药彩色图谱》)。

【来源】为锦葵科木槿属植物木芙蓉 *Hibiscus mutabilis* L. 干燥花。夏、秋季采收。摘取花蕾或初开放的花朵，晒干。分布于我省及江苏、浙江、安徽、江西、福建、河南、湖北、湖南、广西、四川、贵州、等省区。

【药材性状】花呈不规则圆柱形，具副萼，10 裂，裂片条形；花冠直径约 9 厘米，花瓣 5 或为重瓣，为淡棕色至棕红色；花瓣呈倒卵圆形，边缘微弯曲，基部与雄蕊柱合生；花药多数，生于柱顶；雌蕊 1 枚，柱头 5 裂。气微香，味微辛。

【性味与归经】辛、微苦，凉。归肺、心、肝经。

【功能主治】清热解毒，凉血止血，消肿排脓。用于肺热咳嗽，吐血，目赤肿痛，崩漏，白带，腹泻，腹痛，痈肿，疮疖，蛇毒咬伤，水火烫伤，跌打损伤。现代有用于月经过多，咳嗽，乳腺炎，腮腺炎，痛风，风湿等。

【用法用量】9 ~ 15 克（鲜品加倍），水煎服。外用适量，研末调敷或制成 20% 软膏外敷或鲜品捣烂敷患处。

【药理作用】

1. 抑菌作用　芙蓉花的水提取液，对溶血性链球菌有较强的抑制的作用。

2. 杀虫作用　花的煤油提取物对稻象鼻虫有杀灭作用。

【药物制剂】

木芙蓉经过目前的实验与临床研究证明是一种安全、有效、且无毒的外科良药，在临床上广泛用于治疗痈疽疖肿，疮疡及外科感染等，开发以木芙蓉为主药的复方制剂显示出更加能够提高疗效，增加适应症，因此木芙蓉具有良好的开发前景。

1. 玉露膏

组成：芙蓉花、苍耳子、赤小豆。

功能主治：清热解毒，凉血止血，消肿排脓。用于诸疖、痈、疔等。

2. 芙蓉膏（自制制剂）

组成：芙蓉膏、猪苦胆、玄明粉、凡士林。

功能主治：清肺凉血，散热解毒，消肿排脓止痛。用于一切大小痈疽肿毒恶疮。

3. 痤疮霜（自制制剂）

组成：芙蓉花 50 克，苦参 50 克，赤芍 25 克，野菊花 25 克，油分（硬脂酸 8.0 克，硬脂醇 4.0 克，液体石蜡 3.0 克），保湿剂（丙二醇 5.0 克），表面活性剂（单硬脂酸甘油酯 2.0 克），碱（氢氧化钾 0.4 克），抗菌防腐剂（尼泊金甲酯 0.15 克，尼泊金丙酯 0.05 克），水相（甘油 6.0 克，氮酮 2.0 克，药膏 1.5 克 溶于 6 毫升水），精制水 70.4 克，香料适量。

功能主治：清热解毒，消肿散结。用于痤疮。

【附注】

1. 注意　虚寒患者及孕妇禁服。

2. 药用部位　木芙蓉花早晨呈白色，午间变浅红色，傍晚转深红色。叶和根均可供药用。

参考文献

1. 青木子叶．艳花良药兮木芙蓉．药物与人，2008，(2)：37.

2. 黄小兰，张军平，邹浪．玉露膏的薄层色谱鉴别．中国中医药信息杂志，2004，

11 (11): 984.

3. 胡金曼. 芙蓉膏治疗疔疮. 四川中医, 1997, 15 (6): 19.

4. 陈锐, 聂海洋. 痤疮霜的制备方法. 吉林大学学报, 2008, 34 (6): 1082.

◎苎麻根

Zhumagen

【别名】苎麻头、白麻头(《广东中药志》第二卷), 苎根(《别录》), 野苎根(《百一选方》), 苎麻茹(《陆川本草》), 白麻蕴、野苧麻、天青地白草(《岭南采药录》)。

【来源】荨麻科植物苎麻 *Boehmeria nivea* (L.) Gaud. 的根和根茎。冬初或在收获苎麻后采收。分布于我省各地及我国长江流域以南、南岭以北各省区。

【药材性状】根茎呈不规则圆柱形, 稍弯曲, 长 4~30 厘米, 直径 0.4~5 厘米; 表面灰棕色, 有纵纹及多数皮孔, 并有多数疣状突起及残留须根; 质坚硬, 不易折断, 折断面纤维性, 皮部棕色, 木部淡棕色, 有的中间有数个同心环纹, 中央有髓或中空。根略呈纺锤形, 长约 10 厘米, 直径 1~1.3 厘米; 表面灰棕色, 有纵皱纹及横长皮孔; 断面粉性。气微, 味淡, 有粘性。

【性味与归经】甘、寒。归肝、脾经。

【功能主治】清热解毒, 润燥止渴, 凉血止血, 活血化瘀。用于热病大渴、发狂, 血热吐血, 便血, 血淋, 崩漏。外用于治痈肿丹毒, 跌打损伤, 毒蛇咬伤。现代有用于消化道出血, 消渴, 定喘咳, 退水肿, 止痢疾, 清淋热, 安胎, 愈痄腮, 疗肛痛, 脱肛, 软鱼骨、敷外伤。

【用法用量】6~15 克, 水煎服。外用适量, 煎水洗或取鲜品捣烂敷患处。

【药理作用】

1. 止血作用 用野苎麻的提取物"血凝"浸泡大、小鼠尾端的人工创面, 可使出血量减少, 出血时间缩短; 如给小鼠口服或腹腔注射, 也可得到同样的效果。家兔肌内注射"血凝"后, 凝血时间缩短, 但血小板计数未见明显变化。用浸有"血凝"的药棉覆盖于大鼠的肝、肾伤口, 未见明显的止血作用。从对苎麻的成分研究过程中, 发现咖啡酸有明显的止血作用, 因此人工合成了"血凝酸胺 (咖啡酸二乙胺盐)", 给家兔静脉注射 7 毫克/公斤, 或小鼠腹腔注射 10 毫克/20 克, 凝血时间及出血时间均显著缩短, "血凝酸胺"在试管内无抗纤维蛋白溶解作用, 但对 ^{60}Co 照射的小鼠能使白细胞及血小板显著增加。

2. 抗炎作用 苎麻叶总提取物、乙酸乙酯部位、正丁醇部位对小鼠具有良好的抗急性软组织损伤作用, 其中乙酸乙酯萃取物活性最强 ($P<0.01$), 肿胀率为 (9.98 ± 3.58)% 其中乙酸乙酯提取物中的酚酸组分活性强, 是主要有效组分。对大鼠急性软组织损伤的具有显著的治疗作用, 对急性软组织损伤所引起的血液流变学变化具有显著的改善作用。能降低全血低切黏度、全血高切黏度、红细胞积聚指数、全血还原黏度, 提高红细胞变形指数。

3. 镇痛作用 苎麻叶酚酸组高、中、低剂量组 (40、20、10 毫克/公斤) 的扭体潜伏期分别为（5.4±1.4）s、（4.9±1.2）s、（4.4±1.9）s，扭体次数分别为（8.8±1.8）次、（10.8±3.4）次、（12.0±3.2）次，与空白组比较，苎麻叶乙酸乙酯萃取物对腹腔注射醋酸引起的疼痛具有显著的镇痛作用。

4. 抑菌作用 用管碟法和试管法进行体外抑菌试验，证实苎麻根对革兰氏阳性菌和阴性菌均有抑制作用。用苎麻根制剂治疗牲猪感冒发热、肠炎腹泻及子猪白痢、黄痢等近千头次，也取得较好疗效，对白痢有效率达98%，黄痢有效率74%；对牲猪感冒疗效100%，肺炎疗效86%，肠炎腹泻疗效78%。

5. 对动物子宫肌的作用 苎麻根对哺乳动物子宫肌的活动有一定影响，具有抑制怀孕子宫肌活动的作用，既有安胎作用。

6. 毒理 “血凝酸胺”毒性极低，小鼠腹腔注射LD_{50}为1583±80毫克/公斤。家兔静脉注射，对血压、呼吸无明显影响，连续静脉注射10天对心电图及肝、肾功能也均无改变。苎麻根黄酮苷的LD_{50}为2373.97毫克/公斤体重。

【药物制剂】目前市场上用苎麻制成的药物很少，有苎麻根粉、孕康口服液等。苎麻以根、叶入药，资源极其丰富，但其所含化学成分复杂，影响了药效的充分发挥。因此，提取分离其单一有效成分，或对某些活 成分进行结构改造，制成新型医疗保健药品将有着广阔的市场前景。苎麻作为一种药用植物资源，应予以足够重视，深入研究与开发，这对于促进中药材的合理利用、发展社会经济具有重要现实意义。

1. 安胎合剂

组成：苎麻根、党参、炙黄芩、焦白术、熟生地炭等。

功能：益气血，补肝肾，止血安胎。

2. 复方苎麻根液

组成：苎麻根、白及（1∶1）。

功能主治：抗菌，消炎，收敛止血，消肿生肌。用于上消化道出血。

用法用量：胃镜直视下通过内镜注水器每次将20毫升药液直接喷洒在出血部位。

临床疗效：治疗上消化道出血患者48例，有效45例，无效3例，总有效率为93.75%。

3. 孕康口服液

组成：苎麻根、山药、续断、黄芪、当归、狗脊（去毛）、菟丝子、桑寄生、杜仲（炒）、补骨脂、党参、茯苓、白术（焦）、阿胶、地黄、山茱萸、枸杞子、乌梅、白芍、砂仁、益智、黄芩、艾叶。

功能主治：健脾固肾，养血安胎。用于肾虚型和气血虚弱型先兆流产和习惯性流产。

用法用量：早、中、晚空腹口服，一次20毫升，1日3次。

【附注】

1. 注意 无实热者慎服。

2. 药用部位 苎麻的皮、花、叶亦供药用。苎麻皮味甘性微寒，功能清热除烦，利水通淋，散瘀止血．用量6~9克水煎服，治热病心烦，小便不利，血淋。外用适量煎水洗或捣烂敷患处，治痔疮出血，肛门肿痛，外伤出血。苎麻花味甘性微寒，功能清热解毒，活血散瘀。用量6~9克水煎服，治麻疹高热，跌打肿痛。苎麻叶味甘性微寒，功能凉血止血，散瘀解毒。用量15～30克水煎服，治血热咯血、吐血，血淋，尿血，诸伤瘀血不散，丹毒。外用适量干品研末调敷或煎水洗或取鲜品捣烂敷患处，治外伤出血，痈肿，虫蛇咬伤。

参考文献

1. 刘湘新，盛忠梅，黎觐臣，等．苎麻根注射液的毒性试验．中国兽医科技，1991，21（3）：32.

2. 张宏岐，邹坤，汪鋆植，等．苎麻叶抗炎活性部分研究．中国民族医药杂志，2009，（4）：38.

3. 熊维新，李开泉．苎麻的药用开发价值．江西中医学院学报，2006，18（3）：51.

4. 贾美华．苎麻根的配伍运用．辽宁中医杂志，1994，21（6）：20.

5. 俞丽霞，谢静玉，王胜春，等．中药“安胎合剂”的药理实验研究．浙江中医学院学报，1995，19（4）：28.

6 郑燕，张东卫，钱理忠，等．复方苎麻根液治疗上消化道出血48例．中华临床医学研究杂志，2003，（72）：15.

◎扭肚藤

Niuduteng

【别名】白花茶、假素馨、蝴蝶藤、青藤仔、左扭藤（《广东中药志》第二卷），白花菜（《岭南采药录》），毛毛茶（《广西药用植物名录》），猪肚勒（《广东中药志》第一册），青藤仔花《岭南草药志》。

【来源】为木犀科植物扭肚藤 *Jasminum amplexicaule* Buch. – Ham. ex G. Don 的干燥嫩茎及叶。夏季采收，洗净切段，晒干备用。主产于广东、海南、广西、云南等地，越南、缅甸也有分布。我省以番禺、从化、清远、增城、新会、罗定、乐昌、阳春等出产较多。

【药材性状】茎呈圆柱形，多截成3～5厘米短段，直径1～4毫米，表面青棕色或淡褐色，粗枝光滑，嫩枝稍带幼毛，质坚，断面黄白色，中央有髓或中空。叶对生，具短柄；叶片卵状披针形，全缘，青褐色，稍有光泽，基部浑圆，略呈心形，质脆易破碎。气微，味淡、微苦。

【性味与归经】微苦，凉。归胃、大肠经。

【功能主治】清热解毒，利湿消滞。用于湿热泻痢，食滞脘胀，风湿热痹，瘰疬，疮疥，咽喉肿痛，肝热目赤。现代有用急性胃肠炎，痢疾，消化不良，急性结膜炎，急性扁桃体炎。

【用法用量】15～30克，水煎服。外用适量，煎水洗或研末撒或捣敷。

【药理作用】复方扭肚藤胶囊能显著抑制醋酸所致的小鼠扭体反应；能明显抑制二甲苯所致的小鼠耳廓肿胀和角叉菜胶所致的大鼠足跖肿胀及炎性组织中 PGE_2 的生成，同时对醋酸所致小鼠毛细血管通透性增高具有显著抑制作用。

【药物制剂】

1. 复方扭肚藤片（腹可安片）

组成：扭肚藤，火炭母，救必应，车前草，石榴皮。

功能主治：清热利湿，收敛，止痛。用于急性胃肠炎，消化不良引起的腹痛泄泻、呕吐。

用法用量：口服，一次4片，1日3次。

2. 复方扭肚藤胶囊（中山大学研制）

组成：扭肚藤、火炭母、石榴皮。

主治：用于腹泻，痢疾。

3. 快应茶

组成：白花茶、岗梅、金樱根、鸭脚木皮、火炭母、救必应、淡竹叶、山芝麻、金沙藤、广金钱草、五指柑、布渣叶、木蝴蝶。

功能主治：解暑清热，生津止渴。用于伤风感冒等病症。

用法用量：煎服或泡服，煎服茶一次1包；泡服茶一次1～2袋。

参考文献

1. 李镜友，陈军，张小兵，等．腹可安片质量标准的研究．中医药导报，2007，13（7）：59.

2. 李沛波，王永刚，彭维，等．复方扭肚藤胶囊对实验性腹泻的影响．中国中药杂志，2008，33（3）：323.

3. 李沛波，王永刚，彭维，等．复方扭肚藤胶囊镇痛、抗炎作用的实验研究．中药材，2008，31（1）：118.

◎卤地菊

Ludiju

【别名】海滨蟛蜞菊、黄花蟛蜞草、黄花龙舌草、龙舌三尖刀（《广东中药志》第二卷），龙舌草、三尖刀、黄花冬菊、黄野蒿（《中国药用植物图鉴》），尖刀草（《广东潮阳中草药》），黄花蜜菜、瘠草（福建）。

【来源】为菊科植物卤地菊 Wedelia prostrata（Hook. et Arn.）Hemsl. 的全草。春、夏、秋季采收。拔取全草，抖净泥沙，鲜用或切段晒干。分布于广东、浙江、台湾、福建、海南、广西等地。我省产于潮阳、惠来、台山、惠东、阳江、海康、徐闻、湛江等地。

【药材性状】全草长30～50厘米。根细小，土黄色。茎圆柱形，棕黑色，直径约1毫米，有节，节间有分枝，节上有须根。叶对生，叶片皱缩卷曲，润软展平后呈长椭圆形至卵形，间有披针形，长1.5～3.5厘米，宽0.5～1.5厘米，先端钝或渐尖，基部楔形，边缘有缺齿，叶面绿色，叶背灰绿色，被短毛；叶柄短。头状花序黄色。气无，味淡。

【性味与归经】酸、甘，微寒。归肺、肝、脾经

【功能主治】清热解毒，止咳平喘，凉血止血。用于咽喉肿痛，白喉，百日咳，肺热咳嗽，血热吐衄。外用治痈肿疔疮，毒蛇咬伤。现代有用于肺炎，支气管炎，齿龈炎，高血压病，热型哮喘，乳腺炎，小儿手足口病。

【用法用量】内服煎汤，9～18克，鲜品30～60克，或捣汁。外用适量，捣敷，或捣汁含漱。

参考文献

1. 肖诏玮，张福泰．卤地菊汤治疗小儿手足口病62例．福建中医药，1994，25（2）：36.

◎佛甲草

Fojiacao

【别名】禾雀舌(《岭南采药录》)，禾雀脷(《岭南中草药撮要》)，火烧草、火焰草(《履巉岩本草》)，佛指甲(《纲目》)，半支连(《医宗汇编》)，铁指甲（王安卿《采药志》)，狗牙半支(《纲目拾遗》)，龙牙草、回生草(《草木便方》)，万年草、午时花(《福建民间草药》)，金枪药(《江西民间草药》)，狗牙瓣、小佛指甲(《贵阳民间草药》)，尖叶佛甲草(《浙江民间草药》)，枉开口(《本草推陈》)，鼠牙半枝莲、猪牙齿(《江西草药》)，土三七、养鸡草(《广西中草药》)，尖叶小石指甲（四川）。

【来源】景天科植物佛甲草 *Sedum lineare* Thunb. ［*S. obtuso lineare* Hayata］的茎叶。鲜用随采；或夏、秋两季，拔出全株，洗净，放开水中烫一下，捞起，晒干或炕干。分布于广东、广西、云南、四川、福建、江西等省区。

【药材性状】根细小。茎弯曲，长7～12厘米，直径约1毫米；表面淡褐色至棕褐色，有明显的节，偶有残留的不定根。叶轮生，无柄；叶片皱缩卷曲，多脱落，展平后呈条形或条状披金形，长1～2厘米，宽约1毫米。聚伞花序顶生；花小，浅棕色。果为蓇葖果。气微，味淡。

【性味与归经】甘、淡，性寒。归肺、肝经。

【功能主治】清热解毒，利湿，止血。用于咽喉肿痛，目赤肿痛，热毒痈肿，疔疮，丹毒，缠腰火丹，烫火伤，毒蛇咬伤，黄疸，湿热泻痢，便血，崩漏，外伤出血，扁平疣。现代有用于混合痔。

【用法用量】外用适量，鲜品捣敷，或捣汁含漱、点眼。内服，煎汤，9～15克，鲜品20～30克，或捣汁。

【药理作用】

1. 保护肝脏作用　分别采用四氯化碳（CCl_4）、α－萘异硫氰酸酯（ANIT）一次性灌胃中毒致小鼠急性肝损伤及黄疸模型，测定血清谷丙转氨酶（ALT）、总胆红素（TBiL）含量及血清、肝组织中丙二醛（MDA）、超氧化物歧化酶（SOD）、一氧化氮（NO）水平和观察肝组织病理变化，分析佛甲草对上述指标的影响。结果显示，佛甲草能明显降低CCl_4中毒性小鼠血清ALT、血清及肝组织中MDA含量（$P<0.01$），使SOD，NO水平显

著增高（P < 0.01，P < 0.001）；能明显降低 ANIT 中毒性小鼠血清 TBil 含量（P < 0.001）；肝脏病理组织学检查表明佛甲草能明显减轻肝细胞的变性和坏死。结果表明，佛甲草对 CCl_4和 ANIT 所致的急性肝损伤有保护作用，其机理可能与抗脂质过氧化及改善肝脏微循环，恢复肝脏功能的作用有关。

2. 抗疲劳作用 观察佛甲草提取物对小鼠耐寒、耐热能力的影响，对小鼠负重游泳时间的影响，对小鼠血清、肝组织丙二醛含量和超氧化物歧化酶活性的影响，结果显示：①耐寒存活时间：佛甲草组明显长于空白对照组［（58.30 ± 6.88），（48.40 ±7.93）分钟，t=2.9819，P<0.01］。②耐热存活时间：佛甲草组明显长于空白对照组［（35.60 + 6.38），（22.80 ±6.30）分钟，t=4.507，P<0.01］。③负重游泳时间：佛甲草组明显长于空白对照组［（74.10 ±15.47），（43.60 ±13.62）分钟，t=4.6779，P<0.01］。④血清、肝组织丙二醛含量：佛甲草提取液低剂量和高剂量组明显低于空白对照组［血清：（8.41 ±1.45），（7.65 ±1.32），（10.05 ±1.59）umol/L；肝组织：（334.12 ± 58.48），（315.13 ±55.65），（407.82 ±60.29）nmoL/g，t=2.41，3.6923，2.7748，3.5719，P< 0.05 ~0.01；与维生素 E 的作用效果基本一致。⑤血清、肝组织超氧化物歧化酶活性：佛甲草提取液低剂量和高剂量组明显高于空白对照组［血清：（287.63 ± 23.33），（300.86 ±26.35），（262.52 ± 29.47）kNU/L；肝组织：（783.59 ±27.07），（810.30 ± 38.72），（741.04 ±45.92）kNU/g，t=2.112，3.0672，2.5237，3.6472，P<0.05 ~ 0.01］；与维生素 E 的作用效果基本一致。结果表明佛甲草提取液具有增强机体活力和适应能力及对抗机体疲劳的作用。

3. 抗过氧化作用 观察佛甲草提取液对小鼠血清、肝组织中丙二醛（MDA）、超氧化物歧化酶（SOD）的影响，结果显示：佛甲草提取液（5 克/公斤）显著降低小鼠血清、肝组织（MDA）含量（P<0.01），升高 SOD 活性（P 分别 <0.05、0.01），可见佛甲草提取液具有抗脂质过氧化作用。

4. 抗缺氧作用 观察佛甲草提取液对常压耐缺氧法、特异性心肌缺氧法、亚硝酸钠中毒法、脑缺血缺氧 4 种模型小鼠缺氧耐受性的影响。结果显示：。①常压缺氧小鼠存活时间：生理盐水组存活时间（47.60 ±5.62）分钟，佛甲草提取液 10 克/公斤，5 克/公斤组、均能明显延长小鼠的存活时间［（57.90 ±7.28）分钟，（53.90 ±7.29）分钟，（P< 0.05，0.01）］。②特异性心肌缺氧小鼠存活时间：生理盐水组存活时间（47.60 ±5.62）分钟，生理盐水 + 异丙肾上腺素组显著缩短小鼠的存活时间（31.90 ±9.70）分钟，（P< 0.001），佛甲草提取液 10 克/公斤，5 克/公斤 + 异丙肾上腺素组、盐酸普萘洛尔 0.02 克/公斤异丙肾上腺素组均能明显延长小鼠的存活时间［（46.80 ±9.70）分钟，（44.10 ± 9.99）分钟，（51.10 ±10.93）分钟，（P<0.05 ~0.01）］。③亚硝酸钠中毒小鼠存活时间：生理盐水组存活时间（17.00 ±2.94）分钟，佛甲草提取液 10 克/公斤，5 克/公斤组、盐酸普萘洛尔 0.02 克/公斤组均能非常显著的延长小鼠的存活时间［（26.90 ±3.54）分钟，（23.60 ±3.98）分钟，（39.10 ±9.05）分钟，（P<0.001）］。④脑缺血缺氧小鼠存活时间：生理盐水组存活时间（19.70 ±3.56）分钟，佛甲草提取液 10 克/公斤，5 克/公斤组、盐酸普萘洛尔 0.02 克/公斤组均能明显延长小鼠的存活时间［（26.40 ±4.93）分钟，（23.10 ±3.28）分钟，（30.30 ±5.38）分钟，（P<0.05 ~0.001）］。结果表明，

佛甲草提取液能延长小鼠在常压缺氧，特异性心肌缺氧、亚硝酸钠中毒性缺氧及脑缺血缺氧条件下的存活时间，显著提高缺氧小鼠的耐受性。

【药物制剂】

蛇药片

组成：佛甲草（鲜）240公斤，十大功劳120公斤，半边莲120公斤，墨旱莲120公斤，万年青0.48公斤，双脂酚汀1.2公斤。

功能主治：消炎，强心，利尿，兴奋呼吸，抗溶血用于蝮蛇咬伤，并可治疗眼镜蛇、五步蛇、银环蛇、竹叶青等毒蛇咬伤。

用法用量：一次5~10片，首服加倍，6~8小时1次。

【附注】

1. 注意　《得配本草》："已溃者勿用。"

2. 品种情况　景天科植物垂盆草（*Sedum sarmentosum* Bunge）的植物形态及干品与佛甲草酷似，两者在来源上属于近缘种，极易混淆，可进行横切面及全草粉末显微特征的比较观察，进行薄层色谱比较研究。通过对两种药材形态的系统观察，其药材性状的主要区别在于叶形不同，显微鉴别的主要区别在于茎内皮层中色素块的多少和维管束数目不同。

参考文献

1. 周青，刘建新，周俐，等．佛甲草对小鼠实验性肝损伤的保护作用．时珍国医国药，2005，16（12）：1228.

2. 周青，刘建新，周俐．佛甲草抗疲劳作用的动物实验．中国临床康复，2005，9（47）：93.

3. 许庆林，周俐，周青．佛甲草抗脂质过氧化作用的实验研究．赣南医学院学报，2003，（1）：14.

4. 万定荣，徐燃，汪玉娟．近缘种药材垂盆草与佛甲草的比较鉴别．中华中医药杂志，2008，23（3）：201.

5. 周青，刘建新，周俐，等．佛甲草对小鼠心、脑缺氧的保护作用．中国临床康复，2005，9（31）：129.

6. 赵华英，许欣荣，陈永林，等．垂盆草与佛甲草的鉴别研究．山东医药工业，1992，11（2）：32.

7. 徐光荣，宋润成，樊成栋，等．秦岭草药外用配合内扎外剥术治疗混合痔420例．陕西中医，2008，29（3）：306.

◎佛肚树

Fodushu

【别名】独脚莲（《岭南采药录》），惠阳独脚莲（《全国中草药汇编》），红花金花果、麻烘娘（《西双版纳傣药志》），菩肚（广西）。

【来源】为大戟科植物佛肚树 *Jatropha podagrica* Hook. 的全株或根。全年均可采，洗净，鲜用或切片晒干。分布于广东、广西及南方各地区。

【性味】甘、苦，寒。

【功能主治】清热解毒，消肿止痛。用于毒蛇咬伤，疮疖疔肿，尿急，尿痛，尿血。根可用于面黄肌瘦，疲乏无力，不思饮食。

【用法用量】内服煎汤，5～15 克，或绞汁。外用适量，捣敷。

◎含羞草

Hanxiucao

【别名】怕丑草（《广州植物志》），知羞草（《南越笔记》），怕羞草（《生草药性备要》），喝呼草（《广西通志》），惧内草（《植物名实图考》），望江南（《岭南中草药撮要》），感应草（广西）。

【来源】为豆科植物含羞草 *Mimosa pudica* L. 的全草。夏季采收全草，除去泥沙，洗净，鲜用，或扎成把，晒干。分布于广东、福建、台湾、海南、广西等地。

【性味与归经】甘、涩、微苦，微寒；小毒。归心、肝、胃、大肠经。

【功能主治】凉血解毒，清热利湿，镇静安神。用于感冒，小儿高热，支气管炎，肝炎，胃炎，肠炎，结膜炎，泌尿系结石，水肿，劳伤咳血，鼻衄，血尿，神经衰弱，失眠，疮疡肿毒，带状疱疹，跌打损伤。

【用法用量】内服煎汤，15～30 克（鲜品加倍），或炖肉。外用适量，捣敷。

【药理作用】

含羞草碱能轻度抑制碱性磷酸酶，对含金属的酶系统抑制不显著。饲料中含 0.5%～1.0% 的含羞草碱即可使大鼠或小鼠生长停滞、脱发、白内障。

【附注】

注意　孕妇禁服。本品有麻醉作用，内服不宜过量。

◎岗梅根

Gangmeigen

【别名】糟楼星(《生草药性备要》)，秤星树、点秤树、青梅叶(《广东中草药》)，点秤根（广州部队《常用中草药手册》），秤杆根(《岭南中草药撮要》)，糟流星、檀楼星(《岭南草药志》)，假青梅、白点秤、满天星、天星木(《岭南道地药材研究》)，苦梅根、山梅根、秤星树根(《广东中药志》第一卷)，点秤星、梅叶冬青、土甘草(《广东省中药材标准》)，七星蘁(《南方主要有毒植物》)，秤星根、点称木、合仔蘁、叶冬青(《粤北草药》)，金包银(《南宁市药物志》)，天星根(《广西中草药》)，乌皮柴、西解柴（湖南）。

【来源】为冬青科植物梅叶冬青 *Ilex asprella*（Hook. f. et Arn.）Champ. ex Benth. 的根。全年可采收，除去嫩枝及叶，洗净，趁鲜时切或劈成片、块或段，晒干。分布于广东、广西、湖南、江西、福建、台湾等地。我省以粤中地区出产较多，尤以广州近郊各县产量最大。

【药材性状】片块近圆形或不规则形状，厚0.5～1.2厘米，宽1.5～5厘米。外皮表面棕褐色或灰黄色，稍粗糙，微有皱纹，有侧根痕及多数白色圆形的小皮孔，大小似秤星；外皮薄，不易剥落，剥去外皮处显灰白色或灰黄色，可见较密的点状或短条状突起。质坚硬，不易折断，断面木部宽广，黄白色或淡黄白色，有细微的放射状纹理及不规则环纹。气微，味先苦后回甘。

【性味与归经】苦、微甘，凉。归肺、脾、胃经。

【功能主治】清热解毒，生津止渴，利咽消肿，散瘀止痛。用于感冒发热，肺热咳嗽，热病津伤口渴，咽喉肿痛，跌打瘀痛。现代有用于术后感染，肺部感染，胆道感染，子宫内膜及附件炎。

【用法用量】15～30克，水煎服。治跌打损伤可内服并外敷。

【药理作用】

1. 镇痛作用 岗梅根水提取物（16克/公斤）小鼠连续灌胃给药7天，采用醋酸扭体法和热板法观察其镇痛作用。结果显示岗梅根不仅能显著延长醋酸所致小鼠扭体反应的的潜伏时间，还明显提高热刺激所致小鼠疼痛的痛阈值。结果表明，岗梅根水提取物在此剂量下对外周性疼痛有镇痛作用，并对中枢性疼痛的有明显镇痛作用。

2. 抗炎作用 采用大鼠足跖肿胀法观察岗梅根水取液的抗炎作用，对角叉莱胶致大鼠足跖肿胀及炎症组织中PGE2含量的影响实验结果表明，低、中、高剂量（4克/公斤、8克/公斤、16克/公斤）岗梅水提取物对角叉莱胶致炎后1小时、2小时、3小时、4小时时大鼠的足跖肿胀及炎症组织中PGE2含量增加均具有明显的抑制作用。对大鼠棉球肉芽肿实验结果表明岗梅水提取物低、中、高剂量组（4、8、16克/公斤）均能明显抑制大鼠棉球肉芽肿的形成。有研究表明，岗梅根乙醇提取物对大鼠角叉莱胶性“关节炎”、角叉莱胶致炎引起的白细胞游走和棉球肉芽肿都有明显的抑制作用。

3. 抗菌作用 岗梅根、茎对微生物都有杀灭作用，两者对金黄色葡萄球菌的杀灭明显强于大肠杆菌，岗梅茎的杀菌能力略优于岗梅根。

4. 抗病毒作用 岗梅水提取物进行抗流感病毒实验研究，结果显示，岗梅水提取物在体外对流感病毒引起的细胞病变有明显的抑制作用，其IC_{50}为88.2微克/毫升，TI为5.82。在给药剂量为8克（生药/公斤）和16克（生药/公斤）时，对流感病毒所致的小鼠肺部炎症有明显抑制作用，并能明显降低流感病毒感染小鼠的死亡率和延长其存活时间。岗梅水提取物在体内外均具有明显抗流感病毒的作用。asprellic acids A，B，C进行了抗肿瘤活性研究，其中asprellic acids A和C对RPMI－7951细胞株具有细胞毒性，ED_{50}分别为0.62微克/毫升和0.55微克/毫升，二者对KB细胞也有毒性，ED_{50}分别为3.75微克/毫升和2.86微克/毫升，但Asprellic acid B对RPMI－7951细胞株和KB细胞毒性不明显。

5. 对心脏冠脉流量的影响 岗梅根以乙醇、硫酸氢钠处理制成的注射液对离体豚鼠心脏灌流有扩张冠状血管、增加冠脉流量和加强心收缩力的作用。注射药物后1分钟，流量增加146%，心收缩力增加103%。

6. 抗心肌缺血作用 家兔以脑垂体后叶素所致急性心肌缺血实验表明，给予岗梅根注射液后心电图显示 T 波高耸有保护作用，对 S－T 段偏移及心律紊乱亦有效。

7. 急性毒性 岗梅根乙醇提取物肌注给药的小鼠急性 LD_{50} 是 20.3 克/公斤。

【药物制剂】

岗梅是王老吉等凉茶的主药，也是两广地区防治四季感冒凉茶中的主要药味。相较岗梅日益扩大的应用范围，其研究水平严重滞后，岗梅制剂的研究和开发至今仍停留在医院制剂的层次，另外，应加强对岗梅茎、叶的研究，在实验研究的基础上，以期能扩大药源。

1. 岗梅根清喉颗粒（深圳市人民医院制剂）

组成：岗梅根、板蓝根、甘草等中药。

主治：用于急、慢性咽炎、扁桃体炎、喉炎、咽异感症以及感冒发烧引起的咽喉肿痛等疾病。

临床疗效：与草珊瑚含片进行对照观察，结果治疗组与对照组总有效率均在 85% 以上，表明两者对咽喉炎症均具有明显的治疗作用。

2. 复方岗梅合剂（中山大学附属第一医院制剂）

组成：岗梅根、土牛膝、甘草。

功能主治：清热解毒，生津润喉，利咽开音。临床治疗急性咽炎能快速有效的抗炎去火，有很理想的治疗效果。

用法用量：口服，一次 15 毫升，1 日 3 次，连续服用 3 日为一个疗程，服用 1～3 个疗程。

临床疗效：137 名急性咽炎患者进行了临床疗效观察，通过给药 1～3 个疗程（3 天为 1 疗程）后，治疗组治愈率达 78.82%，总有效率为 97.65%，佐证了岗梅根清热生津和利咽喉之功效。

3. 蓝莓颗粒（医院制剂）

组成：岗梅根、板蓝根、地胆头、甘草等 8 种中药。

功能主治：清热解毒，利咽止咳。用于外感、久热不退，热咳，急、慢性支气管炎，扁桃腺炎，咽喉炎等。

4. 复方岗梅冲服剂（广东医学院附属医院制剂）

组成：岗梅、水扬梅、山芝麻，按 1∶1∶0.5 投料，白糖粉与淀粉适量。

功能主治：抗咽炎，消肿止痛作用。适用于各种咽炎，急性扁桃体炎等。

用法用量：每次取本品 15 克，温开水冲服，一日 3 次。儿童酌减，重症病例可增加到 4～5 次或取 15 克直接服食。

临床疗效：选取 270 例急性咽喉炎患者观察，该制剂对急性咽喉炎和急性扁桃体炎所致的发热和消肿止痛作用有明显疗效。

5. 复方岗梅颗粒剂（深圳市人民医院制剂）

组成：岗梅根、板蓝根、甘草等中药。

主治：风热引起的急性咽炎等症。

6. 外感风痧颗粒（片）（广西中医学院制药厂生产）

组成：岗梅、狗仔花、两面针、山芝麻等

功能主治：祛风，清热。用于风热感冒，咽喉肿痛。

7. 岗梅合剂（广东省湛江中心人民医院制剂）

组成：岗梅、三丫苦、金樱根、鬼针草等。

功能主治：清热解毒，消肿止痛，生津利咽。用于急、慢性咽炎及扁桃体炎。

8. 三冬茶

组成：岗梅根、大叶冬青、救必应。

功能主治：清热解毒，利咽开音，生津除烦，消积化滞。本品集多味清热利咽之药于一方，尤长于治疗肺胃热盛所致之咽喉肿痛。

9. 罗浮山凉茶（颗粒剂）

组成：岗梅根、地胆草、葫芦茶、金盏银盘、白茅根、淡竹叶等中药。

功能主治：清热解暑，生津止渴，消食化滞，利尿除湿的功效。用于感冒中暑，烦热口褐，小便短赤，消化不良。

用法用量：冲服，一次1～2包，1日2次。

10. 青梅感冒散（冲剂）

组成：岗梅叶（根）、青蒿、狗肝菜、崩大碗、五指柑叶（根）、香薷、甘草七味中药组成。

主治：用于感冒引起的发热、咳嗽、头痛等症。

用法用量：口服，散剂一次1瓶，1日3次；冲剂一次1包，1日3次。

11. 感冒灵片（冲剂）

组成：岗梅、野菊花、三丫苦、金盏银盘、扑尔敏、乙酰氨基酚、咖啡因。

功能主治：解热镇痛。用于感冒引起的头痛发热，鼻塞，流涕，咽痛。

用法用量：口服。片剂一次4片，1日3次；冲剂一次1包，1日3次。

12. 上感片

组成：岗梅、金银花、五指柑、崩大碗、青蒿、山芝麻、野菊花、香薷、大青、薄荷脑。

功能主治：疏风清热，清热解毒。用于感冒及上呼吸道炎所致之发热，咳嗽，咽喉肿痛，口干等症。

用法用量：口服，一次5片，1日3次。

13. 石岐外感茶

组成：岗梅、露兜簕、铁包金、臭屎茉莉、蒲桃。

功能主治：疏风清热，解暑消食。用于外感引起的发热，头痛，咳嗽，骨痛，食滞饱胀，喉干舌燥及预防流行性感冒。

用法用量：加白米约3克煎服。一次1～2包，1日1次。

14. 王老吉凉茶

组成：岗梅根、木蝴蝶、火炭母、金钱草、布渣叶、淡竹叶、金沙藤、五指柑、山芝麻、金樱根。

功能：清热解暑、祛湿生津等。

15. 岗梅注射液

组成：岗梅根1公斤，苯甲醇20毫升。

功能主治：抗菌消炎。用于肺炎、肺部感染、急慢性阑尾炎等。

用法用量：肌注，一次2毫升，1日2~3次。

16. 梅菊消炎片

组成：岗梅450克，十大功劳375克，田边菊300克，败酱300克，甘草75克，硬脂酸镁适量。

功能主治：清热解毒。用于上呼吸道感染、流感、扁桃体炎。

用法用量：口服，一次5片，1日3次。

17. 消炎剂

组成：岗梅、桎木、老虎刺、小叶冬青（以上药量各等份）。

功能主治：清热消炎，利湿止痒。用于急慢性阴道炎、宫颈炎。

用法用量：用线棉球蘸药液塞入阴道内，保留4~6小时后取出，1日1次，7~12天为一个疗程。

18. 清喉消炎合剂

组成：岗梅根50克，地胆头50克，大青叶18克，甘草10克，蔗糖粉适量。

功能主治：消炎解毒。用于急慢性扁桃体炎，咽喉炎，喉痛，声沙，伤风感冒等。

用法用量：温开水冲服，一次1包，1日1~2次。

19. 舒咳平干糖浆

组成：岗梅833克，东风桔1000克，枇杷叶500克，苏梗200克，土牛膝250克，薄荷脑适量，山白芷250克，蔗糖适量。

功能主治：祛痰镇咳。用于伤风感冒、支气管炎引起的咳嗽。

用法用量：口服，一次6克，温开水送服，1日3次，小儿酌减。

20. 三防冲服剂

组成：岗梅380克，布渣叶20克，山芝麻50克，海金沙藤125克，火炭母55克，淡竹叶20克，金樱根130克，黄牛木25克，金钱草30克，淀粉适量，五指柑70克，香荚醛适量。

功能主治：清热利湿。用于预防痢疾，中暑，感冒等。

用法用量：口服，一次1包，1日1~2次。

21. 复方岗梅片

组成：岗梅根5公斤，水杨梅叶2.5公斤。

功能主治：解热消炎。用于感冒，发热，扁桃体炎。

用法用量：口服，成人一次4片，1日3次。

22. 其他制剂 众生丸（用于治疗急性咽炎）；

【不良反应】岗梅根注射液用药过程中一般无严重副作用，但注射局部较疼痛，并发现两例支气管哮喘患者注射后有畏寒、呼吸困难等类似过敏反应，可能与患者的过敏体质有关，临床应予注意。

【附注】

1. 品种情况 毛冬青根与岗梅根外形极相似，当加工成饮片后容易混淆，毛冬青与岗梅根的茎基（根头部）均呈圆柱形。毛冬青外皮灰褐色或黑褐色；岗梅外皮灰棕色或棕褐色，并散有多数灰白色的类圆形或点状皮孔。

2. 药用部分 本植物的叶（岗梅叶）亦供药用。有解表，活血，清热解毒之功效。可治感冒，跌打损伤，痈毒，疔疮等。

参考文献

1. 范文昌，梅全喜，高玉桥. 12种广东地产清热解毒药的镇痛作用实验研究. 今日药学，2010，20（2）：12～15.

2. 朱伟群，晏桂华，李沛波. 岗梅水提取物抗炎作用的实验研究. 广东药学院学报，2007，23（3）：304～311.

3. 何少璋，张一萍，喻丽元岗梅对微生物的作用研究. 现代医院，2008，8（5）：12～13.

4. 朱伟群，刘汉胜，晏桂华，等. 岗梅水提取物抗流感病毒的实验研究. 热带医学杂志，2007，7（6）：555～557.

5. Yoshiki Kashiwada, et a1. Antitumor agents, 145. Cytotoxic asprellie acids A and C and asprellic acid B. new p – coumaroyl triterpenes, from Ilex asprella. Journal of Natural Products, 1993, 56（12）：2077～2082.

6. 刘郴淑，陈华萍，李卫群，等. 岗梅根乙醇提取物的抗炎作用. 中药材，2004，27（7）：519～520.

7. 祁银德，任玉凤. 岭南地区习用中药岗梅研究进展. 亚太传统医药，2009，5（3）：29～32.

8. 何蓉蓉，栗原博，宝丽，等. 王老吉凉茶对应激小鼠糖代谢机能及体内过氧化状态的影响. 中成药，2008，30（8）：1111.

9. 蒋建敏，许实波，江润祥. 三冬茶治疗咽炎的药效学研究. 中药材，2000，23（10）：630～631.

10. 何玉文. 罗浮山凉茶无糖新工艺的研究. 中成药，1994，16（6）：6～7.

11. 郭宏炳，林文戈. 复方岗梅冲服剂的制备及临床疗效观察. 广东医学院学报，1996（14）：66～67.

12. 赵奎，周家齐，张华翔，等. 复方岗梅根颗粒制备工艺的研究. 黑龙江医药，2006，2（19）：112～113.

13. 蔡松涛，欧阳惠芳，罗杰. 感冒灵片的质量标准研究. 中成药，2003，25（12）：964～967.

14. 杨宏图，董淳，宁德俄，等. 岗梅根清喉颗粒的制备及临床疗效观察. 中国基层医药，2005，2（12）：137～138.

15. 吴喜英，王明军，许为民. 复方岗梅合剂的I临床疗效观察. 时珍国医国药，2007，7（18）：1735～1736.

16. 莫结丽，贾宜军，邓六勤，等. 蓝莓颗粒制剂质量标准研究. 中药材，2005，28

(9)：829～830.

17. 李光喜，邓红，张蜀．青梅感冒冲剂中的岗梅和甘草的薄层色谱鉴别．广东药学院学报，2003，19（2）：107～108.

18. 刘柏英，李来华．毛冬青与岗梅根的鉴别．中国中药杂志，1994，19（8）：456～458.

19. 林启云，李爱媛，周芳，等．外感风痧颗粒（片）剂药理研究．广西中医学院学报，2001，4（4）：88.

20. 冯璐，房莉萍，丛鹏，等．众生丸治疗中度急性咽炎80例临床观察．广东医学，2005，26（5）：697.

21. 郭卫，张唐颂．岗梅合剂中岗梅及三丫苦薄层色谱鉴别方法研究．中国现代药物应用，2009，3（20）：157.

◎牡　蒿

Muhao

【别名】齐头蒿、土柴胡(《广东中药志》第二卷)，土前胡、山芙蓉(《广东中草药》)，水辣菜(《救荒本草》)，布菜(《民间常用草药汇编》)，猴掌草(《江西民间草药》)，流尿蒿(《四川中药志》)，臭艾、碗头青、油艾(《闽东本草》)，油蒿、油蓬、奶疳药、花艾草、六月雪、老鸦青、马莲蒿、马根柴、鹅草药(《浙江民间常用草药》)，牛尾蒿、白花蒿、熊掌草(《江苏药材志》)，菊叶柴胡(《广西中草药》)，脚板蒿（湖南），花等草（吉林），匙叶艾（台湾）。

【来源】为菊科植物牡蒿 *Artemisia japonica* Thunb. 的干燥全草。夏、秋间采收全草，晒干或鲜用。分布我国大部分地区，我省各地有产。

【药材性状】全草长50～150厘米。根状茎粗壮。茎圆柱形，表面黑棕色或棕色，质坚硬，折断面呈纤维状，黄白色，有白色疏松的髓。叶片黄绿色至棕黑色，皱缩，卷曲，多不完整，易脱落；展平后下部叶片匙形；中部叶片楔形，顶端有齿或近掌状分裂；上部叶片近条形，3裂或不裂。常见有黄棕色的头状花序多数，苞片内偶有长椭圆形褐色种子。气香，味微苦。

【性味与归经】苦、甘，平。归肺、肝、胆经。

【功能主治】清热解毒，退虚热，散瘀止血。用于外感风热，中暑，疟疾，咯血，小儿疳热，衄血，便血，崩漏，带下，黄疸型肝炎。外用治疮伤出血，跌打损伤，疖疮肿毒。现代有用于肺结核潮热，高血压病，喉蛾，疥疮湿疹。

【用法用量】6～10克，水煎服。外用适量，鲜品捣烂敷患处。

【药理作用】

抗病原微生物作用　全草的乙醇或丙酮提取物体外有抗红色毛癣菌的作用。煎剂用试管稀释法，1∶800对钩端螺旋体有抑制作用。

【药物制剂】

牡蒿茶

组成：牡蒿幼嫩茎叶。

功能：免疫，抗病毒，抗肿瘤，降血糖，降血脂，保肝以及延缓衰老等。

【附注】

1. 品种情况 蒿类植物的名称、功用等见下表。

名称	别名	药用部位	功能与主治
大籽蒿	大叶蒿、白蒿	花蕾	消炎止痛。用于蛇虫咬伤，风湿疼痛
黄花蒿	青蒿、苦蒿、臭蒿	全草	清热解毒、除蒸、截疟。用于暑邪发热，阴虚发热，夜热早凉，骨蒸劳热，疟疾寒热，湿热黄疸
青蒿	香蒿、苦蒿、马尿蒿	全草	清热解暑、止血。用于外感风热、鼻血、红立痢，产后血气痛、毒蛇咬伤、刀伤出血、喉痹
奇蒿	刘寄奴、六月霜	全草	破血通经、止痛、敛金疮，用于经闭癥瘕、胸腹胀痛、产后瘀血、金疮出血
白苞蒿	白蒿	全草	清热利湿、凉血、解毒。用于吐血、咯血、血崩、毒蛇咬伤、黄疸、烫火伤。
灰苞蒿	白蒿	全草	同白苞蒿
艾蒿	艾叶、家艾、蒿莱艾	全草	散寒止痛，温经止血，用于少腹冷痛、经寒不调，宫冷不孕、吐血、衄血、崩漏经少、妊娠下血；外治皮肤瘙痒
南艾蒿		全草	同艾蒿
魁蒿	五月蒿	全草	同艾蒿
茵陈蒿	小青蒿	全草	清湿热、利水。用于黄疸、肝炎、尿结痢疾、风湿节结肿痛
牡蒿	齐头蒿	全草	清热解毒，退虚热，散瘀止血。用于外感风热，中暑、疟疾，咯血小儿疳热，衄血，便血，崩漏，带下，肝炎
猪毛蒿	一枝蒿、黄蒿、滨蒿	全草	同茵陈蒿

2. 药用部位 牡蒿的根亦有单味入药。该品味苦、微甘，性温。用30克水煎服治风湿痹痛，寒湿浮肿。

参考文献

1. 张德华．牡蒿茶加工工艺．食品与发酵工业，2008，34（1）：168.

2. 李学芬，林开中．贵州蒿类的药用植物及功用．贵州中医学院学报，1995，17（2）：55.

◎角叉菜

Jiaochacai

【别名】鹿角菜、石花菜（《岭南采药录》）。

【来源】为杉藻科植物角叉菜 *Chondrus ocellatus* Holmes 的叶状体。夏、秋季采收，采后洗净晒干。分布于广东、山东、浙江、福建、台湾、海南等沿海。

【药材性状】藻体紫红色，片状，多分枝，呈扇形，长约7厘米，软骨质。主枝基部扁圆柱形，有壳状固着器，上部扁平，具有2～7次叉状分枝。囊果椭圆形，在藻体的一面突出，相对面下陷，对着日光观察，可见中央部分较暗，四周呈半透明环状，形似眼球。气微腥，味微咸。

【性味与归经】甘、咸，寒。归胃、大肠经。

【功能主治】清热解毒，和胃通便。用于感冒寒热，痄腮，咽喉肿痛，跌打损伤，胃脘疼痛，肠燥便秘。

【用法用量】内服煎汤，5～20克。外用适量，捣敷。

【药理作用】

从角叉菜中提取的角叉菜胶，是以D－半乳糖为骨架构成的硫酸化多糖。体外试验中将10微克/毫升角叉菜胶加入单纯疱疹粉病毒1型感染不久的人宫颈癌（HeLa）细胞中，有抑制病毒复制的作用。其机制不是因为抑制了病毒进入细胞或附着细胞，而是抑制了病毒进入细胞后的某一复制步骤。角叉菜胶对人类免疫缺陷病毒有抑制作用，还有一定致肿作用。1%浓度的角叉菜胶0.1毫升注射于大白鼠右侧后足跖腱膜下，可使大鼠足踝关节肿胀，现已被广泛用于制备炎症动物模型。有研究发现，角叉菜胶在体外通过干预病毒与细胞连结，可能抑制人乳头瘤病毒（HPV）感染。

参考文献

1. 张汾燕．角叉菜胶可阻断人乳头瘤病毒感染．传染病网络动态，2006，(9)：6.

◎沙灯笼草

Shadenglongcao

【别名】灯笼草、天泡子、挂金泡、卜仔草（《广东中药志》第二卷），小酸浆、黄姑娘（《岭南中草药撮要》），荷卜仔草、打头泡（《广州常用草药增订本》），沙灯笼（《民间常用草药汇编》），水灯笼、打卜草、打额泡（广州部队（《常用中草药手册》），灯笼泡（《全国中草药汇编》），天泡草、王母珠、黄灯笼（《常用中草药治疗手册》），天泡果（《中草药学》）。

【来源】为茄科植物小酸浆草 *Physalis minima* Linn. 的全草或果实。6～7月，采集果实或带果全草，洗净，鲜用或晒干。产于广东、广西、四川及云南等地。

【药材性状】全草长40～70厘米。茎圆柱形，表面黄白色，多分枝。叶互生，具柄；

叶片灰绿色或灰黄绿色，干缩，展平后呈卵圆形或矩圆形，长 2～6 厘米，宽 1～5 厘米，先端渐尖，基部渐狭，叶缘浅波状或有不规则粗齿，两面均被短茸毛，下面茸毛较密。原来膨胀成灯笼样的宿萼已呈压扁状，薄膜质，黄白色，内有 1 球形浆果。气无，味苦。

【性味与归经】苦，微寒。归肝、肺、膀胱经。

【功能主治】清热利湿，祛痰止咳，解毒消肿。用于湿热黄疸，热性小便不利，感冒风热咳嗽，咽喉肿痛，肺痈，痄腮，血尿，疳积，瘰疬；外用治天疱疮，湿疹，疖疮。现有有用于支气管炎，腮腺炎，膀胱炎，睾丸炎，黄疸肝炎，颈淋巴结核。

【用法用量】15～30 克，水煎服。外用适量，煎水洗或取鲜品捣烂敷患处。

【药理作用】

1. 抗炎作用 天泡子叶水提物对角叉菜胶所致大鼠足肿胀有剂量依赖性抑制作用，最大剂量的作用可与保泰松相比。

2. 抗癌作用 浆果的生物总碱在体外对小鼠 S_{180} 肉瘤细胞 DNA 合成有显著抑制作用，对自身正常骨髓造血细胞亦有抑制作用。

3. 致流产作用 从天泡子分离出的酸浆苦味素 X100 毫克/公斤注射，可使动物流产率高于 75%。该化合物大鼠口服的 LD_{50} 为 2 克/公斤，腹腔注射的 LD_{50} 为 1 克/公斤。

◎补 锅 树

Buguoshu

【别名】打卜叶、打仔树、土密藤（《广东中药志》第二卷），土密树（《广州植物志》），逼迫子、闭背树、耗子草（《广东中草药》）。

【来源】为大戟科植物土密树 *Bridelia tomentosa* Bl. ［*B. monoica*（Lour.）Merr.］的茎叶。夏、秋季采收，割取带幼枝叶片，鲜用或晒干。分布于广东、台湾、海南、广西、云南等地。

【药材性状】幼枝圆柱形，长 30～50 厘米，直径 2～4 毫米，表面青绿色，有黄色点状突起的皮孔，纤细幼枝被锈色短柔毛，折断面木质。叶互生，皱缩，展平后呈长椭圆形至倒卵状距圆形，长 4～10 厘米，宽 2～4 厘米，顶端钝尖，叶面青绿色，较粗糙，叶背灰绿色，密被短柔毛，全缘；叶柄长 3～5 毫米，被锈色短柔毛，质柔韧，不易破碎。叶腋间偶有干燥球形小果，气无，味淡。

【性味与归经】微苦，微寒。归心、肝经。

【功能主治】清热解毒。用于狂犬咬伤。外用治疔疮肿痛。现代有用于神经衰弱，月经不调，疔疮肿毒。

【用法用量】内服煎汤，15～60 克。外用适量，鲜叶捣烂敷患处。

【附注】

药用部位 补锅树根、树皮亦入药，两者同等功用。

◎鸡儿肠

Jierchang

【别名】田基菊、白花莲(《广东中草药》)，田边菊、马兰菊、喜事草(《广东中药志》第二卷)，蓑衣莲、脾草(《岭南中草药撮要》)，野菊花、马兰丹、坭鳅串(《粤北草药》)，马兰、紫菊(《本草拾遗》)，阶前菊(《履巉岩本草》)，马兰头(《救荒本草》)，竹节草(《摘元方》)，蟛蜞菊(《质问本草》)，鱼鳅串(《草木便方》)，红梗菜(《本草正义》)，田菊(《福建民间草药》)，毛蜞菜(《闽南民间草药》)，红马兰、马兰青(《浙江民间常用草药》)，路边菊、螃蜞头草(《上海常用中草药》)，蓑头莲、灯盏细辛(《云南中草药》)，红管药(《中国高等植物图鉴》)，鸡油儿、田蒿子、剪刀草(《湖南药物志》)，田茶菊(《福建药物志》)，泥鳅串（湖南、四川、江西、云南)。

【来源】为菊科植物马兰 *Kalimeris indica*（Linn.）Sch. –Bip. 的干燥全草和根。夏、秋季花开时采收，拔取全草，洗净，晒干。主产于广东、浙江、广西、福建、湖北、四川、云南等地。

【药材性状】根茎呈细长圆柱形，着生多数浅棕黄色细根和须根。茎圆柱形，直径2~3毫米，表面黄绿色，有细纵纹，质脆，易折断，断面中央有白色髓。叶互生，叶片皱缩卷曲，多已碎落，完整者展平后呈倒卵形、椭圆形或披针形，被短毛，有的干枝顶可见头状花序，花淡紫色或已结果。瘦果倒卵状长圆形，扁平，有毛。气微，味淡微涩。

【性味与归经】辛、苦，微寒。归肺、肝、胃、大肠经。

【功能主治】清热利湿，解毒消肿，凉血止血，消食去积。用于吐血，衄血，血痢，崩漏，创伤出血，黄疸，水肿，淋浊，风热感冒头痛，咳嗽，咽痛喉痹，痔疮，痛肿，丹毒，小儿疳积，胃溃疡，外耳道炎。现代有用于急性细菌性痢疾，乙型肝炎，肝硬化，脾功能亢进之衄血，急性胃痛，绞肠痧痛，结膜炎，急性睾丸炎，泌尿系统急症，跌打损伤。

【用法用量】内服煎汤，10~30克，鲜品30~60克，或捣汁。外用适量，捣敷或煎水熏洗。

【药理作用】

1. 抗炎镇痛作用 马兰干浸膏对小鼠热板及冰醋酸刺激致痛反应有明显的抑制作用，对冰醋酸致腹腔血管通透性增加有明显的抑制作用。

2. 其他作用 马兰乙醇提取液，注射于动物有镇咳作用；并有抗惊厥及加强戊巴比妥钠的催眠作用。马兰的挥发油成分有抗金黄色葡萄球菌、大肠杆菌和白色念珠菌的作用。

【药物制剂】

马兰合剂

组成：马兰1公斤，车前草1公斤，茵陈0.5公斤。

用法用量：2~3岁一次15毫升，6~10岁一次20毫升，11~14岁一次30毫升。1日3次。

功能：清热解毒，利尿，消黄，健脾。

临床观察：共治疗儿童急性黄疸型肝炎53例，治疗后全部符合治愈标准。疗程最长46天，最短25天，平均31.4天治愈。出院后25例随访1年以上，无1例转为迁延或慢性。服药3～5天后患儿均有食欲增加，对呕吐、厌油、食欲不振等消化道症状的消失和黄疸的消退比单纯高糖、维生素等保肝治疗为优。

【不良反应】少数在服鸡儿肠后1～2天内出现上腹不适、胸闷、呕吐等副作用。

【附注】

注意　孕妇慎服。

参考文献

1. 周海虹．中药马兰临床运用举隅．四川中医，2003，21（4）：23.

2. 郭甫臣．马兰草的临床应用．中国民族民间医药杂志，2002，（总55）：119.

3. 姚晓伟，余甜女，郑小云，等．马兰干浸膏镇痛抗炎作用的实验研究．海峡药学，2010，22（2）：34.

4. 康文艺，王二辉．三种中草药挥发油抗菌活性研究．河南大学学报，2007，26（3）：7.

◎鸡骨草

Jigucao

【别名】黄头草、黄仔蘯、大黄草(《岭南采药录》)，黄食草、细叶鸡骨草(《广东中药志》第二卷)，猪腰草(《广东中药》)，小叶龙鳞草（广州部队《常用中草药手册》)，广州相思子(《广州植物志》)，细叶龙鳞草(《广州中草药》)，假牛甘子、红母鸡草(《南宁市药物志》)。

【来源】为豆科植物鸡骨草 *Abrus cantoniensis* Hance 的干燥带根全草。全年均可采收，一般于11～12月或清明后连根挖出，除去荚果（种子有毒），去净根部泥上，将茎藤扎成束，晒至八成干，发汗再晒足干即成。产于广东、广西。我省主要分布于湛江、阳江、肇庆、东莞、顺德、深圳、茂名、佛山、汕头、惠州、梅州等地。

【药材性状】全草缠绕成团。主根明显，呈圆锥形，上粗下渐细，弯曲不直，长8～15厘米，根头部多较膨大而呈结节状，膨大处直径0.6～1厘米，侧根细小，较多；表面灰褐色或灰黄色，略粗糙；主根木质，坚硬如鸡骨，侧根坚韧，均不易折断，断面黄白色。茎纤细，丛生于根头部，常数条至十余条，似“虾头”样；茎藤细小，直径1～2毫米，表面红褐色，光滑，有分枝，略柔软有弹性而韧，折断面黄白色。双数羽状复叶，具短柄；小叶片7～12对，青绿色，呈倒卵形至矩圆形，长0.5～1.2厘米，宽3～5毫米，上端略宽，基部稍窄，先端截形而有小锐尖；整片小叶呈“宫扇”状，两面具疏毛，以叶背毛较密，中脉略突起；纸质，极易脱落。气微，味淡。

【性味与归经】甘、微苦，凉。归肝、胃经。

【功能主治】清热解毒，疏肝散瘀。用于黄疸型肝炎，胃痛，风湿骨痛，跌打瘀痛，乳痈。现有用于治疗急性肝炎，急性黄疸型肝炎，慢性乙型肝炎，脂肪肝，慢性胆囊炎，母儿 ABO 血型不合，胆汁返流性胃炎。

【用法用量】内服，煎汤，15~30 克，多或入丸、散。外用：适量，鲜品捣敷。

【药理作用】

1. 抗菌作用 采用四种常用菌杯碟法进行测定鸡骨草的醇提物进行体外抗菌活性。结果发现提取液对大肠埃希菌和铜绿假单胞菌均有抑菌效果，对金黄色葡萄球菌和肺炎克雷伯氏菌则几乎没有抑菌效果，其中对铜绿假单胞菌抑菌效果最为明显，如以 1 克鸡骨草提取 1 毫升提取液为标准，则其提取液对铜绿假单胞茵的抗菌活性与 0.1 毫克/毫升的盐酸四环素溶液相当。实验结果表明鸡骨草醇提物具有抑菌活性。

2. 护肝作用 鸡骨草对化学性和免疫性肝损伤均有保护作用。鸡骨草和毛鸡骨草对四氯化碳（CCl_4）造成的急性肝损伤小鼠 AST（谷草转氨酶）和 ALT（谷丙转氨酶）有明显降低作用，对卡介苗（BCG）和脂多糖（LPS）诱导的免疫性肝损伤小鼠 AST 有降低的作用。鸡骨草和毛鸡骨草对 CCl_4肝损伤和 BCG 与 LPS 诱导的小鼠免疫性肝损伤均有一定的保护作用，两者的作用无明显差异。鸡骨草醇提取液对血清中 HBsAg 和 HBeAg 均具有明显的抑制作用，其中鸡骨草提取物在浓度为 96、48 克/升时对 HBsAg、HBeAg 抑制作用最为明显（$P<0.05$ 或 $P<0.01$），结果表明，鸡骨草提取物在体外有较明显的抗 HBsAg 和 HBeAg 作用。复方鸡骨草胶囊对四氯化碳、D－半乳糖胺这两种肝毒剂诱导的急性肝损伤引起的血清谷丙转氨酶、谷草转氨酶升高均有显著的降低作用。肝脏组织病理学检查显示，复方鸡骨草胶囊也能显著减轻肝组织的实质性损伤。

3. 抗炎作用 鸡骨草对二甲苯所致小鼠耳廓肿胀有明显抑制作用，而毛鸡骨草作用不明显。鸡骨草、毛鸡骨草对醋酸所致小鼠腹腔毛细血管通透性均有明显的抑制作用。

4. 增强免疫作用 用巨噬细胞吞噬鸡红细胞、小鼠免疫器官重量法、血清溶血素分光光度法观察鸡骨草、毛鸡骨草对小鼠免疫功能的影响，结果鸡骨草、毛鸡骨草对小鼠血清溶血素水平有明显降低作用，明显增强巨噬细胞的吞噬功能，使幼鼠和成年鼠脾脏重量明显增加。但对胸腺重量则无明显的影响。

5. 清除羟自由基作用 鸡骨草提取液的总黄酮作为样品，分别取不同体积的样品定容到 50 毫升分别测其对·OH 的清除作用。结果，随着鸡骨草总黄酮提取液对由 Fenton 体系产生的·OH 有一定的清除作用，随着鸡骨草总黄酮提取液浓度的增加，对·OH 自由基的清除能力也增强。

6. 对肠平滑肌的影响 对于正常离体家兔回肠，鸡骨草根煎剂可显著增强其收缩幅度，麻醉兔灌胃或肌注煎剂也能使在位肠管张力提高，蠕动略增强。在离体豚鼠回肠试验中高浓度煎剂对乙酚胆碱所致的收缩有明显抑制作用，但对组胺所致仅有轻度抑制，对氯化钡所致者无影响。

7. 增强小鼠游泳耐力 鸡骨草很煎剂 5 克/公斤灌服可显著增强小鼠游泳耐力。

8. 降血脂、抗脂肪肝作用 通过建立高脂血症大鼠模型来研究鸡骨草降血脂和抗脂肪肝的作用。每天对模型组、鸡骨草高（20 克/公斤）、低剂量组（10 克/公斤）灌胃高脂肪乳剂以建立高血脂模型，同时每天用鸡骨草煎煮液对鸡骨草高、低剂量组实施灌胃。21 天后抽血并处死大鼠取出肝脏，测定大鼠血脂、肝脂和肝匀浆中 MDA 含量和 SOD 活性。结果显示鸡骨草能明显降低高脂血症大鼠血清和肝中TC、TG、MDA的含量，明显增高血HDL、Apo-A的含量，但低剂量组不明显。结论鸡骨草能降低高脂模型大鼠血脂和肝脂水平，具有一定降血脂、抗脂肪肝作用。

8. 毒性 鸡骨草煎剂腹腔注射526克/公斤，或630克/公斤，或灌服420克/公斤，3天内均不引起死亡。

【药物制剂】

鸡骨草是广东道地药材，临床多以复方入药，随着鸡骨草、特别是鸡骨草复方制剂的研究与开发不断深入，鸡骨草在临床上应用日益受到广大医务工作者的重视，特别是在肝胆疾病治疗方面应用广泛，并取得较好的效果。加大鸡骨草与其他中草药的配伍，生产更多的复方鸡骨草中药。鸡骨草除了直接用于配方用药外，鸡骨草制成的中成药有鸡骨草丸、鸡骨草肝炎冲剂、鸡骨草胶囊等。此外，鸡骨草在民间的利用也很广泛，两广人制作保肝药膳如鸡骨草煲生鱼汤、鸡骨草红枣汤等；是广州凉茶的主要成分之一，用于去湿毒的保健凉茶等。

1. 鸡骨草肝炎冲剂

组成：鸡骨草、茵陈、地耳草、桃金娘根、鸭脚艾、鹰不泊。

功能主治：疏肝，清热，利湿，祛黄。用于黄疸型和无黄疸型急性传染性肝炎。

用法：开水冲服。一次15克，1日2次。

2. 鸡骨草胶囊

组成：鸡骨草、三七、人工牛黄、猪胆汁、牛至、白芍、大枣、栀子、茵陈、枸杞子。

功能主治：疏肝利胆，清热解毒。用于急、慢性肝炎和胆囊炎属肝胆湿热证者。

用法用量：口服，一次4粒，1日3次。

3. 肝友胶囊

组成：鸡骨草、丹参、火炭母、虎杖、茯苓、山楂、郁金、泽泻、鸡爪芋、茵陈、白背叶根、党参、蚕砂、白术、神曲茶［前胡、甘草、大黄、使君子、高良姜、百合、苍术、栀子、莪术（醋制）、薄荷、防风、羌活、姜黄、陈皮、山楂、蒲黄、柴胡、麦芽、厚朴、白扁豆、紫苏叶、苦杏仁、葛根、车前草、槟榔、泽兰、薏苡仁、独活、荆芥、木香、麻黄、益母草、青皮、乌药、桔梗、诃子、大腹皮、香附、猪苓、三棱（醋制）、茯苓、广藿香、芡实、枳壳、草果、赤小豆、半夏（制）、花椒、山药、草豆蔻、木通、黄芩、枳实、黄柏、泽泻、青蒿、香薷、凤尾草、石菖蒲、辣蓼、木瓜、苍耳草。

功能主治：清热利湿，疏肝解郁，活血化瘀，健脾导滞。用于急性、迁延性及慢性病毒性肝炎。

用法用量：口服，一次4粒，1日3次，1个月为一个疗程，连服2~3个月。

4. 肝得乐胶囊

组成：鸡骨草、广金钱草、三七、人工牛黄、猪胆汁、蛇胆汁。

功能主治：清热解毒，疏肝利胆，除湿退黄，理气止痛。用于急、慢性肝炎，迁延性肝炎引起的肝肿大。

用法用量：口服，一次2粒，1日2~3次。

5. 疏肝乐片

组成：鸡骨草、田基黄、香附子、葫芦茶、旱莲草、甘草

主治：用于急性黄疸型肝炎。

6. 退黄袋泡剂

组成：鸡骨草、赤芍、丹参、金钱草、枳壳、紫金牛、白马骨、蚤休。

功能：清热利湿，活血解毒。

【附注】

1. 注意 本品种子有毒，用时须将豆荚摘除，以防中毒。

2. 品种情况 同属植物毛相思子 *Abrus mollis* Hance 民间也作鸡骨草用称“毛鸡骨草”或“大叶鸡骨草”。二者药材的主要区别是：广州相思子的小叶毛茸较少，小叶片较小，长0.5～1.5厘米；茎较细，表面灰褐色，小枝棕红色，疏被毛茸。毛相思子的小叶密被长柔毛，且较大，比前者大1/3；且茎较粗，紫褐色至灰棕色，小枝黄绿色，密被毛茸。临床方面，二者功效相近，但毛相思子的利尿作用稍强。

参考文献

1. 程瑛琨，陈勇，王璐，等．鸡骨草醇提物抗菌活性研究．现代中药研究与实践，2006，20（2）：39.

2. 陈晓白，莫志贤．鸡骨草化学成分及药理学研究进展．时珍国医国药，2008，19（7）：1781.

3. 郭鹏，张维，许锡水，等．鸡骨草的研究进展．现代食品与药品杂志，2007，17（3）：24.

4. 刘传明．鸡骨草的种类与鉴别．时珍国医国药，2004，15（11）：767.

5. 陈晓白，甘耀坤，王晓平，等．鸡骨草对SD大鼠血脂及肝脂的影响．中国医药指南，2009，7（23）：28.

6. 陈晓白，韩余健，许潘健．鸡骨草提取物对体外乙型肝炎病毒的抑制作用．医药导报，2009，28（4）：418.

7. 罗海保，蔡军，侯群英，等．退黄袋泡剂的研制．中华临床医学研究杂志，2007，13（24）：3598.

8. 刘华钢．浅谈鸡骨草研究与应用．湖南中医药导报，1996，2（6）：32.

◎鸡屎藤

Jishiteng

【别名】皆治藤、臭根藤、牛皮冻（《广东中药志》第一卷），牛皮消（《岭南中草药撮要》），天仙藤、青木香（《粤北草药》），白毛鸡屎藤、鸡香藤（《广州常用草药增订本》），斑鸠饭、女青、主屎藤（《质问本草》），却节（《李氏草秘》），臭藤根（《本草纲目拾遗》），鸡矢藤（《植物名实图考》），臭藤（《天宝本草》），毛葫芦（《岭南采药录》），甜藤（《广西中兽医药用植物》），五香藤、臭狗藤（《民间常用草药汇编》），香

藤、母狗藤（《四川中药志》），白毛藤、狗屁藤（《中国药用植物图鉴》），清风藤（《福建中草药》），臭屎藤（《云南文山中草药》），鸡脚藤（《云南中草药选》），解暑藤（《全国中草药汇编》），大鸡屎藤、鸭屎藤（《万县中草药》），苦藤、玉明砂（《福建药物志》），鸡屙藤（《浙江药用植物志》），雀儿藤（《广西药用植物名录》）。

【来源】为茜草科鸡矢藤 *Paederia scandens*（Lour.）Merr. 的全草或根。全年可采收，割取带叶藤茎，切段，晒干。或秋季挖根，洗净，切片，晒干。分布于广东、江苏、浙江、安徽、江西、福建、台湾、山东、湖北、湖南、广西、海南等省区。

【药材性状】茎呈扁圆柱形，稍扭曲，无毛或近无毛，老茎灰棕色，直径3～12 毫米，栓皮常脱落，有纵皱纹及叶柄断痕，易折断，断面平坦，灰黄色；嫩茎黑褐色，直径1～3 毫米，质韧，不易折断，断面纤维性，灰白色或浅绿色。叶对生，多皱缩或破碎，完整者展平后呈宽卵形或披针形，长5～15 厘米，宽2～6 厘米，先端尖，基部楔形、圆形或浅心形，全缘，绿褐色，两面无柔毛或近无毛；叶柄长1.5～7 厘米，无毛或有毛。聚伞花序顶生或腋生，前者多带叶，后者疏散少花，花序轴及花均被疏柔毛，花淡紫色。气特异，味微苦、涩。

【性味与归经】甘、酸，微寒。归肝、脾、胃经。

【功能主治】清热解毒，祛风除湿，消食化积，活血散瘀，止痛。用于风湿痹痛，食积腹胀，小儿疳积，腹泻，痢疾，中暑，黄疸，肝炎，肝脾肿大，咳嗽，瘰疬，肠痈，无名肿毒，脚湿肿烂，烫火伤，湿疹，皮炎，跌打损伤，蛇咬蝎螫。现代有用于胃溃疡，慢性浅表性胃炎，慢性结肠炎，功能性消化不良，慢性胆囊炎，清洁肠道，高血脂症，剖宫产术后胃肠功能恢复，肛周湿疹，癌症疼痛，术后疼痛，催产，周身瘙痒，疥疮，小儿厌食。

【用法用量】15～30 克，水煎服。外用适量，鲜品捣烂敷患处。

【药理作用】

1. 镇痛作用 鸡矢藤水煎馏液对小鼠有明显镇痛作用（热板法）。腹腔注射0.01 毫升/克体重鸡矢藤注射液，即可提高痛阈，维持时间较长。其注射液与吗啡相比，开始较慢而持续较久。电刺激法引起的疼痛实验，给小鼠腹腔注射鸡矢藤浓缩液，痛阈均有不同程度提高。

2. 抗菌作用 0.5 克/毫升鸡屎藤煎剂对体外金黄色葡萄球菌和福氏痢疾杆菌有抑制作用，浸膏对金黄色葡萄球菌及肺炎链球菌也有抑菌作用，但另有报道，1 克/毫升的煎剂对金黄色葡萄球菌、绿脓杆菌、宋内痢疾杆菌、伤寒杆菌及大肠杆菌均无抑制作用。体内抗菌试验表明，小鼠腹腔注射5 克/毫升鲜鸡血藤注射液，每日0.5 毫升，对腹腔感染大肠杆菌，福氏痢疾杆菌均有保护作用。

3. 对平滑肌作用 鸡屎藤总生物碱能抑制肠肌收缩，并能拮抗乙酰胆碱所致的肠肌挛缩。鸡屎藤注射液有抗组胺所致的肠肌挛缩作用，但对氯化钡引起的肠肌挛缩无效。

4. 镇咳作用 对小鼠及猫，其镇咳效价与可待因相仿；对豚鼠则其效价仅及可待因的1/4。异丙嗪可增强其镇咳作用。

5. 降压作用 本品乙醇提取物0.5 克/公斤，给猫静脉注射或口服均有较强的降压作用。鸡矢藤对麻醉或不麻醉的实验动物（犬、兔、大鼠），无论静脉注射或灌胃都有明显的急性降压效果，其降压作用迅速、显著而持久，但连续多次给药，则易产生快速耐药性。降压作用与 M－胆能神经或乙酰胆碱无关，也非组织胺释放所致，可能与其抗肾上腺素及神经反射作用有关。由于上述降压特性，它对犬的慢性实验性高血压无明显治疗效果。

6. 抗炎作用 鸡矢藤对大鼠甲醛性和蛋清性“关节炎”有显著的消退作用，切除其肾上腺或垂体后，则无此作用。对正常大鼠，能降低肾上腺内维生素 C 的含量，在戊巴比妥（能抑制下丘脑）麻醉后，即失去此作用，故鸡矢藤的抗炎作用原理可能是其通过下丘脑影响垂体－肾上腺系统所致，而与释放组织胺无关。对豚鼠的主动性过敏性休克有防止作用，对犬则比较差。与抗原同时应用，可以使抗原释放组织胺。

7. 抗病毒作用 鸡矢藤对细胞外及鸭体内的乙肝病毒具有明显的杀伤作用。其可快速降低转氨酶，减轻肝细胞损害，清利肝毒，同时使 ALT、AST、TbiL 等肝功能指标正常，有效促进肝细胞再生，预防和治疗肝纤维化。此外部分研究表明鸡矢藤能延缓仙台病毒及鼻病毒 17 型所致的细胞病变。

8. 镇静、抗惊厥作用 鸡屎藤总生物碱腹腔注射能抑制小鼠自发性活动，延长戊巴比妥钠睡眠时间，有一定的镇静作用。鲜鸡屎藤水蒸馏浓缩液腹腔注射，对戊四唑诱发的小鼠惊厥有较强的保护作用，显著提高小鼠存活率。进一步的研究表明，鸡屎藤总挥发油经过精馏后获得的主要成分之一，二甲基二硫化物对家兔隔神经电位发放具有兴奋－抑制双相效应，并且随剂量增加，抑制效应加强。对蟾蜍外周神经干兴奋传导呈明显阻滞效应。对心率和脑电活动也有明显抑制作用。能明显易化青霉素所致大鼠大脑皮层癫痫放电，爆发性高波幅尖波连续发放型癫痫放电频率增加，持续性多棘波型癫痫放电振幅增高，阵发性多棘波型癫痫放电异常放电指数增多。部分动物用药后出现呼吸抑制、心率减慢、心电图波形改变以及一过性脑波等电位现象，提示二甲基二硫化物具有明显的中枢神经毒作用。同时，研究认为，二甲基二硫化物对大脑皮层癫痫放电的易化作用可以导致动物产生惊厥，因此，鸡屎藤对抗戊四唑致动物惊厥作用可能是一种阻滞外周神经干的肌肉松弛现象，而非中枢抗惊厥作用。

9. 泻下作用 本品含车叶草苷，小鼠实验表明有泻下作用，其半数效量为 0.24 克/公斤。

10. 糖尿病血糖及血脂的影响 鸡矢藤提取物（Paederia scandns extracts）对糖尿病（ICR）小鼠血糖、血脂的影响，证明具有一定的降血糖潜力。

11. 其他作用 鸡屎藤注射液和乙醚提取物对蟾蜍坐骨神经排肠肌标本，均有传导阻滞的局麻作用。鸡矢藤略有催吐作用，但对注射去水吗啡引起的呕吐无影响。对大鼠腹腔注射大剂量时，有一定的降温作用。对家兔的注射剂量达到中毒量时，有一定的降温作用。对家兔的角膜有局部麻醉作用，可作局部浸润麻醉药使用，但也能产生耐药性，如连续注射则作用减弱。鸡矢藤浸膏有一定降 GOT 作用外，其它如提高动物存活率、改善肝脏组织学变化、降 GPT 等均未见有明显效果。

12. 毒性 小鼠静脉注射鸡屎藤注射液 250 克/公斤，观察 3 天，给药后动物表现活动减少，无一只死亡。小鼠亚急性毒性试验表明，腹腔注射鸡屎藤注射液 200 克/（公斤·天），连续 2 星期，未见任何异常反应，脑、心、肾、脾组织病理检查亦无异常改变。

大鼠口服鸡矢藤环烯醚萜苷（IGPS）12 周，除高剂量组（1750 毫克/公斤）红细胞数量有一过性短暂升高外，余各剂量组的大鼠体重、血液学指标、血液生化学指标、脏器系数及各组织器官的病理形态与对照组比较均未见明显异常改变；停药2 周后，各项检查均正常。对大鼠无明显损害。

【药物制剂】鸡屎藤是我国民间广为应用的一种传统中草药，广东民间的“鸡藤煲老鸭”是一道健脾开胃滋阴的名菜，海南的“鸡藤香粑”已得到“中华名小吃”的认证。研究表明鸡屎藤嫩茎富含抗坏血酸、膳食纤维、胡萝卜素、多种矿物质和多种氨基酸。鸡屎藤是药食两用，功效独特，有望于进一步开发为功能型保健食品。

1. 复方鸡矢藤胶囊

组成：鸡矢藤、虎杖、元胡、木香、大黄、芒硝。

主治：用于胆汁返流性胃炎，急性胰腺炎，胆囊术后综合症。

用法用量：一次 4 ~6 粒，1 日 2 ~3 次。7 天为一疗程，连续两个疗程。

临床疗效：治疗慢性胆囊炎 40 例，显效 18 例，有效 18 例，总有效率达 90%。

2. 鸡矢藤注射液

组成：鸡矢藤。

功能主治：用于糖尿病神经病变疼痛，急性肾衰竭等。

用法用量：肌内注射，一次 2 ~5 毫升，每 4 小时 1 次；疼痛剧烈时酌加用量。

3. 骨苓通痹丸

组成：鸡矢藤、麻黄、白土苓、淫羊藿、羌活、独活、肉苁蓉、骨碎补、黄芪、当归、鸡血藤、芥子。

功能主治：蠲痹通络，化痰祛湿，养肝益肾。用于地方性氟中毒，肝肾两虚，痰湿阻络所致的氟骨病，症见关节肌肉疼痛、肿胀、屈伸不利、肌肉瘦削、肢体麻木等。

用法用量：口服，一次 22 丸，1 日 3 次，或遵医嘱。

4. 止泻灵片

组成：鸡矢藤，地胆草，伏龙肝，车前草，白术（炒），陈皮，滑石粉，党参，莱菔子（炒），儿茶，五倍子（炒）。

功能主治：清热利湿，健脾，止泻。用于小儿消化不良，单纯性腹泻。

用法用量：口服，一次 4 ~6 片，1 日 3 次。

【不良反应】①一般无禁忌症或副反应，但有少数病人服用鸡屎藤量过大有头昏感。另制成注射液，则对局部有轻微刺激痛，加入适量普鲁卡因液就可减轻。②部分患者服用骨苓通痹丸有轻度胃脘不适感。

【附注】

品种情况 同属植物白毛鸡屎藤 *P. scandens*（Lour.）Merr. var. tomentosa（Bl.）Hand. – Mazz.，其性味功用与本品基本相同，但以鸡屎藤为多用。

参考文献

1. 宋大松，孔顺贤．鸡屎藤治疗胃肠疾病的临床体会．浙江中医杂志，2003，38（3）：121.

2. 王元樑，赖剑锋. 鸡屎藤在消化系统治疗中的应用. 中医药信息，2007，24（3）：43～44.

3. 代有礼. 鸡屎藤降脂汤治疗高血脂症57例疗效观察. 云南中医中药杂志，2005，26（6）：20.

4. 傅冬梅. 口服鸡矢藤汤促进剖宫产术后胃肠功能恢复的效果观察. 护理学报，2009，16（10B）：62.

5. 林克，刘征云. 手术联合鸡屎藤洗方治疗肛瘘致肛周湿疹疗效观察. 医学文选，2006，25（4）：648～649.

6. 钟可，刘芃. 贵州产民族民间药鸡矢藤的研究进展. 贵州中医学院学报，2009，31（3）：40～44.

7. 余勉. 鸡矢藤化学成分及药理作用研究进展. 卫生职业教育，2009，27（20）：149～150.

8. 庞明群，王双苗，颜海燕，等. 鸡矢藤环烯醚萜苷对大鼠的长期毒性试验研究. 安徽医科大学学报，2010，45（1）：62～65.

9. 魏玉，张德玉，黄秉枢，等. 鸡矢藤对小鼠四氯化碳肝损伤的保护作用. 中华肝胆外科杂志，2003，9（4）：238～239.

10. 戴良富，吴娇. 黎药鸡屎藤的化学成分及药理活性研究进展. 亚太传统医药，2009，5（2）：117～119.

11. 冯怀新，马鹏，姜光明，等. 复方鸡矢藤胶囊治疗慢性胆囊炎40例. 陕西中医，1999，20（9）：394.

12. 王泽卫. 鸡矢藤注射液减轻急性肾衰竭肾功能损伤的临床观察. 中国中西医结合肾病杂志，2002，3（11）：647.

13. 陈文璞，曾玉琴，黄贵心，等. 鸡矢藤注射液治疗糖尿病周围神经病变疼痛的临床研究. 国际医药卫生导报，2005，11（16）：91～92.

14. 张辉，蔡永梅，史国华，等. 止泻灵片主要成分的薄层鉴别. 天津药学，2004，16（6）：14.

◎鸡眼草

Jiyancao

【别名】三叶人字草、鹿含草、乌鸦羽、铺地锦(《广东中草药》)，人字草、米碎草、新孩儿草(《广东中药志》第二卷)，掐不齐(《救荒本草》)，小蓄片(《南京民间草药》)，妹子草、红花草、地兰花(《中医药实验研究》)，上文花、满路金鸡、细花草(《贵州民间药物》)，鸳鸯草、夜关门、老鸦须、铺地龙(《湖南药物志》)，蚂蚁草(《上海常用中草药》)，莲子草、花花草、夏闭草、花生草、白扁蓄、小关门、瞎眼草(《浙江民间常用草药》)，小号苍蝇草、红骨丹《福建中草药》。

【来源】为豆科植物鸡眼草 *Kummerowia striata*（Thunb.）Schindl. 和竖毛鸡眼草 *Kummerowia stipulacea*（Maxim.）Makino 的干燥全草。夏秋季采收。挖取全草，洗净，晒干，

捆成小把。我省各地有产。

【药材性状】性状全草长10~40厘米。根细，长3~6厘米，浅棕色，不易折断。茎基部木质，棕红色，多分枝．茎枝纤细，有向下倒伏白色柔毛。叶互生，厚纸质，易脱落；完整叶片呈指状3小叶，小叶长0.5~1厘米，宽3~6毫米，长圆形或倒卵状长圆形，先端钝圆或微凹，基部楔形；叶面灰绿色，无毛，叶背绿白色；主脉及叶缘疏被白色毛，叶脉呈“人”字形，叶柄短，托叶膜质。叶腋常残留小花。气微，味甘淡。

【性味与归经】甘、淡，微寒。归肺、肝经。

【功能主治】解表消暑，清肝去积，清热解毒，凉血止血。用于外感风热，感冒头痛，湿热吐泻，黄疸，痈疖疔疮，痢疾，疳疾，血淋，咯血，衄血、小儿疳热；外用治热毒疮疡，跌打肿痛。现代有用于急性结膜炎，急性胃肠炎，急性肝炎，流行性感冒和感冒预防。

【用法用量】15~30克，水煎服，外用适量，鲜品捣烂取汁涂或敷患处。

【药理作用】

1. 抗炎镇痛作用　二甲苯致小鼠耳肿胀实验结果表明，低、中、高剂量（4.0、8.0、16.0克/公斤）三叶人字草可抑制二甲苯所致小鼠耳肿胀，与生理盐水对照组比较有显著性差异（$P<0.05$或$P<0.01$）。毛细血管通透性实验结果表明低、中、高剂量三叶人字草可抑制醋酸对小鼠毛细血管通透性的增加，与生理盐水对照组比较有显著性差异（$P<0.05$或$P<0.01$）。小鼠棉球肉芽肿结果表明，中、高剂量三叶人字草可抑制小鼠棉球肉芽肿的增加，与生理盐水对照组比较有显著性差异（$P<0.05$或$P<0.01$）。扭体法实验结果表明，低、中、高剂量三叶人字草可抑制醋酸所致小鼠扭体反应，与生理盐水对照组比较有显著性差异（$P<0.05$或$P<0.01$）。热板法镇痛实验结果说明，中、高剂量三叶人字草可抑制热板法致小鼠足痛，与生理盐水对照组比较有显著性差异。以上指标中均显示明显的量效关系。三叶人字草具有抗炎、镇痛作用。

2. 止血作用　用三叶人字草4.0，8.0，16.0克生药/公斤给小鼠连续灌胃14天，分别测定小鼠的凝血时间、出血时间及血小板计数。结果显示，三叶人字草各剂量组和空白对照组比较，凝血时间和出血时间明显缩短（$P<0.05$ ~ $P<0.01$），血小板计数明显增高（$P<0.05$）。可见三叶人字草具有明显的止血作用和升高血小板作用，升高血小板作用是其止血机理之一。

3. 治疗肾病作用　三叶人字草水煎液能够明显地减轻IgA肾病大鼠蛋白尿和血尿的状况，对各肝功能指标TP、ALB、AST、ALT无明显影响，可明显地减轻IgA肾病引起的大鼠肾脏病理组织学变化。可见三叶人字草对IgA肾病模型大鼠具有一定的治疗作用。三叶人字草水煎液能显著降低模型大鼠BUN、SCr、MDA含量，升高SOD活力（$P<0.05$或$P<0.01$），SOD是起催化作用的酶质，是最常用的反映抗氧化能力的指标，IgA肾病大鼠的SOD活性降低、MDA含量升高说明体内抗氧化能力下降，氧自由基产生增多，脂质过氧化反应增强。本研究结果提示三叶人字草具有清除自由基，提高抗氧化酶活力，减轻或阻断脂质过氧化链锁反应的作用，可能是其治疗IgA肾病的机制之一。

4. 改善微循环作用　采用激光多普勒血流仪记录小鼠耳廓微循环的血流速度，观察微循环的改善情况。三叶人字草高、中、低剂量组（24.660、12.330、6.165克·公斤$^{-1}$）和云南白药胶囊组均可显著增强小鼠耳廓微动脉血流速度，与空白对照组比较差异有显著性意义（$P<0.05$ 或 $P<0.01$），且呈剂量依赖关系，说明三叶人字草具有增强小鼠耳廓微循环的作用。采用血液流变学测变仪检测血液流变学指标，血液流变学检测显示三叶人字草高剂量组（16.0 克·公斤$^{-1}$）的高切、中切、低切全血黏度显著低于于空白对照组（$P<0.01$）。说明三叶人字草提取液具有一定改善大鼠血液流变学的作用。

5. 抑菌作用 5%鸡眼草煎剂用平板稀释法，对金黄色葡萄球菌有抑制作用。鸡眼草水浸剂在体外对4种痢疾杆菌和大肠杆菌无抗菌作用，仅醇浸液对弗氏痢疾杆菌显示微弱作用。竖毛鸡眼草水浸液在体外对弗氏、舒氏、志贺痢疾杆菌均有一定的抗菌作（平板法）。

【药物制剂】

1. 二鸡散

组成：鸡眼草、鸡屎藤。

功能主治：平调脾胃升降，消食化积，利湿和中。用于功能性消化不良。

用法：一次1包，1日3次，饭前15分钟，开水冲服。

结果：治疗功能性消化不良100例，痊愈55例，有效44例，无效1例。

2. 小儿肠胃康颗粒

组成：鸡眼草、地胆草、谷精草、夜明砂、蚕沙、蝉蜕、谷芽、盐酸小檗碱、木香、党参、麦冬、玉竹、赤芍、甘草。

功能主治：清热平肝，调理脾胃。用于小儿营养紊乱引起的食欲不振，面色无华，精神烦扰，夜寝啼哭，腹泻腹胀，发育迟缓。

用法用量：用开水冲服，一次5~10克，1日3次。

参考文献

1. 顾玉龙．二鸡散治疗功能性消化不良100例．世界华人消化杂志，2002，10（9）：1003.

2. 周玖瑶，黄桂英，韩坚．三叶人字草抗炎镇痛作用研究．中国医药导报，2007，4（2）：155.

3. 周玖瑶，陈蔚文，黄桂英，等．三叶人字草止血作用研究．中国实验方剂学杂志，2007，13（3）：65.

4. 周玖瑶，王霞，余应嘉，等．三叶人字草对IgA肾病模型大鼠的治疗作用．中国新药药理与临床药理，2009，20（6）：533.

5. 王霞，周玖瑶，孙毅东，等．三叶人字草对IgA肾病模型大鼠的影响．广州中医药大学学报，2010，27（2）：147.

◎青天葵

Qingtiankui

【别名】天葵、独脚莲(《广东中药志》第二卷)，青莲(《岭南中草药撮要》)，独叶莲、坠千斤、铁帽子、珍珠叶(《广东省中药材标准》)，珍珠草(《宁市药物志》)，山米子

(《云南思茅中草药选》)，入地珍珠、假天麻(《广西药用植物名录》)，独脚天葵、毛唇芋兰、磨地沙、半边伞、闪米子、小胖药、提心吊胆、芋兰。

【来源】本品为兰科植物毛唇芋兰 *Nervilia plicata* (Andr.) Schltr. 的干燥带地下块茎的全草。夏、秋两季采收，挖取包括地下块茎的全草，洗净，晒干。分布于广东、广西、四川、云南等地区。泰国亦有分布，我省产于阳山、乐昌、南雄、始兴、新丰、韶关等地。

【药材性状】本品卷缩成团粒状或呈松散状。球茎皱缩成不规则的扁球状，直径0.5~2厘米，表面类白色或黄白色，具须根痕，叶片卷缩，完整叶片展开后呈阔卵形，长2~9厘米，宽3~14厘米。灰绿色，黄绿色或微带紫色。先端短尖，基部心形，全缘或略呈波状。叶脉明显，16~33条，自叶基向叶缘伸出，在叶片两面交替排列，侧脉纵横交错成网状。叶柄稍扁，长2~16厘米，具纵向条纹，基部有时残留管状叶鞘。膜质柔韧。气微香，味微甘。

【性味与归经】甘，凉。归心、肺、肝经。

【功能主治】润肺止咳，清热凉血，散瘀解毒。用于肺热咳嗽，肺痨咯血，口腔炎，咽喉肿痛，瘰疬，血热斑疹，热毒疮疖。现代有用于急性支气管炎，哮喘，急性前庭大腺炎，鼻咽癌等。

【用法用量】9~15克，水煎服。

【药理作用】

1. 抗菌作用 清咽雾化液（由青天葵、金银花等组成）对单纯疱疹病毒Ⅰ型（HSV1）和呼吸道合胞病毒（RSV）有抑制作用，最高抗病毒浓度为1∶160和1∶320；对金黄色葡萄球菌、表皮葡萄球菌、聚团杆菌具有明显的抑制作用，最低抑菌浓度（MIC）为2毫克·毫克$^{-1}$。

2. 抗病毒作用 选用狗肾细胞培养法，青天葵水层部位浓度为50毫克/毫升时，对甲型流感病毒FM1有抑制作用，其作用强度与病毒唑相同，其他部位对甲型流感病毒均无抑制作用，青天葵5种提取部位（氯仿、醋酸乙酯、正丁醇、水层、挥发油）对乙型流感病毒昆40B均无抑制作用。

3. 镇咳平喘作用 将NIH小鼠随机分为8组，即青天葵水提浸膏高、中、低剂量组，青天葵醇提浸膏高、中、低剂量组（剂量均分别为19.2、9.6、4.8克·公斤$^{-1}$·天$^{-1}$），阳性对照组（镇咳实验为50毫克·公斤$^{-1}$·天$^{-1}$的磷酸可待因，平喘实验为0.1克·公斤$^{-1}$·天$^{-1}$的茶碱）和模型组，采用氨水超声雾化法引发小鼠咳嗽，乙酰胆碱-组胺超声雾化法诱发豚鼠哮喘，观察青天葵的镇咳、平喘药理作用。结果青天葵水提和醇提高、中、低剂量组均能减少模型小鼠的咳嗽次数（$P<0.01$），醇提高、中、低剂量组均能延长模型小鼠咳嗽潜伏期（$P<0.01$）；青天葵醇高、中、低剂量组和水提高、中剂量组均能延长模型豚鼠抽跌倒潜伏期（均$P<0.05$或$P<0.01$），醇提中、低剂量组和水提高剂量组均能延长模型豚鼠的呼吸困难潜伏期（$P<0.05$或$P<0.01$）。结果表明青天葵能延长氨水引起的小鼠咳嗽潜伏期，减少小鼠的咳嗽次数；延长乙酰胆碱-组胺性哮喘豚鼠呼吸困难的潜伏期和引喘潜伏期，具有镇咳、平喘作用。

4. 抗肿瘤及免疫增强作用 将青天葵的石油醚、乙酸乙酯、正丁醇和甲醇部分，采用MTT法，选用白血病细胞株L1210和P388D1、宫颈癌细胞株Hela、人胃癌细胞株SGC7901、黑色素瘤细胞株B16、神经肿瘤细胞株NG108215和人肝癌细胞株Hele7404七种瘤株，对青天葵总提取物的石油醚、乙酸乙酯、正丁醇和甲醇四个部位进行全面的体外抗肿瘤的药理活性的实验研究。结果证实，青天葵石油醚部位和乙酸乙酯部位有明显的抑瘤作用。在此基础上重点对石油醚和乙酸乙酯部位进行了多指标的体内抗肿瘤药理作用的研究。实验中建立S_{180}及H_{22}两种荷瘤小鼠动物模型，观察各部位的抑瘤率、生命延长率、胸腺指数和脾脏指数。结果青天葵石油醚部位高、中剂量组对荷瘤S_{180}小鼠有明显抑瘤作用，抑瘤率分别为41.45%和37.96%。高剂量组对荷瘤H_{22}小鼠有明显抑瘤作用，抑瘤率为39.30%；在同等剂量下，高、中剂量组对荷瘤H_{22}小鼠生命延长率分别为64.60%和24.04%，生存时间明显延长；高剂量组对S_{180}的脾脏指数为5.38，对H_{22}小鼠的胸腺指数和脾脏指数分别为3.32和6.26，与阴性对照组比较具有极显著性差异（$P<0.01$）。充分说明青天葵石油醚部位在体内抗肿瘤作用及免疫调节方面均具有较强效果。青天葵乙酸乙酯部位高、中剂量组对荷瘤S_{180}小鼠有明显抑瘤作用，抑瘤率分别为44.74%和39.47%。高、中剂量组对荷瘤H_{22}小鼠也有明显抑瘤作用，抑瘤率分别为43.93%和34.68%。高、中、低剂量组对荷瘤H_{22}小鼠生命延长率分别为65.86%、47.20% 和28.76%，随着剂量的增加生存时间增长，呈明显的量效关系。高剂量组对S_{180}小鼠具有较明显的提高机体免疫的作用，胸腺指数为2.98，脾脏指数为5.62，与阴性对照组比较具有极显著性差异（$P<0.01$）。高剂量组对H_{22}小鼠也具有较高的提高机体免疫的作用，胸腺指数为3.60，脾脏指数为6.23，与阴性对照组比较具有极显著性差异（$P<0.01$），中剂量组对H_{22}小鼠机体免疫也具有提高机体免疫，胸腺指数为2.96，脾脏指数为6.02，与阴性对照组比较具有显著性差异（$P<0.05$），表明青天葵有显著抗肿瘤活性及免疫增强作用。

5. 抗炎、增强免疫作用　有研究表明由青天葵、金银花的为主药配制的清咽雾化液能明显抑制二甲苯所致小鼠耳廓肿胀，明显提高小鼠腹腔巨噬细胞的吞噬功能，有抗炎及增强免疫功能的作用。

6. 镇痛作用　采用小鼠醋酸扭体法和小鼠热板法观察青天葵水提物的镇痛作用，结果显示小鼠连续7天灌胃给予药物16克/公斤，其能明显减少醋酸所致小鼠的扭体反应次数（扭体次数为33.3±14.0，抑制率为33.29%，$P<0.05$），并使热刺激所致小鼠疼痛的痛阈值明显提高（$P<0.05$）。

【药物制剂】青天葵在现代研究中其对喘息型慢性支气管炎症有显著作用，对治疗鼻咽癌有一定的缓解作用，但对其研究较少，应扩大青天葵的临床应用范围，提高青天葵的市场开发价值，把青天葵研究开发成安全、有效、稳定、可控的新剂型。

1. 天葵菌毒清颗粒（广东省中山市黄圃人民医院制剂）

组成：青天葵1000克，土牛膝3000克，板蓝根3000克，岗梅根3000克，蔗糖15000克。

功能主治：清热利咽，泻火解毒。用于急性咽炎，慢性咽炎急性发作，扁桃腺炎，腮腺炎，流感，喉源性咳嗽，疖疮等。

用法用量：口服，一次15～30克，1日3次，3天为一个疗程，一般服用1～3个疗程。

临床疗效：治疗急性咽炎、慢性咽炎急性发作患者206例，治愈65例，占31.6%，好转122例，占59.2%，总有效率为90.8%。

2. 天龙咳喘灵胶囊（自拟经验处方）

组成：青天葵、款冬花、法半夏、熟附子、五味子等组成。

主治：用于治疗哮喘。

用法用量：口服，一次3粒，1日3次，14岁以下者每次2粒。

临床疗效：治疗哮喘186例，痊愈58例（31.0%），控制62例（33.3%），显效40例（21.5%），有效16例（8.6%），总有效率94.46%。

3. 天龙茶

组成：青天葵、龙脷叶、款冬花、巴戟天等。

功能主治：化痰止咳，清热解毒，健脾和胃。用于急性支气管炎。

用法用量：小于6岁，1日1剂；7岁以上，1日2次，每次1剂，单独使用。

临床疗效：治疗急性支气管炎的总有效率为95%。

4. 青天葵浸膏片

组成：青天葵。

功能主治：解毒止痛。用于痈疽疔肿。

用法用量：口服，一次2～8片，1日2次。

5. 其他制剂 青咽雾化剂（含有青天葵、金银花等）

【附注】

品种情况 青天葵与毛茛科天葵属植物天葵 *Semiaquilegia adoxoides*（DC.）Makino 同名异物，功效不同。与青天葵名称与功效相近似的尚有红水葵，为秋海棠科植物紫背天葵 *Begonia fimbristipulata* Hance 的全草，应注意区别。近期在广州中药材市场的青天葵商品中发现混有一种伪品，经鉴定为马兜铃科植物华细辛 *Asarum sieboldii* Miq. 的地上部分，应注意区别。还有文献报道青天葵常见伪品：①毛叶芋兰，兰科植物毛叶芋兰 *Nervilia Plicat*（Andr.）Scltr. 的干燥全体，与青天葵相似。主要区别为毛叶芋兰有毛，而青天葵无毛。②红薯叶，旋花科植物红薯 *Ipomoea batatas*（L.）Poir 的干燥叶，主要区别为叶柄常带根须，没有根茎。③积雪草和满天星为伞形花科植物积雪草 *Centella asiatica*（L.）Urb. 和肾叶满天星 *Hydrocotyle wilfordii* Maxim 的干燥叶，两种药材性状近同。④水半夏叶为天南星科植物水半夏 *Typhonium flagelliforme*（Lodd.）Blume 的干燥叶，主要区别为叶多为开叉，无射出脉，水浸展开呈戟状。柄为棕红色。⑤车前草叶为车前科车前 *Plantago asiatica* L. 的干燥叶片。主要区别：叶片经水泡展天后呈长卵形或椭圆形。⑥犁头尖叶为天南星科植物犁头尖 *Typhonium divaricatum*（L.）Decne. 的干燥叶片。主要区别：叶片泡展后呈戟形或深心状戟形，先端渐尖，基部裂片卵状披针形至矩圆形，形似犁头，全缘或近三裂。

参考文献

1. 刘德淮，黄志锋，张晞，等．清咽雾化液的制备及其药理学实验研究成果．首都医药，2001，8（5）：32.

2. 王振华，杜勤，张奉学．青天葵抗甲、乙型流感病毒作用研究．时珍国医国药，2007，18（12）：2940～2941.

3. 梅全喜．青天葵的化学成分药理作用与临床应用研究进展．中华中医药学刊，2008，26（10）：2239～2241.

4. 范文昌，梅全喜，高玉桥．12种广东地产清热解毒药的镇痛作用实验研究．今日药学，2010，20（2）：12.

5. 邱志楠，潘俊辉．天龙喘咳灵治疗哮喘186例疗效观察．新中医，1996，（6）：28～30.

6. 叶成德，余剑明，侯伟元．天葵菌毒清颗粒剂的制备与应用．时珍国医国药，2001，12（10）：898.

7. 张秀明，徐志东，赖秀珍，等．青天葵及其伪品细辛的性状显微鉴别．中药材，2007，30（6）：649.

8. 史菽冰，赵不潜，潘俊辉，等．天龙茶治疗急性支气管炎的临床观察．现代临医学生物工程学杂志，1997，3（2）：126.

9. 朱华，林芳花，黄茅春，等．青天葵的研究进展．时珍国医国药，2005，16（10）：1042.

◎青　果

Qingguo

【别名】白榄干、橄榄干（《广东中药志》第二卷），白榄（《广东新语》），橄榄子（《南州异物志》），余甘子（《临海异物志》），橄棪（《食疗本草》），忠果（《记事珠》），青子（《东坡诗集》），谏果（《齐东野语》），青橄榄（《岭南中草药撮要》），黄榄、甘榄（《陆川本草》）。

【来源】为橄榄科植物橄榄 *Canarium album* Raeusch. 的果实。培育6～7年结果，8～9月待果实外皮呈绿色带微黄时采摘，洗净，鲜用或用微火烘干。分布于广东、福建、台湾、海南、广西、四川、贵州、云南等地。

【药材性状】果实纺锤形，两端钝尖，长2.5～4厘米，直径1～1.5厘米。表面棕黄色或黑褐色，有不规则深皱纹。果肉厚，灰棕色或棕褐色。果核（内果皮）梭形，暗红棕色，表面具纵棱3条，其间各有2条弧形弯曲的沟；质坚硬，破开后其内多分3室，各有种子1颗。外种皮黄色，常紧贴于内果皮上，内种皮红棕色，膜质，胚乳极薄，子叶2片。气无，果肉味涩，久嚼微甜。

【性味与归经】甘、酸、涩，平。归肺、胃经。

【功能主治】清热生津，解毒利咽。用于热病烦渴，咽喉肿痛，解鱼蟹毒。现代有用于咳嗽，吐血，菌痢，癫痫，解河豚毒及酒毒，湿疹。

【用法用量】6～9克，水煎服。

【药理作用】

1. 解酒保肝作用 从茎、叶中分离出的熊果-12烯-3α，16β二醇和齐墩果-12烯-3α，16β二醇对由半乳糖胺引起的鼠肝细胞中毒有保肝作用。短叶老鹳草素、金丝桃苷和并没食子酸也同样有效，其中短叶老鹳草素和并没食子酸还能降低四氯化碳所致小鼠肝损害。用1，1-二苯基2苦偕脎肼（1，1-diphenyl-2-Picrohydrazyl DPPH）基的清除与四氯化碳致脂质过氧化系统实验证明，这些化合物还具有抗氧化作用，即为护肝的基础。采用青果制成的青果解酒饮对急性酒精性肝损伤大小鼠进行灌胃治疗，发现其可显著降低大小鼠醉酒率，提高醒/醉比，并显著降低血清ALT、AST及肝匀浆ALT水平，改善肝组织病理状态，促进肝细胞损伤恢复，表明青果解酒饮具有良好的防醉、解酒、护肝作用。青果解酒饮对大小鼠急性酒精性肝损伤模型自由基代谢、脂质代谢、胃肠组织病理学及肝细胞超微结构的影响实验，结果显示：青果解酒饮可显著提高肝损伤模型的SOD活性，加速自由基的清除，减少LPO的生成，从而稳定细胞膜结构，减轻对肝组织细胞的损害作用。青果解酒饮能明显保护肝细胞线粒体，恢复其形态结构和功能，维持细胞旺盛的蛋白生成能力和核酸代谢能力，从而促进细胞代谢，增强细胞功能。青果的保肝作用可能归功于青果中的萜类及鞣质等酚类成分。

2. 助消化作用 青果能兴奋唾液腺，增加唾液分泌，有促进消化的作用。

3. 抗病毒作用 水提液有抗乙肝病毒的作用。采用ELISA技术检测青果水提取物的HBsAg/HBeAg效果，结果发现青果具有较好的抗乙肝病毒作用，并通过层析分离及图谱鉴定，认为没食子酸是青果中抗乙肝病毒有效成分之一。

4. 抗菌消炎作用 采用MTT法和培养板连续稀释法研究了青果对几种常见细菌、霉菌和酵母菌的抑制效应，结果表明，青果对食品生产、加工和贮藏中常见的腐败菌——大肠杆菌、金黄色葡萄球菌、枯草杆菌、酿酒酵母、土星汉逊酵母、黑曲霉、娄地青霉、桔青霉、黑根霉、黄曲霉等均有较为明显的抑制作用，可作为天然食品防腐剂，并初步鉴定黄酮类物质及没食子酸可能是其抑菌防腐的主要药效成分。青果水/醇浸提液对痢疾杆菌、绿脓杆菌、变形杆菌也有较强抑菌作用。灌胃给予青果片6克/公斤或青果利咽含片2.5～5克/公斤，可明显抑制小鼠角叉菜胶性足肿胀和小鼠巴豆油性耳肿胀以及棉球肉芽肿的增生，可明显提高小鼠热板痛阈值，减少冰醋酸引起的扭体次数，体外对肺炎链球菌、乙型链球菌和肺炎克雷伯杆菌有较强抑制作用，表明青果片具有较好的抗炎、镇痛和抑菌作用。

5. 抗艾滋病作用 青果10%水提液的石油醚、氯仿、乙酸乙酯萃取部位均有较强的抑制HIV-1与靶细胞融合的活性，其半数抑制浓度分别为（3.97 ± 0.38）、（26.78 ± 0.47）、（6.80 ± 0.10）微克·毫升$^{-1}$；各部位中鞣质的含量分别为8.0%、9.6%、32%。实验结果表明，青果抑制HIV与靶细胞融合的活性部位为水提液的石油醚、氯仿和乙酸乙酯萃取部位，其中石油醚萃取部位活性最强，且很可能含有非鞣质类的活性物质。

【药物制剂】

青果不仅是茶余饭后的食用佳品，同时还具有很高的药用价值。现代研究证实，青果的营养十分丰富，其果肉含有丰富的蛋白质、碳水化合物、维生素C以及钙、磷、铁等矿物质。其中维生素C的含量约是苹果的10倍，是梨、桃的5倍。青果的含钙量也很高，且易被人体吸收。尤其适于妇女和儿童食用，此外。儿童经常食用青果对其骨骼的发育也大有益处。

1. 青果蠲毒散

组成：青果30克，甘草6克。

主治：用于河豚鱼中毒。

用法用量：口服或鼻饲，1日2～3次。

2. 青果口服液（丸、片）

组成：青果、金银花、黄芩、麦冬、北豆根、玄参、白芍、桔梗。

功能主治：清热利咽，消肿止痛。用于咽喉肿痛，失音声哑，口干舌燥，肺燥咳嗽。

疗效观察：青果片同青果丸一样，对急性咽炎的治疗，显示出较好的疗效，其中青果片愈显率为75%，青果丸为70%，总有效率均为95%。

3. 青果爽音袋泡剂

组成：青果20克，生地20克，金银花20克，山豆根20克，岗梅根20克，罗汉果15克，茶叶10克。

主治：用于急慢性咽喉炎，急慢性扁桃体炎，口腔炎，感冒引起咽喉肿痛。

用法用量：本品2小包（共6克）开水浸泡10分钟后服用，1日2～3次，7天为一疗程。

临床疗效：治疗急慢性咽喉炎、急慢性扁桃体炎、口腔炎等类型的患者50例，其中显效39例，好转8例，无效3例，总有效率94%。

4. 青果锌口服液

组成：青果、煅牡蛎、牛磺酸、葡萄糖酸锌、维生素B_1。

功能主治：排毒、铅、镉、铝，生发黑发，便秘。改善睡眠。

疗效观察：该口服液经铅过高的婴幼儿166例试食，总有效率95.8%，疗效显著；用于铅、镉、铝偏高，钙、镁、锌偏低的秃顶或脱发成年人5例，全部有效。

5. 止嗽青果丸

组成：青果、麻黄、半夏、桑白皮、杏仁、款冬花等。

主治：用于老年人哮喘、慢性支气管炎、支气管扩张等症。

6. 青果冰糖茶

组成：鲜青果60克，冰糖适量。

功能主治：解毒利咽，清肺和胃，生津化痰。用于燥热咳嗽，咽喉肿痛，饮食积滞，酒毒积热，鱼骨鲠喉，小儿百日咳及肠风便血等。

做法：青果洗净后捣烂。再将捣烂后的青果与冰糖一起加水2碗煎至1碗。然后去渣取汁。1日1剂。代茶饮用。

7. 橄榄晶冲剂

组成：鲜青果（或咸青果）、中药浸膏（姜半夏、紫苏叶、苦杏仁、高良姜、山楂片、小茴香、花椒、绿衣枳实、甘草、陈皮、香附、厚朴、薄荷、砂仁、桂皮、丁香、八角茴香）。

功能主治：开胃下气，消食导滞，祛暑止泻，增进饮食，醒酒止呕。用于食积停滞，食欲不振，胸脘痞闷，暑湿腹泻，醉酒呕吐。

用法用量：开水冲服，一次 15 克，1 日 3～6 次。

8. 青果颗粒（冲剂、膏）

组成：青果浸膏。

功能主治：清热，利咽，生津。用于咽喉肿痛，口渴。

用法用量：口服，一次 10～20 克，1 日 2 次。

9. 药制橄榄盐（青果豉）

组成：鲜青果、甘草、薄荷、紫苏叶、枳椇子、苦杏仁、小茴香、山楂、桔梗、陈皮、豆蔻、花椒、甘松、八角茴香、丁香、木香、香薷、香排草、肉桂、厚朴、砂仁、食盐。

功能主治：消食开胃，化痰降气，止吐解渴。用于饮食积滞，腹满吐酸，痰涎气逆，呕吐口渴。

用法用量：口服，用开水冲泡服，一次 4～8 克，或遵医嘱。

10. 喉痛丸

组成：青果浸膏、大黄、绿豆、橘红、琥珀、人参、钟乳石（制）、柳枝、绿茶、玄明粉、寒水石、水牛角浓缩粉、羚羊角、蜂蜜、五倍子、牛黄、沉香、朱砂、硼砂。

功能主治：清音化痰，退热止嗽。用于咽喉肿痛，肺热咳嗽，口干舌燥，大便不通。

用法用量：含化服，一次 1 丸，1 日 3～5 次。

11. 橄葱茶

组成：青果（去核）、葱头（鲜）、紫苏叶、生姜。

功能主治：解表，平胃。用于伤风感冒所致的发热、头痛、流涕、喷嚏、喉痒、咽痛、胸腹胀满。

用法用量：口服，一次 1～2 包（袋），用开水冲泡服。

12. 复方青果冲剂

组成：青果、胖大海、金果榄、麦冬、玄参、诃子、甘草。

功能主治：清热利咽。用于口干舌燥，声音嘶哑，咽喉肿痛。

用法用量：口服，一次 10 克，1 日 2～3 次，用开水冲化服。

13. 止嗽青果片

组成：青果、甘草、半夏（制）、马兜铃（蜜制）、紫苏子（炒）、百合（蜜制）、桑白皮（蜜制）、川贝母、瓜蒌子（炒）、白果、款冬花（蜜制）、麻黄、陈皮。

功能主治：清热宣肺，止嗽平喘。用于内伤外感，咳嗽痰喘。

用法用量：口服，一次 2～4 片，1 日 2 次。

14. 止嗽青果合剂（口服液）

组成：青果、白果、川贝母、甘草、款冬花、麻黄、清半夏。

功能主治：清热化痰，止咳平喘。用于肺热咳嗽，痰多气喘。

用法用量：合剂，口服，一次 20 毫升。口服液，口服，一次 20 毫升，1 日 3 次。

15. 其他制剂 复方消痔栓（含有青果核，用于治疗各期内痔出血）；慢咽舒宁颗粒（含有青果）。

【附注】

1. 民间应用 据民间经验，取生橄榄嚼汁吞咽，治鱼骨鲠喉，还可解饮酒后口渴。用生橄榄捣汁外敷，治冻疮。

2. 品种情况 临床常见有些医务人员和病人把青果与藏青果（西青果）使君子科植物诃子 *Terminalia chebula* Rety 的干燥幼果混淆使用，两者的来源、性状、性味、功能主治均不相同，应注意鉴别使用。

3. 药用部位 橄榄的果核、种仁、树根亦作药用。

参考文献

1. 姜文茹. 青果与藏青果的鉴别及应用. 吉林医学信息，1997，(12)：88.

2. 熊南燕，孔增科，张伟. 青果与西青果的鉴别与合理应用. 河北中医，2007，29(9)：841～842.

3. 何志勇，夏文水. 中药青果化学成分及药理研究进展. 中成药，2006，28（7）：103～105.

4. 杨洁，孙魏，杨旭锐，等. 青果抗人免疫缺陷病毒活性部位的筛选研究. 中国药房，2008，19（21）：1603～1605.

5. 王占恩，王燕青，李升刚，等. 青果蠲毒散救治河豚鱼中毒临床观察. 中国中西医结合杂志，2003，23（8）：592.

6. 王文忠，沈浩，郑平. 青果口服液提取工艺的优化. 世界中西医结合杂志，2007，2（8）：457～459.

7. 郭少武，刘进，任大鹏，等. 青果片治疗急性咽炎的临床观察. 辽宁中医杂志，2003，30（5）：370.

8. 黄锦威，刘兴魁，黄鑫. 青果爽音袋泡剂的研制与临床应用. 中成药，2008，30(7)：20～21.

9. 陈兆和，莫定辉，李增禧. 青果口服液疗效观察. 广东微量元素科学，2006，13(5)：41～43.

10. 丁伯平，陈国祥，杨介人，等. 止嗽青果丸的药理研究. 中成药，1999，21(1)：27～28.

11. 干国平，李秋怡，朱红，等. 复方消痔栓质量标准研究. 中成药，2007，29(1)：153～155.

12. 逸菲. 药食兼用之青果. 食品与健康，2008，(5)：36.

◎苦　木

Kumu

【别名】苦胆木、赶狗木、土樗子（《广东中药志》第二卷），黄楝瓣树（《四川中药志》），山熊胆、熊胆树（《岭南中草药撮要》），苦胆树（《云南中草药》），黄楝树、苦力芽、进口苦、黄檀木、苦皮树、臭辣子、苦树（《湖南药物志》），鱼胆树、青鱼胆、狗胆木（《中药大辞典》），苦木霜（《浙江药用植物志》），苦弹子（四川），土苦楝、野漆木、秤杆树、金条子（贵州）。

【来源】为苦木科植物苦木 *Picrasma quassioides*（D. Don）Benn. 的茎木或带叶树枝。夏、秋季采收。伐取树干木材，除去树皮，劈成片块，晒干；或将带叶树枝砍下，晒干。主产于广东、广西、湖南等地。我省产于韶关、汕头、梅州、河源、清远、肇庆等市所属各县。

【药材性状】树干片块长 5 ~6 厘米，厚约 3 厘米，偶有残留树皮，木部淡黄色。带叶树枝长约 50 厘米，或斩成 5 ~6 厘米短段；枝呈圆柱形，直径约 1.5 厘米，表面灰绿色或棕绿色，有幼纵纹及多数点状皮孔；质脆，易折断，断面淡黄色，嫩枝色较浅，髓部大。叶为单数羽状复叶，易脱落，皱缩，小叶展平后呈卵状长椭圆形或卵状披针形，长 4 ~10 厘米，宽约 3 厘米，先端锐尖，基部偏斜或近圆形，边缘具不齐整锯齿，两面通常浅绿色，叶背间有淡紫红色，沿中脉有柔毛；叶柄几无。气微，味极苦。

【性味与归经】苦，寒；有小毒。归肺、大肠经。

【功能主治】清热解毒，燥湿杀虫。用于感冒发热，咽喉肿痛，湿热痢疾，蛔蛲虫病，急性扁桃体炎，急性胃肠炎，细菌性痢疾，胆道感染，水火烫伤。外用治疥癣疮疖，皮肤湿疹，毒蛇咬伤。现代还有用于高血压。

【用法用量】3 ~6 克，水煎服。外用适量，煎水洗或研末调敷患处，或浸酒搽。

【药理作用】

1. 对心血管系统的影响 苦木总生物碱 1 毫克/公斤静脉注射，对麻醉犬和兔有明显降压作用，降压强度随剂量增大而增大，持续时间明显延长。降压同时出现心率减慢。静脉注射 0.75 ~1.5 毫克/公斤苦木总生物碱对麻醉犬有显著降压和减慢心率作用，并显著降低冠脉血流量。1.5 毫克/公斤能显著降低心肌耗氧量，降压同时并不减少脑、肾血流量，对动脉和冠状窦血葡萄糖、乳糖、丙酮酸含量无明显影响。苦木总生物碱降压作用不被切断迷走神经和苯海拉明所对抗。

2. 抗菌作用 苦木总生物碱体外抗菌试验对溶血性乙型链球菌、金黄色葡萄球菌、痢疾杆菌、枯草杆菌有抑菌作用，有效成分是苦木碱 B. D. P. G。

3. 保肝作用 苦木总生物碱对四氯化碳中毒性肝炎的家兔血清谷丙转氨酶有明显的降低作用。

4. 抗蛇毒作用 苦木注射液（原生药 2 克/毫升）对银环蛇中毒的小白鼠、狗有非常显著的保护作用，保护率分别为 75.6%、100%。

5. 降压作用 苦木总生物碱对麻醉犬、兔静脉注射和对正常大鼠、肾型高血压大鼠灌胃均有明显降压作用，降压强度随剂量增大而增大。未发现快速耐受现象。总碱可抑制家兔颈交感神经放电。认为降压作用与交感神经中枢抑制有关。

6 其他作用 苦木单体生物碱体外对猪嗜中性粒细胞提取的 PDE4 有显著的抑制作用，这可能是其具有较强抗炎活性的原因。

7. 毒性 苦木总生物碱给小鼠灌胃的半数致死量为 1.971 克/公斤，小鼠一次腹腔注射 75 毫克/公斤，观察 72 小时无死亡。

【药物制剂】

1. 复方苦木消炎片（莲胆消炎片）

组成：苦木、穿心莲。

功能主治：清热解毒，燥湿止痢。用于细菌性痢疾，急性肠炎及各种急性感染性疾患。

用法用量：口服，一次4~6片，1日3~4次。

2. 消炎利胆片

组成：苦木、穿心莲、溪黄草。

功能主治：消炎利胆。用于急性胆囊炎，胆道炎。

用法用量：口服，一次6片，1日3次。

3. 苦木注射液

组成：苦木枝或茎。

功能主治：清热，解毒，消炎。用于感冒，上消化道感染，急性扁桃体炎，肠炎，细菌性痢疾等。

用法用量：肌内注射，一次2~4毫升，1日1~2次。

4. 妇炎平胶囊

组成：苦木、苦参、蛇床子、冰片、薄荷脑等。

功能主治：清热解毒，燥湿止带，杀虫止痒。用于湿热带下，色黄如脓，气味臭秽，或有阴痒。

用法用量：外用，置入阴道内，外阴炎可将药粉撒涂患处，一次1~2粒，1日1次，于睡前用药。

5. 苦木银花注射液

组成：银花藤1000克，十大功劳1000克，苦木1000克。

功能主治：抗菌消炎。用于口腔炎，咽炎，肺炎，水痘，脓疱疮，湿疹等。

用法用量：肌注，一次2毫升，1日1~2次。

【不良反应】①苦木的根皮、树皮及叶均有毒。服用超量中毒可侵犯神经，先引起咽喉及胃部疼痛、呕吐、腹泻、眩晕、全身肌肉震颤，而后转入麻醉，严重者出现抽搐以至休克。需及时洗胃、内服蛋清，并按西医对症治疗。②苦木注射液致过敏性休克，临床表现主要为皮肤出现广泛红色丘疹、瘙痒，有荨麻疹症状，面色苍白，呼吸困难，口唇发绀，四肢厥冷，出汗等症状。③口服消炎利胆片引起不良反应的类型有：药疹、过敏性休克、胆囊萎缩。④使用妇炎平胶囊引起流产、过敏性阴道炎等不良反应。

【附注】

1. 注意　孕妇慎服。

2. 品种情况　茜草科乌檀属植物胆木 *Nauclea officinalis* Pierre ex Pitard 曾有混作苦木使用。胆木生于山地杂木林中，在我省及广西有分布。它与苦木是不同科属植物，两者功用有所不同，应予区别。

3. 药用部位　苦木的茎皮或根皮，药名苦树皮，功用同茎木。据报道，苦树皮对高血压病、冠心病有较好的疗效。

参考文献

1. 赵和云，高凤云．肌注苦木注射液致过敏性休克 1 例．中国中药杂志，1998，23（1）：58.

2. 牛静，王素婷，于荣清．消炎利胆片致药疹 1 例报告．中国乡村医药杂志，2002，9（4）：36.

3. 林泉．口服消炎利胆片致过敏性休克 1 例报告．青海医药杂志，1994，(2)：21.

4. 吴英华，王晓华，王晶，等．长期使用消炎利胆片易造成胆囊萎缩．医用放射技术杂志，2003，(5)：75.

5. 周琳，张迎春．妇炎平胶囊致流产 1 例．时珍国药研究，1998，9（3）：286.

6. 邱银章．妇炎平引起过敏性阴道炎 1 例．蚌埠医药，1994，12（4）：30.

7. 谷华，王梅，王志阳．苦木的现代药理与临床应用．中医研究，2001，14（5）：55.

8. 刘军锋，邵萌，李景源，等．RP－HPLC 测定苦木生物碱体外对磷酸二酯酶 4 的抑制活性．中国现代中药，2009，11（3）：30.

◎苦石莲子

Kushilianzi

【别名】石莲子(《生草药性备要》)，南蛇簕子(《广东中药志》)，苦石莲、蚺蛇簕子(《广东中药》)，鹞婆簕、猫爪簕(《广东中草药》)，老鸦枕头(《药材资料汇编》)，土石莲子、青蛇子(《南宁市药物志》)，猫儿核(《广西中药志》)，广石莲子(《四川中药志》)，石花生(《广西药用植物名录》)，盐棒头果(《云南药用植物名录》)。

【来源】豆科云实属植物南蛇簕 *Caesalpinia minax* Hance 的干燥成熟种子。8～9 月间采收成熟果实，除去果壳，取出种子晒干。分布于广东、广西、云南等省区，广东以粤北、粤中地区出产较多。

【药材性状】种子呈椭圆形，两端钝圆，长 1.2～2.2 厘米，直径 0.7～1.2 厘米。表面乌黑色，有光泽，有时可见横环纹或横裂纹。基部有珠柄残基，其旁为小圆形的合点。质坚硬，极难破开。种皮厚约 1 毫米，内表面灰黄色，平滑而有光泽，除去种皮后，内为 2 片棕色肥厚的子叶，富油质，中央有空隙。气微弱，味极苦。

【性味与归经】苦（并刺舌麻喉，令人欲呕），性凉。归大肠、脾经。

【功能主治】清热化湿，泻热解毒，散瘀止痛。用于风热感冒，湿热痧证，痢疾，淋浊，尿血，呃逆，痈肿，疮癣，皮肤瘙痒，跌打损伤，骨折，毒蛇咬伤。现代有用于带状疱疹。

【用法用量】内服煎汤，6～9 克。外用适量，煎水洗，或捣敷。

【药理作用】

1. 抗眼镜蛇毒　南蛇筋醇提液抗眼镜蛇毒的实验研究表明：南蛇筋提取液在（含生药）0.5 克/毫升浓度时，能抗眼镜蛇毒 50 微克/毫升浓度（是产生凝集反应的 10 倍）的鲎试剂凝集反应，显示有良好的抗眼镜蛇毒作用。证明民间将南蛇筋用于治疗毒蛇咬伤是有效的。

2. 抗细菌内毒素作用 南蛇簕抗细菌内毒素作用的实验研究。采用内毒素检查法观察其破坏细菌内毒素的效果，在灵敏度为0.5单位/毫升 的鲎试剂反应试验中，药液浓度0.5克/毫升，细菌内毒素浓度10单位/毫升（20倍）范围均有很好的抗凝集作用。实验结果表明南蛇簕提取液有很好地抗细菌内毒素作用。

3. 保肝作用 苦石莲总提取物灌胃给药7天后，用D-半乳糖胺、酒精导致小鼠急性实验性肝损伤，检测小鼠血清谷丙转氨酶（ALT）、谷草转氨酶（AST）活性和肝脏系数。结果苦石莲对小鼠急性实验性肝损伤血清ALT、AST活性和肝脏系数均有明显抑制作用（$P<0.01$，$P<0.05$），即苦石莲对D-半乳糖胺、酒精所致小鼠急性实验性肝损伤具有一定的保护作用。此外，苦石莲对CCl_4所致小鼠急性肝损伤亦具有保护作用。

4. 抗炎作用 苦石莲醇提取物8克/公斤、氯仿提取物4、8克/公斤对二甲苯所致小鼠耳肿胀均有明显抑制作用（$P<0.05$或$P<0.01$），肿胀抑制率随剂量递增而递增。苦石莲醇提物8克/公斤对角叉莱胶致大鼠足肿胀，与空白组比较，差异具有统计学意义（$P<0.05$或$P<0.01$），说明醇提取物此剂量下对角叉莱胶致炎后2、3、4小时大鼠的足肿胀有明显的抑制作用。苦石莲氯仿提取物4、8克/公斤对角叉莱胶致大鼠足肿胀均有明显抑制作用（$P<0.05$或$P<0.01$），且8克/公斤作用从致炎后1小时开始，可持续至4小时。

5. 镇痛作用 苦石莲醇提取物4、8克/公斤、氯仿提取物4、8克/公斤均能减少醋酸所致的小鼠扭体反应次数（$P<0.05$或$P<0.01$），热板法实验结果显示，苦石莲醇提取物4、8克/公斤、氯仿提取物4、8克/公斤组，给药后45分钟痛阈值和1小时痛阈值均有显著性提高（$P<0.05$或$P<0.01$）。

6. 抗病毒作用 苦石莲子中caesalmin C，D，E，F，G有抗Para3病毒（副流感病毒模型3）的活性，其中四环呋喃二萜化合物对Para3病毒的抑制活性最佳，其次是呋喃二萜内酯。抑制病毒引起细胞病变程度（CPE）的活体检测结果显示caesalmin B和bonducellpin D对Para 3病毒也有中等强度的抑制活性，但其毒性较强，二者的TI（毒性指数）值分别达到2.8和2.7。以狗肾细胞为宿主，将苦石莲的石油醚萃取物、三氯甲烷萃取物、醋酸乙酯萃取物、正丁醇萃取物和水溶部位以及回收率较大的caesalmin C作为抗流感甲型病毒活性筛选的备份，测定样品的CPE。结果表明苦石莲醋酸乙酯萃取物和caesalmin C对抗流感甲型病毒活性最强，正丁醇萃取物最差。从它们的TC_{50}来看，石油醚萃取物、氯仿萃取物、醋酸乙酯萃取物、水溶部位和caesalmin C相差不大，但比正丁醇萃取物小得多，表明在相同条件下，正丁醇萃取物使实验病毒细胞中毒的机率要远远小于其他5种备份。醋酸乙酯萃取物、水溶部位和caesalmin C的SI选择指数均大于1，说明它们的安全性良好。

7. 抑菌作用 苦石莲95%乙醇提取物对大肠杆菌、金黄色葡萄球菌、绿脓杆菌和镰刀菌有抑制作用，尤其对绿脓杆菌的抑菌效果较好，最低抑菌浓度（MIC）为0.25%，最低杀菌浓度（MBC）为0.5%。

8. 抗肿瘤作用 苦石莲蛋白对小鼠黑色素瘤细胞（B16）的体外增殖有明显抑制作

用，呈现出明显的量－效关系和时－效关系。作用48小时，该蛋白对B16细胞的半抑制浓度（IC_{50}）约为136微克／毫升。另外，苦石莲中的minaxin A化合物对人肝癌细胞HepG2也表现出一定的生长抑制作用，其IC_{50}为（56.8±1.2）微摩尔升。

【不良反应】本品内服有刺舌麻喉感，令人欲呕。

【附注】

1. 注意 脾肾虚寒者慎服。

2. 品种情况 本品长期以来，作为石莲子与睡莲科植物莲 *Nelumbo nucifera* Gaertn 的干燥成熟果实（商品称甜石莲或石莲子）混用，甜石莲子性平、甘淡。清心、开胃。用于呕吐，泻痢。功效与苦石莲子不同，应注意区别。

3. 药用部位 南蛇簕的根、苗、茎、叶亦供药用。根能清热，解毒，散瘀。用于外感发热发热，痧症，风湿骨痛，疮伤，跌打损伤。其切片含于口中，徐徐吞咽口水，可治诸骨鲠喉。苗功能泻热，祛瘀解毒。用于风热感冒，湿热痧气，跌打损伤，瘰疬，疮肠肿毒。茎、叶功用同根。

参考文献

1. 李景新，蒋三员，唐荣德，等．南蛇筋抗眼镜蛇毒的实验研究．蛇志，2006，18（2）：96～97.

2. 蒋三元，罗治华，张健民，等．南蛇簕抗细菌内毒素作用的实验研究．中国医药导报，2006，3（30）：148.

3. 郭美仙，刘明，施贵荣，等．苦石莲对小鼠急性实验性肝损伤的保护作用．时珍国医国药，2009，20（11）：2786.

4. 邹忠杰，龚梦鹃．苦石莲提取物抗炎镇痛作用的实验研究．时珍国医国药，2009，20（12）：3016～3017.

5 黄明堦，陈燕丹，魏道智．苦石莲化学成分及药理活性研究进展．中国现代中药，2010，12（1）：11.

6. 余旭亚，李涛，汪帅，等．南蛇勒提取物抑菌作用研究．昆明理工大学学报，2006，31（3）：69.

7. 李涛，余旭亚，陈云俐．苦石莲蛋白分离纯化及抗肿瘤作用探讨．昆明理工大学学报，2008，33（6）：91～93.

8. 叶焕优，唐荣德，蒋三员，等．南蛇簕外用治疗带状疱疹的临床观察．中国中西医结合皮肤性病学杂志，2005，4（2）：105.

◎苦瓜干

Kuguagan

【别名】凉瓜干、癞瓜干（《广东中药志》），凉瓜（《广州植物志》），锦荔枝、癞葡萄、红姑娘（《广东省中药材标准》），癞瓜（《民间常用草药汇编》），红羊（《泉州本草》）。

【来源】为葫芦科植物苦瓜 *Momordica charantia* Linn. 的果实。夏、秋季选取青绿色果实，纵切成厚约5毫米的片块，晒干。我国各地有栽培，我省以佛山、南海、广州市郊出产较多。

【药材性状】干燥的苦瓜片呈椭圆形或矩圆形，厚约2~8毫米，长3~15厘米，宽0.4~2厘米，全体皱缩，弯曲，果皮浅灰棕色，粗糙，有纵皱或瘤状突起，中间有时夹有种子或种子脱落后留下的孔洞，质脆，易断，气微味苦。

【性味与归经】苦，寒。归心、脾、胃、肝经。

【功能主治】清热解毒，清热解暑，清肝明目，健胃。用于热病烦渴引饮，中暑发热，湿热泄泻、痢疾，肝热目赤疼痛，痈肿丹毒，恶疮。现代有用于糖尿病，艾滋病，便秘，清肝，抗衰老，护肤美容，减肥，青春痘，肾结石，寄生虫病，湿疹，皮炎，痤疮感染，烫伤，毒虫咬伤，消化道溃疡，鹅掌风，便血，风火牙痛，痱子。

【用法用量】内服煎汤，6~15克，鲜品30~60克，或煅存性研末。外用适量，鲜品捣敷，或取汁涂。

【药理作用】

1. 抗菌作用 苦瓜提取液（5克/毫升）对11种165株革兰氏阳性球菌、革兰氏阳性杆菌和革兰氏阴性杆菌具有抗菌作用，其最低抑菌浓度（MIC）与最低杀菌浓度（MBC）均在250~2500毫克/毫升范围。苦瓜液虽对白色念珠菌无作用，仍不失为一种广谱抗菌剂。对肉类食品具有抑菌防腐作用。

2. 抗炎作用 苦瓜提取液10克/公斤、5克/公斤均能抑制小鼠耳廓及腹腔毛细血管通透性，对大鼠角叉菜胶所致足肿胀1、3、5、8、24小时各个时间均有明显抑制作用，并能抑制大鼠棉球肉芽肿，说明苦瓜提取液具有抗炎作用。

3. 降脂作用 STZ所致糖尿病大鼠血清中非酯化胆固醇和磷脂水平是正常对照组的2倍，甘油三酯（TG）水平是对照组的4倍，高密度脂蛋白－胆固醇（HDL－c）水平是对照组的50%。以苦瓜果汁对上述糖尿病大鼠进行治疗可使血清中非酯化胆固醇、磷脂及TG水平降低，HDL－c水平升高，趋于正常水平。实验中同时发现STZ致糖尿病大鼠肝脏和肾脏TG水平与正常对照组相比降低，表明这些组织中脂质流动性增加或游离脂肪酸的摄取和贮存能力下降，由此引起血清中TG和磷脂的增加。苦瓜醇提物给STZ致糖尿病大鼠灌胃服用，与对照组相比，STZ致糖尿病大鼠的TG水平明显降低，HDL－c水平显著升高。苦瓜对STZ致糖尿病大鼠有降低脂质水平的作用，此作用很可能是通过肝脏等组织对TG、胆固醇及磷脂的代谢和增加胰岛素分泌及作用来介导。苦瓜的治疗可使糖尿病大鼠胰腺分泌胰岛素增加，胰岛素能激活脂蛋白酶，水解脂蛋白结合的TG。

4. 抗病毒作用 含有鸟苷酸环化酶抑制成分的苦瓜水提物具有抗病毒作用，经部分纯化的该成分对BHK－21细胞（从仓鼠肾脏衍生的细胞系）有抑制作用，对疱疹口炎病毒的斑块形成也有抑制作用，并有剂量依赖性，加入该制剂30分钟，对病毒和宿主细胞RNA和蛋白质合成即有抑制作用，经测定，这一有效成分系一单体，相对分子质量约40 000，对煮沸敏感，对胰蛋白酶处理也敏感，对核糖核酸酶和脱氧核糖核酸酶不敏感。苦瓜中所含能使核糖体失活的蛋白质（RIP），在体外，对感染单纯疱疹病毒－1（HSV－1）或脊髓灰质炎病毒Ⅰ的人类上皮细胞－2（HEP－2）具有明显抗病毒作用，表现为减少病毒产生。减少 HSV－1 斑块形成，对感染细胞蛋白质合成的抑制比非感染细胞显著，提示 RIP 抑制了病毒感染细胞蛋白质的合成，从而损害了病毒复制，而且 RIP 更易进入感染细胞。近年报道，从果实中分离得一种人类免疫缺陷病毒（HIV）的新抑制剂，定名为 MAP_{30}（Momordica Anti－HIV Protein）是一种碱性蛋白质，分子量约 30kDa，可剂量依赖性抑制无细胞 HIV－1感染和复制。提 MAP_{30}可能是治疗 HIV－1 感染的一种有效治疗剂。

5. 对免疫功能的影响 小鼠单次注射无毒性的微克剂量 MIC 时，可延迟同种移植的皮肤排斥反应，抑制脾细胞对刀豆球蛋白（ConA）和植物血凝素（PHA）的反应，但对细菌脂多糖（LPS）引起的反应则无抑制作用，还能消除 T 细胞依赖性抗原（绵羊红细胞）引起的空斑形成细胞（PFC）反应，也能减少自然杀伤（NK）细胞活性，增加巨噬细胞介导的自发性细胞毒作用。在体外，MCI 在不产生细胞毒浓度时，可抑制琳巴细胞对 PHA 和 ConA 反应，但不抑制对 LPS 的反应，也能明显增加巨噬细胞依赖性细胞毒作用。

6. 抗氧化作用 苦瓜皂苷能显著降低剧烈运动后各组织 MDA 升高且有剂量效应。能显著升高各组织 SOD 活力。还能明显升高血清，肝脏中 GSH－P_x 活力。苦瓜子蛋白 SOD 活性为 16.7iu/mgpr，具有抗氧化作用。四氧嘧啶糖尿病家兔［n＝6，（2.8±0.22）公斤］苦瓜汁灌胃 13 天（2 毫升/次，2 次/天），结果血清 NO 含量［（21.1±2.133）微摩尔/升］显著低于非用药对照［（25.714±2.934）微摩尔/升］，而心、肝、肾组织中的 GSH－Px（谷胱甘肽过氧化物酶）活性高于对照 50% 以上。提示苦瓜汁具有清除 NO 自由基，提高糖尿病家兔抗氧化酶系统活力的能力。

7. 抗生育作用及堕胎作用 苦瓜蛋白成分具有抗精子正常发育的作用，能使雄鼠睾丸缩小。曲细精管生精上皮细胞受损，细胞内 RNA 含量减少，给药组受孕率、产仔率与对照组比较有显著差异（$P<0.01$）。狗每日服苦瓜果实醇提物 1.75 克，共 60 天，可使睾丸重量明显减轻，副睾重量未有改变，75% 细精管完全缺乏 1～8 步精细胞，睾丸中 RNA、蛋白质、唾液酸和酸性磷酸酶均减少，而胆固醇含量却升高，可产生不育。α、β－苦瓜素都能引起怀孕小鼠的早期和中期流产。在早期器官发育阶段，2 种苦瓜素都具有致畸作用，这一时期的致畸作用可能是由于苦瓜素对内脏卵黄素的毒害作用所致。α－苦瓜素终止怀孕的机理，因怀孕时间的不同而有所差异，在怀孕早期可影响到桑葚胚的发育而终止妊娠，后期主要对滋养层细胞起毒害作用。β－苦瓜素对早期孕鼠的堕胎作用是由于它抑制了内胚层分化导致。

8. 抗艾滋病作用 苦瓜提取物可抑制 HIV 蛋白质表面活性，使 HIV 在接触苦瓜提取物 4 日内抗原活性完全不能表达，有选择性地杀死被 HIV 感染的淋巴细胞和巨噬细胞。MAP30 能够抑制 HIV 感染 T 淋巴细胞、单核细胞 HIV－I 型病毒 DNA 复制，而对未感染细胞没有毒性。

9. 抗癌作用 在体外，苦瓜果实粗提蛋白质对淋巴瘤细胞（由鼠白血病病毒诱发的淋巴瘤小鼠胸腺取得，称 CBA/DI 细胞）具有细胞毒作用，有剂量依赖性，药物与细胞需接触 24 小时，但是经药物处理后的这种细胞接种小鼠后并不减少肿瘤的发生。必须先用苦瓜粗提蛋白处理 CBA/DI 细胞，用此细胞接种小鼠后再隔星期腹腔注射 1 次药物，其抗淋巴瘤作用最好。如隔星期注射苦瓜粗提蛋白 8 微克，且淋巴瘤细胞又是预先处理过的，则淋巴瘤发生显著减少，治疗 73 天，该动物即不发生淋巴瘤，且停药 6 个月亦不发生，可以认为全部 CBA/DI 肿瘤细胞均已被杀死，苦瓜粗提蛋白也能防止小鼠接种白血病细胞 P_{388} 或 L_{1210} 引起的肿瘤，但也需要动物和瘤细胞均接触提取物。小鼠腹腔注射苦瓜粗提蛋白 8 微克，每星期 2 次共 30 天，其胸腺 T 细胞对刀豆蛋白 A（ConA）引起的［^{3}H］胸腺嘧啶脱氧核苷掺入比对照组更多更早，提示免疫功能加强可能有助于苦瓜提取物的抗肿瘤作用。苦瓜粗提物能剂量依赖性杀死人白血病性淋巴细胞，而同样剂量并不影响正常人淋巴细胞活力，其有效成分耐热，对胰蛋白酶敏感，其作用并非由于苦瓜种子中含有的植物血凝素。cGMP 与淋巴细胞增殖和白血病生成有关，白血病淋巴细胞中含 cGMP 比正常淋巴细胞高，苦瓜提取物对白血病淋巴细胞中可溶性鸟苷酸环化酶具优先抑制作用，这种抑制与其对白血病淋巴细胞优先的细胞毒作用相关。含有鸟苷酸环化酶抑制成分的苦瓜水提物在体外可阻断大鼠前列腺腺癌的生长，也可阻断［^{3}H］胸腺嘧啶脱氧核苷掺入 DNA，可抑制细胞周期 G_2+M 相，肿瘤内升高的鸟苷酸环化酶活性受抑制，肿瘤内 cGMP 水平也降低。苦瓜果实的抗白血病和抗病毒作用与其激活鼠淋巴细胞有关。从苦瓜部分纯化的一种蛋白因子可引起小鼠腹腔渗出细胞的浸润和激活，腹腔注射这种蛋白 8 微克，每星期 2 次，共 1～4 星期，经 ^{51}铬释放试验证明．这种小鼠的腹腔渗出细胞对白血病细胞 L_{1210}、P_{388} 和 MOLT－4 瘤细胞均有细胞毒作用，这种细胞毒免疫细胞是一种非粘附细胞群，能杀死对自然杀伤（NK）细胞敏感的细胞株，提示苦瓜抗白血病活性至少部分是由于激活宿主小鼠的 NK 细胞。从苦瓜提纯的一种细胞抑制因子，分子量 11000，该因子对煮沸、或用胰蛋白酶、核糖核酸酶（RNAse）、脱氧核糖核酸酶（DNAse）预处理均不敏感，该因子优先对人白血病淋巴细胞 IM_9 具有细胞抑制作用，对正常组织培养细胞优先抑制 RNA 合成，对蛋白质合成也有一定抑制作用。苦瓜所含一种蛋白质称苦瓜抑制因子，一旦被影细胞（ghosts）捕捉，并与中国仓鼠卵巢细胞（CHO 细胞）融合，在约 1 纳克/毫升（3×10^{-11} 摩尔/升）就能抑制克隆形成，这种蛋白如呈游离状态，则必须大于 1 微克/毫升浓度时才有作用。从苦瓜分离提纯的一种 I 型核糖体失活蛋白（momordin）如与一种抗 CD_5 的单克隆抗体连接可形成一种免疫毒素。在体外，这种免疫毒素对外周血单核细胞（PBMC）和人 T 细胞 Jurkat 白血病细胞可抑制蛋白质和 DNA 合成。它对 PBMC 的作用非常强（$IC_{50}=1\sim10^9$ 摩尔/升），而且不受血液成分的影响。整体试验中，可明显抑制先天性无胸腺小鼠（nu /nu）Jurkat 白血病的发生。提示这种免疫毒素可能用于 CD_5 阳性白血病和淋巴瘤的治疗。Momordin 通过其二硫键与 anti－Thy1. 1 单克隆抗体（OXT）连接形成的免疫毒素，在体外，对小鼠淋巴瘤细胞株 AKR－A 具细胞毒作用，也能抑制其蛋白质合成，IC_{50} 为 1×10^{-9} 摩尔/升。Momordin 与小鼠 $IgG_{2\alpha}$ 单克隆抗体 Fib_{75} 通过二硫键连接形成的免疫毒素，对表达有 Fib_{75} 识别抗原的人膀胱癌细胞有毒性作用。其抑制［^{3}H］亮氨酸参入 IC_{50} 为 $1\times10^{-10}\sim8\times10^{-10}$ 摩尔/升。大鼠静注这种免疫毒素，其药动学符合二室开放模型，其 a 相半衰期为 0. 35～0. 71 小时，β 相半衰期 7. 5～8. 6 小时，苦瓜所含可使核糖体失活的蛋白质又名苦瓜抑制因子（MCI），如与重组仙台病毒包膜（RSVE）结合，其核糖体失活作用及病毒包膜糖蛋白活性均不受影响，但却变成细胞毒，其抑制红白血病细胞蛋白质合成的 IC_{50} 为 0. 5 纳克/毫升，而单纯的 MCI 对完整未受损细胞则无作用。

10. 抗心肌炎作用 观察苦瓜蛋白对柯萨奇3型病毒（CVB3）感染SD大鼠心肌细胞致病毒性心肌炎心肌细胞模型的保护作用，苦瓜蛋白的ED值为0.045毫克/毫升，80、40、20、10克/毫升苦瓜蛋白可显著提高心肌细胞PBC、降低病毒的复制，80、40微克/毫升苦瓜蛋白可减少CPE，降低心肌酶水平。表明苦瓜蛋白对感染CVB3的心肌细胞有较强的保护作用。

11. 降血糖作用 正常饥饿大鼠服苦瓜果汁250毫克/只，120分钟后血糖显著降低，服果汁甲醇提取物250毫克/只也有降血糖倾向，但只有服无皂苷甲醇提取物（150毫克/只）才具有统计学显著性的降血糖作用。全植物的甲醇提取物（250毫克/只）对血糖却有升高倾向，而全植物的无皂苷甲醇提取物（150毫克/只）则可显著升高血糖。正常大鼠灌服葡萄糖可升高血糖。如在灌服前45分钟。服苦瓜汁，对升高的血糖也有明显的降血糖作用。对链脲菌素诱导的糖尿病大鼠（IDDM模型，胰岛β－细胞被完全破坏），于注射链脲菌素后第7日，其基础血糖浓度可达25～30毫摩尔/升，给葡萄糖负荷后，其血糖升高的百分率比正常大鼠和NIDDM模型大鼠（亦为链脲菌素诱发的糖尿病模型，但β－细胞功能未完全破坏）低得多。苦瓜汁甲醇提取物对IDDM模型大鼠饥饿血糖和葡萄糖负荷后的血糖均无明显降血糖作用。NIDDM模型大鼠的饥饿血糖只有轻度升高，提示β细胞功能存在。苦瓜汁无皂苷甲醇提取物对其饥饿血糖和葡萄糖负荷后血糖均有明显降血糖作用。结果提示，苦瓜果肉中可能含有非皂苷元降糖化合物，其降糖作用可能通过改善β细胞的胰岛素分泌或改善胰岛素的作用。正常及链脲菌素产生的糖尿病大鼠口服苦瓜95%乙醇提取物，对饥饿18小时后的血糖均有明显降低作用，肝脏葡萄糖－6－磷酸酶和果糖－1，6二磷酸酶活性也有明显抑制作用，但对红细胞和肝脏葡萄糖－6－磷酸脱氢酶（G－6－PD）活性则有升高作用。结果提示，苦瓜提取物一方面通过抑制糖异生酶类（葡萄糖－6－磷酸酶和果糖－1，6－二磷酸酶）抑制葡萄糖合成，另一方面通过激活G－6－PD增加葡萄糖氧化。链脲菌素产生糖尿病的大鼠，口服苦瓜甲醇提取物30毫克/公斤，可使血糖浓度降低25%，其他部分中以正丁醇可溶部分降血糖最有效，10毫克/公斤和30毫克/公斤可分别降低血糖26%和34%，口服30毫克/公斤对口服葡萄糖耐受试验可抑制初期血糖的升高，也可明显抑制腹腔注射葡萄糖引起的血糖升高。表明该植物可能含有适度非极性可溶于正丁醇的降血糖成分。正常饥饿小鼠口服苦瓜水提物4克/公斤可改善对葡萄糖的耐受性，明显降低口服和腹腔注射葡萄糖后的小鼠血糖。链脲菌素诱发糖尿病的饥饿小鼠。口服水提物4克/公斤，1小时内降低血糖，可维持3小时。水提物用氯仿提取后的残液，口服4克/公斤也能降低糖尿病小鼠血糖，氯仿溶解部分用碱性水洗的水溶部分，服0.4克/公斤对血糖无影响；而氯仿溶解部分用酸性水洗的水溶部分，口服0.008克/公斤即有缓慢的降血糖作用。苦瓜水提物在体外能促进离体胰岛的胰岛素释放。链脲菌素诱发的糖尿病大鼠服苦瓜汁10毫升/公斤30天（累计效应）或者服1次苦瓜汁后30分钟（急性效应）检测糖耐量，结果表明，服负荷量葡萄糖（50%葡萄糖10毫升/公斤）后，不论急性或累计效应，虽然血糖量比对照组有所降低，但统计学均无显著性。糖尿病大鼠血中糖化血红蛋白浓度明显高于正常大鼠，服苦瓜汁亦不能使之降低。提示苦瓜汁降血糖作用依赖于β－细胞分泌胰岛素的作用。但拉丁美洲野生的一种苦瓜，按传统制备成茶，可治疗糖尿病。正常小鼠腹腔注射其浓缩水提物，8 小时后可改善糖耐量，对链脲菌素诱发糖尿病小鼠，腹腔注射后 5 小时可降低血糖达 50%。正常小鼠口服这种提取物 13 天，亦可改善糖耐量，水提物并不改变血浆胰岛素浓度，提示其可能具有胰腺以外的作用，促进机体对葡萄糖的处理。苦瓜水溶性提取物对非胰岛素依赖的糖尿病人口服葡萄糖 50 克后可明显降低血糖，对灌服葡萄糖的正常大鼠也可降低血糖。每日食油煎苦瓜作为食物补充，亦可明显改善糖耐量。糖耐量改善与增加血清胰岛素含量无关。苦瓜果汁对成年后发生的糖尿病患者的糖耐量有显著改善，可使 73% 患者改善，其余 27% 无反应。正常兔灌服苦瓜干粉 0.25 克/公斤，不降低血糖，0.5 克/公斤可降低血糖，服药后 10 小时作用最强，1.0 克/公斤和 1.5 克/公斤也降低血糖。四氧嘧啶诱发的糖尿病兔，口服 0.25 克/公斤和 0.5 克/公斤并不明显降低血糖，1.0 克/公斤和 1.5 克/公斤则可剂量依赖性降低血糖，服药后 10 小时作用最强。四氧嘧啶诱发的糖尿病大鼠，每日服苦瓜果实粉的丙酮提取物 15～30 天，可使血糖和血清胆固醇水平降低到正常范围。用药 30 天后，即使停药 15 天，血糖也不增加。四氧嘧啶诱发的糖尿病大鼠口服苦瓜果实提取物 4.0 克/公斤共加 20 天，可达最大降血糖效应，口服生理盐水的糖尿病大鼠经 90～100 天发生白内障，服用苦瓜的大鼠不仅血糖低，而且白内障的发生较迟，约需 140～180 天。

苦瓜未成熟果实水提取物可强力刺激肥胖高血糖小鼠离体胰岛 β－细胞胰岛素的释放。这种刺激作用部分可逆，与 D－葡萄糖和其他常用的促胰岛素分泌剂不同，其作用不被 L－肾上腺素抑制。这种提取物与抑制 Ca^{2+}/H^{+} 交换的皂苷极为相似。苦瓜果汁在体外可增加大鼠组织对葡萄糖的摄取，并不增加组织呼吸，葡萄糖负荷前口服苦瓜汁可增加大鼠肝脏和肌肉肝糖原含量。各种成熟阶段的苦瓜果实均含有两种抑制性成分，一种可抑制大鼠副睾脂肪细胞己糖激酶的活性，另一种则可抑制大鼠肠段对葡萄糖的摄取。这两种抑制性成分均可用热水，热乙醇或热丙酮提取。

从苦瓜果实的酸性乙醇提取物中进一步分离得 P、F_1 和 F_2 几部分，果实的 P 部分对仓鼠脂肪细胞有抗脂肪分解和刺激［^3H］葡萄糖参入脂质的作用，含皂苷的 F_1 部分可抑制脂肪分解和［^3H］葡萄糖参入脂质，F_2 部分则增加［^3H］葡萄糖参入脂质。提示苦瓜果实中存在拟似胰岛素作用的化合物。从苦瓜果实中分离到一种降血糖肽（PolypePtide－P），最小分子量约 11000（166 个残基），皮下注射对动物和人均有显著降血糖作用。另有报道，正常成年大鼠喂饲含苦瓜（干重）0.02%、0.1% 和 0.5% 的饲料 8 星期，并无降血糖作用，而血清胆固醇水平却有显著降低。

12. 其他作用 用微核试验证明苦瓜绿色果实含有抗突变有效成分。苦瓜制剂在体外对鸡蛔虫有抗寄生虫作用，比哌嗪更有效。

13. 毒性 正常成年大鼠喂饲含 0.02%、0.1% 和 0.5% 苦瓜（干重）饲料 8 星期，对动物进食、生长和器官重量无不良影响，血常规也正常。狗服苦瓜果实醇提取物每日 1.75 克，共 60 天，对体重无明显影响，血清丙氨酸转氨酶、碱性和酸性磷酸酶，血清蛋白、胆固醇、胆红素、磷脂、三酰甘油、游离胆固醇、磷酸肌酸、血糖、血中尿素均在正常范围，非酯化脂肪酸升高，除白细胞轻度上升外，血常规无异常。苦瓜提取液小鼠急性毒性 LD_{50} 大于 60 克/公斤，属无毒类。长期毒性苦瓜提取液 2、4、8 克/公斤服用 45

天及90天，各种生化指标测定及病理学检查无异常改变，小剂量组尚且有增加食欲的作用。孕娠大鼠灌服苦瓜浆汁6毫升/公斤，引起子宫出血，并在数小时内死亡。正常的及患四氧嘧啶性糖尿病的大鼠每日灌6毫升/公斤，80% ~90%在5~23天内死亡。大鼠腹腔注射苦瓜浆汁15~40毫升/公斤，6~18小时内死亡。

【药物制剂】

苦瓜作为药食同源的植物，具有较高的药用价值和保健价值。应加强苦瓜单味中药及配伍方剂的临床研究。苦瓜的药理及化学成分进展较迅速，与此相应的制剂开发，形成商品亦严重不足，应加强其制剂产品的研究，今后可以开发苦瓜抗糖尿病、抗肿瘤、抗艾滋病的新药，苦瓜在抗生育方面也显示了作为非激素类避孕药物开发的潜力，因而具有进一步的研究价值。于此同时还应加强开发苦瓜系列保健品。

1. 苦瓜栓（自制制剂）

组成：苦瓜。

主治：用于妇科阴道炎，宫颈直肠转移，直肠癌，痔疮，浮肿，坐骨神经痛，感冒发热等。

2. 苦瓜降糖胶囊（411医院制剂）

组成：苦瓜。

主治：降血糖。用于Ⅱ型糖尿病。

3. 复方苦瓜霜（祖传秘方）

组成：苦瓜霜30克，黄连10克，薄荷10克，明矾5克，青黛15克，僵蚕20克，牙硝15克，硼砂（煅）5克，冰片5克。

主治：用于慢性咽炎等。

用法用量：将复方苦瓜霜制成喷雾剂型，直接喷入患者咽喉部，每次喷射2下，给药量约100毫克，每日早、中、晚饭各1次。

临床疗效：治疗慢性咽炎治愈率为60.0%，有效率为93.3%。

4. 苦瓜含片

组成：苦瓜、甘露醇、糊精、水果香精、天然色素、硬脂酸镁。

功能主治：调节血脂，降低甘油三酯、胆固醇，提高高密度脂蛋白。用于糖尿病。

用法用量：一次2片，1日3次含服。

5. 苦瓜疣净灵

组成：苦瓜、小蓟、丹皮等药0.36克。

主治：用于扁平疣等。

用法用量：口服，一次8片，1日4次。

疗效观察：治疗109例扁平疣患者，痊愈45例，显效56例，有效3例，总有效率95.4%。

6. 苦瓜降糖颗粒

组成：苦瓜、葛根、黄芪、牛膝、玄参等。

功能：用于调节血糖等。

7. 苦瓜茶

组成：苦瓜与绿茶按规定比例精制而成。

功能主治：清热解毒，清心明目。用于暑热烦渴，小便不利，风热赤眼。

8. 双瓜降糖胶囊

组成：苦瓜干、南瓜干、黄芪、猪胰等。

功能主治：益气生津，健脾润燥，滋肺固肾，滋阴降火，降糖。用于糖尿病。

9. 新型苦瓜凉茶

组成：最佳成分配比苦瓜：冰糖：桔皮：山楂＝4.6875：3.125：1.25：0.9375。

功能：降血糖，抗癌，抗病毒，抗氧化，增强免疫力等。

10. 清热凉茶（冲剂）

组成：苦瓜干、淡竹叶、鸭脚木、白茅根、连翘、榕树须、水翁花、木蝴蝶、猪笼草、岗梅、相思藤、凤尾草、布渣叶、甘草、广金钱草。

功能主治：清热解暑，祛湿消滞。用于感冒发热，口舌臭苦，大便秘结。

用法用量：煎服或冲剂。茶剂一次1包，1日1～2次；冲剂一次20克，1日1～2次。

11. 其他制剂 目前已开发出多种以苦瓜为主料或辅料的食品和饮品：低糖苦瓜蜜饯、苦瓜酸牛奶、苦瓜啤酒、苦瓜保健饮品等。

【不良反应】有文献报道，β－苦瓜素和α－苦瓜素均有致流产作用，另外苦瓜提取物能会引起短期腹泻。也有资料显示苦瓜可导致儿童低血糖昏迷和癫痫，有豆类中毒样症状以及加重头痛程度。

【附注】

1. 注意 脾胃虚寒者慎服。

2. 药用部位 本植物的根（苦瓜根）、茎（苦瓜藤）、叶（苦瓜叶）、花（苦瓜花）、种子（苦瓜子）亦可供药用。

参考文献

1. 田亚维．苦瓜的研究进展．医学信息，2002，15（10）：619.

2. 刘霞，李生才，冯长根，等．苦瓜的研究进展．中药材，2002，25（3）：211～213.

3. 张晨，郭晓蕾，翟旭峰，等．苦瓜保健功能的研究进展．湖南中医杂志，2008，24（6）：98～101.

4. 田国平，李双杰，郭棋，等．苦瓜蛋白对科萨奇3型病毒感染大鼠心肌细胞的保护作用．南华大学学报·医学版，2009，37（5）：508～511.

5. 沈旭丽．苦瓜的保健药用价值．中国食物与营养，2006，（2）：59～60.

6. 鲍淑娟，李淑芳，黄能慧，等．苦瓜的毒性研究．贵州中医学院学报，1995，17（3）：43～45.

7. 黎锦城．苦瓜的抗炎作用．中药材，2001，24（7）：508～509.

8. 陈红琳．苦瓜的药理研究概况．中华医学写作杂志，2002，9（18）：1504～1505.

9. 严启新，罗天浩．苦瓜的研究及开发思考．时珍国药研究，1997，8（4）：31.

10. 孙文献，吴宁．苦瓜口含片－调节血糖新发现．糖尿病之友，2003（4）：23.

11. 陈厚平，肖新成．复方苦瓜霜治疗慢性咽炎疗效观察．中医药临床杂志，2006，18（3）：270.

12. 陈永祥，卢娟，张洪礼，等．苦瓜茶的药效学．中国医院药学杂志，2000，20（9）：541～542.

13. 杜常俊．苦瓜栓疗效观察．新中医，1990，11（7）：28～29.

14. 罗光胜，李湘云．苦瓜疣净灵治疗扁平疣．湖北中医杂志，1999，21（10）：159.

15. 李宁，张丽娟，何玲利．苦瓜降糖颗粒的质量控制研究．现代中药研究与实践，2004，18（2）：40～41.

16. 黄小琴，杨延莉，施云星，等．苦瓜降糖胶囊降血糖作用的研究．医学实践杂志，2002，20（3）：136～137.

17. 谭建宁，黄冠宇．双瓜降糖胶囊质量标准研究．时珍国医国药，2003，14（5）：259～261.

18. 侯兰芳，常浩．新型苦瓜凉茶的研制．中国食物与营养，2007，（4）：41～43.

19. 何启平．苦瓜的化学成分及综合利用．河北农业科学，2009，13（2）：157～159.

20. 陆建锋，宋新波，马百平．苦瓜的现代研究概况．中国中医药杂志，2008，6（5）：20～23.

◎苦地胆

Kudidan

【别名】土柴胡、马驾百兴(《生草药性备要》)，草鞋底(《岭南采药录》)，地胆草(《岭南草药志》)，土公英、地胆头(《岭南中草药撮要》)，磨地胆(《实用临床草药》)，苦龙胆草(《滇南本草》)，天芥菜、鸡疴粘(《纲目》)，牛插鼻、铁灯台、披地挂、地枇杷、牛托鼻(《福建民间草药》)，土蒲公英、吹火根、毛兜细辛(《广西中兽医药用植物》)，铺地娘(《南宁市药物志》)，铁扫帚、铁箸杯、铁丁镜、一针刺(《闽东本章》)，铁灯柱、毛刷子(《江西民间草药验方》)，地苦胆（广西《中草药新医疗法处方集》)，兔耳风(《贵州草药》)，草鞋根(《北海民间常用中草药手册》)，理肺散、铺地丹(《云南思茅中草药选》)，牛吃埔、铁灯盏(《全国中草药汇编》)，儿童草(《浙江药用植物志》)，假蒲公英（广东、广西）。

【来源】为菊科植物地胆草 *Elephantopus scaber* Linn. 或白花地胆草 *E. tomentosus* Linn. 的干燥全草。夏秋季采收。拔取全草，洗净晒干。地胆草分布于我省各地及我国东南部及西南部各省区，白花地胆草分布于我省中部以南地区及海南、广西等省区。

【药材性状】本品全长 15～40 厘米。根茎长 2～5 厘米，直径 0.5～1 厘米；具环节，密被紧贴的灰白色茸毛，质坚，不易折断，断面黄白色，根茎下簇生多数皱缩须根，棕褐色，具不规则的纵皱纹。茎圆柱形，常二歧分枝，密被紧贴的灰白色粗毛。叶多基生，展平后完整叶呈匙形或倒披针形，长6~15厘米，宽1~5厘米，黄绿色至绿褐色，具较多腺点，先端钝或急尖，基部渐狭，边缘稍具钝齿；两面均被紧贴的灰白色租毛，幼叶尤甚，叶柄短，稍呈鞘状，抱茎；茎生叶少而小。气微，味微苦。

【性味与归经】苦、辛，寒。归肺、肝、肾经。

【功能主治】清热解毒，凉血止血，利水消肿。用于血热吐血，衄血，湿热淋浊，脚气水肿，湿热黄疸，咽喉炎，扁桃体炎，眼结膜炎，肾炎水肿，月经不调，白带，疮疖，湿疹。外用治痈肿疔疮，蛇虫咬伤。现代有用于鼻出血，尿闭，腋下生肿毒，丝虫病，牙痛等。

【用法用量】15~30克（鲜品加倍），水煎服。外用适量，煎水熏洗或取鲜品捣烂敷患处。

【药理作用】

1. 抗菌作用 应用苦地胆注射液（水煎浓缩后乙醇提取液，再加醋酸铅去掉沉淀制成）作体外抑菌试验（纸片法，每纸片含生药量约为30毫克），对金黄色葡萄球菌和大肠杆菌有抑制作用。用平板倾注法，每15毫升含生药18~24克时，对大肠杆菌、绿脓杆菌、伤寒杆菌、痢疾杆菌以及金黄色葡萄球菌均有抑制作用。固体培养基抑菌实验结果地胆草全草提取物的抑菌直径金黄色葡萄球菌为（16.58±1.32）毫米，藤黄八叠球菌为（15.21±0.79）毫米，乙型溶血性链球菌为（14.37±1.23）毫米，肺炎双球菌为（13.28±1.35）毫米，绿脓杆菌为（11.27±2.18）毫米，大肠杆菌为（12.47±1.65）毫米，与生理盐水组比较，P均<0.01。

2. 抗炎作用 苦地胆煎剂以10克/公斤给大鼠灌胃，对大鼠蛋清性关节炎有抑制作用；乙醇制剂5克/公斤灌胃，对甲醛性关节炎亦有抑制作用。白花地胆草煎剂10克/公斤给大鼠灌胃，对其蛋白性关节炎有较强的抑制作用。采用二甲苯致小鼠耳廓肿胀、1%角叉菜胶大鼠足跖肿胀及棉球肉芽肿试验观察其抗炎作用。结果显示，地胆草全草提取物的中、大剂量组（0.2、0.4克/公斤）对各期炎症均有明显的抑制作用，抗炎强度优于阿斯匹林组（P<0.05）。

3. 抗肿瘤作用 苦地胆全草所含的去氧地胆草内酯对大鼠瓦克肉瘤256（W_{256}）有显著的抑制作用。白花地胆草内酯及地胆草新内酯体内外对鼻咽癌（KB）细胞有细胞毒活性。地胆草内酯在体外对KB细胞半效抑制浓度为0.28~2.0微克/毫升；对小鼠白血病P_{388}有显著抑制作用。地胆草倍半萜内酯化合物scabertopin（1）和isodeoxyelephantopin（2）在体外对SMMC-7721、Hela和Caco-2三种肿瘤细胞增殖有显著的抑制作用，且呈一定剂量依赖关系。二者抑制SMMC-7721细胞增殖的IC_{50}值分别为29.27和9.54uM；抑制Hela细胞增殖的IC_{50}值分别为22.19和25.39uM；抑制Caco-2细胞增殖的IC_{50}值分别为35.99和25.76uM。时效性实验还显示（2）对Hela细胞增殖的抑制作用呈时间依赖关系。（2）浓度100uM作用Hela细胞48小时，琼脂糖凝胶电泳显示明显的细胞凋亡“梯状”条带（DNA ladder），提示isodeoxyelephantopin抑制Hela细胞作用是通过诱导其凋亡。

4. 毒性 小鼠腹腔注射苦地胆注射液30克（生药）/公斤（相当于成人用药1250

倍），家兔静脉注射7.5克（生药）/公斤，未引起毒性反应或死亡。家兔肌内注射时，未发现局部肌肉充血、坏死等现象。体外溶血试验，未发现解血现象。

【药物制剂】地胆草在我国南方地区分布较广泛，资源丰富，具有较高的开发利用价值，目前于民间使用。

1. 清喉消炎颗粒（广州医学院第三附属医院协定处方而制成的制剂）

组成：地胆草、甘草、板蓝根等。

功能主治：消炎解毒。用于咽喉炎，扁桃体炎，声音嘶哑，感冒咳嗽等症。

2. 地胆头注射液（广州市红十字会医院制剂）

组成：地胆头。

功能主治：清热解毒，凉血消肿。用于婴幼儿秋季腹泻。

3. 感冒安片

组成：地胆草、野菊花、水杨梅、千里光、倒扣草、佛手、对乙酰氨基酚、马来酸氯苯那敏、咖啡因。

功能主治：解热镇痛。用于感冒引起的头痛发热，鼻塞，咳嗽，咽喉痛。

用法用量：口服，一次4片，1日3次。

4. 扑感片

组成：地胆草、苍耳草、山葡萄、紫苏油、对乙酰氨基酚、马来酸绿苯那敏。

功能主治：辛温解表，疏散风寒。用于风寒型感冒，流行性感冒所引起的头痛身酸，畏寒发热，喷嚏，流涕，咳痰稀白等症。

用法用量：口服，一次4片，1日2~3次，或遵医嘱。

5. 上感清炎片

组成：地胆草、岗梅、板蓝根、甘草。

功能主治：清热解毒。用于感冒发热，腮腺炎，咽喉炎，扁桃体炎，气管炎。

用法用量：口服，一次5片，1日3次。预防用量，1日1~2次。

6. 扑感片

组成：地胆草1000克，苍耳草800克，紫苏600克，山葡萄1600克。

功能主治：辛温解表。用于感冒、流感等风寒型，畏风寒，发热（或无热），无汗（或少汗），鼻塞，流涕，喷嚏，头痛，四肢疲倦，口不渴，咳嗽，呕吐等症。

用法：口服，每次4~6片，1日2次。

7. 妇炎净胶囊（颗粒）

组成：地胆草、苦玄参、当归、鸡血藤、两面针等

功能主治：清热祛湿，调经止带。用于湿热蕴结所致的月经不调，痛经；附件炎，盆腔炎，子宫内膜炎。

用法用量：胶囊：口服，一次3粒，1日3次。

【附注】

1. 注意 孕妇慎用。

2. 品种情况 由于苦地胆在广东部分地区（包括港澳地区）习称“土公英”，因而出现以未抽花葶前的全草混充蒲公英 *Taraxacum mongolicum* H. –M. 应用的情况。

参考文献

1. 曹晖，刘玉萍，毕培曦．中药苦地胆的本草学研究．中国中药杂志，1997，22（7）：388.

2. 何国昌，董玲婉，阮肖平，等．地胆草全草提取物抗菌消炎作用的实验研究．中国中医药科技，2008，15（3）：191.

3. 梁侨丽，龚祝南，绪广林，等．地胆草倍半萜内酯化合物体外抗肿瘤作用的研究．天然产物研究与开发，2008，(20)：436.

4. 方锦霞，严鹏科，江莲娣，等．清喉消炎颗粒质量标准研究．检验医学与临床，2009，6（12）：931.

5. 陈进军，聂芳红，刘勇，等．改良地胆头注射液的试制及其质量检测．中兽医医药杂志，2009，(2)：47.

◎苦苣菜

Kujucai

【别名】苦菜、苦荬（《广东中药志》第二卷），荼草、选（《神农本草经》），游冬（《名医别录》），苦马菜（《滇南本草》），老鸦苦荬（《医林纂要·药性》），滇苦菜（《植物名实图考》）。

【来源】为菊科植物苦苣菜 *Sonchus oleraceus* Linn. 的全草。冬、春、夏三季均可采收，鲜用或晒干。分布于我省各地及全国大部分地区。

【药材性状】全草长 30～100 厘米。根纺锤形，淡黄白色。茎草质，淡紫红色，上部有腺毛。叶皱缩，长圆状广披针形，长 7～20 厘米，宽 2.5～5 厘米，叶面深绿色，叶背色较浅，展平后呈羽状深裂，大头状羽状全裂或羽状半裂，顶裂片大或顶端裂片与侧生裂片等大，叶缘有刺状尖齿，下部的叶片有翅，基部扩大抱茎。茎顶常有残留头状花序，花序梗和总苞片外表面有褐色槌状毛。气无，味微苦。

【性味与归经】苦，寒。归心、脾、胃、大肠经。

【功能主治】清热解毒，凉血止血，利湿。用于肠炎，湿热黄疸，痢疾，血淋，咽喉肿痛乳腺炎，痔漏，吐血，衄血，咯血，便血，尿血，崩漏。外用治疗疮，痈肿，毒蛇咬伤。现代有用于眼结膜炎，痔疮等。

【用法用量】6～9 克，水煎服。外用适量，研末调敷或取鲜品捣烂敷患处。

【药理作用】

1. 护肝作用　从苦苣菜中分离得到的齐墩果酸甲酯和 1－氧－亚油酰基羽扇醇对乙肝病毒 e 抗原（HBeAg）表达有微弱的抑制作用，抑制率分别为 15% 和 12%。有研究发现苦苣菜水煎液对 CCl_4 肝损伤有显著保护作用，能够显著对抗 CCl_4 肝损伤小鼠的 SGPT 升高，升高小鼠的肝糖原含量，缩短其巴比妥钠睡眠时间，并有显著地促进胆汁分泌，促进肝再生作用，从而减轻肝细胞损伤的病理过程。其机理可能是通过对抗脂质过氧化以及提高机体的能量贮备，从而表现出对肝细胞的保护作用。苦苣菜总黄酮能降低由 CCl_4

所致 GPT、GOT 升高，也可降低乙醇所致 GPT 值升高，减轻乙醇所致肝脏 GSH 的耗竭，可明显降低 CCl_4所致小鼠肝组织的病理改变，公而认为苦苣菜总黄酮对 CCl_4、乙醇所致的肝损伤有明显的保护作用。

2. 抗肿瘤作用 全草（产于澳大利亚）含抗肿瘤成分，在小鼠大腿肌肉接种肉瘤 S_{37} 后第 6 日，皮下注射苦菜的酸性提取物，6～48 小时后杀死小鼠，肉眼及显微镜观察，均可看见肉瘤受明显的伤害（出血、坏死等）。苦苣菜乙醇提取物在 300～700 毫克·公斤$^{-1}$剂量下给予阿利克腹水瘤小鼠有明显的抑瘤作用。苦苣菜的乙醇提取物对小鼠黑素瘤细胞有明显的诱导分化活性。其中活性成分可能为羽扇豆醇。以多种浓度的羽扇豆醇处理 B162F2 细胞 72 小时，测定细胞生长和黑色素含量，发现羽扇豆醇浓度超过 5uM 时，能促进黑色素生物合成，浓度为 205uM 时抑制黑色素细胞的增殖；浓度达到 50uM 时细胞也没有脱离，维持率 >95%，故羽扇豆醇对 B162F2 细胞的作用不是细胞毒作用而是诱导分化作用。

3. 心血管系统作用 苦苣菜水提液静脉及腹腔注射可降低正常家兔的血压，腹腔注射可降低正常家兔的血压，腹腔注射可对抗肾上腺素的升压作用。对家兔血管有直接扩张作用。灌胃给药可降低小鼠食饵性及腹腔注射蛋黄乳所致的高胆固醇血症。苦苣菜可明显缩短 $BaCl_2$诱发大鼠心率失常持续时间，使 CCl_4诱发小鼠室颤发生率低于对照组；有明显对抗肾上腺素诱发心率失常的作用；可延长离体兔左心房不应期，并提示其抗心率失常机理可能是通过阻断 α 受体所致。

4. 抗脑缺氧作用 采用小鼠断头、结扎双侧颈总动脉等脑缺血缺氧模型，观察苦菜总黄酮对脑缺血缺氧小鼠存活时间、断头小鼠喘息时间及脑毛细血管通透的影响；TBA 法、NBT 法测定小鼠脑缺血缺氧后脑组织 MDA 含量和 SOD 活性。结果显示，苦菜总黄酮能显著延长小鼠存活时间、喘息时间，能显著降低缺血缺氧小鼠脑毛细血管的通透性，能显著降低脑组织 MDA 含量，能显著提高脑组织 SOD 活性。表明苦菜总黄酮对小鼠脑缺血缺氧有显著的保护作用，其作用机制可能与提高 SOD 活性，降低 MDA 含量有关。

5. 清除自由基及抗氧化作用 苦苣菜水提液对 NO_2^- 和由 Fenton 反应产生的·OH 均有很强的清除作用，且在一定浓度范围内随浓度的增大而增强。在一定条件下，提取液对亚硝基和·OH 的最大清除率分别可达 75.68% 和 100%。苦菜能降低心、脑、肝、肾体外组织中 MDA 的含量，苦菜 3 种剂量（125、250、500 毫克/公斤）均有显著降低小鼠体内心、肝、脑、肾组织中 MDA 含量（$P<0.05$ 或 <0.01）；苦菜 250 毫克、500 毫克/（公斤·日），能显著提高上述组织中 SOD 活性（$P<0.05$ 或 <0.01）。表明，苦菜具有明显的体内外抗氧化作用。

6. 抗炎作用 苦菜提取物对小鼠耳肿胀、大鼠足爪肿胀有明显的抑制作用，染色皮肤面积和皮肤染料含量明显减少，对小鼠腹腔毛细血管通透性的增加有明显的抑制作用，使大鼠炎足炎症渗出液中 NO、IL－IB、TNF－α 含量显著减少，NOS 活性降低，并呈一定的量效关系。表明苦菜具有明显的抗炎作用，其抗炎作用与抗氧化和减少炎症细胞因子如 IL－IB、TNF－α 的生成有关。

7. 抗凝血作用 苦菜提取物 5.0 克/公斤、10.0 克/公斤、20.0 克/公斤剂量组小鼠、家兔的凝血时间、出血时间明显长于生理盐水组（$P<0.05$，$P<0.01$）。表明苦菜提取物

具有明显的抗凝血作用。

8. 利尿作用 苦菜根水提液大、中、小剂量组（50、25、12.5 克/公斤）对大鼠、小鼠尿量增加显著，对兔尿量增加非常显著，可使大鼠尿中钠、氯离子含量显著增加，而苦菜茎叶作用很弱。苦菜茎叶 50 毫克/公斤时，有短暂的升压作用，≥100 毫克/公斤时，有短暂的降压作用。结果表明，苦菜根有利尿作用，其作用机制可能与其抑制肾小管对水、钠、氯的重吸收，促进水、钠、氯的排出有关，苦菜茎叶大剂量对血压的作用可能与利尿作用有关。

9. 其他药理作用 另外有研究发现苦苣菜的水提醇沉物对金黄色葡萄球菌、大肠杆菌、变形杆菌和绿脓杆菌有一定的抑制作用。苦苣菜可显著延长小鼠在常压密闭环境中及结扎颈总动脉后的存活时间（P 均 <0.01）。且在相同实验条件下，苦苣菜剂量增大，作用增强，提示其能提高小鼠脑组织对缺氧的耐力。苦菜可延长饥饿小鼠的存活时间（$P<0.01$），可使小鼠游泳时间延长（$P<0.05$）。提示连续灌服苦菜水提物有明显的抗疲劳、耐饥饿作用，能提高小鼠的应激能力和适应能力。连续灌服苦菜水提物 10 天，可明显增加幼龄鼠、成年鼠的脾脏重量及胸腺重量（$P<0.05$）。

10. 急性毒性 每小鼠灌服苦菜水提物 105 克/公斤，24 小时内灌服 2 次，观察 7 天。实验期内小鼠体重增长，毛色光滑，实验结束解剖小鼠，肉眼观察心、肝、脾、肺、肾等主要器官，未见病理改变，显示苦菜没有毒性。

【药物制剂】苦苣菜其嫩茎叶可生食，也可用沸水烫一下，再换清水浸泡，除去苦味，然后凉拌或炒食。苦苣菜原是一种野生蔬菜，在我国早有食用的历史。苦苣菜已跻身于美国市场上最畅销的“十大天然药用植物”之林，并已取代蒲公英而成为防止人体中毒的卫士。苦菜具有良好的营养价值及保健作用，开发价值很大，前景十分广阔。及时开发利用，可以获得很好的经济效益、社会效益及生态效益。

【不良反应】有文献报道苦菜引起光敏性皮炎 2 例。

【附注】

药用部位 苦苣菜的根、花、种子和植株内的白色乳汁，有单味入药。根可治血淋；花与种子可治黄疸；常用苦苣菜折断后流出的白色乳汁点疣（瘊子），疣会自然脱落。

参考文献

1. 蒋雷，王国荣，姚庆强．苦苣菜属植物化学成分及药理活性研究进展．齐鲁药事，2007，26（11）：670.

2. 林敏，安红钢，白俊杰，等．苦苣菜提取液对亚硝基及 OH 清除活性的研究．中国野生植物资源，2008，27（4）：53.

3. 石青．苦苣菜的识别及药用．安徽医药，2002，6（2）：65.

4. 卢新华，谷彬，罗金荣．苦菜总黄酮对小鼠脑缺血缺氧保护作用的实验研究．时珍国医国药，2007，18（2）：399.

5. 毛国顺，时新颖．苦菜引起光敏性皮炎 2 例．蚌埠医学院学报，1997，22（1）：56.

6. 卢新华，谷彬，刘思好，等．苦菜体内外抗氧化作用的实验研究．右江医学，

2007, 35 (2): 120.

7. 卢新华, 唐伟军, 谢应桂, 等. 苦菜提取物抗炎作用的实验研究. 中国中医药科技, 2006, 13 (4): 240.

8. 卢新华, 罗金荣, 王俊杰, 等. 苦菜提取物抗凝血作用实验研究. 中国中医药科技, 2007, 23 (2): 71.

9. 卢新华, 何军山, 陈检芳. 苦菜利尿作用的实验研究. 中华中医药学刊, 2007, 25 (4): 791.

10. 卢新华, 段小毛, 彭礼硕. 苦菜的药效学实验研究. 中医研究, 1999, 12 (1): 12.

11. 郭再逢, 代海香, 索中述. 宁夏地区苦苣菜食用价值及卫生问题. 宁夏医学杂志, 2007, 29 (7): 655.

◎茅　瓜

Maogua

【别名】广东白蔹、老鼠拉冬瓜根、土白蔹（《广东中药志》第一卷），解毒草（《滇南本草》），老鼠瓜（《陆川本草》），山熊胆、金丝瓜（《南宁市药物志》），老鼠黄瓜、老鼠香瓜（《云南中草药选》），狗黄瓜、银丝莲、野黄瓜（《昆明民间常用草药》），老鼠拉冬瓜（《疟疾防治中草药选》），大种老鼠拉冬瓜（广州部队（《常用中草药手册》），天瓜（《云南中草药》），耗子瓜、小苦瓜蒌（《贵州中草药》），王瓜、土瓜、野甜瓜（《福州中草药》），山天瓜（广西），牛奶子（四川），波瓜公（海南），狗屎瓜、小鸡黄瓜（云南），野苦瓜、扣子草（《植物名实图考》），上花粉（《现代中药学大辞典》），马瓝儿（《救荒本草》）。

【来源】葫芦科植物马瓝儿 *Zehneria indica*（Lour.）Keraudren［*Melothria indica* Lour.］或茅瓜属植物茅瓜 *Solena amplexicaulis*（Lam.）Gandhi［*Melothria heterophylla*（Lour.）Cogn.］的干燥块根。全年或秋冬采挖，洗净，刮去粗皮，切片，鲜用或晒干。主产与广东、广西、福建、云南、贵州、四川等地。我省以增城、高要、三水、南海等县出产较多。

【药材性状】纵向厚片或对瓣纵切片，两端细窄，中部较宽，长3.5～8厘米，中部宽2～3.5厘米。表皮土黄色至棕黄色，光滑或略皱缩，切面粉白色至黄白色，粉性，可见少数条状的粗纤维，近两端细窄部位多呈纤维性根样。质坚脆，富粉性，易折断，折断时有粉尘飞出，在放大镜下可见断面处有很多粉状发亮的结晶体。具人尿样臭气，味淡。

【性味与归经】甘、苦、微涩，寒；有毒。归肺、胃、肝经。

【功能主治】清热解毒，祛痰利湿，散结消肿。用于肺热痰咳，湿热泻痢，肝热目赤，热淋涩痛，咽喉肿痛，风湿痹痛。外用治湿疹瘙痒，疔疮，瘰疬，热毒痈肿。

【用法用量】15～30克，水煎服。外用适量，研末调敷或煎水洗患处。

【药理作用】毒理　块根水冷浸液给小鼠单次口服 LD_{50} 为10.8克（生药）/公斤，加热后毒性未见明显减弱，LD_{50}为 11.5 克（生药）/公斤。

【药物制剂】

瘰疬膏

组成：老鼠拉冬瓜 125 克，大飞扬草 125 克，金盏银盘 64 克，旱莲草 125 克，千里光 125 克，茶油 2500 克，蒲公英 125 克，熟松香 10000 克。

功能主治：消核去瘰。用于淋巴结结核等。

用法用量：贴于患处。

【附注】

1. 注意　虚寒疾患患者及孕妇慎服。

2. 药用部位　马瓟儿的全草亦供药用。该品味甘、淡，凉，功能去湿利尿，拔毒消肿。主治尿道感染，痈疮疖肿，咽喉肿痛。

◎抱 树 莲

Baoshulian

【别名】巧根藤、飞连草（《岭南采药录》），抱石莲、瓜子菜（广州空军（《常用中草药手册》），星毛抱树莲（《广州植物志》），猫龙草（《海南岛常用中草药手册》），瓜子菜（《全国中草药汇编》），飞蓬草（《云南中药资源名录》）。

【来源】为水龙骨科植物抱树莲 *Drymoglossum pilosellides*（L.） Presl. 的全草。全年均可采收，洗净，晒干或鲜用。分布于广东、海南、云南等地。

【药材性状】根茎圆柱形，细长，直径约 1 毫米，棕色或深棕色；密被细小鳞片，鳞片近圆形至卵形，边缘生众多长睫毛，营养叶近圆形，直径约 1 厘米，或阔椭圆形，长 5～6 厘米，宽 2 厘米，全缘，厚肉质，对光视之可见网状脉，表面疏被星状毛；孢子叶线形，全缘，长 3～12 厘米，宽 5～8 毫米，厚肉质，孢子囊群长线形，生于下表面叶缘处，孢子两面型。气微，味淡。

【性味与归经】甘、淡，微凉。归肺、肝经。

【功能主治】清热解毒，消肿散结，止血。用于湿热黄疸，目赤肿痛，化脓性中耳炎，腮腺炎，淋巴结炎，疥癞，跌打肿痛，咳嗽咯血，血崩。

【用法用量】内服煎汤，15～30 克。外用适量，煎水洗或捣敷。

【药物制剂】复方三角草片（见三角草）。

◎虎 耳 草

Huercao

【别名】金线吊芙蓉、老虎耳(《岭南采药录》)，金钱荷叶、疼耳草(《广东中药志》第二卷)，狮子耳、丝线吊金钟(《广东中草药》)，石荷叶(《本草纲目》)，倒垂莲(《幼幼集成》)，系系叶(《简易草药》)，金丝荷叶(《现代实用中药》)，丝绵吊梅(《中国药用植物志》)，耳聋草、猪耳草、狮子草《福建民间草药》，金线莲(《江西民间草药》)，石丹药(《四川中药志》)，丝丝草、蟹壳草、搽耳草、猫耳朵(《湖南药物志》)，耳朵草(《闽东本草》)，红丝络，红线草、月下红、金丝草、耳朵红、铜钱草(《浙江民间常用草药》)、天荷叶（湖南)，金笑梅（广州)，天青地红（云南)。

【来源】为虎耳草科植物虎耳草 *Saxifraga stolonifera* Merrb. 干燥全草。四季均可采收，将全草拔出，洗净，晒干。产于广东、广西、台湾、江苏、安徽、浙江、福建等省区。

【药材性状】全草多卷缩成团状，全体被毛。根茎短，须根丛生，灰褐色。匍匐茎枝纤细如线状。基生叶数片，密被黄棕色茸毛；叶柄长2~10厘米，稍扭曲，有纵皱纹，基部鞘状，叶片稍厚，有明显小缺口，展平后呈圆形或肾形，长2~6厘米，宽2~7厘米，红棕色或棕褐色，叶面有灰白色叶脉花纹，两面均有毛，边缘具不规则钝齿。枝顶有狭圆锥花序，花梗较长，花瓣5片，其中2片较大。气无，味微苦。

【性味与归经】苦、辛，寒；有小毒。归脾、胃、大肠经。

【功能主治】疏风，清热，凉血，解毒。用于风热咳嗽，肺痈，吐血，聤耳流脓，风火牙痛，风疹瘙痒，痈肿丹毒，痔疮肿痛，毒虫咬伤，烫伤，外伤出血。现代有用于中耳炎，麻疹等。

【用法用量】内服煎汤，9~15克。外用适量，煎水洗，鲜品捣敷，或绞汁滴耳及涂布。

【药理作用】

1. 强心作用 离体蛙心滴加虎耳草压榨的鲜汁滤液或1∶1乙醇提取液0.01毫升，均显示一定强心作用。提取液去钙后对心脏仍有兴奋作用，但较去钙之前弱。本品强心作用较氯化钙发生慢，持续时间较长。

2. 利尿作用 麻醉犬及清醒兔静脉注射虎耳草乙醇提取液1毫升/公斤，呈现明显利尿作用。将提取液中所含苷类破坏后，仍有一定利尿作用。

3. 抑菌作用 本品含熊果苷水解后的苷元对苯二酚具有抑菌作用。

【药物制剂】

1. 复方虎耳草素片

组成：虎耳草素125克，氯苯那敏2克。

功能主治：镇咳祛痰。用于慢性支气管炎。

用法用量：口服，一次1片，1日3次。

2. 复方抗结核片

组成：虎耳草素、矮地茶、穿破石、百部、桑白皮、白及、岩白菜素。

功能主治：抗结核。用于肺结核病。

用法用量：口服，一次3片，1日3次。脾胃虚寒者慎用。

3. 复方虎耳草滴耳液

组成：虎耳草48克，紫花地丁25克，细辛20克，野菊花32克，半边莲25克，甘油200毫升，乙醇（75%）1000毫升。

功能主治：清热消炎。用于慢性中耳炎。

用法用量：用棉花签蘸浓茶水洗净患耳，滴入药液2~3滴，1日4~5次。

4. 虎耳草汁

组成：鲜虎耳草，明矾少许。

功能主治：清热解毒。用于慢性化脓性中耳炎。

用法用量：每日早晚各滴耳 1 次，1 次 2 ~ 3 滴。

【不良反应】有文献报道，部分病人在内服过程中会导致腹泻。

【附注】

1. 注意 孕妇慎服。

2. 毒理 家兔 35 毫升/公斤鲜汁灌胃，24 小时后未见任何不良反应；第 2 日重复给予 60 毫升/公斤，观察 3 天，也未见任何不良反应。

3. 药用部位 叶和果实均可供药用。

参考文献

1. 张宁静．虎耳草治疗中耳炎．医药常识，2008，11（上）：22.

2. 陈元，罗蕊．金丝荷叶治疗荨麻疹．中国民族民间医药，2007，(5)：298.

◎虎　杖

Huzhang

【别名】蛇总管(《岭南采药录》)，大叶蛇总管(《广东中草药》)，山大黄、花斑竹(《广东中药志》))，阴阳莲(《岭南中草药撮要》)，蒤(《尔雅》)，大虫杖(《药性论》)，苦杖(《本草拾遗》)，酸杖、斑杖(《日华子》)，苦杖根、杜牛膝(《本事方》)，酸桶笋(《救荒本草》)，斑庄根(《滇南本草》)，酸杆、斑根、黄药子(《植物名实图考》)，土地榆(《分类草药性》)，酸通、雄黄连(《天宝本草》)，大活血、紫金龙(《南京民间草药》)，酸汤杵、黄地榆、号筒草(《贵州民间方药集》)，斑龙紫(《中医药实验研究》)，红贯脚(《陆川本草》)，活血龙、猴竹根，金锁王(《浙江民间草药》)，九龙根（苏氏(《中草药手册》))，山茄子、斑草、搬倒甑(《陕西中草药》)，九股牛、大接骨(《云南中草药名录》)，老君丹(《云南思茅中草药选》)。

【来源】为蓼科植物虎杖 *Polygonum cuspidatum* Sieb. et Zucc. 的干燥根状茎及根。全年可采收，挖取根及根茎，除去须根，抖净泥沙，斩成短段或斜切厚片，晒干。分布于广东、陕西、山东、河南、湖北、江西、福建、台湾、四川、贵州、云南、湖南、广西等省区。

【药材性状】多呈圆柱形短段或不规则厚片，长 1.5 ~ 3 厘米，直径 2 ~ 2.5 厘米，表面较粗糙，棕褐色，有细纵纹及点状凸起的须根痕。老根有横裂纹，横切面皮部较薄，黄棕色，木部宽广，黄色至棕黄色，有细密放射状纹理。根茎有节，节间长约 2 厘米，上部有凹陷的茎痕，横切面中央有髓，髓中有隔或成空洞呈枯心状。质坚硬，难折断，具粉性。气无，味微苦涩。

【性味与归经】苦，寒。归肝、肺、胆经。

【功能主治】清热解毒，祛风利湿，散瘀定痛，化痰止咳，泻热通便。用于风湿筋骨疼痛，湿热黄疸，湿热泻痢，淋浊带下，瘀阻经闭，肺热咳嗽，热结便秘，产后恶露不下；外用治水火烫伤，痈疮肿毒，毒蛇咬伤，跌打损伤。现代有用于慢性支气管炎，大叶性肺炎，新生儿黄疸，霉菌性阴道炎，急性肾炎，颗粒型白细胞减少症，慢性盆腔炎，高脂血症，上呼吸道感染，口腔溃疡，胆石症，慢性前列腺炎等。

【用法用量】9～30克，水煎服。外用适量，研末调敷或鲜品捣烂敷患处。

【药理作用】

1. 降压作用 对麻醉猫静脉注射白藜芦醇苷50毫克/公斤，初期血压微升，3～5分钟血压缓慢下降，15～30分钟降压达最低点，以后缓慢上升，降压维持2～2.5小时。给药后平均血压净降面积为27.3%。蒽醌对麻醉兔有明显降压作用。

2. 降血脂作用 对虎杖中的白藜芦醇苷和白藜芦醇用喂过氧化玉米油的大鼠做降血脂的实验，主要结果为：①部分制止大鼠肝中过氧化类脂化合物的堆积；②降低大鼠血清中天冬氨酸转氨酶（AST）和丙氨酸转氨酶（ALT）的水平，降低脂质过氧化物（LPO）和减少血清游离脂肪酸（FFA），血清中的总胆固醇（TC）、三酰甘油（TG）、高密度脂蛋白胆固醇（HDL－C）水平不变；③阻止过氧化物被鼠肝内微粒体ADP和NADPH所诱导。证明上述两种物质具有降血脂的生理活性。

3. 对胃肠道的作用 在离体豚鼠回肠实验中，用大黄素1.9×10^{-6}克/毫升浓度时可引起肠管肌肉张力短时增高，振幅增大；在1.25×10^{-5}克/毫升浓度时则使肠肌明显松弛。对在体猫肠管实验中，静脉注射大黄素10毫克/公斤时，小肠张力立即下降，抑制作用持续约3分钟，随后肠管肌张力明显增高，收缩幅度增大，持续20～30分钟，然后逐渐恢复正常。

4. 对血小板聚集的影响 白藜芦醇苷6.7～107.2umol/L可明显抑制花生四烯酸（AA）和ADP诱导的兔血小板聚集和血栓素B_2（TX B_2）的产生，血小板聚集的抑制率分别为48%～90%和43%～69 %；TXB_2产生的抑制率分别为50%～87%和43%～68%；血小板聚集的抑制率和TXB_2产生的抑制率间呈显著的正相关。白藜芦醇苷对AA诱导的血小板聚集和TXB_2产生的ID_{50}是11.2毫克和11.4毫克；而对ADP诱导的血小板聚集和TXB_2产生的是23.3毫克和23.0毫克。说明白藜芦醇抑制AA作用比抑制ADP的作用强，以抑制环氧化酶为主。体内实验表明，白黎芦醇苷5毫克/公斤可明显地抑制AA、ADP诱导的血小板聚集作用，而对Ca^{2+}诱导的血小板聚集作用也有一定的抑制，以给药后60分钟时抑制作用更为显著。白藜芦醇苷可能具有影响ADP和前列腺素受体功能、抑制Ca^{2+}内流、阻断血小板α_2受体等作用。

5. 镇咳作用 用恒压氨雾引咳法实验证明，小鼠腹腔注射白藜芦醇苷粗品（1%）及精制品（0.5% ）0.3毫升/只，均有镇咳作用。镇咳率分别为147.6%和132.2 %，而磷酸可待因（0.2%）组的镇咳率为181.7%，电刺激麻醉猫喉上神经镇咳法也证明大黄素及白黎芦醇苷有镇咳作用。

6. 止血、抗炎镇痛作用 虎杖煎剂外用，对外伤出血有明显的止血作用，并有良好的镇痛作用，对烫伤，烧伤创面有收敛、防止感染和消炎作用，内服对上消化道出血也有止血作用。小鼠耳部涂抹虎杖鞣质4毫克，可显著抑制巴豆油诱发的耳廓肿胀，每天口服1次，连续4天，也能抑制耳廓肿胀，表明虎杖有对抗皮肤炎症反应的作用。虎杖水煎剂高剂量组（8克/公斤）能显著减少小鼠扭体次数，热板法结果显示，虎杖水煎剂低剂量组（4克/公斤）在给药1.5小时后可显著提高小鼠的痛阈值（$P<0.01$），高剂量组在给药后1.5小时、3小时和5小时均能提高小鼠的痛阈值（$P<0.05$ 或 $P<0.01$）。表明虎杖水煎剂有明显的镇痛作用。

7. 平喘作用 虎杖煎剂（7.5%）在离体豚鼠气管实验中能对抗组织胺（6.23×10^{-6}）引起的气管收缩，给药后5分钟，对抗强度为75%，故有一定平喘作用，但其作用强度远不如氨茶碱，对乙酰胆碱引起的气管收缩，虎杖煎剂则无对抗作用。

8. 抗氧化作用 以卵磷脂脂质体为人工细胞模型，Fe^{2+}和抗坏血酸为自由基发生系统，硫代巴比妥酸显色，采用丙二醛（MDA）法测定白黎芦醇苷对自由基发生系统引起的脂质过氧化，结果证明，有很强的抑制作用。认为白黎芦醇苷有保护肝脏作用，即抑制脂质过氧化物在肝脏的堆积。虎杖对由自由基引发的脂质过氧化反应有抑制作用，粗提物对自由基有很好的清除作用，虎杖中的白藜芦醇、白藜芦醇苷均可降低溶血率，有效保护红细胞结构的完整性，抑制 H_2O_2对生物膜的破坏损伤，维持细胞正常生理功能。

9. 抗菌作用 虎杖煎剂（200%）及白藜芦醇苷（10毫克/毫升）在体内对金黄色葡萄球菌、白色葡萄球菌、溶血性链球菌、卡他球菌、大肠杆菌、变形杆菌、绿脓杆菌、福氏痢疾杆菌等均有抑制作用。大黄素（1%）和大黄素葡萄糖苷（1%）对金黄色葡萄球菌和肺炎链球菌有抑制作用。白藜芦醇对导致顽癣、汗疮状癣的深红色发癣菌、趾间发癣菌、须发癣菌等有很强的抑制作用。对枯草杆菌、藤黄八叠球菌和金黄色葡萄球菌也有不同程度的抑制作用。抗菌活性成分为白黎芦醇、大黄素和2－甲氧基－6－乙酰基－7－甲基胡桃醌等。虎杖水煎剂1克/毫升对10株阴道加德细菌（GV）为中度敏感。虎杖对白色念珠菌抗菌作用弱。应用试管法证实虎杖稀醋酸浸出液对皮肤癣菌中的红色毛癣菌、絮状表皮癣菌和石膏样毛癣菌有很强的抑制作用。虎杖水煎剂0.2克/毫升对临床分离淋球菌抗菌作用中等。虎杖水煎剂对3种淋球菌纸片法抑菌实验表明淋球菌对虎杖高度敏感。

10. 抗病毒作用 用人胚肾原代单层上皮细胞组织培养，虎杖水煎液（10%）对单纯疱疹病毒，流感亚洲甲型京科68－1病毒及埃可11型（$ECHO_{11}$）病毒均有抑制作用。虎杖煎液（3%）对479号腺病毒3型、72号脊髓灰质炎Ⅱ型、44号埃可9型、柯萨奇A_9型及B_5型、乙型脑炎（京卫研Ⅰ株）、140号单纯疱疹等，7种代表性病毒株均有较高的抑制作用。20%虎杖水煎液对乙型肝炎抗原（HBsAg）有明显的抑制作用。在HEP22细胞系统中，通过病毒所致细胞病变的抑制以及空斑减数实验研究表明虎杖成分大黄素、白藜芦醇苷对人疱疹病毒HSV21F株、HSV22333株、柯萨奇病毒CVB3株具有明显的直接杀灭、增殖抑制及感染阻断作用。

11. 抗艾滋作用 白藜芦醇20毫克/公斤口服可抑制FLV引起的脾肿大，显示其不仅具有体内抗FLV作用，还可能具有提高体液免疫功能，对细胞免疫具有很好的上调作用，特别是在逆转录病毒造成的机体免疫功能低下时表现尤为显著，显示该药可增强机体细胞免疫功能，抑制FLV引起的免疫缺陷，是一个较好的免疫调节剂。

12. 护肝作用 虎杖对乙型肝炎抗原的抑制作用，与其所含蒽醌类物质及抗病毒作用有关。虎杖与其他中药合用治疗肝损害的实验研究表明，这些含虎杖的复方制剂均能不同程度地降低肝损害时 ALT 水平，清除过氧化脂质，对肝细胞有保护作用。虎杖煎剂具有改善损伤肝组织的微循环，抑制白细胞、血小板与肝脏内皮细胞的粘附，达到促进肝细胞再生、修复损伤的能力。

13. 抗休克作用 采用白藜芦醇苷 10 毫克·公斤$^{-1}$，股静脉注入可使脉压差恢复超过失血前水平，随着脉压波动，在毛细血管开口处出现脉动血流，它冲走毛细血管中停滞嵌塞的血细胞，使灌流恢复，明显提高休克动物的存活率。白藜芦醇苷能明显抑制大鼠烧伤休克模型的血浆肿瘤坏死因子（TNF）的升高，减轻白细胞附壁粘着和肺损伤，改善休克的微循环紊乱。能使重度失血性休克的大鼠存活时间显著延长，存活率提高，效果优于多巴胺及 654－2。

14. 其他作用 虎杖及其提取物具有抗动脉粥样硬化作用。动物试验证实，虎杖能明显抑制血管平滑肌细胞的增殖，显著减轻主动脉、冠脉等血管的粥样硬化斑块面积及病变程度。

15. 毒性 在虎杖蒽醌衍生物的小鼠最大耐受量实验中，小鼠口服 9 克/公斤，1 星期无死亡。大黄素、白黎芦醇苷对小鼠腹腔注射的 LD_{50}分别为 249.5 ± 34.3 毫克/公斤和 1000.0 ± 57.3 毫克/公斤。亚急性毒性实验表明，连续 42 天给大鼠按 50 毫克/公斤，150 毫克/公斤，700 毫克/公斤，白藜芦醇苷腹腔注射时，可引起不同程度的腹膜炎，病变程度及范围与给药剂量有平行关系。各剂量组均有部分肝细胞坏死和骨髓脂肪增生，对大鼠体重增长无明显影响，血液和生物学检查表明，700 毫克/公斤剂量组给药 6 星期后可引起白细胞总数明显减少，但对血象及肝、肾功能均无明显改变，除上述病变外，其余脏器未见药物所致的病理形态改变。

【药物制剂】（《药典》）和（《国家药品标准》）中收载含虎杖的品种就有正骨水、热炎宁颗粒、烧伤灵酊、乙肝扶正胶囊、伤湿镇痛膏、驱风药酒、和络舒肝片、和络舒肝胶囊、荡涤灵、复方虎杖片、风湿伤痛膏、鹿筋壮骨酒、骨痛药酒、养阴降糖片、维血宁冲剂（维血宁茶，维血宁颗粒）、筋骨疼痛酒、疏风活络丸、肝舒乐冲剂（肝舒乐颗粒）、疏风活络片、肝友胶囊、复方岗稔片、抗风湿液、茵莲清肝合剂、护肝宁片、舒心降脂片、解毒降脂片、众生丸、金胆片、前列回春胶囊、烧伤肤康液、云香精、复方黄芩片、跌打镇痛膏、外用跌打止痛膏、云南蛇药、关节克痹丸、舒胆片、虎杖伤痛酊、复方虎杖烧伤油、虎杖矾石搽剂、复方氨敏虎杖胶囊、复方虎杖氨敏片、虎杖片等近 50 种。

1. 乙肝茶（广东四会市中医院制剂）

组成：虎杖、黄芪、女贞子、丹参、茵陈、郁金、白芍、白花蛇舌草等。

功能主治：清热解毒，活血祛瘀，舒肝养肝及抗病毒。用于乙型肝炎。

用法用量：一次茶两包，1 日 2 次，开水冲服。

临床疗效：乙肝病毒抗原阴转的疗效结果显示，痊愈 l8 例，好转 45 例，无效 33 倒，总有效率 66%（63/96）。

2. 止咳速效灵（北京解放军 305 医院制剂）

组成：虎杖、矮地茶、炙杷叶、紫菀等。

功能：益肺止咳，化痰平喘。

用法用量：止咳速效灵颗粒9克，1日3次，口服。

临床疗效：经过5天治疗后，68例呼吸系统感染患者，痊愈36例，占53%；显效20例，占29%；有效8例，占12%；无效4例，占6%。总有效率为94%。其中尤以急性呼吸道感染45例疗效为佳，有效率为100%。

3. 复方三根制剂（浙江中医学院肿瘤科制剂）

组成：虎杖根、藤梨根、水杨梅根、党参、白术、茯苓、山楂肉、甘草等组成。

功能主治：清热解毒，活血化瘀。用于消化道、呼吸道及妇科肿瘤。

4. 虎参颗粒（医院制剂）

组成：虎杖、西洋参等。

功能主治：清热，解毒，泄浊，扶正。用于老体虚引起的一系列表虚内热证。

5. 复方虎杖酊（淄博市中心医院制剂）

组成：黄芩30克，黄柏30克，虎杖50克，大黄15克，地榆15克，冰片15克。

功能主治：清热降火，解毒除湿，抗炎杀菌，收敛止痛。用于压疮。

用法用量：用无菌棉签蘸虎杖酊药液轻轻涂抹，1日3~4次。有水泡者，在无菌技术操作下，先将创面用碘伏棉球消毒，然后用无菌空针将泡内液体轻轻吸出，用生理盐水棉球擦洗后，在涂抹虎杖酊药液，1日6~7次，注意保护创面，预防感染。

临床疗效：患者用药1~2天，炎症反应即减轻，表面渗液即减少，逐渐形成一层痂皮后，停止涂抹虎杖酊药液，痂皮可自然脱落。治疗压疮30例均痊愈，治愈时间3~10日。

6. 复方虎杖蜂房喷雾剂（沈阳军区总医院药理基地研制制剂）

组成：虎杖、蜂房和冰片。

功能主治：抗炎，抑制感染，促进烧伤创面愈合。用于Ⅱ度及小面积Ⅲ度烧烫伤。

7. 虎杖清热胶囊（湖南省中医药研究院中药研究所研制的医院制剂）

组成：虎杖、连翘、板蓝根、柴胡、甘草等。

功能主治：祛风清热，解毒散结。用于风热型急性上呼吸道感染（风热证）。

用法用量：一次4粒，1日3次，温开水送服。

8. 蓝芪虎杖丸（河南省新野县第二人民医院制剂）

组成：板蓝根20克，黄芪、虎杖、柴胡、丹参各15克，黄芩、猪苓各12克，败酱草、白花蛇舌草各30克，党参10克，甘草、大枣各6克，生姜9克。

功能主治：清热解毒，疏肝解郁，利湿退黄。用于急性黄疸型乙型肝炎。

用法用量：一次10克，1日2次，15天为一个疗程。

9. 复方虎杖喷雾剂（福建省泉州市人民医院自制制剂）

组成：虎杖175克，黄柏30克，地榆25克，白及15克，冰片6.125克。

功能主治：抗菌，促进创面愈合。用于烧烫伤。

用法用量：1日喷射药液2~3次。

10. 虎杖通络擦剂（甘肃省中医院的医院制剂）

组成：虎杖、细辛、伸筋草、当归、桑枝、荆芥、防风、独活、羌活、红花、丁香、冰片。

功能主治：舒筋活血，消肿散瘀，通络活络，行气止痛。用于软组织或骨骼损伤后组织瘀血、肿胀、疼痛和骨折愈合后出现的肢体活动功能障碍症。

用法用量：直接擦患处，一次5毫升，1日3次。

11. 虎杖搽剂（吉林省四平市中心人民医院制剂）

组成：虎杖、炉甘石、二甲基亚砜、甘油。

功能主治：清热解毒，收敛消炎抑菌。用于带状疱疹。

用法用量：外用，温水洗净患处，揩干后换药，每日3次，7天为一疗程，结痂后为治愈。

12. 虎杖涂剂（山东省淄博市鲁中中医院制剂）

组成：虎杖单方水煎煮液加乙醇制成的65%乙醇灭菌溶液。

功能主治：清热，利湿，解毒，去腐生肌。用于肿瘤放疗所致放射性皮炎。

用法用量：用棉签蘸液外涂患部，1日4~6次，10天为一疗程。

临床疗效：治疗肿瘤放疗所致放射性皮炎60例，治愈40例，有效19例，无效1例，总有效率98.33%。

13. 复方虎杖涂膜剂（山东省诸城市人民医院制剂）

组成：虎杖500克，大黄250克，地榆炭50克，白及40克，冰片10克，达克罗宁1克，甘油30克。

功能主治：清热解毒，祛瘀止血，收敛生肌，消肿止痛等。用于烧烫伤。

用法用量：涂擦创面，1日3~5次。

临床疗效：23例治疗10~20天创面愈合，4例20~30天创面愈合，治愈率100%。愈合后的创面平滑，整洁。

14. 复方虎杖酊（第一军医大学的医院制剂）

组成：虎杖100克，贯众50克，板蓝根50克，紫草50克，藤黄50克，白芷50克，没药50克，枯矾50克的75%乙醇浸渍液加2%冰片。

功能主治：清热泻火，祛湿解毒，通经止痛。用于带状疱疹。

用法用量：用消毒纱布或棉签蘸药液涂于患者的病灶处，每2小时1次，睡眠时停用，2天为一疗程，一般使用4个疗程。

临床疗效：治疗带状疱疹88例，总有效率为100%。治愈时间最短为4天，最长8天，平均6天。

15. 复方虎杖酊（武汉大学人民医院的制剂）

组成：儿茶、虎杖、紫草、大黄、黄柏、黄芩、冰片。

功能主治：抗菌消肿，减少渗出，保护创面。用于各种类型的烧烫伤。

用法用量：均匀地喷洒在创面上，初期应每小时喷药一次，数次后创面形成一层药膜，即可每天创面喷药2或3次，无需用敷料包扎。

临床疗效：患者人院立即清创后，创面喷洒本药，3或4次即可形成一层药膜，Ⅰ~Ⅱ度烧烫伤，10天左右创面药膜下基本愈合，深Ⅱ度以上烧烫伤治愈后留有不同程度的瘢痕。

16. 复方虎杖液（广东新会市人民医院制剂）

组成：虎杖100克，地榆、黄芩各50克，冰片2克。

功能主治：抗菌，消炎，止痛，祛腐生肌，保护创面。用于水火烫伤。

用法用量：清创后即涂抹或喷射复方虎杖液于烧烫伤创面，继后用热风机将创面吹干。根据病情需要，采用每隔2~4小时重复用药1次，直至创面结痂，痂皮翻起自动脱落为止。

临床疗效：水火烫伤210例中，显效175例（83.33%），有效27例（12.86%），无效8例（3.81%），总有效率为96.19%。

17. 复方虎杖液（武汉市第一医院医院制剂）

组成：虎杖（10克）提取液100毫升加枯矾0.5克、冰片0.2克后定容至1000毫升。

功能主治：清热解毒，化腐生肌，祛瘀生新，敛疮生皮。用于伤口感染等。

用法用量：敷复方虎杖液纱条2~4层，再以无菌敷料覆盖，胶布固定，每天换药1次。

功能主治：用于感染伤口换药197例，有效率达94.27%。

18. 虎杖烫伤液（西安铁路中心医院制剂）

组成：虎杖30克，黄芩、黄连、黄柏各1.5克，冰片1.5克。

功能主治：收敛，止痛，消炎，促进上皮生长，减少瘢痕增生。用于烧烫伤。

用法用量：直接外涂，湿敷半暴露及湿敷包扎等方法用药。

临床疗效：2200例不同程度的烧伤患者中1470例浅Ⅱ°创面愈合时间8±4天无瘢痕；490例浅深Ⅱ°混合创面愈台时间19±5天；248例局部有瘢痕增长；240例深Ⅱ°与Ⅲ°混合创面均行手术植皮封闭。总有效率100%。

19. 虎杖复方制剂（广西凌云县人民医院制剂）

组成：虎杖50克，黄柏100克，松香5克，冰片3克，甘油100毫升，乙醇定容至1000毫升。

功能主治：抗菌力强。用于烧伤。

用法用量：把药液盛置于猴头喷雾器喷洒于创面或直接涂于创面：每2~4小时用药一次。

20. 三黄虎杖洗剂（安徽省马鞍山市中医院制剂）

组成：酒炙黄柏、生黄连、生大黄、虎杖。

功能主治：清热解毒燥湿，凉血散瘀，定痛，祛腐收敛生肌。用于因碾挫伤、污染重的再植指术后感染。

用法用量：将患指置入装有接近体温的三黄虎杖洗剂约50毫升的药杯中，浸泡10分钟，并用消毒棉球不断清洗创口，1日2次。

临床疗效：治疗组58例，经平均9天的治疗，其中有6例再植指坏死，进行坏死指截指术，52倒再植指存活。存活指无肿胀、无感染、指腹饱满而红润，甲床充盈良好，针刺侧切口有鲜血渗出。再植指存活率达89%。

21. 复方虎杖油（解放军第377医院制剂）

组成：虎杖100克，黄芩50克，黄柏50克，大黄50克，麝香1.5克，冰片5克，达克罗宁5克，香油1200毫升。

功能主治：清热解毒，抗菌消炎用于各种烧汤伤。

用法用量：用洗必泰溶液清洗消毒创面后，将复方虎杖油直接均匀涂布于创面，或将制成的复方虎杖油纱布覆盖于创面上，并每日在纱布上涂加复方虎杖油一次，保持纱布药液充分以有利于创面愈合，同时采用常规治疗，如补液、输血、抗休克、应用抗生素等，特别是中、重度烧伤患者尤为重要。

临床疗效：用复方虎杖油治疗各种烧伤烫伤116例，痊愈113例（97.5%），死亡（因患者多脏器功能衰竭所致）3例（2.5%）。

22. 牙痛灵

组成：虎杖、生甘草、75%乙醇。

主治：用于各类齿病。

用法用量：用前先以温水漱口，后用消毒棉签蘸取药液，搽在患齿的牙床上，1日3次。

23. 复方阴阳莲片（复方虎杖片）

组成：虎杖（阴阳莲）提取物，功劳木提取物，枇杷叶提取物。

功能主治：清热，祛痰，止咳，平喘。用于慢性支气管炎。

用法用量：口服，一次3～4片，1日3次，10日为一疗程。

24. 烧伤肤康液

组成：虎杖、地榆、白及、忍冬藤、黄连、冰片。

功能主治：清热解毒，收敛止痛，保护创面。用于Ⅱ度以下烧伤，烫伤及热疖，痱子，湿疹等。

用法用量：外用，将本品摇匀，用消毒棉球蘸取药液，轻轻涂于清洁的创面或患处，1日3～4次，2～3日后不再涂，任其愈合，或遵医嘱。

25. 复方岗稔片

组成：虎杖提取物、桃金娘根提取物。

功能主治：清利湿热，活血通络。用于急性黄疸型肝炎及慢性肝炎有湿热症者。

用法用量：口服，一次3片，1日3次。

26. 复方虎杖烫伤油

组成：虎杖、冰片、龙骨、黄连、甘草、象皮。

功能主治：清热解毒，祛腐生肌，敛疮收口。用于各种热源及化学物质所致的体表皮肤有红、肿、热、痛表现的Ⅰ度烧烫伤的治疗。有水泡、表皮脱落等表现的Ⅱ度烧（烫）伤的治疗。

用法用量：外用，直接涂药于创面，1日2～3次。亦可用其进行半暴露及包扎疗法，用时摇匀。急救处理，污染轻的新鲜创面，常规清创后涂药。黄豆大小水泡，不需特殊处理，有大水泡者，放水后涂药，表皮片状脱落者，清创时予以剪除。污染严重或感染化脓的创面，用松节油去除油污，用双氧水去除脓性分泌物后，再用盐水清洗创面，用棉球蘸干，酒精消毒创面周围健康皮肤后，再用本药治疗。

27. 肝毒净颗粒

组成：虎杖、矮地茶、垂盆草、半枝莲、地耳草、厚朴、败酱草、紫草、贯众、片姜黄。

功能主治：清化湿热瘀毒。用于慢性乙型病毒性肝炎湿热瘀毒所致的肝区胀痛或刺痛，纳差，脘痞，泛恶，腹胀，腿酸乏力，口干苦黏，大便或溏或秘，小便黄等。

用法用量：口服，一次 8 克，1 日 3 次，用开水冲化服，3 个月为一个疗程，或遵医嘱。

28. 虎驹乙肝胶囊

组成：虎杖、蚂蚁、柴胡、茵陈、板蓝根、枸杞子、黄芪、三七、丹参、五味子、大枣。

功能主治：疏肝健脾，利湿清热，活血化瘀。用于慢性乙型肝炎属肝郁脾虚兼湿热瘀滞证，症见胁肋胀满疼痛，脘痞腹胀，胃纳不佳，四肢倦怠，小便色黄等。

用法用量：饭后用开水送服，一次 5 粒，1 日 3 次，3 个月为一个疗程，或遵医嘱。

29. 虎梅含片

组成：虎杖、乌梅、薄荷脑。

功能主治：疏风清热，解毒利咽，生津止渴。用于急性咽炎，慢性咽炎急性发作属风热证候者。

用法用量：含服，一次 4 片，1 日 4 次。

30. 虎杖片（解毒降脂片）

组成：虎杖。

功能主治：消炎，止咳，利湿，升高白细胞，降低胆固醇和血脂等。用于急慢性肝炎，慢性支气管炎，风湿性关节炎，化疗、放疗引起的白细胞降低和高血脂症。

用法用量：口服，一次 2 ~ 3 片，1 日 3 次。

31. 前列安栓

组成：虎杖、黄柏、大黄、栀子等。

功能主治：清热利湿通淋，化瘀散结止痛。用于湿热瘀血壅阻所引起的少腹痛，会阴痛，睾丸疼痛，排尿不利，尿频，尿痛，尿道口滴白，尿道不适。可用于精浊，白浊，劳淋等病见上述症候者。

用法用量：将药栓置入肛门 3 ~ 4 厘米，一次 1 粒，1 日 1 次，1 个月为一个疗程或遵医嘱。

32. 小儿肾炎颗粒

组成：虎杖、生地、当归、旱莲草、三七、甘草等。

功能主治：滋补肝肾，利尿通淋，凉血止血。用于小儿肾炎引起的腰膝酸软，眩晕耳鸣，血淋，小便不通，尿血等。

33. 天丹软胶囊

组成：天麻、虎杖、丹参。

功能主治：强肝补肾，活血通络，散瘀定痛。用于冠心病，高脂血症。

34. 虎杖通络搽剂

组成：虎杖、红花、羌活、防风、伸筋草、当归、丁香等。

功能主治：活血化瘀、消肿止痛。用于骨关节粘连，术后关节受阻。骨折肿痛等。

35. 解毒降脂片

组成：虎杖。

功能主治：清热解毒，利湿，并有升高白血球和降血脂作用。用于急慢性肝炎，慢性支气管炎及风湿性关节炎；可用于高脂血症，化疗、放疗引起的白血球降低。

用法用量：口服，一次2~3片，1日3次。

36. 虎杖膏（遵义医学院附院医院制剂）

组成：虎杖、冰片、石蜡油等。

功能主治：抗炎，抗渗出，抗水肿，改善局部血液循环。用于化疗药物引起的静脉炎。

用法用量：外敷患处，厚0.5厘米，用双层纱布覆盖，24小时更换一次。

37. 虎杖膏

组成：虎杖、丹参、白及等。

功能主治：清热解毒，活血化瘀。对多种皮肤损伤有明显修复作用。

38. 调脂护肝胶囊

组成：虎杖、丹参、女贞子、绞股蓝等。

功能主治：健脾疏肝，活血解毒，降脂护肝。用于脂肪肝，症属脾虚肝郁，瘀毒内结。

39. 烧伤灵酊

组成：虎杖、黄柏、冰片。

功能主治：清热燥湿，解毒消肿，收敛止痛，能使创面成痂块，抗感染力强。用于各种原因引起的烧伤。

用法用量：创面如有感染和异物，用新洁尔灭冲洗创面，清除异物，后用无菌盐水冲洗，对Ⅱ度烧伤导致的水泡，小的不需处理，大的可先排渗液后喷药，每隔1~2小时喷1次，创面暴露，不需包扎；渗液停止后，1日喷3~4次。

40. 虎胆散

组成：虎杖、枯矾、猪胆汁。

功能主治：清热利湿，活血定痛。用于宫颈糜烂，烫伤，疮痈肿毒。

用法用量：外用，取药粉适量撒于患处。

41. 复方虎杖片

组成：虎杖、五味子、浙贝、三七、明矾、甘草。

功能主治：清热，利湿，化瘀，在改善肝功能、防止肝损害、降低血清谷丙转氨酶方面有明显疗效。

用法用量：一次5片，1日3次，口服，疗程6周。

42. 复方虎杖烧伤凝胶

组成：虎杖、当归、五倍子。

功能主治：清热解毒，消炎止痛，收敛，去腐生肌。用于烧烫伤患处的外用涂抹，能促进烧伤患处的愈合。

43. 复方虎杖喷剂

组成：虎杖3000克，黄连、黄柏、黄芩、大黄、地榆各1 000克，紫草500克，冰片50克，亚硝酸钠100克。

功能主治：清热解毒，抗菌消炎，消肿镇痛。具有防止感染，保护创面，促进愈合等作用，用于治疗烧伤。

用法用量：创面消毒干净，将药液喷于创面，并用烤灯照射，每天多次，待结痂后每天喷药3次。注意保持创面干燥，以无渗液为佳。如结痂下有渗液和积脓，应及时清洗消毒。上述方法反复使用。

临床疗效：痊愈（创面干燥结痂，无渗液，愈后无疤痕）358例，有效（结痂后发现痂下积脓，感染面积不超过2%，用新洁尔灭清创并反复用复方虎杖喷剂喷液后愈合）34例，无效（创面不愈合，或不结痂，或创面感染）8例。

44. 复方虎杖凝胶剂

组成：虎杖150克，黄柏100克，冰片5克，壳聚糖6克，甘油60毫升，月挂氮卓酮5毫升，三乙醇胺适量，共制成1000克。

功能主治：清热燥湿，解毒消肿，收敛止痛。用于各种原因引起的Ⅰ度及Ⅱ度烧伤。

45. 复方氨敏虎杖胶囊

组成：乙酰氨基酚、马来酸氯苯那敏、千里光干膏粉、虎杖干膏粉等。

功能主治：解热镇痛。用于感冒引起的头疼发热，鼻塞，流鼻涕，咳嗽。

46. 复方虎杖液

组成：虎杖、黄柏、地榆、白及、冰片。

主治：用于烧伤。

用法用量：创面处理后用喷雾器喷洒本品，1日2次。喷洒时嘱病人闭目闭口和屏住呼吸，防止药液误入。

47. 烧伤搽剂

组成：虎杖800克，陈茶200克，十大功劳600克，冰片10克。

功能主治：抗菌，消炎，收敛。用于Ⅰ、Ⅱ度烧伤、烫伤。

用法用量：直接涂搽创面，1日数次。

48. 复方虎杖烧伤液

组成：虎杖、大黄、白及、氯化钠、冰片、薄荷油。

功能主治：清热消炎，收敛止痛。用于烧、烫伤。

用法用量：一般用暴露疗法，即将药液涂搽创面，每天1～3次，如四肢需要用包扎疗法，可将纱布浸渍药液后，贴敷在创面上，外加敷料包扎，2～3天更换1次。

49. 虎杖搽剂

组成：虎杖2.5公斤，大黄2.5公斤，白及2.5公斤，薄荷油0.3%，冰片0.3%，氯化钠1%。

功能主治：清热消炎，凉血止痛。用于烧伤。

用法用量：涂搽创面，每天1～2次。

50. 烧伤Ⅰ号

组成：虎杖500克，地榆250克，五倍子250克，诃子250克，石榴皮250克，冰片适量，金银花500克。

功能主治：收敛护痂。用于烧伤。

用法用量：擦于创面，1日4～5次。

51. 其它制剂　“采芙特”洁面护肤液（杀菌）。

【不良反应】①部分患者服用肝毒净颗粒有胃部不适感觉；②服用虎梅含片偶见腹泻、恶心、泛酸等不良反应。③前列安栓致5例患者腹痛、腹泻。

【附注】

注意　孕妇禁用。

参考文献

1. 贾金铭，薛慈民，张蜀武，等．前列安栓治疗慢性前列腺炎的疗效和安全性．中华男科学，2001，7（6）：417.

2. 孔晓华，周玲芝．中药虎杖的研究进展．中医药导报，2009，15（5）：107.

3. 汪付田，郑修丽，刘高宏，等．虎杖通络搽剂消肿镇痛作用的药理学研究．中国中医药信息杂志，2006，13（8）：27.

4. 杨敏，蒋强富，许韧，等．虎杖水煎液的镇痛作用研究．南通医学院学报，2009，29（1）：36.

5. 陈文忠，刘羽祥．乙肝茶治疗乙型肝炎的疗效观察．数理医药学杂志，2000，13（1）：94.

6. 李站立，庞浩龙，吴登山．止咳速效灵治疗呼吸系统感染68例．人民军医，2001，44（2）：109.

7. 罗世惜，潘红平，陈羽，等．虎杖膏治疗化疗药物引起的静脉炎45例．陕西中医，2006，27（2）：211.

8. 赵杰．虎杖膏对小鼠碱烧伤创面愈合的影响．中国民族民间医药，2010，19（5）：18.

9. 伍晓春，陆豫．虎杖的药理作用及临床应用研究进展．中医药信息，2005，22（2）：22.

10. 刘筱球．调脂护肝胶囊定性定量方法研究．中国实用医药，2008，3（36）：29.

11. 吴小明．虎参颗粒质量标准的研究．中医药临床杂志，2007，19（3）：285.

12. 刘美，宋丽娜．复方虎杖酊治疗压疮30例效果观察．齐鲁护理杂志，2010，16（7）：89.

13. 文金辉，郭涛，赵庆春．复方虎杖蜂房喷雾剂治疗烧伤的药效学研究．中成药，2007，29（7）：1066.

14. 张健平．复方虎杖片治疗抗精神病药所致无黄疸型肝损害疗效观察．实用中医内科杂志，2009，23（2）：64.

15. 丰艳梅，车晓侠．复方虎杖烧伤凝胶抗炎镇痛作用实验研究．中国药师，2010，13（5）：620.

16. 徐敏洁，唐培仙．复方虎杖喷剂治疗烧伤400例．新中医，2007，39（3）：61.

17. 洪求兵，梁晓霞，张孟佑，等．复方虎杖凝胶剂的制备及质量控制．中国药业，2008，17（15）：620.

18. 路立红，尹书芳．复方氨敏虎杖胶囊中马来酸氯苯那敏含量测定．河北化工，2010，33（1）：66.

19. 刘丹，汤海峰，张三奇．虎杖复方制剂的研究及其临床应用概况．药学实践杂志，2007，25（2）：68.

20. 王珠劳，高志军，祝丽琴，等．复方虎杖油的配制和应用．西北国防医学杂志，2002，23（5）：385.

21. 唐鸣放，范绍荣．三黄虎杖洗剂治疗再植指感染58例．安徽中医学院学报，1998，17（2）：37.

22. 黄正安，于桂贞．虎杖复方制剂在烧伤治疗的运用．右江医学，1999，27（2）：108.

23. 肖厚安，金小莉，范涛，等．虎杖烫伤液外用治疗烧伤2200例．陕西中医，2001，22（11）：667.

24. 荆萍，李德琳，谈宏琼，等．复方虎杖液用于感染伤口换药197例临床报告．护理学杂志，1998，13（1）：14.

25. 莫明秀，蒋伟杰．复方虎杖液的研制及应用．中医药信息，1998，（2）：41.

26. 宋金春，杨芰，向仁芝．复方虎杖酊的研制与临床应用．医药导报，2002，21（10）：670.

27. 陈亮光，刘哈平，莫孙炼．复方虎杖酊治疗带状疱疹88例．广西中医药，1993，16（6）：20.

28. 闫光英，李延杰，毛艳艳．复方虎杖涂膜剂治疗烧烫伤27例．山东医学，2001，41（21）：43.

29. 张强．虎杖涂剂治疗放射性皮炎60例．中国中医药信息杂志，1999，6（1）：51.

30. 于宏，李春来．虎杖擦剂的制备、质量控制及临床应用．中国医药研究，2005，3（3）：222.

31. 汪付田，杨国栋，闵云山，等．虎杖通络擦剂的制备及临床疗效观察．中药材，2002，25（7）：538.

32. 李金海．蓝芪虎杖丸急性黄疸型乙型肝炎42例．河南中医，2003，23（8）：31.

33. 曹文，胡学军．虎杖清热胶囊治疗上呼吸道感染30例总结．湖南中医杂志，2002，18（5）：8.

34. 叶玉山，李开基，苏素莲．复方虎杖喷雾剂的制备、质控和临床疗效．中国现代应用药学杂志，1998，15（6）：57.

35. 潘云华，胡人匡，潘琦．复方三根制剂对T739小鼠肺癌细胞CD44V6及MMP2

实验研究．浙江临床医学，2005，7（3）：231.

◎罗裙带

Luoqundai

【别名】万年青（《生草药性备要》），扁担叶（《分类草药性》），郁蕉（《福建民间草药》），水笑草、裙带草（《广西中兽医药用植物》），水蕉（《陆川本草》），郁金叶（《四川中药志》），引水蕉（《泉州本草》），海带七、腰带七、斩蛇剑、破龙刀，金武剑、玉带风（《湖南药物志》），海蕉（《南方主要有毒植物》），九筋草（《江西草药》），朱兰叶（《全国中草药汇编》），文珠兰叶、海蕉叶、扁担叶（《广东中药志》第二卷）文殊兰（《岭南中草药撮要》）。

【来源】为石蒜科植物文殊兰 *Crinum asiaticum* Linn. var. sinicum（Roxb. ex Herb.）Baker 的叶和根状茎。夏、秋季采收，割采叶片，晒干。

【药材性状】（1）鳞茎圆柱形，下端稍膨大，长约30厘米，直径3～8厘米，附多数须根。外面包有1～2层暗棕色膜质鳞片，内有多数白色内质鳞片，圆管状，层层套合，着生于鳞茎盘上。鳞片折断面有多数丝状物相连。断面白色，中心略带黄色，可见同心性环纹（由鳞片排列而成）。气特异，味微辛，苦。

（2）叶片呈长条形，带状披针形，长30～60厘米，有时可达2m，宽7～15厘米先端渐尖，边缘微皱波状，全缘；上、下表面光滑无毛，黄绿色；平行脉，具横行小脉，形成长方形小网络脉。主脉向下方突起；断面可见多数小孔状裂隙。味微辛。

【性味与归经】辛，微寒；有小毒。归肝、胃经。

【功能主治】清热解毒，祛瘀止痛。用于热疮肿毒，淋巴结炎，咽喉炎，头痛，痹痛麻木，跌打瘀肿，骨折，毒蛇咬伤。现代有用于无名肿毒。

【用法用量】内服煎汤，3～10克。外用适量，捣敷，绞汁涂，炒热罨，或煎水洗。

【药理作用】

1. 降压作用 文殊兰鳞茎中含有的二氢石蒜碱（dihydrolycorine，DL）对不同生理和病理状态的动物血压的影响，发现DL对麻醉大鼠、猫、清醒正常血压大鼠和清醒肾血管性高血压大鼠均有迅速、显著而持久的剂量依赖性降压作用，降压同时减慢心率，即DL降压的同时无反射性心率加快的副作用，使DL不同于其它降压药。在对麻醉大鼠的降压实验中，静脉注射40毫克/公斤的DL后1～3分钟达最大降压幅度，经60分钟血压仍不能恢复。待血压恢复正常后，重复给药仍有显著而持久的降压作用说明DL降压作用无快速耐受性。

2. 抗肿瘤作用 文殊兰球茎乙酸乙酯提取部分具有显著抗Lewis肺癌（LLC）细胞的作用。选4周龄BDF－1小鼠，于其左侧皮下注射加有0.2毫升0.9%氯化钠（Nacl）溶液的LLc细胞混悬液（5×10^5个细胞）接种肿瘤。成分3溶于0.1毫升0.9% NaCl溶液中，腹膜注射给小鼠，1次/天，连续2周。对照组给0.1毫升0.9% NaCl。结果显示：细胞试验显示成分文殊兰定A具有中度细胞毒性作用，抗小鼠肉瘤（Meth－A）和LLc细胞的ED_{50}分别为3.2、4.2微克/毫升；成分石蒜碱显示强细胞毒性，ED_{50}分别为0.3、

0.5 微克/毫升；成分 pratorimine 显示中度抗 Meth - A 活性；成分 4' - 羟基 - 7 - 甲氧黄酮无活性。体内试验结果，成分石蒜碱剂量为 10 毫克/公斤时，第 19 天肿瘤抑制率为 80.5%，与对照组比较体重至多约减轻 5%，但停药后体重逐渐增加。

【不良反应】全株有毒，中毒症状：腹部疼痛，先便秘，后剧烈下泻，脉搏增速，呼吸不整，体温上升。中毒者可服米醋合生姜汁解之。

【附注】

注意 内服宜慎，寒疽禁用。

参考文献

1. 陈宗良．文殊兰的生药学研究．时珍国医国药，1998，9（5）：429.

2. 陈宁，苏锡基，梁大华，等．罗裙带加芒硝外敷治疗无名肿毒．中国民间疗法，2002，10（8）：22～23.

3. 蒋诗琴，龙燕，龚培力．二氢石蒜碱的降压及抗脑缺血作用．郧阳医学院学报，2004，23（2）：122.

4. 清风．文殊兰球茎中的具有细胞毒性的生物碱类和黄酮．国外医学中医中药分册，2002，24（6）：355.

◎败酱草

Baijiangcao

【别名】黄花败酱草、白花败酱草(《广东中药志》第二卷)，胭脂麻、苦猪菜、白花败酱(《岭南中草药撮要》)，败酱、鹿肠(《神农本草经》)，鹿首、马草、泽败(《别录》)，鹿酱(《药性论》)，酸益(《日华子》)，苦菜、苦职(《本草纲目》)，野苦菜(《植物名实图考》)，苦斋公(《四川中药志》)，豆豉草、豆渣草(《重庆草药》)，观音菜、白苦爹、苦苴(《闽东本草》)，苦叶菜、萌菜(《浙江药用植物志》)，女郎花(《新华本草纲要》)。

【来源】为败酱科植物黄花败酱 *Patrinia scabiosaefolia* Fisch. ex Trev. 或白花败酱 *Patrinia* villosa (Thunb.) Juss. 的带根全草。夏季植株旺盛，花开前采收。挖取带根全草，抖净泥沙，晒至半干，扎成束，再阴干。分布于我省除南部地区外的各地区及我国大部分地区。

【药材性状】(1) 黄花败酱：全草一般长 50～70 厘米，间有 100 厘米左右。根茎圆柱形，多向一侧弯曲，直径 0.5～1 厘米，表面暗棕色至紫棕色，具节，节间长多不超过 2 厘米，节上有细根。茎圆柱形，有分枝，直径 3～8 毫米，表面黄绿色或土黄色，略具纵向细纹，节明显，节间长 5～8 厘米，茎下部有倒生粗毛，但多已脱落；质脆，折断面中间有黄白色髓，或成小空洞。叶对生，薄而脆，多卷缩或破碎，完整者湿润展平后呈羽状深裂至全裂，裂片 5～11 片，长椭圆形或卵形，边缘具粗齿，叶面绿色或黄绿色，叶背色较浅，可见疏生的白色毛；叶柄很短或近于无，基部稍抱茎，茎上部的叶较小，常 3 裂，裂片狭长。偶见枝端带有伞房状聚伞圆锥花序，小花黄色。气特异，味微苦。

(2) 白花败酱；形状与黄花败酱相似，但根茎节间长 3～6 厘米，上有数条粗壮的根。茎不分枝或少分枝，茎质较轻，壁稍薄，断面中空较大。基生叶有1~4对裂片，茎生叶多不分裂；叶柄较长，可达1~4厘米，柄具翼。间见白色小花。气特异，味苦。

【性味与归经】辛、苦，微寒。归胃、大肠、肝经。

【功能主治】清热解毒，消痈排脓，祛瘀止痛。用于热毒疮痈，肠痈，肺痈，血瘀，胸腹胀痛，痢疾，产后瘀滞腹痛。现代有用于慢性盆腔炎，结肠炎，前列腺炎，输卵管炎性积液，宫颈糜烂，五更泻，阑尾周围脓肿，神经衰弱，乙肝，慢性胃炎，带状疱疹，新生儿疱疹，精液不化，痤疮，慢性湿疹，扁平疣，白塞病，鼻窦炎，不寐等症。

【用法用量】内服煎汤，10~15克。外用鲜品适量，捣烂敷患处。

【药理作用】

1. 镇静作用 黄花败酱的根和根茎乙醇或甲醇浸出物30克（生药）/公斤或其挥发油（黄花龙芽精）以0.2克/公斤口服，可使小鼠活动减少，呈安静状态，并显著延长戊巴比妥钠或环己巴比妥钠的睡眠时间，甲醇提取物可致血清转氨酶升高和肝组织病理改变。黄花龙芽精0.133克/公斤口服，可使戊巴比妥钠阈下剂量的小鼠翻正反射消失，说明镇静作用为直接的中枢作用。皂苷和除去挥发油的浸膏在小鼠试验中没有镇静作用，也不能增强黄花龙芽精的镇静作用。黄花败酱中含有的少量挥发油黄花龙芽精是其镇静作用的主要有效部分。

2. 抗菌、抗病毒作用 黄花败茜和白花败酱各自的口服液、煎剂、冲剂（均为10%）进行体外抑菌试验，发现对金黄色葡萄球菌的抑制作用较强，黄花败酱冲剂、口服液的最小抑菌浓度（MIC）均为0.0313克/毫升，煎剂的效价（该浓度时，细菌不能生长）为1：64；白花败酱冲剂MIC为0.0713克/毫升，煎剂的效价为l：64。对志贺痢疾杆菌、伤寒杆菌、白色葡萄球菌等病菌，上述药物抑制作用较弱。以组织培养技术测定，发现败酱草水或醇提取液（均含生药10毫克/公斤）对I型单纯疱疹病毒有较强的抑制作用。白花败酱全草的水煎液在鸡胚内对流感病毒的抑制作用不明显。

3. 抗肿瘤作用 黄花败酱总皂苷高、中、低剂量组对荷艾腹水癌小鼠的存活时间均有不同程度的延长，说明黄花败酱总皂苷有一定抗肿瘤作用。白花败酱草抗小鼠宫颈癌的作用机制，结果表明，与对照组相比，白花败酱草有效地降低了宫颈癌的重量，显着增加肿瘤细胞在G0/G1期的凋亡，减少了一些S期细胞，抑制了肿瘤细胞G2期的增殖细胞核抗原。白花败酱草的抗肿瘤作用机制可能与其抑制肿瘤细胞在GO/G1期，诱导细胞凋亡和抑制PCNA，突变型P53和Bcl~2蛋白表达有关。白花败酱草中分离所得化合物——熊果酸对乳腺癌细胞表现出明显的细胞毒活性，其IC_{50}为15克/毫升，活性较强。白花败酱草水提液高、低剂量（15、10克/公斤）均可抑制U14宫颈癌细胞的生长，抑制率分别为42.3%、41.75%；同时荷瘤鼠胸腺和脾脏指数明显降低（$P<0.01$）；败酱草水提液可降低U14荷瘤鼠血清MDA水平（$P<0.01$），提高T-AOC和SOD活性（$P<0.01$）。HE染色后，败酱草水提液能在一定程度上改善肿瘤组织形态。表明白花败酱草水提液具有抗U14宫颈癌的作用。其机制可能与调节小鼠免疫功能，增强抗氧化防御系统酶活性有关。

4. 对胃肠的作用 败酱草能消除局部炎症，改善病变微循环，促进溃疡面的修复。体外动物实验显示败酱草单宁提取物能够较强地促进小鼠小肠的蠕动，明显减少排便次数，说明单宁对便秘和腹泻有双向治疗作用，且抗便秘作用优于败酱草果胶和多糖。

5. 中枢神经抑制作用 白花败酱草水提取液对小鼠自发活动有明显的抑制作用，可以缩短由戊巴比妥钠诱导的入睡时间及延长睡眠时间，由此可知白花败酱具有明显的中枢抑制作用，与戊巴比妥钠的中枢抑制功能有协同作用，并且表现为剂量加大其镇静、中枢抑制作用也增强。

6. 保肝作用 白花败酱的浸膏有促进肝细胞再生及抑制细胞变性的作用，齐墩果酸被认为是抗肝炎的强活性成分。白花败酱对大鼠离体肝脏脂质过氧化有抑制作用且呈量效关系。

7. 抗耐缺氧作用 白花败酱草提取物对脑缺氧、全身性缺氧时所致心肌缺氧及心肌耗氧增加引起的心肌缺氧有明显的改善作用，且剂量越大，效果越显著。可能是白花败酱草提取物能改善心肌及脑耗氧量的结果。有研究发现白花败酱草提取物能显著延长常压耐缺氧条件下小鼠的存活时间；显著性延长断头小鼠的喘息时间；显著延长脑缺氧时间。表明白花败酱草提取物具有显著的耐缺氧作用。

8. 其他 100%败酱液加入10毫克内毒素，可降低其活性，减毒倍数为8.7。

9. 毒性 给小鼠灌服黄花败酱干浸膏24克（生药）/公斤，观察48小时，未见不良反应。黄花龙芽精分别以320毫克/公斤、600毫克/公斤、1200毫克/公斤。即相当于人用量的400、700和1 500倍，喂饲小鼠7天，未见异常表现。黄花败酱醇浸膏30克/公斤灌服，对小鼠有轻度呼吸抑制和轻度致泻作用。黄花龙芽精200毫克/公斤口眼，未观察到呼吸抑制等副反应，但与对照组比较有多尿现象。黄花败酱根的甲醇提取物可使小鼠血清转氨酶升高，并有组织病理改变。

【药物制剂】

1. 丹桂妇宁胶囊（河南中医学院二附院制剂）

组成：败酱草、丹参、丹皮、赤芍、桂枝、茯苓、元胡等。

功能主治：活血化瘀，散结止痛，理气通滞。用于慢性盆腔炎（气滞血瘀型）。

2. 败酱片

组成：败酱根茎及根。

功能主治：为中枢神经镇静药，镇静安神。用于以失眠为主要症状的神经衰弱或精神病患者。

用法用量：口服，一次2~4片，1日2~3次。

3. 舒眠片

组成：败酱草浸膏，五味子浸膏。

功能主治：为中枢神经镇静药。用于以失眠为神经衰弱，全身无力，疲劳过度，或精神病的辅助治疗。

用法用量：口服，一次3~4片，1日2~3次。

4. 郴州蛇药

组成：白花败酱草、丛枝蓼。

功能主治：清解蛇毒，消肿止痛。用于毒蛇、毒虫咬伤。

用法用量：口服，一次10片，1日4次。首次量加倍，或遵医嘱；外用，洗净伤口，将片剂研细粉敷患处。

5. 白花败酱冲剂

组成：白花败酱草，白糖粉，糊精。

主治：流行性感冒。

用法用量：一次1包，1日3次，温开水冲服。

6. 妇炎康复片（胶囊、颗粒）

组成：败酱草、薏苡仁、川楝子、柴胡、黄芩、赤芍、陈皮等。

功能主治：清热利湿，化瘀止痛。用于湿热瘀阻所致妇女带下，色黄质黏稠，或如豆腐渣状，气臭，腰骶疼痛，慢性盆腔炎见上述症候者。

用法用量：片剂，口服，一次5片。胶囊剂，口服，一次4粒。颗粒剂，口服，用开水冲化服，一次一袋。1日3次。20天为一疗程。

7. 阑尾灵颗粒

组成：败酱草、蒲公英、金银花、牡丹皮、赤芍、川楝子、大黄、桃仁、木香。

功能主治：清热解毒，泻下通便，破血散结，理气止痛。用于急性单纯性阑尾炎（瘀滞型），急性化脓性阑尾炎早期（蕴热型）。

用法用量：口服，一次12克，1日3~4次，用开水冲化服。或遵医嘱。

8. 阑尾消炎片（丸）

组成：败酱草、金银花、大青叶、蒲公英、大血藤、川楝子、大黄、木香、冬瓜子、桃仁、赤芍、黄芩。

功能主治：清热解毒，散瘀，消肿。用于急、慢性阑尾炎。

用法用量：片剂，口服，一次10~15片，1日3次。浓缩丸，口服，一次6克，1日3次。

9. 宫炎康颗粒

组成：北败酱、当归、赤芍、香附（醋制）、炮姜、泽兰、川芎、红花、柴胡、海藻、车前子（盐制）、延胡索。

功能主治：活血散瘀，解毒消肿。用于慢性盆腔炎。

用法用量：口服，一次18克，1日2次，用开水冲化服。

10. 康妇消炎栓

组成：败酱草、苦参、地丁、穿心莲、公英、猪胆粉、紫草、芦荟。

功能主治：清热解毒，利湿散结，杀虫止痒。用于湿热、湿毒所致的腰痛，小腹痛，带下病，阴痒，阴浊。

用法用量：直肠给药，一次1粒，1日1~2次。

11. 抗炎灵合剂

组成：败酱草，白花蛇舌草，金银花，丹皮，尼泊金。

功能主治：清热解毒，凉血散瘀。用于急、慢性阑尾炎，乳腺小叶增生。

用法用量：口服，一次50毫升，1日2次。

12. 消炎灵注射液（Ⅲ）

组成：败酱草1000克，鹅不食草500克，川芎250克，柴胡500克。

功能主治：抗菌，消炎。用于气管炎，肺炎，腮腺炎，扁桃体炎，乳腺炎等症。

用法用量：肌注，一次 2 ~4 毫升，1 日 1 ~2 次。

13. 阑尾片二号

组成：败酱草 12.5 公斤，地丁 12.5 公斤，蒲公英 12.5 公斤，桃仁 7.5 公斤，制大黄粉 7.5 公斤，淀粉 1 公斤。

功能主治：清热解毒。用于阑尾炎。

用法用量：口服，一次 4 片，1 日 2 次。

14. 阑尾片一号

组成：败酱草 6 公斤，生大黄 3 公斤，赤芍 6 公斤，生薏米 6 公斤，阿拉伯胶 30 克，硬脂酸镁。

功能主治：消炎解毒，用于轻症阑尾炎。

用法用量：口服，一次 4 ~6 片，1 日 3 次。

15. 复方败酱注射液

组成：黄花败酱 200 克，荆芥 100 克，防风 200 克，薄荷 100 克。

功能主治：辛凉解表，清热解毒。用于风热感冒，肺热咳嗽，咽喉肿痛，痈肿疮毒。

用法用量：肌注，一次 4 毫升，1 日 2 次。

16. 眠尔静片

组成：黄花败酱。

功能主治：中枢神经镇静药。用于以失眠为主要症状的神经衰弱或神经病症。

用法用量：口服，一次 2 ~4 片，1 日 2 ~3 次，易于中午或晚上服用。

【不良反应】使用康妇消炎栓引起过敏皮疹、过敏性荨麻疹各 1 例。

【附注】

1. 注意 脾胃虚弱及孕妇慎服。

2. 品种情况 同属植物岩败酱 *Patrinia rupestris*（Pall.）Juss. 在黑龙江、吉林部分地区亦作败酱使用。黄花败酱与白花败酱在科属、性味、功用都相同，只因产地和地区用药不同而有差异；菥蓂又称苏败酱，属十字花科，性味辛、微温，不同点在于有清肝明目、和中益气的功效；苣荬菜又称北败酱，属菊科，性味苦、寒，不同点在于有清湿热、消肿的功效。但四种败酱草都具有清热解毒的作用。目前，临床以菥萁代替败酱草使用较常见。

3. 药用部位 黄花败酱的花枝，称为“黄屈花”，民间有作药用，用量 3 ~6 克泡酒服，治妇人经血不调。

参考文献

1. 朱美艳．康妇消炎栓致过敏反应 1 例．医药导报，2002，(21)：146.
2. 陈淑莲．康妇消炎栓致过敏性荨麻疹 1 例．河北医药，1997，3（6）：108.
3. 赵栋，丁青，肖艺．败酱草的研究进展．中医药导报，2009，15（10）：76.
4. 陈平，王飞，陈海燕．败酱草研究进展．实用中医药杂志，2004，20（12）：728.
5. 朴成玉，吴修红，安柏松，等．白花败酱草的研究进展．中国民族民间医药，

2010,(3):21.

6. 杨庆春,张文忠,肖海,等.白花败酱草提取物的耐缺氧作用.中国临床康复,2006,10(19):178.

7. 陈磊,张涛,田黎明,等.白花败酱草提取物对小鼠 U_{14} 宫颈癌细胞的抑制作用.中国老年学杂志,2010,30(8):1091.

8. 万国兰,李洪亮,杨庆春,等.白花败酱草提取物耐缺氧作用的研究.时珍国医国药,2008,19(5):1130.

9. 杨学浩.败酱草的品种鉴别和应用.山西中医,2005,21(6):44.

10. 苗明三,顾丽亚.丹桂妇宁胶囊镇痛作用.中华实用中西医杂志,2003,3(16):343.

◎垂盆草

Chuipencao

【别名】石指甲、狗牙半支、鸡舌草、匍茎佛甲草(《广东中药志》第二卷),三七仔(《岭南中草药撮要》),山护花(《履巉岩本草》),鼠牙半支(《百草镜》),半枝莲(《药镜》),狗牙草、佛指甲,瓜子草(《分类草药性》),三叶佛甲草、白蜈蚣(《浙江药用植物志》),地蜈蚣草、太阳花、枉开口、狗牙瓣(《四川中药志》)。

【来源】为景天科植物垂盆草 *Sedum sarmentosum* Bunge 的新鲜或干燥全草。夏、秋季采收,以秋采者质佳。拔取全草,洗净,晒干或鲜用。分布于广东、吉林、辽宁、河北、陕西、山西、山东、江苏、浙江、安徽、江西、福建、甘肃、河南、湖北、湖南、广西、四川、贵州、云南等省区。我省产于信宜、高州、从化、廉江、遂溪、韶关、平远、和平、河源等地。

【药材性状】干燥全草稍卷曲。根细短,茎纤细,长4~7~10厘米,有的长可达15厘米,直径1~2毫米,表面黄绿色至淡褐色,质稍韧或脆,断面中心淡黄色,节上间有残留不定根。叶片皱缩,展平后叶片呈倒披针形至矩圆形,长约1.5厘米,宽约4毫米,黄绿色至暗绿色。若用微火低温烘干,则全株黄绿色,叶片表面鼓起,质脆,多脱落,只剩绿色的茎。气微,味微苦。

【性味与归经】甘、淡、微酸,凉。归肝、胆、小肠经。

【功能主治】清热解毒,利湿消肿。用于湿热黄疸,小便不利,水汽浮肿,湿热痢疾。外用治疮疖痈肿,烧烫伤,虫蛇咬伤,咽喉肿痛,口腔溃疡。现代有用于急慢性肝炎,褥疮,压疮,带状疱疹,暑疖。

【用法用量】15~30克(鲜品120~240克),水煎服;或用鲜品30~120克捣烂绞汁服。外用适量,鲜品捣烂敷患处,或取汁含漱。

【药理作用】

1. 护肝作用 垂盆草对动物实验性肝损伤有明显的保护作用。小鼠口服垂盆草提取物相当于原生药0.33克/日,连续6日,可明显减轻 CCl_4 引起的小鼠肝坏死。垂盆草对

CCl_4引起的大鼠亚急性肝损伤也有明显的保护作用，治疗组的γ－球蛋白显著低于对照组，肝脏纤维化程度也比对照组轻。从垂盆草中提取垂盆草苷制成垂盆草片，按0.5～1.0毫克/只小鼠灌胃给药，对四氯化碳性肝损伤有明显保护作用。可使肝细胞内糖元和葡萄糖－6磷酸酶、乳酸脱氢酶含量增加，肝细胞内琥珀酸脱氢酶和ATP酶活性增强，表明垂盆草苷的保肝作用可能与此有关。以鸭乙型肝炎自然感染模型作为实验对象，采用垂盆草有效片段提取物，观察了其对鸭肝脏病理的影响、对肝细胞脂肪变性的影响以及降血清谷丙转氨酶（ALT）的作用特点。认为垂盆草不是单纯的ALT活性抑制剂，对DHBV无抑制作用，对肝细胞脂肪变性无治疗效果，对肝细胞无直接的保护作用。垂盆草降低血清谷丙转氨酶，是通过抑制炎性渗出、减少肝细胞损伤实现的。利用半乳糖胺GaN或四氯化碳CCl_4引起原代培养大鼠肝细胞损伤模型，研究14味中药水提液的抗肝毒作用，发现垂盆草可显著降低GaN肝细胞培养液中GPT活性。垂盆草的水提物与大鼠肝微粒体体外温孵，对NADPH－Vic所致微粒体脂质过氧化和Fe^{2+}半胱氨酸所致大鼠肝细胞的脂质过氧化损伤也有明显的保护作用。腹腔注射D－氨基半乳糖致小鼠急性肝损伤模型，通过测定转氨酶及观察肝脏病理切片，研究了垂盆草80%乙醇提取物的石油醚部分、醋酸乙酯部分、丁醇部分和水部分的保肝降酶活性，结果表明，垂盆草中具有保肝降酶作用的活性成分主要存在于正丁醇部分和水部分。在此基础上，他们对上述水部分和正丁醇部分进行了进一步分离，得到水溶性总苷和总黄酮，并对这两类成分进行了保肝降酶活性检测。结果总黄酮的保肝降酶活性比水溶性总苷强，表明总黄酮是垂盆草中保肝降酶的主要活性组分之一。从总黄酮中分离活性成分异鼠李素－3，7－二－O－β－D－葡萄糖苷，并对此成分进行了保肝降酶活性评价，证实异鼠李素－3，7－二－O－β－D－葡萄糖苷具有一定的保肝降酶活性，认为其可作为垂盆草药材的质控指标成分。垂盆草中的齐墩果烷－13（18）－烯－3－酮（δ－amyrone）能显著降低CCl_4处理小鼠血清谷丙转氨酶含量。垂盆草提取液对D－gal所致小鼠急性肝损伤模型具有提高SOD活性和降低MDA浓度的作用。垂盆草醇提物（CCW）对人肝癌细胞HepG2细胞增殖具有明显的抑制作用，并且能阻止细胞进入G_2/M期，这可能与c－myc基因表达的下调密切相关；CCW能抑制HepG2细胞的VEGF分泌，初步推测CCW具有抗血管生成作用。

2. 免疫抑制作用 垂盆草苷在大剂量时（500毫克/公斤）对小鼠的细胞免疫有明显的抑制作用，可使C37纯系小鼠的胸腺细胞减少，为对照组的62%；能抗大鼠移植排斥反应，即受脾大鼠的淋巴结增大指数低于对照组，抑制74%；还抑制小鼠的脾脏斑形成细胞数，为正常对照组的42%～46%；试验中还发现，垂盆草苷能使外周血中白细胞数和中性粒细胞比例增高，另外还可见到给药组小鼠中T淋巴细胞比例显著升高，故推测垂盆草苷的作用可能类似类固醇甾体激素，能使外周T淋巴细胞转移至骨髓。垂盆草水提物对迟发型超敏反应及单核巨噬细胞系统的影响，初步探讨其作用机制，发现垂盆草水提物100、500毫克/公斤能降低小鼠碳粒廓清速率，同时减少肝脏和脾脏对碳粒的摄取，而对腹腔巨噬细胞吞噬SRBC的能力无明显影响，提示其对不同类型巨噬细胞的抑制作用不一致。垂盆草100毫克/公斤在抗原攻击前给药能显著抑制2，4，6－三硝基氯苯诱导迟发型超敏反应（PC－DTH）及绵羊红细胞所致的迟发型超敏反应（SRBC－DTH），而在抗原攻击后给药对上述两种DTH无明显影响，且对二甲苯所致小鼠耳廓肿胀无显著影响，表明其仅作用于DTH诱导相得细胞免疫反应，而对效应相淋巴因子释放、单核细胞浸润等炎症过程无显著影响。此外垂盆草水提物抑制DTH同时尚使小鼠免疫器官胸腺、脾脏重量维持正常或有所升高，提示其抑制DTH的作用机制可能不同于强的松等甾体激素类药物，其对DTH的抑制可能通过阻止诱导相早期巨噬细胞识别及提呈抗原的能力。采用醇沉淀法从垂盆草水提物分成Ⅰ、Ⅱ、Ⅲ三组水溶性组分，进行正常小鼠及免疫低于小鼠的迟发型过敏实验、血清溶血素实验，在各组分的特异性细胞免疫功能测试中，发现组分Ⅲ低剂量对免疫正常鼠DTH有明显抑制作用，而对免疫低下鼠无明显影响，组分Ⅰ、Ⅱ对正常免疫状态下的小鼠DTH无明显影响，对免疫受抑小鼠的细胞免疫有增强作用，认为组分Ⅰ、Ⅱ、Ⅲ在对不同免疫状态下的T细胞介导的免疫应答有显著影响，说明组分Ⅰ、Ⅱ对免疫低下小鼠的胸腺依赖性免疫应答有调节作用，而组分Ⅲ则对正常免疫状态小鼠的免疫力有一定的抑制作用，且不影响免疫器官生长。当用醋酸泼尼松处理。使小鼠成为免疫抑制状态时，Ⅰ、Ⅱ组分可增强PC－DTH，显示其具有免疫增强作用，而组分Ⅲ对免疫低下小鼠的PC－DTH无明显影响。本实验说明组分Ⅰ、Ⅱ对正常免疫状态下的小鼠DTH无明显影响，对免疫受抑小鼠的细胞免疫方面有增强作用；而组分Ⅲ对正常免疫状态下的小鼠DTH呈抑制作用，对免疫受抑小鼠的DTH无影响。可见，垂盆草水溶性成分Ⅰ、Ⅱ、Ⅲ主要对T细胞介导的特异性细胞免疫有显著的影响，对非特异性免疫和特异性液免疫无明显影响，提示组分Ⅰ、Ⅱ、Ⅲ的免疫作用与机体所处的免疫状态密切相关，Ⅰ、Ⅱ对免疫受抑状态小鼠可能起免疫调整作用。有研究采用同样的试验方法研究了垂盆草制剂中三组水溶性成分Ⅰ、Ⅱ、Ⅲ的免疫活性。结果表明Ⅰ、Ⅱ对正常小鼠的PC－DTH无影响，但对泼尼松所致免疫低下小鼠有免疫增强作用；Ⅲ对正常小鼠有免疫抑制作用，对免疫低下小鼠无影响；Ⅰ、Ⅱ、Ⅲ对正常及免疫受抑小鼠的血清溶血素均无影响。提示组分Ⅰ、Ⅱ、Ⅲ对不同免疫状态下的T细胞介导的免疫应答不同，其免疫作用与机体所处的免疫状态密切相关，Ⅰ、Ⅱ对免疫受抑状态小鼠在细胞免疫方面可能起免疫调节作用；Ⅲ对正常小鼠有免疫抑制作用。Ⅰ、Ⅱ、Ⅲ对正常小鼠或免疫低下小鼠或细胞介导的体液免疫无明显影响。

3. 对肿瘤细胞的抗增殖作用 垂盆草总生物碱对鼠肝癌细胞BNL CL. 2和人肝癌细胞HepG2的抗增殖作用。结果表明，CAF呈剂量依赖性的抑制了肝癌细胞增殖，但未引起死亡或诱导凋亡。其抗增殖作用发生在细胞周期的G1期。

4. 抗菌作用 以蒸馏法提取液每毫升含2克原生药，配制成注射液，其对金黄色葡萄球菌、白色葡萄球菌、甲型及乙型链球菌、大肠杆菌、伤寒杆菌、绿脓杆菌和白色念珠菌、痢疾杆菌等有一定的抑制作用。有研究表明垂盆草总黄酮提取液对大肠杆菌、金黄色葡萄球菌、枯草杆菌和产气杆菌都有不同程度的抑菌作用，对四联球菌作用不明显。

5. 雌激素作用 垂盆草石油醚和乙酸乙酯提取物对摘除卵巢雌激素缺乏大鼠相关组织的血脂和胶原质含量的影响。结果表明：与17β－雌二醇处理组，石油醚和乙酸乙酯部分分别将转录活性提高了0.7和0.5倍。OVX小鼠一直较未切除卵巢的小鼠重，但是补充SS提取物并未使OVX组的体重减轻。给小鼠灌胃垂盆草石油醚和乙酸乙酯提取物能显著降低血清的甘油酯三醇的水平。并能抑制骨胶原质和软骨的减少。结果表明，垂盆草影响了摘除卵巢的小鼠骨胶元质的合成，显示了其雌激素作用。

6. 毒性 本品毒性不大，流浸膏腹腔注射，小鼠的半数致死量为54.2克/公斤。给犬灌服其流浸膏相当于30克生药/公斤（相当于临床剂量的30倍），除有时出现呕吐、腹泻外，对血象、肝功能、血清蛋白等无明显影响，病理检查亦无明显变化。临床上一般治疗未呈现明显毒副反应。

【药物制剂】

1. 清肝利胆胶囊（黑河市第一人民医院医院制剂）

组成：垂盆草、虎杖、茵陈。

功能主治：清热利湿，舒肝止痛。用于急性黄疸性肝炎，湿热黄疸，无黄疸型肝炎，慢性迁延性肝炎。

2. 复方垂盆草冲剂（糖浆、胶囊、颗粒）

组成：垂盆草、矮地茶。

功能主治：清热解毒，活血利湿，降低谷丙转氨酶。用于急及迁延性肝炎，慢性肝炎。

用法用量：冲剂，口服，一次20克，用开水冲化服。糖浆剂，口服，一次50毫升。1日2次。

3. 复方垂盆草冲剂（江苏省无锡市传染病医院制剂）

组成：垂盆草50克，板蓝根20克，甘草5克，蔗糖25克。

功能主治：清热解毒，补脾益气，抗肝损伤。用于病毒性肝炎。

用法用量：一次10克，1日2次。

4. 护肝宁片

组成：垂盆草、虎杖、丹参、灵芝。

功能主治：清热利湿，益肝化瘀，疏肝止痛，退黄，降低谷丙转氨酶。用于急性肝炎及慢性肝炎。

用法用量：口服，一次4~5片，1日3次。

5. 益肝乐冲剂

组成：垂盆草、云芝提取物、柴胡、郁金、板蓝根、五味子。

功能主治：清热利湿，疏肝解郁，扶正固本。用于湿热蕴蒸，身目俱黄，或两胁痞满疼痛，体倦懒食，溲赤便溏，舌苔黄腻等，西医诊断为急性黄疸型肝炎和非黄疸型肝炎，慢性迁延性肝炎等。

用法用量：口服，一次10克，1日3次，用开水冲化服。

6. 垂盆草护肝胶囊

组成：垂盆草、螺旋藻。

功能主治：清利湿热，解毒。用于急性肝炎，迁延性肝炎及对化学性肝损伤具有保护作用。

7. 垂盆草冲剂（片、颗粒、胶囊）

组成：垂盆草，蔗糖适量。

功能主治：清利湿热，能降低谷丙转氨酶。用于急性肝炎及迁延性肝炎，慢性肝炎的活动期。

用法用量：冲剂，口服，一次1袋，开水冲服。片剂，口服，一次6片。1日3次，

8. 三草护肝胶囊

组成：垂盆草、黄花倒水莲、排钱草。

功能主治：清热利湿，解毒消肿，活血益气，软坚散瘀。用于血吸虫病肝脾大，急，慢性肝炎所致肝功能异常，肝硬化等症。

【附注】

1. 注意 脾胃虚寒者慎服。

2. 品种情况 垂盆草与佛甲草的区别见佛甲草部分。

参考文献

1. 王春艳，张立新，宋成君．复方垂盆草颗粒质量标准研究．黑龙江医药，2009，22（2）：128.

2. 秦枫，孙红祥，葛竹兴．垂盆草化学成分及药理活性研究进展．中兽医学杂志，2006，（6）：33.

3. 孙卫东，胡海涛，钱山青，等．垂盆草提取液对小鼠免疫和抗氧化功能的研究．中外医疗，2008，（31）：19.

4. 黄丹丹，张伟云．垂盆草醇提物对人肝癌细胞 HepG2 的抑制作用及其机制初探．东南大学学报，2009，28（4）：302.

5. 陈永壮，王茵，傅逸根．垂盆草护肝胶囊的开发与研究．食品科学，2002，23（9）：123.

6. 公衍玲，黄山，于慧荣．垂盆草总黄酮的酶法提取及其抑菌活性．药学实践杂志，2010，28（2）：114.

7. 黄大珍．复方垂盆草冲剂治疗病毒性肝炎60例临床观察．河北中西医结合杂志，1997，6（2）：228.

8. 富玉海，张立升，杨琦．清肝利胆胶囊的制备及质量控制．中国医院药学杂志，2007，27（3）：390.

9. 苏青，黄瑞松，钟鸣．三草护肝胶囊的薄层鉴别研究．中成药，2006，28（5）：772.

10. 叶春芝，叶美玲．垂盆草内服外用治疗暑疖、痈．中国民族民间医药杂志，2002，（2）：96.

11. 冯幕芬，赵喆．垂盆草治疗带状疱疹51例．实用中医药杂志，2005，21（7）：411.

12. 钟建平．新鲜垂盆草在防治老年病人压疮中的应用．浙江中医杂志，2007，42（1）：15.

13. 新鲜垂盆草防褥疮．大众医学，2007，（10）：58.

◎簕慈姑

Lecigu

【别名】簕慈姑、天河芋、簕芋（《广东中药志》第二卷），簕茹菇、水芳钩（《陆川本草》），勒蒙、竻芋、竻藕（《南宁市药物志》），簕慈菇（《广西本草选编》），巧南、野茨菇、山茨菇（《全国中草药汇编》），水簕芋、有簕慈姑（《广西药用植物名录》），旱慈姑（《云南中药资源名录》），簕藕（《岭南中草药撮要》）。

【来源】为天南星科植物刺芋 *Lasia spinosa*（Linn.）Thw. 的根茎或全草。夏、秋季采收，挖取根茎或全草，洗净，晒干或切碎晒干。分布于广东、广西、海南、云南、台湾等地。我省产于广州、从化、花都、增城、龙门、南海等地。

【药材性状】根茎呈条片状或斜切片状，长 6 ~ 8 厘米，宽 1 ~ 1.5 厘米，厚 2 ~ 6 毫米，皱缩卷曲。表皮棕褐色，有结节及锐利的硬刺，切面红棕色。易折断，断面露出黄白色的稀疏纤维，质韧。气无，味苦辛。

【性味与归经】甘、淡，微寒。归胃、肾经。

【功能主治】清热利湿，解毒消肿，健胃消食。用于热病口渴，肺热咳嗽，小便黄赤，肾炎水肿，白带，风湿痹痛，跌打肿痛，慢性胃炎，消化不良，小儿头疮，胎毒，痄腮，淋巴结结核，痈肿疮疖。外用治毒蛇咬伤，皮肤热毒。

【用法用量】内服煎汤，9 ~ 15 克。外用适量，煎水洗，或研末调敷。

◎金边兔耳

Jinbiantuer

【别名】兔耳一枝箭(《岭南采药录》)，石湖棋、金丝风、伏地蜘蛛、石拐蛇药、散血丹、鬼细参、伏地虎、兔耳风(《粤北草药》)，兔耳草(《慈航活人书》)，兔耳箭、金茶匙（汪连仕(《采药书》)），小鹿衔、银茶匙、忍冬草、月下红(《百草镜》)，一枝箭(《本草纲目拾遗》)，扑地金钟(《泉州本草》)，天青地白、肺形草、毛马香、牛眼珠草，橡皮草(《湖南药物志》)，一枝香、倒拔千金、猪心草、通天草、毛鹿含草、兔耳金边草(《浙江民间常用草药》)，朝天柱香、大种巴地香(《贵州草药》)，兔耳一支香、四叶一支香(《全国中草药汇编》)，兔儿风(《湖北中草药志》)。

【来源】为菊科植物杏香兔耳风 *Ainsliaea fragrans* Champ. 的全草。春、夏季采收，拣去杂质，洗净，鲜用或切段晒干。分布于广东、江苏、浙江、江西、福建、台湾、湖南等地。

【药材性状】本品皱缩卷曲。茎短，被褐色长柔毛；叶 4 ~ 7 枚，轮生或稍互生排列于短茎上，完整叶片展平后呈卵形，长 5 ~ 10 厘米，宽 3 ~ 7 厘米，先端较圆钝，基部心形，全缘，上表面几无毛，叶缘、下表面及叶柄被褐色柔毛；叶柄细，长可达 7 厘米。气微香，味苦。

【性味与归经】甘、微苦，凉。归肺、肝经。

【功能主治】清热补虚，凉血止血，利湿解毒。用于虚劳骨蒸，肺痨咳血，妇女崩漏，湿热黄疸，水肿，痈疽肿毒，瘰疬结核，跌打损伤，呼吸道感染，小儿疳积，毒蛇咬伤。现代有用于急性口腔溃疡。

【用法用量】内服，煎汤（包煎），10～15克，或研粉。外用适量，捣敷或绞汁滴耳。

【药理作用】

1. 抑菌作用 水煎液（100%）对金黄色葡萄球菌有明显的抑制作用，其抑菌圈清晰透明，直径有17毫米（纸片法）。杏香兔耳风的四种不同极性提取物对金黄色葡萄球菌的抑制作用不同，抑菌作用由强到弱依次为：水>70%乙醇>95%乙醇，而醋酸乙酯提取物对金黄色葡萄球菌无抑制作用。由此表明，提取溶剂极性越强对金黄色葡萄球菌抑菌作用越强，并且随着浓度的增加，各提取物对金黄色葡萄球菌的抑菌活性都得以提高。杏香兔耳风的95%乙醇、醋酸乙酯提取物对白色念珠菌有一定的抑制作用；水、70%乙醇提取物对白色念珠菌无作用。但杏香兔耳风的四种不同极性提取物对大肠杆菌都无抑菌作用。3种药液（杏香兔耳风母液、乙酸乙酯萃取物、正丁醇萃取物）对金黄色葡萄球菌、绿脓杆菌、溶血性乙型链球菌均有良好的抑制作用，母液和乙酸乙酯萃取物的抑菌效果相当且都强于正丁醇萃取物；3种药液对大肠杆菌均无显著的抑菌效果。

2. 其他作用 杏香兔耳风高剂量治疗组大鼠宫颈EGF表达高于正常组及模型组，有高度显著性差异（$P<0.01$）；杏香兔耳风高剂量治疗组与正常组和模型组比较亦有显著性差异（$P<0.05$）。给药10天后，各组大鼠宫颈EGF表达无显著性差异。以上表明，高中剂量治疗组对于大鼠宫颈EGF的早期表达有一定作用，对于后期则无明显影响；低剂量组对EGF的表达无明显影响。结果表明，杏香兔耳风对大鼠宫颈炎治疗作用与其促进大鼠宫颈粘膜EGF的早期表达有一定关系。病理组织学检查显示杏香兔耳风对大鼠宫颈炎有较好的治疗作用；给药早期（4天），杏香兔耳风治疗组即可明显降低宫颈黏膜PGE_2表达（$P<0.05$）；各组早期（4天）外周血T细胞亚群无显著性差异；而在后期（10天），模型组出现CD4淋巴细胞数减少，CD8淋巴细胞数增加，CD4/CD8比值下降等免疫紊乱，杏香兔耳风治疗组能改善这种的紊乱（$P<0.05$）。结果表明，杏香兔耳风调节T细胞亚群紊乱及早期降低宫颈黏膜PGE_2的表达水平是其治疗宫颈炎的可能作用途径。

【药物制剂】

1. 杏香兔耳风片

组成：杏香兔耳风浸膏。

功能主治：清热解毒，去瘀生新。用于湿热下注之带下病，表现为白带过多、色黄黏稠；慢性宫颈炎见上述证候者。

用法用量：口服，一次4～6片，1日3次，30天为一个疗程。

2. 复方杏香兔儿风颗粒

组成：杏香兔儿风、白术（漂）等。

功能主治：清热解毒，祛瘀生新。用于湿热下注所致慢性宫颈炎，子宫内膜炎，阴道炎，白带等症。

用法用量：用开水冲化服，一次18克，1日2次。

参考文献

1. 葛菲，张晓伟，裴各琴，等．兔耳风提取物的抑菌作用研究．时珍国医国药，2009，20（7）：1676.

2. 邱如意，许军，徐伟，等．杏香兔耳风体外抑菌作用研究．中国药业，2009，18（11）：13.

3. 易剑峰，熊印华，贾红伟．中药杏香兔耳风对大鼠宫颈粘膜 EGF 表达的影响．江西中医学院学报，2007，19（2）：72.

4. 叶春芝．杏香兔儿风治疗急性口腔溃疡．浙江中医杂志，2001，（11）：502.

5. 易剑峰．杏香兔耳风对宫颈炎大鼠宫颈黏膜 PGE_2 及外周血 T 淋巴细胞亚群表达的影响．中华中医药杂志，2007，22（11）：806.

◎金 丝 草

Jinsicao

【别名】黄毛草、猫毛草、竹蒿草、必子草、猫尾草(《广东中草药》)，落苏(《本草纲目》)，毛毛草(《广西药用植物名录》)，笔仔草、猫仔草、墙头竹、牛尾草(《福建民间草药》)，金丝茅(《中国主要植物图说·禾本科》)，笔毛草、猴毛草、眉毛草、金黄草、胡毛草(《闽东本草》)，牛毛草，竹叶草(《福建中草药》)，马鞍草(《云南中草药》)。

【来源】为禾本科植物金丝草 *Pogonatherum crini tum*（Thunb.） Kunth 的干燥全草。全年可采收，拔取全草，抖净泥沙，晒干。分别于广东、浙江、江西、福建、台湾、湖南、广西、四川、云南等地。

【药材性状】全草长 10 ~ 30 厘米。根须状。秆成丛，黄色，纤细，直径约 1 毫米。节明显，节上有白毛，少分枝。叶互生，抱茎，排成二列。叶片扁平，呈线形，长 2 ~ 4 厘米，宽 1 ~ 3 毫米，先端尖，两面和叶缘均有微毛，叶鞘秃净，鞘口有毛。秆顶有穗状花序灰黄色，略具光泽，柔软而微弯曲。气无，味淡。

【性味与归经】甘，微寒。归肺、脾、肾经。

【功能主治】清热解毒，利尿消肿，凉血。用于感冒发热，热病发热，热性水肿，小便不利，黄疸，泻痢，糖尿病，小儿疳积。近有用于尿路感染，脾肿大。

【用法用量】12 ~ 30 克（鲜品 30 ~ 60 克），水煎服。外用适量，煎汤熏洗或研末调敷。

【药理作用】**抗病毒作用**　金丝草的 70% 乙醇提取物对乙型肝炎病毒（HBV），表面抗原的分泌具有剂量依赖性的抑制作用，半数抑制浓度（IC_{50}）为 108.5 微克·毫升$^{-1}$。

【药物制剂】

外感平安茶（冲剂）

组成：金丝草、葛根、厚朴、连翘、香薷、土荆芥、山芝麻、布渣叶、大腹皮、土茯苓、广藿香、水翁花、金刚头、芒果核、枳壳、甘草、大头陈、岗梅、地胆草、苦瓜干和茵陈等。

功能主治：清热解表，化湿消滞。用于四时感冒，恶寒发热，周身骨痛，头重乏力，感冒挟湿，胸闷食滞等。

用法用量：煎服或冲服。茶剂一次1块或1袋，1日2~3次；冲剂一次7克，1日2~3次。

参考文献

1. 陈国伟，李鑫，史志龙，等．金丝草脂溶性化学成分研究．承德医学院学报，2010，27（2）：216.

◎金丝桃

Jinsitao

【别名】五心花、童贵花（《广东中药志》第二卷），上连翘（《湖南药物志》），金丝海棠、木本黄开口（《浙江民间常用草药》），金丝蝴蝶（《浙江药用植物志》），小狗木（《广西药用植物名录》），狗胡花（安徽），金丝莲（陕西）。

【来源】为藤黄科植物金丝桃 *Hypericum chinensis* Linn. 的全株。四季均可采收，洗净，晒干。分布于广东、广西、河北、陕西、山东、江苏、安徽、江西、福建、台湾、河南、湖北、湖南、四川、贵州等地。我省韶关市所属地区有产。

【药材性状】全草长约80厘米，光滑无毛。根呈圆柱形，表面棕褐色，栓皮易成片状剥落，断面不整齐，中心可见极小的空洞。老茎较粗，圆柱形，直径4~6毫米，表面浅棕褐色，可见对生叶痕，栓皮易成片状脱落。质脆、易折断，断面不整齐，中空明显，幼茎较细，直径1.5~3毫米，表面较光滑，节间呈浅棕绿色，节部呈深棕绿色，断面中空。叶对生，略皱缩，易破碎；完整叶片展开呈椭圆形，全缘，上面绿色，下面灰绿色，中脉明显突起，叶片可见透明腺点。气微香，味微苦。

【性味与归经】苦，微寒。归心、肝经。

【功能主治】清热解毒，散瘀止痛，祛风除湿。用于肝炎，肝脾肿大，急性咽喉炎，结膜炎，目赤肿痛，风湿痹痛。外用治漆疮，虫蛇咬伤及蜂折伤，疖肿。

【用法用量】内服煎汤，15~30克。外用，鲜根或鲜叶适量，捣敷。

【药理作用】

1. 抗脂质过氧化作用 用分光光度法测定金丝桃提取物对大鼠离体组织匀浆的脂质过氧化及由 $Fe^{2+}-H_2O_2$ 体系、Fe^{2+} - VitC 体系和 Fe^{2+} - Cys 体系诱导的脂质过氧化的抑制作用，发现金丝桃提取物对大鼠肝、心、肾组织匀浆脂质过氧化和线粒体诱导的脂质过氧化具有抑制作用并表现出剂量依赖关系，而且提取物 F003（甲醇洗脱物）的抑制作用要强于 F004、F005（均为分别用氯仿和甲醇洗脱物）的抑制作用。认为金丝桃具有较好的抗脂质过氧化作用，具有进一步研究与开发价值。

2. 对 DNA 损伤的保护作用 随着金丝桃各化学成分部位提取物的加入，DNA 损伤发光动力学曲线峰明显下降且后移；且提取物浓度越高，发光动力学曲线峰下降越明显。金丝桃3个不同化学成分部位的抗氧化能力强弱顺序为 F002（氯仿洗脱物）> F004 >

F003。表明金丝桃属于预防型和断链型抗氧剂，对 DNA 损伤有明显保护作用，而且这种作用与化合物的极性有关。

3. 细胞毒作用和抗肿瘤作用 体外细胞毒研究表明，提取物 F003、F004、F006 以及化合物金丝桃内酯丙、槲皮素、槲皮苷对不同的癌细胞有细胞毒作用；体内皮下注射 20 毫克/（公斤·天）×10 天剂量的 F003、F004、F005 对小鼠 S_{180} 肉瘤的抑制率分别为 20.7%、12.4%、31.4%。表明金丝桃在体外实验显示一定的细胞毒作用，体内实验有抗肿瘤作用，具有进一步研究开发的价值。

【药物制剂】

复方金丝桃合剂

组成：金丝桃 800 克，苯甲酸 0.5 克，松瘤木 200 克。

功能主治：清热解毒，活血化瘀，散结消肿。用于腱鞘囊肿，脂肪瘤，及体表浅部包块。

用法用量：口服，一次 10～15 毫升，1 日 3 次。

【附注】

1. 注意 金丝桃草的活性成分金丝桃素（Hypericin）会与单胺酶抑制剂（MAOI）、抗凝血剂、进行手术时的麻醉药物等产生交互作用，因此，有服用这类药物或是即将进行手术前，应禁止服用金丝桃草萃取物。在服用金丝桃草萃取物后，应避免长时间暴晒在强烈的日光底下，因为金丝桃草萃取物的有效成分，会因皮肤长时间接触强烈的紫外线而产生具神经系统刺激性物质，对于某些体质特殊者可能导致皮肤刺痛、眼睛对强光的耐受度降低，不过，光害副作用往往发生在服用剂量高出建议剂量数倍以上，或每日服用量超过 1800 毫克的 0.3% 标准萃取物时，平时服用金丝桃草萃取物者应尽量避免日光浴或长时间日照，出门最好能够佩戴太阳眼镜，如果是轻度忧郁症患者可以选择下午或晚餐后与睡前之间服用 1 次，如此皆可避免光害副作用。金丝桃草不得使用于合并有躁狂症的忧郁症患者，合并忧郁与躁狂患者一定需要精神药物的正规治疗，才能成功的控制病情。

2. 药用部位 金丝桃果亦供药用。该品味甘性平，功能润肺止咳，用量 6～10 克水煎服，治肺燥咳嗽、百日咳。

参考文献

1. 项光亚，杨瑜，阮金兰，等．金丝桃抗脂质过氧化作用研究．同济医科大学学报，2001，30（3）：211.

2. 杨瑜，项光亚，阮金兰．金丝桃提取物对 DNA 损伤的保护作用．医药导报，2006，25（2）：107.

3. 项光亚，杨瑜，阮金兰，等．金丝桃细胞毒作用和抗肿瘤作用研究．药物实践杂志，2001，19（1）：16.

◎金 鸡 脚

Jinjijiao

【别名】满山香、千里香、鸭麻蹄、掌脚金星（《广东中草药》），鸭脚金星草、辟瘟草（《广东中药志》第二卷），独脚金鸡（《本草纲目拾遗》），猪蹄叉、鸡脚叉、乌毛丁（《贵州民间方药集》），鸭脚珠、鸭脚掌、三叉剑、鹅掌金星草（《江西民间草药》），鸭脚伸筋、三叉凤、盐桃草（《湖南药物志》），鸭掌香、鸭掌星、鸭胶掌、鸭胶草（《闽东本草》），双凤尾草、三角枫（《四川中药志》），鸟见飞、金星鸡脚草（《福建药物志》），三滴血、三叉虎（《广西药用植物名录》），鸡脚七（《贵州中草药名录》）。

【来源】为水龙骨科植物金鸡脚 *Phymatopsis hastate*（Thunb.）Kitag. 的全草。夏、秋季采收，挖取全草，抖净泥沙，鲜用或晒干。分布于我省各地及陕西、河南和长江流域以南各省区。我省徐闻、连平、平远、蕉岭、乐昌、连南、乳源等县有产。

【药材性状】全草长10～30厘米。根状茎细长，表面密布棕褐色鳞片，下有细弱的须根，须根断面内现细小的猪腰形。叶片厚纸质，卷曲，黄绿色；叶片中脉两侧各排列圆形孢子囊群1行，呈浅绿色或棕色；完整叶片长5～10厘米，通常3裂，间有单叶2裂或5裂，裂片披针形，顶端渐尖；叶柄长3～16厘米。气微，味淡。

【性味与归经】甘、微苦、微辛，凉。归肺、心、肝经。

【功能主治】清热解毒，驱风镇惊，利水通淋，凉血。用于外感热病，肺热咳嗽，咽喉肿痛，小儿惊风，痈肿疮毒，蛇虫咬伤，水火烫伤，痢疾，泄泻，小便淋浊、血淋，便血。

【用法用量】9～15克（鲜品30～60克），水煎服。外用适量，鲜品捣烂敷患处。

◎金 果 榄

Jinguolan

【别名】金楷榄(《岭南采药录》)，金苦榄、金古榄、金牛胆、金线吊葫芦(《广东中药志》)，铜秤锤、金银袋(《广西野生资源植物》)，金榄(《陆川本草》)，地胆、天鹅蛋(《分类草药性》)，山慈姑、九龙胆、金狗胆(《广西植物名录》)，黄金占(《广西中草药》)，地苦胆(《四川常用中草药》)，九牛子(《江西草药手册》)，青牛胆、苦地胆(《广西本草选编》)，金狮藤、九莲子(《全国中草药汇编》)，地蚕、破石珠、破岩珠、九牛胆(《湖南药物志》)，雪里开（江西），青鱼胆（湖北）

【来源】为防己科植物青牛胆 *Tinospora sagittata*（Oliv.）Gagn. 或金果榄 *Tinospora capillipes* Gagnep. 的干燥块根。秋、冬季采收，挖取块根，除去茎及须根，洗净，大个的切成两瓣或四瓣，晒干。分布于我省各地，以山区为多，及广西、湖南、湖北、四川、贵州、云南等省区。

【药材性状】块根呈不规则长纺锤形或团块状，大小不等，长5～10厘米，直径3～6厘米。表面黄棕色或淡棕色，皱缩不平，有不规则深皱纹，两端往往可见细根残基。质坚硬，击破面黄白色，粉性。气无，味苦。

【性味与归经】苦，寒。归肺、心、胃、大肠经。

【功能主治】清热解毒，利咽止痛。用于咽喉肿痛，热性泄泻，脘腹热痛，急性细菌性痢疾杆菌，腮腺炎。外用治毒蛇咬伤，湿毒皮疹，疮疖肿毒。现代有用于急性扁桃体炎。

【用法用量】3～9克。外用适量，研末吹喉或醋磨涂敷患处。

【药理作用】

1. 抗肿瘤作用 本品4克/公斤的煎剂对肉瘤S_{180}移植性肿瘤有抑制作用，抑制率45.6%、25.07%、46.5%但对肉瘤S_{37}和艾氏腹水癌无明显作用。

2. 对循环系统的作用 通过猫、犬的血压实验，蟾蜍下肢灌流实验，大鼠离体精囊法实验等均证明，掌叶防已碱具有抗肾上腺素的作用。

3. 对平滑肌作用 掌叶防已碱能明显对抗5－HT引起大鼠子宫肌、结肠、胃肠平滑肌收缩的作用及抗胆碱酯酶的作用。此外还有兴奋未孕家兔离体子宫的作用。

4. 抗菌作用 本品块根煎剂对钩端螺旋体有抑制作用，对金黄色葡萄球菌、抗酸性分支杆菌均有较强的抑菌作用。本品对表皮葡萄球菌、八叠球菌、洛菲氏不动杆菌亦有抗菌效应。

5. 抗炎镇痛作用 金果榄醇提物的抗炎镇痛实验结果显示：金果榄乙醇提取物对小鼠二甲苯致耳肿胀，醋酸致小鼠腹腔毛细血管通透性增加，鸡蛋清致大鼠足趾肿胀及棉球肉芽增生均有明显的抑制效果，与生理盐水组比较具有显著统计学意义（分别$P<0.01$或$P<0.05$），而该提取物虽能减少醋酸引起的小鼠扭体反应次数，但与生理盐水组比较，差异无显著性（$P>0.05$），结果表明，金果榄乙醇提取物具有明显的抗炎作用，而镇痛作用不明显。本品内掌叶防已碱，能使幼年小鼠胸腺萎缩；明显降低大白鼠肾上腺内维生素C含量，具有抗炎作用。金果榄水煎液能明显抑制二甲苯致小鼠耳廓肿胀和小鼠腹腔毛细血管通透性；金果榄水提取物对组胺所致的大鼠皮肤毛细血管通透性增高有抑制作用；金果榄水提取物能使蛋清致大鼠足爪肿胀度降低；金果榄组与空白对照组相比，有显著性差异。说明金果榄水提取物具有抗炎作用。

6. 抗胃溃疡作用 采用水浸拘束法建立大鼠应激性胃溃疡模型，分别给予金果榄水煎剂和雷尼替丁胶囊常规剂量，给药3天后，第4天造模并解剖大鼠。测定溃疡指数、溃疡抑制率；对溃疡组织进行病理组织学观察；眼球取血并检测血清前列腺素E2（PGE_2）和一氧化氮水平（NO）。结果显示，金果榄治疗组及雷尼替丁治疗组溃疡指数显著降低，溃疡抑制率、血清前列腺素和一氧化氮水平明显升高，与模型组相比差异有显著性（$P<0.05$）。结果表明金果榄（10、20、30克/公斤）可促进溃疡愈合，其作用机制可能与促进一氧化氮合成，促进前列腺素E_2释放从而调节黏膜血流量的作用有关。采用醋酸烧灼法建立大鼠胃溃疡模型，测血清中超氧化物歧化酶（SOD）活性及丙二醛（MDA）含量及胃溃疡组织中SOD、MDA、前列腺素E_2（PGE_2）的变化。结果胃溃疡大鼠模型血清及胃黏膜组织中SOD活性降低，MDA含量增加，胃黏膜PGE_2的水平降低，溃疡指数明显增加；金果榄能提高组织及血清SOD的活力，降低MDA含量，并可提高胃黏膜PGE_2的水平，降低溃疡指数，与模型组相比有显著性差异。结论金果榄防治消化性溃疡的机制

可能与抗氧自由基损伤、提高胃黏膜内源性 PGE_2 的水平有关。

7. 急性毒性 地苦胆胶囊的急性毒性实验研究结果，小鼠口服 LD_{50} 为22.96～8.15克/公斤（P＝0.95），中毒表现为嗜睡、肢体麻痹、呼吸抑制而死亡。

【药物制剂】金果榄在广东、广西等地分布较多，具有重要的经济价值和民间应用基础。民间多用来治疗急慢性扁桃体炎，急性咽喉炎，口腔炎，腮腺炎，乳腺炎等。金果榄作为传统的清热解毒在民间有广泛的应用基础，且抗菌消炎药理作用明确，有较好的发掘前景。

1. 肤痔清软膏

组成：金果榄、土大黄、苦参、黄药子等。

功能主治：清热解毒，化淤消肿，除湿止痒。用于湿热蕴结所致手足癣，体癣，股癣，浸淫疮，内痔，外痔，肿痛出血，带下病。

2. 金果榄酒（涂剂）（自制）

制法：金果榄薄片浸泡于75%酒精，7天去渣即成此酒。

主治：用于输液后静脉炎。

用法用量：取金果榄酒纱布敷料（4层）敷于病变部位，一次15～30分钟，日敷2～3次。

临床疗效：共局部湿敷30例输液后静脉炎患者，2天内治愈5例，3～5天内治愈20例，有3例湿敷4天症状减轻，又改用其他方法治疗，4天内治愈率达九成，全部有效。

3. 金果榄胶囊

组成：金果榄等。

主治：用于上呼吸道感染，急性扁桃体炎，咽喉炎，急性肠胃炎，肺炎，气管炎。

临床疗效：金果榄胶囊经临床验证270例，其中上呼吸道感染76例，急性扁桃腺炎10例，咽喉炎78例，急性胃肠炎24例，肺炎40例，气管炎42例，治愈136例，占50.4%；有效120例，占44.4%；无效14例，占5.2%；总有效率为94.8%。

4. 小儿咽扁冲剂

组成：金果榄、金银花、射干、桔梗、玄参、麦冬、牛黄、冰片。

功能主治：清热利咽，解毒止痛。用于肺实热引起的咽喉肿痛，口舌糜烂，咳嗽痰盛，咽炎喉咽，扁桃体炎。

用法用量：口服，用开水冲服，1～2岁一次4克，1日2次；3～5岁一次4克，1日3次；6～10岁一次8克，1日2～3次。

5. 利咽Ⅰ号茶饮

组成：金果榄、茯苓、莱菔子各50克，胖大海、玄参、丹参各30克，红茶400克。

功能主治：清热解毒，理气散结。用于慢性咽炎。

用法用量：一次1袋，开水泡服，每日频饮，7天为一个疗程。

6. 宫颈炎注射液

组成：金果榄2公斤，石南藤（全草）0.5公斤，水杨梅（全草）0.5公斤，盐酸黄连素2.5克，苯甲醇50毫升，注射用水适量。

功能主治：清热消炎。用于慢性宫颈炎。

用法用量：肌注，一次 1 支，1 日 1 次。

7. 其他制剂 复方党参片（活血化瘀益气宁心）；

【附注】

1. 注意 脾胃虚弱以及无热毒结滞者慎服。

2. 品种情况 由于青牛胆生于山野间，其叶基箭形或戟形，类似泽泻科植物慈姑 *Sagittaria sagittifolia* Linn. 的叶，所以青牛胆又名山慈姑，亦造成商品中金果榄常与山慈姑混称，甚至把它当山慈姑使用。这两者实为不同药物，性味功效不同，不应混称，更不能混用。金果榄与混淆品为不同科属植物，先将中药金果榄及混伪品的主要区别点列如下表。

中药金果榄及混伪品的主要区别点

项目	青牛胆	云南青牛胆	峨眉青牛胆	雪里开	山慈姑
来源	防己科	防己科	防己科	毛茛科	兰科
药用部位	块根	块根	块根	块根	假鳞茎
形状	圆块状、长圆块状	圆块状、长圆块状	圆块状、长圆块状	纺锥状、长椭圆形	圆锥形或扁圆形
外表	黄绿色	棕色或棕褐色，较光滑	灰褐色	黄褐色	黄棕色或棕褐色
颜色	淡黄白色	雪白色	淡棕色	黄白色	浅黄色
质地	粉性	粉性	粉性	粉性有纤维	略粉性或角质半透明
味	苦	苦	苦	淡	淡、带粘性
维管束	木质部束呈稀疏的放射状排列	木质部束约 20 个呈稀疏的放射状排列	木质部束约 40 个呈密集的放射状排列	初生木质部的原型	散在点状维管束

参考文献

1. 张青云. 金果榄酒湿敷治疗输液后静脉炎. 河南中医，2001，21（4）：13.

2. 朱红梅. 金果榄的研究进展. 中国民族民间医药杂志，2001，（49）：75.

3. 杨辉，李冀湘，崔向青，等. 含黄药子制剂的临床应用及不良反应综述. 临床误诊误治，2006，19（2）：85.

4. 王天志，杜蕾蕾，柏川. 金果榄研究进展. 中药材，2002，25（4）：292.

5. 刘万库，等. 金果榄的应用及制备. 吉林中医药，1990，（6）：31.

6. 冯立民. 自制中药金果榄涂剂治疗药物性静脉炎 100 例. 中国民间疗法，2005，13（7）：25.

7. 王刚，徐自良，陈黎，等. 金果榄对实验性应激性胃溃疡的保护作用及其机制. 中国医院药学杂志，2008，28（23）：2009.

8. 王刚，徐自良，陈黎，等．金果榄防治消化性溃疡的机制研究．时珍国医国药，2009，20（3）：676.

9. 王刚，徐自良，陈黎，等．金果榄抗炎作用的实验研究．时珍国医国药，2009，20（5）：1232.

10. 黄蕾蕾，熊世平，王克勤．金果榄及其混伪品经验鉴别．时珍国医国药，2003，14（5）：276.

11. 刘欣兵，吕颖，凌宇，等．利咽Ⅰ号茶饮治疗慢性咽炎300例临床观察．黑龙江医药科学，1999，22（2）：19.

◎金钮扣

Jinniukou

【别名】金钮头、金衫钮(《广州常用草药增订本》)，小闹杨、小颠茄(《生草药性备要》) 天茄子、洋毛辣、刺蔷茄(《贵州草药》)，小山颠茄、刺茄、鸭卡(《全国中草药汇编》)，野茄子、茄木(《云南药用植物名录》)，狗辣子(《云南中药资源名录》)，一面针、小登茄、扭茄木（广西），金衫扣（广东、广西）。

【来源】为茄科植物水茄 *Solanum torvum* Swartz. 的干燥茎及根。全年可采收，除去嫩枝及叶，洗净，切片或段，干燥。主产于福建、台湾、广西、广东、云南、及贵州等地。我省各地有产，印度、缅甸、泰国、马来西亚、南美洲也有分布。

【药材性状】根呈不规则圆柱形，多扭曲，有分枝，长达30厘米，直径0.7～5厘米。表面灰黄色或棕黄色，粗糙，可见突起细根痕及斑点，皮薄，有的剥落，剥落处显淡黄色。质硬，断面淡黄色或黄白色，纤维性。

【性味与归经】微苦、辛，微凉；有小毒。归肝、胃、肺经。

【功能主治】消炎解毒，消肿散结，散瘀止痛。用于感冒发热，乳蛾，痧症，久咳，牙痛，跌打损伤。现代有用于胃痛，劳伤咯血。

【用法用量】9～15克，水煎服。外用捣敷。

【药理作用】

1. 抗菌作用 用不连续的扩散法及肉汤稀释法等测定金钮扣的抗菌活性及最小抑菌浓度，研究结果表明水茄干燥果实的甲醇提取物具有广谱的抗菌活性。

2. 抗休克作用 澳洲茄胺有考的松样作用，能降低血管通透性及透明酸酶的活性，对动物的过敏性、烧伤性、组织性休克有某些保护作用，还能增加小鼠胰岛素休克的存活率，并能促进抗体的形成。

3. 抗病毒作用 水茄果实中含有的异黄酮和甾体糖苷的抗病毒作用。其中二个甾体糖苷类成分 torvanol A 和 torvoside A 显示出抗病毒活性，其 IC_{50} 分别为9.6和17.4微克/毫升，但都无细胞毒效应。茄属植物中分离出的12种典型的抗单纯疱疹病毒（HSV－1）活性甾类糖苷，其中螺甾烷醇苷抗病毒活性最强，其次是螺甾烷、番茄甾烷（tomatidane）、麦角甾烷、澳洲茄甾烷（solasodane）、纽阿替皂苷元（nuati－genin）以及麦角甾烷和呋甾烷的二聚体。构效关系分析发现，样品活性强度与甾类糖苷中低聚糖的种类有关。

4. 其他作用 水茄50%热乙醇或80℃蒸馏水提取物对抗血小板聚集的作用显著。水茄乙醇提取物的抗血小板聚集作用强于水提取物。含本品的制剂有抗肉瘤 S_{180} 的活性。水茄叶子的水提取物及甲醇提取物具有抗溃疡作用。水茄果实水提物增强对卵白蛋白特异的IgA免疫作用。水茄的甲醇提取物能通过反转由果糖引发的代谢变更的机理有效抑制由血糖浓度高而引起的高血压。

【药物制剂】

沙溪凉茶

组成：金钮扣根、野靛茄根、岗梅、臭屎茉莉根、蒲桃根。

功能主治：清热，除湿，导滞。用于四时感冒，身倦骨痛，寒热交作，胸膈饱滞，痰凝气喘。

用法用量：煎服或冲服。茶剂，一次1包，1日1~2次；冲剂，一次5克，1日1~2次。

【附注】

注意 本品服用过量可致口干，视力模糊等中毒现象。青光眼病人忌内服。

参考文献

1. 季艳艳．豆瓣菜和水茄提取物的抗血小板聚集作用．国外医学．中医中药分册，2004（04）：46.

2. K. F. Chah，K. N. Muko，S. I. Oboegbulem. Antimicrobial activity of methanolic extract of*Solanum torvum* fruit. Fitoterapia，2000，71：187.

3. Telesphore B. Nguelefack，Catherine B. et al. Anti – ulcerogenic properties of the aqueous and methanol extracts from the leaves of*Solanum torvum* Swartz（Solanaceae）in rats. Journal of thnopharmacology，2008，119：135.

4. Mahalaxmi Mohan，bhagat Singh jaiswal，Sanjay Kasture. Effect of Solanum torvum on blood pressure and metabolic alterations in fructose hypertensive rats. Journal of Ethnoph ramacology，2009，126：86.

◎金盏银盘

Jinzhanyinpan

【别名】三叶鬼针草、黄花雾(《生草药性备要》)，千条针(《本草纲目拾遗》)，黄花母、蝦箝草、金杯银盏(《岭南采药录》)，玉盏载银杯、鬼针草、婆婆针、感暑草、盲肠草(《广东中药》Ⅱ)，金盘银盏(《岭南大学校园植物名录》)，蟹钳草、方骨苦栋、老蟹夹、山虾钳(《广东中草药》)，毛鬼针草、刺针草(《广东中药志》第二卷)，一包针(《岭南中草药撮要》)，黄花草、金盏银盆(《南宁市药物志》)，豆渣菜(《陕西中草药》)，一把针、引线包(《浙江民间常用草药》)，金丝苦令、草鞋坪(《福建中草药》)，铁筅帚(《百草镜》)。

【来源】本品为菊科植物三叶鬼针草 *Bidens pilosa* L. 或金盏银盘 *B. biternata*（Lour.）Merr. et Sherff. 的干燥全草。夏、秋季枝叶茂盛和花开时采收，鲜用或者切段晒干。分布于我省各地及广西、江苏、安徽、福建、台湾、海南、湖北、陕西、河北等地。

【药材性状】三叶鬼针草全草长30～100厘米，有分枝。主茎略呈四棱形，直径3～8毫米，黄绿色至棕褐色，具细纵棱线。质较硬而脆，易折断，断面黄白色，纤维性，中央有白色髓或中空。一回羽状复叶，对生，上部叶片多为单叶；小叶3～5片，通常3片，多皱缩或破碎，完整叶片展平后呈卵形或卵状椭圆形，长1.5～5厘米，青黄色，边缘有锯齿。具叶柄，薄纸质。常见有头状花序残存于顶端或叶腋，具较长花梗，舌状花白色或黄色，管状花多数黄色；花多脱落，只残留绿色圆形花托或已结成瘦果10余个，呈束针状。瘦果具四棱，顶端有2～4条具倒刺的芒刺。气微，味淡。金盏银盘叶为二回三出羽状复叶，两面被疏柔毛，瘦果较长。

【性味与归经】甘、淡，微寒。归肺、心、胃经。

【功能主治】疏散风热，清热解毒。用于风热感冒，乳蛾，肠痈，毒蛇咬伤，湿热泻痢、黄疸；外用治疳疮，痔疮。现代有用于防治流感、乙型脑炎、上呼吸道感染等。

【用法用量】15～30克（鲜品加倍），水煎服。外用适量，捣烂敷患处或煎水熏洗患处。

【药理作用】

1. 抗炎镇痛作用 鬼针草与海州常山混合制成的水煎剂或酒精剂，给大鼠口服，剂量为10克（生药）/公斤·日，共5日，对甲醛性及蛋清性“关节炎”均有明显的消炎作用，而单味作用均不明显。Pereira等的研究表明，三叶鬼针草的抗炎作用与其免疫抑制活性有关。金盏银盘水提取物（16克/公斤）小鼠连续灌胃给药7天，采用醋酸扭体法和热板法观察其镇痛作用。结果显示金盏银盘能延长醋酸所致小鼠扭体反应的潜伏时间，对热刺激所致小鼠疼痛的痛阈值有明显提高。结果表明，金盏银盘水提取物在此剂量下对外周性疼痛的镇痛作用不明显，对中枢性疼痛的有显著的镇痛作用。

2. 抑菌作用 Khan等证实了三叶鬼针草的乙醇提取物具有广谱抗菌作用，对革兰氏阳性菌有抑制作用。

3. 抗病毒作用 三叶鬼针草的水提物对单纯疱疹病毒的抑制作用，结果表明，其水提物浓度为100微克/毫升时可显著抑制单纯疱疹病毒的复制，对于Ⅰ型和Ⅱ型单纯疱疹病毒的半数有效量ED_{50}分别为655.4微克/毫升和960微克/毫升。

4. 保肝作用 三叶鬼针草可对抗CCl_4（3.0毫升/公斤）和对乙酰氨基酚（600毫克/公斤）诱导的血清谷草转氨酶（SGOT）和血清谷丙转氨酶（SGPT）活性增高。并可预防多种毒素引发的肝损伤，可能成为一种广谱抗肝病药物。

5. 抗疟作用 Andrade—Neto等的研究表明，口服三叶鬼针草的乙醇提取物≤500毫克/公斤可显著减少小鼠体内疟疾寄生虫的量，并降低小鼠死亡率。增大给药量，其抗疟疗效反而下降。体内活性实验证明三叶鬼针草中抗疟活性成分主要是黄酮类和多炔类化合物。

6. 降血糖作用 三叶鬼针草的丁醇部分和多炔类成分可抑制Th0细胞分化为Th1细胞，同时促进Th0细胞分化为Th2细胞来降低血糖含量，预防糖尿病。体内活性实验证实，从三叶鬼针草的水醇提取物中分离得到两种多炔苷类化合物 2 – β – D – glucopyranosyloxy – 1 – hydroxy – 5（*E*） – tridecene – 7，9，11 – + + + triyne 和 3 – *β* – *D*glucopyranosyloxy – 1 – hydroxy – 6（*E*） – tetra – decene – 8，10，12 – triyne，具有明显的降糖作用。

7. 抗氧化作用 Kusano 等的研究结果表明，三叶鬼针草中的 3，4 – 二 – *O* – 咖啡酰奎尼酸、3，5 – 二 – *O* – 咖啡酰奎尼酸、4，5 – 二 – *O* – 咖啡酰奎尼酸具有很强的抗氧化活性，芦丁、槲皮素 3 – *O* – *α* – *L* – 鼠李糖基 – （1 →6） – *β* – *D* – 半乳糖苷、querciturone、金丝桃苷、异槲皮苷具有中等强度的抗氧化活性。

8. 利尿作用 金盏银盘煎剂给各种动物和临床病人服用，均呈现较强的利尿作用。

9. 抗蛇毒作用 对受蛇毒攻击的小白鼠，有保护作用，能降低死亡率。

10. 抗癌作用 分别用己烷、氯仿、甲醇提取三叶鬼针草全草提取物，并对各提取部分进行体外抗癌活性测试，发现其全草提取物具有显著的抗癌活性，其中己烷提取部分的抗癌活性最好。

11. 降压作用 通过测定大鼠食物和水的摄入量、血压和血液中葡萄糖、胰岛素、胆固醇、甘油三酯、肌氨酸酐的水平，考察了三叶鬼针草叶甲醇提取物、水提物和 CH_2Cl_2 提取物对果糖诱导的高血压大鼠血压的影响。研究表明，其甲醇提取物可预防和治疗果糖诱导的大鼠血压升高，同时降低血液中胰岛素水平；水提物（150 ~ 350 毫克/公斤）和 CH_2Cl_2 提取物（150 ~ 300 毫克/公斤）也可逆转果糖诱导的大鼠高血压和高甘油三酸酯血症，但不影响血液中葡萄糖和胰岛素水平。通过考察三叶鬼针草叶甲醇提取物对自发高血压大鼠（SHR）、盐诱导高血压大鼠（SLHR）和血压正常大鼠（NTR）的降压作用，发现三叶鬼针草主要是通过作用于心泵和舒张血管来实现其降压作用。

【药物制剂】

1. 三金感冒片

组成：金盏银盘 1184 克，三叉苦 355 克，玉叶金花 592 克，大头陈 592 克，金沙藤 592 克，倒扣草 592 克，薄荷油 0.5 毫升，地胆头 355 克。

功能主治：清热解毒。用于风热感冒，症见发热、咽痛、口干等。

用法用量：口服，一次 6 片，1 日 3 次。

2. 金梅感冒片

组成：金盏银盘、三叉苦、南板蓝根、岗梅、白茅根、山白芷。

功能主治：解表祛暑，清热解毒，利咽生津。用于外感风热引起的发热，头痛，咽喉肿痛，咳嗽或夏季中暑发热等。

用法用量：口服，一次 4 ~ 6 片，1 日 3 次。

3. 银菊感冒片

组成：金盏银盘、菊花、三叉苦、野菊、五指柑、翠云草、山芝麻、岗梅、薄荷油。

功能主治：辛凉解表，清热解毒。用于伤风感冒引起的发热，恶寒，头痛，咳嗽，咽喉肿痛，扁桃体炎。

用法用量：口服，一次 4 ~ 6 片，1 日 3 ~ 4 次。

4. 感冒冲剂

组成：金盏银盘 500 克，地胆头 500 克，一点红 200 克，葫芦茶 200 克，桑叶 300

克，金银花300克，白糖粉1000克。

功能主治：清热解毒，消肿止痛。用于防治感冒，发热，头痛，咽喉痛。

用法用量：口服，一次1包，1日2次，用开水送服。

5. 退热消炎合剂

组成：金盏银盘300克，狗肝菜300克，岗梅200克，磨盘草200克，野菊花200克，金钱草200克，糖精钠1克，苯甲酸2克。

功能主治：清热解毒，抗菌消炎。用于感冒发热，扁桃体炎，腮腺炎，急性淋巴腺炎及泌尿系感染。

用法用量：口服，一次10毫升，1日2~3次。

6. "六一七"退热露

组成：金盏银盘3.90克，野菊花1.95克，狗肝菜3.90克，金钱草3.12克，岗梅1.95克，糖精钠10克，磨盘草1.95克，苯甲酸2克。

功能主治：清热利尿。用于感冒发热。

用法用量：口服，成人一次8毫升，7~14岁每次3毫升，1周岁每次1.5毫升，1日2~3次。

【附注】

品种情况　同属植物鬼针草 *B. bipinnata* L. 的干燥全草亦供药用，功效与三叶鬼针草相同。主要区别是二回羽状复叶，下部和中部叶对生，上部叶互生，舌状花黄色。

参考文献

1. 范文昌，梅全喜，高玉桥.12种广东地产清热解毒药的镇痛作用实验研究. 今日药学，2010，20（2）：12.

2. Pereira R L，Ibrahim T，Lucchetti L，et al. Mmunosuppressive and anti－inflammatory effects of methanolic ext － ract and the polyacetylene isolated from Bidens pilosa L. Immunopharmacology，1999，43（1）：31.

3. Khan M R，Kihara M，Omoloso A D. Anti－microbial activity of Bidens pilosa，Bischofia javanica，Elmerillia papuana and Sigesbekiaorientalis. Fitoterapia，2001，72（6）：662.

4. Chiang L C，Chang J S，Chen C C，et al. Anti－herpes simplex virus activity of Bidens pilosa and Houttuynia cordata. Am J Chinese Med，2003，31（3）：355.

5. Andrade－Neto V F，Brand M G，Oliveira F Q，et al. Antimalarial activity of Bidens pilosa L.（Asteraceae）ethanol extracts from wildplants collectedinvarious localitiesorplantscultivatedin humus soil. Phytother Res，2004，18（8）：634.

6. Chin H W，Lin C C，Tang K S. The hepatoprotective effects of Taiwan folk medicine ham－hong－chho in rats. Am J Chinese Med，1996，24（3－4）：231.

7. Chang S L，Chang C L，Chiang YM，et al. Polyacetylenic compounds and butanol fraction from Bidens pilosa can modulate the differentiation of helper T cells and prevent autoimmune diabetes in non－obese diabetic mice. Planta Medica，2004，70（11）：1045.

8. Ubillas R P，Mendez C D，Jolad S D. Antihyperglycemic acetylenic glucosides from Bi-

dens pilosa. Planta Me－ dica，2000，66（1）：82.

9. Kusano A. 三叶鬼针草中的抗氧化成分 . Natur Med，2003，57（3）：100.

10. Sundararajan P，Dey A，Smith A，et al. Studies of anticancer and antipyretic activity of Bidenspilosa wholeplan. AfriHealth Sci，2006，6（1）：27.

11. Dimo T，Rakotonirina S V，Tan P V，et al. Leaf methanol extract of Bidens pilosa prevents and attenuates the hypertension induced by high－fructose diet in Wistar rats. J Ethnopharmacol，2002，83（3）：183.

12. Dimo T，Azay J，Tan P V，et al. Effects of the aqueous and methylene chloride extracts of Bidens pilosa leaf on fructosehypertensive rats. J Ethnopharmacol，2001，76（3）：215.

13. Dimo T，Nguelefack T B，Kamtchouing P，et al. Hypotensive effects of a methanol extract of Bidens pilosa Li－ nn on hypertensive rats. Comptes Rendus De L' académie Des Sci，1999，322（4）：323.

◎金 钱 草

Jinqiancao

【别名】仙人对坐草(《岭南采药录》)，川金钱草、四川金钱草(《广东中药志》第二卷)，神仙对坐草(《百草镜》)，地蜈蚣（王安卿《采药志》)，蜈蚣草(《纲目拾遗》)，铜钱草(《草木便方》)，野花生(《植物名汇》)，四川大金钱草(《中药通报》)，大金钱草(《四川中药志》)，对坐草(《江苏省植物药材志》)，串钱(《民间常用草药汇编》)，临时救(《浙江民间草药》)，黄疸草(《本草推陈》)，一面锣、今钱肺筋草、藤藤侧耳根、白侧耳根、铜钱花、水侧耳根(《重庆草药》)，大连钱草(《中国药用植物图鉴》)，遍地黄(《湖南药物志》)，黄花过路草、龙鳞片(《福建药物志》)，真金草（云南)，走游草（贵州)，铺地莲（湖南)。

【来源】为报春花科植物过路黄 *Lysimachia christinae* Hance 的干燥全草。夏秋季采收，拔取全草，抖净泥沙，晒干。分布于四川及长江流域各省区，我省韶关、河源市所属各县有产。

【药材性状】全草呈皱缩团状，展平后长 20～40 厘米，须根纤细，淡黄色。茎棕色至棕红色，表面有纵纹，稍呈扭曲状，直径约 1 毫米，质柔软，断面实心，外围棕红色，中心淡黄色，茎节处每有须根。叶对生，宽卵形或心形，直径 0. 8～1. 5 厘米，长、宽近于相等，绿色或黄绿色至绿褐色，背面色较浅，并可见主脉一条明显突起；叶片用水浸后，对光透视可见黑色或棕褐色条纹；叶柄常长于叶片，有的长达4 厘米；间见叶腋处残留小花或果实。气微，味淡。

【性味与归经】甘、微苦，性凉。归肝、胆、肾、膀胱经。

【功能主治】利水通淋，清热解毒，散瘀消肿。用于肝、胆及泌尿系结石，热淋，肾炎水肿，湿热黄疸，疮毒痈肿，毒蛇咬伤，跌打损伤。现代有用于黄疸型肝炎，胆囊炎及药物中毒等。

【用法用量】内服，煎汤，15～60 克，鲜品加倍，或捣汁饮。外用，适量，鲜品捣敷。

【药理作用】

1. 排石作用 金钱草有利胆排石和利尿排石的功效。用蝌蚪实验性草酸钙肾结石模型试验表明，金钱草煎汁对于预防和治疗蝌蚪实验性肾结石是有效的。麻醉狗半开放式记录系统实验结果表明，金钱草可引起输尿管上段腔内压力增高，输尿管蠕动增强，尿量增加，对输尿管结石有挤压和冲击作用，促使输尿管结石排出。水草酸钙为尿路结石的主要成分，金钱草的醇不溶物中的多糖成分，对一水草酸钙的结晶生长有抑制作用，且抑制作用随浓度的增加而增加，正常人尿液对－水草酸钙结晶生长的抑制作用与 1.94×10^{-5} 克（生药）/毫升所提取的多糖的作用相当。采用导电法，发现精制多糖抑制水草酸钙结晶生长百分率高于水煎液醇沉部分。金钱草醇提物和乙酸乙酯提取物能明显促进小鼠和大鼠胆汁的分泌。采用经处理过的正常人尿液作为模拟体系，研究金钱草对草酸钙晶体生长的影响。使用 SEM，FT－IR 和 XRD 等测试手段对所得晶体进行了表征，结果发现：在正常人尿液中生成了一水合草酸钙（COM）和二水合草酸钙晶体（COD）；而当加入金钱草提取液后，一水合草酸钙晶体完全消失，二水合草酸钙晶体的尺寸也随着金钱草提取液的生药浓度增大而减小，说明金钱草可以很好地抑制尿结石的形成，从生物矿化的角度对金钱草抑制草酸钙晶体生长的可能机理进行了探讨。

2. 抗炎镇痛作用 金钱草 50 克/公斤及其总黄酮及酚酸物 3.75 克/公斤腹腔注射，对组胺引起的小鼠血管通透性增加有显著的抑制作用，对巴豆油所致的小鼠耳部炎症具有非常显著的抑制作用，对注射蛋清引起的大鼠踝关节肿胀和大鼠棉球肉芽肿均有显著的抑制作用。金钱草醇提物和乙酸乙酯提取物能显著抑制二甲苯所致的小鼠耳廓肿胀和醋酸所致的小鼠腹腔毛细血管通透性亢进。金线草地上部分（简称茎叶）的水提物（AE－S）和根的水提物（AE－R）的抗炎、镇痛、抗凝血作用及其急性毒性进行了初步实验研究，二甲苯致小鼠耳廓肿胀及免疫器官指数影响的实验表明，茎叶 20，10 克/公斤和根 20 克/公斤均能明显抑制耳肿胀，AE－S 和 AE－R 给药 5 天对免疫器官指数无影响。茎叶 20，10，5 克/公斤和根 20，10 克/公斤给药均能明显抑制腹腔毛细血管通透性。茎叶和根 20 克/公斤均能明显抑制小鼠棉球肉芽肿增生，其余中、小剂量无明显作用。茎叶和根 20，10 克/公斤均具有明显减少扭体次数作用。实验结果显示：金线草 AE－S 和 AE－R 具有明显的抗炎、镇痛作用。

3. 对免疫系统作用 金钱草对细胞免疫有抑制作用。玫瑰花试验：金钱草小鼠脾细胞与绵羊红细胞形成玫瑰花的百分率，明显低于对照组，即便在停药后 10 天仍受抑制，其程度与环磷酰胺相似。金钱草与环磷酰胺合用抑制更明显。皮肤移植排斥反应，金钱草组和环磷酰胺组小鼠皮肤移植排斥反应出现的时间，均比对照组晚，两药并用组尤甚。

金钱草对体液免疫亦有抑制作用。免疫的小鼠，服金钱草组溶血素生成受抑。血清中含量约为对照组的 1/2；金钱草组小鼠生成钩端螺旋体凝溶抗体受抑，血清中滴度一般低于对照组；金钱草与环磷酰胺并用，作用尤为显著。

金钱草能增强小鼠巨噬细胞的吞噬功能。其吞噬功能百分率为对照组的两倍；给小鼠注射葡萄球菌后不同时间检查嗜中性白细胞的吞噬功能可见金钱草组具有吞噬功能的细胞数均高于对照组，注射后 4、6、8 小时最明显。

4. 降低血清尿酸作用 选择化学诱导剂氧嗪酸钾盐作为尿酸酶抑制剂，ip 小鼠造成高尿酸血症模型。采用磷钼酸还原法测定小鼠血清尿酸水平。不同剂量金钱草水提取物 ig 给药，持续 3 天。结果显示金钱草水提取物（5.2，10.4，20.8 克·公斤$^{-1}$·天$^{-1}$）能显著地减少高尿酸血症小鼠血清尿酸水平，而对正常小鼠的血清尿酸水平无显著性影响。实验结果表明，金钱草水提取物对高尿酸血症小鼠具有降低血清尿酸水平作用。

5. 抗氧化作用 利用 Fenton 反应、光照核黄素产生活性氧自由基·OH、O_2^{-}，分光光度法·OH、O_2^{-} 的作用。通过 $FeSO_4$诱导的脂质过氧化模型，硫代巴比妥分光光度法研究金钱草提取物抗·OH 引起的 DNA 氧化损伤的保护作用。实验结果表明金钱草提取物能有效清除·OH、O_2^{-} 自由基，对 DNA 的·OH 氧化损伤有显著抑制作用。金钱草提取物有较强的清除活性氧及抗氧化作用。

6. 血栓抑制作用 制造大鼠体内静脉血栓形成模型。观察血栓湿重；采用 ADP 诱导的大鼠血小板凝聚，测定血小板在不同时间的聚集率以及最大聚集率。结果：金钱草总黄酮提取物 30、20 毫克/公斤组均不同程度地抑制大鼠体内静脉血栓的形成，减轻血栓湿重和干重；抑制由 ADP 诱导的大鼠血小板不同时间点的聚集率和最大聚集率。金钱草总黄酮提取物可明显对抗血栓的形成，并且有明显地降低血小板聚集率的作用。

7. 对血管平滑肌及人血小板的作用 金钱草对血管平滑肌有松弛作用，对试管内 ADP 及花生四烯酸诱导的人血小板聚集也有一定的抑制作用。

【药物制剂】

1. 金钱草颗粒剂

组成：金钱草、大黄、柴胡、延胡索。

功能主治：疏肝利胆，理气止痛。用于胆囊炎，胆管炎，上腹部不适，肋痛，肩痛等症。

2. 利肝片

组成：金钱草、猪胆汁

功能主治：清肝，利胆。用于急慢性传染性肝炎，胆囊炎及肝脏分泌机能障碍。

用法用量：口服，一次 2～4 片，1 日 3 次。

3. 排石片

组成：金钱草、木通、海金沙、滑石粉、车前草、地龙。

功能主治：清热利水，通淋排石。用于尿路结石。

用法：口服，一次 6～8 片，1 日 3 次。

4. 利胆排石片（散）

组成：金钱草、茵陈、黄芩、木香、郁金、大黄、槟榔、枳实（麸炒）、芒硝（精制）、厚朴（姜制）。

功能主治：清热利湿，利胆排石。用于胆道结石，胆道感染，胆囊炎。

用法用量：口服，排石：一次 6～10 片，1 日 2 次；炎症：一次 4～6 片，1 日 2 次。散剂，口服，排石：一次 3～5 袋，1 日 2 次；炎症：一次 2～3 袋，1 日 2 次。

5. 金钱胆通口服液

组成：金钱草、连钱草、茵陈、虎杖、柴胡、蒲公英、香附、丹参、决明子、乌梅。

功能主治：清利湿热，疏通肝胆，止痛排石。用于胆石症湿热郁结于少阳胆腑之胁痛，痛在右胁，固定不移，或继发绞痛，上引肩背，便秘尿黄，甚至身目俱黄、发热，舌质暗红，苔厚腻或黄腻，脉弦滑或弦紧。

用法用量：口服，1 日 4 次，第一次 2 支，后 3 次各服 1 支。

6. 金钱通淋口服液

组成：金钱草、海金沙、忍冬藤、白茅根、石韦。

功能主治：清热祛湿，利水通淋。用于下焦湿热型淋证，症见尿频急数，灼热刺痛，腰痛拒按，尿色黄赤等；急性膀胱炎、急性肾盂炎及慢性肾盂肾炎急性发作符合上述表现者。

用法用量：口服，一次 20 毫升，1 日 3 次，2 周为一疗程，或遵医嘱。

7. 和肝利胆糖浆（冲剂）

组成：金钱草、茵陈、板蓝根、枳壳（炒）、柴胡（制）、黄芩、栀子、五味子。

功能主治：清热利湿，疏肝理气。用于急性肝炎，慢性肝炎活动期，急慢性胆囊炎。

用法用量：口服，用开水冲化服，一次 25 克。1 日 3 次。

8. 金龙舒胆颗粒

组成：金钱草、龙胆草、茵陈、柴胡、黄芩、木香、大黄、滑石、硝石、莪术、青皮、丹参。

功能主治：清热利胆，疏肝理气。用于湿热型及湿热兼气滞型急、慢性胆囊炎。

用法用量：口服，一次 1 袋，1 日 3 次。2 周为一疗程，可连服 1 ~2 个疗程。

9. 金胆片

组成：金钱草、龙胆、虎杖、猪胆膏。

功能主治：利胆消炎。用于热淋，砂淋，尿涩作痛，黄疸尿赤，痈肿疔疮，毒蛇咬伤，肝胆结石，尿路结石。

用法用量：口服，一次 5 片，1 日 2 ~3 次。

10. 金钱草片

组成：金钱草。

功能：清利湿热，通淋，消肿。

用法用量：口服，一次 4 ~8 片，1 日 3 次。

11. 双金冲剂

组成：金钱草、海金沙、石燕、硝石、蒲黄等。

功能主治：清热利湿，活血散瘀，通淋排石。用于湿热下注型及血瘀气滞型石淋，砂淋，症见局部压痛，叩击痛，小腹痛，腰痛，恶心呕吐，舌质红绛，苔少或黄腻，脉濡涩。

用法用量：开水冲服，一次 1 包，1 日 3 次，小儿酌减。

12. 利胆片

组成：金钱草、金银花、大黄、木香、知母、大青叶、柴胡、白芍、黄芩、芒硝、茵陈。

功能主治：清热，利胆，止痛。用于胆道疾患，胁肋及胃腹部疼痛，按之痛剧，大便不通，小便短黄，身热头痛，呕吐不食等症。

用法用量：口服，一次6～10片，1日3次。

13. 肾石通冲剂（颗粒）

组成：金钱草、王不留行（炒）、萹蓄、延胡索（醋制），鸡内金（烫）、丹参、木香、瞿麦、牛膝、海金沙。

功能主治：清热利湿，活血止痛，化石，排石。用于肾结石，肾盂结石，膀胱结石，输尿管结石。

用法用量：口服，用开水冲服，一次1袋，1日2次。

14. 尿路通片

组成：金钱草、海金沙、鸡内金、延胡索、郁金、小蓟、泽泻、芒硝、冬葵子、牛膝。

功能主治：清热利湿，通淋排石。用于石淋之湿热下注，症见腰痛，少腹急满，小便频数，短赤，溺时涩痛难忍，淋漓不爽，苔黄腻，脉弦滑或滑数。

用法用量：口服，一次4～6片，1日3次，或遵医嘱。

15. 胆宁片

组成：金钱草、人工牛黄、水飞蓟素、盐酸黄连素、延胡索、大黄、蒲公英、薄荷油。

功能主治：利胆排石，抗菌消炎，解痉镇痛。用于急、慢性胆囊炎，也可用于胆道感染和胆结石。

用法用量：口服，一次2～3片，1日3～4次。

【不良反应】①本品治疗结石须长期坚持服用，但长期大量服用，有时会产生头晕、心悸、乏力、腰痠等症状，应及时应用杜仲、续断、金樱子等固肾、强腰药，或食水果以补充钾盐。有文献报道，煎服金钱草致过敏2例，患者胸前及背部有麻疹样红色斑丘疹，同时伴有视物模糊，面红赤；金钱草引起面部接触性皮炎9例。②肾石通冲剂致呃逆1例。

【附注】

品种情况　本品已在临床上广泛应用，但由于历史原因及各地的用药习惯不同，同名异物者较多，四川的金钱草又名大金钱草，为正品。小金钱草为旋花科马蹄金属植物马蹄金。江苏和上海一带的金钱草为唇形科连钱草属植物连钱草。广东、广西的金钱草为豆科山蚂蟥属植物广金钱草。江西的金钱草为伞形科天胡荽属植物天胡荽。此外，有的地区尚有以伞形科积雪草属植物积雪草的全草称金钱草者。上述诸药，其药效相似，但又有不同，一般认为治疗肝胆结石以过路黄疗效为佳，治疗泌尿系结石，以连钱草较好。

金钱草类商品情况、药材性状特征、实用地区比较

品名	科	茎		叶	使用地区
		形状	毛绒		
过路黄（金钱草） Lysimachin christinae	报春花	圆柱	无毛或被短毛	卵形或心脏形，全缘，黑色腺条，主脉明显	全国大部分地区
广金钱草 Desmodium styracifolium	豆科	圆柱	密被黄棕色茸毛	小叶近圆形，基部心形，尖端微凹，羽状脉	广东、广西等
活血丹（连钱草） Glechoma longituba	唇形科	四方	被稀短毛	肾形或圆形，边缘呈齿状，掌状网脉，分支明显	江苏、浙江曾习用
天胡荽 Hydrocotyle sibthorpioides	伞形科	圆柱	近无	圆形，掌状浅裂，5～7浅裂，掌状网脉	江西曾习用
积雪草 Centella asiatica	伞形科	圆柱	具长柔毛	圆形成肾形，边缘锯齿状，基部深心形，掌状网脉	混乱品
马蹄金 Dichondra repens	旋花科	圆柱	具长柔毛	肾形，全缘，尖端微凹，基部深心形，掌状网脉	混乱品
聚花过路黄 L. congestiflora	报春花	圆柱中空	具疏毛	长卵形，全缘，基部下沿呈楔形，羽状脉，分支较少	混乱品
点腺过路黄 L. hemsleyana	报春花	圆柱	被黄棕色毛	长卵形，全缘，基部下沿呈楔形，叶缘具棕黑色腺点。	混乱品

参考文献

1. 宋德平．区别金钱草正品与同名异物的临床应用．中国民间疗法，2004，12（8）：38.

2. 徐振华．煎服金钱草过敏2例．实用中医药杂志，1994，（2）：35.

3. 王鑫波，刘宝玲．金钱草及7种混乱品种的鉴别．中国中药杂志，2003，28（5）：480.

4. 沈德凤，焦艳，沈洪宽，等．金钱草颗粒剂的药效学研究．黑龙江医药科学，2009，32（3）：8.

5. 马世平，张雅媛，松田秀秋，等．金钱草抗炎利胆有效部位研究．世界科学技术－中医药现代化，2003，5（2）：45.

6. 王海东，葛飞，郭玉松，等．金钱草提取物对高尿酸血症小鼠的影响．中国中药杂志，2002，27（12）：939.

7. 董良飞，高云涛，杨益林，等．金钱草提取物体外清除活性氧及抗氧化作用研究．

云南中医中药杂志，2006，27（3）：47.

8. 王萍，沈玉华，谢安建，等．金钱草提取液对尿液中草酸钙晶体生长的影响．安徽大学学报，2006，30（1）：80.

9. 薄锋，袁玲，张永和．金钱草总黄酮提取物的抗血栓作用研究．长春中医药大学学报，2007，23（2）：10.

10. 赵志勇，郭在培．金钱草引起面部接触性皮炎9例．临床皮肤科杂志，2003，32（4）：198.

11. 钟利国，高俊美．肾石通冲剂致呃逆1例．药物流行病学杂志，2005，14（1）：62.

12. 潘维，周卓．金钱草药用价值及研究．中国民族民间医药，2010，19（9）：11.

◎金银花

Jinyinhua

【别名】忍冬花、银花藤(《岭南中草药撮要》)，忍冬花、银花、二宝花(《广东中药志》第二卷)，鹭鸶花(《曲洧旧闻》)，双花(《中药材手册》)，二花(《陕西中药志》)，金藤花(《河北药材》)，双苞花(《浙江民间草药》)，金花(《江苏省植物药材志》)。

【来源】忍冬科植物忍冬 *Lonicera japonica* Thunb、红腺忍冬 *L. hypoglauca* Miq. 或山银花 *L. confusa* DC. 的干燥花蕾或带初开的花。广东药材市场上前一种称“蜜银花”，第二种“土银花”，后一种“山银花”。蜜银花：初夏采摘花蕾，晒干；土银花和山银花：于谷雨前后采收，摘取花蕾和花朵，去净枝叶。我省蜜银花产于韶关、惠州、东莞等地；土银花产于韶关、梅州、惠州、江门、湛江市等地；山银花产于全省各地。

【药材性状】(1) 蜜银花　又称忍冬花。花蕾呈长棒状，上粗下细，稍弯曲，长2~2.5厘米。表面蜜黄色或浅黄色，密被短茸毛及腺毛。花头钝圆或稍开放，基部细筒状而带细小花萼，花萼绿色，先端5裂，裂片有毛。雄蕊5枚，附于筒壁；雌蕊1枚，子房无毛。气清香有蜜味，味微苦。

(2) 土银花　为花蕾或刚开放的花朵，花蕾呈长棒状，略弯由，顶端钝圆而稍膨大，下端较细，长1.5~2.8厘米，顶端膨大处直径约2毫米。间有数个花蕾带短花萼着生于一条纤细的花枝上。花表面淡黄色至金黄色，初长出的小花蕾为淡青色，微被短小茸毛；开放的花朵花瓣上部裂开，下部连合成筒状，金黄色或淡棕黄色；全开放的花朵可见雄蕊5枚，露出花瓣之外。花柱无毛。气香，味微苦。

(3) 山银花　大多为开瓣花，或短细的花蕾。已开放的花棕黄色至棕色，花蕾青黄色，萼筒及花冠密被灰白色毛，子房有毛，萼片5裂。间有细花枝及幼嫩叶片混入。气香稍淡，味微苦。

【性味与归经】甘，寒。归肺、心、胃、大肠经。

【功能主治】清热解毒，疏散风热。用于热毒疮痈，喉痹，丹毒，湿热泻痢，风热感冒，热病发热。现代有用于预防和治疗呼吸道感染，细菌性感染，急性扁桃腺炎，高热症，梅核气（慢性咽炎），小儿肺炎，腮腺炎，小儿风疹，矽肺合并肺部感染，阑尾炎，阑尾脓肿，钩端螺旋体病，乳腺炎，急性肾盂肾炎，胆汁返流性胃炎，幽门螺杆菌（Hp），肝炎，急性肠炎，菌痢，慢性肠炎，细菌性痢疾，急性阿米巴痢疾，妊娠早期急性尿路感染慢性附件炎，高脂血症，慢性骨髓炎，复发性口疮，褥疮，肿瘤放疗，化疗口干症等。

【用法用量】9～15克，水煎服。

【药理作用】

1. 抗氧化作用 金银花灌胃后，大鼠血清中T－AOC、GSH－PX、GSH和SOD，与灌胃前和对照组相比均有明显增高，MDA含量减低，NO和NOS变化不明显，提示金银花有提高体内抗氧化能力的作用。金银花花茎中黄酮类化合物对猪油的氧化具有明显的抑制作用，这主要是因为黄酮类化合物具有多酚结构，能够提供活泼的氢质子与油脂氧化产生的自由基结合成稳定的产物，从而阻断油脂的自动氧化过程，同时，其提取物对O_2^-和·OH自由基的消除有明显的效果。

2. 抗病原微生物作用 体外实验表明，金银花煎剂及醇浸液对金黄色葡萄球菌、白色葡萄球菌、溶血性链球菌、肺炎杆菌、脑膜炎双球菌、伤寒杆菌、副伤寒杆菌、大肠杆菌、痢疾杆菌、变形杆菌、百日咳杆菌、绿脓杆菌、结核杆菌、霍乱弧菌等多种革兰阳性和阴性菌均有一定的抑制作用。水浸剂比煎剂作用强，叶煎剂比花煎剂作用强。其中，金银花提取物对金黄色葡萄球菌、大肠杆菌、枯草杆菌、青霉、黄曲霉和黑曲霉的抑菌浓度分别为30%、60%、50%、80%、80%和60%（相当于绿原酸含量为7.926、15.852、13.210、21.136、21.136和15.852毫克/100毫升）。口腔病原性微生物体外抑菌试验表明，金银花水提液对引起龋病的变形链球菌和放线黏杆菌及引起牙周病的产黑色素类杆菌、牙龈炎杆菌及伴放线嗜血菌均显示较强的抑菌活性，其中浓度在6.25毫克/毫升以下者占所有菌株的73.9%，浓度12.5毫克/毫升时抑菌率为87%，其中变形链球菌、放线粘杆菌和产黑色素类杆菌对金银花相对比较敏感。金银花与连翘合用，抗菌范围还可互补，与青霉素合用，能增强青霉素对耐药性金黄色葡萄球菌的抗菌作用。各种细菌对其敏感性，各家报道不一，一般而言，对沙门菌属作用较强，尤其对伤寒及副伤寒杆菌在体外有较强的抑制作用。高浓度时对志贺菌属均可抑制，低浓度时则对志贺痢疾杆菌作用较强，对舒氏痢疾杆菌次之，对弗氏痢疾杆菌几乎无效。金银花的水煎剂、水浸液和提纯液，用平板打洞法，对致龋齿的变形链球菌，具有较好的杀菌和抑菌作用，抑菌效果随浓度增大而明显增强，提纯液最佳，水煎剂其次。金银花在体外对人型结核菌有某些抑制作用。另有报道，金银花经加热炮制后，其绿原酸含量有所下降，但其抑菌作用未见相应下降，相反对痢疾杆菌、变形杆菌的抑制作用还有所加强，说明绿原酸并非金银花唯一抑菌成分。水浸剂在体外对铁锈色小芽胞癣菌、星形奴卡菌等皮肤真菌有不同程度的抑制作用。有研究发现灰毡毛忍冬和正品金银花对金葡菌感染的小鼠均有保护作用，并且灰毡毛忍冬对金葡菌感染的小鼠有明显的保护作用。

3. 抗血小板聚集作用 金银花及其所含的有机酸类化合物通过抑制ADP诱导血小板的激活，而抑制血小板聚集，主要机制为：①抑制诱导剂引起的血小板聚集；②抑制血小板膜GPⅡb/Ⅲa受体活性功能，GPⅡb/Ⅲa是血小板聚集的共同通路，阻断GPⅡb/Ⅲa即可消除一切聚集剂引起的血小板聚集；③生物抗氧化作用，金银花中有机酸能与过氧自由基快速反应，避免血小板的活化；④可能是通过保护血管内皮细胞免受过氧化损伤和抑制血管内皮功能减退，阻止血小板激活的第1步而阻断血小板的聚集。

4. 抗病毒作用 金银花中活性成分绿原酸具有一定的抗病毒作用，对呼吸道最常见、最主要的合胞病毒和柯萨奇B组3型病毒具明显的抑制作用。金银花醇提取液、水提取液和水超声提取液均能显著增强体外细胞抗腺病毒感染的能力，其中醇提取物抗病毒感染能力最强。木犀草苷具有很强的抗呼吸道合胞体病毒的活性，IC_{50}为5.2微克/毫升，治疗指数为48.1，高于阳性对照药病毒唑；而木犀草素具有中等强度的抗呼吸道合胞体病毒的活性，IC_{50}为20.8微克/毫升，治疗指数为10.7。另外木犀草苷具有一定强度的抗副流感3型病毒的活性，IC_{50}为41.7微克/毫升，治疗指数为6.0。

5. 抗炎解热作用 腹腔注射金银花提取液0.25克/公斤，能抑制角叉菜胶所致的大鼠足肿胀，对蛋清所致的足肿胀也有抑制作用。大鼠腹腔注射金银花提取液8克/公斤，1日2次，连续6天，对巴豆油肉芽囊肿的炎性渗出和肉芽组织形成有明显的抑制作用。早期报道金银花具有明显的解热作用，但用霍乱菌苗等给家免静注致热，未证实灌服金银花煎剂5克/公斤有解热作用。金银花还对人的γ-球蛋白的Cu^{2+}热变性作用有显著抑制效果。以金银花为主要成分的抗菌消炎片显示，对蛋清引起的大鼠足趾肿胀有明显抑制作用，大剂量组在致炎后0.5、1、2和4小时作用明显，肿胀率与对照组比较差异有显著性；小剂量组在致炎后0.5、1和2小时作用较明显，肿胀率与对照组比较差异有显著性。该药对小鼠网状内皮系统吞噬功能也有明显促进作用。

6. 降血脂作用 大鼠灌服金银花2.5克/公斤能减少肠内胆固醇吸收，降低血浆中胆固醇的含量。体外实验金银花可与胆固醇相结合。

7. 抗生育作用 金银花经乙醇提取后，以水煎浸膏对小鼠、犬和猴进行试验，结果表明，小鼠腹腔注射及对孕期20~22天的犬静滴，金银花乙醇提取物均有较好的抗早孕作用，且随剂量增加而增强。对孕期3个月的猴，羊膜腔给药也有抗早孕作用。腹腔注射金银花提取物（600毫克/公斤）有终止小鼠的早、中、晚期妊娠作用。

8. 保肝利胆作用 金银花中的三萜皂苷对CCl_4引起的小鼠肝损伤有明显的保护作用，并明显减轻肝脏病理损伤的严重程度。金银花所含绿原酸能增进大鼠胆汁分泌，黄褐毛忍冬总皂苷皮下注射，能显著对抗CCl_4、对乙酰氨基酚（扑热息痛）及D-半乳糖胺所致肝中毒小鼠血清谷丙转氨酶升高，降低肝脏甘油三酯含量，明显减轻肝脏病理损伤程度。

9. 对免疫系统作用 金银花具有促进白细胞和炎性细胞吞噬功能，并能降低豚鼠T细胞a-醋酸萘酯酶（ANAE）百分率，降低中性粒细胞（PMN）体外分泌，具有恢复巨噬细胞功能，调理淋巴细胞功能，显著增强IL-2的产生等作用。同时表明，金银花不但能改善受损细胞免疫能力，也调解了受抑制的淋巴细胞分泌细胞因子的功能，不但对特异性和非特异性的细胞免疫，而且对特异性体液免疫功能也有较好的调解作用。

10. 抗过敏作用 在热不稳定PCA（被动皮肤过敏反应）中，采用OVA（卵清蛋白）致敏小鼠可使OVA特异性IgE升高。高、中浓度金银花水提物组小鼠耳廓注入同种抗血清后，其耳廓浸液的OD值低于对照组，提示金银花可能通过降低特异性IgE而有抗过敏作用，但低浓度组作用不明显。在热稳定PCA反应中，各组OD值均无明显改变，即金银花水提物对特异性 IgG_1 无明显影响。热不稳定和热稳定 PCA 实验，提示金银花水提物可能通过减少抗 OVA 特异性 IgE 抗体的产生，从而对抗 I 型变态反应。另外，金银花高、中浓度组对过敏小鼠小肠炎症有明显缓解作用（小肠 HE 染色），对 OVA 介导的小肠肥大细胞脱颗粒和聚集现象也有缓解（甲苯胺蓝染色），提示抑制肥大细胞的组织胺释放可能是金银花水提物的抗炎机制之一。金银花 35% 乙醇提取物的水溶液具有显著的预防过敏活性。

11. 兴奋中枢作用 经电休克、转笼等实验方法证明，口服绿原酸后，可引起大鼠、小鼠等动物中枢神经系统兴奋，其作用强度为咖啡因的 1/6，两者合用无相加及增强作用。

12. 抗内毒素作用 腹腔注射金银花注射液 7.5 克/公斤能使接受 LD_{50} 的绿脓杆菌内毒素或绿脓杆菌的小鼠存活率达半数以上；静注金银花蒸馏液 6 克/公斤对绿脓杆菌内毒素中毒的家兔有治疗作用，能改善其所引起的白细胞减少和体温降低。

13. 其他作用 绿原酸有兴奋大鼠离体子宫平滑肌的作用。

14. 急性毒性 小鼠皮下注射本品浸膏的 LD_{50} 为 53 克/公斤。绿原酸有致敏原作用，可引起变态反应，但口服无此反应，因绿原酸可被小肠分泌物转化成无致敏活性的物质。

【药物制剂】金银花为常见的中药，是药用经济型与水保生态型植物，享有“国宝一枝花”的美誉，在保健食品、化妆品、观赏园艺等方面具有良好的应用前景。现临床应用复方金银花制剂的频率较高，临床用于治疗卡他性结膜炎，能缩短疗程，疗效显著。金银花等制剂治疗龋性牙髓炎效果较好。金银花对预防非典性肺炎和甲型 H_1N_1 流感中起着重要的作用，金银花对手足口病的预防和治疗也起着一定的作用。此外，金银花制剂有降甘油三酯、改善冠状动脉供血等作用，把金银花制成眼药水治疗眼科急性炎症，用金银花煎剂治疗荨麻疹，用金银花膏剂涂擦治疗子宫颈糜烂均有一定疗效。金银花属于传统中药材，主要功能是清热解毒，具有卓著的抗菌消炎作用，已被筛选到“十五”期间的“863 计划”中，被誉为“植物抗生素”，在滥用化学抗生素带来严重后果的情况下，金银花的需求量激增，特别是由于 SRAS、H_1N_1 病毒病的发生与流行，为金银花药用带来了巨大的市场空间。

1. 金银花含漱液（广西壮族自治区人民医院耳鼻咽喉科制剂）

组成：金银花、甘草、竹叶、茅根、菊花各 15 克。

功能主治：清热解毒，疏散风热，泻火，清热生津。用于预防鼻咽癌放疗所致的口咽并发症口干，咽痛，口咽炎等。

用法用量：每日含漱 6～10 次，每次保留 2～3 分钟。

临床疗效：治疗组从放疗开始就给予金银花含漱液含漱至放疗结束，对照组未使用特殊含漱药物，比较两组口咽并发症的发生率。结果治疗组对放疗引起的口干、咽痛等并发症明显低于对照组。

2. 祛风解毒颗粒（中国中医科学院西苑医院制剂）

组成：土茯苓 30 克，金银花、蒲公英各 15 克，白藓皮、泽泻各 12 克，防风、蝉蜕、地肤子、丹参、芍药、甘草各 10 克。

功能主治：疏风清热，除湿解毒止痒。用于荨麻疹。

用法用量：一次26克，早晚各1次，温开水冲服。

临床疗效：治疗慢性荨麻疹42例，痊愈15例，显效18例，有效6例，无效3例，有效率为78.57%，具有较确切的临床疗效，其疗效与西药盐酸西替利嗪相当（$P > 0.05$）。

3. 扁炎口服液（山西省大同市第三人民医院制剂）

组成：金银花、玄参、黄芩等中药。

功能主治：养阴，生津，清热，解毒。用于消肿利咽。

4. 百日咳糖浆（湖南省长沙市第六医院制剂）

组成：金银花1.5公斤，矮地茶1公斤，枇杷叶1公斤，桔皮1公斤，杏仁1公斤，桔梗1公斤，蔗糖6.5公斤，尼泊金5克，共制成10000毫升。

功能：止咳平喘，润肺化痰。

用法用量：口服，一次10~20毫升，1日3次，小儿酌减。

临床疗效：治疗百日咳15例，治愈14例，有效率93.33%；治疗百日咳肺炎27例，治愈20例，好转6例，有效率96.30%；治疗百日咳脑炎8例，治愈6例，好转1例，有效率87.50%。

5. 喉疾灵冲剂（山西医科大学第二医院制剂）

组成：金银花、连翘、地黄、番泻叶、黄芩、麦冬、牡丹皮、知母、射干、山豆根。

功能主治：清热解毒，滋阴降火，生津止咳，活血化瘀。用于急性咽炎。

用法用量：一次15克，1日3次，疗程7天。

6. 金平感颗粒（浙江中医学院中医临床基础研究所制剂）

组成：金银花、虎杖等。

功能主治：抗流感病毒。

7. 清热消炎合剂（山东省淄博市中医院制剂）

组成：金银花30克，板蓝根15克，连翘15克，蒲公英30克，紫花地丁30克，败酱草20克，赤芍12克，延胡索20克，白及10克。

功能主治：清热解毒，消痈散结，凉血利咽。用于腮腺炎，扁桃体炎，淋巴腺炎，慢性咽炎，慢性肠炎等。

8. 抗“601”片

组成：金银花提取物1000克，黄芩素420克，连翘提取物80克，大黄蒽醌70克，盐酸小檗碱100克，板蓝根提取物10克，淀粉（或加部分糊精）1300克，硬脂酸镁适量。

功能主治：抑菌消炎。用于上呼吸道感染，急性咽喉炎等。

用法用量：口服，一次2片，1日3次。

9. 清咽糖浆

组成：胖大海35克，金银花70克，桔梗70克，腊梅花70克，薄荷70克，麦冬70克。

功能主治：清热解毒，清咽消炎，润肠通便。用于热结大肠，咽喉肿痛，咽炎。

用法用量：口服，一次10~20毫升，1日3次。

10. 清热解毒口服液（注射液、片、软胶囊）

组成：金银花、生石膏、玄参、生地、栀子、连翘、龙胆、麦冬、知母、板蓝根、甜地丁、黄芩。

功能主治：清热解毒。用于热毒壅盛所致的发热面赤、烦躁口渴、咽喉肿痛；流感、上呼吸道感染见上述症候者。

用法用量：口服液，口服，10～20毫升/次，3次/天。儿童酌减，或遵医嘱。注射液，肌内注射，一次2～4毫升，1日2～4次。片剂，口服，一次4片，1日3次，儿童酌减。软胶囊，口服，一次2～4粒，1日3次，或遵医嘱。

11. 咽喉茶

组成：金银花5克，栀子5克，胖大海1枚，玄参3克，木蝴蝶3克，麦门冬3克，甘草3克，青果3克。

功能：养阴清热，滋阴增液，生津利咽，化痰止咳，泻热通便。

用法用量：开水冲泡以代茶饮。1日1剂。

临床疗效：治疗慢性咽炎120例，痊愈85例，好转31例，无效4例。总有效率96.7%。

12. 银黄口服液（片、颗粒、胶囊、含化片、注射液）

组成：金银花提取物、黄芩提取物。

功能主治：清热解毒，消炎。用于上呼吸道感染，急性扁桃体炎，咽炎。

用法：口服液，口服，一次10～20毫升，1日3次，儿童酌减。片剂，口服，一次2～4片，1日4次，用温开水送服。颗粒剂，口服，一次1～2袋，1日2次，用开水冲化服。胶囊剂，口服，一次2～4粒，1日4次。含化片，每次一次2片，1日10～20片，分次含服或遵医嘱。注射剂，肌内注射，一次2～4毫升，1日1～2次。

13. 玉叶解毒冲剂

组成：玉叶金花，金银花、野菊花、岗梅、积雪草、山芝麻等。

功能主治：清热解毒，辛凉解表，利湿。用于外感风热引起的感冒咳嗽，咽喉炎，尿路感染。

14. 舒感颗粒

组成：金银花、山芝麻、桑叶、射干、柴胡、连翘、玄参等。

主治：用于风热症之感冒，上呼吸道感染等症。

15. 复方疮疡搽剂

组成：金银花、大黄、五倍子、诃子、当归、黄柏、乌梅等。

功能主治：清热解毒，敛疮止血，抗菌消炎。用于各种疮疡，外伤出血，痈，肿，疔，疖等症。

16. 注射用双黄连（冻干）

组成：金银花、连翘、黄芩。

功能主治：清热解毒，辛凉解表。用于外感风热，邪在肺卫，热毒内盛，症见发热，微恶风寒或不恶寒，咳嗽气促，咯痰色黄，咽红肿痛；急性上呼吸道感染，急性支气管炎，急性扁桃体炎，轻型肺炎见上述症候者。

用法用量：静脉滴注，每次每公斤体重60毫克，1日1次，或遵医嘱。

17. 喉舒冲剂1号

组成：金银花、牛蒡子、连翘、赤芍、板蓝根、黄芩、玄参、防风等。

功能主治：清热解毒，疏风解表。用于急性咽炎。

用法用量：1日1剂，分2次，早晚各1次冲服（小儿减半）。

18. 双黄连口服液、颗粒（注射液、滴注液、片、气雾剂、糖浆、胶囊）

组成：金银花、黄芩、连翘。

功能主治：清热解毒，辛凉解表，抗菌消炎。用于球菌性感染，急性扁桃体炎，咽炎，小儿病毒肺炎和泌尿道感染等。

用法用量：口服液，口服，一次20毫升，1日3次，小儿酌减或遵医嘱。颗粒剂，口服，一次5克，1日3次，6月以下小儿，一次1~1.5克，6个月~1岁，一次1.5~2克，1~3岁，一次2~2.5克，3岁以上酌量增加或遵医嘱，开水冲服。注射液：静脉注射，每次10~20毫升，每日1~2次。静脉滴注，每次1公斤体重1毫升；肌内注射，每次2~4毫升，每日1~2次；滴注液，静脉滴注，每次每公斤体重10毫升，1日1次，或遵医嘱。片剂，口服，一次4片，1日3次，用温水送服。气雾剂，口腔吸入，1日3次。糖浆剂，口服，一次10毫升，1日3次。胶囊剂，口服，一次4粒，1日3次，小儿酌减或遵医嘱。

19. 解毒软胶囊

组成：金银花、石膏、连翘、栀子、黄芩、龙胆草、板蓝根、玄参、知母、麦冬等。

功能主治：清热疏风，消肿利咽，滋阴润燥、祛湿。用于急性咽炎。

用法用量：口服，1次3.6克，1日3次。

临床疗效：急性咽炎60例，治愈48例，有效10例，总有效率96.7%。

20. 小儿解表颗粒

组成：金银花、连翘、牛蒡子（炒）、蒲公英、黄芩、防风、紫苏叶、荆芥穗、葛根、牛黄。

功能主治：宣肺解表，清热解毒。用于风热感冒，恶寒发热，头痛咳嗽，鼻塞流涕，咽喉痛痒。

用法用量：开水冲服，1~2岁，一次4克，1日2次；3~5岁，一次4克，1日3次；6~14岁，一次8克，1日2~3次。

21. 小儿热速清口服液（糖浆）

组成：金银花、连翘、柴胡、黄芩、水牛角、板蓝根、大黄、葛根。

功能主治：清热解毒，泻火利咽。用于小儿外感高热，头痛，咽喉肿痛，鼻塞，流涕，咳嗽，大便干结。

用法用量：口服液，口服，1岁以内一次2.5~5毫升，1~3岁一次5~10毫升，3~7岁一次10~15毫升，7~12岁一次15~20毫升，1日3~4次。糖浆用法用量同口服液。

22. 抗感颗粒（胶囊）

组成：金银花、赤芍、绵马贯众。

功能主治：清热解毒。用于外感风热引起的发热，头痛，鼻塞，喷嚏，咽痛，全身乏力，酸痛等症。

用法用量：颗粒剂，开水冲服，一次10克，1日3次；小儿酌减或遵医嘱。胶囊剂，口服，一次2粒，1日2次。

23. 金银花露（合剂）

组成：金银花。

功能主治：清热解毒。用于暑热口渴，疮疖，小儿胎毒。

用法用量：蒸馏液，口服，一次60～100毫升。合剂，口服，一次15毫升。1日2～3次。

24. 金银花糖浆

组成：金银花、忍冬藤。

功能主治：清热解毒。用于发热口渴，咽喉肿痛，热疖疮疡，小儿胎毒。

用法用量：口服，一次15～30毫升，1日2～4次。小儿酌减。

25. 金梅清暑颗粒

组成：金银花、乌梅、淡竹叶、甘草。

功能主治：清暑解毒，生津止渴。用于夏季暑热，口渴多汗，头昏心烦，小便短赤，并防治痧痱、中暑。

用法用量：开水冲服，一次15克，1日2次。

26. 金青感冒颗粒

组成：金银花、大青叶、板蓝根、鱼腥草、薄荷、淡豆豉、淡竹叶、陈皮、甘草。

功能主治：辛凉解表，清热解毒。用于感冒发热，头痛咳嗽，咽喉肿痛。

用法用量：开水冲服，一次7克，1日3次，小儿酌减。

27. 金青解毒丸

组成：金银花、大青叶、淡竹叶、薄荷、荆芥、板蓝根、甘草、鱼腥草。

功能主治：辛凉解表，清热解毒。用于感冒发热，头痛咳嗽，咽喉疼痛。

用法用量：口服，一次1～2丸，1日1～2次。

28. 金参润喉合剂

组成：金银花、玄参、地黄、连翘、桔梗、射干、板蓝根、甘草、冰片、蜂蜜、尼泊金乙酯。

功能主治：养阴生津，清热解毒，消痰散结，利咽止痛。用于喉痹阴虚症或痰热症所致的咽喉肿痛，咽痒，咽部有异物感等症，以及慢性咽炎见有上述症状者。

用法用量：口服，一次20毫升，1日4次，20天为一个疗程，可服1～2个疗程。

29. 金蓝气雾剂

组成：金银花、板蓝根、射干、冰片。

功能主治：清热解毒，利咽开音。用于属风热证之急性咽炎，喉炎。

用法用量：用时将本品倒置，喷头圆孔对准口腔，急性咽喉炎当发“啊”声时，按阀门上端喷头，使药液喷入口腔；急性喉炎，当发出“依”声时按阀门上端喷头，使药液喷入口腔，一次喷4～5下，1日5～6次，或遵医嘱。

30. 金嗓开音丸

组成：金银花、连翘、玄参、板蓝根、赤芍、黄芩、桑叶、菊花、前胡、苦杏仁（去皮）、牛蒡子、泽泻、胖大海、僵蚕（麸炒）、蝉蜕、木蝴蝶。

功能主治：清热解毒，疏风利咽。用于风热邪毒引起的咽喉肿痛，声音嘶哑，急性、慢性咽炎、喉炎等。

用法用量：口服，大蜜丸：一次1~2丸；水蜜丸：一次60~120粒，1日2次。

31 金菊感冒片

组成：金银花、野菊花、板蓝根、五指柑、三叉苦、岗梅、豆豉姜、石膏、羚羊角、水牛角浓缩粉。

功能主治：清热解毒。用于风热感冒，发热咽痛，口干或渴，咳嗽痰黄等症。

用法用量：口服，一次4片，1日3次；预防量，一次2片，1日2次，连服3~5天。

32. 金菊五花茶冲剂

组成：金银花、木棉花、葛花、野菊花、槐花、甘草。

功能主治：清热利湿，凉血解毒，清肝明目。用于大肠湿热所致的泄泻、痢疾、便血、痔血以及肝热目赤，风热咽痛，口舌溃烂。

用法用量：开水冲服，一次10克，1日1~2次。

33. 金花消痤丸

组成：金银花、栀子（炒）、黄芩（炒）、大黄（酒制）、黄连、桔梗、薄荷、黄柏、甘草。

功能主治：清热泻火，解毒消肿。用于肺胃热盛所致的痤疮（粉刺），口舌生疮，胃火牙痛，咽喉肿痛，目赤，便秘，尿赤黄等症。

用法用量：口服，一次4克，1日3次。

34. 金牡感冒片

组成：金银花、牡荆根、贯众、三叉苦、葫芦茶、山甘草、薄荷油。

功能主治：疏风解表，清热解毒。用于外感风热，憎寒壮热，头痛咳嗽，咽喉肿痛。

用法用量：口服，一次4片，1日3次。小儿酌减。

35. 金芪降糖片

组成：金银花、黄芪、黄连。

功能主治：清热益气。用于气虚兼内热之消渴证。症见口渴喜饮，易饥多食，气短乏力等。用于轻、中型非胰岛素依赖型糖尿病。

用法用量：饭前半小时口服，一次7~10片，1日3次。或遵医嘱。

36. 金贝痰咳清颗粒

组成：金银花、浙贝母、前胡、苦杏仁、桑白皮、桔梗、射干、麻黄、川芎、甘草。

功能主治：清肺止咳，化痰平喘。用于咳嗽，痰黄粘稠，喘息等痰热证候者，以及慢性支气管炎发作见上述症状者。

用法用量：用开水冲服，一次1袋，1日3次。或遵医嘱。

37. 银翘伤风胶囊

组成：金银花、连翘、牛蒡子、桔梗、芦根、薄荷、淡豆豉、甘草、淡竹叶、荆芥、牛黄。

功能主治：辛凉解表，清热解毒。用于外感风热，温病初起，发热恶寒，高热口渴，头痛目赤，咽喉肿痛。

用法用量：口服，一次4粒，1日3次。

38. 金石清热颗粒

组成：金银花、石膏、柴胡、连翘、荆芥、知母、牡丹皮、甘草。

功能主治：解表清热。用于风热感冒，症见发热、恶风、汗出、咽喉肿痛、咳嗽、头痛、鼻塞、流涕等。

用法用量：用开水冲化服，一次1袋，1日3次。

39. 银花抗感片

组成：金银花、牡荆根、贯众、三丫苦、葫芦茶、山甘草。

功能主治：清热解毒。用于伤风感冒，恶寒发热，头痛咳嗽，咽喉肿痛。

用法用量：口服，一次4片，1日3次。小儿酌减。

40. 银花感冒冲剂

组成：金银花、连翘、防风、桔梗、甘草。

功能主治：清热，解表，利咽。用于感冒发热，头痛，咽喉肿痛。

用法用量：口服，用开水冲服，一次1袋，1日3次。

41. 银翘双解栓

组成：金银花、连翘、黄芩、丁香叶、羊毛脂。

功能主治：疏解风热，清肺泻火。用于外感风热或兼有肺热，症见发热或微恶风寒，咽喉肿痛，咳嗽，痰白或黄，脉浮数或滑数。

用法用量：肛门纳药，一次1粒，1日3次，儿童用药酌减。应在排便后纳入肛门，以利药物迅速吸收。

42. 银蒲解毒片

组成：金银花、蒲公英、野菊花、紫花地丁、夏枯草。

功能主治：清热解毒。用于风热型急性咽炎，症见咽痛，充血，咽干或有灼热感，舌苔薄黄等；湿热型肾盂肾炎，症见尿频短急，灼热疼痛，头身疼痛，小腹坠胀，肾区叩击痛等。

用法用量：口服，每次4~5片，1日3~4次，儿童酌减。

43. 清热银花糖浆

组成：金银花、菊花、白茅根、通草、大枣、甘草、绿茶叶。

功能主治：清热解毒，通利小便。用于温邪头痛，目赤口渴，湿热郁滞，小便不利等。

用法用量：口服，一次20毫升，1日3次。

44. 健儿清解液

组成：金银花、菊花、连翘、苦杏仁、山楂、陈皮。

功能主治：清热解毒，祛痰止咳，消滞和中。用于口腔糜烂，咳嗽咽痛，食欲不振，脘腹胀满。

用法用量：口服，一次10~15毫升，婴儿一次4毫升，5岁以内8毫升。6岁以上酌加，1日3次。

45. 苦甘冲剂

组成：金银花、苦杏仁、黄芩、浙贝母、麻黄、薄荷、蝉蜕、桔梗、甘草。

功能主治：疏风清热，宣肺化痰，止咳平喘。用于风热感冒及风温肺热引起的恶风，咳嗽，咳痰，气喘等症。

用法用量：开水冲服，一次8克，1日3次，小儿酌减或遵医嘱。

46. 金青玄七丸（散、膏）

组成：金银花、毛冬青、玄参、当归、甘草、三七、五加皮。

功能主治：活血通脉，消肿止痛，清热解毒，托毒生肌。用于血栓闭塞性脉管炎。

用法用量：水丸、每粒约0.2克，每次30~40粒，1日2次，口服，30天为1个疗程，共2个疗程。外浴法：上方药1/5量的药末，用纱布包装成袋（100克/袋），每次1袋，沸水煮15分钟后倒人大塑料桶内加满热水，洗液要达到没膝深度，待水温在30℃左右时将患肢放人药水中洗浴40分钟，每日1次，疗程随主方。外敷法：若有溃烂发黑坏死处，以蟾酥粉适量合凡士林膏外敷伤口，每日换药1次，以疮口愈合为度。

47. 儿童清热口服液

组成：金银花、蝉蜕、石膏、滑石、黄芩、大黄、赤芍、板蓝根、广藿香、羚羊角片。

功能主治：清热解毒，解饥退热。用于内蕴伏热，外感时邪引起的高热不退，烦躁不安，咽喉肿痛，大便秘结等症。

用法用量：口服，1~3岁，一次10毫升；4~6岁，一次20毫升；一岁以内酌减。4小时口服1次，热退停服。

48. 退热解毒注射液

组成：金银花、连翘、柴胡、牡丹皮、蒲公英、金钱草、夏枯草、石膏。

功能主治：清热解毒。用于病毒感染，原因不明的高热，急、慢性炎症，

用法用量：肌内注射，一次2~4毫升，1日2次。

49. 大卫冲剂

组成：金银花、连翘、黄芩、柴胡、紫苏叶、甘草。

功能主治：清热解毒，疏风透表。用于感冒发热，头痛，咳嗽，鼻塞流涕，咽喉肿痛等症，对病毒性感冒，高热者尤为适用。

用法用量：口服，开水冲服，一次12克，1日3次，小儿酌减。

50. 长城感冒片

组成：金银花、连翘、牛蒡子、芦根、桔梗、荆芥穗油、薄荷脑、淡豆豉、甘草膏、羚羊角粉、羌活。

功能主治：清热散风，解表退热。用于流行性感冒，发冷发热，四肢酸懒，头痛咳嗽，咽喉肿痛，瘟毒发颐，两腮赤肿。

用法用量：口服，一次5片，1日2~3次，儿童酌减。

51. 风热清口服液

组成：金银花、熊胆粉、青黛、桔梗、瓜蒌皮、甘草。

功能主治：清热解毒，宣肺透表，利咽化痰。用于外感风热所致的发热，微恶风寒，头痛，咳嗽，流涕，口渴，咽痛，以及急性上呼吸道感染见上述症候者。

用法用量：口服，一次10~20毫升，1日3~4次，3天为一个疗程。重症加量，儿童酌减，或遵医嘱。

52. 仙方活命片

组成：金银花、穿山甲、防风、陈皮、天花粉、甘草、浙贝母、当归尾、白芷、皂荚刺、乳香、没药、赤芍。

功能主治：清热解毒，散瘀消肿，化脓生肌。用于火毒壅盛，痈疽疮疡，红肿热痛，脓成不溃。

用法用量：口服，嚼碎后服用，一次8片，1日1~2次。

53. 孕妇金花丸（片）

组成：金银花、栀子（姜制）、当归、白芍、川芎、地黄、黄芩、黄柏、黄连。

功能主治：清热安胎。用于孕妇头痛、眩晕、口鼻生疮、咽喉肿痛、双面赤肿。牙龈疼痛，胎动下坠，小腹作痛，心烦不安，口干咽燥，渴喜冷饮，小便短黄等症。

用法用量：水丸，口服，一次6克。片剂，口服，一次4片。1日2次。

54. 加味银翘片

组成：金银花、连翘、忍冬藤、桔梗、甘草、地黄、淡豆豉、牛蒡子、淡竹叶、荆芥、栀子、薄荷。

功能主治：辛凉透表，清热解毒。用于外感风热，发热头痛，咳嗽，口干，咽喉疼痛。

用法用量：口服，一次4片，1日2~3次。

55. 抗感冒颗粒（口服液）

组成：金银花、板蓝根、大青叶、葛根、白芷、菊花、连翘、黄芩、栀子、茵陈、贯众。

功能主治：清热解毒，凉血消肿。用于风热感冒，痄腮，病毒引起的流感。

临床应用：颗粒剂，口服，用开水冲服，一次10克，1日3次。重症1日4~6次。小儿酌减，或遵医嘱。口服液，口服，一次10毫升，1日3次。

56. 精制银翘解毒片

组成：金银花、连翘、桔梗、淡豆豉、甘草、淡竹叶、牛蒡子、荆芥穗、薄荷脑、热扑息痛。

功能主治：清热散风，解表退热。用于流行性感冒，发冷发热，四肢酸懒，头痛咳嗽，咽喉肿痛，温毒发颐，两腮赤肿。

用法用量：口服，一次3~5片，1日2次，儿童酌减。

57. 狼疮丸

组成：金银花、连翘、蒲公英、黄连、生地黄、大黄（酒制）、甘草、蜈蚣（去头尾足）、赤芍、当归、丹参、玄参、桃仁（炒制）、红花、蝉蜕、浙贝母。

功能主治：清热解毒，凉血，活血化瘀，增加细胞免疫功能，提高机体抗病能力，降低循环免疫复合物。用于系统性红斑狼疮，系统性硬皮病，皮肌炎，脂膜炎，白塞氏病，结缔组织病。

用法用量：口服，小蜜丸，一次 10 克；大蜜丸，一次 2 丸；水蜜丸，一次 5.4 克；1 日 2 次。系统系红斑狼疮急性期，一次服药量加一倍，1 日 3 次。

58. 清血内消丸

组成：金银花、连翘、栀子（姜制）、拳参、大黄、蒲公英、黄芩、黄柏、木通、玄明粉、赤芍、乳香（醋制）、没药（醋制）、桔梗、瞿麦、玄参、薄荷、雄黄、甘草。

功能主治：清热祛湿，消肿败毒。用于脏腑积热，风湿毒热引起的疮疡初起，红肿坚硬，憎寒发热，二便不利。

用法用量：口服，一次 6 克，1 日 3 次，用白开水送服。

59. 清热暗疮丸（片）

组成：金银花、大黄浸膏、穿心莲浸膏、牛黄、蒲公英浸膏、珍珠层粉、山豆根浸膏、栀子浸膏、甘草。

功能主治：清热解毒，凉血散瘀，泻火通腑。用于痤疮，疖痈等

用法用量：浓缩丸，口服，一次 2 ~4 丸；片剂，口服，一次 2 ~4 片。1 日 3 次。小儿酌减。

60. 复方金银花冲剂

组成：金银花、连翘、黄芩。

功能主治：清热解毒，凉血消肿。用于风热感冒，喉痹，乳蛾，目痛，牙痛及痈肿疮疖等。

用法用量：用开水冲化服，一次 10 ~20 克，1 日 2 ~3 次。

61. 复方双花口服液

组成：金银花、连翘、板蓝根、穿心莲。

功能主治：清热解毒，利咽消肿。用于风热外感，风热乳蛾，症见发热，微恶风，头痛，鼻塞流涕，咽红而痛或咽喉干燥灼痛，吞咽则加剧，咽扁桃体红肿，舌边尖红苔薄黄或舌红苔黄，脉浮数。

用法用量：口服液，口服，成人一次 20 毫升，1 日 4 次；儿童 3 岁以下一次 10 毫升，1 日 3 次；3 ~7 岁一次 10 毫升，1 日 4 次；7 岁以上一次 20 毫升，1 日 3 次。3 日为一个疗程。糖浆剂，口服，成人一次 20 毫升，1 日 4 次；儿童 3 岁以下一次 10 毫升，1 日 3 次；3 ~7 岁一次 10 毫升，1 日 4 次；7 岁以上一次 20 毫升，1 日 3 次。3 日为一个疗程。

62. 热毒平颗粒

组成：金银花、连翘、生石膏、玄参、地黄、栀子、甜地丁、黄芩、龙胆、板蓝根、知母、麦冬。

功能主治：清热解毒。用于流感，上呼吸道感染及各种发热疾病。

用法用量：口服，一次 1 ~2 袋，1 日 3 次，用开水冲化服，或遵医嘱。

63. 速感宁胶囊

组成：金银花、大青叶、山豆根、维生素C、对乙酰氨基酚、马来酸氯苯那敏。

功能主治：清热解毒，消炎止痛。用于风热感冒，流行性感冒及上呼吸道感染引起的头痛身痛，鼻塞流涕，咳嗽痰黄，咽喉肿痛，齿龈肿痛等病症。

用法用量：口服，一次3粒，1日3次。

64. 维C银翘片

组成：金银花、连翘、荆芥、淡豆豉、淡竹叶、牛蒡子、芦根、桔梗、甘草、薄荷油、对乙酰氨基酚、马来酸氯苯那敏、维生素C。

功能主治：辛凉解表，清热解毒。用于流行性感冒引起的发热头痛，咳嗽，口干，咽喉疼痛。

用法用量：口服，一次2片，1日3次。服药期间不宜驾驶车辆，或管理机器及高空作业。

65. 强力感冒片（强效片）

组成：金银花、连翘、牛蒡子、桔梗、薄荷、淡竹叶、荆芥、甘草、淡豆豉，对乙酰氨基酚。

功能主治：辛凉解表，清热解毒，解热镇痛。用于伤风感冒，发热头痛，口干咳嗽，咽喉肿痛。

用法用量：口服，一次2片，1日2~3次。

66. 散风透热颗粒

组成：金银花、连翘、柴胡、板蓝根、葛根、黄芩、青蒿、白薇、地骨皮、甘草。

功能主治：清热解毒，散风透热。用于外感风热证，发热，微恶寒，口干，咳嗽，咽喉肿痛等。

用法用量：用开水冲化服，1~3岁，一次15克；4~6岁，一次22.5克；7岁以上用成人量，一次30克。1日3次。

67. 克感利咽口服液

组成：金银花、黄芩、荆芥、栀子（炒）、连翘、玄参、僵蚕（姜制）、地黄、射干、桔梗、薄荷、蝉蜕、防风、甘草。

功能主治：疏风清热，解毒利咽。用于感冒属风热外侵，邪热内扰证者，症见发热，微恶风，头痛，咽痛，鼻塞流涕，咳嗽痰黏，口渴溲黄。

用法用量：口服，一次20毫升，1日3次。

68. 利口清含漱液

组成：金银花、北豆根。

功能主治：清热解毒。用于肺胃火热引起的复发性口疮和牙周病的辅助治疗，可减轻本类疾病引起的口腔局部溃疡、渗出、充血、出血、水肿和疼痛等症状。

用法用量：饭后漱口用，一次15毫升药液，口腔内漱2分钟后吐出，1日4次，饭后睡前应用。

69. 清解片（颗粒）

组成：金银花、金钱草、柴胡、夏枯草、连翘、石膏、牡丹皮、蒲公英。

功能主治：清热解毒，凉血散结。用于毒热炽盛，具有高热、口渴、尿赤、便结、苔黄舌质红、脉弦数等实热症候。

用法用量：片剂，口服，成人一次3片，儿童酌减。颗粒剂，每包装9.5克；用开水冲化服，一次2包，儿童酌减。1日2~3次。

70. 双虎清肝颗粒

组成：金银花、虎杖、黄连、瓜蒌、白花蛇舌草、蒲公英、丹参、野菊花、紫花地丁、法半夏、枳实、甘草。

功能主治：清热利湿，化痰宽中，理气活血。用于湿热内蕴所致胃脘痞闷，口干不欲饮，恶心厌油，食少纳差，胁肋隐痛，腹部胀满，大便黏滞不爽或臭秽，或身目发黄，舌质暗，舌边红，舌苔厚腻或腻，脉弦滑或弦数者，以及慢性乙型肝炎见有上述症候者。

用法用量：用开水冲化服，一次24克，1日2次，3个月为一个疗程，或遵医嘱。

71. 金扑感冒片（复方感冒灵片）

组成：金银花、五指柑、野菊花、三椏苦、岗梅、板蓝根、扑热息痛、扑尔敏、咖啡因。

功能主治：清热解毒。用于感冒，预防流感、流脑。

用法用量：口服，一次4片，1日3次，两天为一疗程。预防剂量：一次4片，1日2次，连服3~5片。

72. 银芩解毒片

组成：金银花、黄芩、荆芥、牛蒡子、淡竹叶、芦根、桔梗、淡豆豉、薄荷油、甘草。

功能主治：辛凉解表，清热解毒。用于感冒初起，恶寒发热，头痛咳嗽，咽喉疼痛。

用法用量：口服，一次4片，1日2~3次。

73. 湿热片（散）

组成：金银花、大黄、槐花（炒炭）、苍术、侧柏叶（炒炭）、羌活、金银花、川乌（制）、赤石脂（制）、苦杏仁、槟榔（炒）。

功能主治：清热燥湿，涩肠止痢。用于肠炎腹痛，泄泻，血痢。

用法用量：口服。片剂：一次4~6片，1日2~3次；散剂：一次1~2瓶，1日1~2次。

74. 复方珍珠暗疮片

组成：金银花、蒲公英、木通、归尾、生地黄、玄参、黄柏、大黄（酒炒）、珍珠层粉、水牛角浓缩粉、羚羊角、赤芍等。

功能主治：清热解毒，凉血通脉。用于暗疮，皮肤湿疹，皮炎等。

用法用量：口服，一次4片，1日3次。

75. 金银花注射液

组成：金银花、氯化钠。

用法：肌内注射，一次2毫升，1日1~2次。静脉滴注，一次10毫升，加5%葡萄糖注射液500毫升中使用。

功能主治：抗菌消炎，清热解毒。用于细菌性痢疾。

76. 银翘解毒片（丸、颗粒、蜜丸、浓缩丸、散、袋泡剂、口服液、合剂、滴鼻剂、软胶囊）

组成：金银花200克，连翘200克，薄荷120克，荆芥穗80克，淡豆豉100克，牛蒡子（炒）120克，桔梗120克，淡竹叶80克，甘草100克。

功能主治：辛凉解表，清热解毒。用于风热感冒，发热头痛，咳嗽，口干，咽喉疼痛

用法用量：片剂，口服，一次4片，1日2~3次，用温开水送服。浓缩蜜丸：用芦根汤或温开水送服，一次1丸，1日2~3次。颗粒剂，一次15克，1日3次，重症加服一次，用开水冲化服。大蜜丸，一次1丸，1日2~3次，用芦根汤或温开水送服。浓缩水丸：口服，一次0.7~0.8克，1日3次。散剂，口服，一次1包，1日2~3次，用温开水送服或温开水泡服。袋泡剂，口服，一次2袋，1日2~3次，用开水泡化服。口服液，口服，一次20毫升，1日2~3次。合剂，口服，一次10毫升，1日2~3次。滴鼻剂，1日4~6次，每次2~3滴。软胶囊，口服，一次2粒，1日3次。

77. 银黄注射液

组成：金银花提取物、黄芩苷。

功能主治：清热疏风，利咽解毒。用于外感风热、肺胃热盛所致的咽干，咽痛，喉核肿大，口渴，发热；急慢性扁桃体炎，急慢性咽炎，上呼吸道感染见上述证候者。

用法用量：肌内注射，一次2~4毫升，1日1~2次。

78. 鼻渊丸

组成：金银花、苍耳子、辛夷、茜草、野菊花。

功能主治：祛风宣肺，清热解毒，通窍止痛。用于鼻塞鼻渊，通气不畅，流涕黄浊，嗅觉不灵，头痛，眉棱骨病。

79. 双黄连栓（小儿消炎栓）

组成：金银花250克，黄芩250克，连翘500克，半合成脂肪酸脂78克。

功能主治：清热解毒，抗菌消炎。用于各种感染等。

用法用量：直肠给药，小儿一次1粒，1日2~3次。

80. 银翘合剂

组成：金银花3克，连翘3克，淡竹叶1.5克，荆芥穗1.5克，薄荷2克，淡豆豉1.5克，甘草1.5克，苇根6克，牛蒡子2克，桔梗2克。

功能主治：辛凉透表，清热解毒。用于温病初起，发热无汗，或有汗不畅，微恶风寒，头痛口渴，咳嗽咽痛。

用法用量：口服，一次10~15毫升，用时摇匀。

81. 骨髓炎片

组成：金银花200克，地丁200克，熟地200克，白头翁200克，公英200克，肉桂30克。

功能主治：散寒通络，消炎生肌，促进骨损修复。用于慢性化脓性骨髓炎。

用法用量：口服，一次10片，1日3次。

82. 犀羚解毒片

组成：金银花100克，连翘100克，桔梗100克，荆芥穗100克，牛蒡子（炒）100克，甘草100克，淡竹叶100克，薄荷100克，淡豆豉100克，羚羊角1克，犀角1克，冰片5克。

功能主治：解表，退热。用于感冒发热，头痛咳嗽，咽喉肿痛。

用法用量：口服，一次4片，1日3次。

83. 金九合剂

组成：金银花（干品）2.5公斤，九里光（干品）5公斤。

功能主治：清热解毒。用于治疗钩端螺旋体病。

用法用量：口服，一次30～50毫升，1日2次。

【不良反应】①部分患者服用金石清热颗粒后出现恶心、呕吐、便溏；②2例患者静脉滴注金银花注射液10分钟后出现过敏反应，表现为面色苍白，头晕恶心，皮肤瘙痒；③双黄连注射液（粉针）的不良反应类型有：变态反应（速发型过敏反应、过敏休克、一般性过敏反应、皮疹、过敏性紫癜、药物热），循环系统反应（窦性心动过缓、窦性心动过速、静脉炎、血管疼痛、血压升高、心房纤颤、短暂心跳过速），消化系统反应（恶心呕吐、胃部不适、肠痉挛、腹痛或腹泻），呼吸系统反应（呼吸困难、呼吸急促、喉水肿、哮喘、支气管痉挛、肺水肿、呼吸衰竭），神经系统反应（头晕、头痛、抽搐及锥体外系症状），血液系统反应（白细胞减少、溶血性贫血、急性再生障碍性贫血），泌尿系统反应（急性过敏间质性肾炎并急性肾衰竭、血尿、一过性尿蛋白），骨骼肌系统反应，热原样反应，精神异常、皮肤黄染等。④银黄注射液不良反应类型：一般过敏反应，过敏性休克，双手双足皮肤手套袜套样过敏。⑤肌内注射清热解毒注射液引起不良反应1例，患者出现面色苍白，呼吸困难，心跳加快、四肢抽搐等症状。⑥服用银翘解毒丸所致不良反应类型有：过敏性休克，致腹痛及消化道症状，过敏性皮疹，全身性荨麻疹，心动过速。⑦双黄连含片引起胃肠道反应，双黄连口服液致皮肤过敏症状。⑧维C银翘片所致不良反应类型有：过敏反应（过敏性休克、过敏性荨麻疹），血红蛋白尿，水肿。⑨清热解毒口服液所致不良反应类型有过敏反应，上腹闷痛、腹泻。⑩服用金芪降糖片偶见腹胀。⑪服用小儿热速清口服液引起皮疹1例。⑫银黄含片引起药疹1例。

【附注】

1. 注意 脾胃虚寒及疮疡属阴证者慎服。

2. 品种情况 除正文所述的品种外，我省尚分布有多种忍冬类植物。其中有大花银花 *L. macrantha* Dc.、皱叶忍冬 *L. reticulata* Champ.、灰毡毛忍冬 *L. macranthoides* Hand. -Mazz.、短柄忍冬 *L. pampaininii* Levl.。前两种分布于我省各地；后两种分布于粤北地区。这些忍冬的花、叶、藤等亦有药用。

3. 药用部位 金银花叶、成熟果实、藤亦可入药使用。

4. 炮制品 金银花饮片大致分为生药、炒药、炭药三种，三者制品其性味和功效各有差别，其应用上也各有擅长。生药善清解上焦和肌表之毒邪；炒药味甘微苦，性寒偏平，其清热解毒之功善走中焦和气分，多用于温病中期；炭药味甘微苦涩，性微寒，重在清解下焦及血分之热毒，主要用于痢疾。

参考文献

1. 刘秀层，王京平，吴华．咽喉茶治疗慢性咽炎 120 例．河北中医，2007，29 (9)：826.

2. 杨文静，石翠斌，邹春梅．扁炎口服液的薄层鉴别研究．时珍国医国药，2002，13 (8)：476～477.

3. 石天松，刘翔．玉叶解毒冲剂中黄酮类的定性分析．华夏医学，1996，9 (S1)：38.

4. 李茂，韦宝伟，覃良．舒感颗粒的抗炎抗菌抗病毒及解热作用．中国基层医药，2004，11 (6)：693.

5. 何方方．复方疮疡搽剂中没食子酸的含量测定．亚泰传统医药，2009，5 (1)：40.

6. 周建新．百日咳糖浆的制备与临床应用．湖南中医药导报，2000，6 (4)：10.

7. 胡文健．咽舒冲剂治疗急性咽炎临床观察．辽宁中医杂志，2006，33 (11)：1467.

8. 王建亭，安云芳，赵长青．中药咽疾灵冲剂治疗急性咽炎的临床研究．中国中西医结合耳鼻喉科杂志，2001，9 (4)：170.

9. 于新露，张丽萍，刁玉华．清热解毒软胶囊治疗急性咽炎的临床观察．中医药信息，2006，23 (3)：28.

10. 何晶．金银花的化学成分及药理作用．天津药学，2007，19 (5)：66.

11. 蒲昭和．金银花不同制品的功效特点．家庭医学，2004 (9)：27.

12. 贺伟．金银花的化学成分及药理作用研究．中国医药导报，2007，4 (24)：8.

13. 焦守国．金银花研究现状及综合利用．齐鲁药事，2009，28 (8)：487.

14. 何晶．金银花的药理作用及临床应用．天津药学，2008，20 (5)：74.

15. 邓卓霞，周富铃．金银花含漱液对鼻咽癌放疗所致口咽并发症预防作用的探讨．广西医学，2002，24 (11)：1744.

16. 应坚婷．静脉滴注金银花注射液的体会．浙江中医药杂志，2002，37 (9)：375.

17. 姚春海，李云峰，刘青云，等．祛风解毒颗粒治疗慢性荨麻疹疗效观察．中国误诊学杂志，2006，6 (23)：4561.

18. 张艳红．肌内注射清热解毒注射液引起不良反应 1 例．西北药学杂志，2006，21 (4)：159.

19. 曹国建，阮学东．小儿热速清口服液致皮疹 1 例．药物流行病学杂志，2001，10 (1)：49.

20. 张庆红，武文华．银黄含化片引起药疹 1 例．中国中药杂志，2001，26 (5)：356.

21. 彭慧琴，徐哲明，万海同，等．金平感颗粒对流感病毒的抑制作用．浙江中医杂志，2005，40 (2)：87.

22. 李坤荣．清热消炎合剂的临床应用．中华医学实践杂志，2004，3（11）：1015.
23. 藤盛国．金青玄七丸（散、膏）对54例血栓闭塞性脉管炎疗效观察．中国社区医师，2009，11（16）：146.

◎肿节风

Zhongjiefeng

【别名】观音茶(《生草药性备要》)，驳节茶(《岭南采药录》)，接骨金粟兰、驳骨兰(《广东中药志》)，九节花(《广东省中药材标准》)，九节茶、野靛(《浙江药用植物志》)，接骨木(《植物名实图考》)，九节风(《分类草药性》)，九节兰、节骨茶(《中药志》)，接骨莲、竹节茶(《中国植物志》)，鸭脚节、山牛膝(《福建中草药》)，珍珠兰、九节草(《云南种子植物名录》)，学士茶、接骨丹、接骨草、(《福建药物志》)。

【来源】为金粟兰科植物草珊瑚 *Sarcandra glabra*（Thunb.）Nakai 的全株或根。分布于我省及江苏、浙江、江西、福建、台湾、四川、贵州、云南、湖南、广西、海南等省区。我省各山区县有产。夏、秋二季采割，除去杂质，晒干。

【药材性状】全株长 40～150 厘米。主根粗短，直径 1～2 厘米，支根甚多，长而坚韧。茎圆柱形，直径约 0.5 厘米，多分枝，节部膨大；表面深绿色或棕褐色，具细纵皱纹，粗茎有稀疏分布的皮孔；质脆，易折断，断面淡棕色，边缘纤维状，中央具棕色疏松的髓或中空。叶对生，叶柄长 0.5～1 厘米，较硬，基部合生抱茎；叶片薄革质，卵状披针形或长椭圆形，表面光滑，上面棕色或灰绿色，下面色较淡，边缘具粗锯齿，齿尖有黑褐色腺休，叶脉在两面均隆起。枝端常有棕色的穗状花序，多分枝。气微香，味微辛。

【性味与归经】苦、辛，平。归心、肝经。

【功能主治】清热解毒，凉血，消斑，祛风除湿，通络止痛。用于感冒高热，肺热咳嗽，疮疡脓肿，血热紫斑、紫癜，烧伤，风湿痹痛，跌打损伤。现代有用于肺炎，上呼吸道感染，肿瘤，婴幼儿病毒性肠炎等。

【用法用量】9～30 克，水煎服。外用鲜品适量，捣烂敷或煎水熏洗患处。

【药理作用】

1. 抗肿瘤作用 肿节风挥发油、浸膏对白血病 615 细胞、TM755、肺腺癌 615、自发乳腺癌 615、自发腹水型 AL771、艾氏腹水癌、肉瘤 180、肉瘤 37、瓦克癌 256 均有一定抑制作用。浓度 1∶7 的肿节风总黄酮苷，在体外对艾氏腹水癌细胞有较强的杀灭作用，孵育 60 分钟蓝染率达 81%，腹腔给药 8 天，对癌细胞的抑制率可达 70.8%。但半体内法证明，肿节风在体外与瘤细胞接触 2 小时，虽可阻止瘤细胞在小鼠体内的生长繁殖，但瘤细胞镜检却并未见台盼蓝拒染率增加；且小鼠接种艾氏腹水癌实体型后，连续给药 7～10 天，除提取物 1 号黄酮腹腔注射有 40% 的抑瘤率外，肿节风浸膏和总黄酮均未见稳定疗效；用肉瘤 180 腹水型、淋巴白血病 1 号腹水瘤和艾氏腹水癌以及白血病 L_{7212} 检测其对生存时间和腹水增长情况，也均未见明显疗效。这可能与中药材质量、有效成分含量高低等均有关。肿节风浸膏 5 克/公斤灌胃对艾氏癌实体型抑瘤率平均为 16%，与抗癌药 5－

氟尿嘧啶（5－Fu）、环磷酰胺和瘤可宁合并应用一般可增加10%抑瘤率。肿节风抗肿瘤作用的机理研究表明，本品是细胞呼吸抑制剂，对瘤细胞和荷瘤动物肝脏的耗氧能力均有直接的抑制作用。艾氏腹水癌小鼠腹腔注射肿节风总黄酮，可使癌细胞中RNA和DNA含量有一定程度减少，并可抑制癌细胞对^{14}C－甘氨酸摄取和^{14}C－甘氨酸掺入RNA和DNA合成。肿节风可抑制鼻咽癌细胞株CNE1、CNE2、TWO3、C666－1细胞的增殖，其作用具有时间和浓度依赖性；同时可诱导细胞凋亡，改变细胞周期分布，多数细胞阻滞于G_1期。结论：体外实验表明，肿节风提取物具有抗鼻咽癌细胞增殖的作用，是一种具有应用前景的诱导肿瘤细胞凋亡的天然药物。

2. 抗菌作用 肿节风对金黄色葡萄球菌及其耐药菌株、甲型链球菌、肺炎链球菌、卡他球菌、流感杆菌、痢疾杆菌、伤寒杆菌、副伤寒杆菌、大肠杆菌、绿脓杆菌等都有不同程度的抑制作用。尤以叶的抗菌作用最好，根茎部分鲜品比干品优。用于兔金黄色葡萄球菌感染的菌血症也有疗效，表明其在动物体内也有明显抑菌作用。动物烧伤创面接种的绿脓杆菌，外敷由肿节风提取的晶甲软膏，有一定疗效。初步认为，抑菌有效成分为延胡索酸、琥珀酸。

3. 抗病毒作用 鸡胚内病毒抑制试验初步表明，10%过柱（除去鞣质）草珊瑚（肿节风）浸膏液对流感病毒A/京科/1/68（H_3N_2）15倍病毒鸡胚半数感染量（$15EID_{50}$）具有灭活作用，对$30ETD_{50}$也有抑制作用。且强于感冒灵、金刚烷胺、吗啉双胍对流感病毒的抑制或灭活效果。

4. 促进骨折愈合作用 对家兔实验性骨折，肿节风有促进愈合作用。治疗组早期骨外膜、骨内膜的成骨细胞增生出现早且比较活跃；骨断端连接及骨髓腔再通较早。肿节风的上述作用以水提取液较显著，酒提取物及挥发油作用不明显。进一步分析本品促进骨折愈合的有效成分，观察了所含琥珀酸、延胡索酸（Ⅱ组）及其提取后的水溶液（Ⅲ组）对骨痂中氨基酸的影响，发现对骨折家兔，Ⅱ组和Ⅲ组骨痂中含量最高的3种氨基酸甘氨酸、精氨酸和赖氨酸出现较早，含量较高，不给药的对照组完全不含有这3种氨基酸或含量较低。

5. 抗溃疡作用 用肿节风浸膏治疗利血平诱发的大鼠胃溃疡糜烂性胃炎，有与硫酸铝相似的抗溃疡作用，有抑制胃蛋白酶的自体组织分解作用，并能直接与胃黏膜蛋白结合形成保护膜，促进溃疡的修复和粘膜再生。

6. 体内过程 艾氏癌实体瘤小鼠灌喂^{3}H－肿节风总黄酮10克/公斤，相当于40～50uCi。结果，口服后2小时，胃肠含量最高，其次是胆汁、肾、肝、血、瘤、肺、脾、心、胰、胸腺和网膜。5小时胃肠含量下降，胆汁含量升高。至24小时胆汁仍保留较高放射性。2小时胃肠内容物放射性仅储留43.3%，提示吸收较快，24小时粪尿排泄量为48.5%。

7. 抗炎作用 肿节风对巴豆油所致的小鼠耳廓炎症、角叉菜胶所致大鼠足跖炎症及小鼠棉球内肉芽肿有显著的抑制作用。

8. 对白细胞和血小板的影响 肿节风60%醇提物能十分显著地缩短小鼠断尾出血时间及凝血时间，加强血小板的收缩功能，对正常血小板数量无明显影响；对阿糖胞苷引起的血小板及白细胞下降有显著的治疗作用。肿节风及其分离部位对免疫性血小板减少性紫癜小鼠的作用，找出肿节风的有效作用部位。结果表明肿节风及部位Ⅰ有提升血小板作用，肿节风组动物的肾上腺、胸腺重量无明显变化，部位Ⅰ组胸腺重量明显增重。说明肿节风有抗免疫性血小板减少性紫癜作用，肿节风分离部位Ⅰ（肿节风多糖）为抗免疫性血小板减少性紫癜的有效部位。肿节风具有对抗大剂量5－FU所造成的血小板减少的作用，从而可预防并治疗化疗后血小板减少症的发生。认为肿节风防止外周血小板减少的作用机制可能是减轻化疗药物对骨髓系统的抑制，加速骨髓的巨核系造血功能的恢复，从而防止化疗后血小板减少的发生。

9. 免疫作用 肿节风浸膏及其分离物总黄酮，对细胞吞噬功能等免疫指标有共同的促进作用，在动物机体免疫实验中，肿节风有和人参相似的作用，而小剂量使免疫状态亢进，大剂量则下降，空斑法、细胞吞噬、胸腺萎缩法均得到证实。总黄酮苷对恢复带瘤小鼠腹腔巨噬细胞吞噬功能有比较显著的效果，但却不能直接免疫抑制因子，可能是破坏或者抑制免疫抑制因子的某些组织的结果。九节茶提取物组（125、500毫克·公斤$^{-1}$）与束缚应激组相比，均能明显改善因束缚应激降低的小鼠脾脏指数（$P<0.01$），明显提高小鼠脾脏淋巴细胞总数（$P<0.01$），明显提高小鼠脾脏T淋巴细胞中的Th/Ts（$P<0.01$），使应激负荷小鼠脾脏中的免疫细胞比值趋于正常状态，且呈一定的剂量依赖性。此外，125、500毫克·公斤$^{-1}$九节茶提取物灌胃给药增加了脾脏T淋巴细胞（CD3+）总数（$P<0.01$）。

10. 抗肝炎作用 通过建立痤疮丙酸杆菌和脂多糖（P. acnes－LPS）诱发小鼠肝损伤模型，用酶标仪测定小鼠血浆丙氨酸氨基转移酶（ALT）活性水平，利用反相高效液相法（RP－HPLC）测定大鼠腹腔中性粒细胞释放白三烯B4（LTB4）含量。与模型组相比，中药九节茶提取物125、250及500毫克·公斤$^{-1}$均能抑制由P. acnes2LPS诱发小鼠血浆ALT活性的升高，其抑制率分别为55.1%、70.3%及78.5%，且呈一定量效关系。并对大鼠腹腔中性粒细胞体外释放LTB4呈剂量依赖性抑制作用。其中60毫克·升$^{-1}$的九节茶提取物对LTB4的抑制作用与1毫克·升$^{-1}$地塞米松相仿，抑制率达55.3%。综上所述，九节茶提取物能够明显抑制P. acnes－LPS诱导的小鼠免疫性肝炎，并且具有量效关系，其抑制作用可能与影响LTB_4的释放有关。

11. 抗氧化作用 利用AP－TEMED系统产生超氧阴离子自由基及比色测定法，在加进肿节风提取液后，计算其对超氧阴离子自由基的清除率，得出0.1克、0.05克、0.025克、0.0125克肿节风的清除率分别为50.85%、28.81%、22.88%、16.10%，r＝0.9944，这表明肿节风对超氧阴离子自由基有较好的清除作用。

12. 祛痰平喘作用 酚红排泌法试验提示肿节风乙醚提取物及75%乙醇提取物具有一定的祛痰作用。在组织胺或乙酰胆碱喷雾引喘实验中乙醚提取物也有一定的平喘作用。

13. 毒理 肿节风浸膏粉1次灌胃，小鼠LD_{50}为24.75±8.5克/公斤，注射液给小鼠静注LD_{50}为7.78克/公斤。对小鼠进行草珊瑚的尾静脉注射实验表明，草珊瑚及其制剂毒性小，大剂量使用对心、肝、肾功能无明显损害，对血液系统和消化系统也无毒性表现。

【药物制剂】

据近年研究，肿节风对于肺炎、急性阑尾炎、急性胃溃疡、菌痢、胆囊炎、脓肿、口腔炎等炎症性疾病，均有较好的抗菌消炎作用。可单用本品煎服，或制成针剂、片剂应用。如果根据医疗的需要，采用先进的分离技术将其各个有效成分进行分离精制，并制成各种制剂（如微囊、控释缓释制剂、靶向制剂、渗透泵等），可提高其治疗各种适应症的疗效，减少毒副作用，最大限度地提高肿节风的使用价值和利用率。在《中华人民共和国药典》2010 年版（一部）和卫生部药品标准收载的中药制剂（单味药或复方制剂）中，有不少是以肿节风作为处方药物的，如复方草珊瑚含片、肿节风片。

1. 透骨消痛胶囊（福建中医学院附属第二人民医院制剂）

组成：肿节风、巴戟天、杭白芍、川芎。

功能主治：补肾柔肝，活血祛风。用于骨性关节炎。

2. 复方肿节风 I 号雾化剂（贵阳中医学院第二附属医院制剂）

组成：肿节风 4000 克，鱼腥草 2000 克，桔梗 1000 克，冰片 10 克。

功能主治：清热解毒，抗炎，消肿止痛，润喉利咽。用于急性咽炎。

用法用量：口腔雾化治疗，一次 1 支，1 日 1 次，5 次为一疗程，重症患者可每日 2 次。

临床疗效：治疗急性咽炎 100 例，治愈 50 例，显效 26 例，有效 21 例，无效 3 例，总有效率 97%。

3. 复方肿节风颗粒剂（临沂市肿瘤医院制剂）

组成：肿节风、枇杷叶、款冬花、黄芩、桔梗、甘草等八味中药。

功能主治：清热解毒，祛痰，止咳。用于急慢性支气管炎的治疗。

4. 草珊瑚口腔膏

组成：草珊瑚、薄荷、双氯苯双胍己烷。

功能主治：消炎，抗菌，收敛，止痛，止血，能迅速消除红肿，促进口腔溃疡面愈合。

用法用量：局部涂敷，1 日 3 ~ 5 次，每次涂药后 15 分钟内不漱口。

5. 肿节风注射液

组成：肿节风，辅料为聚山梨酯 - 80。

功能主治：清热解毒，消肿散结。用于热毒所致肺炎，阑尾炎，蜂窝组织炎，痢疾，脓肿等疾病的治疗。与肿节风片联合用于消化道癌，胰腺癌，肝癌等肿瘤。

用法用量：肌内注射，一次 2 ~ 4 毫升，1 日 1 ~ 2 次；抗肿瘤，一次 3 ~ 4 毫升，1 日 2 次。

6. 复方草珊瑚含片

组成：肿节风浸膏、薄荷脑、薄荷素油。

功能主治：疏风清热，消肿止痛，清利咽喉。用于外感风热所致的喉痹，症见咽喉肿痛、声哑失音；急性咽喉炎见上述症候者。

用法用量：口服。一次 2 片（小片），或一次 1 片（大片），每隔 2 小时 1 次，1 日 6 次。

7. 跌打生骨胶囊（颗粒）

组成：肿节风、自然铜、丹参、延胡索、牛膝、杜仲。

功能主治：活血化瘀，消肿止痛，强筋健骨。用于骨折。

8. 抗癌平丸

组成：肿节风、珍珠菜、半枝莲、白花蛇舌草、蛇莓、藤梨根、蟾酥、香茶菜、兰香草、石上柏。

功能主治：清热解毒，散瘀止痛。用于热毒瘀血壅滞而致的胃癌，食道癌，贲门癌，直肠癌等。

用法用量：口服，一次0.5～1克，1日3次。

9. 草珊瑚鼻炎散（自拟制剂）

组成：草珊瑚含片、辛夷等。

功能主治：祛风宣肺，清热解毒，通窍止痛。用于急慢性鼻炎。

用法用量：诸药碾末备用，用药前须将鼻腔内异物清除干净，再用消毒棉签摸入鼻腔内，使之与鼻粘膜充分接触，一次0.2～0.3克，1日5～7次，7天为一疗程。

临床疗效：治疗急性鼻炎50例，痊愈11例，显效28例，有效9例，总有效率96.00%。治疗慢性单纯性鼻炎50例，痊愈10例，显效9例，有效29例，总有效率96.00%。

10. 血康口服液（胶囊）

组成：主要成分为天然植物草珊瑚（又名肿节风）的提取物。

功能主治：升血小板，调节免疫，活血化瘀，消肿散结，凉血止血，止血持久而不留瘀，并有抗菌消炎之功。用于血小板减少性紫癜，慢性胆囊炎，肿瘤化疗后血小板下降，外伤性前房积血，色素性紫癜性皮肤病等。

用法用量：口服，一次10～20毫升，1日3～4片，小儿酌减，可连服一个月。

11. 新癀片

组成：肿节风、人工牛黄、珍珠层粉、三七、猪胆汁浸膏，肖梵天花、水牛角浓缩粉，红曲、吲哚美辛。

功能主治：清热解毒，活血化瘀，消肿止痛，用于热毒瘀血所致的咽喉肿痛，牙痛，无名肿毒，风湿性关节炎，胆囊炎，急性黄疸型肝炎等。

用法用量：口服，一次2～4片，1日3次，小儿酌减；外用，用冷开水调化，敷于患处。

12. 三蛇胆川贝糖浆

组成：肿节风、蛇胆汁、川贝母、桑白皮、麻黄、枇杷叶、桔梗、牛白藤、白薇、百部、薄荷油。

功能主治：清热润肺，化痰止咳。用于痰热咳嗽。

用法用量：口服，一次10～15毫升，1日3次。

13. 万通炎康片

组成：肿节风、苦玄参。

功能主治：清热解毒，消肿止痛。用于咽喉肿痛，急、慢性咽喉炎，扁桃体炎，牙龈炎，疮疖。

用法用量：大片，一次2片，重症一次3片，1日3次；小片，一次3片，重症一次

4片，1日3次；糖衣片，一次5片，重症一次6~8片，1日3次。小儿酌减。

14. 复方肿节风喷雾剂

组成：肿节风、板蓝根、鹅不食草等。

功能主治：清热利咽，消肿止痛。用于急慢性咽炎，扁桃体炎，急慢性支气管炎，上呼吸道感染。

15. 肿节风含片

组成：肿节风药材提取物干膏和甘露醇、蔗糖、冰片等辅料制成。

功能主治：疏风清热，消肿散结，清利咽喉。促进唾液分泌的作用，可减轻肿瘤患者放射性治疗后出现的口干等不良反应。

16. 九龙胃药胶囊

组成：九里香、肿节风、白芍等。

功能主治：温胃散寒，理气止痛。用于寒邪客胃之胃脘痛，慢性胃炎及胃、十二指肠溃疡所致的疼痛。

17. 痛必安酊

组成：肿节风、虎杖、香加皮和冰片等药味。

功能：祛风散寒，活血化瘀，消肿止痛。

18. 胃圣颗粒

组成：肿节风、枳实、白芍、黄芪、白术、鸡内金、甘草等组成。

主治：慢性胃炎，消化性溃疡。

19. 珊瑚根冲剂

组成：珊瑚根60克，鹰嘴豆60克，巴旦木杏仁60克，伊利蛙60克，海螵蛸30克，没食子20克，鸡内金150克，白矾30克，白砂糖300克。

主治：用于胃溃疡和十二指肠溃疡。

20. 清热消炎宁（胶囊）

组成：九节茶。

功能主治：清热解毒，消炎止痛，舒筋活络。用于流行性感冒，咽喉炎，肺炎，菌痢，急性胃肠炎，阑尾炎，烧伤，疮疡脓肿，蜂窝组织炎。

用法用量：口服，一次2~4粒，1日3次。外用，将内容物加温开水溶化后，按患处大小搽敷，1日2~3次。

21. 肿节风片（胶囊）

组成：肿节风。

功能主治：清热解毒，消肿散结。用于肿瘤，原发性血小板减少性紫癜，胃溃疡，亦可用于肺炎，阑尾炎，蜂窝组织炎。

用法用量：口服，一次3片，1日3次。

22. 其他制剂 草珊瑚牙膏；生血灵片（南京军区南京总医院制剂，用于升血小板的制剂）；片仔癀润喉片（主治急慢性咽炎、咽喉肿痛等症）；生骨康片（活血化瘀，消肿止痛，强筋健骨）；口溃一贴宁膜剂。

【不良反应】①肿节风一般毒副作用轻微，仅见少数患者有头昏、乏力，长期应用对肝肾功能、心血系统均未见不良反应。但少数注射剂可致疼痛，甚至引起皮肤斑丘疹、荨麻疹等过敏反应，值得注意。②肿节风注射液致不良反应的类型：一般过敏反应（胸闷、呼吸困难、面色潮红、口唇出现发绀、全身皮肤瘙痒），过敏性休克，腹水，高热，药疹（全身皮肤红斑、丘疹、疹泛发颜面、中心呈紫红色、部分糜烂、渗液；伴口腔黏膜溃烂、疼痛；双眼上下睑红肿，睑缘溃破糜烂；外阴黏膜红肿、疼痛）。③有文献报道口服复方草珊瑚含片致患者出现荨麻疹。④服用血康口服液引起消化道反应。⑤口服新癀片致不良反应的类型有过敏性休克，血管神经性水肿，过敏性休克。⑥口服片仔癀含片致皮疹1例，患者右手背及右大腿内侧起皮疹，感觉瘙痒。

【附注】

注意 阴虚火旺及孕妇禁服。

参考文献

1. 陆颂规．肿节风的研究进展．中药材，2001，24（8）：606.

2. 应国清，陆红娅，王鸿，等．中药肿节风的研究进展．上海中医药杂志，2007，41（6）：85.

3. 胡晓茹，许旭东，杨峻山．草珊瑚的研究概况．中国药学杂志，2008，43（5）：721.

4. 徐志杰．草珊瑚的研究概况．江西中医学院学报，1994，6（1）：36.

5. 李晖莹，何蓉蓉，梁婷，等．九节茶提取物对小鼠免疫性肝炎及急性炎症的影响．中国药理学通报，2008，24（2）：244.

6. 何蓉蓉，王敏，李怡芳，等．中药九节茶提取物对应激负荷小鼠免疫功能的改善作用．中国中药杂志，2009，34（1）：100.

7. 杜钢宁，龙奇军，蒋芸芸，等．肿节风、玄参对超氧阴离子自由基清除率影响的实验研究．当代医学，2009，15（19）：153～154.

8. 唐敏，唐安洲，梁钢，等．肿节风提取物抑制鼻咽癌细胞增殖的实验研究．广西医科大学学报，2008，25（3）：347.

9. 左宏笛，王克英，茅向军．HPLC法测定跌打生骨胶囊中肿节风的异嗪皮啶含量．贵州中医学院学报，2007，29（2）：23.

10. 巫全胜，陈智懿，龙辉．草珊瑚鼻炎散治疗急慢性鼻炎100例．江西中医药，2008，39（2）：29.

11. 徐卫国．血康口服液的临床应用．中国药业，2005，14（4）：79.

12. 张燕平，韩云霞，欧丽．复方肿节风Ⅰ号雾化剂治疗急性咽炎100例．陕西中医，2007，28（8）：956.

13. 王晓芝．复方肿节风颗粒剂药效学实验研究．中国医疗前沿，2007，2（10）：14.

14. 严喜鸾，肖义陂，张宝．复方肿节风雾化剂的制备及其质量标准研究．江西中医学院学报，2006，18（1）：30.

15. 黄增琼，蒋伟哲，黄兴振，等．高效液相色谱法测定肿节风含片中异嗪皮啶含量

. 中国药业，2007，16（5）：19.

16. 蒋珍藕，陈荣光．九龙胃药胶囊质量标准研究．中国中医药信息杂志，2004，11（7）：607.

17. 莫泽乾，周嵩煜，桑彤．痛必安酊质量控制方法的研究．中药材，1996，19（8）：424.

18. 郭美雅．胃圣颗粒剂药理及临床研究简报．中成药，1998，20（4）：41.

19. 王曙东，费建红，腾英博，等．HPLC 法测定生血灵片中大黄素的含量．中草药，2004，35（7）：770.

20. 郑纯，林晓．片仔癀润喉片质量标准的研究．中国药学杂志，1997，32（8）：507.

21. 梁永平，农小棉，韦敏法．生骨康片的质量研究．中国现代中药，2007，9（11）：23～25.

22. 苏杭．复方草珊瑚含片致荨麻疹 1 例．菏泽医专学报，2003，15（1）：12.

23. 艾拜都拉·依米提．胃溃疡和胃癌的防治．中国民族医药杂志，2006，（4）：93.

24. 李民，陈文列，刘献祥．透骨消痛胶囊干预膝骨性关节炎软骨下骨重塑分子机制探讨．福建中医学院学报，2009，19（6）：35.

25. 黎慧彤，谢永志．草珊瑚口腔膏治疗糜烂型 OLP 近期疗效观察．临床口腔医学杂志，2005，21（5）：313.

◎鱼腥草

Yuxingcao

【别名】九节莲(《岭南采药录》)，狗贴耳、佛耳草(《广东中草药》)，鱼鳞草(《实用临床草药》)，吉耳菜(《广州常用草药增订本》)，岑草(《吴越春秋》)，蕺(《别录》)，菹菜(《新修本草》)，紫背鱼腥草(《履巉岩本草》)，紫蕺(《救急易方》)，菹子(《本草纲目》)，臭猪巢(《医林纂要·药性》)，侧耳根(《遵义府志》)，猪鼻孔(《天宝本草》)，折耳根、肺形草(《贵州民间方药集》)，臭腥草(《泉州本草》)。

【来源】为三白草科植物蕺菜 *Houttuynia cordata* Thunb. 的带根全草。夏、秋季采收，拔取全株，除去泥土，晒干。主产于广东、广西、浙江、江苏、安徽、福建、河南、湖南、湖北、四川、贵州、云南、陕西、甘肃等省区。

【药材性状】全草长 15～30 厘米。茎略呈扁圆柱形，表面淡红褐色至黄棕色，具纵沟，节明显，近下部的节常带须根，茎纤维质，折断面不平坦。叶片皱缩而卷摺，完整叶片展平后呈心形，长 3～5 厘米，宽 3～4 厘米，全缘，叶面黄绿色至暗棕色，叶背棕黄色至红褐色。质稍脆，易碎。间见茎顶部残留穗状花序。具鱼腥气，鲜品尤强烈，味微涩。

【性味与归经】辛，微寒。归肺、大肠、膀胱经。

【功能主治】清热解毒，排脓消痈，利尿通淋。用于肺痈吐脓，痰热喘咳，喉蛾，热痢，痈肿疮毒，热淋。现代有用于咯血，上呼吸道感染，肺炎，慢性支气管炎，肠炎，胃炎，术后感染，病毒感染，肛肠病，脓皮病，前列腺炎，小儿肾炎，慢性肾炎，慢性宫颈炎，附件炎，鼻渊，鼻窦炎，虫牙痛，湿疹，手足癣，盆腔炎，输卵管阻塞性不孕症，淋菌性尿道炎，急性化脓性睾丸炎，慢性结膜炎，病毒性心肌炎，带状疱疹，特发性血小板减少性紫癜，肾绞痛等。

【用法用量】15～30克（鲜品加倍），水煎服（不宜久煎）。外用适量，煎汤熏洗或鲜品捣烂敷患处。

【药理作用】

1. 抗炎、镇痛、利尿作用 鱼腥草煎剂对大鼠甲醛性足肿胀有较明显的抑制作用，抑制浆液渗出，促进组织再生和伤口愈合。同时，鱼腥草可抑制醋酸所致的小鼠扭体反应，延长热痛反应潜伏期，拮抗甲醛致痛作用，这揭示了鱼腥草对炎症性疼痛反应也有较强的抑制作用。鱼腥草氯仿提取物大剂量组和水提取物大剂量组对二甲苯致小鼠耳炎症均具有极显著的抑制作用（$P<0.01$）；鱼腥草正丁醇提取物大小剂量组、鱼腥草水提取物小剂量组对二甲苯致小鼠耳炎症均具有显著的抑制作用（$P<0.05$），而鱼腥草氯仿提取物小剂量组、鱼腥草醋酸乙酯大小剂量组均对二甲苯致小鼠耳炎症没有抗炎作用。鱼腥草氯仿提取物对由醋酸引起的化学刺激致痛有极显著的镇痛作用（$P<0.01$），鱼腥草水提取物对由醋酸引起的化学刺激致痛有显著的镇痛作用（$P<0.05$），而鱼腥草的醋酸乙酯提取物对醋酸引起的化学刺激致痛则没有镇痛作用。用鱼腥草的提取液灌流蟾蜍肾或蛙蹼，能使毛细血管扩张，增加血流量及尿液分泌，具有利尿作用，其利尿作用可能由有机物所致，钾仅起增强利尿的附加作用，也还可能由于槲皮苷的血管扩张作用。

2. 抗菌作用 鱼腥草鲜汁对金黄色葡萄球菌有显著抑制作用，加热后作用降低。早年曾报告本品煎剂对金黄色葡萄球菌、肺炎链球菌等多种革兰阳性和阴性细菌有抑制作用，但较晚期报告多数认为煎剂作用弱或无。有效成分主要是癸酰乙醛（鱼腥草素），后者对金黄色葡萄球菌、白色葡萄球菌、痢疾杆菌、绿脓杆菌、变形杆菌、副大肠杆菌、革兰阳性芽胞杆菌等均有一定抑制作用，对金黄色葡萄球菌和白色葡萄球菌作用较强。鱼腥草素易随水蒸气蒸发，由水蒸气蒸馏制取的鱼腥草注射液已作为抗菌消炎药广泛用于上呼吸道感染、支气管炎、肺炎、扁桃体炎等疾病，但也有报告认为鱼腥草注射液中癸酰乙醛含量甚微，鱼腥草注射液在体外及小鼠体内并无抗菌活性，鱼腥草挥发油水溶液也未发现有抗菌活性。这可能同癸酰乙醛性质不稳定，提取后很易聚合有关。人工合成的鱼腥草素为癸酰乙醛的亚硫酸氢钠加成物，性质稳定，保留了鱼腥草素的抗菌作用，对金黄色葡萄球菌及其耐药菌株、肺炎链球菌、甲型链球菌、流感杆菌、卡他球菌、伤寒杆菌以及结核杆菌等均有不同程度的抑制作用，对金黄色葡萄球菌及其耐药菌株的最低抑菌浓度（MIC）为62.5～80微克/毫升。有研究发现，鱼腥草总提取物（挥发油和水提物混合）对金黄色葡萄球菌、大肠杆菌、肺炎链球菌的体外抗菌试验的最小抑菌浓度依次为1/16、1/8、1/16，抑菌效果优于鱼腥草挥发油饱和水溶液。另外，鱼腥草注射液还对痢疾志贺菌和铜绿假单胞菌等有抑制作用。鱼腥草注射液具有较强的广谱抗菌能力。

3. 抗病毒作用 鱼腥草水煎剂体外试验，对京科68－1株病毒有抑制作用，并能延缓埃可11株病毒的致细胞病毒作用，研究发现鱼腥草提取物对亚洲甲型病毒、流感病毒、出血热病毒有明显的抑制作用，也能延缓孤儿病毒的生长。腹腔注射对流感病毒 FM1 实验感染小鼠有明显预防保护作用。为证明鱼腥草抗新城疫病毒的作用效果，通过接种鸡胚方法，对病毒接种前、接种同时、接种后加药三种方式处理鸡胚尿囊凝血效价进行测定。结果显示，在三种不同的加药方式中，不同浓度的鱼腥草提取液能够降低新城疫病毒感染鸡胚尿囊液的血凝效价；鱼腥草提取液和新城疫病毒同时注入鸡胚时，鱼腥草原液抗病毒效果最好；鱼腥草提取液于新城疫病毒接种后注入鸡胚时，2 倍稀释液抗病毒效果最好；鱼腥草提取液先于新城疫病毒注入鸡胚时，4 倍和 8 倍稀释液抗病毒效果最好。结果表明，鱼腥草提取液能够抑制新城疫病毒在鸡胚尿囊液中的增值；鱼腥草提取液在鸡胚内抗新城疫病毒活性与其加药方式及浓度有关。

4. 免疫增强作用 鱼腥草煎剂和鱼腥草素均能增强白细胞的吞噬功能，显著提高外周血 T 淋巴细胞的比例，增强机体非特异性和特异性免疫能力。合成鱼腥草素能提高血清备解素的水平，用于慢性气管炎病人可观察到它能提高患者白细胞的吞噬功能，给药 4 天后与给药前比较，血清备解素量成倍增加。此外合成鱼腥草素对脾切除致使免疫功能下降的小鼠有缓解作用。鱼腥草水煎液对 6 Gy X 线照射小鼠的白细胞减少有明显的保护作用，能提高照射小鼠的血清溶血素含量，增强巨噬细胞吞噬功能，表明鱼腥草对 X 线照射小鼠免疫功能有一定的保护作用。

5. 体内过程 合成鱼腥草素给大鼠灌服，在胃肠道中半衰期为 3.5 小时，大鼠静注 20 分钟后，药物分布以肺最多，因此可能有利于对呼吸系统疾病的治疗，其次为心、肝、肾，血清内含量很低。在组织中代谢消除较快，2 小时后各组织已查不到药物存在。离体温孵也证明各种组织均能迅速使药物转化。尿中未能测得药物。表明药物主要在体内代谢消除。

6. 抗钩端螺旋体作用 鱼腥草煎剂在试管内对钩端螺旋体有较强的抑制作用。

7. 改善糖尿病肾损害作用 鱼腥草蒸馏液能明显改善小剂量链脲佐菌素（STZ）大鼠多饮、多食和消瘦，降低 24 小时尿蛋白、Alb，减少肾组织 CTGF 和 MCP－1 表达。但对脂联素的影响不显著。结果表明，鱼腥草蒸馏液对糖尿病大鼠肾脏病变有一定的改善，其作用机制可能与降低尿蛋白、Alb 及肾脏 CTGF 和 MCP－1 的表达有关。

8. 抗过敏镇咳作用 鱼腥草油能明显拮抗慢反应物质（SRS－A）对豚鼠离体回肠和离体肺条的作用，静注能拮抗 SRS－A 增加豚鼠肺溢流的作用，并能明显抑制致敏豚鼠回肠痉挛性收缩和对抗组胺，表现有良好的抗过敏作用。鱼腥草油能明显拮抗乙酰胆碱对呼吸道平滑肌的作用。鱼腥草氯仿提取物、水提取物、正丁醇提取物均对浓氨水诱导法引起的咳嗽具有较好的止咳效果，而鱼腥草醋酸乙酯部位则没有止咳作用。

9. 急性毒性 鱼腥草毒性很小，合成鱼腥草素给小鼠灌胃，LD_{50} 为（1.6±0.08）克·公斤$^{-1}$，静脉注射 75～95 毫克·公斤$^{-1}$·天$^{-1}$，约相当于人用量的 200 倍，连续 7 天，未致死。犬静脉滴注 38 或 47 毫克·公斤$^{-1}$不引起死亡，但达到 61～64 毫克·公斤$^{-1}$时可引起肺脏严重出血而死亡。

【药物制剂】鱼腥草已经被国家卫生部正式确定为“既是药品，又是食品”的极具开发潜力的资源之一。鱼腥草提取物具有丰富的有效成分和药理作用，可制成煎剂服用或注射液、滴耳液、糖浆等广泛应用于临床。鱼腥草除了药用价值极高外，还含有丰富的维生素和矿物质等营养成分，所以鱼腥草相关产品的开发也非常广泛。以鱼腥草为主要原料具有清热、健脾、解暑功能的保健饮料、鱼腥草茶、鱼腥草保健酒等相继上市。鱼腥草还可以作为食物添加剂做成别有风味的面条、面包、方便面等。可见，鱼腥草具有广阔的开发和应用前景。目前，以鱼腥草为原料的注射制剂主要有鱼腥草注射剂、新鱼腥草素钠氯化钠注射液、新鱼腥草素钠注射液、注射用新鱼腥草素钠、复方蒲公英注射液、鱼金注射液和炎毒清注射液复方制剂等，是临床上常用的中药抗菌药物，是二十世纪60年代开始研制、1988年获批的一批注射剂中具有代表性的中药注射剂。本品国内外市场份额达80亿元，所涉及的种植、加工和医疗等相关行业价值近200亿元。由于近年鱼腥草静脉滴注液出现免疫毒性而停止生产使用，给制药行业造成了巨大的损失。因此，近年来对鱼腥草及制剂的研究已成为医药行业追逐的焦点。鱼腥草在海外也很受青睐，香港拿来泡凉茶；日本将其干燥后沏茶，称为“十药”。

1. 鱼腥草止咳口服液（河南省商丘市第一人民医院制剂）

组成：鱼腥草50克，桔梗30克，紫菀25克，款冬花25克，百部25克，川贝母20克，苦杏仁20克，甘草20克。

功能主治：清热解毒，消肿排脓，抗炎，舒张支气管及支气管平滑肌。用于镇咳祛痰，平喘，难治性肺炎。

用法用量：一次20毫升，1日3次。两组疗程均为14天。

2. 鱼腥草滴眼液（湖南中医学院第一附属医院制剂）

组成：鱼腥草500克，吐温－805毫升，氯化钠9克。

功能主治：清热解毒，消痈排脓。用于结膜炎，角膜炎，砂眼。

用法用量：滴眼，一次2滴，1日6次。

临床疗效：治疗86例172眼病毒性结膜炎，显效72例（83.7%），好转11例（12.7%），无效3例（3.4%），治愈率为96.5%。

3. 鱼腥草滴鼻液（滴耳液）（华中科技大学同济医学院附属同济医院制剂）

组成：鱼腥草。

主治：用于急、慢性鼻炎。

用法用量：滴鼻，一次3或4滴，急性鼻炎患者1日3次，疗程一周；慢性鼻炎患者1日4次，疗程二周。

4. 急支糖浆（颗粒）

组成：鱼腥草、金荞麦、四季青、麻黄、紫菀、前胡、枳壳、甘草。

功能主治：清热化痰，宣肺止咳。用于急性支气管炎，感冒后咳嗽，慢性支气管炎急性发作等呼吸系统疾病。

用法用量：糖浆剂，口服，一次20～30毫升，小儿酌减。颗粒剂，口服，一次4克，开水冲化服。1日3～4次。

5. 情安喘定片

组成：鱼腥草、榕树叶、胡颓子叶、五指毛桃、珍珠层粉、冰片、盐酸双氯醇胺。

功能主治：平喘，止咳，祛痰，消炎。用于慢性支气管炎，支气管哮喘等。

用法用量：口服，一次2片，1日3次。

6. 复方红根草片

组成：鱼腥草、金银花、野菊花、穿心莲、红根草。

功能主治：清热解毒。用于急性咽喉炎，扁桃体炎，肠炎，痢疾等。

用法用量：口服，一次4片，1日3～4次。

7. 鱼金注射液

组成：鱼腥草、金银花。

功能主治：清热解毒。用于热毒内盛所致的上呼吸道感染，支气管肺炎，病毒性肺炎，化脓性疾病，妇科炎症与术后发热。

用法用量：肌内注射，一次2～4毫升，1日2～4次。

8. 芒果止咳片

组成：合成鱼腥草素、芒果叶干浸膏、扑尔敏。

功能主治：宣肺化痰，止咳平喘。用于咳嗽气喘，多痰。

用法用量：口服，一次3～5片，1日2～3次。

9. 四季抗病毒合剂

组成：鱼腥草、桔梗、桑叶、连翘、荆芥、薄荷、紫苏叶、苦杏仁、芦根、菊花、甘草。

功能主治：清热解毒，消炎退热。用于上呼吸道感染，病毒性感冒，流感，腮腺炎等病毒性感染疾患，症见头痛，发热，流涕，咳嗽等。

用法用量：口服，成人一次20毫升，1日3次；小儿2～5岁，一次5毫升，5～7岁，一次5～10毫升，1日3次。

10. 鱼腥草注射液

组成：鲜鱼腥草，辅料为氯化钠、聚山梨酯－80。

功能主治：清热解毒，抗菌消炎。用于各种炎性疾病，如上呼吸道感染，支气管炎，肺炎，乳腺炎，尿路感染等。

用法用量：肌内注射，一次2～4毫升，1日4～6毫升。静脉滴注，一次20～100毫升，用5%～10%葡萄糖注射液500毫升稀释后使用，或遵医嘱。

11. 鱼腥草口服液

组成：鱼腥草570克，肿节风900克，桔梗190克，甘草150克。

功能主治：清热解毒，祛痰止咳，解热用于急性支气管炎，肺炎。

用法用量：饭前口服，一次10～20毫升，1日2次，6天为一疗程。

12. 鱼腥草－金银花滴眼剂

组成：鱼腥草：金银花为1∶1。

主治：用于预防或治疗病毒性眼炎。

13. 复方鱼腥草片（复方鱼腥草口服液、颗粒、分散片、滴丸、薄膜衣片）

组成：鱼腥草，黄芩，板蓝根，连翘，金银花。

功能主治：清热解毒。用于感冒，咽喉炎，扁桃体炎。

用法用量：口服，一次4～6片，1日3次。

14. 复方鱼金片

组成：鱼腥草，金荞麦，虎杖，鸭跖草，前胡。

功能主治：清热解毒，消肿排脓，宣肺降气。用于肺炎，肺脓疡，慢性支气管炎伴感染等呼吸道炎症。

用法用量：口服，一次8片，1日4次。

15. 复方鱼腥草鼻腔冲洗液

组成：生理盐水400毫升，鱼腥草注射液50毫升，地塞米松10毫克。

主治：用于慢性鼻炎。

用法用量：冲洗，每日2次，2周为一疗程。

临床疗效：治疗187例鼻炎，治愈142例，占75.9%；好转45例，占24.1%。

16. 复方柴鱼滴鼻液

组成：鱼腥草、柴胡、板蓝根、大青叶和毛冬青。

功能主治：清热解毒。用于小儿外感高热，麻疹未透，温病初期及疮疡初起而有表证者。

17. 脑炎Ⅰ号注射液

组成：鱼腥草650克，鲜芦根1300克，寒水石650克，贯众300克，南板蓝根650克，蚤休200克，柴胡250克。

功能主治：抗菌，清热，解毒。用于流行性乙型脑炎，无名热，流感，肺炎，肝炎等。

用法用量：肌注，一次2～4毫升，1日2次。

18. 消炎灵注射液（Ⅱ）

组成：鱼腥草1公斤，败酱草2公斤，大蒜0.5公斤，牛胆酸6.5克，猪胆酸7.5克。

功能主治：抑菌，消炎。用于肺气肿，肺心病发作。

用法用量：肌注，一次4毫升，1日2～3次。

19. 调经妇宁片

组成：鱼腥草、香附（制）、矮地茶、马鞭草、一枝黄花。

功能主治：清热利湿，理气行血。用于宫颈炎，附件炎，卵巢炎及其引起的月经不调。

用法用量：口服，一次5片，1日3次。

20. 鱼桔煎剂

组成：鱼腥草（鲜品）150克，相当于生药东风桔15克的流浸膏。

功能主治：止咳，祛痰，平喘。用于慢性支气管炎。

用法用量：口服，一次25毫升，1日3次。

21. 红眼药水

组成：鱼腥草1公斤，野菊花1公斤，吐温－80 10毫升，氯化钠9克。

功能主治：清热消炎。用于急性结膜炎，结膜充血等。

用法用量：点眼，1日3～5次。

22. 复方抗菌注射液

组成：干鱼腥草、葎草、鬼针草各等量。

功能：抗菌，对伤寒、痢疾、绿脓、金葡、大肠、脑膜炎双球菌均有抑制作用。

用法用量：肌注，一次2毫升，1日2次，小儿减半。

23. 肺“702”片

组成：鱼腥草15克，鹿含草15克，夏枯草15克。

功能主治：清热凉血，散结化瘀，用于肺结核。

用法用量：饭后口服，一次5片，1日3次。

24. 鱼腥草合剂

组成：鱼腥草20克，桔梗15克。

功能主治：清热解毒，宣肺祛痰。用于慢性支气管炎。

用法用量：口服，一次20～30毫升，1日3～4次。

【不良反应】①鱼腥草注射液可能引起严重的不良反应。其中以过敏反应和输液反应为主。鱼腥草注射液致不良反应的类型有：一般过敏反应（胸闷、气促、呼吸困难、心跳加快、烦躁、出汗、发热、颜面潮红、头痛乏力），皮疹（面部及躯干皮肤潮红、多处出现的红斑或突起皮肤形成丘疹、风团样症、点状或连接成片、大小不等、形态不一、常伴瘙痒感），过敏性休克（面色苍白、心悸、胸闷、憋气、呼吸急促、大汗淋漓、面色发绀、血压下降、四肢厥冷、濒死感、继而神志不清、意识丧失），休克死亡，血小板减少性紫癜，喉头水肿，急性肺水肿，过敏性哮喘，血尿，肾功能异常，血压升高，急性腹痛呕吐，小儿腹痛腹泻，输液反应，急性溶血反应，心跳呼吸骤停等。②鱼金注射液不良反应类型有：一般过敏反应，皮疹，过敏性休克。③急支糖浆（颗粒）引起不良反应类型有皮肤过敏反应和致消化道反应。

【附注】

1. 注意　虚寒证及阴证疮疡忌用。

2. 毒性　鱼腥草毒性很小，未见中毒报告。合成鱼腥草素，小鼠灌胃给药LD_{50}为1.6±0.081克/公斤，静脉注射每日75～90毫克/公斤。约相当于人用量200倍，连续7天，未致死，解剖检查也未见异常变化。合成鱼腥草素体外实验有一定溶血作用，加入血清则此作用减弱或消失，体内应用未见溶血，可能因血清产生的保护作用。

参考文献

1. 籍秀梅，马丽萍．鱼腥草的研究进展．河南职工医学院学报，2007，19（1）：91.

2. 邹春玲，张勃．鱼腥草药理作用及临床应用研究进展．中华综合医学杂志，2005，6（8）：725.

3. 顾瑶华，朱悦，郝建华．鱼腥草研究进展．中国药业，2008，17（8）：58.

4. 马规划．鱼腥草止咳口服液治疗难治性肺炎的临床观察．中国医药导报，2007，4（11）：18.

5. 王宪英，李焕博，胡少珍，等．鱼腥草制剂的临床应用进展．中国全科医学，2006，9（8）：658.

6. 王文红．鱼腥草提取物体外抑菌实验研究．实用中西医结合临床，2010，10（1）：87.
7. 张瑞莉，刘娣，梁尧，等．鱼腥草提取液在鸡胚内抗新城疫病毒试验．中兽医学杂志，2010，（3）：4.
8. 李爱莲，熊明玲，郭彬．鱼腥草热敏凝胶滴眼液的特性及临床疗效．中国药业，2008，17（2）：44.
9. 高明政．鱼腥草口服液的临床疗效研究．中国民康医学，2008，20（22）：2618.
10. 吴森林，孙爱华，严杰．鱼腥草－金银花滴眼剂体内外抗病毒作用的药效学研究．浙江中医药大学学报，2007，31（4）：487.
11. 刘艳旭，王海颖．鱼腥草减轻糖尿病大鼠肾损害的作用机理研究．中药新药与临床药理，2010，21（2）：107.
12. 贺福元，邓凯文，唐昱，等．鱼腥草及其制剂的药理与免疫毒理作用研究进展．中国药理学与毒理学杂志，2009，23（4）：325～329.
13. 杨磊．鱼腥草滴眼液的制备及临床应用．中国药业，2006，15（11）：47.
14. 游学俊，方建国，刘争，等．鱼腥草滴鼻液治疗急慢性鼻炎376例．医药导报，2007，26（11）：1311.
15. 顾静蓉，冯莉莉，罗建伟，等．鱼腥草的药理作用及临床应用新进展．海峡药学，2006，18（3）：121.
16. 孟江，和殿峰，周毅生，等．鱼腥草不同提取部位药理活性的比较研究．时珍国医国药，2008，19（5）：1050.
17. 王鹏，范玉姣．浅谈鱼腥草．中华中西医学杂志，2010，8（6）：29.
18. 李峥，张学梅，阎玉彦，等．复方鱼腥草鼻腔冲洗液治疗187例慢性鼻炎临床观察．中国中西医结合耳鼻咽喉科杂志，2008，16（2）：125.
19. 李中心．复方柴鱼滴鼻液的制备．中国医院药学杂志，2005，25（10）：976.

◎鱼鳖金星

Yubiejinxing

【别名】石瓜子、揭鱼藤、树上爆仗（《岭南采药录》），瓜子金（《植物名实图考》），肉石斛、岩瓜子草、擦不烂、瓜子莲（《湖南药物志》），石瓜米、金星草（《四川中药志》），山豆爿草、风不动、镜面草（《福建中草药》），金丝鱼鳖、鱼鳖草（《浙江中药手册》），瓜子莱、瓜米菜（《贵州民间方药集》），瓜米还阳（《湖北中草药志》），瓜子草、小肺筋、瓜米石豇豆（《贵州中草药名录》），石钱草（广西），龙肝子（四川），石豆（陕西）。

【来源】为水龙骨科植物抱石莲 *Lepidogrammitis drymoglossoides*（Bak.）Ching 的全草。全年均可采收，清除泥沙，洗净，晒干，亦可鲜用。分布于广东、广西、福建、陕西等地区。

【性味与归经】微苦，平。归肝、胃、膀胱经。

【功能主治】清热解毒，利水通淋，消瘀，止血。用于小儿高热，痄腮，风火牙痛，痞块，臌胀，淋浊，咯血，吐血，衄血，便血，尿血，崩漏，外伤出血，疔疮痈肿，瘰疬，跌打损伤，以及高血压，鼻炎，气管炎。现代有用于小儿暑热症。

【用法用量】内服煎汤，15～30克。外用适量，捣敷。

【药理作用】

1. 抗炎作用 抱石莲水煎剂2、4、8克·公斤$^{-1}$灌胃对小鼠耳肿胀均有不同程度的抑制作用，抑制率为29.43%～50.29%，对小鼠足肿胀均有不同程度的抑制作用，抑制率为28.26%～36.45%。抱石莲水煎剂对大鼠慢性肉芽肿形成无明显抑制作用，给药组肉芽趋向轻于对照组，但统计差别无显著性（$P>0.05$）。

2. 其他作用 对金黄色葡萄球菌、绿脓杆菌、大肠杆菌、白色葡萄球菌等有抑制作用。小鼠试验对眼镜蛇毒有一定抵抗作用。

参考文献

1. 陈祖盛，汪敏华，李常春．抱石莲水提物的抗炎作用．海峡药学，2000，12（3）：37.

2. 方祥梅．抱石莲为主治疗小儿暑热症．安徽中医学院学报，1996，15（2）：42.

◎狐狸尾

Huliwei

【别名】龙狗尾、兔尾草（《全国中草药汇编》），尾萼豆、大叶狐狸尾（《台湾药用植物志》）。

【来源】为豆科植物兔尾草 *Uraria lagopodioides*（L.）Desv.［*Hedysarum lagopodioides* L.］的全草。夏、秋季采收全草，洗净，鲜用或晒干。分布于广东、广西、福建、台湾、海南、云南等省区。

【药材性状】全草多已切断，长20～30厘米。茎圆柱形，直径2～4毫米，表面灰褐色至灰绿色：小叶革质，圆形或椭圆形，长2.5～6厘米，宽1～3厘米，灰绿色，叶脉背面稍凸起，有黄棕色柔毛。枝梢花序稠密，圆柱形或长椭圆形，花冠萎缩，多数脱落。荚果椭团形，具1～2节荚，包于宿萼内，表面黑渴色，有光泽，具网状纹理，果皮薄而不裂，内含浅黄色种子1颗。气微，味淡。

【性味与归经】甘、淡，平。归肝、心、胃、脾经。

【功能主治】清热解毒，散结消肿，利水通淋。用于感冒，小儿肺炎，黄疸，腹痛腹泻，瘰疬，痈疮肿毒，毒蛇咬伤，砂淋尿血，妇女月中劳伤。

【用法用量】内服煎汤，15～30克。外用适量，捣敷。

【药理作用】茎、叶的热水提取物对已孕或未孕的大鼠子宫有收缩作用，对豚鼠、兔及人的子宫亦有此作用。如用石油醚、乙醇处理后之残渣，溶于水之部分对大鼠有避孕（抗着床）作用。

◎狗牙花

Gouyahua

【别名】咸虾花（《岭南采药录》），白狗牙、豆腐花、狗癫木、狮子花（《广西药用植物名录》），风沙门、海浪花树（《西双版纳傣药志》）。

【来源】为夹竹桃科植物狗牙花 *Ervatamia divaricata*（L.）Burk. cv. gouyahua Tsiang 和单瓣狗牙花 *Ervatamia divaricata*（L.）Burk. 的根、叶。夏、秋季采根，洗净，切片晒干；叶鲜用。分布于广东、云南、台湾、广西等地。

【性味】酸，凉。

【功能主治】清热降压，解毒消肿。用于高血压病，咽喉肿痛，痈疽疮毒，跌打损伤。

【用法用量】内服煎汤，10～30 克。外用适量，鲜品捣敷。

【药理作用】药用狗牙花对人体鼻咽癌 KB 细胞有抑制作用。

【附注】

品种情况　目前对国产狗牙花属植物的研究主要集中在海南狗牙花、药用狗牙花、二杈狗牙花和云南狗牙花上。

参考文献

1. 罗新根，赵树进，王娟，等. 国产狗牙花属植物的研究进展. 中药材，2002，25（10）：756.

◎狗肝菜

Gougancai

【别名】青蛇仔(《岭南草药志》)，九干菜、本地羚羊、水托菜、路边青(《广东中草药》)，田螺茜、细叶青蛇、细叶辣椒(《粤北草药》)，金龙棒(《广州植物志》)，野辣椒(《广东中药》)，土羚羊、羊肝菜、猪肝菜、六角英(《岭南中草药撮要》)，假米针、小青、青蛇、麦穗红、紫燕草、假红蓝、野青仔、狮子草、九头狮子草、九节篱、化痰青、绿豆青、竹叶青、天青菜、大青、肝火菜(《药膳食疗》)。

【来源】为爵床科植物狗肝菜 *Dicliptera chinensis*（L.）Nees 的全草。夏、秋二季采收全株，洗净，晒干。分布于广东、福建、台湾、广西等地，越南也有分布；我省各地有产。

【药材性状】本品长 30～80 厘米，黄绿色。须根纤细。茎多分枝，呈不规则折曲状，节部膨大，表面具六条钝棱，呈膝状。单叶对生，多皱缩或破碎，完整叶片展平后呈卵状椭圆形，长 2～7 厘米，宽 2～4 厘米；顶端急尖至渐尖，全缘，基部楔尖。上表面叶脉有柔毛；下表面叶脉柔毛较少。叶柄面浅槽内被短柔毛。有的带花，由数个头状花序组成的聚伞花序生于叶腋，叶状苞片一大一小，倒卵状椭圆形，花二唇形。蒴果卵形。种子扁圆形，褐色，表面有小疣点。气微，味淡、微甘。

【性味与归经】甘、苦，微寒。归肝、小肠经。

【功能主治】清热解毒，凉血止血，生津，利尿。用于感冒发热，咽喉肿痛，目赤肿痛，暑热烦渴，乳蛾，疔疮，便血，尿血，小便不利。

【用法用量】10～30克（鲜品加倍），水煎服。外用适量，煎水洗或取鲜品捣烂敷患处。

【药理作用】**保肝作用** 将狗肝菜多糖高（300毫克/公斤）、中（200毫克/公斤）、低（100毫克/公斤）剂量灌胃给60% CCl_4花生油（3毫升/公斤）所致的肝损伤大鼠，正常对照组皮下注射生理盐水3毫升/公斤，每日1次，14日后从心脏取血，并采用速率法以全自动生化分析仪测定其ALT和AST活性，结果显示，模型组血清ALT和AST的活性均明显高于正常对照（$P<0.01$），狗肝菜多糖高、中、低剂量组血清ALT、AST水平均较模型组明显降低；以高（300毫克/公斤）、中（200毫克/公斤）、低（100毫克/公斤）剂量静脉注射给卡介苗（BCG）和脂多糖（LPS）所致的免疫性肝损伤小鼠，正常对照组尾静脉注射生理盐水0.2毫升/只，连续给药12日后摘眼球取血，并采用速率法以全自动生化分析仪测定其ALT和AST活性，结果显示，模型组血清ALT和AST的活性均明显高于正常对照（$P<0.01$），与模型组相比，狗肝菜多糖能显著降低血清ALT、AST的活性。有研究发现狗肝菜多糖对D－半乳糖胺所致大鼠急性肝损伤具有保护作用，实验结果表明，狗肝菜多糖具有保肝作用。

【药物制剂】

1. 神农茶颗粒

组成：狗肝菜、忍冬藤、地胆草、金沙藤、岗梅、布渣叶、水翁花、桑枝、滇竹叶、广金钱草、扭肚藤、鸭脚木皮。

功能主治：消暑清热，生津止渴。用于伤风感冒。

用法用量：口服，用开水冲服，一次10～20克，1日1～2次。

2. 清感丸

组成：狗肝菜、山芝麻、大青叶、葛根、东风橘、白及、青蒿、防风。

功能主治：祛风清热，解暑，止咳化痰，利咽喉。用于感冒引起的发热，头痛，咽痛，咳嗽，痰多等呼吸道感染。

用法用量：口服，一次6克，1日3次。重症者用量加倍；儿童酌减。

3. 感冒茶

组成：狗肝菜2000克，香薷1500克，五指柑叶2000克，青蒿1500克，岗梅叶2000克，甘草1500克，崩大碗1500克。

功能主治：清热解表，止咳化痰。用于感冒。

用法用量：成人一次1包，每日2～3次。

参考文献

1. 李海燕，王旭深．狗肝菜多糖保肝作用研究．中药材．2006，29（8）：833.

2. 张小玲，肖胜军，高雅，等．狗肝菜多糖对D－半乳糖胺所致大鼠急性肝损伤的保护作用．时珍国医国药，2010，21（2）：278.

◎狗脊贯众

Goujiguanzhong

【别名】贯众、管仲、黑狗脊（《岭南采药录》），狗脊（《本经》），虾公草、毛狗头（《湖南药物志》），大叶贯众（《中药大辞典》），黄狗蕨（《广西药用植物名录》），茄板菜（《贵州中草药名录》）。

【来源】为乌毛蕨科植物狗脊蕨 *Woodwardia japonica*（L. f.）Smith 或单芽狗脊蕨 *Woodwardia unigemmata*（Makino）Nakai 的根茎。春、秋采挖，削去叶柄、须根，除净泥土，晒干。分布于广东，江西，福建，广西，台湾，四川等地。

【药材性状】（1）狗脊贯众　本品圆柱状或四方柱形，挺直或稍弯曲。上端较粗钝，下端较细。长 6～26 厘米，直径 2～7 厘米，红棕色或黑褐色。根茎粗壮，密被粗短的叶柄残基，棕红色鳞片和棕黑色细根。叶柄残基近半圆柱形，镰刀状弯曲，背面呈肋骨状排列，腹面呈短柱状密集排列。质坚硬，难折断，叶柄残基横切可见黄白色小点 2～4 个（分体中柱），内面的 1 对成“八”字形排列气微弱，味微苦、涩。

（2）单芽狗脊贯众　呈长圆柱形或削成方柱状，红棕色至黑褐色。鳞片红棕色披针形。叶柄残基横切面可见黄白色小点 5～8 个（分体中柱），余同“狗脊贯众。

【性味与归经】苦，凉。归肝、胃、肾、大肠经。

【功能主治】清热解毒，杀虫，止血，祛风湿。用于风热感冒，时行瘟疫，恶疮痈肿，虫积腹痛，小儿疳积，痢疾，便血，崩漏，外伤出血，风湿痹痛。

【用法用量】内服煎汤，9～15 克，大剂量可用至 30 克，或浸酒，或入丸、散。外用适量，捣敷或研末调涂。

【药理作用】

1. 抗菌、抗病毒作用　应用纸片扩散法和试管二倍稀释法测定了狗脊蕨提取液对Ⅱ种常见致病菌的抑菌圈、最低抑菌浓度（MIC）和最低杀菌浓度（MBC）。结果表明，该提取液（1 克生药/毫升）对表皮葡萄球菌、枯草芽孢杆菌、金黄色葡萄球菌及李斯特菌 4 种革兰氏阳性菌有明显抑制作用，对表皮葡萄球菌的抑制作用尤为明显，且醇提液的抑菌效果优于水提液；对大肠埃希氏菌等革兰氏阴性菌则无抑制作用。狗脊蕨的水提取液稀释 640 倍时对 Ad_3（腺病毒 3 型）仍有强度治疗作用，对 HSV－1 有中度治疗作用。国外报道单芽狗脊蕨的甲醇提取物和水提取物对 HIV－1 蛋白酶有明显的抑制作用，水提取物在 200 微克/毫升的浓度下抑制率为 59.1%，甲醇提取物在 200 微克/毫升的浓度下抑制率为 91.9%。狗脊蕨、单芽狗脊蕨煎剂的 1∶8 稀释度对金黄色葡萄球菌均有抑制作用。另有报道狗脊蕨对流感病毒有灭活作用。但对呼吸道 4 种常见细菌无抑制作用，所以临床用于防治病毒性感冒、流感及流行性脑膜炎。

2. 子宫抑制作用　狗脊蕨、单芽狗脊蕨对离体、在体子宫均呈抑制作用。

3. 促凝血作用　狗脊蕨、单芽狗脊蕨对血浆、全血有促凝作用。可以用于产后止血。

4. 抗寄生虫作用　狗脊蕨贯众的根茎及叶柄基部的煎剂稀释到 16% 浓度时，体外对猪蛔虫头段有不同程度的抑制和松弛作用。50%～70%的煎剂对整体猪蛔虫作用2～6小时后，猪蛔虫的活动呈不同程度的抑制。

5. 毒性 水煎剂的小白鼠半数致死量（LD_{50}），试验结果为：狗脊及单芽狗脊＞100克/公斤。

【附注】

注意 素体虚寒者及孕妇禁服。

参考文献

1. 陶文琴，雷晓燕，麦旭峰，等.4种中药贯众原植物提取物的体外抗菌活性研究. 武汉植物学研究，2009，27（4）：412.

2. 马秉智，高增平. 狗脊属植物化学成分及药理作用的研究进展. 药品评价，2004，1（5）：383.

◎泡桐皮

Paotongpi

【别名】白桐皮、桐皮、水桐树皮（《广东中药志》第二卷），桐木皮（《本草纲目》），泡桐树皮（《河南中草药手册》）。

【来源】为玄参科植物泡桐 *Paulownia fortunei*（Seem.）Hemsl. [*Campsis fortunei* Seem.] 或毛泡桐 *Paulownia tomentosa*（Thunb.）Steud. 的树皮。春末夏初采收，剥取树干皮或枝部皮，晒干。产于广东、安徽、浙江、福建、台湾、江西、湖北、湖南、四川、云南、贵州、广西等地。我省除西部地区外，其余各地有产。

【药材性状】树干皮为不规则块片，大小长短不一，厚1～2毫米；表面灰褐色，有不规则纵裂纹，似波状。枝皮具明显的皮孔，内表面浅褐色，近平滑，表皮可剥离。质略脆，易折断，断面粗糙。气微，味微苦、微涩。

【性味与归经】苦，寒。归肝经。

【功能主治】清热解毒，散瘀消肿。用于痈疽，丹毒，痔疮，跌打损伤肿痛。现代有用于野蜂蜇伤，代替夹板和石膏绷带做骨折外固定。

【用法用量】15～30克，水煎服。外用适量，煎水洗或取鲜品捣烂敷肿痛处。

【药理作用】

1. 抗菌和抗病毒作用 毛泡桐皮的乙醚、乙醇、丙醇提取物均有抗菌活性，体外抗菌试验证明，毛泡桐提取物对金黄色葡萄球菌、枯草杆菌作用较强，对卡尔斯伯金酵母菌次之，对大肠杆菌较弱。毛泡桐茎丁醇提取物，对金黄色葡萄球菌、化脓性链球菌和类链球菌有抗菌作用，其主要有效成分为紫葳新苷Ⅰ，对上述细菌的最小抑菌浓度（MIC）为150微克/毫升。毛泡桐叶中分离出的几种结晶，对8种常见菌和流感病毒、仙台病毒均有一定抑制作用。毛泡桐木部所含右旋芝麻素对流感病毒、仙台病毒和结核杆菌有抑制作用。毛泡桐叶中所含熊果酸在体外对革兰阳性细菌、革兰阴性细菌和酵母菌的最低抑菌浓度分别为50～400微克/毫升，200～800微克/毫升和100～700微克/毫升。

泡桐花提取物也有较强的抑菌作用。

2. 镇咳、祛痰和平喘作用 泡桐果和泡桐木屑提取物能显著延长二氧化硫所致小鼠咳嗽出现时间，并能显著延长豚鼠因组胺喷雾引起的翻倒时间，表明有平喘作用。泡桐叶泡沫提取物使小鼠呼吸道酚红排出量明显增加，表明有祛痰作用。

3. 对中枢神经系统的作用 熊果酸有明显的安定和降温作用，能降低大鼠的正常体温，减少小鼠自发活动，并能增强戊巴比妥的催眠作用和抗戊四唑的抗惊厥作用。

4. 抗癌作用 熊果酸在体外对培养的肝癌细胞有显著抑制作用，并能延长荷艾腹水癌小鼠的生命。

5. 增强杀昆虫剂作用 毛泡桐含泡桐素和芝麻素，此二成分对除虫菊酸和烯丙除虫菊酯的杀昆虫（蝇、蚊等）作用有增效作用。

6. 其他作用 泡桐果有降压作用，对高血压患者的降压作用更明显。熊果酸尚有抗炎作用，增加肝糖原，降低心肌和横纹肌肌糖原作用和糖皮质激素样作用。动物实验表明，熊果酸100毫克/公斤有降低血清转氨酶的作用。毛泡桐柄木质部尚含有梓醇，实验表明梓醇有利尿和泻下作用。毛泡桐树皮含丁香苷，实验表明丁香苷有明显止血作用，用于术中止血，使出血明显减少。

7. 毒性 熊果酸小鼠腹腔注射的LD_{50}为680毫克/公斤。

【附注】

药用部位 泡桐的叶、果实、木部、根、及花亦供药用。泡桐叶用于治疗冻疮、下肢溃疡；泡桐花用于治疗冻疮、烧伤；泡桐枝用于治疗鹤膝风；泡桐根用于治疗肩炎。

参考文献

1. 赵留振．泡桐的临床外用．中医外治杂志，2003，(2)：48.

◎玳　瑁

Daimao

【别名】瑇瑁、明玳瑁、文甲、十三鲮龟、鹰嘴海龟、瑇玳（《广东中药志》第二卷），玳瑁甲（《本草汇言》），蝳蝐（《桂海虞衡志》）。

【来源】为海龟科玳瑁 *Eretmochlys imbricate*（Linn.）背甲上的角质盾麟。将捕获的活玳瑁倒挂悬起，用沸醋泼之，使其背部鳞片剥落，去除残肉，洗净。分布于广东、山东、江苏、浙江、福建、台湾、广西、海南等省、区沿海及南海诸岛海域。

【药材性状】本品呈长方形、菱形、三角形、多角形或近圆形板片状，长8～24厘米，宽8～17厘米，厚1～3毫米，中间较厚，边缘薄似刀刃，有不整齐的锯齿状。外表面平滑而有光泽，半透明状，有暗褐色与乳黄色相间的不规则花纹，背鳞甲中间有隆起的棱脊。斜切面显层纹；内表面有条纹形成云彩样纹理。质坚韧，不易折断，断面角质。气微，味淡。

【性味与归经】甘，寒。归心、肝经。

【功能主治】清热解毒，潜阳熄风，平安镇静。用于热病惊狂，高热烦躁，神昏谵语，痉厥，小儿惊痫，心烦失眠，痈肿、痘毒、疮毒。外用治皮肤瘙痒。现代有用于解痘毒，坏疽型水痘，过敏性紫癜，白血病，肝昏迷，伤寒，继发性青光眼，并发白内障而致盲，肿瘤，肝癌，白血病，鼻衄等。

【用法用量】3～5克，水煎服或磨汁服；多入丸、散剂。外用以冷开水磨汁涂患处。

【药理作用】

对免疫功能的影响　玳瑁的乙醇提取液，在体外对鼻咽癌患者T调节细胞亚群的T_4和T_8阳性细胞，仅有微弱诱导作用。

【药物制剂】目前，玳瑁仍为热毒入营血而神昏的首选药物，对肝昏迷、白血病及肿瘤晚期有较好疗效的至宝丹（含玳瑁），亦足以说明玳瑁这一著名的海洋中药有确切的疗效。因而值得药学工作者去深入地研究、探索，并将更好的使之开发利用。

1. 肝纤克

组成：鳖甲、玳瑁、大贝、蚤休、田七、白花蛇等十八味中药。

主治：在临床上用于治疗血吸虫性肝硬化，近几年试用于治疗肝癌均获得良效。

2. 玳瑁紫癜宁

组成：黄药子、山豆根、玳瑁、土大黄、紫草、茜草根、仙鹤草、鸡血藤、丹皮、北黄芪、当归、蒲黄、川芎、赤芍、三七。

主治：用于原发性血小板减少性紫癜。

临床疗效：本组40例患者，疗程为29～238天，平均79天。根据（《血液病诊断及疗效标准》），显效13例（32.5%），良效16例（40.0%），进步6倒（15.0%），无效5例（12.5%），总有效率87.5%。

【附注】

1. 注意　虚寒证无火毒者禁服。

2. 品种情况　但本品必须与非正品海龟相区别，海龟为海龟科动物海龟［Chelonia mydas（Linnaeus）］背甲的盾片，呈长方形，扇形或不规则形，大小不一，长8～35厘米，宽9～19厘米。盾片较大而薄，边缘无斜面和平行层纹，表面呈乳黄色，具棕褐色斑点，呈放射状排列，一般比玳瑁色浅而透明。

3. 药用部位　玳瑁肉亦入药。动物玳瑁系国家二级重点保护野生动物。

参考文献

1. 张国熙．玳瑁在儿科临床的应用．时珍国药研究，1995，6（3）：8～9.

2. 荆海燕，陶军，高青枝，等．海洋中药玳瑁的药用价值．海峡药学，2002，14（1）：31～32.

3. 黄衍强，尚科．藕汁冲服三七、玳瑁治疗急性白血病鼻衄．山东中医杂志，2006，25（8）：543.

4. 陈超，饶娅琦．肝纤克对实验性肝损伤及肝纤维化的干预作用．中国临床康复，2006，10（3）：96～98.

5. 展昭民，王志平，陈立君，等．玳瑁紫癜宁治疗原发性血小板减少性紫癜的研究．中医杂志，1994，35（9）：541～543.

◎荔枝草

Lizhicao

【别名】百毒散(《岭南采药录》)，虾蟆草、野芝麻(《广东中药志》第二卷)，水羊耳(《生草药性备要》)，过冬青、天明精(《经验广集》)，凤眼草、赖师草、隔冬青（汪连仕(《采药书》))，雪里青(《慈航活人书》)，皱皮葱(《本草纲目拾遗》)，癞子草、癞客蚂草、野卜荷(《草木便方》)，膨胀草、沟香薷(《中国药用植物图鉴》)，麻麻草、青蛙草(《民间常用草药汇编》)，野猪菜(《上海常用中草药》)，雪见草，麻鸡婆、朴地消、落地红(《实用临床草药》)。

【来源】为唇形科植物荔枝草 *Salvia plebeia* R. Br. 的干燥全草。6～7月割取地上部分，除净泥土，扎成小把，晒干或鲜用。分布于我国各省区除新疆、西藏、青海、甘肃外均有分布。我省各地有产。

【药材性状】全草长20～60厘米，有的长可达1米。茎方柱形，直径0.2～1厘米，有分枝，表面灰绿色至棕褐色，被短柔毛，断面类白色，中空。叶对生，叶片灰绿色至灰褐色，皱缩、卷曲，展平后呈椭圆形或披针形，长1.5～6厘米，宽1～3厘米，叶缘具钝齿，两面被短柔毛，叶背具黄褐色腺点，叶柄长约1厘米，密被短柔毛，间见宿存钟状小花萼。气微香，味苦微辛。

【性味与归经】苦、辛，微寒。归肝、脾经。

【功能主治】清热解毒，凉血散瘀，利水消肿。用于感冒发热，咽喉肿痛，肺热咳嗽，咳血，吐血，尿血，崩漏，痔疮出血，肾炎水肿，白浊，痢疾，痈肿疮毒，湿疹瘙痒，跌打损伤，蛇虫咬伤。现代有用于阴道炎，宫颈糜烂，小儿阴茎包皮水肿，小儿急性肾炎血尿。

【用法用量】15～30克，水煎服。外用适量，煎水洗或取鲜品捣烂敷患处。

【药理作用】

1. 抗氧化作用 荔枝草各组分均具有抗氧化活性，强度依次为：乙醚溶解部分>原提物部分>石油醚部分>丙酮部分>乙醇部分。有文献证实荔枝草抗氧化活性的有效成分为royleanonic acid、高车前苷元（hispidulin）和佩兰素（eupatorin)。荔枝草提取物在室温下（28℃）是一种良好的鱼油抗氧化剂，其抗氧化有效成分集中于花和叶中，以酚酸类为主，极性较弱，乙酸乙酯可以将该成分有效地提取出来。比较对鱼油的抗氧化能力，荔枝草石油醚提取物和茶多酚相当，但其溶解性远好于茶多酚，尽管远逊于TBHQ，仍不失为一种良好的天然抗氧化剂，具有较高的开发应用价值。

2. 抗微生物作用 煎剂体外试验（直接镜检1.9毫克/毫升，培养法3.9毫克/毫升）可抑制或杀死钩端螺旋体；醇提液试管内试验抑制金黄色葡萄球菌、八叠球菌、枯草杆菌。本品所含咖啡酸对单纯疱疹病毒具有体外抑制作用。荔枝草和复方荔枝草提取液对金黄色葡萄球菌、大肠杆菌及绿脓杆菌有明显的抑菌作用，其最低抑菌浓度范围为0.008～0.063克/毫升，且醇沉前后其抑菌强度不受影响。水煎液亦对白色葡萄球菌、肺炎双球菌、甲型链球菌、痢疾杆菌、变形杆菌有较好的抑制作用。

3. 镇咳、祛痰、平喘作用 荔枝草液可延长氨水引起的小白鼠咳嗽潜伏期，减少咳嗽次数，能对抗乙酰胆碱所致豚鼠离体气管平滑肌的收缩作用，延长豚鼠引喘潜伏期，证实其有止咳平喘作用。荔枝草水煎剂与其黄酮苷对小鼠均有镇咳作用，黄酮苷还有祛痰、平喘作用。荔枝草榨汁液和煎煮液进行的祛痰和抗组胺试验，结果发现其具有良好的祛痰作用，且有抗组胺作用，其机理可能作用于组胺受体。荔枝草提取液可明显地延长枸橼酸所致豚鼠、二氧化硫所致小鼠的引咳潜伏期、减少咳嗽次数：增加小鼠酚红排出量；延长豚鼠的引喘潜伏期，对组胺引起的豚鼠离体气管条收缩显示出较好的抑制作用。可延长组胺所致豚鼠翻倒时间，可见荔枝草提取液有明显的止咳祛痰平喘作用。

4. 抗病毒作用 荔枝草的全草粗提物对单纯疱疹病毒有体外抑制作用，有效成分是咖啡酸。

5. 保肝作用 荔枝草可保护 CCl_4（100 毫克/公斤，$P<0.001$）和 D－GlaN（100 毫克/公斤，$P<0.01$）诱发的肝损伤，全草含有的高车前苷（homopantaginin）、粗毛豚草素（hispidulin）、咖啡酸（eupafolin），都对 CCl_4 和 D－GlaN 诱发大鼠肝细胞毒性有保护作用（1 毫克/公斤，$P<0.001$）。

6. 抗肿瘤作用 全草提取物诱导巨噬细胞抗肿瘤能力，提取物在联合 IFN－g. 诱导抗肿瘤活性和增强巨噬细胞杀灭肿瘤细胞作用。用体外细胞培养 3H－TdR 掺入法，培养 12，24，36 和 48 小时，黄酮粗毛豚草素（hispidulin）对腹水型肝癌和 S_{180} 癌细胞的 DNA 合成均有明显抑制作用，对腹水型肝癌细胞 DNA 合成的抑制（ID50＝116 微克/毫升）比 S180 的高。Hispidulin 能抑制人的 KB 细胞的生长。

7. 抗炎作用 荔枝草能减轻二甲苯所致的耳廓肿胀；能减轻角叉菜胶致小鼠足跖肿胀；减轻小鼠包埋棉球所致的慢性肉芽肿；降低小鼠毛细血管通透性，并有一定的剂量依赖性。表明荔枝草提取液具有抗炎作用，与其清热解毒作用吻合。其作用机理与减少毛细血管通透性、减少渗出有关，亦可能与其抗组织胺作用有关。

8. 抗烫伤作用 将 SD 雄性大鼠背部脱毛后浸入 85℃恒温水浴中 15 秒，使之造成深Ⅱ度烫伤，烫伤部位外涂不同浓度的荔枝草鲜汁，同时设烧伤灵阳性对照，每隔 5 天用透明胶片描绘烫伤面积，以透明胶片重量为指标比较各组烫伤面积大小以及各时段的愈合情况，连续 25 天。结果显示，荔枝草鲜汁高剂量组（原鲜汁）在烫伤后第 5 天开始、中剂量组（生理盐水 2 倍稀释鲜汁）在烫伤后第 10 天开始的皮肤烫伤面积的胶片重量明显轻于模型对照组（$P<0.05$）；病理切片结果显示荔枝草各剂量组愈合程度明显好于模型对照组。结果表明荔枝草鲜汁对大鼠实验性烫伤模型有显著的治疗作用。

9. 镇痛作用 采用热板法及化学刺激法观察荔枝草的镇痛作用，结果显示荔枝草明显减少扭体次数，低中高剂量（1.0、2.0、4.0 克/公斤）对小鼠醋酸扭体反应有明显的抑制作用（$P<0.05$）；中高剂量（2.0、4.0 克/公斤）能明显提高小鼠热板的痛阈值（$P<0.05$），且与剂量有关，随剂量增加，其镇痛作用增强。结果表明，荔枝草对小鼠醋酸刺激致痛及热板刺激致痛均有一定的镇痛作用。

10. 其他作用 粗毛豚草素显示了对劳损成纤维细胞有细胞毒性（0.05 毫克/ 毫升），粗毛豚草素增加 cAMP 水平而抑制由 5－磷酸腺苷，花生四烯酸，血小板激活因子－乙酰乙酯和胶原激发的血小板凝聚，有实验研究表明，荔枝草能缩短小鼠断尾出血时间。粗毛豚草素进行的数个致突变实验，结果显示其是突变抑制剂。

【药物制剂】荔枝草作为一种民间用药具有良好的临床应用经验和基础，其药理作用和机制正在逐步得到阐明，其作用的物质基础和质量控制标准也在深入研究。特别是其独特的抗氧化活性，对医药、化工和食品工业具有重要的应用价值，其外用可治愈多种棘手疾病，诸如痔疮、疖、痈、瘙痒性皮肤，可见其开发必将为临床带来福音。

1. 复方荔枝草颗粒剂（南京大学医学院附属鼓楼医院制剂）

组成：荔枝草、车前草、六月雪、紫花地丁。

功能主治：清热解毒，利尿通琳。用于秘尿系统感染，肾盂肾炎等。

2. 荔枝草复方制剂（山东医科大学研制）

组成：高车前苷和高车前苷元等（从荔枝草中分离）。

主治：用于痔疮。

3. 痔瘘熏洗剂（江苏省中医医院制剂）

组成：荔枝草、鱼腥草各30克，大黄、虎枝各15克，五倍子10克。

功能主治：清热解毒，活血祛瘀，消肿止痛，用于肛门肿痛。

用法用量：将上药五味入锅内加水约500毫升，浸泡2小时，煮沸，再文火煨半小时去渣取药液，盛入坐浴盆中加热水至所需容量置于坐浴椅上，将患部架于坐浴盆上，用浴巾围盖患部周围，使药液之气充分薰蒸患处5～10分钟，待水温降至39～41℃后再将患部（包括术后创面）全部浸入药液中泡洗，每日1次（便后为宜），如病情较重者，可每日2次。

4. 荔大前合剂

组成：荔枝草、大蓟和车前草等多味中药。

功能主治：清热解毒，利尿消肿，凉血止血，用于小儿急性肾炎。

5. 荔枝草注射液

组成：荔枝草1000克，氯化钠0.8%，苯甲醇2%。

功能主治：清热解毒。用于急性乳腺炎，淋巴管炎，疖痈，扁桃体炎，外伤感染等。

用法用量：肌注，一次2～4毫升，1日2次，小儿酌减。

【附注】

1. 药用部位 荔枝草的根通称雪见草根，亦供药用。该品味苦、辛，性微寒。功能凉血止血，活血止痛，主治血热所致的吐血，衄血和跌打肿痛。

参考文献

1. 丁平，田友清．中药荔枝草的研究进展．安徽农业科学，2008，36（10）：4133.

2. 马瑜红，李玲，欧阳静萍．荔枝草止咳祛痰平喘作用的实验研究．医药论坛杂志，2008，29（7）：22.

3. 郭仁永，李玲，郝洪．荔枝草止咳平喘作用的研究．国医论坛，2007，15（4）：41.

4. 裴云萍，吴正红，方芸，等．荔枝草及复方荔枝草提取液体外抑菌实验．江苏药学与临床研究，2001，9（3）：6.

5. 赵丽，娄红祥，钟蒙，等．荔枝草的化学成分及制剂质量标准的研究．山东医科大学学报，1996，34（3）：258.

6. 沈建飞．荔枝草的药理作用研究进展．中国中医药现代远程教育，2008，6（12）：1626.

7. 马瑜红，李玲，欧阳静萍，等．荔枝草抗炎作用的实验研究．时珍国医国药，2008，19（9）：2209.

8. 罗春阳，阳秀芝，范彩霞，等．荔枝草鲜汁治疗烫伤的实验研究．湘南学院学报，2008，10（2）：22.

9. 李庆耀，梁生林，邹复馨．荔枝草治疗小儿阴茎包皮水肿16例．江苏中医药，2009，41（3）：38.

10. 张红霞．荔枝草的药效学研究．中国民族民间医药，2010，（1）：35.

11. 杨光成．单味荔枝草治疗小儿急性肾炎血尿疗效观察．中华现代儿科学杂志，2006，3（6）：551.

12. 吴正红，方云，裴云萍，等．荔大前合剂质量标准的研究．江苏药学与临床研究，2002，10（2）：9.

13. 方克勤．痔瘘熏洗方坐浴治疗肛门疾患临床观察．新疆中医药，2000，18（3）：23.

◎南天仙子

Nantianxianzi

【别名】广天仙子（《广东中药志》第一卷）。

【来源】为爵床科植物大花水蓑衣 *Hygrophila salicifolia*（Vahl）Nees var. megalantha（Merr.）H. S. Lo 的种子。秋季果熟期，割取地上部分，晒干，打下种子，除去杂质，备用。主产于广东、广西、福建等地。我省主产于湛江地区。

【药材性状】略呈扁平心脏形，直径1～15毫米。表面棕红色或暗褐色，略平滑，无网纹，基部有种脐。表面有贴伏的粘液化的表皮毛，成薄膜状，遇水则膨胀竖立，蓬松散开，粘性甚大，湿润即粘结成团。无臭，味淡而粘舌。

【性味与归经】苦，大寒。归心、肝经。

【功能主治】清热泻火，凉血解毒，消肿止痛。用于乳痈红肿热痛，咽喉肿痛，丹毒，血热吐血，湿热黄疸。外用治热毒疮疖，蛇虫咬伤。现代有用于治疗化脓性感染创面，溃疡坏死期压疮，下肢，阴囊溃疡，药物外渗致组织损伤，褥疮。

【用法用量】3～6克，水煎服。外用适量，以水调湿润，即发粘成团，贴敷患处。

【附注】

1. 注意　脓成或已溃者忌用。

2. 品种情况　药材市场上有南天仙子和北天仙子之分。南天仙子在我省多作疗疮外用。北天仙子为茄科植物莨菪 *Hyoscuamus niger* Linn. 的干燥成熟种子，通称天仙子。该品有大毒，其性味、功效均与南天仙子不同，两者不能混用。

参考文献

1. 曾小芳，陈淑贤，方少意，等．南天仙子外敷治疗化脓性感染创面的疗效观察．中国误诊学杂志，2007，7（16）：3714.

2. 曾小芳，陈淑贤，邹翘璇，等．南天仙子外敷治疗溃疡坏死期压疮的疗效观察．国际护理学杂志，2008，27（6）：624～625.

3. 李佳玫，陈有仁，江耀畦．南天仙子外敷治疗下肢、阴囊溃疡43例疗效观察．中级医刊，1998，33（5）：58～59.

4. 胡凌，彭红梅．2种药物对化疗药物外渗致组织损伤的湿敷疗效比较．当代护士，2008，（6）：76～77.

◎栀　子

Zhizi

【别名】山栀、黄果树、水黄栀（《岭南草药志》），黄鸡子（《粤北草药》），山栀子、山枝子、黄栀子、黄枝子（《广东中药志》第二卷），水横枝（《广州常用草药增订本》），水横栀（《岭南中草药撮要》），木丹（《神农本草经》），鲜支（《上林赋》），卮子（《汉书》孟康注），越桃（《别录》），支子（《本草经集注》），枝子（《新修本草》），小卮子（《本草原始》），黄荑子（《闽东本草》），黄栀、山黄栀（《浙江药用植物志》）。

【来源】为茜草科栀子 *Gardenia jasminoides* Ellis 的果实。秋、冬季果实成熟、果皮呈黄色时摘下，除去果柄，晒干。有将果实放人沸水中稍烫，或置蒸笼内蒸半小时，取出，晒干，使成品显鲜红色。分布于我省各地及我国东部、中部、西南部、南部各省区。

【药材性状】果实倒卵形、椭圆形或长椭圆形，长1.4～3.5厘米，直径0.8～1.8厘米。表面红棕色或红黄色，微有光泽，有翅状纵棱6～8条，每二翅棱间有纵脉1条，先端有暗黄绿色残存宿萼，先端有6～8条长形裂片，裂片长1～2.5厘米，宽2～3毫米，多碎断，果实基部收缩成果柄状，末端有圆形果柄痕、果皮薄而脆，内表面鲜黄色或红黄色。有光泽，具隆起的假隔膜2～3条。折断面鲜黄色，种子多数，扁椭圆形或扁矩圆形，聚成球状团块，棕红色，表面有细而密的凹入小点；胚乳角质；胚长形，具心形子叶2片。气微，味微酸苦。

【性味与归经】苦，寒。归心、肺、肝、胃、三焦经。

【功能主治】泻火除烦，清热利湿，凉血解毒。用于热病发热，心烦失眠，湿热黄疸，血淋涩痛，血热吐血，衄血，尿血，肝热目赤肿痛，火毒疮疡；焦栀子偏于凉血止血，用于血热吐血，衄血，尿血，崩漏。现代有用于食管炎，口疮，扭挫外伤，冠心病，急性病毒性肝炎高胆红素血症，急性卡他性结膜炎，呃逆，胃脘痛，胃神经官能症，美尼尔氏综合征，经前鼻衄，妊娠恶阻，日光性皮炎，过敏性皮炎，白斑性皮炎，痛经，脱肛，跌打肿痛，带状疱疹，血肿，胸腔积液，唇风，手足癣，牙痛，寻常痤疮。

【用法用量】内服煎汤，5～10克，或入丸、散。外用适量，研末掺或调敷。清热泻火多生用，止血多炒焦用。

【药理作用】

1. 对中枢神经的作用

1.1 镇静作用 栀子生品及各种炮制品水煎液灌胃小鼠，结果均有较好的镇静作用，可明显延长小鼠腹腔注射50毫克·公斤$^{-1}$异戊巴比妥的睡眠时间，较等体积生理盐水睡眠时间延长0.33～1.18倍，炮制后作用加强，且在200℃以下时作用随温度的升高而逐渐加强。

1.2. 镇痛作用 选用雄性昆明种小鼠，实验前禁食16小时（不禁水）。小鼠随机分4组，给0.6%醋酸溶液0.1毫升·10克$^{-1}$，记录15分钟内小鼠扭体数，与模型组比较，求出减少百分率，并进行t检验。结果1克栀子3.0，1.0克浸膏/公斤与模型组比较，对醋酸诱发的小鼠扭体反应次数有一定抑制作用，说明1克栀子浸膏对醋酸诱发的疼痛反应有抑制作用。

1.3. 解热作用 栀子生品及各种炮制品的95%乙醇提取液以1克·100克$^{-1}$灌胃大鼠，对致热剂15%鲜酵母混悬液以2毫升·100克$^{-1}$皮下注射大鼠颈背部所致发热有较好的解热作用，以生品强于炮制品，这与临床用药经验相一致。

2. 抗炎与治疗软组织损伤的作用 栀子醋酸乙酯提取物和90%乙醇提取物均能抑制二甲苯引起的小鼠耳壳肿胀和甲醛引起的足趾肿胀，醋酸乙酯提取物的抗炎作用不如乙醇提取物；同时，两者对小鼠和家兔软组织损伤均有治疗作用，而醋酸乙酯提取物的治疗作用优于乙醇提取物。这两种分离物对淤血和出血性损伤均有治疗作用，可能与扩血管有关。有报道认为京尼平苷发挥其抗炎作用不同于肾上腺素类激素药物。

3. 抗菌作用 栀子对金黄色葡萄球菌、溶血性链球菌、卡他球菌、白喉杆菌、人型结合杆菌等具有中等强度抗菌作用。栀子提取液对金黄色葡萄球菌、绿脓杆菌、大肠杆菌、淋球菌均有抑菌作用，其MIC分别为250，500，500，500毫克·毫升$^{-1}$。水煎液能在体外杀死钩端螺旋体和血吸虫，且具有抗埃可病毒的作用；水浸液能在体外抑制各种皮肤真菌。

4. 对消化系统的作用

4.1. 利胆作用 栀子具有明显的胆囊收缩作用，其收缩作用明显大于水，甚至接近高脂餐效应，因此认为栀子具有利胆排石作用。栀子果实中的环烯醚萜苷类均有利胆作用，京尼平苷于大鼠十二指肠给药，对胆汁分泌明显呈持续性促进作用，京尼平苷是通过水解成京尼平而发挥利胆作用的；京尼平静脉及十二指肠给药均呈一过性利胆作用。藏红花素和藏红花酸均可使胆汁分泌增加。

4.2. 对急性胰腺炎的作用 机体通过酶系统或非酶系统产生氧自由基，氧自由基能攻击生物膜中的多不饱和脂肪酸引发脂质过氧化反应，并因此形成脂质过氧化物。脂质过氧化作用不仅把活性氧转化成活性化学剂，即非自由基性的脂类分解产物，而且通过链式或链式支链反应，放大活性氧的作用。因此，初始的一个活性氧能导致很多脂类分解产物的形成。这些分解产物中。一些是无害的，另一些则能引起细胞代谢及功能障碍。氧自由基不仅通过生物膜中多不饱和脂肪酸的过氧化引起细胞损伤，而且还能通过脂质过氧化物的分解引起细胞损伤。栀子提取液对SAP（重症胰腺炎）大鼠具有明显降低血清及组织中脂质过氧化物活性水平的作用，这对维护机体自身的抗氧化能力，减轻SAP

时氧自由基及其级联反应对机体造成的损伤，减轻胰腺损伤将发挥有益的影响。以琥珀酰脱氢酶（SDH）、酸性磷酸酶、细胞色素 P450 分别做为线粒体、溶酶体和微粒体的标志酶，检测急性胰腺炎时栀子的治疗作用。结果显示：急性胰腺炎后，胰腺腺细胞中线粒体功能障碍，栀子治疗后使线粒体有氧代谢恢复或保持正常。溶酶体中大量释放酶即引起胰腺自身消化，栀子治疗后，使其酶释放减少，膜流动正常。同时栀子治疗使 P450 含量增加，提示细胞代谢转化功能增强。由此可以表明栀子能增强胰腺炎时胰腺的抗病能力。

4.3. 保肝作用 栀子提取物对结扎总胆管的 GOT 升高有明显的降低作用，能增加正常动物 Y，Z 蛋白的量。不同炮制品的保肝作用不一样的，结果表明生品作用最强，炒品、炒姜品也有较好的作用，炒炭品无此作用。加热炮制可使其护肝作用降低，温度越高，作用越低，达 200℃时作用消失，主要由于有效成分栀子苷受热破坏分解所致。结合实际应用，应以生品治疗急性黄疸性肝炎为好。栀子中含有的熊果酸能降低血清转氨酶，对肝癌细胞有明显的抑制作用。

4.4. 对胃功能的影响 栀子生药及各种炮制品水煎分别以 0.1，0.125 克 · 10 克$^{-1}$灌胃小鼠，观察对饥饿小鼠胃酸分泌和胃蛋白酶活性的影响，结果发现生品对两者均有明显的抑制作用，而炒品、烘品的抑制作用较生品弱，姜制品则有促进作用。京尼平苷以 25 毫克 · 公斤$^{-1}$，十二指肠给药，对幽门结扎大鼠有胃酸分泌抑制作用，对碳酰胆碱、四肽胃泌素、组织胺引起的胃酸分泌亢进中，仅对碳酰胆碱呈抑制作用。京尼平以相同剂量静脉给药，对大鼠在体胃的运动能一过性抑制其自发运动及毛果芸香碱所致的亢进运动，并使胃张力减少。对于离体肠管，京尼平对乙酰胆碱及毛果芸香碱所致的收缩呈弱拮抗作用。因此认为京尼平对胃机能呈抗胆碱性的抑制作用。

栀子水煎剂可浓度依赖性地提高离体兔 Oddi 括约肌张力和收缩波频率（$r = 0.95$，$P < 0.01$；$r = 0.97$，$P < 0.001$），对 Oddi 括约肌自发性节律收缩具有明显的兴奋作用，而且不受六烃季胺及消炎痛的影响，但部分被阿托品所拮抗。

4.5. 泻下作用 去乙酰基车叶草苷酸甲酯有泻下作用，小鼠的 ED_{50}为 0.53 克/公斤，服用 6 小时后开始腹泻。都桷子苷亦有导泻作用，小鼠口服的 ED_{50}为 1.2 克/公斤，栀子苷的导泻作用 ED_{50}为 300 毫克/公斤，两者均为服药后 3 小时起作用；栀子苷酸的导泻作用 $ED_{50} > 800$ 毫克/公斤。

5. 对心血管系统的作用

5.1. 降压作用 栀子的水提取物或醇提取物，无论口服、腹腔或静脉给药均有降压作用，静脉给药降压迅速，维持时间短暂。栀子的降压作用对肾上腺素的升压作用及阻断颈动脉血流的加压反射均无影响，说明其降压作用与组胺释放无关。静脉注射普鲁卡因也不改变栀子的降压效果，说明降压作用与传入神经纤维无关，不阻断神经节。当切断两侧迷走神经后，栀子的降压作用显著下降或完全消失，阿托品也拮抗其降压作用。故认为降压作用的部位在中枢，主要是通过加强延髓脑副交感中枢兴奋所致。

5.2. 防治动脉粥样硬化及抗血栓作用 血管损伤后内皮细胞生长的阻滞可引起动脉粥样硬化及血栓形成。栀子果实提取物（GFE）在体外能增强内皮细胞的繁殖，GFE 主要是促进细胞基本原始纤维细胞生长因子（bFGE）生长增多，bFGE 可作为内皮细胞的自分泌而发挥作用，推断 GFE 可能含有防止动脉粥样硬化和抗血栓的一种有效物质。采用生物测定规则 GFE 进行分极分离，得到甘油和 D－甘露醇，该两种物质能明显增加［^{3}H］胸苷和［^{14}C］亮氨酸和牛动脉内皮细胞层酸不溶性部分的结合，是 GFE 中刺激牛动脉内皮细胞繁殖的活性成分，但它们对牛动脉血管平滑肌无作用。

6. 对诱变剂诱变活性的影响

研究栀子为代表的合瓣花植物及其培养细胞产生的环烯醚萜苷及衍生物对 TPA 而致的 Raji 细胞的 Epstein－Barr 病毒早期抗原的抑制活性。发现栀子及类似物果实中含有的京尼平苷水解产物京尼平是迄今为止所研究的环烯醚萜苷中抑制诱变剂诱变活性最强的物质。京尼平苷及京尼平共存时，显示相乘作用。京尼平在 4－硝喹啉 N－氧化物、促进剂 8% 甘油的小鼠肺二阶段的致癌实验中，显示抑制作用。

7. 对免疫反应的作用 贝切特氏综合征是一种慢性周期性发作的疾病，以虹膜炎、关节痛、口腔及生殖器溃疡为主要特征，它与细胞免疫系统的机能失常有关。当归、栀子方对治疗贝切特氏综合征所表现的口腔粘膜病变和外生殖器溃疡有关，且抑制Ⅳ型超敏性反应并对细胞免疫有抑制作用。考察当归、栀子复方对小鼠的移植物宿主反应（graft－vesvus－host reaction，GvHR）的作用、鼠以 10～20 毫克/公斤剂量灌服当归、栀子复方 8 天即对 GvHR 产生明显抑制作用，甚至比 10 毫克/公斤氢化泼尼松产生的抑制作用更强。

8. 抗内毒素作用 采用大孔吸附树脂、聚酰胺层析和高效液相色谱等技术从中药栀子中分离出活性物质 CJ－1，对 CJ－1 抗 LPS 的活性进行了初步分析，结果显示：浓度为 0.5、1.0、2.0 毫克/升的 CJ－1 可显著地抑制 LPS（0.2 克/升）介导的鲎试剂的凝结反应，并呈剂量效应关系，CJ－1 在浓度为 50～200 毫克/升时可显著地抑制 100 克/升的 LPS 介导的 RAW264.7 细胞释放 TNF－α，并呈剂量效应关系，表明 CJ－1 在体外对 LPS 具有一定的中和能力，其中和 LPS 的作用可能是通过与 lipid A 结合实现。栀子中的京尼平苷在体外对 LPS 具有直接的中和作用，并呈现出较好的剂量效应关系，同时可剂量依赖的抑制 LPS 刺激引起的 RAW264.7 细胞的活化（TLR4 和 TNF－amRNA 的表达下调，细胞因子 TNF－a 的产生减少）；在体内可降低 LPS 血症模型动物血中的 LPS 水平；对致死剂量热灭活大肠埃希氏菌攻击的小鼠具有显著的保护作用。

9. 抗病毒作用 栀子提取物 ZG 对流感病毒致小鼠肺部炎症有明显抑制作用，可明显降低流感病毒感染后小鼠的死亡率、延长存活时间，同时降低小鼠血清中 N0 含量；在体外对流感病毒等 6 种病毒引起的细胞病变有明显抑制作用。结果表明，栀子提取物 ZG 对甲型流感病毒、副流感病毒 1 型（PIV－1）、呼吸道合胞病毒（RSV）、科萨奇 B 族病毒 3，5 型（$CoxB_3$，$CoxB_5$）、单纯疱疹病毒（HSV－1，HSV－2）、胰病毒 3，5 型（Ad_3，Ad_5）等 6 种病毒有明显抑制作用，其对小鼠流感病毒性肺炎的抑制作用与降低血清中 NO 含量有关。

10. 抗过敏反应 在小鼠 2，4－二硝基氟苯（DNFB）变应性接触性皮炎（ACD）为迟发型超敏反应（DHR）的模型实验中，以栀子的高、中、低剂量于致敏期及诱发期给药，通过观察鼠耳肿胀、耳部组织重量，显示能明显抑制 ACD，且呈现出一定的量效关系。

11. 对血管性痴呆的作用 采用双侧颈总动脉结扎制备血管性痴呆（VaD）大鼠模型，予 VaD 大鼠不同剂量栀子苷［25 毫克/（公斤·天）、50 毫克/（公斤·天）、75 毫克/（公斤·天）］灌胃，连续治疗 4 周后，进行水迷官实验和脑组织病理检查。结果显示，模型组较假手术组大鼠逃避潜伏期延长、平台象限游程/总游程下降（$P<0.05$）；栀子苷高、中剂量治疗组逃避潜伏期短于模型组、平台象限游程/总游程大于模型组（$P<0.05$），接近于假手术组和多奈哌齐组水平（$P>0.05$），栀子苷低剂量组与模型组比较未见明显差异，但反映出其具有改善认知损害作用趋势。病理检查显示与模型组相比，栀子苷治疗组大鼠皮层及海马神经元的凋亡坏死明显减轻。双侧颈总动脉结扎致慢性低灌注能显著影响大鼠的认知功能，栀子苷对血管性痴呆大鼠模型的认知功能损害有防治作用，具有剂量依赖性。

12. 抗白血病作用 栀子中的化合物熊果酸对三种白血病细胞（HL－60－人早幼粒细胞白血病、REH－人急性淋巴细胞白血病、Raji－淋巴瘤）增殖均表现出一定的抑制作用，其中对 REH 细胞系抑制活性最强，IC_{50}为 7.5 微克/毫升。

13. 毒性 都桷子苷和栀子水提取物的急性毒性甚小，小鼠口服、腹腔及静脉注射 3 克/公斤，大鼠腹腔注射 5 克/公斤，无动物死亡。给予都桷子素后 72 小时观察对小鼠的毒性（LD_{50}），静注为 153 毫克/公斤，腹腔注射为 190 毫克/公斤，口服为 237 毫克 /公斤。小鼠皮下注射藏红花素、藏红花酸钠致死量分别为 15 克/公斤与 5 克/公斤。小鼠腹腔注射熊果酸的 LD_{50}为 680 毫克/公斤。大鼠灌服栀子醇提取物 4 克（公斤·天）或 25 克（公斤·天）都桷子苷，连续 4 天，其肝微粒体 P_{450}含量和对硝基苯甲醚脱甲基酶活性，分别降至对照值的 30% 和 35%，或 67% 和 72%。给药组大鼠肝脏均呈灰绿色。大剂量栀子或其“有效”成分都桷子苷，可能会诱发以 P_{450}丢失为特征的肝脏毒性。以每日 1 次 5 毫克/公斤及 30 毫克/公斤经口给予都桷子素，在 1、3、5 星期间作毒性试验，见大剂量给药组动物尿着蓝色，剖检所见，前胃部、肝脏、肾脏、脾脏亦染蓝色，一般症状，体重、血液形态学、血液生物化学、血清生物化学、器官重量、病理组织学未见都桷子素所致的重大变化。实骑结果提示了有效量都桷子素的安全性。

【药物制剂】

栀子为一味常用的中药，具有泻火除烦、清热利尿、凉血解毒的作用，外治扭挫伤。张仲景所著的（《伤寒论》）和（《金匮要略》）用栀子配伍的方剂达 10 余首之多。李时珍认为栀子能“解五种黄病”现代临床多用于黄疸型肝炎、胆囊炎．兽医作为冬季骡马的补品。在中药药理的指导下，总结现代药理和临床经验，开展药用栀子的中药新药研究，有着广阔前景和重要价值。栀子的研究多集中在对栀子的抗炎镇痛、利胆保肝等传统药理作用研究，对抗氧化、降血脂等作用的研究还相对较少，继续研究抗氧化等作用，有可能会为寻找抗癌新药作出贡献。

1. 栀柏合剂（天门市第一人民医院制剂）

组成：栀子 60 克，黄柏 60 克，茵陈 90 克，茯苓 90 克，猪苓 90 克，泽泻 90 克，郁金 90 克，柴胡 60 克，蔗糖 200 克，共制成 1000 毫升。

功能主治：利湿热，退黄疸。用于各种湿热型肝炎。

2. 栀子跌打膏（山东省中医药自制）

组成：生栀子6个，中华跌打丸2个，鸡蛋1个。

功能主治：消肿祛瘀，理气止痛。用于急性踝关节扭伤。

用法用量：药膏适量，均匀敷于患处，用塑料薄膜覆盖，绷带包扎固定。12小时换药1次。

临床疗效：本组治愈28例，显效13例，有效5例。疼痛消失时间为（3±0.8）天，肿胀消退时间为（2±0.5）天，治疗过程中未出现不良反应。

3. 栀子通便丸（山东泰安宁阳中医院制剂）

组成：栀子116克，厚朴80克，双花40克，知母40克，大黄130克，黄芩180克，黄柏60克，天花粉60克，黄连4.8克。

功能主治：泄热利湿，攻积导滞，通便。用于术前、术后的湿热便秘。

临床疗效：治疗湿热便秘或肛肠术后便秘属湿热型患者200例，治愈180例，有效10例，无效10例，总有效率95%。

4. 栀子消痤合剂（解放军404医院）

组成：栀子、黄柏、知母、牡丹皮各12克，石膏、虎杖、丹参、夏枯草各30克，金银花、浙贝母各15克，黄连9克，甘草3克。

主治：用于寻常性痤疮。

用法用量：口服，一次150毫升，1日2次。

临床疗效：治愈40例，显效45例，好转10例，无效5例，治愈率为40%，愈显率为85%。

5. 复方栀黄胶囊

组成：栀子、大黄、甘草、覆盆子、泽泻、甘草。

功能主治：清热，解表，利咽。用于急慢性肾小球肾炎，急性肾衰等疾病。

6. 复方栀黄片

组成：栀子、黄芩等。

功能主治：清热，解毒，利湿退黄。用于黄疸性肝炎等症。

7. 复方栀子冲剂

组成：栀子、芍药、黄芩等。

功能：清热利胆。

8. 复方栀子散

组成：栀子、大蓟。

功能主治：清热解毒，消肿止痛，活血散瘀。用于输液致血管痉挛疼痛等。

临床疗效：通过临床治疗输液致血管痉挛疼痛20例应用观察，80%~90%可在0.5分钟~1小时疼痛减轻或消失，10%~20%需1小时以上症状减轻或消失。

9. 栀子柏皮软胶囊

组成：栀子、黄柏、炙甘草。

功能主治：清热解毒，利湿退黄。用于黄疸型肝炎，皮肤瘙痒，湿疹等。

10. 苓栀解郁散（山西省中医药研究院临床经验方）

组成：茯苓、栀子、酸枣仁、远志、神曲等。

功能主治：清心除烦，养血安神。用于心肝血虚、烦燥易惊等因素所致的心烦失眠、疲倦食少等症。

11. 清火栀麦片（胶囊）

组成：栀子、穿心莲、麦冬。

功能主治：清热解毒，凉血消肿。用于咽喉肿痛，发热，牙痛，目赤。

用法用量：片，口服，一次2片。胶囊剂，口服，一次2粒。1日2次。

12. 茵栀黄注射液

组成：茵陈提取物6克，栀子提取物3.2克，黄芩苷20克，金银花提取物（以绿原酸计）4克。

功能主治：清热解毒，利湿退黄。用于肝胆湿热所致的黄疸，症见面目悉黄、胸胁胀痛、恶心呕吐、小便黄赤；急、慢性肝炎见上述证候者。

用法用量：静脉滴注，一次10～20毫升，用10%葡萄糖注射液250～500毫升稀释后滴注；症状缓解后可改用肌内注射，1日2～4毫升。

13. 三子散

组成：栀子、诃子、川楝子。

功能主治：清热凉血，解毒。用于温热，血热，新久热。

用法用量：水煎服，一次3.0～4.5克，1日2～3次。

14. 栀子地丁散

组成：栀子5份，地丁5份，薄荷1份。

主治：外用治疗急性扭挫伤。

临床疗效：68例急性扭挫伤患者，有伤后2个月者，有伤后当天者经本法治疗后，临床治愈57例，显效8例，好转3例，一般在一次敷药后局部体征即能减轻，轻患者，敷药3～5次即可治愈，重患者敷药1次即可显效。

15. 黄连解毒丸

组成：栀子、黄连、黄柏、黄芩。

功能主治：清热降火。用于上焦火旺，心烦干呕，口燥舌干。

用法用量：口服，一次10克，1日2次。

16. 栀子红花散

组成：栀子、红花各等份。

功能主治：活血止血，散瘀止痛。用于踝关节扭伤等症。

用法用量：治疗时将扭伤部位暴露、消毒，取药物适量，病程 <24 小时者醋调，病程 >24 小时者以白酒调外敷。敷药范围以直径大于肿区2厘米为度，厚约0.5厘米，用塑料纸覆盖，绷带包扎固定。一般每日换药2～3次，直至肿痛症状消失。

17. 栀子金花丸

组成：栀子116克，黄连4.8克，黄芩192克，黄柏60克，大黄116克，金银花40克，知母40克，天花粉60克。

功能主治：清热降火，解毒通便。用于牙龈肿痛，口舌生疮，吐血衄血，目赤眩晕，咽喉肿痛，大便秘结等证。

用法用量：口服，一次9克，1日1次。

18. 栀子酒

组成：栀子100克捣碎，加至500毫升食用白酒内，浸泡6小时后用纱布滤净备用。

功能主治：活血化瘀，清热解毒收敛，消除水肿。用于产后会阴水肿等症。

用法用量：产妇平卧屈膝分开两腿，臀下垫一治疗巾，用1∶5000高锰酸钾溶液冲洗会阴后，取配制的栀子酒溶液将纱布（4～5块）浸湿，贴敷于水肿处，覆盖面应大于患处面积。1日3次，每次1小时，3天为一疗程。

临床疗效：38例中，痊愈20例（占52.6%），显效12例（占31.6%），有效5例（占13.2%），无效1例（占2.6%），总有效率为97.4%。

19. 栀子利咽茶剂

组成：栀子、青果、适量茶叶。

功能：清利咽喉。

20. 栀子黄连滴耳液

组成：栀子10克，黄柏10克，黄连15克，苦参6克。

功能主治：清热解毒消炎，促进鼓膜再生作用。用于慢性中耳炎等症。

用法用量：先用3%双氧水，清洁患耳，除净外耳道内脓痂及分泌物，患耳向上，滴药液3～4滴，保持此姿势15分钟，使药液充分进入中耳腔内。1日滴药3次。

临床疗效：本组50例，痊愈34例（68%），有效9例（18%），无效7例（14%），总有效率为86%。

21. 栀红液

组成：栀子、红花、黄柏。

功能：消炎止痛，促进创面愈合。

用法用量：外用，将本品置喷雾器内，均匀地喷于创面，1日2～3次。

22. 栀红膏

组成：生栀子、生石膏、桃仁、红花、土鳖虫。

功能主治：清热解毒，活血散瘀，消肿止痛。用于软组织扭挫伤，腱鞘炎，局限性静脉炎。

用法用量：涂敷于患处。

23. 止痛喷雾酊

组成：栀子、三七、红花。

功能：活血化瘀，解郁行气通络，消肿止通。

24. 小儿清热片

组成：栀子、黄柏、灯心草、钩藤、黄连、雄黄、朱砂、龙胆、黄芩、大黄、薄荷素油。

功能主治：清热解毒，祛风镇惊。用于小儿风热，烦躁抽搐，发热口疮，小便短赤，大便不利。

用法用量：口服，一次2~3片，1日1~2次；1岁以内小儿酌减。

25. 额日敦-7（蒙族）

组成：栀子、苦参、土木香、川楝子、诃子、山柰、杆达嘎日。

功能主治：清瘟解毒，凉血止痛。用于温病初起，感冒发热，咳嗽，全身酸痛，头痛，咽喉肿痛，胸胁刺痛。

用法用量：口服，一次4片，1日2~3次。

26. 栀芩清热液

组成：栀子、甘草、黄芩、连翘、薄荷油、淡竹叶。

功能主治：疏风散热，清热解毒。用于三焦热毒炽盛，发热头痛，口渴，尿赤等。

用法用量：口服，一次10~20毫升，1日2次。

27. 凉膈丸

组成：栀子（姜汁制）、大黄、石膏、连翘、黄芩、芒硝、薄荷、甘草、淡竹叶。

功能主治：消炎解热，消火凉膈。用于上焦热盛，咽喉不利，牙齿疼痛，大便秘结，小便黄赤。

用法用量：口服，一次6克，1日1次。

28. 清热安宫丸

组成：栀子、胆膏粉、黄连、黄芩、朱砂、石决明、郁金、大黄、雄黄、黄柏、冰片、木香。

功能主治：清热解毒，镇静。用于内热烦躁不安，头目眩晕，失眠，神昏谵语，癫狂痫症，大便秘结。

用法用量：口服，水蜜丸一次2克，大蜜丸一次1丸。1日2次。

29. 清热保幼丸

组成：栀子、大黄、银花、菊花、石膏、薄荷、黄芩、黄连、知母、玄明粉、牛蒡子（炒）、山豆根、射干、茯苓、冰片、川贝母、甘草。

功能主治：清热泻火，解毒。用于三焦热盛，面赤身热，口舌生疮。

用法用量：7岁以上儿童一次服1丸，3~7岁小儿一次服1/2丸，3岁以下小儿一次服1/3丸，口服，1日3次，用温开水送服。

30. 复方栀子膏

组成：栀子、冰片。

功能主治：清热，凉血，消肿，止痛。用于急性软组织损伤。

用法用量：外用，与患处涂抹软膏一薄层后包扎，24小时更换一次；换药时将上次用药残留物去净。开放性损伤者禁用。

31. 佛山红药

组成：栀子、紫草、地榆、大黄、黄柏、冰片等。

功能主治：清热解毒，凉血散瘀，消肿止痛，止血生肌。用于跌打创伤，骨折脱臼，筋伤积瘀，皮肉破损化脓，烫火伤。

用法用量：外用。1日1次，涂敷患部。或用制成的红药纱布外敷，1~3天换药一次。

32. 接骨消肿膏（自制）

组成：栀子60克，姜黄50克，羌活50克，干姜30克，制乳没各30克，大黄50克，黄柏40克，红花20克，茴香30克，丁香30克，樟脑50克。

功能主治：凉血止血，行气化瘀，理气止痛。用于急性软组织损伤。

用法用量：患处用生理盐水擦洗干净后，消肿膏敷于敷料上1天~2天换药一次，7天为一个疗程，如有骨折及脱位，整复后再敷药。

临床疗效：外敷治疗急性软组织损伤126例，痊愈103例，占81.75%；显效21例，占16.32%；无效2例，占1.59% 总有效率99.41%。

33. 醒脑静注射液

组成：栀子、麝香、郁金、冰片。

功能主治：开窍醒脑，凉血行气，清热解毒。用于气血逆乱，脑脉瘀阻所致中风昏迷；外伤头痛，神志昏迷；酒毒攻心，头痛呕恶，昏迷抽搐。脑栓塞，脑出血急性期，颅脑外伤，急性酒精中毒见上述症候者。

用法用量：肌内注射，一次2~4毫升，1日1~2次。静脉滴注：一次10~20毫升，用5%~10%葡萄糖注射液或0.9%氯化钠注射液250~500毫升稀释后滴注，或遵医嘱。

34. 热毒宁注射液

组成：栀子、青蒿、金银花。

功能主治：清热，疏风，解毒。用于上呼吸道感染（外感风热证）所致的高热，微恶风寒，头身痛，咳嗽，痰黄等。

用法用量：静脉滴注。一次20毫升（2支），以5%葡萄糖注射液或0.9%氯化钠注射液250毫升稀释后静脉滴注，滴速为30~60滴/分，1日1次，疗程3天。或遵医嘱。

35. 其他制剂 栀子双仁散（用于治疗高血压病），柴胡栀子散（治疗戊肝）。

【不良反应】①有部分患者涂抹复方栀子膏过程中出现局部充血、发痒、丘疹样皮疹等现象。②茵栀黄注射液致不良反应类型：皮肤及其附件损害（皮疹、荨麻疹、麻疹样皮疹、猩红热样皮疹、斑丘疹、外渗性皮肤坏死、），全身性损害（过敏样反应、过敏性休克、高热、寒战），心血管系统损害（心搏骤停、窦性心动过速、心肌损伤、胸闷、心悸），消化系统损害（恶心、呕吐、腹痛、假性黄疸），呼吸系统损害（药物性哮喘、喉头水肿），血液系统损害（红细胞溶解致溶血性黄疸及贫血、面部皮肤继发性出血、发绀），中枢及外周神经系统损害（头痛、头晕），急性肾衰竭，鼻梁塌陷，两腓肠肌痛，半身麻木感。③醒脑静注射液不良反应类型：一般过敏反应，皮疹，药热反应，过敏性休克。④热毒宁致不良反应类型：发绀、高热，皮疹，过敏性休克。

【附注】

1. 注意 脾虚便溏，胃寒作痛者慎服。

2. 品种情况 水栀子为同科植物大花栀子 *G. jasminoides* Ellis var. grandi flora Nakai 的果实，有时混做栀子用。而水栀子一般只用于提取染料，不堪入药。

3. 药用部位 传统中医采用栀子花提取液治疗2型糖尿病症状。

参考文献

1. 沈爱宗，刘圣，汤源泉，等．栀子药理作用及临床应用紧张．基层中药杂志，

1997，11（2）：49～52.

2. 张建明．怎样用栀子外治疾病．中医杂志，2007，48（7）：663～664.

3. 黄青萍．栀子提取液抑菌效果考察．中国药师，2008，11（11）：1341～1342.

制剂．

4. 杨东，曹红卫，付建峰，等．栀子抗内毒素组分的制备及活性初步分析．第三军医大学学报，2008，30（8）：706～708.

5. 郑新川，杨东，刘鑫，等．栀子拮抗细菌脓毒症有效成分京尼平苷的研究．中国药理通讯，2009，26（2）：59.

6. 王意忠，崔晓兰，高英杰，等．栀子提取物抗病毒试验研究．中国中药杂志，2006，31（14）：1176～1178.

7. 那莎，郭国田，王宗殿，等．栀子及其有效成分药理研究进展．中国中医药信息杂志，2005，12（1）：90～92.

8. 倪慧艳，张朝晖，傅海珍．中药栀子的研究与开发概述．中国中药杂志，2006，31（7）：538.

9. 李利娟，李宏霞，吴欣桐，等．栀子甙对血管性痴呆大鼠行为学和脑组织病理改变的影响．四川大学学报，2009，40（4）：604～607.

10. 任强，孙丽华，刘新民，等．栀子的化学成分及抗白血病活性研究．广东药学院学报，2009，25（2）：141～143.

11. 汪龙德．栀子对离体兔 Oddi 括约肌收缩活动的影响．兰州大学学报，2009，35（2）：5～8.

12. 付小梅，周光雄，葛菲，等．栀子类药材的研究概况及展望．中国野生植物资源，2001，20（2）：24.

13. 刘过敏，郭素华，程维明．栀子的药理作用及其机制研究新进展．海峡药学，2008，20（11）：8～10.

14. 刘润宏，祁玉杰，侯海霞．复方栀子散治疗输液致血管痉挛疼痛临床效果观察．齐鲁护理杂志，2008，14（20）：36.

15. 牛艳艳，冯玛莉，李培毅，等．芩栀解郁片的治疗标准．中国实验方剂学杂志，2007，13（1）：10～12.

16. 孙文武．栀柏合剂的制备及质量控制．中国医院药学杂志，2008，28（2）：152～153.

17. 于连中．栀子地丁散外敷治疗 68 例急性扭挫伤．今日应用医学，1997，3（4）：67.

18. 齐尚锋．栀子跌打膏治疗急性踝关节扭伤临床观察．中医正骨，2009，21（7）：44～46.

19. 倪新英，王艳丽．栀子红花散治疗踝关节扭伤．中国民间疗法，2003，11（8）：27.

20. 祝继荣，周红．栀子酒湿性外敷治疗产后会阴水肿 38 例观察．公共卫生与预防医学，2007，18（4）：60.

21. 李文清，杨德柱，尹志学．高效液相色谱法测定复方黄连素注射液中二组分含量．黑龙江医药，1995，8（2）：324.

22. 李运林，刘怀蓝．栀子三黄滴耳液治疗慢性中耳炎临床观察．四川中医，2003，21（1）：73.

23. 时彦，时璐，戴玲玲．栀子双仁散涌泉外敷治疗高血压病32例．陕西中医，2009，30（2）：202～203.

24. 高凤兰．栀子通便丸治疗湿热便秘200例．中国社区医师，2007，9（21）：128.

25. 欧柏生，刘卫兵，王建民，等．栀子消痤合剂治疗寻常性痤疮100例．新中医，2005，37（7）：68.

26. 欧阳燕妮，徐睿来．止痛喷雾酊制备工艺的研究．实用临床医学，2009，10（4）：10～11.

27. 俞新中．柴胡栀子散为主治疗戊肝33例．实用中医药杂志，2007，23（4）：223.

28. 黄必奎．栀子与水栀子的鉴别研究．右江医学杂志，2003，31（5）：55.

29. 苏应林，易先德．接骨消肿膏外敷治疗急性软组织损伤126例．中医外治杂志，2001，10（1）：19.

◎咸虾花

Xianxiahua

【别名】大叶咸虾花、狗籽菜（《广州植物志》），鲫鱼草（广州空军（《常用中草药手册》），狗仔花（《广东中药志》第二卷），万重花（《广西药用植物名录》），牛鞭子草（《红河中草药》），蜻蜓饭、蜂仔草（福建），狗仔菜（《岭南中草药撮要》）。

【来源】为菊科植物咸虾花 *Vernonia patula*（Ait.）Merr. 的干燥全草。全年均可采收，洗净，晒干或鲜用。产于广东、广西、贵州、福建、云南、浙江等省区，我省各地有产。

【药材性状】全草长50～90厘米。根细小，土黄色。茎有分枝，具纵条纹，老茎棕褐色，近无毛，枝茎浅绿色，被灰色短柔毛，折断面中空。叶互生，叶片青绿色或灰绿色，纸质，皱缩，展平后呈卵形或椭圆状披针形，长2～4厘米，宽1～2厘米，顶端钝或短尖，基部楔状渐窄，边缘波状或有浅齿，叶面近无毛，叶背有灰色密柔毛。常见有残留头状花序或花托。气臭，味苦、辛。

【性味与归经】微苦，微寒。归肺、肝、大肠经。

【功能主治】清热解毒，平肝利湿，散瘀消肿。用于感冒发热，疟疾，头痛，高血压，泄泻，痢疾，风湿痹痛，湿疹，荨麻疹，疥疮，乳腺炎，颈淋巴结核，跌打损伤。现代有用于上呼吸道感染，扁桃体炎，肾结石，膀胱结石，蜂窝状组织炎，下肢溃疡，中耳炎。

【用法用量】15～30克，水煎服。外用适量，鲜品捣烂取汁滴耳或煎水洗患处。

【附注】野生植物咸虾花含有丰富的矿质元素、维生素和多种营养成分，至少含有17种氨基酸。其中7种为人体必须的氨基酸。其中总糖含量、谷氨酸含量、维生素B_2含量、钾含量较高。开发利用野生植物咸虾花将会产生较大的社会效益。

参考文献

1. 张志刚，钟华，钟惠民．野生植物咸虾花营养成分的研究及应用．浙江化工，2006，37（10）：22.

◎鸦胆子

Yadanzi

【别名】鸭胆子、鸦蛋子、苦参子、老鸦胆、鸦胆（《广东中药志》），天胆子（《广州常用草药增订本》），苦榛子（《吉云旅钞》），鸭蛋子（《衷中参西录》），解苦楝（《广西中药志》），小苦楝（《广西中草药》），老鸭蛋（《河南中医》），苦楝子（《职业与健康》）。

【来源】为苦木科鸦胆子属植物鸦胆子 *Brucea javanica*（Linn.）Merr. 的干燥成熟果实。秋、冬季果实成熟，待果皮变黑色时，分批采收，除去枝梗，晒干。分布于广东、广西、云南、福建、台湾等省区。我省中部以南至西南部各地均有出产。

【药材性状】核果卵形或椭圆形，略扁，长 0.6～1 厘米，直径 4～7 毫米，表面黑色，有隆起网状皱纹，顶端有鸟嘴状短尖的花柱残基，腹背两侧有较明显的棱线，基部钝圆，有凹点状果柄痕，果肉易剥落；果核坚硬，破开后内面灰棕色平滑，内含种子 1 颗。种子卵形，长 4～7 毫米，直径 3～5 毫米，表面乳白色或黄白色，有稍隆起的网纹，顶端短尖呈鸟嘴状，其下有长圆形种脐，近基部有棕色圆形合点，种脐与合点间有稍隆起的种脊；种皮薄，胚乳和胚富油性。气微特异，味极苦。

【性味与归经】苦，寒；有小毒。归大肠、肝经。

【功能主治】清热解毒，治痢截疟，腐蚀赘疣。用于热毒血痢，疟疾，痔疮，痈肿，阴痒，白带，滴虫性阴道炎，阿米巴痢疾。外用治赘疣，鸡眼。现代有用于阿米巴原虫性阴道炎，扁平疣，肛裂，肺癌脑转移，胃癌，食管癌，恶性胸腔积液，癌性腹水，晚期胰腺癌，丝虫病，寻常疣，胼胝，银屑病，灰指甲，刺瘊，肝癌，肾癌，前列腺癌，卵巢癌，膀胱癌，带状疱疹，降低颅内压，耳内息肉，斑秃，全秃，烫伤疤痕。

【用法用量】内服多去壳取仁，用龙眼肉包裹或装入胶囊吞服，治疟疾每次 10～15 粒，治痢疾每次 10～30 粒。外用取仁适量，捣敷，或取其油涂搽，或煎水洗。

【药理作用】

1. 抗疟作用 鸡疟实验表明，鸦胆子仁口服，或其水浸液和粗制无晶形粉肌注，都有显著的抗疟作用，使血中疟原虫迅速减少，乃至转为阴性，但未确证是否已根治，所得之纯结晶，抗疟作用反而降低。鸦胆子的抗疟活性可能是由所含少量苦木苦味素（quassinoids）所致。

2. 抗菌作用 鸦胆子对幽门杆菌体外抑菌试验结果 MIC 及 MBC 均为 0.0039～0.0078，对幽门杆菌有较好的抑菌作用。

3. 抗其他寄生虫作用 鸦胆子粗提物 kosamine 能驱除犬肠道线虫和绦虫，对鞭虫和蛔虫亦有驱除作用，对钩虫有极强的驱杀作用。从鸦胆子仁提得的一种苦味糖体，在体外1∶10 000浓度时，能在24小时内杀死肺吸虫成虫。鸦胆子仁对滴虫、草履虫和尿路原虫（Protozo Urosonus）都有杀灭作用。5% ~10%冷浸液与蚊幼虫和卵接触18 ~48小时，可全部杀死之，其茎叶投入积水亦有效。

4. 抗肿瘤作用 局部应用鸦胆子仁糊剂和水剂能使小鼠皮肤癌和乳头状瘤细胞发生退行性变和坏死。鸦胆子的甲醇提取物，对艾氏腹水癌、walker癌肉瘤和p-388白血病有显著抑制作用。从中分离得的鸦胆子苷A，对P-388白血病有显著治疗作用，鸦胆子苷B、鸦胆子苦醇、鸦胆子苦素D和另一种新鸦胆子苦素类成分，体外试验均有一定的抗肿瘤作用。10%鸦胆子油有效成分油酸，能杀伤肝癌细胞，在体观察也表明对小鼠肝癌有抑制作用。体内抗癌实验，10%鸦胆子油静注乳剂对艾氏腹水癌有抑制作用，局部用药能抑制实体瘤S_{37}，S_{180}的生长。还对小鼠精原细胞的有丝分裂呈明显抑制作用。

5. 抗赘疣作用，鸦胆子对局部组织有强烈的腐蚀作用，可使赘疣细胞破坏、坏死、脱落。局部外用对皮肤赘疣和乳头状瘤有一定的治疗作用。

6. 对心血管系统作用 去油鸦胆子浸剂及其粗体物静脉注射，可使犬血压暂时下降，对在位和离体心脏有抑制作用，此作用不因切除迷走神经或注射阿托品而消失。

7. 对平滑肌作用 鸦胆子仁的各种浸液均能兴奋离体子宫、小肠及在位小肠，麻醉犬静脉，注射少量鸦胆子苷后肠管发生剧烈收缩。

8. 抗胃癌及胃炎作用 采用体外药物敏感试验和流式细胞仪技术检测鸦胆子油乳对SGC-7901细胞增殖周期影响及诱导凋亡作用，结果发现鸦胆子油乳体外具有明显的抑制SGC-7901增殖的作用。与对照组相比，鸦胆子油乳2微克/毫升分别孵育SGC-7901细胞24小时和36小时后，细胞周期被阻滞于DNA合成期（S期），流式细胞仪检测未见明显的亚二倍体峰，鸦胆子油乳不同浓度、不同孵育时间诱导细胞凋亡的作用无显著差异（$P>0.05$）；实验证明鸦胆子油乳在体外能有效抑制SGC-7901细胞的增殖而起抗胃癌作用。用MTT法检测鸦胆子油乳BGC-823细胞的毒性作用，也证明鸦胆子油乳对人胃癌细胞的增殖有显著抑制作用，且有时间和浓度依赖性；0.10克/升鸦胆子油乳作用12、24、48小时后，凋亡率明显上升，细胞周期被阻滞于GaG_1期；p53表达水平增高。鸦胆子油除有抗胃癌作用外，还有抗胃溃疡及慢性胃炎作用，鸦胆子油乳颗粒剂1.4、2.8克（鸦胆子油）/公斤/天连续给小鼠灌胃3天，能显著抑制幽门结扎大鼠胃溃疡的形成；1.2克（鸦胆子油）/公斤/天连续灌胃3天，能显著抑制阿斯匹林所致小鼠胃溃疡的形成；0.6、1.8克（鸦胆子油）/公斤/天连续灌胃3天，对小鼠束水应激性胃溃疡有显著抑制作用；0.5、1.0克（鸦胆子油）/公斤/天连续灌胃9天，能显著抑制大鼠醋酸慢性胃溃疡的形成；0.5、1.0克（鸦胆子油）/公斤/天连续灌胃3个月，对氨水所致大鼠慢性萎缩性胃炎有显著抑制作用。

9. 降脂和降压作用 通过制成的长爪沙鼠高脂血症模型，观察其心肌和肝脏的组织总脂解活性、脂蛋白脂肪酶、肝甘油三酯脂肪酶及血清卵磷脂、胆固醇脂酰基转移酶的活性变化，结果表明模型动物高脂血症沙鼠血清中胆固醇脂酰基转移酶活性明显升高，肝脏总脂解活性降低：心肌和肝脏的脂蛋白脂肪酶活性都明显降低，而肝甘油三酯脂肪酶的活性则无明显改变；给予鸦胆子油乳剂后，血清胆固醇脂酰基转移酶活性更进一步增强，血清总胆固醇、甘油三酯降低，心肌和肝脏的组织总脂解活性及肝甘油三酯脂肪酶无明显改变，心肌和肝脏的脂蛋白脂肪酶活性增高；说明鸦胆子油乳剂具有明显的降脂作用。鸦胆子油乳剂口服灌胃，能明显降低高脂血症沙鼠中甘油三酯、总胆固醇水平，并使血清卵磷脂胆固醇酰基转移酶活性升高，脂蛋白脂肪酶活性增高，并以此而发挥了降脂作用。

10. 抗肾癌作用 流式细胞术观察鸦胆子油乳剂对人肾颗粒细胞癌细胞系 GRC－1 细胞周期的影响，实验结果表明，鸦胆子油乳剂可使细胞周期的 S 期细胞百分比含量明显减少；使 G_1期细胞比率明显升高，表明鸦胆子油乳剂有抗肾癌作用。鸦胆子油乳加入体外培养的人肾颗粒细胞癌细胞系 GRC－1 细胞和裸鼠移植性人肾透明细胞癌 RLC－310 细胞，通过光能和电镜观察其对肾癌细胞的抑制作用；结果发现鸦胆子油乳对 GRC－1 及 RLC－310 细胞的生长有明显抑制作用，可直接破坏肾癌细胞的细胞膜、线粒体膜、内质网膜及核膜等膜性系统，使肾癌细胞变性并坏死而达成抗肾癌作用；而且能降低肾细胞癌的恶性度，改善预后，延长生命。

11. 抗前列腺癌和前列腺增生作用 用10%鸦胆子油静脉乳剂作用于体外培养的前列腺癌细胞（Pc－3 细胞系），观察 4 种不同浓度的药物对该细胞生长、DNA 合成的影响及光镜、透射电镜下细胞形态及亚微结构的变化，结果证明 10%鸦胆子油乳剂对体外培养的前列腺癌细胞生长和 DNA 合成有明显的抑制作用。鸦胆子油还有抗前列腺增生作用，SD 大鼠去势 7 天后皮下注射睾酮 4 毫克/公斤，同时腹腔注射 10%鸦胆子油乳 5 毫克/公斤。于给药第 10、20、30 天时处死大鼠，观察前列腺重量，通过光镜及电镜观察前列腺组织细胞结构变化，免疫组化法检测 PCNA 和 bc1－2 蛋白表达的改变，结果给药 20 天后鸦胆子油乳组大鼠前列腺重量明显低于睾酮组，电镜证实鸦胆子油乳可破坏前列腺上皮细胞的细胞膜、粗面内质网和基膜等，使细胞变性坏死；免疫组化法证实在给药 10 天时，鸦胆子油乳组 PCNA 指数明显低于睾酮组，并认为鸦胆子油乳是通过破坏细胞膜性结构抑制细胞增生而发挥治疗前列腺增生作用。

12. 抗阿米巴作用 鸦胆子在体内外均有直接杀灭阿米巴原虫。去油鸦胆子水浸液和乙醚浸膏加入感染粪便，均能杀灭阿米巴。鸦胆子苷在阿米巴培养基中杀阿米巴的效力相当于吐根素的 1/5～1/10，对人工感染或天然感染的阿米巴痢疾动物，鸦胆子仁及其提取物口服或注射给药均有一定疗效，但根治率不高。

13. 毒性 鸦胆子毒性成分存在于水溶性苦味部分，其挥发油则有局部刺激作用。毒性表现为恶心、呕吐、腹泻、便血、胃肠道充血出血、肝脏充血和脂肪变、肾脏充血和变性，严重时出现昏睡和惊厥乃至死亡。去油鸦胆子猫口服最小致死量约为 0. 1 克/公斤。鸦胆子煎剂对雏鸡肌注半数致死量为 0. 25 克/公斤，口服为 0. 4 克/公斤，长期给药时，有累积性毒性。鸦胆子油毒性很小，小鼠静脉注射半数致死量为 6250 毫克/公斤，长期毒性实验，家兔静脉注射鸦胆子油静脉乳每日 10 克/公斤，各项指标均无影响。鸦胆子全组分、水提组分、醇提组分的小鼠口服 LD_{50}分别为 3. 14 克/公斤、4. 023 克/公斤、3. 320 克/公斤，分别相当于临床日用量的 110 倍、140. 8 倍、116 倍。腹泻、尾部紫绀是主要的急性毒性症状，实验结果表明鸦胆子不同组分急性毒性大小顺序依次是全组分、水提组分、醇提组分。

【药物制剂】鸦胆子作为一种常用中药，具有抗肿瘤、抗消化道溃疡、降血脂等作用，是一种很有开发价值的中药，鸦胆子油静脉乳剂属于多相的动力学不稳定的分散体系，在受热、冷冻及长期贮存的过程中，均能引起乳析或破裂；鸦胆子油微囊虽真空低温干燥后可存放较长时间。而在室温下存放7－10天可自行囊破，应加强鸦胆子方剂的研究，确定治疗各种疾病的有效剂量，并建立合理的制备中成药的工艺流程，避免有效成分的丢失。

1. 鸦胆子浸膏片（胶囊）

组成：鸦胆子。

功能主治：解毒治痢，截疟，蚀疣。用于阿米巴痢疾，疟疾，鞭虫，蛔虫及诸痔均有效。

用法用量：片剂：口服，治疟疾1日2片，治痢疾每次1片。胶囊，1日3次，饭后半小时吞服。

2. 鸦胆子油乳注射液

组成：鸦胆子油，精制豆磷脂，甘油。

功能主治：清热解毒，消癥散结。用于热毒瘀阻所致的消化道肿瘤，肺癌，脑转移癌。

用法用量：注射剂，静脉滴注，一次10～30毫升，1日1次。口服乳剂，一次20毫升，1日2～3次，30天为一个疗程。

3. 复方鸦胆子制剂（商品名派特灵）

组成：鸦胆子、蛇床子、大青叶、白花蛇舌草等20味中药提取纯化而成的纯中药制剂。

功能主治：局部外用治疗小疣体尖锐湿疣。

用法用量：用棉签蘸取药液涂于疣体，2次/天，连涂3天，停药4天为1疗程，如疣体未脱落，可重复第2疗程，直至疣体脱落。治疗结束嘱患者6个月内禁止性生活。

临床疗效：47例经1个疗程疣体全部脱落，16例经2个疗程疣体全部脱落。治疗后1个月复发7例，（其中3例原皮损均在10个以上，皮损平均直径均大于5毫米）复发部位在原皮损部位或临近部位，再次使用派特灵治疗1个疗程，疣体脱落后配制1∶50的稀释液，用棉签反复擦洗患处及周围，每次（10～15）分钟连续1个月，至全部病例观察结束时未再复发；治疗后3个月复发2例，再次治疗1个疗程后未再复发；治疗后6个月无复发病例，全部患者均治愈。

4. 鸦胆子丹参药膏（自拟）

组成：鸦胆子、丹参、凡士林。

主治：用于多种原因所致的瘢痕疙瘩。

用法用量：患处皮肤以75%酒精消毒，用胶布覆盖周边正常皮肤，再用软膏涂于患处，每隔两天换药一次，10天为一疗程。

临床疗效：治疗瘢痕疙瘩12例中，痊愈8例，有效3例，无效1例（经第二疗程仍无效）。

5. 鸦胆子油口服乳液

组成：鸦胆子油、豆磷脂。

功能主治：抗癌药。用于肺癌、肺癌脑转移，消化道肿瘤及肝癌的辅助治疗。

用法用量：口服，一次20毫升，1日2~3次，30天为一个疗程。

6. 其他制剂 复方八角莲酊（含有鸦胆子的制剂，详细信息见八角莲药物制剂部分），

【不良反应】①鸦胆子对胃肠道有刺激作用，可引起恶心，呕吐，腹痛，对肝肾亦有损害，故不宜多服久服。使用本品外敷有引起过敏的报道，其中1例患者于右足中趾上皮角化处敷药后20分钟突发呼吸苦难，随机进入半昏迷状态，经抢救后恢复。恢复后以鸦胆子仁浸液作皮肤刮痕试验，结果涂药后20s局部发生红润，1分钟时出现直径1.2厘米大的血疹；并感觉呼吸有紧迫感，持续12小时之久。另有1例患者为治背部黑痣将黑痣表皮轻轻剥破，用鸦胆子仁1.5个捣烂，敷于局部，1分钟后四肢麻木，汗出。随之意识丧失，面色青紫，大小便失禁，诊断为过敏性休克。还有文献报道外用鸦胆子致过敏反应、接触性皮炎等，患者感到手心、手背瘙痒红肿，继而出现颜面红肿、口唇麻木发绀、胸闷气短、呼吸困难等症状。②鸦胆子油乳注射液所致不良反应类型有：过敏性休克（四肢抽搐、面色苍白、胸闷、呼吸困难、口唇发绀、大汗淋漓、血压骤降、意识丧失），一般过敏反应，心律失常，水泻，咳嗽，双肾刺痛。

【附注】

1. 注意 脾胃虚弱呕吐者禁服，胃肠道及肝肾均有损害，胃肠出血及肝肾病患者应忌用或慎用。

2. 药用部位 鸦胆子的有毒部位为果壳和种子，以种仁的毒性较强，成年人吃12粒有中毒危险。据广州草药医师介绍：先用甘草9克煎水服或嚼烂吞下原汁，后吃红糖和冻白粥，可解鸦胆子中毒。

3. 品种情况 常有伪品牛耳枫果实（交让木科植物牛耳枫 *Daphniphyllum calycinum* Benth. 的干燥果实）以及混淆品女贞子（木犀科植物女贞 *Ligustrum lucidum* Ait. 的干燥成熟果实）相混之。由于它们功效相差甚远，故需引起临床医药工作者的重视。

参考文献

1. 李玉平，田兆军．鸦胆子的临床新用途．职业与健康，2000，16（7）：103~104.

2. 郭若燕，李国庆．鸦胆子油乳临床应用进展．中国民康医学，2008，20（10）：1066.

3. 杨峰，于红，王凤礼，等．鸦胆子的研究概况．黑龙江医药，1998，12（2）：112~113.

4. 胡萌，朱福章，沈荣福．中药鸦胆子治疗银屑病15例．实用中西医结合杂志，1996，9（7）：430.

5. 张小丽，王燕清．鸦胆子外敷治疗灰指甲．中国民间疗法，2003，11（6）：26.

6. 赵明刚．鸦胆子外用治疗刺瘊．中医外治杂志，2009，18（2）：41.

7. 马玉坤，胡安新，邹满．鸦胆子油的临床应用进展．山东医药，2004，44（17）：

61～62.

8. 王训春，王一乐．鸦胆子在临床外治中的运用．中医外治杂志，1994，(4)：4.

9. 马汉铭，杜平华．中药材鸦胆子对幽门螺杆菌体外抗菌作用的研究．数理医药学杂志，2002，15（2)：158.

10. 左铮云．鸦胆子油药理作用研究概况．实用中西医结合临床，2005，5（6)：88～90.

11. 孙蓉，杨倩，张作平，等．鸦胆子不同组分对小鼠急性毒性的比较研究．中国药物警戒，2010，7（2)：73～77.

12. 林宏英，吴建梅，张文生．鸦胆子油的研究进展．中国实验方剂学杂志，2006，12（4)：65～69.

13. 朱才勇，孙爱娟，甄英，等．复方鸦胆子制剂治疗尖锐湿疹63例疗效观察．皮肤病与性病，2009，31（3)：49～50.

14. 王太．自拟鸦胆子丹参药膏治疗瘢痕疙瘩12例．深圳中西医结合杂志，1998，8（2)：38.

15. 高志君，等．鸦胆子外敷致过敏性休克一例．山东中医杂志，1984，(6)：21.

16. 柴惠敏．外用鸦胆子过敏1例．山西中医，2008，24（7)：13.

17. 王来放．鸦胆子仁致接触性皮炎8例临床分析．肾阳医学，2004，24（4)：164.

18. 顾晓华．鸦胆子及其混伪品的鉴别．时珍国医国药，2006，17（11)：2252.

◎响螺厣

Xiangluoyan

【别名】角螺厣（《广东中药志》第二卷）。

【来源】为盔螺科属动物管角螺 *Hemifusus tuba*（Gmelin），或细角螺 *H·ternatanus*（Gmelin）的掩厣。全年可采收，捕得后，入沸水中烫死，取厣，晒干。产于我国东海南海。我省主产于惠阳、惠东、陆丰县及深圳宝安沿海地区。

【药材性状】厣为角质，梨形片状，前端较尖，无脐。棕色或棕黑色，较粗糙，有皱褶，气微，味甘微咸。

【性味与归经】甘、咸，平。归肝、胃经。

【功能主治】养阴清热，解毒敛疮。用于阴虚发热、盗汗，白带多。外用治中耳炎，顽癣，小儿头疮。

【用法用量】3～9克，水煎服，或研细末以开水冲服。外用适量，研末调敷患处。

【药理作用】

1. 抗肿瘤活性 昆明种小鼠40只，随机分成5组，每组8只，除空白组外，其余小鼠均在右腋下接种S_{180}瘤株。治疗组分别给药20、40毫克·公斤$^{-1}$，空白组和模型组注射生理盐水，对照组注射环磷酰胺20毫克·公斤$^{-1}$。从接种肿瘤后第2大开始腹腔注射给药，连续给药7天，停药后隔日处死小鼠，剥取瘤块、脾和胸腺称重，计算抑瘤率、脾指数和胸腺指数。结果显示从管角螺肌肉中得到的中性糖蛋白（Neutral Glycoprotein of

H. tuba，NGH）在低剂量（20 毫克·公斤$^{-1}$）有显著的抑瘤作用，抑瘤率为 51.0%，作用强弱与环磷酰胺相似，而在高剂量时抑瘤效果明显降低。

【附注】

药用部位　管角螺、细角螺的软体部分，俗称响螺肉、角螺肉，功能滋阴补气。用适量鲜品或干品煮汤服，治耳聋；与猪脚同炖服，治腰痛。

参考文献

1. 傅余强，顾谦群，刘睿，. 管角螺肌肉中性蛋白的化学组成及抗肿瘤活血研究. 中国海洋药物杂志，2002，（6）：20.

◎鬼羽箭

Guiyujian

【别名】羽箭、羽箭草、黑骨草、克草（《广东中药志》第一卷），卫矛（《广东中药》），黑草、幼克草（《岭南中草药撮要》）。

【来源】为玄参科植物鬼羽箭 *Buchnera cruciata* Buch. – Ham. 的全草。秋季采收，鲜用或晒至半干，收回堆放，用麻布包盖覆，焖两日，晒干。分布于广东、湖南、江西、福建、云南、广西、海南等省区。

【药材性状】全草呈黑色或黑褐色，稍被白毛。茎中空。根生叶卵形或倒卵形，茎生叶线形。顶端多具花序或果序。气微，味微苦。

【性味与归经】苦，寒。归肝经。

【功能主治】清热解毒，凉血祛风。用于流行性感冒，中暑腹痛，瘫痧发热，癫痫，风疹，丹毒。现代有用于治疗湿热证发热

【用法用量】9～15 克，水煎服。外用适量，取鲜品捣烂敷患处。

【附注】

1. 注意　体虚寒及孕妇禁服。

2. 品种情况　卫矛科植物卫矛 *Euonymus alatus*（Thunb.）Sieb. 的带翅茎枝称为“鬼箭羽”，和本品名虽近而实不同。鬼箭羽味苦性寒，功能破血通经。应注意区别。

参考文献

1. 庞科明. 甘露消毒丹加味治疗湿热证发热 62 例. 广西中医药，2006，29（2）：29.

◎鬼灯笼

Guidenglong

【别名】白灯笼、虎灯笼（《生草药性备要》），白花鬼灯笼、白花苦灯笼、白苦灯笼、白花山独企（《广东中草药》），苦丁茶、鬼点火（广州空军（《常用中草药手册》），

苦灯笼（《广东中药志》第二卷），岗灯笼（广州部队（《常用中草药手册》），红羊精、红灯笼（《陆川本草》），红花路边青、土羚羊、夜鬼灯笼（《南宁市药物志》）。

【来源】为马鞭草科植物白花灯笼 *Clerodendrum fortunatum* Linn. 的干燥全株。夏、秋季采收，洗净，切段，晒干或鲜用。分布于广东、广西、江西、福建、海南等省区。

【药材性状】全株长近 1 米。老茎圆柱形，表面淡灰棕色，粗糙，可见纵沟及凸起的圆形皮孔；向上渐变成方柱形，幼枝棕绿色，密被短柔毛。叶对生，皱缩，易破碎，叶面墨绿色，展平后呈矩圆形至矩圆状披针形，长 5～15 厘米，宽 2～4 厘米，叶背灰绿色，全缘或略呈波状。叶腋处常见残留数个花萼，形似灯笼并有五棱角。花冠白色，萼紫蓝色。气微，味微苦。

【性味与归经】微苦，微寒。归肺、胃经。

【功能主治】清热解毒，祛风除湿，止咳定痛。用于外感风热表证，咽喉肿痛，慢性喘咳，阴虚劳热，风湿骨痛。外用治跌打损伤，疮疡肿毒。现代有用于肺结核咳血，感冒高热，头痛发热，胃热痛，睾丸阴囊肿痛等。

【用法用量】15～30 克，水煎服。外用适量，鲜品捣烂敷患处。

【附注】

药用部位 鬼灯笼根或根皮，亦供药用。

◎活血丹

Huoxuedan

【别名】虎肩梢(《岭南采药录》)，金钱艾(《本草求原》)，驳骨消、通骨消、透骨消(《广东中药志》第一卷)，遍地香(《祝穆试效方》)，地钱儿(《救荒野谱》)，钹儿草(《救生苦海》)，连钱草(《质问本草》)，铜钱草(《慈航活人书》)，白耳草、乳香藤、九里香、半池莲、千年冷、遍地金钱、金钱草(《纲目拾遗》)，马蹄草(《植物名实图考》)，透骨风、过墙风、巡骨风(《分类草药性》)，蛮子草(《天宝本草》)，胡薄荷(《现代实用中药》)，穿墙草(《经效实验单方》)，团经药、风草(《贵州民间方药集》)，肺风草、金钱薄荷、十八缺草(《福建民间草药》)、江苏金钱草(《中药通报》)，透骨草、一串钱(《民间常用草药汇编》)，四方雷公根、钱凿草、钱凿王(《陆川本草》)，大叶金钱草、野薄荷(《江西民间草药》)，马蹄筋骨草、破铜钱(《四川中药志》)，对叶金钱草（浙江），疳取草（湖南），钻地风、接骨消（广西）。

【来源】为唇形科植物活血丹 *Glechoma longituba* （Nakai） Kupr. ［*G. herderacea* auct. non Linn.］的干燥全草。4～5 月采收全草，晒干或鲜用。产于全国各地，我省各地有产。

【药材性状】全草长 10～30 厘米，常互绕成团状。茎多分枝，直径约 1 毫米，黄白色，微具四棱，节间长，质柔软，下部茎节有须根。叶对生，皱缩，展平后呈圆形或肾形，长约 3 厘米，宽约 2 厘米，基部心形，先端浑圆，边缘具钝齿，纸质，灰绿色带褐或暗墨绿色；叶柄长约 3 厘米。茎和叶均有倒生细柔毛。气微香，味微辛。

【性味与归经】苦、辛，凉。归肺、肝、胆、膀胱经。

【功能主治】清热解毒，利湿通淋，散瘀消肿，祛痰止咳。用于热淋，石淋，湿热黄疸，疮痈肿痛，跌打损伤，血瘀经痛，经闭，感冒风热咳嗽，久咳。现代有用于泌尿系结石和胆道结石。

【用法用量】内服，煎汤，15～60 克，或浸酒，或捣汁。外用适量，捣敷或绞汁涂敷。

【药理作用】

1. 抗炎作用 研究连钱草提取物对炎症递质（PGE_2、组胺、5－羟色胺等）的影响，探讨连钱草提取物的抗炎作用机制。分别制作二甲苯所致小鼠耳肿胀、醋酸致小鼠腹腔毛细血管通透性增加、角叉莱胶致小鼠足肿胀、蛋清致小鼠足组织炎症等模型，考察连钱草水提物（1 克·毫升$^{-1}$）和醇提物（1 克·毫升$^{-1}$）对模型小鼠组织中炎症递质的影响，测定炎症组织中 PGE_2、5－羟色胺和组胺相对含量。结果显示，连钱草水提物与醇提物对二甲苯致小鼠耳肿胀均有显著的抑制效果；对醋酸所致小鼠腹腔毛细血管通透性亦有显著抑制效果；连钱草醇提取物对角叉莱胶所致小鼠肿胀足组织中 PGE_2 释放无抑制作用，而水提物则有明显的抑制作用；连钱草水提物对蛋清所致小鼠肿胀足组织中组胺的释放有明显抑制作用，但连钱草醇提物无该作用；连钱草水提物对蛋清所致小鼠肿胀足组织中5－羟色胺的释放有明显抑制作用（$P<0.05$），连钱草醇提物作用较水提物小。结论连钱草提取物通过抑制内源性炎症递质5－羟色胺和组胺的释放而发挥抗炎作用，水提物抗炎作用较醇提物明显。

2. 对平滑肌运动的作用 以豚鼠肠道活动力为指标，观察不同浓度的连钱草提取物对回肠平滑肌收缩的影响。结果显示，连钱草水提物（0.05 毫克/毫升，0.1 毫克/毫升，0.2 毫克/毫升，0.3 毫克/毫升）能够显著兴奋豚鼠回肠的自发活动，使收缩力加强，对阿托品、肾上腺素引起的回肠收缩减弱均有拮抗作用，对盐酸异丙嗪引起的回肠收缩减弱无拮抗作用。连钱草醇提物（0.05 毫克/毫升，0.1 毫克/毫升，0.2 毫克/毫升，0.3 毫克/毫升）能够显著抑制豚鼠回肠的自发活动，使收缩力减弱，对乙酰胆碱、组胺、$BaCl_2$引起的回肠收缩加强均有拮抗作用。说明连钱草水提物具有兴奋豚鼠回肠平滑肌的作用，这种作用可能由胃肠道的胆碱受体和肾上腺素受体介导，而与组胺受体无关。连钱草醇提物能抑制豚鼠回肠运动，这种作用可能由胃肠道的胆碱受体和组胺受体介导，或直接作用于回肠平滑肌细胞。

3. 降血糖作用 采用正常小鼠、链脲佐菌素造糖尿病小鼠模型，血糖仪测定血糖，比色法测定血清超氧化物歧化酶（SOD）活性，丙二醛（MDA）含量，Mallory 染色等方法进行连钱草的降血糖作用及其机制研究。结果显示，连钱草对正常小鼠血糖没有影响，但能明显降低糖尿病小鼠的血糖水平，可提高血清 SOD 活性并降低血清 MDA 含量。Mallory 染色光镜下观察，给药糖尿病鼠的胰岛 β 细胞数量显著增加。说明连钱草能降低链脲佐菌素所致糖尿病小鼠的血糖水平，其降糖机制是增加胰岛内 β 细胞数量。

4. 利胆作用 能促进肝细胞的胆汁分泌，肝胆管内胆汁增加，内压增高，胆道括约肌松弛，而使胆汁排出。

5. 利尿作用 煎剂大鼠灌胃有显著利尿作用，连续应用则利尿作用逐渐降低。麻醉家兔试验也有明显利尿作用。

6. 溶解结石作用 能使小便变为酸性，而使存在于碱性条件下的结石溶解。

7. 抑菌作用 抑菌试验对金黄色葡萄球菌极度敏感，宋氏痢疾杆菌中度敏感，大肠杆菌、绿脓杆菌、伤寒杆菌均不敏感。

【药物制剂】活血丹是一种颇具开发价值的药用与观赏植物。

1. 通灵颗粒（医院制剂）

组成：连钱草、海金沙、元胡、川牛膝、冬葵子和鸡内金等。

功能主治：清热利湿，行气化瘀，排石止痛。用于湿热蕴结、气滞血瘀所致的泌尿系统结石。

2. 胆乐胶囊

组成：连钱草、猪胆汁、郁金、陈皮、山楂。

功能主治：理气止痛，利胆排石。用于慢性胆囊炎，胆结石症属气滞证者。

用法用量：口服，一次4粒，1日3次。

3. 肿痛一扫光药酒

组成：活血丹150克，青蛇藤100克，重楼100克，紫金龙20克，白酒1000毫升。

功能主治：清热解毒，活血化瘀，消肿止痛，止血，拔毒生肌。用于因受暴力或慢性劳损等造成的跌打损伤，风湿疼痛，颈椎病，骨质增生，无名肿毒，软组织损伤，大骨节病引起的肿胀疼痛瘀肿，功能障碍而无骨折者。

用法用量：内服，一次10毫升。1日3次，外用，有伤口者局部用棉签涂药酒外搽，无伤口者，在疼痛部位用药酒棉球外敷即可。

4. 尿感宁冲剂

组成：连钱草、海金沙藤、凤尾草、葎草、紫花地丁。

功能主治：清热解毒，通淋利尿，抗菌消炎。用于急、慢性尿路感染。

用法：口服，用开水冲服，一次15克，1日3~4次。

5. 排石颗粒

组成：连钱草、车前子、关木通、徐长卿、石韦、瞿麦、忍冬藤、滑石、苘麻子、甘草。

主治：用于泌尿系结石。

用法用量：开水冲服，一次1袋，1日3次；或遵医嘱。

【附注】

注意 阴疽、血虚及孕妇慎服。

参考文献

1. 罗光富．肿痛一扫光药酒的运用体会．云南中医中药杂志，2004，25（6）：55.

2. 程敏，叶小弟，诸葛定娟，等．通灵颗粒体外溶石作用的研究．浙江省医学科学院学报，2006，（64）：30.

3. 张丽，朴晋华，张蕻．排石颗粒主要药效学研究．中国药物与临床，2005，5（7）：532.

4. 陶勇，肖玉秀，石米扬，等．连钱草提取物对炎症递质的影响．医药导报，2007，

26 (8): 840.

5. 陶勇，肖玉秀，易吉平，等．连钱草提取物对豚鼠离体回肠平滑肌运动的影响．中药材，2003，26 (10): 746.

6. 袁春玲，王佩琪，郭伟英．连钱草的降血糖作用及其机制研究．中药药理与临床，2008，24 (3): 57.

◎穿心莲

Chuanxinlian

【别名】日行千里、四方莲、金香草、金耳钩、春莲夏柳、印度草(《广东中草药》)，斩蛇剑、串心莲(《粤北草药》)，苦草、榄核莲、一见喜、春莲秋柳(《广东中药志》第二卷)，万病仙草、四支邦(《福建中医药》)，苦胆草、斩龙剑（广州部队《常用中草药手册》)。

【来源】爵床科植物穿心莲 *Andrographis paniculata*（Burm. f.）Nees 的干燥地上部分。秋季未开花时采收，割取地上部分，晒干。主产于广东、海南、福建等省区。

【药材性状】全草长 40 ~ 80 厘米。茎方柱形。四棱，多分枝，青绿色，节稍膨大，分枝及叶片在节上对生；质脆，易折断，折断面黄白色，带纤维质，中央有白色髓，叶片披针形或狭披针形，长 2 ~ 8 厘米，宽 0.5 ~ 2 厘米，顶端渐尖，基部渐狭长，叶面深绿色或青绿色，叶背色稍浅，全缘；质脆，易脱落破碎；无叶柄。间见顶部及叶腋间有花枝，花白色带紫，多已脱落。气微，味极苦。

【性味与归经】苦，寒。归心、肺、大肠、膀胱经。

【功能主治】清热解毒，泻火，燥湿。用于风热感冒，温病发热，肺热咳喘，百日咳，肺痈，咽喉肿痛，湿热黄疸，淋证，丹毒，疮疡痈肿，湿疹，毒蛇咬伤。现代有用于急性黄疸型肝炎，神经性皮炎，湿疹，高血压，血栓闭塞性脉管炎，鼻衄，口腔出血，小儿消化不良，菌痢，化脓性中耳炎。

【用法用量】9 ~ 15 克，水煎服。外用适量，鲜品捣烂敷患处。

【药理作用】

1. 解热作用 穿心莲内酯 30 毫克/公斤对注射 Brewers 酵母引起的直肠温度升高没有明显的解热作用。而在剂量 100 毫克/公斤、300 毫克/公斤时口服穿心莲内酯 3 小时后有明显的解热活性，并持续 6 小时。穿心莲内酯高剂量解热活性与阿司匹林（300 毫克/公斤，P. o）相当。穿心莲内酯、新穿心莲内酯均具有抑制和延缓肺炎链球菌和溶血性乙型链球菌所引起的体温升高的作用，而后者的作用强度不及前者。对于伤寒、副伤寒菌苗所致发热的家兔或 2，4 – 二硝基苯酚所致发热的大鼠，去氧穿心莲内酯、穿心莲内酯、新穿心莲内酯及去氧去氢穿心莲内酯（即 14 – 去氧 – 11，12 – 去氢穿心莲内酯）均有一定的解热作用，其中以去氧去氢穿心莲内酯作用最强。

2. 抗炎作用 穿心莲内酯 1 克 · 公斤 $^{-1}$ 灌服及穿琥宁注射液 125 ~ 250 毫克 · 公斤 $^{-1}$ 皮下或腹腔注射，对二甲苯、组织胺、醋酸等所致的小鼠皮肤或腹腔毛细血管通透性增高、大鼠蛋清足趾及巴豆油性肉芽囊渗液均有显著抑制作用，显示其抗炎活性。切除双侧肾上腺后抗炎作用消失，说明其抗炎机制与肾上腺有关。穿心莲灌服对大鼠蛋清，角叉菜胶足趾注射致炎模型均有明显抗炎作用，且见效快，于30分钟开始，可维持8小时之久，其中大剂量组作用略强于阿司匹林。新穿心莲内酯能抑制由1毫克·毫升$^{-1}$细菌胞壁脂多糖（LPS）所致的RAW264.7细胞诱导型一氧化氮合酶的表达，从而下调NO的生物合成。新穿心莲内酯对正常小鼠巨噬细胞释放NO无影响，但对LPS诱导的巨噬细胞释放NO有明显的抑制作用，并呈量效关系。在7.5微摩尔/升浓度下即有抑制作用，15～120微摩尔/升范围内有显著抑制作用。当新穿心莲内酯单独和小鼠巨噬细胞共培养时，除120微摩尔/升对巨噬细胞的增殖有一定抑制作用外，在115～90微摩尔/升浓度范围内，新穿心莲内酯对巨噬细胞增殖没有明显影响。当加入LPS（5微克·微摩尔/升）刺激巨噬细胞后，新穿心莲内酯在11.25～120umol·l^{-1}对巨噬细胞的增殖有抑制作用。而在1.5～7.5微摩尔/升对LPS引起的巨噬细胞增殖具有增强的趋势。另有报道称穿心莲内酯能通过抑制小胶质细胞的活性来降低中脑的炎症介导多巴胺的神经退行性病变。

3. 对垂体－肾上腺皮质功能的影响　去氧穿心莲内酯、穿心莲内酯、新穿心莲内酯4克/公斤和去氧去氢穿心莲内酯1克/公斤给幼年小鼠口服，去氧去氢穿心莲内酯琥珀酸半酯（DAS）63～250毫克/公斤腹腔注射，连续3天，均可使胸腺萎缩，提示有增强肾上腺皮质功能的作用。去氧去氢穿心莲内酯125～250毫克/公斤腹腔注射，连续5天，能明显降低大鼠肾上腺中维生素C的含量，250毫克/公斤剂量组的大鼠垂休前叶中ACTH含量略偏高于对照组。DAS降低肾上腺中维生素C含量的作用，切除垂体后即完全消失，对切除肾上腺的幼年大鼠DAS不能延长其存活时间。提示DAS本身无肾上腺皮质激素样作用，但能兴奋垂体前叶功能，促进ACTH的合成和释放，从而增强肾上腺皮质功能。大鼠用戊巴比妥钠麻醉后，DAS可使肾上腺中维生素C含量降低。但在戊巴比妥钠麻醉的基础上，吗啡、地塞米松、氯丙嗪等均可完全阻断DAS降低肾上腺中维生素C的含量，表明DAS兴奋神经－垂体－肾上腺皮质系统的作用部位可能在皮质下中枢.

4. 对免疫功能的影响　穿心莲水煎剂在体外能提高人白细胞吞噬金黄色葡萄球菌的能力。穿心莲制剂－新炎得平（内含酯和酮），可提高小鼠血清溶菌酶水平，增强腹腔吞噬细胞和中性粒细胞的吞噬能力。穿心莲内醋有明显抑制小鼠静脉血中碳末廓清率的作用。穿心莲内酯2克/公斤灌胃，连续10天，可使小鼠胸腺萎缩，外周T淋巴细胞减少，脾中溶血空斑形成细胞（PFC）数减少，血清抗绵羊红细胞（SRBC）抗体效价降低及抑制迟发性变态反应。穿心莲的丁醇提取物和纯化的二萜穿心莲内酯明显引起抗体的兴奋和对小鼠绵羊红细胞的迟发型过敏性反应。通过巨噬细胞游走指数测量，^{14}C－亮氨酸标记的大肠杆菌的吞噬作用和脾淋巴细胞的增殖，穿心莲内酯刺激抗原特异性和非特异性免疫反应的程度比丁醇提取物低，从而提示在提取物中存在一些不同于穿心莲内酯的物质，并起免疫刺激作用。

5. 对实验性心肌缺血的影响　腹腔注射穿心莲根总黄酮100毫克/公斤、200毫克/公斤，连续3天，能明显减少大鼠心肌对^{169}镱的摄取率。心电图和心肌组织形态观察，总黄酮能降低异丙肾上腺素所致ST段下移总mV数，并能减少病理性Q波的出现和严重心律失常发生率；对结扎冠脉造成急性心肌梗死缺血性损伤兔的ST段抬高能明显降低，并能减少病理性Q波出现数目、降低N－BT染色显示的心肌梗死面积的百分率。总黄酮对异丙肾上腺素引起的心肌损伤和实验性心肌梗死缺血性损伤均有一定的保护作用。静脉给予穿心莲提取液具有减轻犬急性心肌缺血－再灌注损伤的作用，使缺血区心肌组织 SOD 活性较单纯缺血－再灌注缺血区 SOD 活性明显恢复，丙二醛（MDA）含量减少，心肌组织超微结构损伤减轻。在心肌缺血后，再灌注前给犬静注穿心莲提取液，再灌注后心肌细胞内 Na^+、Ca^{2+}较单纯心肌缺血－再灌注降低，K^+、Mg^{+}增加，室性心律失常发生率及严重程度较低。说明穿心莲提取液可以阻止心肌缺血－再灌注过程中细胞内 Na^+、Ca^{2+}，增加 K^+、Mg^{+}丢失，这可能是其减少再灌注心律失常的重要机制之一。

6. 抑制血小板聚集及抗血栓形成 通过体外和体内的实验观察，发现穿心莲提取物对 ADP 诱导的血小板聚集反应有显著的抑制作用。穿心莲还可增强纤溶系统活力。通过对 31 例健康志愿者和 24 例患者的研究，发现穿心莲提取物能明显抑制 ADP 和肾上腺素诱导的血小板聚集反应，而对花生四烯酸和瑞斯托霉素诱导的血小板聚集反应无明显影响；对 ADP 诱导的血小板 5－羟色胺的释放也有明显的作用。电镜观察表明，提取物体外、体内均可抑制 ADP 诱导的血小板致密颗粒和 α 颗粒的释放及管道系统的扩张，其作用机制可能是刺激血小板腺苷环化酶，提高血小板内 cAMP 水平，因而抑制了血小板聚集。给志愿受试者及冠心病患者分别服用穿心莲提取物，观察结果表明，提取物抗聚集作用强烈、迅速、可逆。在服药后 3～4 小时达最大抑制效果，促进纤溶，降低低切时血粘度效果肯定，但对纤维蛋白原浓度无明显影响。以体外培养的猪主动脉内皮细胞（EC）为模型，采用放免法、发色底物法测定结果表明，穿心莲成分 API_{C134}可使内皮细胞分泌前列环素（PGI_2）增加，血栓烷 A_2（TXA_2）含量减少，cAMP 增加，并能使纤溶酶激活物（PA）活性升高，纤溶酶原激活抑制剂（PAI）活性下降，呈剂量－效应关系。提示 API_{0134}通过促进抗凝纤溶作用能够增加 EC 的抗血栓功能。

7. 保肝利胆作用 穿心莲内酯对四氯化碳、D 半乳糖胺及扑热息痛所致肝损伤均有显著对抗作用，1000 毫克/公斤的穿心莲内酯能使四氯化碳所致血清 AST、ALT、AKP、BIL 和肝甘油三酯的升高下降 85.2%、66.9%、69.8%、59.7% 及 65.8%，但穿心莲的甲醇浸膏反有毒性，促进肝损伤大鼠死亡。穿心莲对大鼠有利胆作用，并可增加大鼠肝重量。腹腔注射穿心莲内酯后可使大鼠胆汁流量明显增加，而且所分泌胆汁的物理性质也有所改变。穿心莲内酯还能对抗四氯化碳、D－半乳糖胺（800 毫克/公斤）和乙酰氨基酚（3 克/公斤，口服）造成的肝毒性作用，显著降低 ALT、AST、HTG 水平。

8. 抗肿瘤作用 去氧去氢穿心莲内酯琥珀酸半酯对 W_{256}移植性肿瘤有一定抑制作用。去氧去氢穿心莲内酯琥珀酸半酯氢钾制成精氨酸复盐（DASKArg）对肿瘤细胞的生长有抑制作用，且随剂量增加，作用增强。通过体外实验，发现穿心莲对培养的癌细胞 ^3H－TdR 掺入有抑制作用，证实此药对培养的乳腺癌细胞 DNA 合成可能有抑制作用。采用体外抗肿瘤药物筛选 MTT 法，对穿心莲进行抗肿瘤作用筛选试验。结果显示，稀释浓度 1∶100 时其对肝癌细胞呈现明显抑瘤作用，杀伤率为 54.54%。以抑制细胞增殖为检测指标，用人体癌细胞株为供试体，对穿心莲提取物的抗癌活性进行了测试，发现该药对乳腺癌细胞株 MCF_7、肝癌细胞株 HEPG2、肠癌细胞株 HT_{29}、SW_{620}和 LS_{180}均有不同程度的增殖抑制作用。

9. 抗生育作用 大鼠给予穿心莲胶囊后，其胚胎数量和重量与对照组相比较有显著差异（$P < 0.05$），穿心莲胶囊能影响雄性大鼠的生育功能，降低雌鼠的怀孕率。穿心莲有明显的妊娠中止作用，给小鼠口服穿心莲有避孕作用。也可引起孕兔流产。穿心莲水煎液于腹腔注射后，对小鼠的着床、早孕、中孕、晚孕等时期以及兔的早期妊娠，都有中止妊娠作用。而且肌注、皮下注射、灌服、静注及宫腔内注射均能获得明显的抗早孕效果，以腹腔注射及静注效果最好；宫腔内注射，不仅用量小而且效果也佳。外源性孕酮或黄体生成素释放激素（LH－RH）均可完全或明显对抗穿心莲的致流产效果，提示穿心莲可能具有对抗体内孕酮的作用。此外，穿心莲对体外培养的人胎盘绒毛滋养层细胞的生长具有一定的抑制作用。穿心莲琥珀酸单酯钠盐对胎盘绒毛滋养层细胞有损害作用。去氧去氢穿心莲内酯衍生物对小鼠和大鼠均有良好的抗早孕作用。子宫增重法分析证明本品不具性激素样活性，它对胎盘滋养叶细胞有显著的影响，可使胎盘绒毛萎缩、细胞数目减少，合体细胞和郎罕细胞消失、间质水肿出血。

10. 抗蛇毒及毒蕈碱样作用 穿心莲乙醇提取物腹腔注射能非常显著地延长眼镜蛇毒中毒所致小鼠呼吸衰竭和死亡时间。此提取物能引起犬血压下降，毒扁豆碱可增强此作用，而阿托品则可阻断之。抗组胺药及β受体阻断剂均无影响。穿心莲对烟碱受体活性无影响，而显示明显的毒蕈碱样作用，这可能是其抗蛇毒作用的机制。

11. 对中枢神经系统的作用 穿心莲内酯琥珀酸半酯单钾盐注射液皮下注射具有明显镇静作用，与戊巴比妥钠有显著的协同作用，既能缩短其入睡的潜伏期，又能延长其睡眠时间。

12. 抗病原微生物作用 穿心莲水提物（50～100毫克/毫升）对经MeCoy细胞培养的衣原体，能显著减少包涵体数目，镜下形态观察，包涵体体积变小，说明同样可降低感染性，特别在200毫克/毫升浓度时抑菌率达93%。用维持培养液稀释的穿心莲水提物对宿主MeCoy细胞无破坏作用，故认为其抗衣原体活性无破坏宿主细胞的间接作用，而对衣原体生长具有直接抑制作用

13. 降血压作用 穿心莲注射液静脉注射，可使麻醉狗的血压产生快速而持久的下降，其降压作用具有快速耐受性，但不能翻转静脉注射肾上腺素引起的升压反应，说明该药无a－受体阻断作用。

14. 体内过程 用^{35}S标记的亚硫酸氢钠穿心莲内酯给大鼠静注后，其在血中含量下降很快，可迅速透过血脑屏障出现于中枢神经系统各部位，以在脊髓中含量最高，呈明显的下行性定位。各脏器则以肾脏为最高，6小时后则以直肠为最高，主要以原形经尿迅速排泄。生物$t_{1/2}$为2小时。48小时后可排除摄入量的85%，其排泄途径以尿为主。^{3}H－穿心莲在小鼠体内符合二室模型。当每只小鼠静注0.33毫克后，^{3}H－穿心莲内酯于小鼠体内分布迅速，但消除较慢，分布速率常数α为0.189 /分钟，消除速率常数β为0.0026/分钟。每只小鼠灌服0.66毫克，吸收分布也很迅速，于30.75分钟即达吸收高峰，血中峰浓度为16微克/毫升，利用率为44.06%。去氢去氧穿心莲内酯二琥珀酸半酯单钾盐（DASK）100毫克/公斤静注给药后的药时曲线符合开放性二室模型，分布相很短。150毫克/公斤肌注后所得药时数据符合一室模型，吸收较快而完全。DASK与血浆蛋白结合率较低。肌注后24小时内DASK原形物尿中仅排出24.9%±18.1%，由胆汁和粪便排出量更少。

15. 其他作用 当穿心莲有效成分（API_{0134}）浓度大于7.8～125毫克/L时能明显抑制钙调素（CaM）激活靶酶环核苷酸磷酸二酯酶（PDE－Ⅰ）的活性，其半抑制浓度（IC_{50}）为26.9毫克/升范围内，API_{0134}对PDE^{-1}的基础活性没有影响。穿心莲的正己烷提取部分对牛眼晶状体内醛糖还原酶有一定的抑制作用。穿心莲内酯和新穿心莲内酯有抑制大肠杆菌的作用。乙醇提取物对大肠杆菌毒素引起的腹泻有对抗作用。

16. 急性毒性 穿心莲毒性较小，其数种内酯或制剂对小鼠的LD_{50}值为：总内酯灌服为13.4克/公斤，甲、乙、丙、丁素分别为>20、>40、>20及>20克/公斤。穿心莲甲素注射液（穿心莲内酯亚硫酸氢钠加成物）静注为（1.075～1.145）克/公斤，穿琥宁注射液（脱水穿心莲内酯琥珀酸半酯）腹腔注射为（0.675±0.030）克/公斤，静注为（0.600±0.020）克/公斤。穿心莲根总黄酮给小鼠静注LD_{50}为（1.15±0.28）克/公斤。

亚急性毒性实验中，对大鼠或家兔服穿心莲内酯1克·公斤$^{-1}$，每日1次，连续7日，未见明显的毒性。穿琥宁注射液84毫克·公斤$^{-1}$腹腔注射每日1次，连续10天，无明显毒性作用。腹腔注射穿心莲内酯亚硫酸氢钠连续4周，结果表明250毫克/（公斤·日）为安全剂量。

【药物制剂】

目前，穿心莲为主要原料的制剂已有片剂，胶囊，滴眼液，滴丸，注射剂等多种剂型。《中华人民共和国药典》2005年版（一部）中记载的成方制剂中含穿心莲的中成药有穿心莲片等，此外市场上还有穿心莲内酯滴丸，穿心莲内酯片、复方穿心莲片、穿心莲胶囊等产品。

1. 痔舒息洗剂（中山市中医院制剂）

组成：穿心莲、入地金牛、大黄等。

功能主治：消炎止痛，收湿止痒。用于痔疮肿痛，肛周及阴囊湿疹。

用法用量：将本药液100毫升加温水至1500毫升，先以热气熏洗患处后，再坐浴，每次20分钟，1日2次。

2. 穿心莲内酯片（软胶囊）

组成：穿心莲内酯。

功能主治：清热解毒，抗菌消炎。用于上呼吸道感染，细菌性痢疾。

用法用量：口服，一次0.1～0.15克，1日3～4次。

3. 玉叶清火片

组成：穿心莲、栀子、玉叶金花等。

功能主治：清热解毒，消肿止痛，清利咽喉。用于风热证急喉痹，急吼瘖，症见咽喉红肿、疼痛、咽喉不适、声音嘶哑、失音等；急性咽炎、急性喉炎见上述症状者。

用法用量：口服，一次3片，1日3次。

4. 穿心莲苷酯片

组成：穿心莲苷、穿心莲内酯。

用法用量：口服，一次1～2片，1日4次。

功能主治：清热解毒，抗菌消炎。用于细菌性痢疾。

5. 炎痢净片

组成：穿心莲、白芍。

用法用量：口服，一次 5 片，1 日 3 次。

功能主治：消炎止痢。用于菌痢，肠胃炎，上呼吸道感染。

6. 止痢宁片

组成：穿心莲，苦参，木香。

功能主治：清热祛湿，行气止痛。用于痢疾，肠炎，表现为腹痛泄泻，下痢脓血，肛门灼热，里急后重。

用法用量：口服，一次 4 ~5 片，1 日 3 次。

7. 莲胆注射液

组成：亚硫酸氢钠穿心莲内酯，苦木提取物。

用法用量：肌内注射，每次 2 ~4 毫升，1 日 2 ~4 次。

功能主治：清热解毒，抗菌消炎。用于急性扁桃体炎，上呼吸道感染。

8. 眼净滴眼液

组成：穿心莲内酯亚硫酸钠，黄芩甙，眼生素液。

用法用量：滴眼，每日 4 ~6 次。

功能主治：消炎。用于沙眼，急性结膜炎。

9. 促痂酊

组成：穿心莲 5000 克，地榆 3000 克，大黄 3000 克，两面针 3000 克，葫芦茶 2000 克，冰片 15 克。

功能主治：消炎，消肿，镇痛，促进上皮增生和修复，加速创面愈合起痂。

用法用量：用时摇匀，视烧、烫伤面积决定外涂量或遵医嘱。

临床疗效：治疗烧伤、烫伤病人 447 例，显效 307 例，有效 139 例，显效不明显 1 例，总有效率为 99. 78% 。

10. 莲芝消炎片（胶囊）

组成：穿心莲总内酯、山芝麻干浸膏。

功能主治：清热，解毒，消炎。用于肠胃炎，支气管炎，扁桃体炎，肺炎等。

用法用量：片剂，口服，一次 4 片，1 日 3 次。胶囊剂，口服，一次 1 粒，1 日 3 次。

11. 莲必治注射液

组成：亚硝酸氢钠、穿心莲内酯。

功能主治：清热解毒，抗菌消炎。用于细菌性痢疾，肺炎，急性扁桃体炎。

用法用量：肌内注射，一次 0. 1 ~0. 2 克，1 日 2 次；静脉滴注，1 日 0. 4 ~0. 75 克，加入 5% 葡萄糖或生理盐水 250 ~500 毫升注射液中稀释后使用，1 日 1 次。

12. 上海蛇药片

组成：穿心莲、墨旱莲。

功能主治：解蛇毒，消炎，强心，利尿，止血，抗溶血。用于蝮蛇咬伤，亦可用于五步蛇、眼睛蛇、银环蛇、蝰蛇、龟壳花蛇、竹叶青蛇等毒蛇咬伤。

用法用量：口服，第一次 10 片，以后每一次 5 片，每 4 小时一次，如病情减轻者，一次5片，1日3～4次。危重病例酌情增服。

13. 翠莲解毒片

组成：翠云草1140克，穿心莲380克，山芝麻570克，岗梅570克，五指柑285克，薄荷190克。

功能主治：清热解毒，表散风热。用于风热感冒，高热，头痛，咽喉肿痛及咳嗽等症。

用法用量：口服，一次4片，1日3～4次。

14. 清感穿心莲片

组成：穿心莲、买麻藤。

功能主治：清热利咽，止咳化痰。用于风热感冒，咽喉肿痛，支气管炎，扁桃体炎。

用法用量：口服，大片一次1～2片，小片一次2～4片，1日2～3次。

15. 感冒康胶囊

组成：穿心莲叶细粉、野菊花（全草）、一枝黄花、蓝花参、野木瓜。

功能主治：清热，解毒，消炎。用于风热感冒，流感，咽喉肿痛，痢疾肠炎，疔疮肿痛。

用法用量：口服，一次3～4粒，1日2～3次。

16. 复方穿心莲片

组成：穿心莲、路边青。

功能主治：清热解毒，凉血，利湿。用于风热感冒，喉痹，痄腮，湿热泄泻等。

用法用量：口服，一次4片，1日3次。

17. 穿王消炎片

组成：穿心莲、了哥王。

功能主治：清热解毒。用于急性菌痢，急性肠胃炎，扁桃体炎，肺炎等。

用法用量：口服，一次4片，1日3次。

18. 喉康散

组成：穿心莲叶、冰片、玄明粉、青黛、珍珠层粉、薄荷脑、人参、天花粉、甘草、硼砂。

功能主治：清热解毒，消肿止痛。用于急、慢性咽喉炎，扁桃体炎，口腔溃疡等各种咽喉疾患。

用法用量：喷射给药。1日2～3次，适量喷患处。

19. 外用紫金锭

组成：穿心莲、雄黄（水飞）、千金子、五倍子、山慈菇、红大戟（醋制）、朱砂、三七、丁香罗勒油、冰片。

功能主治：解毒消肿。用于痈疽疮毒，虫咬损伤，无名肿毒。

用法用量：外用。洗净患处，将药锭研碎，用温水或白醋磨调敷患处。

20. 复方鼻炎膏

组成：穿心莲浓缩粉、鹅不食草浓缩液、盐酸麻黄素、盐酸苯海拉明、薄荷油、桉叶油。

功能主治：消炎，通窍。用于过敏性鼻炎，急、慢性鼻炎及鼻窦炎。

用法用量：外用。一日数次，将软膏尖端插入鼻腔挤入油膏。

21. 喜炎平注射液

组成：穿心莲内酯磺化物。

功能主治：清热解毒，止咳止痢。用于支气管炎，扁桃体炎，细菌性痢疾等。

用法用量：①肌内注射，一次 50～100 毫克，1 日 2～3 次；②静脉滴注，1 日 250～500 毫克，加入 5% 葡萄糖注射液或 0.9% 氯化钠注射液中滴注。小儿酌减，遵医嘱。

22. 穿琥宁注射液

组成：穿心莲内酯琥珀酸半酯单钾盐。

功能主治：解毒，抗病毒，抗炎。用于治疗急性上呼吸道感染，泌尿道感染，急性支气管炎，慢性支气管炎伴感染，急性化脓性扁桃体炎，肺炎，菌痢，急性胃肠炎，流行性腮腺炎，胆道感染，急性黄疸性肝炎。

23. 穿心莲片（软膏、胶囊、丸、注射液、口腔崩解片）

组成：穿心莲

功能主治：清热解毒，凉血消肿。用于感冒发热，咽喉肿痛，口舌生疮，顿咳劳嗽，泄泻痢疾，热淋涩痛，痈肿疮疡，毒蛇咬伤，手足口病。

用法用量：片剂，口服，每次 2～3 片（小片），每日 3～4 次，或每次 1～2 片（大片），1 日 3 次；软膏剂，外用，将（痈肿疮疖）患处用生理盐水洗净，然后用药膏适量均匀涂上，一日换药 1 次。胶囊剂，口服，一次 2～3 粒，1 日 3～4 次。水丸，口服，一次 50 粒，1 日 2 次。注射液，肌内注射，一次 2 毫升，1 日 2 次。

24. 痢泻灵片

组成：穿心莲、苦参、拳参。

功能主治：清热解毒，止痢，止泻。用于湿热痢疾、热泻等。

25. 炎琥宁注射液

组成：穿心莲。

功能主治：清热解毒及抗病毒。用于病毒性肺炎和病毒性上呼吸道感染。

用法用量：临用前，加灭菌注射用水适量使溶解。肌内注射，一次 40～80 毫克，1 日 1～2 次。静脉滴注，用 5% 葡萄糖注射液或 5% 葡萄糖氯化钠注射液稀释后滴注，1 日 0.16～0.4 克，1 日 1～2 次。小儿酌减或遵医嘱。

26. 金鸡冲剂

组成：金樱根、穿心莲、功劳木、鸡血藤、两面针、千斤拔。

功能主治：清热解毒，健脾除湿，通经活血。用于急、慢性附件炎，盆腔炎，子宫内膜炎，宫颈炎，湿疹等。

用法用量：冲剂：每袋 8 克、10 克、16 克，一次 1 袋，一日 3 次，口服。10 日为一疗程，必要时可连服 2－3 疗程。片剂：每次 6 片，1 日 3 次，口服，10 日为一个疗程。

27. 复方穿心莲胶囊

组成：穿心莲 50 克，野菊花 50 克，一枝黄花 100 克，单头紫菀 100 克。

功能主治：清热解毒，抑菌消炎，抗病毒。用于治疗上呼吸道感染，急性支气管炎，急性咽喉炎，扁桃体炎等。

用法用量：一次2~3粒。1日3~4次。

28. 解毒消炎片

组成：穿心莲30公斤，大青150公斤。

功能主治：解热，消炎，止痛。用于感冒发热，头痛咳嗽，急性扁桃体炎，急性肠炎，咽喉炎，细菌性痢疾。

用法用量：口服，一次3~4片，1日3次，小儿酌减。

29. 消炎利胆片

组成：穿心莲868克，溪黄草868克，山熊胆868克。

功能主治：消炎利胆，退热止痛。用于治疗急性胆囊胆道炎及肝胆结石并发感染。

用法用量：口服，一次6片，1日3次，温开水送服。

30. 肺得治片

组成：穿心莲781.25克，十大功劳781.25克，田牛力根781.25克。

功能主治：清热，润肺，化痰，止咳。用于各种类型的肺结核及肺炎等。

用法用量：温开水送服，一次4~6片，1日3~4次。

【不良反应】①莲必治注射液致不良反应类型：急性肾功能损害、皮疹、过敏反应、头晕、腰痛、胃肠道反应（恶心、呕吐、不思饮食、腰酸、腰痛）。②喜炎平注射液不良反应类型：一般过敏反应，过敏性休克，皮疹，肠痉挛，神经精神症状（神志不清、双目凝视、牙关紧闭、四肢强直性惊厥）。③穿心莲不良反应类型有：过敏反应，血小板减少。④服用穿心莲片、胶丸引起急性荨麻疹，血尿，肠道反应，敏性心肌损伤，毒性反应，过敏性休克等不良反应。⑤穿琥宁注射液不良反应的类型有：过敏反应，过敏性休克，血小板减少，发热反应，严重呼吸困难，惊厥，急性肺水肿，酸痛，腹泻，皮下紫癜，白细胞减少，肝功能损害，皮肤过敏。⑥注射用穿琥宁不良反应的类型有：胃肠道反应，过敏性反应，神经性反应，静脉炎。

【附注】

注意　阳虚证及脾胃虚弱者慎服。

参考文献

1. 黄镜娟．促痂酊的制备及临床应用．黑龙江中医药，2005（6）：48.

2. 田硕．HPLC测定莲芝消炎胶囊中穿心莲内酯的含量．中国中药杂志，2008，33（15）：1914.

3. 韦金育，李延，韦涛，等．50种广西常用中草药、壮药抗肿瘤作用的筛选研究．广西中医学院学报，2003，6（4）：3.

4. 童湘谷．口服穿心莲片致急性荨麻疹及血尿1例．中国中药杂志，1998，23（9）：569.

5. 许善伟．穿心莲的研究进展．内科，2009，4（4）：635.

6. 王锡品，李和柏．穿琥宁注射液的不良反应．现代医药卫生，2007，23（1）：95.

7. 李良桥，康尔芳，贾丹兵．穿心莲的拓宽应用．中医药学报，1995，（4）：18.

8. 徐志勇，刘启德．穿心莲的研究进展．中华现代临床医学杂志，2003，1（9）：796.

9. 何恩其，赵烽．穿心莲的药理作用及研究进展．中医药导报，2007，13（5）：107.

10. 李修海，李大新．穿心莲的药理作用研究进展．齐鲁药事，2009，28（8）：480.

11. 钟希文，梅全喜，高玉桥，等．痔舒息洗剂质量标准研究．中医药学刊，2006，24（3）：466.

12. 马延华，常祎，王娟．穿心莲注射液治疗小儿手足口病疗效观察．中国社区医师，2009，11（16）：119.

13. 任东平，汪荣华，钱崇付．穿心莲注射制剂致48例不良反应分析．安徽医药，2009，13（3）：321.

◎蚤　休

Zaoxiu

【别名】七叶一枝花、金线重楼(《岭南采药录》)，仙人托伞(《粤北草药》)，重楼、枝花头(《岭南中草药撮要》)，七叶枝花、七叶莲、七枝莲、七子莲、七托莲(《广东中草药》)，蚩休(《神农本草经》)，重台根、螯休(《日华子》)，紫河车(《本草图经》)，重台草(《圣惠方》)，白甘遂(《小儿药证直诀》)，草河车、虫蒌(《植物名实图考》)，九道箍、鸳鸯虫(《分类草药性》)，螺丝七、海螺七，灯台七(《陕西中药志》)，白河车(《浙江民间常用草药》)，螺陀三七（湖南），上三七（云南），铁灯台(《实用临床草药》)。

【来源】为百合科植物华重楼 *Paris polyphylla Smith var. chinensis*（Franch.）Hara 或云南重楼 *Paris polyphylla Smith var. yunnanensis*（Franch.）Hand. –Mazz. 或七叶一枝花 *Paris polyphylla* Smith 的根茎。在9～10月倒苗时，挖起根茎，晒或炕干后，撞去粗皮、须根。分布于广东、江西、四川、云南等地区。

【药材性状】（1）华重楼　根茎类圆锥形，常弯曲，直径1.3～3厘米，长3.7～10厘米，顶端及中部较膨大，末端渐细。表面淡黄棕色或黄棕色，具斜向环节，节间长1.5～5毫米；上侧有半圆形或椭圆形凹陷的茎痕，直径0.5～1.1厘米，略交错排列；下侧有稀疏的须根及少数残留的须根；膨大顶端具凹陷的茎残基，有的环节可见鳞叶。质坚实、易折断，断面平坦，粉质，少数部分角质，粉质者粉白色，角质者淡黄棕色，可见草酸钙针晶束亮点。气微，味苦。

（2）云南重楼　根茎类圆形，多平直，直径1.2～6厘米，长4.5～12厘米。表面黄棕色，少数灰褐色，环节软稀疏；茎痕半圆形或扁圆形，不规则排列。质坚硬，不易折断，断面粉性。

（3）七叶一枝花　根茎类圆柱形，多平直，直径1～2.5厘米。

【性味与归经】苦，微寒；小毒。归肝经。

【功能主治】清热解毒，消肿止痛，凉肝定惊。用于痈肿疮毒，咽肿喉痹，乳痈，蛇虫咬伤，跌打伤痛，肝热抽搐。现代有用于血证，痛症，癌症，炎症，疱疹，女性衣原体感染，淋巴结结核溃疡，毛虫皮炎，隐翅虫皮炎，蜂蛰，枕部多发性疖肿，慢性支气管炎，流行性腮腺炎，白血病，风湿性关节炎，结膜炎，神经性皮炎，静脉炎，男性乳腺肿块等。

【用法用量】内服，煎汤，3～10 克，研末，每次 1～3 克。外用适量，磨汁涂布，研末调敷或鲜品捣敷。

【药理作用】

1. 抗菌作用 体外试验表明，蚤休煎剂对金黄色葡萄球菌、溶血性链球菌、脑膜炎双球菌、痢疾杆菌、伤寒杆菌、副伤寒杆菌、大肠杆菌和绿脓杆菌有不同程度的抑菌作用，前 4 种菌较敏感。华重楼、云南重楼去脂后甲醇提取物，在体外对宋氏痢疾杆菌、粘质沙雷杆菌、大肠杆菌、敏感和耐药金黄色葡萄球菌均有明显抑制作用。七叶一枝花水浸剂和煎剂在体外对伤寒杆菌、甲型副伤寒杆菌、志贺和福氏痢疾杆菌均有抑制作用，生药水浸剂比煎剂抗菌作用强。蚤休的乙醇提取物 7.8 毫克/毫升有杀灭钩端螺旋体作用，同浓度水煎剂则不显此作用。上海市售蚤休的 95% 乙醇或水提取物对流感甲型病毒及流感亚洲甲型病毒有抑制作用，鸡胚接种法在稀释到 1∶100 000 仍有效，醇提取物优于水提取物；小鼠滴鼻接种法可降低感染病毒后的死亡率，蚤休中高含量的单宁酸（约 15%）在此起重要作用。

2. 抗肿瘤作用 重楼皂苷单体 Ⅰ 和 Ⅵ，对白血病 P388、L1210 和鼻咽癌 KB 细胞的 ED_{50} 分别为 0.94、0.14、0.16 微克/毫升和 0.22、0.43、0.029 微克/毫升。蚤休水提取物在体外试验中对 HeLa 瘤株无效而甲醇提取物有效；在体内试验中对艾氏腹水癌（EAC）瘤株，两种提取物腹腔注射均有效，水提取物效更好。但对小鼠成纤维细胞（L_{929}）瘤株，则甲醇提取物在体外的抑瘤率远高于水提取物。华重楼、云南重楼和金线重楼的甲醇提取物均有良好抑瘤作用。从云南重楼和华重楼根茎中提取分离的总皂苷 350 毫克/公斤灌服或 10 毫克/公斤、5 毫克/公斤腹腔注射均能明显抑制小鼠 H_{22} 瘤细胞的生长；5 毫克/公斤腹腔注射能干扰多 $^{3}H-TdR$、$^{3}H-UR$ 掺入肝癌实体型（H_{22}）瘤细胞，抑制肿瘤和脾脏 DNA 和 RNA 的合成。重楼对 S_{180}（小白鼠肉瘤）及 S_{37}（肉瘤 37）有抑制作用，抑制率为 40%～50%。

3. 杀精子作用 七叶一枝花 70% 乙醇提取物对大鼠精子的杀精有效浓度为 3 毫克（生药）/毫升，对小鼠精子为 1.5～3 毫克（生药）/毫升，其粗皂苷对大鼠和小鼠的杀精子有效浓度均为 30 微克/毫升，对人精子为 500～1000 微克/毫升。七叶一枝花提取物（未报道提取法）在体外试验中对大鼠杀精子作用的最低有效浓度为 0.6%，对人精子为 1.2%；兔阴道给药阻抑受精试验表明，100 毫克/只时有 60% 的抑制受精作用。

4. 止血作用 小鼠灌服华重楼、云南重楼去脂后的甲醇提取物 6.0 克（生药）/公斤，可使血凝时间明显缩短。提示可能有止血作用。重楼总皂苷 0.1～0.5 克/公斤灌服 1 小时后，能显著降低小鼠断尾出血时间和出血量，0.3 克/公斤灌服也能明显缩短兔凝血时间。从华重楼中分得的重楼皂苷 C 0.1 克/公斤灌服 1 小时，后即有显著止血作用，其作用高峰在药后 1 小时，在并随剂量的降低而使小鼠断尾出血时间延长，重楼皂苷 C0.1 克/公斤对正常大鼠也有显著止血作用，并还能明显缩短小鼠凝血时间、缩短太鼠血浆复钙时间及诱导血管收缩。

5. 止咳、平喘作用 重楼煎剂15克/公斤灌胃，对二氧化硫引咳的小鼠有止咳作用；煎剂或乙醇提取物均按15克/公斤灌胃，对组织胺喷雾所致气管痉挛的豚鼠有保护作用，乙醇提取物作用尤强。

6. 镇静、镇痛作用 雌性小鼠电刺激测痛试验结果表明，重楼可提高痛阈。重楼有显著镇静作用，其强度不弱于安定。重楼皂苷在吗啡急性耐受形成后可能有增强吗啡的镇痛作用，并可能通过影响脑内ACTH和β－EP等因素影响耐受的形成。

7. 免疫调节作用 重楼皂苷Ⅰ～Ⅲ在小鼠成纤维细胞L－929培养基中可引起ConA诱导小鼠淋巴细胞增殖效应，并能促进小鼠粒/巨噬细胞克隆形成细胞（GM－CFC）增殖。重楼皂苷Ⅱ对PHA诱导的人外周全血细胞有促有丝分裂作用，体内试验能增强C3H/HeN小鼠的自然杀伤细胞活性，诱导干扰素产生，并可抑制S－抗原诱导的豚鼠自身免疫性眼色素层炎（EAU）的发生和发展。

8. 心血管作用 薯蓣皂苷在标准和低钙培养基中可使心肌细胞搏动数增加，且能显著增加心肌细胞钙离子摄人，偏诺皂苷影响较小。重楼水提物可部分拮抗内皮素（ET）引起的小鼠猝死作用，并对ET引起的离体大鼠主动脉环收缩有内皮依赖的舒张作用。

9. 细胞毒作用 七叶一枝花、云南重楼等7种植物根茎的甲醇提取物对小鼠成纤维细胞L929有很强的细胞毒活性，当达到10毫克/毫升时抑制率高达95%以上，水提物细胞毒活性相对较弱。

10. 抗炎作用 喉舒（主要成分为重楼）对实验动物炎症的影响，结果显示喉舒具有显著的抗炎作用，不仅能抑制二甲苯致小鼠耳廓肿胀和蛋清诱发的大鼠踝关节肿胀，而且能明显抑制棉球诱发的肉芽形成。

11. 其他作用 小重楼、大重楼和胶质重楼粉剂对未孕或已孕大鼠离体子宫均可使收缩加强，剂量增加张力也明显增高，但很难引起强直收缩，乙醇流浸膏的作用与粉剂一致，煎剂则无作用，提示有效成分不耐热。小重楼作用最强，大重楼次之，胶质重楼较弱，从小重楼分离到苦味、皂苷、酸性和油脂4个部分，只有苦味部分对子宫有明显而持久的收缩作用。对兔在位子宫，十二指肠给予小重楼皮流浸膏15克（生药）/公斤，可使收缩幅度与频率均增加，其苦味部分每只兔静注0.8毫克也有相似作用。胶质重楼提取物对子宫肌瘤合并妊娠的人离体子宫平滑肌也可使收缩加强，频率加快，临床用于子宫出血症有效。有报道，此药还有抑制精子活性作用，其对大鼠精子杀精有效浓度为3毫克/毫升，小鼠为1.5～3毫克/毫升。蚤休皂苷可以保护H_2O_2造成的ECV304细胞的氧化损伤，与抑制了钙离子介导的凋亡通路有关，达到保护内皮细胞、抗动脉粥样硬化的目的。

12. 毒性 小鼠灌服蚤休提取液（1∶1）每只每次0.4毫升，每日3次，连续3天，观察1星期，未见小鼠死亡或发生显著症状；静注蚤休水提取液（1：500）每只0.4毫升亦无死亡。小鼠灌服小重楼、大重楼或胶质重楼粉5克/公斤，或灌服小重楼分离出的苦味部分300～600毫克/公斤（相当生药20～40克/公斤），72小时内未有死亡，灌服小重楼皮流浸膏20克（生药）/公斤，6只小鼠有5只死亡。有文献报道，重楼总皂苷灌胃LD_{50}为2.68克/公斤，腹腔注射LD_{50}为0.144克/公斤，皮下注射LD_{50}为0.365克/公斤0.1～0.3克/公斤连续灌胃30天对大鼠血液细胞学、血液生化学，心电图，脏器重量无明显影响，病理组织学检查也无明显差异。

【药物制剂】

1. 癌痛平胶囊（南京中医药大学中医药研究院研制）

组成：蚤休（重楼）、荜茇、制乳香和鼠妇等六味。

功能主治：解毒祛瘀，化痰通络。用于各类癌性疼痛。

2. 金复康口服液（验方制剂）

组成：七叶一枝花、黄芪、北沙参、天冬、石上柏、女贞子等12味。

功能主治：益气养阴，补肾培本，清热解毒。用于原发性非小细胞肺癌。

用法用量：口服，一次30毫升，1日3次，30天为一个周期，共二个周期。

3. 七叶一枝花酊剂（软膏）（上海华东医院制剂）

组成：七叶一枝花。

功能主治：清热解毒，消肿止痛，凉肝定惊。用于疖肿，虫咬皮炎。

4. 宫血宁胶囊

组成：重楼。

功能主治：凉血，收涩止血。用于崩漏下血，月经过多，产后或流产后宫缩不良出血及子宫功能出血属血热妄行者。

用法用量：口服，一次1~2粒，1日3次。

5. 楼莲胶囊

组成：重楼、白花蛇舌草、天葵子、水红花子（炒）、水蛭、鳖甲、莪术、半边莲、土鳖虫、红参、何首乌、龙葵、鸡内金、半枝莲。

功能主治：行气化瘀，清热解毒。本品为原发性肝癌的辅助治疗药物，用于原发性肝癌Ⅱ期气滞血瘀证患者，与肝动脉插管化疗合用，可提高有效率和缓解腹胀、乏力等症状。

用法用量：口服，一次6粒，1日3次。饭后半小时用温开水送服，6周为一个疗程。或遵医嘱。

6. 散结止痛膏

组成：重楼、生川乌、冰片、夏枯草、生南星、白花蛇舌草。

功能主治：软坚散结，消肿止痛。用于乳腺囊性增生，乳痛症，男性乳腺增生等症。

用法用量：外用，贴于患处，1~2天换药一次。

7. 痛血康胶囊

组成：重楼、草乌、金铁锁、化血丹、七叶一枝花、草血竭、山药、姜皮。

功能主治：止血镇痛，活血化瘀。用于跌打损伤，外伤出血，以及胃、十二指肠溃疡、炎症引起的轻度出血。

用法用量：内服，一次0.2克，1日3次，儿童酌减。外用，用75%酒精调敷患处，1日1次。疮伤出血者取药粉适量，直接撒患处。

8. 热毒清胶囊（片）

组成：重楼、南板蓝根、冰片、蒲公英、甘草。

功能主治：清热解毒，消肿散结。用于热毒内盛所致的腮腺炎，扁桃体炎，喉头炎，上呼吸道感染等症。

9. 生肌油膏

组成：蚤休20克，大黄20克，当归20克，乳香20克，没药20克，蜈蚣15克，徐长卿15克，紫草15克，轻粉10克，梅片3克，蜂蜡100克，麻油1000毫升。

功能主治：清热解毒，活血化瘀，祛腐生肌。用于顽固性皮肤溃疡。

用法用量：剪大小适中无菌纱布块或条，醮取生肌油膏，涂薄层于纱布上，将油纱布敷在创面或塞人伤口内，外加无菌纱布固定，按分泌物多少，每日或间日换药1次。根据临床疗效，分别给予1~3个月的连续换药治疗。

临床疗效：32例顽固性皮肤溃疡患者，经1个疗程治愈11例，显效12例，有效9例；2个疗程治愈14例；3个疗程治愈7例，无复发病例。

10. 喉舒

组成：滇余甘、滇重楼。

功能主治：清热解毒，散结消肿，生津止渴，平喘止咳，抗菌消炎。用于感冒发热，咽喉肿痛，疔疮痈肿，肠炎菌痢的治疗。

11. 鼻咽清毒颗粒

组成：重楼、菊花、两面针、蛇泡簕、夏枯草、龙胆草、苍耳子、党参。

功能主治：清热解毒，活血祛瘀，消肿止痛。用于鼻咽肿痛，鼻咽慢性炎症，鼻咽癌放射治疗后分泌物增多。

12. 季德胜蛇药片

组成：七叶一枝花、蟾蜍皮、蜈蚣、地锦草等。

功能主治：清热解毒，消肿止痛。用于毒蛇、毒虫咬伤。

用法用量：口服，第一次20片，以后每隔6小时续服10片，危急重症者将剂量增加10~20片，并适当缩短服药间隔时间，不能口服药者，可行鼻饲法给药；外用，被毒蛇咬伤后，以本品和水外搽，即可消肿止痛。

13. 消炎软膏

组成：七叶一枝花全草1.5公斤，千里光1.5公斤，天葵子1.5公斤，蒲公英1.5公斤，鱼石脂30%~40%。

功能主治：清热消肿。用于红肿疼痛，疔毒肿疖。

用法用量：外用，涂搽患部，用棉垫、纱布包扎。

14. 复方七叶一枝花片

组成：七叶一枝花6克，盐肤木50克，地龙10克。

功能主治：止咳平喘。用于老年慢性支气管炎。

用法用量：口服，一次5片，1日3次。

15. 气管炎片

组成：七叶一枝花6克，地龙10克，盐肤木50克。

功能主治：清热解毒，止咳平喘。用于老年慢性气管炎。

用法用量：1次5片，1日3次，饭后服。

16. 其他制剂 复方重楼颗粒剂（重楼、鱼腥草、蚂蚁等组成）

【不良反应】①部分患者服用楼莲胶囊后有恶心、轻度腹泻等反应。②服用痛血康胶囊引起过敏反应、恶心、呕吐等现象。③服用季德胜蛇药片致过敏反应1例。

【附注】

1. 注意　虚寒证，阴证外疡及孕妇禁服。超量应用可致中毒，有文献报道七叶一枝花中毒3例。

2. 品种情况　常见伪品有蓼科植物拳参 *Polygonmn bista*L 的根茎，处方有拳参、紫参、虾参、草河车、红蚤休之名，在江浙少数地区混作重楼用。在山东一些地区，处方开草河车者，有的付重楼，有的付拳参，还有红、白蚤休之名；红者为拳参，白者为重楼。在吉林、陕西、四川等地，尚有蓼科植物珠芽蓼 *Polygonum viviparam* L. 的根茎作重楼用。市场还发现用百合种植物万年青 *Rohdea japoiea* Roth 混作重楼用。

参考文献

1. 戴航，侯小涛．热毒清胶囊质量标准研究．时珍国医国药，2008，19（2）：473~475.

2. 韩虹，盛晓丽，崔勇，等．鼻咽清毒颗粒对鼻咽癌的体内抑制作用．广东医学，2009，30（9）：1244.

3. 林闵群．季德胜蛇药片致过敏反应1例报告．FJMedical Journal，2004，26（1）：161.

4. 唐炳兰．中药重楼的研究进展．右江民族医学院学报，2006，（6）：1062.

5. 樊爱国．中药七叶一枝花的药理研究进展．江西中医学院学报，1992，4（1）：41.

6. 石小枫，社德极．重楼的药理研究及应用概况．中医药学报，1991，（4）：42.

7. 张霄霖，刘月婵．重楼的药理及应用．中国中医药科技，2000，7（5）：346.

8. 边洪荣，李小娜，王会敏．重楼的研究及应用进展．中药材，2002，25（3）：218.

9. 高琳琳，李福荣，康莉，等．蚤休皂苷对氧化损伤脐静脉内皮细胞内钙离子变化的影响．时珍国医国药，2009，20（6）：1439.

10. 赵君英．七叶莲的研究进展．光明中医，2009，24（11）：2224.

11. 张裕强，朱华旭，郭立玮．癌痛平胶囊质量控制研究．现代中药研究与实践，2008，22（1）：41.

12. 舒晔，张力，王琼仙，等．喉舒的抗炎作用．云南中医学院学报，1997，20（4）：7.

13. 刘嘉湘，潘敏求，黎月恒，等．金复康口服液治疗原发性非小细胞肺癌临床研究．肿瘤，2001，21（6）：463.

14. 郑慧丽，竺叶青，戎皓青．七叶一枝花酊剂薄层层析及其薯蓣皂甙元定量．上海医科大学学报，1995，22（1）：64.

15. 刘学敏，陈柏松．七叶一枝花中毒3例．咸宁学院学报，2009，23（2）：124.

16. 徐晓文，黄耀．生肌油膏治疗顽固性皮肤溃疡32例临床观察．中国现代医学杂志，2004，14（17）：148.

17. 吴顺俭，侯方高，徐光，等．重楼及其混伪品考．北京中医，2005，24

(4)：232.

◎绞股蓝

Jiaogulan

【别名】七叶胆、遍地生根、甘茶蔓、五叶参、公罗锅底(《广东中药志》第二卷)，落地生、小苦药(《中药大辞典》)。

【来源】葫芦科植物绞股蓝 *Gynoacemma pentaphyllum* (Thunb.) Makino 的带根茎的全草。夏、秋季采收，挖取带根状茎的全草，抖净泥沙，晒干。分布于我省各地及陕西南部、长江以南各省区。我省各地有产，多为栽培品。

【药材性状】缠绕成团，茎柔弱，有细纵棱，伸延长可达2m，被短柔毛。根状茎细长，直径2~5毫米，节处有黄色须根，卷须分2叉，稀不分叉。叶互生，叶柄长约3厘米；复叶皱缩，纸质，展平后有小叶5~7片，多岔似鸟足状；小叶片卵状矩圆形或矩圆状披针形，中间的叶片较长大，长4~12厘米，被柔毛或有刚毛，有的近无毛，边缘有锯齿，两面均呈深绿色。偶见残留花朵或圆形黑色果实。气无，味微甘苦。

【性味与归经】苦，寒。归肺、肝经。

【功能主治】清热解毒，止咳祛痰，降血脂，抗衰老。用于肺热咳嗽，高血脂症，慢性支气管炎，传染性肝炎，肾盂肾炎，胃肠炎，白细胞减少症。现代有用于脂肪肝，糖尿病，皮脂溢出症，溢脂性皮炎，痤疮等。

【用法用量】9~12克，水煎服。或研末冲服，每次1.5~3克。

【药理作用】

1. 抗菌作用 绞股蓝对不同种细菌呈不同程度的体外抗菌活性，对金黄色葡萄球菌，藤黄八叠球菌抗菌活性最高，具有杀菌作用，而对其它细菌如短小芽孢杆菌、痢疾杆菌等在同样浓度下则为抑菌作用。

2. 抗疲劳、抗高温、耐缺氧作用 绞股蓝总皂苷200毫克/公斤灌胃，使小鼠游泳耐力增强。绞股蓝水提取物200毫克/公斤灌胃，连续14天，对大鼠游泳1小时及2小时，可保持其较高血糖水平，减少肌糖的消耗。绞股蓝浸膏450毫克/公斤灌胃，增强小鼠耐缺氧、耐高温（42±0.5)℃及抗疲劳（小鼠泳法）的能力。绞股蓝总皂苷50毫克/公斤灌胃，连续3天，增加小鼠持续游泳时间，400毫克/公斤灌胃，增强小鼠耐缺氧能力。绞股蓝皂苷能明显提高小鼠常压缺氧、异丙肾上腺素作用下的缺氧、强迫游泳应激能力及大鼠急性心肌缺血应激能力，且该种作用与人参皂苷类似。

3. 延长细胞寿命作用 细胞培养试验表明：本品可使胎儿肺二倍体纤维芽细胞从通常51代延长到59代；体外培养人皮肤细胞从22代延到27代。本品也可分别延长雄、雌性果蝇的寿命53.4%和14.4%。此外还可提高小白鼠存活率。

4. 降低实验性高脂血症作用 本品总皂苷200毫克/公斤经口喂服大鼠，连续7天，显著降低高糖高脂饲料诱发的大鼠高脂血症，与空白对照组相比，总胆固醇降低32.14%，甘油三酯降低47%。在降高脂血症的同时，还可提升高密度脂蛋白和显著降低高糖高脂饲料所诱发的GPT升高，与空白对照组相比有显著性差异（$P<0.01$）。提示绞

股蓝总皂苷对脂质代谢失调有明显的改善和调整作用。用高脂乳剂灌胃的小鼠服用不同剂量复方绞股蓝胶囊后发现大、小剂量复方绞股蓝胶囊均能提高高血脂小鼠的超氧化物歧化酶（SOD）活性和降低血清过氧化产物丙二醛（MDA）含量，降低高血脂小鼠体重，对血脂（TC，TG，LDL－C）含量有明显降低作用，及对 HDL－C 有升高作用，表明绞股蓝提取物具有调节高血脂小鼠脂质紊乱作用。

5. 抗氧化延缓衰老作用 本品总皂苷能降低老龄 NIH 小鼠血浆、肝、脑中过氧化脂质（Lpo）和皮肤共价键结合的胶原羟脯氨酸的含量，提高老龄 NIH 小鼠肝、脑中超氧歧化酶（SOD）的活性。同时具有降低高糖高脂饲料诱发血清、肝、脑 LPO 升高的作用。绞股蓝水提物 0.5%，1.0% 混于培养基中饲养果蝇，可延长果蝇的平均寿命，并能促进果蝇幼虫的生长发育。有 D－半乳糖造成的小鼠亚急性衰老模型，绞股蓝浸膏 15 毫克/只灌胃 40 天，可提高衰老小鼠学习主动逃避反应能力，降低脑内单胺氧化酶－B（MAO－B）的异常升高及脑内脂褐质的增加，以及胸腺的缩小和脾脏的增大。绞股蓝浸膏 0.5%，1.0% 溶液给家蝇饮用，可延长家蝇寿命，并使其脑内超氧化物歧化酶（SOD）活性升高，丙二醛（MDA）含量降低。绞股蓝总皂苷 15.6～500 毫克/升，可降低大鼠微粒体丙二醛（MDA）的形成，对自发性的及 Fe^{2+} －半胱氨酸、Vitc－NADPH 或四氯化碳诱发的大鼠肝微粒体脂质过氧化，均有抑制作用；2.5～160 毫克/升对 Fe^{2+} －半胱氨酸诱发的大鼠肝微粒体膜及线粒体膜流动性损伤有保护作用。绞股蓝能使 D－半乳糖所致的亚急性衰老大鼠下丘脑匀浆中超氧化物歧化酶（SOD）活性明显增高，同时丙二醛（MDA）、一氧化氮（NO）活性明显降低，而 SOD 的活性反应了机体清除氧自由基的能力，MDA 反应体内自由基产生和老化程度，NO 则加速细胞死亡从而使脑老化，证实绞股蓝能够延缓 D－半乳糖所致的大鼠衰老。

6. 抗血栓作用 绞股蓝提取物（0.25～2 克/升）在体外明显抑制花生四烯酸诱发的家兔血小板聚集和血栓素 B_2（TXB_2）释放，剂量与效应相关，其半数抑制剂量（ID_{50}）为 0.28 克/升；35 毫克/公斤静脉注射，对兔血小板聚集及 TXB_2 的释放也有抑制作用；0.25～4 克/升对家兔离体胸主动释放 6－Keto－PGF1α 无明显影响，表明绞股蓝提取物对降低 TXA_2－PGI_2 比值有较好作用。绞股蓝总皂苷 50 毫克/公斤皮下注射，可明显抑制大鼠血小板血栓及静脉血栓；0.25，0.5，1.0 毫克/毫升体外试验可抑制兔血小板 TXB_2 生成，1 毫克/公斤可抑制兔主动脉环 6Keto－PGFlα 生成，对 TXB_1 及 Keto－PGFlα 生成的 ID_{50} 分别为 1.07 毫克/毫升及 1.15 毫克/毫升。也有不同结果，绞股蓝叶热水提取物 1/100、1/200 浓度，体外实验对牛血小板有聚集作用，此聚集作用可为 PGIa 抑制，不为阿斯匹林所影响，不为蛋白酶所破坏，但可为 β－葡萄糖苷酶所灭活，认为该物质可能是一种葡萄糖苷或多糖。GP 也具有对抗血小板聚集诱导剂引起的血栓形成作用。体内实验静脉注射本提取物 35 克/公斤 10 分钟和 20 分钟时，可明显抑制血小板聚集。结果表明，本品提取物有抑制血小板合成和释放 TXA_2 的功能，提示本品有抗血栓的作用。

7. 对心脑循环系统作用 昆明种小鼠腹腔内注射绞股蓝总皂苷（GP）后，小鼠耳廓血管、脑膜血管的血流速度及流量明显增加，微循环微镜下可见小动脉血管交通支开放数明显增多，证明绞股蓝增加组织血流量与加快血流速度及增加脑动脉侧支循环有关，对缺血性脑损伤可呈现较好的防治作用 。GP 还可明显抑制谷氨酸引起的 Wistar 大鼠胚胎大脑皮层神经细胞内 NO、H_2O_2含量的升高，有效地防止线粒体膜电位的下降，从而提高细胞存活率，减少大脑皮层神经元的损伤。绞股蓝总皂苷 1 毫克/公斤静脉注射，使麻醉犬动脉收缩压、舒张压、平均动脉压均显著升高，明显增加左室收缩压（LVSP）、室内压最大上升速率（+dp/dtmax）及室内压最大下降速率，20 毫克/公斤静脉注射，则出现心率减慢，动脉收缩压、舒张压、平均动脉压、LVSP、-dp/dtmax 均降低，呈现剂量大小不同而出现正负双向效应。绞股蓝总皂苷 100 毫克/公斤腹腔注射，能缩小兔冠脉结扎引起的心肌梗塞范围，对大鼠的梗塞心肌，可降低其丙二醛含量，并保护心肌超氧化物歧化酶活性。绞股蓝皂苷 5，10 毫克/公斤静脉管注射，明显降低麻醉犬血压和总外周阻力，也降低脑血管及冠状血管阻力，增加冠脉流量，减慢心率，使心脏张力-时间指数下降，对心肌收缩性能和泵血功能无明显影响。绞股蓝总皂苷 5 毫克/只静脉注射，可对抗垂体后叶素引起蟾蜍心电图 T 波的降低。绞股蓝皂苷静脉注射家兔 3 天后，夹闭肠系膜上动脉复制肠缺血再灌注心肌损伤模型，利用 Medlab U/4c 生物信号采集处理系统采集并分析，发现与静脉注射生理盐水的对照组比较，绞股蓝皂苷组左心室收缩峰压（LVSP）、室内压最大上升速率（+dp/dtmax）、室内压最大值（Vpm）均显著升高，室内压最大下降速率（-dp/dtmax）明显降低，表明绞股蓝皂苷可明显改善心肌的收缩功能，对损伤的心肌有保护作用。

8. 性激素样作用 本品可增加小白鼠睾丸、精囊、前列腺和子宫的重量，与空白对照组相比较，有显著的差异（$P < 0.05$）。提示本品具有性激素样的作用。

9. 对神经系统作用 采用光电测定活动法，证明本品能抑制小白鼠活动的次数，具有镇静安定的作用。绞股蓝浸膏 450 毫克/公斤灌胃，用小鼠热板法实验表明有镇痛作用；对小鼠自发活动有抑制作用。绞股蓝水提物、20% 醇提物、95% 醇提物 3 克/公斤皮下注射，连续 4~5 天，可改善樟柳碱引起的小鼠记忆获得障碍；20% 醇提物 0.75 克/公斤、单体 Rb150 毫克/公斤，腹腔注射，连续 3 天，可部分对抗乙醇引起的小鼠记忆获得障碍；Tb125 毫克/公斤腹腔注射 1 次，可拮抗戊巴比妥钠造成的小鼠记忆获得障碍；20% 醇提物 0.75，1.5 克/公斤皮下注射，连续 5~6 天，或 1 次性给药，可对抗环己酰亚胺、氯霉素所致小鼠记忆巩固障碍和乙醇引起的记忆再现障碍，表明本品有改善记忆的作用。有实验表明，模型组大鼠海马区存在大量神经细胞凋亡，而复方绞股蓝总苷胶囊高、低剂量组神经细胞凋亡与模型组比较明显减少，说明复方绞股蓝总苷胶囊均具有抑制神经细胞凋亡、保护神经细胞的作用。

10. 免疫调节作用 绞股蓝总皂苷 400 毫克/公斤灌胃，连续 5 天，可对抗环磷酰胺引起的小鼠血清溶血素抗体的减少，150，300 毫克/公斤灌胃连续 15 天，可对抗地塞米松引起的大鼠脾脏空斑形成细胞、特异性玫瑰花结形成细胞及脾细胞抗体分泌量的减少，400 毫克/公斤灌胃，连续 12 天，对肉瘤-180 荷瘤小鼠的免疫功能低下也有增强作用，绞股蓝总皂苷 200，400 毫克/公斤灌胃，连续 10 天，对环磷酰胺引起的小鼠胸腺缩小、血清溶血素抗体的降低，E 玫瑰花结减少均有明显对抗作用，但对正常小鼠的这些免疫指标，绞股蓝总皂苷表现了双向调节作用；400 毫克/公斤灌胃连续 12 天，或对抗环磷酰胺引起的自然杀伤细胞活性的降低。对正常小鼠和免疫功能低下小鼠，绞股蓝总皂苷 10，30 毫克/公斤皮下注射，可增强由 Con A 诱导的脾 T 淋巴细胞的增殖反应，和由 LPS 诱导的脾B淋巴细胞的增殖反应，并提高脾细胞的白细胞介素-2（IL-2）的生成。绞股蓝总皂苷300毫克/公斤灌胃，连续7天，可增强小鼠腹腔巨噬细胞活性，提高血清IgG含量，便降低血清溶血素抗体水平，延长小鼠移植心肌的存活时间。绞股蓝浸膏250，500毫克/公斤灌胃，连续6天，可对抗环磷酰胺引起的小鼠外周血白细胞的减少。绞股蓝总皂苷10毫克/公斤腹腔注射，连续10天，可对抗地塞米松引起的大鼠肾上腺和胸腺萎缩。绞股蓝总皂苷350毫克/公斤灌胃，连续6天，对抗地塞米松引起的小鼠肾上腺萎缩及肾上腺皮质功能的低下。绞股蓝皂苷10毫克/公斤腹腔注射，连续10天，对抗地塞米松引起的大鼠肾上腺、胸腺萎缩及血浆皮质醇含量的下降。200毫克/公斤的GP能显著促进刀豆蛋白A（ConA）和脂多糖（LPS）诱导的小鼠外周血T淋巴细胞和B淋巴细胞增殖反应，显著增加小鼠免疫器官重量，提高小鼠血清溶血素含量，但此作用随着剂量的增加（300，400毫克/公斤）而逐渐减弱，证明适当剂量的GP对细胞免疫和体液免疫有促进作用。绞股蓝总皂苷对小鼠腹腔巨噬细胞内酸性磷酸酶、乳酸脱氢酶活性及巨噬细胞吞噬功能有增强作用，且存在一定剂量效应。中（1%）、低（0.5%）剂量绞股蓝能显著增强雏鸡免疫功能（$P<0.05$）；高剂量（2%）绞股蓝对雏鸡免疫功能有一定的抑制作用。

11. 抗肿瘤作用 绞股蓝总皂苷（GP）能显著抑制小鼠S_{180}肉瘤的生长，显著增加肿瘤坏死面积（TNA）与肿瘤总面积（TTA）的比率，瘤周尤其是瘤内淋巴细胞、巨噬细胞浸润数量明显增加，带瘤小鼠脾重增加、脾白髓数目增多、体积增大，同时对K562细胞株也具有明显的生长抑制作用，表明GP能直接杀伤瘤细胞，并能通过活化免疫细胞来发挥一定的抑瘤作用。

12. 对胆囊作用 同时服用绞股蓝总皂苷GP和高胆固醇饲料的豚鼠与单纯服用高胆固饲料的对照组相比，胆汁中胆固醇的含量显著降低，胆汁酸含量显著升高，从而提高了对胆固醇的溶解能力，减少了因胆固醇过饱和而致结石的几率。

13. 护肝作用 绞股蓝皂苷GPs能明显降低CCl_4诱导肝损伤升高的SCOT，SGPT，且可升高白蛋白/球蛋白（A/G）比率；使胶原质降低33%，病理学观察亦发现肝胶原质变薄。证实GPs有保护肝脏和抗肝脏纤维化作用。绞股蓝的水提取物（100，300和500毫克/公斤）可加快肝脏的恢复。在扑热息痛模型中，绞股蓝水提取物可逆转天冬氨酸氨基转移酶（AST）和丙氨酸氨基转移酶（ALT）升高。组织学观察在肝小叶中心区的坏死总量和窦状隙充血、肝中央静脉周围的淋巴细胞和肝巨噬细胞的滤过，以及细胞边界模糊和气球样变性均被GPs逆转。用GP对由四氯化碳致肝功能受损的Wistar大鼠灌胃，发现大鼠的血清谷丙转氨酶（ALT）显著降低，但与正常水平比较扔有差距，表明GP只能减弱四氯化碳对肝功能的损害，而不能完全阻抑其对肝脏的毒性作用。而线粒体过氧化脂质（LPO）含量下降、谷胱甘肽过氧化物酶（GSH-Px）活性增加，并接近正常水平，表明GP在一定程度上能减弱四氯化碳所致大鼠肝脏脂质过氧化作用。

14. 抗溃疡作用 绞股蓝皂苷100毫克/公斤对水浸造成的应激性胃溃疡有明显的保护作用，对照组的溃疡系数为20.08，绞股蓝皂苷（GPs）组为11.95，溃疡抑制率为40.49%，同样剂量连续5天，对大鼠胃溃疡的治愈率为46.79%，如延长至15天，可使治愈率提高至56.72%。大鼠醋酸性胃溃疡在给予冻干幽门螺旋杆菌（HP）后，胃黏膜溃疡面积明显加大，胃黏膜组织内白细胞介素-8（IL-8）、前列腺素E_2（PGE_2）和

MDA 生成明显升高，SOD 含量明显下降；而再给予 GP 后，结果显示，黏膜内 MDA 生成抑制，IL-8，PGE_2，水平平行下降，SOD 活性提高，溃疡面积、溃疡面积百分率明显减小，有明显促进溃疡愈合作用。

15. 降血糖作用 GP 体外对 a-淀粉酶有一定的抑制作用，而淀粉酶可促进消化道内的淀粉水解为单糖，使单糖的吸收增加，血糖升高；GP 对四氧嘧啶致糖尿病大鼠灌胃后血糖水平有显著降低，提示 GP 在体内外都有一定的降血糖作用。

16. 抗诱变作用 绞股蓝低、中、高剂量组对 2，7-AF 诱发的 TA98 回变菌落数增加效应均表现出抑制作用，高剂量组作用十分显著（$P<0.01$），抑制率达到 58.0%；对 NaN_3诱发的 TA100 回变菌落增加效应，绞股蓝中、高剂量组也具有抗诱变作用，高剂量组作用显著（$P<0.01$），抑制率为 47.2%。绞股蓝中、高剂量组能抑制由 MMC 诱发，淋巴细胞 SCE 率的增高（$P<0.05$）；绞股蓝三个剂量组均能明显降低由 MMC 诱发人淋巴细胞 MN 率的增高，中、高剂量组效果十分明显（$P<0.01$）。绞股蓝三个剂量组均能降低由 MMC 诱发的 CHO 染色体畸变率，各组间表现出明显的剂量-效应关系（$P<0.05$），且中、高剂量组作用显著（$P<0.01$），高剂量组抑制率达到 49.15%。绞股蓝在遗传毒理学的体外测试系统中表现出较强的抗诱变性。

17. 其他作用 血尿酸水平和肝脏组织 XOD 活性：绞股蓝中剂量组、别嘌呤醇组与模型组比较，差异均有非常显著性意义（$P<0.01$），绞股蓝对小鼠一过性高尿酸血症具有明显降低血尿酸水平的作用。

18. 毒性 本品水提物小鼠灌胃半数致死量为 48.94±1.074 克（生药）/公斤体重。本品总甙腹腔注射（小鼠）半数致死量为 3.35 克/公斤体重。长期毒性：SD 大鼠连续灌胃（4 克生药/公斤）90 天，各项指标均无异常改变，病理检查各种实验性器官均未发现有病理改变。

【药物制剂】目前，以绞股蓝为主料生产的各种医用制剂和保健用品及饮料不断问世，品种不断增加，深受人们喜爱，借鉴其保护心肌、血管，抗脑缺血，抗血栓形成，抑制血小板功能等作用，进行防治心脑血管疾病制剂研究，使其为人民健康服务有广阔的前景。

1. 复方绞股蓝总苷胶囊（广西中医学院第一附属医院制剂）

组成：绞股蓝、田七、黄芪。

功能主治：益气活血通络，养阴解毒。用于老年性痴呆。

2. 绞股蓝丹胶囊（医院制剂）

组成：绞股蓝、丹参和黄芪。

功能主治：活血化淤，补气益气，对血栓性疾病有良好的预防和治疗作用。

3. 金蓝胶囊（验方制剂）

组成：绞股蓝、金荞麦、肿节风等。

功能主治：清热解毒养阴，凉血活血止咳。用于肺癌。

4. 复方降脂颗粒

组成：绞股蓝、丹参、茵陈、山楂、甘草等。

功能主治：清热解毒，健脾化浊，消食，利湿，行气活血。用于高血脂症。

用法用量：一次15克，1日3次，饭后服。

5. 复方绞股蓝胶囊

组成：绞股蓝400克，麦冬150克，五味子60克。

功能主治：补气复脉，养心健脾，活血化瘀，敛阴生津。用于心悸气短，胸阎肢麻，眩晕头痛，健忘耳鸣，自汗乏力等。

用法用量：口服，一次3粒，1日3次，温开水送服。

6. 绞股蓝总苷片（胶囊、软胶囊、口服液、无糖口含片）

组成：绞股蓝总苷。

功能主治：降血脂，养心健脾，益气和血，除痰化瘀。适用于高脂血症，见有心悸，气短，胸闷，肢麻，眩晕，头痛，健忘，耳鸣，自汗，乏力，或脘腹胀满等心脾气虚，痰阻血瘀者。

用法用量：片剂，口服，一次2~3片，或遵医嘱。胶囊剂，口服，一次2~3粒。软胶囊，口服，一次1粒。口服液，口服，一次10毫升。1日3次。

7. 绞股蓝袋泡剂

组成：绞股蓝995克，甜菊苷5克。

功能主治：消炎，清热，祛盛止咳，镇静安神，益气强身。用于高脂血症，慢性萎缩性胃炎，胃及十二指肠溃疡病，肝硬化，慢性胃炎，精神不振及失眠。

用法用量：开水冲饮，保健1日1~2包，治病可根据病情轻重加量1~6倍。

8. 复方绞股蓝冲剂

组成：绞股蓝、虎杖、毛冬青、五指毛桃等。

功能主治：解毒利湿，活血化瘀，健脾益气。用于慢性乙型肝炎等。

用法用量：口服，1次1包，1日8次，开水冲服，小儿酌减，1~3月为一疗程。

9. 绞股蓝总苷滴丸

组成：绞股蓝总苷。

功能主治：养心健脾，益气和血，除痰化瘀，降血脂。用于高血脂症，见有心悸气短，胸闷肢麻，眩晕头痛，健忘耳鸣，自汗乏力或脘腹胀满等心脾气虚，痰阻血瘀者。

用法用量：1次10丸，1日3次。

10. 降糖通络胶囊

组成：绞股蓝、知母、丹参。

功能主治：滋阴清热，活血通络。用于2型糖尿病并高粘滞血症，证属阴虚燥热兼血瘀者。

11. 龙饮冲剂

组成：绞股蓝、扶芳藤、枸杞子等。

功能主治：调节机体的免疫功能和增强细胞的活性，以及调节机体微循环的作用。

12. 灵芝绞股蓝冲剂

组成：灵芝、绞股蓝、甘草、薄荷脑。辅料为蔗糖、甜菊素。

功能主治：益气，健脾，安神。用于心气虚症，可改善心悸，气短，失眠。

用法用量：口服，一次1支，1日3次。

【不良反应】①少数患者服绞股蓝后出现轻微恶心、呕吐、腹胀、腹泻、头晕眼花、耳鸣等反应，一般不用停药。还有文献报道绞股蓝致口腔黏膜溃疡1例。②极少数病人服用绞股蓝总苷胶囊有胃部不适。

【附注】

1. 注意 虚寒证忌用。

2. 品种情况 绞股蓝常见易混淆药有①乌蔹莓（*Cayrata iapohica* Thunb Gaqhep）为葡萄科植物乌蔹莓的全草或根，二者功效主治不同，全草性状非常相似，又加之地方用名混乱，二者临床用药混淆不明。②雪胆（Hemsleya chinensis）为葫芦科雪胆属的多年生草质藤本植物，块根入药，与绞股蓝的分类位置接近，外形特征类似，生长环境也极为近似，野外采集时尤其在营养生长期，易将其相混淆。

参考文献

1. 余昌东，陈宗良，梅全喜．绞股蓝的药理作用研究概况．时珍国医国药，2008，19（9）：2296.

2. 李若存，陈丹．降糖通络胶囊质量标准研究．中国中医药信息杂志，2005，12（7）：41.

3. 戈胜，姜晓文，王志新，等．绞股蓝对雏鸡免疫功能的影响．中兽医医药杂志，2010，（3）：32.

4. 李红琴，杨婧梅，高山，等．绞股蓝对小鼠一过性高尿酸血症的作用．湖北中医学院学报，2010，12（1）：14.

5. 倪娅，徐云丹，赵刚．绞股蓝抗诱变作用的实验研究．湖北中医学院学报，2009，11（6）：20.

6. 谢爱泽，高雅，张可锋，等．绞股蓝药理与临床研究进展．中国药业，2008，17（14）：74.

7. 朱勇，何应伟．复方降脂颗粒治疗高脂血症临床观察．广东药学，2003，13（4）：41.

8. 蒋振忠，冯德强，王海春．复方绞股蓝胶囊的质量标准及药理研究．云南中医学院学报，2000，23（3）：4.

9. 彭跃钢，黄立武．复方绞股蓝总甙胶囊对血管性痴呆大鼠海马神经细胞凋亡的影响．云南中医学院学报，2005，22（3）：368.

10. 苏桂兰，袁璐，石磊，等．绞股蓝袋泡剂研制及临床应用．时珍国医国药，2000，11（6）：23.

11. 池明宇，梅学文，关书博，等．绞股蓝丹胶囊的稳定性研究．时珍国医国药，2006，17（9）：1719.

12. 盛华刚，林桂涛，徐桂红．金蓝胶囊提取工艺的研究．山东中医药大学学报，2006，30（2）：148.

13. 刘吉金，熊英．龙饮冲剂的薄层色谱鉴别研究．中成药，1999，21（11）：603.

14. 王维平，谷晶，凌立亚．复方绞股蓝冲剂研制及其对乙肝疗效初探．时珍国药研究，1991，2（1）：30.

15. 章伟明．绞股蓝与其易混淆品的鉴别．浙江中医药大学学报，2008，32（1）：107.

16. 郑苍贫，熊志运．绞股蓝致口腔粘膜溃疡 1 例．中华今日医学杂志，2003，3（22）：74.

◎莲生桂子花

Lianshengguizihua

【别名】金凤花(《广州植物志》)，细牛角仔树、羊角丽、芳草花(《广东中药志》第二卷)，莲生桂子草、七姊妹(《福建民间草药》)，野鹤嘴(《广西中药志》)，状元红(《闽南民间草药》)，草木棉(《贵州草药》)，唐棉(《南方主要有毒植物》)，竹林标、野辣子、金银花台(《云南中草药》)，金盏银台、连生桂枝(《云南思茅中草药选》)，野辣椒、透云花、山挑花、水羊角(《广西药用植物名录》)，女金丹、半天花(《福建药物志》)，刀口药(《四川中药志》)。

【来源】为萝藦科植物马利筋 *Asclepias curassavica* Linn. 的全草。全年可采收，晒干或鲜用。分布于广东、云南、福建、海南、广西、贵州、江苏等省区。

【药材性状】全草长 30～100 厘米。须根众多，灰白色，弯曲，质韧。茎圆柱形，老茎灰黄白色，向上渐转变为暗绿色。嫩枝被白色柔毛，具节，节处间见叶落后残痕，呈细密的纵皱纹，断面外皮薄，易剥落，木心部类白色。叶对生、皱缩，完整叶片展平后呈披针形，先端尖，长 6～10 厘米，宽 1～1.5 厘米，叶面深绿色，叶背黄绿色，间见残留小花，暗紫色。果实形如“鹤嘴”，顶尖，剥开可见扁平棕黑色种子多数，顶上有一束黄白色绒毛、气微，味苦；有毒。

【性味与归经】苦，寒；有毒。归肝、胃经

【功能主治】清热解毒，活血止血，消肿止痛。用于咽喉肿痛，外感咳嗽，湿热淋浊，月经不调，崩中漏下，乳痈，疮疖。外用治疮伤出血，疥癣。现代有用于扁桃体炎，肺炎，支气管炎，尿路炎症等。

【用法用量】6～9 克，水煎服。外用适量，鲜品捣烂敷患处或煎水浸洗患处。

【药理作用】

1. 强心作用 本品根、茎煎剂及叶、花、种子、果壳的酊剂注射于蛙均有显著强心作用，0.1 克左右（生药）于 1 小时可使蛙心停止于收缩期，以花、茎作用为强，叶次之，果壳为弱。10% 马利筋种子酊剂 0.3 毫升/公斤静注，可使巴比妥中毒猫心收缩幅度显著增大，1.5 分钟时增大约 2 倍，可引起戊巴比妥钠所致心衰猫心肺装置静脉压迅速下降，心收缩力增强，心输出量增多，但于 4 分钟出现中毒表现，心跳停止，静脉压回升。猫静注也见心电图 R 波急剧增高，R－R 及 PQ 间隔延长。强心成分为马利筋苷、牛角瓜苷。马利筋苷 0.5 毫克注射可使蛙心停止于收缩状态，在体兔心及离体豚鼠心脏灌流及心电图观察均表现正性肌力作用、负性频率和负性传导作用，作用性质与毒毛花苷 G 相似，作用迅速而蓄积性小。其作用强度鸽法为 0.751 ± 0.017 毫克/公斤，为原生药的 732 倍，为毒毛花苷 G 的 1/4～1/5，对鸽 24 小时已无蓄积。本品所含牛角瓜苷也具有显著的强心作用。

2. 抗癌作用 本品醇提取物体外试验对人鼻咽癌 KB 细胞有明显的抑制作用，牛角瓜苷为细胞毒成分之一。

3. 催吐作用 本品根茎有催吐作用，同属植物 *A. syria* L. 及 *A. incarnata* L. 及 *A. taberosa* L. 等也均有催吐作用。

4. 其他作用 本品叶茎水提取物可使大鼠后肢灌流量明显增加，对豚鼠离体子宫有轻度抑制作用，但对豚鼠回肠、蟾蜍直肠、犬血压无明显影响。

5. 毒性 本属植物多有一定毒性，是牧草中毒的原因之一，大鼠分别给予本品茎、叶的水、醇、石油醚提取物 2 克（原生药）/天，连续 4 星期，未引起死亡，且对体重及生殖功能也无明显影响。本品的乙醇提取物 5 毫克/公斤腹腔注射连续 5 天，对家兔未见蓄积中毒。而曾报道静注于大鼠和兔则均可引起肺、肠道苍白，肾脏充血，脑、肺、肠系膜小动脉及脊髓的颈腰部等出血。马利筋苷静注对鸽的 MLD 为 54.97±19.4 毫克（生药）/公斤。

【不良反应】本品全株有毒，其白色乳汁毒性更大。中毒症状：初为头痛、头晕、恶心、呕吐，继而腹痛、腹泻、烦躁、谵语，最后四肢冰冷、冷汗、面色苍白、脉搏不规则、瞳孔散大、对光不敏感、痉挛、昏迷、心跳停止而死亡。

【附注】

1. 注意 宜慎服，体质虚弱者禁服。

2. 药用部位 马利筋的根为吐剂。有止血、杀虫、解毒、消痔作用。体质虚弱者禁用。

参考文献

1. 秦洁贞．马利筋一西方医神的名字．医疗保健器具，2005（6）：82.

◎鸭舌草

Yashecao

【别名】鸭仔菜、鸭脷草（《广东中草药》），鸭儿嘴、肥猪菜（《广东中药志》第二卷），蔛草、蔛菜（《新修本草》），接水葱（《七卷食经》），鸭儿菜（《南宁市药物志》），香头草、猪耳菜、马皮瓜（《江苏药材志》），肥猪草（江西（《草药手册》）），黑菜、少花鸭舌草、合菜（《福建中草药》），水玉簪（《陕西中草药》），鹅仔菜、菪菜、湖菜（《福建药物志》），鸭娃草（湖北）。

【来源】为雨久花科植物鸭舌草 *Monochoria vaginalis*（Burm. f.）Presl ex Kunth 的全草。夏、秋季采收，鲜用或切段晒干。分布于全国各地，我省各地有产。

【药材性状】全草长约 40 厘米，根茎短。叶呈卵状至卵状披针形，黄绿色，长 2～6 厘米，宽 1～5 厘米，先端短尖，基部圆形或略呈心脏形；叶柄长 7～17 厘米，具膜质叶鞘，叶鞘抽出总状花序，常有干缩残存小花，具柄。气无，味苦。

【性味与归经】苦，凉。归脾、胃、大肠经。

【功能主治】清热解毒，凉血，利尿。用于感冒高热，肺热咳嗽，百日咳，吐血，咳血，崩漏，尿血，热淋，湿热泄泻，痢疾，肠炎，肠痈，丹毒，疮肿，咽喉肿痛，牙龈肿痛，风火赤眼，毒蛇咬伤，毒菇中毒。现代有用于急性扁桃体炎，气管炎。

【用法用量】15～25 克（鲜品 30～60 克），水煎服。外用适量，研末用油调敷或取鲜品捣烂敷患处。

【药理作用】

抗氧化作用　将鸭舌草 75% 乙醇提取物浸膏分成 4 个不同组分，并用碘量法测定其抗氧化活性。结果表明，高极性组分正丁醇相具有最强的抗氧化活性，与天然抗氧化剂茶多酚和化学合成抗氧化剂 BHT 的抗氧化活性相当，显著高于对照组，利用柱层析技术对具有高抗氧化活性组分正丁醇相进一步分离纯化，并确定为豆甾醇葡萄糖苷，以 BHT 为对照对羟自由基进行清除试验，结果表明，与对照抗氧化剂 BHT 相比，它们对羟自由基具有更高的清除率。

【药物制剂】

鸭舌草茶

组成：鸭舌草。

功能主治：清热解毒。用于赤白痢疾，急性肠炎等。

用法用量：1 日 1～2 剂。一般连服 3～8 日可愈。

参考文献

1. 周勇军，徐效华，乔凤云，等．鸭舌草中抗氧化活性物质的分离与鉴定．应用生态学报，2007，18（3）：509.

◎鸭跖草

Yazhicao

【别名】竹叶草、水竹草、竹节菜（《广东中草药》），竹夹草、竹壳草（《广东中药志》第二卷），碧竹草、蓝花草、水竹叶草（《岭南中草药撮要》），鸡舌草、鼻斫草、碧竹子（《本草纲目拾遗》），青耳环花、碧蟾蜍（《竹谱详录》），鸭脚草、耳环草、碧蝉儿花（《百一选方》），地地藕（《滇南本草》），蓝姑草（《活幼全书》），竹鸡草（《濒湖集简方》），竹叶菜、淡竹叶、碧蝉花（《本草纲目》），水竹子（《植物名实图考长编》），露草、帽子花（《植物学大辞典》），竹叶兰（《贵阳民间药草》），竹根菜（《四川中药志》），鹅儿菜（《广西中草药》），竹管草（《江西草药》），兰花草、野靛青、萤火虫草、竹叶活血丹（《浙江民间常用草药》），鸡冠菜、蓝花姑娘（《江苏药材志》），鸭仔草（《福建中草药》）。

【来源】为鸭跖草科植物鸭跖草 *Commelina communis* Linn. 的全草。6～7 月开花期采收全草，鲜用或阴干。分布于我省各地及云南、甘肃以东的南北各省区。

【药材性状】全草长可达 60 厘米，呈黄绿色。茎圆柱形，老茎略方形，较光滑，有纵棱，直径约 2 毫米，多有分枝；节稍膨大，节间长 3～9 厘米，节上有一残留须根；质柔软，断面中部有髓。叶互生，多皱缩，完整叶片展平后呈卵状披针形或披针形，长3～9厘米，宽1～1.5厘米，先端尖，全缘，叶脉平行，具柄，基部下延成膜质叶鞘，抱茎。花多已脱落，总苞心状卵形，折合状，两边不相连，花瓣皱缩，蓝黑色。气微，味淡。

【性味与归经】甘、淡，微寒。归肺、胃、膀胱经。

【功能主治】清热解毒，利水消肿。用于外感发热，热毒咽喉肿痛，湿热痢疾，黄疸，小便不利，脚气，水肿。外用治疮疖肿毒，青竹蛇咬伤；现代有用于麦粒肿，耳鼻感染，盆腔炎，尿路感染，前列腺炎，神经性呕吐等。

【用法用量】15～30克（鲜品60～90克），水煎服。外用适量，鲜品捣烂敷患处，或取汁口服，用其渣敷伤口周围。

【药理作用】

1. 抗菌作用 鸭跖草水煎液试管法试验表明，对金黄色葡萄球菌、白色念珠菌的最小抑菌浓度（MIC）为250克/升，对白色葡萄球菌和溶血性链球菌的MIC为500克/升，而对绿脓杆菌药物浓度达1×10^3克/升，未见有抑菌作用。其抗菌有效部位为乙酸乙酯部分。对金黄色葡萄球菌、白色葡萄球菌、大肠杆菌和伤寒杆菌的MIC均为10^4微克/毫升。有效抗菌成分为对－羟基桂皮酸。鸭跖草地上部分甲醇提取物对引起龋齿的变异链球菌有杀灭作用。1－甲氧羰基－β咔啉、哈尔满和去甲哈尔满对该菌的MIC为100微克/毫升。琼脂扩散法检测鸭跖草的抑菌作用，并测定其MIC和MBC。急性毒性实验用小白鼠以口服给药的方式测定MTD。将鸭跖草提取后稀释成不同浓度，结果表明，鸭跖草对志贺氏痢疾杆菌、枯草杆菌、大肠杆菌等均有较强的抑制作用，最低抑菌浓度分别为1∶256，1∶128，1∶64，最低杀菌浓度分别为1∶128，1∶64，1∶32。

2. 抗内毒素作用 鸭跖草煎液体外试验结果表明，作用1小时和4小时的最低抗细菌内毒素浓度分别为32克/升和16克/升。

3. 抗炎作用 鸭跖草煎液小鼠灌服20克/公斤，对二甲苯致耳廓炎症的肿胀有明显抑制作用，与空白对照组比较，其抑制率为41.18%（$P<0.01$）。

4. 镇痛作用 鸭跖草煎液小鼠分别口服20克/公斤和10克/公斤，对醋酸扭体法的镇痛率，与蒸馏水比较分别为59.98%和45.69%。热板法试验发现给药后1小时有明显的镇痛效果。

5. 止咳作用 小鼠氨水致咳实验中，石油醚和甲醇部分为止咳有效部分，500毫克/公斤剂量时，石油醚部分半数咳嗽喷雾时间（EDT_{50}）为18.58S，R为145.9%；甲醇部分EDT_{50}为22.65S，R为175.0%。D－甘露醇为止咳有效成分。

6. 抗血糖作用 鸭跖草的甲醇提取物有抑制α－葡萄糖苷酶的作用。利用粗提的猪小肠α－葡萄糖苷酶来检测其抑制活性，发现当以淀粉、麦芽糖及蔗糖为作用底物时，鸭跖草中的化学成分1－去氧野尻霉素，α－同源野尻霉素有很强的抑制活性，这就为鸭跖草用于糖尿病的治疗提供了理论依据。鸭跖草中的1－脱氧野尻霉素，2，5－二羟甲基－3，4－二羟吡咯烷有很强的抑制α－葡萄糖苷酶的活性，将这两种成分溶于蔗糖或麦芽糖溶液中，喂饲禁食24小时的小白鼠，30分钟后检测血糖，结果表明，鸭跖草的这两种成分均有显著抑制血糖升高的作用。

7. 护肝作用 鸭跖草水提物在体内显著降低四氧化碳和乙醇所致小鼠血清谷丙转氨

酶和谷草转氨酶活性的升高，表明鸭跖草水提物对小鼠四氯化碳和乙醇所致肝损伤具有保护作用。

8. 抗氧化作用 在鸭跖草的氯仿-甲醇粗提物（MCE）、石油醚萃取物（PEF）、乙酸乙酯萃取物（EAF）、正丁醇萃取物（BF）和水残留物（AR）中，EAF有最强的DPPH自由基、羟自由基和最强的还原能力，且其清除能力与浓度成量效关系。EAF_4、EAFs具有良好的清除DPPH自由基、羟自由基作用和还原能力，其中EAF_4最高，在实验所测4个浓度下，清除DPPH自由基能力均比BHT强，在10微克/毫升和50微克/毫升浓度时，强于GA。其清除羟自由基能力在所有测定浓度下均比两种人工合成抗氧化剂强。其还原能力在所有测定浓度下均比BHT强，但强于GA。实验证明鸭跖草含有丰富的抗氧化物质。

9. 毒性 鸭跖草水煎液小鼠灌胃的最大耐受量大于80克/公斤。

【药物制剂】

1. 鸭跖草眼膏

组成：鸭跖草流浸膏，羊毛脂，凡士林。

功能主治：清热解毒。用于麦粒肿。

2. 炎宁冲剂

组成：鸭跖草、鹿茸草、白花蛇舌草。

功能主治：清热解毒，消炎止痢。用于上呼吸道感染，扁桃体炎，尿路感染，急性菌痢，肠炎。

用法用量：口服，一次14克，1日3~4次，用开水冲化服。

3. 清热止咳颗粒

组成：鸭跖草、黄芩、浙贝母、重楼、知母、石膏、陈皮、枳壳、苍耳子。

功能主治：清热化痰，宣肺止咳。用于急慢性支气管炎。

用法用量：口服，一次12克，1日3次。

4. 炎宁胶囊

组成：鸭跖草、鹿茸草、白花蛇舌草。

功能主治：清热解毒，消炎止痢。用于上呼吸道感染，扁桃体炎，尿路感染，急性菌痢，肠炎。

用法用量：口服。一次5粒，1日3~4次。

5. 鸭跖草注射液

组成：鲜鸭跖草汁250毫升，吐温-808滴，苯甲醇5毫升。

功能主治：消炎，解毒。用于肺炎，扁桃体炎，上呼吸道感染，疖肿等。

用法用量：肌注，一次2毫升，1日2次。

【附注】

1. 注意 脾胃虚寒者慎服。

2. 品种情况 同科植物水竹草（亦称花叶鸭跖草）*Zebrina pendula* schnizl.，功用同鸭跖草。据调查，鸭跖草药材中有时混入同属植物饭包草 *C. bengalensis* L. 的全草。两者的生境、分布和植物形态相似，很易混淆。

参考文献

1. 许海燕，刘宇峰，余鸽．鸭跖草的研究进展．中国中医药现代远程教育，2009，7（4）：88.

2. 张善玉，张艺莲，金在久，等．鸭跖草对四氯化碳和乙醇所致肝损伤的保护作用．延边大学医学学报，2001，24（2）：98.

3. 黄海兰，王国明，李增新，等．鸭跖草抗氧化成分提取及其活性研究．食品科学，2008，29（9）：55.

4. 相鲁闽，刘添秀．鸭跖草治疗神经性呕吐．中国民间疗法，2001，9（7）：63.

5. 周凤琴，张照荣，张炎焱．鸭跖草及其混淆品饭包草的生药鉴别．中药材，1994，17（8）：14.

◎鸭嘴癀

Yazuihuang

【别名】四方草、定经草、水辣椒（《广东中药志》第二卷），兰花仔（《广西药用植物名录》），惊风榴、四角草（《福建中草药》），小接骨、小脚草（《四川常用中草药》），双须蜈蚣、鸡舌癀、田边草（《全国中草药汇编》），长果母草（《福建药物志》），母草（《新华本草纲要》）。

【来源】为玄参科植物长蒴母草 *Lindernia anagallis*（Burm. f.）Pennell 的干燥全草。夏、秋季采收，鲜用或切段晒干。分布于广东、江西，福建、台湾、湖南、广西、四川、贵州、云南。

【药材性状】全草柔软，长 10～30 厘米，基部节处常带须状根。茎方柱形，浅绿色或淡紫色。单叶对生，黄绿色，皱缩，完整叶片展平后呈卵状三角形至卵状心形，长 1～2 厘米，先端钝圆，叶缘具圆齿，近茎上部的叶片无柄，下部的叶片具短柄。叶腋常有干缩单生小花，花梗长约 2 厘米。间见线状的干燥蒴果。气微，味微苦。

【性味与归经】甘、微苦，微寒。归肝、大肠、小肠经。

【功能主治】清热解毒，活血消肿。用于风热咳嗽，扁桃体炎，肠炎，消化不良，月经不调，闭经，白带，目赤肿痛，牙痛，痈疽，肿毒，毒蛇咬伤，跌打损伤。现代有用于乳痈，瘰疬等。

【用法用量】9～15 克，水煎服。外用适量，鲜品捣烂敷患处。

【附注】

1. 注意 孕妇禁用。

2. 药用部位 （《新华本草纲要》）：茎叶用于痢疾。

◎积雪草

Jixuecao

【别名】葵蓬菜(《生草药性备要》)，崩大碗(《广州植物志》)，铁凿口、雷公根、老公根、地细辛、地排草、崩口碗(《广东中药志》第一卷)，老当根、灯盏菜、鼎盖草(《广东中草药》)，雷公藤(《实用临床草药》)，大利钱、老邦根、纸钱凿、铁串草(《粤北草药》)，跌破碗、蛤拐帽(《岭南草药志》)，铜钱草(《岭南中草药撮要》)，连钱草(《徐仪药图》)，地钱草(《新修本草》)，马蹄草(《滇南本草》)，落得打(《纲目拾遗》)，地棠草(《植物名实图考》)，大马蹄草、土细辛(《草木便方》)，刚果龙(《湖南药物志》)，缺碗草、芋子草、马脚迹(《江西草药》)，芽黄草、草如意(《云南中草药》)，蚶壳草、含壳草(《台湾药用植物志》)，乞食碗、老豺碗、大水钱(《福建药物志》)，破铜钱草(《浙江药用植物志》)，老鸭碗、铁灯盏（浙江），半边碗、透骨草（江西），跳破碗、雷公碗（广东）。

【来源】为伞形科植物积雪草 *Centella asiatica*（Linn.）Urban 的干燥全草。全年可采收，以夏季枝叶茂盛时采收者质佳，拔取全草，去净泥沙，晒干。产于广东、江苏、浙江、江西、湖南、福建、广西、四川等地。我省以番禺、顺德、南海、阳江、电白等市县出产较多。

【药材性状】全草长 20～40 厘米，常互相缠绕成团。茎纤细，有纵皱纹，土黄色或黄绿色，节间较长，节处生不定根；宿生根较肥厚粗短。叶数片，自节处生，黄绿色，多皱缩卷曲，完整叶片展平后呈近肾形，长宽 1.5～2.5 厘米，纸质，边缘有钝齿，基部有一明显缺口；具长柄。气微，味甘淡。

【性味与归经】苦、辛，寒。归肺、脾、肾、膀胱经。

【功能主治】清热利湿，活血止血，解毒消肿。用于发热，咳喘，咽喉肿痛，肠炎，痢疾，湿热黄疸，水肿，淋证，尿血，衄血，痛经，崩漏，丹毒，瘰疬，疔疮肿毒，带状疱疹，跌打肿痛，外伤出血，蛇虫咬伤，烧伤，手术伤口，瘢痕增生及硬皮病。现代有用于急性扁桃体炎，急性肾炎，皮肤湿疹瘙痒，泌尿系结石，痢疾，急性肠炎，中暑腹泻，急性湿疹。

【用法用量】15～30 克（鲜品加倍），水煎服。外用适量，鲜品捣烂敷或用积雪草制剂涂、敷患处。

【药理作用】

1. 抗病原微生物作用 1∶16－1∶4 积雪草煎剂对绿脓杆菌、变形杆菌及金黄色葡萄球菌有抑制作用。对大肠杆菌、副大肠杆菌、宋氏痢疾杆菌、福氏痢疾杆菌和炭疽杆菌均无抑菌作用。积雪草苷对 37 株标准及临床分离菌株显示较强抗菌活性，尤其对各种耐药细菌，包括耐甲氧西林的金葡球菌（MRSA）、表葡菌（MRSE），耐 5 种氨基糖苷类抗生素、产钝化酶的粪肠球菌、产 β－内酰胺酶的大肠埃希菌。肺炎克雷伯杆菌和醋酸钙不动杆菌，以及耐哌拉西林的铜绿假单胞菌的最低抑菌浓度值与三金片相近。积雪草苷对小鼠膀胱上行性肾感染大肠埃希菌 26 的清除细菌作用较强，可知积雪草苷具有良好的体内外抗菌活性，尤其对于泌尿系统感染。

2. 对皮肤系统的作用 积雪草提取物以16毫克/平方厘米的皮肤给药量，对三种不同强度的放射线给小鼠造成的皮肤损伤有不同程度的治疗作用，与西药Tetrandrine（$C_{38}H_{42}O_6N_2$）的治疗效果无明显差异，但比Tetrandrine提前12～15天开始减轻皮肤反应。暗示积雪草提取物有一定的抗炎活性。积雪草苷内服加外用的方法治疗烧伤性瘢痕，结果发现，口服与外用相结合的治疗组在给药后3～5天后即明显的感到疼痛、瘙痒、症状减轻，单纯应用积雪草苷口服的治疗组在1～2周左右出现上述症状。可见积雪草苷对烧伤性瘢痕有明显的抑制作用。积雪草苷治疗皮肤病的临床多中心开放性研究，结果发现，积雪草苷对皮肤溃疡总有效率为91.7%；对疤痕疙瘩的总有效率为67.9%；对局限性硬皮病的总有效率为89%；对皮肤淀粉样变形的总有效率为76%；对萎缩性硬化性苔藓等其他一些皮肤病也有较好的治疗作用。

3. 对胃溃疡的作用 积雪草的提取物能够通过加强粘膜的自身阻碍以及减少自由基的损害来抵抗小鼠乙醇所至的胃粘膜损害，提示积雪草提取物有一定的抗胃溃疡活性。复方积雪草浸膏16.4克/公斤，治疗两周以后，大鼠血流加快，血流呈流线型或线粒型，血细胞聚集减少，胃溃疡愈合面积达99.5%。发现积雪草浸膏对组胺所致的胃液分泌、胃液游离酸和总酸、胃蛋白酶均有一定的抑制作用。

4. 抗抑郁作用 积雪草的3种提取物均以剂量依赖性的方式显著抑制小鼠体外单胺氧化酶A的活性，其中以50%醇提物抑制效果最佳，提示积雪草具有抗抑郁作用。积雪草中的挥发油成分对利舍平引起的大鼠眼睑下垂和体温下降具有明显的拮抗作用，可明显缩短电刺激小鼠角膜引起的最长持续不动状态时间，说明积雪草挥发油具有抗实验性抑郁作用。在长期未预知应激刺激致大鼠抑郁症模型中，积雪草苷具有改善抑郁大鼠已紊乱的下丘脑－垂体－肾上腺皮质和下丘脑－垂体－甲状腺轴的作用，提高机体对各种非特异性刺激的抵抗力，避免过度应激所致机体下丘脑－垂体－肾上腺皮质和下丘脑－垂体－甲状腺轴等调节功能紊乱而发挥抗抑郁作用。

5. 对纤维细胞合成的影响 采用光镜、电镜、^3H－TdR、^3H脯氨酸掺入以及MTT比色等方法研究积雪草苷对纤维细胞核DNA及胶原蛋白合成的影响，结果发现积雪草苷可以影响成纤维细胞的超微结构，表现为核分裂较少，核仁变细小或缺失，使成纤维细胞的增值变得不活跃，合成和分泌蛋白的活性能力减弱。积雪草苷还可以抑制成纤维细胞的增值和胶原蛋白的合成。采用放射性同位素标记法研究积雪草苷对体外培养小鼠的成纤维细胞DNA合成和胶原蛋白合成的影响。结果发现积雪草苷可以提高成纤维细胞DNA的合成量，促进成纤维细胞的增值，并且可以促进成纤维细胞胶原蛋白的合成且呈现剂量依赖关系。

6. 解痉作用 本品水提物具有抑制大鼠、家兔离体肠的收缩幅度及降低其张力的作用，也可对抗乙酰胆碱所致的肠管平滑肌痉挛收缩的作用。

7. 抗乳腺增生作用 积雪草苷能调节丘脑－垂体－卵巢性腺轴的内分泌失调，降低血清E_2、提高血清P浓度，降低E_2/P比值，显著降低实验性乳腺增生程度，减少乳腺增生的发生率。另外，积雪草苷可能直接作用于乳腺导管上皮细胞和乳腺小叶细胞，使乳腺增生受阻和增生退变萎缩，积雪草苷有望成为治疗和预防乳腺增生的选择药物。

8. 抗肿瘤作用 积雪草苷对体外培养的 L_{929} 细胞（小鼠成纤维细胞株）和 CNE 细胞（人鼻咽癌高分化上皮细胞株）增殖有抑制作用，对移植 S_{180}（移植肉瘤）小鼠的增殖也有抑制作用，同时能提高荷 S_{180} 小鼠的存活时间，结果初步表明，积雪草苷具有抗肿瘤活性。在抗肿瘤方面，积雪草提取物在体外能抑制肿瘤细胞的增殖，而对正常的淋巴细胞无影响，在体内能抑制小鼠移植瘤的生长，并延长荷瘤小鼠的生存期，积雪草提取物还能抑制 DNA 合成，高浓度的积雪草苷可与低浓度的长春新碱产生协同作用，从而减轻长春新碱的毒副作用，可作为生化调节剂应用于肿瘤治疗。可能机制：在凋亡出现的早期，即可显著提高细胞内钙浓度，降低线粒体膜电位，从而影响细胞线粒体功能。这可能是积雪草苷作用于凋亡通路上的关键，从而增加了细胞对抗肿瘤药物诱导凋亡的敏感性，与长春新碱产生协同作用。

9. 抗惊厥作用 采用硝酸士的宁所致小鼠惊厥实验考查积雪草苷的抗惊厥作用。结果显示，积雪草苷 20 毫克/公斤组与对照组比较，小鼠出现惊厥的时间及死亡时间均明显延长，有统计学意义（$P < 0.05$、$P < 0.01$）。同时无催眠的副作用，安全性比目前的地西泮等安定类药物大大提高。提示积雪草苷有一定的抗士的宁引起的惊厥作用。

10. 对肝的作用 用二甲基亚硝氨（DMN）制备的大鼠肝纤维化模型研究积雪草总苷抗实验性大鼠肝纤维化的作用，发现积雪草总苷能改善肝功能，并且肝组织病理学检查显示具有抗肝纤维化作用，可知积雪草总苷对 DMN 诱导的大鼠慢性肝纤维化具有良好的治疗作用。抑制肝纤维化可以通过抑制肝星状细胞（HSC）的增殖，促进 HSC 细胞的凋亡。积雪草酸能抑制活化的 HSC－T6 细胞的 I 型胶原蛋白表达水平。积雪草酸对化学损伤原代培养大鼠肝细胞有保护作用。

11. 其他作用 采用小鼠灌胃长期给药方法建立拟痴呆模型，小鼠空间学习记忆能力下降，脑内 MAO－A 活性增加，给予羟基积雪草苷后小鼠学习记忆能力明显改善，这主要与抑制 MAO 活性有关，也可能与积雪草苷类提取物具有抗炎、抗氧化应激损伤作用关系更大，有必要对此作深入研究。积雪草苷（10，20 及 40 毫克·公斤$^{-1}$）灌胃给药能剂量依赖性地减轻小鼠胶原诱导性关节炎（CIA）小鼠的关节炎症状，抑制 CIA 小鼠 C II 胶原诱导的淋巴细胞增殖反应，减少 CIA 小鼠踝关节软组织中高水平的 COX－2 表达及 PGE_2 含量，降低血清中炎症因子 TNF－α 和 IL－6 的水平；同时病理检查发现，可以改善局部关节炎症状，抑制 CIA 小鼠滑膜细胞增生，减轻炎性细胞浸润。结果表明，积雪草苷对 CIA 具有抑制作用，其机制可能与抑制淋巴细胞增殖、减少 COX－2 表达及促进炎症因子 TNF－α、IL－6 释放等有关。

12. 急性毒性 小鼠、兔皮下注射 0.04～0.05 克/公斤积雪草苷能产生中毒症状；0.2～0.25 克/公斤则增加出血时间，导致出血。口服 1 克/公斤积雪草苷，小鼠、兔皆能耐受。积雪草有一定的肝毒性，而此毒性与其中的三萜类成分有一定的关系。本品乙醇提取物给大鼠腹腔注射半数致死量为 1.93 克/公斤。

【药物制剂】

1. 三金片（颗粒）

组成：积雪草、金樱根、菝葜、羊开口、金沙藤。

功能主治：清热解毒，利湿通淋，益肾。用于下焦湿热，热淋，小便短赤，淋漓涩痛；急慢性肾盂肾炎，膀胱炎，尿路感染属肾虚湿热下注证者。

用法用量：片剂，口服，小片，一次5片；大片，一次3片。颗粒剂，口服，一次14克，用开水冲化服。1日3～4次。

2. 积雪草苷片（脂软膏、霜软膏）

组成：积雪草总苷。

功能主治：促进创伤愈合。用于外伤，手术创伤，烧伤，疤痕疙瘩及硬皮病鼻咽癌放射性皮炎。

用法用量：片剂，口服，一次2片，1日3次，用于治疗疤痕疙瘩及硬皮病，一次2～4片，1日3次。脂软膏，外用，适量涂于患处，1日3～4次。霜软膏，外用，适量涂于患处，1日3～4次。

3. 复方积雪草苷乳膏

组成：积雪草苷5克，维生素E10克，尿囊素20克，硬脂酸100克，单硬脂酸甘油酯50克，白凡士林50克，甘油125克，液状石蜡150克，三乙醇胺20毫升，十二烷基硫酸钠1.6克，羟苯乙酯1克，香精适量，蒸馏水加至1000克。

功能主治：抑制成纤维细胞增殖，降低转酰胺酶活性，减少酸性粘多糖和胶原量。用于色素沉着。

用法用量：每日早晚在患部涂本品适量，疗程1～3个月。

4. 复方积雪草胶囊（验方制剂）

组成：积雪草、制大黄、桃仁、黄芪、当归等。

功能：降低血脂、尿蛋白及肾脏指数，有利于延缓和阻滞肾脏疾病的进展及恶化。

5. 积雪草涂膜剂

组成：积雪草30克，紫草0.2克，聚乙烯吡咯烷酮25克，甘油15毫升，麻油1毫升，薄荷脑1克，氮酮1.5毫升。

主治：用于瘢痕疙瘩。

用法用量：1日2次，将药液擦在患处，20天为一疗程。

6. 积雪草总苷巴布膏剂

组成：积雪草总苷。

功能主治：促进伤口愈合，刺激肉芽生长及抗溃疡。用于消炎、止痛和抗风湿。

【不良反应】服用三金片导致的不良反应类型有过敏反应和肝损害。

【附注】

1. 注意 脾胃虚寒者慎服。《粤北草药》：“孕妇忌服。”

2. 品种情况 积雪草、连钱草和天胡荽3者在性状、组织及粉末等方面有极其相似之处，在市面上有混淆现象，连钱草、积雪草和天胡荽的主要区别如下：（1）性状：连钱草茎方形，叶对生，轮伞花序腋生，花冠二唇形；而积雪草和天胡荽茎圆柱形，叶互生，伞形花序腋生，其中积雪草每1伞形花序有花3朵，天胡荽每个伞形花序有花10～15朵。（2）显微鉴别：连钱草粉末具腺鳞，积雪草粉末具草酸钙方晶和簇晶，而天胡荽粉末中环纹导管多见。

参考文献

1. 朱鑫鸿．口服三金片过敏1例报道．甘肃中医，2001，14（3）：59.

2. 高燕．三金片和癃闭舒胶囊相关的肝损害．药物不良反应杂志，2006，8（4）：305.

3. 胡松．积雪草新用．开卷有益：求医问药，2005，（9）：31.

4. 赵宇新，李曼玲，冯伟红，等．积雪草的研究进展．中国中医药信息杂志，2002，9（8）：81.

5. 代百东，张翠，王佳，等．积雪草的研究现状．上海医药，2008，29（2）：88.

6. 梁鑫，李刚，袁橙，等．积雪草苷的抗惊厥作用研究．齐齐哈尔医学院学报，2010，31（1）：10.

7. 戴卫波，梅全喜，孔祥廉．积雪草的化学成分与药理作用研究进展．时珍国医国药，2009，20（6）：1566.

8. 李洪忠，万敬员，张力，等．积雪草苷对小鼠胶原诱导性关节炎的抑制作用．药学学报，2007，42（7）：698.

9. 徐璐敏，林伟萍，卢碧霞，等．复方积雪草苷乳膏的制备与应用．中国药师，2002，5（5）：269.

10. 朱晓玲，王永钧，王军，等．复方积雪草胶囊对肾小球硬化症大鼠肾组织细胞外基质的影响．中国中医药科技，2005，12（5）：274.

11. 瞿舒裴．左秋芳．李静．积雪草苷霜治疗鼻咽癌放射性皮炎的效果观察．护士进修杂志，2010，25（4）：359.

12. 万日义，陈榕宁．积雪草涂膜剂治疗瘢痕疙瘩32例．海峡药学，1995，7（4）：32.

13. 段晓彦，李宏树，王丽红，等．积雪草及其活性成分的国内外研究进展．武警医学院学报，2009，18（3）：252.

14. 鲍玉琳．积雪草总苷巴布膏剂透皮吸收试验．中国医药导报，2007，4（15）：19.

15. 张宏意，田素英．连钱草、积雪草、天胡荽的生药学比较研究．中医药导报，2008，14（2）：78.

◎倒盖菊

Daogaiju

【别名】山烟筒头（《广东中草药》），大挖耳草（《广东中药志》第二卷），大野菊、野烟仔（《粤北草药》），挖耳草（《重庆草药》），朴地菊、劳伤草（《泉州本草》），野烟、铁抓子草、野向日葵、铁骨消、翻天印（《湖南药物志》），耳瓢草（《贵州草药》），金挖耳（《植物名实图考》）。

【来源】为菊科植物倒盖菊 *Carpesium divaricatum* Sieb. et Zucc. 的全草。秋季花开时采

收，拔取全草，抖净泥沙，晒干。分布于广东、广西、福建、台湾、湖北、湖南、四川、贵州、云南、等省区。朝鲜、日本亦有分布。

【药材性状】全草长25～100厘米，全体被有白色绢状光泽短毛，以幼嫩枝处尤密。基部丛生暗棕色细长的根，茎细柔弱，灰绿色至暗绿色。叶互生，叶片皱缩，展平后呈卵状长圆形，长7～12厘米，宽3～5厘米，叶面棕绿色，叶背浅绿色至灰绿色，基部圆形、截形或微心形，叶缘有不规则锯齿；叶柄长2～2.5厘米。间见有干缩的、淡黄色的头状花序。具青草气，味涩。

【性味与归经】苦、辛，寒。归肺、肝、胃、大肠经。

【功能主治】清热解毒，消肿止痛，利咽喉。用于外感发热，咽喉肿痛，胃热牙痛，湿热痢疾，毒蛇咬伤，痄腮，急惊风。外用治乳腺炎，腮腺炎，带状疱疹，疮疖肿毒。现代有用于急性肠炎，尿道感染，淋巴结结核。

【用法用量】6～15克，水煎服。外用适量，煎水洗或取鲜品捣烂敷患处。

【附注】

1. 注意　(《重庆草药》)：“气虚者忌用。”孕妇慎用。

2. 品种情况　同属植物烟管头草 *C. cernuum* Linn.，又名烟袋草、山烟筒头、金耳挖、耳挖草，亦有称为倒盖菊。该植物在我省各地有分布，其全草功效与倒盖菊基本相同，又可治黄水疮、疥疮，脓泡疮，亦有作倒盖菊药用。

◎臭　草

Choucao

【别名】芸香草，狗屎灵香(《广东中药志》第一卷)，臭艾(《广西中药志》)，小香草(《广西植物名录》)，荆芥七(《广西中草药》)，香草（广州），猴子草（福建诏安）。

【来源】为芸香科植物芸香 *Ruta gravaolens* Linn. 的全草。7～8月生长盛期收割，阴干或鲜用。主产于广东、广西、福建、四川等地。

【药材性状】全草多分枝。二至三回羽状复叶或深裂，长6～12厘米，末回小叶或裂片倒卵状、矩圆形或匙形，长0.6～2厘米，顶端急尖或圆钝，基部楔形，全缘或微有钝齿。茎叶表面粉白色或灰绿色。无毛，但可见细腺点。揉之有强烈的刺激气味，味微苦。

【性味与归经】辛、微苦，微寒。归肺、胃经。

【功能主治】祛风清热，解毒消肿，清暑去湿，凉血散瘀。用于感冒发热，小儿高热惊风，痛经，闭经，热毒疮疡，湿疹皮炎。外用治虫蛇咬伤，跌打损伤，疮疖肿毒。

【用法用量】内服，煎汤，3～9克，鲜品15～30克，或捣汁。外用适量，捣敷，或塞鼻。

【药理作用】

1. 解痉作用　全草中所含总碱可解除氯化钡引起的离体兔回肠痉挛，其中以山柑子碱作用最强，崖椒碱及一种喹啉类生物碱次之。解痉强度与罂粟碱相当。对大鼠奥狄氏括约肌，总生物碱、γ－崖椒碱，茵芋碱都有解痉作用。茵芋碱、γ－崖椒碱作用稍弱。补骨脂素、异茴芹香豆精、异欧前胡内酯、芳香羟基羧酸衍生物皆对兔回肠有解痉作用。

白鲜碱、崖椒碱、茵芋碱、香草木宁碱的混合物对大鼠、豚鼠的解痉作用较单个成分强。山柑子碱和芸香呋喃香豆醇乙酸酯均可减少甲基胆碱和氯化钡对大鼠胃底部和回肠的最大收缩作用，后者可使甲基胆碱在离体大鼠回肠量效曲线右移。以甲基胆碱作为激动剂，测得芸香呋喃香豆醇乙酸脂在豚鼠回肠上的亲和参数 PO_2 为 6.09 士 0.03，在兔回肠上的 PO_2 为 5.95 士 0.19；山柑子碱对豚鼠回肠的 PO_2 为 4.85 士 0.10，对兔回肠的 PO_2 为 4.89 士 0.09。这此化合物的解痉作用是可逆的，可以被洗脱。在大鼠胃底上作用的半数洗脱时间芸香呋喃香豆醇乙酸酯为 24.48 分钟，山柑子碱为 4.37 分钟，作用时间似乎长于罂粟碱。芸香中含有的香柑内酯、花椒毒酚等也具有解痉作用。

2. 对子宫的作用 茵芋碱可增加豚鼠子宫自律性收缩。种子水提取物对豚鼠离体子宫也有兴奋作用。引产流产的成分为挥发油，乃直接作用于子宫肌纤维所致。对催产者引起的大鼠子宫收缩，茵芋碱能增强这种作用，白鲜碱、崖椒碱则减弱但不降低自发性子宫收缩。白鲜喊、崖椒碱、茵芋碱、香草木宁碱的混合物可以削弱肾上腺素对豚鼠精囊的作用。东莨菪碱对药物或激素引起的离体或在体大鼠子宫的收缩有解痉作用。补骨脂素对未成熟雌兔能拮抗雌激素作用，而与孕激素则有微弱的协同作用。也有报告它对雌性大鼠的性周期并无影响，却能抑制雄性大鼠的精子生成。芸香地上部分、根、茎、叶的氯仿提取物各以 0.8 克/公斤、1.2 克/公斤、1.2 克/公斤、1.0 克/公斤给交配后大鼠口服 1～10 天，抗妊娠率分别达 50%、44.4%、40.0% 和 75%，主要活性物质缕状芸香内酯以 0.36 克/公斤给予 1～8 天。抗妊娠率达 80.0%，有一定毒性。缕状芸香内酯作用于妊娠早期。

3. 心血管作用 茵芋碱对肌肉有麻痹作用，累及心脏可引起哺乳动物血压进行性下降。山柑子碱可抑制乙酰 - β - 甲基胆喊引起的离体猪冠状动脉的收缩；作用强度相当于盐酸罂粟碱。而芸香呋喃香豆醇乙酸酯和芸香酚内酯甲醚作用强度要弱 20 和 40 倍。这些药物的解痉作用是可逆的。洗脱后收缩力恢复的时间，山柑子碱、芸香酚内酯甲醚、罂粟碱相同，而芸香呋喃香豆醇乙酸酯恢复时间长 20 倍。

4. 对皮肤的光敏作用 呋喃香豆精类的香柑内酯、补骨脂素、花椒毒素等均可引起光过敏。注射或内服此等物质，再以长波紫外线或日光照射，可使受照射之处皮肤红肿、色素增强，甚至表皮增厚。呋喃与香豆精并无光敏作用，必须二者成线状环形结合方有效，完整的内酯环也是必需的。对白癜风治疗有效者，查见局部皮肤中 RNA、DNA 含量增高，局部色素增加。蟾蜍实验表明酪氨酸酶活性增强，黑色素增加。花椒毒素能提高大鼠血清铜水平。本类物质对血浆蛋白质并无光氧化作用，但能吸收紫外线。有报告称花椒毒素对 H 照射损伤有保护作用。服用时期较久，皮肤角化层愈厚愈致密，对日光照射也愈能耐受。芸香中的某种成分在豚鼠身上以一种新方法证实了其光毒性和光敏性。

5. 抗微生物活性 芸香愈合组织培养液至少形成 14 种抗生活性物质。吖啶酮类生物碱芸香吖啶酮过氧化物，羟基芸香吖啶酮过氧化物对细菌、真菌作用最强。前者对枯草芽孢杆菌最低杀菌浓度为 0.75 微克/毫升，后者最低杀菌浓度为 0.25 微克/毫升。香豆素类只能在较高浓度引起一些抑制。呋喃香豆精对细菌也有光敏作用，在这些物质存在时，如同时曝光，可引起细菌死亡。这些化合物本身一般并无抗菌作用。在体外试验中，补骨脂素、花椒毒素（100 微克/毫升）对人型结核杆菌（$H_{37}Rv$）有抑制作用。伞形花内酯对布鲁杆菌有抗菌作用。补骨脂素与紫外线同用，可灭活某些 DNA 病毒及 RNA 病毒。

6. 对肿瘤作用 曾报道花椒毒素等腹腔注射，可使小鼠的紫外线照射引起的皮肤癌增加，口服却有保护作用；但口服的保护作用未被证明。在体外，本类物质有杀灭肿瘤细胞的作用。补骨脂素可与白血病 L_{1210} 细胞结合；和环磷酰胺合用，显著降低动物死亡率。从芸香根中得到的芸香吖啶酮氯在鼠伤寒沙门氏菌 TA_{100} 细菌株上表现出强烈的致突变性，而未表现出代谢活性。大鼠肝脏 S_9 提取部分中的酶可使这种物质失活。TA_{98} 细菌株试验中，可以检测到碱基对的替代，这种物质毒性表现为更强而致突变性减弱。说明该物质可能通过移码突变机制作用于鼠伤寒沙门菌。

7. 其他作用 全草中所含呋喃香豆精、山柑子碱有抗炎及抗组胺作用。异茴芹香豆精对大鼠实验性胃溃疡有中度的保护作用。芸香的一种提取物在有髓神经所谓 K^+ 去极化实验研究中证明对钾离子流没有选择性阻断作用。它也可以阻断钠离子流。但是程度稍弱。该提取物可使钠失活曲线电位轴向负方向移动，并明显改变以 K^+ 瞬时电流为特征的钾离子动力学。

8. 毒副反应 臭草所含挥发油，有难闻的气味和刺激性。用于皮肤可引起烧灼感，发红和起泡，内服则引起剧烈胃痛、呕吐、衰竭、意识模糊、抽搐等。对低等动物可引起肝变性和实质性肾炎。给大鼠口服 200 ~ 800 毫克/公斤花椒毒素，24 ~ 48 小时内血中糖、谷胱甘肽的含量均无显著改变。人每日口服 30 毫克花椒毒素共 3 月，肝功能之变化在正常范围内。400 毫克/公斤的一次剂量可使豚鼠致死，此乃由于肾上腺的出血；此外尚有肝脏的混浊肿胀、脂肪变性、急性出血坏死及肾脏的严重郁血并导致血尿。1 ~ 2 毫克/公斤花椒毒素，用 5 月可引起幼豚鼠的肝坏死而不影响其生长。花椒毒素给蟾蜍、大鼠大量注射，可引起强直性阵发性惊厥。死于呼吸停止；慢性试验中，中毒的动物有胃肠刺激、肾上腺及脾脏出血、肝硬化等。补骨脂素给犬每日口服 15 毫克 /公斤 15 ~ 60 天，大鼠每日口服 100 ~ 200 毫克/ 公斤 17 天或 33 毫克/公斤 60 天，均无病理变化。致死量可引起小鼠心、脑的营养不良，大鼠内脏、皮肤、肌肉中的触酶、脱氢酶、过氧化酶的活性增强，肝增大及郁血；兔注射 25 毫克/公斤，可使血糖下降。补骨脂素的半数致死量小鼠口服为 625 毫克/公斤，皮下注射为 480 毫克/公斤。花椒毒素、香柑内酯对大鼠肌内注射的半数致死量分别为 160 毫克/公斤、945 毫克/公斤。白鲜碱、崖椒碱、茵芋碱、香草木宁碱对小鼠的半数致死量为 150 ~ 250 毫克/公斤，芸香碱为 45 毫克/公斤，所含的其他生物碱为 75 ~ 140 毫克 /公斤。

【药物制剂】

复方芸香片

组成：芸香等。

功能主治：抑杀痔虫，健脾润肺。用于肺结核、便秘等症。

【不良反应】有文献报道芸香致植物日光性皮炎 1 例。

【附注】

注意 孕妇慎服。

参考文献

1. 贾俊佳，罗宇东，林晓崧．复方芸香片对大鼠胃肠道机能的影响．中国中医药科技，2000，7（2）：79.

2. 田蓉，冯艳君．芸香致植物日光性皮炎1例．宁夏医学杂志，2008，30（9）：775.

◎射　干

Shegan

【别名】扁竹头、寸干、鬼仔扇(《广东中药志》第一卷)、较剪兰(《岭南中草药撮要》)，绞剪七、绞剪叉、剪刀绞、鬼绞剪、野剪刀花(《粤北草药》)，扁蓄、草骨头、较剪草头(《广州常用草药增订本》)，射干苗(《广东中药》)，乌扇、乌蒲(《本经》)，黄远(《吴普本草》)，乌蓮(《广雅》)，夜干(《本草经集注》)，乌翣、乌吹、草姜(《别录》)，鬼扇(《肘后方》)，凤翼(《本草拾遗》)，扁竹根(《永类钤方》)，仙人掌、紫金牛(《土宿本草》)，野萱花、扁竹(《纲目》)，地篇竹(《镇江府志》)，较剪草、黄花扁蓄(《生草药性备要》)，开喉箭、黄知母(《分类草药性》)，冷水丹、冷水花(《南京民间药草》)，扁竹兰(《中药形性经验鉴别法》)，金蝴蝶、金绞剪(《浙江中药手册》)，紫良姜、铁扁担(《江苏植物药志》)，六甲花、扇把草、鱼翅草(《广西中兽医药用植物》)，山蒲扇(《东北药用植物志》)，剪刀草(《中药志》)，老君扇、高搜山、凤凰草(《湖南药物志》)。

【来源】鸢尾科植物射干 *Belamcanda chinensis*（Linn.）DC. 的干燥根茎。春、秋季挖掘根茎，洗净泥土，晒至半干，以火燎去须根，再晒至半干，规格称为“射干个”；趁鲜时除净须根，切薄片，晒干，规格称为“射干片”。分布于广东、河南、湖北、江苏、安徽、浙江、湖南、贵州、云南、海南、广西等省区。我省主产于高要、德庆、东莞、宝安。

【药材性状】（1）射干个：呈不规则结节状，有分枝，长3～10厘米，直径1～2厘米。表面黄棕色、灰棕色或黑棕色，皱缩，有密集斜向或扭曲的环纹，上面有数个圆盘状凹陷的茎痕；下面及两侧有残留的细根及圆点状须根痕，有的可见被火燎烧焦的黑斑。质坚硬，不易折断，折断面黄色或黄白色，可见一淡黄色环（内皮层）和筋脉点（维管束）。气微，味微苦辛，嚼之唾液被染成黄色。

（2）射干片，切成约0.3厘米厚片，片面类白色至黄白色，有3～5个短的分杈，表皮棕黄色，片面边缘稍凸起，坚硬顶手，切面内皮层明显。

【性味与归经】苦，寒。归肺经。

【功能主治】清热解毒，祛痰利咽，消瘀散结。用于咽喉肿痛，痰壅咳喘，瘰疬结核，疟母癥瘕，痈肿疮毒。外用治水田性皮炎。现代用于耳带状疱疹，小儿手足口病，婴幼儿秋季腹泻，高酶高疸急性乙肝，慢性胃炎，慢性外阴营养不良，乳糜尿，伤科创面感染，足癣，阳痿等。

【用法用量】6～9克，水煎服。外用适量，煎水调食盐涂洗患处。

【药理作用】

1. 抗炎作用　射干对炎症早期和晚期均有显著的抑制作用。乙醇提取物22克/公斤灌胃，对组胺、醋酸所致的小鼠皮肤和腹腔毛细血管通透性增高，对巴豆油所致耳肿胀均有抑制作用。13 克/公斤灌胃，对大鼠的透明质酸酶或甲醛性足肿胀及棉球肉芽组织增生也均有明显抑制作用。所含鸢尾黄酮甙和鸢尾黄酮，在试管中有抗透明质酸酶的作用，且不为半胱氨酸阻断，能抑制大鼠的透明质酸酶性的浮肿，而不抑制角叉菜胶性浮肿，对大鼠因腹腔注射氮芥引起的腹水渗出亦有抑制作用。其有效成分之一的 1，4 苯醌是抗氧化剂和炎症抑制剂。射干另一有效成分杧果苷 50 毫克/公斤腹腔注射或口服，对角叉菜胶诱发的后脚爪水肿，棉球植入以及肉芽囊肿均有明显的抗炎作用。

2. 解热作用 乙醇提取物 13 克/公斤灌胃，对 15% 啤酒酵母皮下注射所致的大鼠发热有一定的解热作用。

3. 抗过敏作用 鸢尾黄酮对大鼠因卵清蛋白诱导的被动皮肤过敏的抑制率为 40%。

4. 抗微生物作用 水煎剂对葡萄球菌、链球菌、炭疽杆菌、白喉杆菌、伤寒杆菌、人型结核杆菌均有较强的抑制作用。对常见致病性皮肤真菌、腺病毒、埃可 11 病毒有一定的抑制作用。其乙醇提取物对细菌（大肠杆菌、绿脓杆菌、金黄色葡萄球菌、溶血性链球菌等）和真菌的抑制浓度和抗菌谱明显优于煎剂和水浸剂。10% 乙醇提取物对京防 86-1（甲 1 型）流感病毒也有抑制作用。还有研究发现，射干对肺炎双球菌、结核杆菌有抑制作用，尤其对绿脓杆菌表现为极强的抑制作用，以射干提取液为质粒体消除剂，对绿脓杆菌 P_{29} 株 R 质粒体进行体内体外消除试验，结果表明，射干提取液对多重耐药株绿脓杆菌 P_{29} 有较强抑制作用，当 MIC 为 31.25 毫克/毫升时，对 R_{29} 株所携带的 R 质粒体还具有消除作用。射干乙醚提取物对红色毛癣菌有抑制作用，随着药物质量浓度的增大和作用时间的延长，通过光镜观察：红色毛癣菌丝逐渐出现肿胀变形，胞浆淡染，结构模糊直至破裂。

5. 祛痰平喘作用 乙醇提取物 25 克/公斤灌胃，能明显增加小鼠呼吸道排痰量。射干能调节前列腺素水平，主要是抑制 TXA_2 的合成和促进 PGI_2 的生成，从而发挥其解痉平喘的药理效应。

6. 对神经细胞的作用 射干醇 A、B 和另一苯并呋喃衍生物能增进乙酰胆碱能神经细胞的生存和生长，并能增加胆碱乙酰化酶的活性。

7. 抗病毒作用 射干水煎剂或注射液在鸡胚中抑制流感病毒，在组织培养中抑制或延缓流感病毒、副流感病毒、鼻病毒、腺病毒、柯萨奇病毒、埃可病毒和疱疹病毒的致细胞病变作用。

8. 消除自由基的作用 用生物化学发光法对射干中四种异黄酮成份，野鸢尾苷元，鸢尾苷元，5，6，7，4′-四羟基-8-甲氧基异黄酮（5，6，7，4′-tetrahydroxy-8-menthoxyisoflavone，n）进行检测，发现其均具有较好的消除自由基作用，其中鸢尾苷元作用最强。

9. 雌性激素样作用 静脉注射射干提取物能抑制被切除卵巢小鼠的促性腺激素释放激素的间断释放和 LH 的分泌。从射干中提取的鸢尾苷、鸢尾黄素可作为具器官选择性的雌性激素样药物，选择性地治疗和预防心血管疾病、骨质疏松和更年期综合征。

10. 对消化系统的影响 射干具有弱的抗溃疡作用，而利胆作用持久，并具有抗蓖麻油引起的小肠性腹泻的作用，且作用持久。其作用不是通过抑制肠运动，推测其抗炎作用可能是射干抗腹泻的机理之一。用胸腺肽联合射干抗病毒注射液治疗口腔、咽喉部溃疡亦获得了一定的效果。

11. 对免疫功能的影响 射干对免疫抑制小鼠血清中 IgM 的含量有显著的提高作用，证明射干具有增强小鼠体液免疫的作用，实验表明，射干低剂量组能增强小鼠的免疫功能，而高、中剂量组则表现为抑制作用。

12. 抗血栓形成作用 射干具有明显的抗凝血作用，其活性成分大约是分子量为 10 000 的含有半乳糖醛酸和鼠李糖的酸性多糖。大鼠 ig 射干 75% 乙醇提取物 3 克生药/公斤和 10 克生药/公斤，明显延长电刺激颈动脉血栓形成时间，延长率分别为 31.8% 和 39.4%，对凝血时间仅有轻度延长作用。由于鸢尾苷元抑制花生四烯酸或胶原引起血小板聚集，鸢尾苷元可能是射干抗血栓的有效成分之一。

13. 其他作用 射干单用无致癌危险，但与致癌物（3－甲基胆蒽）同用，有促进小鼠皮肤肿瘤发生作用，强度弱于巴豆油。乙醇或乙醇－水浸出物口服或注射，有促进家兔唾液分泌的作用，注射较口服作用更快而强。对小鼠的 x 射线伤害无保护作用，也不延长巴比妥的睡眠时间。其乙醇提取物给家兔注射，可引起血压下降。射干醇 A 和射干醌 A 对 5－脂氧合酶有抑制作用。其 IC_{50} 分别为 0.6umol/L、1.57umol/L。鸢尾苷有抑制二磷酸腺苷转化成三磷酸腺苷而显示改善毛细血管渗透的作用。杧果苷有明显的利胆作用，鸢尾苷有利尿作用，家兔皮下注射 25 毫克/公斤效果显著。

14. 毒性 射干乙醇提取物小鼠灌胃的 LD_{50} 为 66.78 克/公斤。射干乙醇提取物按相当于人用量（9 克/50 公斤）的 277 倍剂量 50 克/公斤，给小鼠灌胃观察 7 天，动物均健存。

【药物制剂】

1. 麻杏射干口服液（南京市中医院制剂）

组成：麻黄、杏仁、射干、甘草、地龙、夏枯草。

功能主治：宣肺降逆，平喘化痰。用于支气管炎等。

2. 射贝止咳口服液（甘肃省中医院制剂）

组成：射干、桔梗、葶苈子、苏子、枇杷叶、川贝母、细辛、茯苓等。

功能主治：宣肺清热，降逆平喘，化痰止咳，健运脾胃。用于各种急慢性咳嗽、咽喉部位疾患引起的咳嗽，以及急慢性气管炎，肺炎早期，过敏性咳嗽，尤其对小儿咳嗽疗效显著。

用法用量：1 岁以内一次 5 毫升、1～4 岁一次 10 毫升，5～12 岁一次 15 毫升，12 岁以上一次 20 毫升，1 日 3 次，连服 5 天为一个疗程。

3. 射干合剂（上海复旦大学附属儿科医院制剂）

组成：射干 1.5 克，麻黄 0.6 克，桑叶 1.5 克，黄芩 1.5 克，杏仁 1 克，江剪刀草 5 克，桔梗 1 克。

功能主治：止咳，化痰，平喘。用于感冒，气管炎，支气管哮喘所致的风热或痰热咳嗽，多痰及气喘。

用法用量：一次 10 毫升，1 日 3 次；3 岁以下减半。

临床疗效：治疗小儿咳嗽 120 例，痊愈 70 例，显效 27 例，有效 19 例，无效 4 例，总有效率达 96.7%。

4. 射干抗病毒注射液

组成：射干、金银花、板蓝根、佩兰、茵陈、柴胡、蒲公英、大青叶。

功能主治：抗病毒及抗菌消炎药，也可与其他药物配合治疗流行性出血热早期病症。

用法用量：肌内注射，一次2~5毫升，1日3次。

5. 射干利咽口服液

组成：射干、升麻、木通、桔梗、芒硝、百合、甘草。

功能主治：降火解毒，利咽止痛。用于小儿急喉痹（急性咽炎）肺胃热盛证。

用法用量：口服，2~5岁，一次1支，1日3次；6~9岁，一次2支，1日2次；10岁以上，一次2支，1日3次。4天为一个疗程。

6. 射麻口服液

组成：射干、麻黄、黄芩、胆南星、白前、苦杏仁、莱菔子、桑白皮、石膏、五味子。

功能主治：清肺化痰，止咳平喘。用于外邪犯肺，入里化热所致的咳嗽，痰多黏稠，胸闷憋气，气促作喘，喉中痰鸣，发热或不发热，舌苔黄，或黄白，或舌质红，脉弦或滑数等。

用法用量：口服，一次10毫升，1日3次。或遵医嘱。

7. 清咽利膈丸

组成：射干、连翘、栀子、黄芩、熟大黄、牛蒡子（炒）、薄荷、天花粉、玄参、荆芥穗、防风、桔梗、甘草。

功能主治：清热利咽，消肿止痛。用于外感时毒，脏腑积热，咽喉肿痛，面红腮肿，痰涎壅盛，胸膈不利，口苦舌干，大便秘结，小便黄赤。

用法用量：口服，一次6克，1日2次。

8. 蜂房射干散

组成：露蜂房、射干、桔梗、白前、百部。

功能主治：止咳平喘化痰，还重在温阳益肾以固本。用于哮喘。

用法用量：5~9岁者一次口服15克，10~14岁者一次口服20克，14岁以上者一次口服30克，1日2次，5~7天为一个疗程。第1个疗程服完后，停药3~5天，继续第2个疗程。

临床疗效：治疗哮喘40例中，显效34例，有效5例，无效1例，总有效率为97.5%。

9. 金方射干抗病毒注射液

组成：射干、金银花、佩兰、板蓝根、大青叶、茵陈、柴胡。

功能主治：清热解毒，利咽。用于小儿急性上呼吸道感染。

用法用量：金方射干抗病毒注射液0.3毫升/公斤加入生理盐水中静脉滴注，1日1次。

10. 利咽颗粒

组成：射干、牛蒡子、黄芩、山豆根、土茯苓、浙贝母、防己、野菊花、甘草、玄参。

功能主治：用于急性咽炎。

11. 清咽润喉软胶囊

组成：射干、山豆根、桔梗、栀子、麦冬、玄参等。

功能主治：清热利咽、消肿止痛。用于急性咽炎。

用法用量：一次4粒，1日3次。

临床疗效：共治疗急性咽炎33例，治愈18例，显效8例，总有效率为93.94%。

12. 小儿清肺止咳片

组成：射干、紫苏叶、菊花、葛根、川贝母、苦杏仁（去皮炒）、枇杷叶、紫苏子（炒）、桑白皮（蜜制）、前胡、栀子（姜制）、黄芩、知母、板蓝根、牛黄、冰片。

功能主治：清热解表，化痰止咳。用于内热肺火，外感风热引起的身热咳嗽，气促痰多，烦躁口渴，大便干燥。

用法用量：口服，1岁以内一次1~2片，1~3岁一次2~3片，3岁以上一次3~5片。1日2次。

13. 咽炎含片

组成：射干、金银花、菊花、野菊花、黄芩、木通、麦冬、天冬、桔梗、忍冬藤、甘草、薄荷脑。

功能主治：清热解毒，消炎止痛。用于急、慢性咽炎。

用法用量：含化服，一次1片，1日1~2次。

14. 射干麻黄冲剂

组成：射干、麻黄、细辛、半夏、冬花、紫菀、五味子、生姜、大枣。

功能主治：宣肺散寒，化饮降逆，消痰利咽。用于寒饮型哮喘。

用法用量：一次1袋，1日3次，温开水冲服。

15. 复方黑参滴丸

组成：射干、麦冬、天冬、山豆根、玄参。

功能主治：清热解毒，利咽消肿。用于慢性咽喉炎。

16. 射干注射液

组成：射干5000克，氯化钠0.7%。

功能主治：抑菌消炎。用于上呼吸道感染。

用法用量：肌注，一次2毫升，1日1~2次，或遵医嘱，小儿酌减。

17. 喉炎片

组成：射干（10号粉）100克，山豆根500克，桔梗500克，甘草（10号粉）200克，非那根（10号粉）1克，薄荷油1毫升，糖精1克，敷料适量。

功能主治：清肺利咽，消炎化痰。用于急慢性咽喉炎。

用法用量：含片，一次1片。

【不良反应】①射干中毒致全身肌肉强直1例。②射干抗病毒注射液不良反应类型有：一般过敏反应，皮疹，眼球结膜充血水肿。③有患者服用射干利咽口服液出现恶心现象

【附注】

1. 注意 病无实热，脾虚便溏及孕妇禁服。

2. 品种情况 目前，中药射干常见的混淆品有：扁竹根为鸢尾植物蝴蝶花 *Iris japonica* Thunb 的干燥根茎；川射干为鸢尾科植物鸢尾 *Iris tectorum* Maxim 干燥的根茎；白射干为鸢尾科植物白花射干 *Iris dichotoma* Pall 的根及根茎。

射干及其混淆品鸢尾、扁竹根、白射干的性状比较

品名	形状	表面光泽	质地与断面	气味
射干	不规则结节状，又分支，长3~10厘米，直径1~1.5厘米，上面有数个盘状凸陷茎痕及密集扭曲环纹，有残留的细根或根痕，常见加工时经火燎过的烧焦痕	黄棕色或灰棕色	质坚硬，不宜折断，断面黄色，显粉性，近皮部有一淡黄白色环	气微，味苦、辛
鸢尾	略呈扁圆锥形，根茎一边膨大，另一端较细，长3.5~4.5厘米，膨大部分宽约1.5~2厘米，密生环节，节上有分支，有点状根痕	灰棕色	质稍柔软，具纤维性，折断面类白色	气微，味微苦、辛
扁竹根	略扁的不规则条块状，有分枝，长7~8厘米，直径1~2厘米，茎头部有干枯的叶片包裹，表面有圆形的点状根痕	黄白色	断面黄白色，角质样，多空隙	气微弱，味甘、略苦
白射干	不规则结节状，长2~5厘米，直径0.7~2.5厘米，表面粗糙，可见圆形的茎基根痕，根细长弯曲，长5~20厘米，直径0.15~0.4厘米	断面黄白色	断面黄白色，有木心，皮部、木部分离	气微弱，味淡、微苦

参考文献

1. 柴峰．清咽润喉胶囊治疗急性咽炎的临床观察．中国中西医结合耳鼻咽喉科杂志，1999，7（3）：111.

2. 孟军华，刘合刚．射干的研究进展．湖北中医学院学报，2004，6（3）：49.

3. 王姣，刘学杰，仲英．射干的现代研究概况．齐鲁药事，2007，26（3）：168.

4. 郭志辉．射干的化学成分药理和临床研究进展．天津药学，2009，21（4）：63.

5. 张明发，沈雅琴．射干药理研究进展．中国执业药师，2010，7（1）：14.

6. 范杰，付萍，付绪梅．蜂房射干散治疗哮喘的临床观察．湖北中医杂志，2004，26（1）：32.

7. 周玉龙，朱崇刚．金方射干抗病毒注射液治疗小儿急性上呼吸道感染180例．中国民间疗法，2004，12（1）：43.

8. 丁毅，谈瑄忠．麻杏射干口服液药理学研究．时珍国药研究，1998，9（1）：36.

9. 李喜香．射贝止咳口服液的制备与1临床应用．时珍国医国药，2000，11（5）：405.

10. 胡红，俞建，汪永红．射干合剂治疗小儿咳嗽昀临床观察．上海中医药杂志，

2006，40（10）：26.

11. 李群．射干麻黄冲剂为主治疗寒饮型哮喘 40 例．浙汇中医杂志，1998，33（8）：379.

12. 李昌军．射干中毒致全身肌肉强直 1 例．新医学，2005，36（10）：609.

13. 安晔，袁昌鲁，郭涛，等．复方黑参滴丸提取工艺研究．实用药物与临床，2009，12（2）：99.

◎凉粉草

Liangfencao

【别名】仙人冻、薪草（《广东中药志》第二卷），草粿草（《广东中草药》），仙人草《职方典》），仙草（《中国药用植物图鉴》），黑豆腐草（《现代中药研究与实践》）2008，22（2）：13）。

【来源】为唇形科植物凉粉草 *Mesona chinensis* Benth. 的地上部分。夏季收割地上部分，晒干。或晒至半干，堆叠焖之使发酵变黑，再晒至足干。分布于广东、浙江、江西、台湾、广西等地。我省产于清远、增城、怀集、广宁、阳山、潮安、惠阳、五华等市县。

【药材性状】全草长 20～45 厘米，呈灰褐色或棕黄色。茎方柱形，直径 3～6 毫米，有分枝，被疏毛或细刚毛，幼枝毛更明显，质脆，断面中空。叶对生，多皱缩，黄褐色，展平后呈卵状长圆形，长 3～5 厘米，宽 2～3 厘米，先端钝尖，基部渐收细成柄，边缘有小锯齿，两面均被疏长毛，质稍韧，手捻不易破碎，水湿后显粘滑感，水煎液有胶粘性。气微，味甘淡。

【性味与归经】甘、淡，微寒。归肺、胃、肝经。

【功能主治】消暑解渴，清热解毒。用于中暑口渴，湿火骨痛，糖尿病，黄疸，痢疾泄泻，肌肉、关节疼痛，急性肾炎，风火牙痛，烧烫伤，丹毒，梅毒，漆过敏，高血压病。现代有用于小儿酢疤，肾脏病。

【用法用量】内服煎汤，15～30 克，大剂量可用至 60 克。外用适量，研末调敷，煎水洗或取鲜品捣烂敷患处。

【药理作用】

1. 抗氧化抗损伤作用 Fenton 反应及邻苯三酚自氧化法显示仙草蜜具有清除羟自由基和超氧阴离子自由基的作用，且在实验的范围内，其清除能力随浓度的增大而增强。仙草具有清除超氧阴离子自由基的能力，这可能与仙草中的酚类化合物有关；并通过考察仙草的加工，发现烘焙温度及时间不会影响仙草清除超氧阴离子自由基的能力，但会影响其 pH 值及色泽。体外实验方法对仙草多糖进行抗脂质过氧化功能的研究，结果表明仙草多糖有显著的抗脂质过氧化作用。此外，又发现仙草提取物可以不同程度地降低 H_2O_2诱导产生的 DNA 损伤，是一种有效的外源性抗氧化剂。

2. 抗缺氧作用 仙草中分离的 8 个单体化合物，通过大鼠肾上腺嗜铬细胞瘤克隆化细胞株（PCl_2）抗缺氧模型实验，对各单体化合物进行活性测试，发现仙草有很好的抗缺氧活性。

3. 抗菌作用 仙草根、茎、叶及全草的水和醇提取液对禽大肠杆菌的抑菌特性进行研究，发现仙草具有良好的抑菌性能。仙草水煎液按一定比例添加到鸭饲料或饮水中，在一定程度上可以预防鸭大肠杆菌和沙门氏菌。还能综合调理禽体的各种生理机能，使禽体抗病力提高，较好提高“仙湖三号”鸭的生产性能。

4. 抗糖尿病作用 经仙草各剂量组治疗后的大鼠较模型对照组反应灵活，毛发平伏有光泽，体重显著增加（$P<0.05\sim0.01$）。仙草低剂量组与模型对照组比较血糖下降了14.61%（7天）和15.50%（14天），但无统计学差异；中、高剂量组均有显著降糖作用。且高剂量组效果更明显（$P<0.01$）；仙草正常组大鼠血糖与空白对照组比较无显著差异（$P>0.05$）；二甲双胍组也有显著的降糖效果（$P<0.05$）。但优降糖组无明显作用（$P>0.05$）。仙草各剂量组均有显著降低糖尿病大鼠BUN、Cr的作用（$P<0.05\sim0.01$）。仙草治疗组大鼠肾小球体积基本恢复常态，系膜区病变不明显，毛细血管腔血流恢复。

5. 降糖作用 仙草的水、醇提取物均显著降低肾上腺素引起的高血糖，与模型对照组比较$P<0.05$。仙草的水、醇提取物均显著降低外源性葡萄糖引起的血糖升高（$P<0.05$）。

6. 其他作用 仙草提取物（EHT）中活性物质为齐墩果酸，熊果酸，对CCl_4所致的肝纤维症有预防作用。对糖尿病大鼠的肾脏有保护作用。有研究发现通过观察自发性大鼠给药仙草水提取物（WEHT）后的变化，发现仙草水提取物（WEHT）可以降低血浆与肝脏中丙二醛的浓度，并提高肝脏中抗氧化酶的活性，表明仙草水提取物（WEHT）具有降压，提高抗氧化力，降低氧化伤害的保护作用。从凉粉草中分离提取出来的多糖成分，经药理实验证明，具有增强小白鼠机体免疫机能的功效，对小鼠肉瘤S_{180}呈抑制作用，抑制率可达60%左右。

7. 急性毒性 仙草经口给药的小鼠最大耐受量大于230.6克·公斤$^{-1}$，按成人日用量0.45克·公斤$^{-1}$计算，则相当于成人日用量的512倍，表明该药安全范围很大。

【药物制剂】凉粉草作为中草药和制作凉粉冻的原料在我国已有悠久的历史，并且已经成为我国南方一些地方的出口创汇的农产品。有很多以仙草冻为原料制成的半固体饮料，如烧仙草、泰山仙草蜜，保健仙草蜜。目前，市面上许多凉茶就是以仙草为原料，采用浸提工艺生产，如王老吉、玉叶凉茶、和其正凉茶、仙草爽凉茶等。仙草除主要用于制作仙草冻外，还可制成罐头、可乐、汽水、中成药冲剂，新型凝冻剂等。还可考虑提取色素，多糖、熊果酸、齐墩果酸等。仙草的开发利用价值是非常广泛的，凉粉草系列药用产品和系列食用产品等都有待进一步开发，其开发利用前景十分广阔。

1. 仙草降脂茶

组成：仙草、刺玫果、北芪、茉莉花茶。

主治：用于高血脂，高血压，心血管疾病。

用法用量：用白开水冲泡仙草降脂茶2袋，泡2~3分钟，1日2~4袋。

临床疗效：对138名高脂血症患者饮用仙草降脂茶进行观察，痊愈58例，显效53例，有效22例，总有效率96%。

2. 凉粉草冲剂

组成：凉粉草7.5公斤，碳酸氢钠0.75公斤，精制红薯茨粉适量，B·R·X60克。

功能主治：清热利湿，解暑，凉血。用于急性风湿性关节炎，高血压，中暑，感冒，黄疸，急性肾炎，糖尿病等。

3. 凉粉草降糖合剂

组成：凉粉草地上部分。

主治：用于Ⅰ型糖尿病等。

用法用量：一次口服30毫升，1日3次，饭后服用。

临床疗效：凉粉草降糖合剂1周后，32例患者中食量从原来亢进转为正常者22例，一疗程后食量正常者28例。口渴减轻者10例，2～3周后口渴症状减轻至症状消失者20例，1个疗程后所有病例口渴症状均有明显好转。在应用凉粉草降糖合剂治疗前，32例患者均有尿量增多，24小时内排尿量均>2500毫升。口服凉粉草降糖合剂1周后，尿量有所减少，2～3周后，32例患者排尿次数、排尿量（24小时内）的均转正常。

4. 仙草茶叶

组成：仙草、茶叶。

功能主治：清暑解渴，助消化。用于高血压，糖尿病和黄疸等症。

参考文献

1. 刘晓庚，方园平．凉粉草资源的开发利用．中国野生植物资源，1998，17（1）：27～30.

2. 吴丽萍，王勇．仙草的研究与应用进展．海峡药学，2009，21（10）：88～90.

3. 刘莹，朱东屏，徐向进，等．仙草提取物对糖尿病大鼠的治疗作用．福州总医院学报，2005，12（4，5）：268.

4. 刘莹，徐向进，陈明珠，等．仙草的降糖作用与急性毒性试验．福州总医院学报，2005，12（4，5）：266～267.

5. 许桢灿，朱贤道．凉粉草冲剂的研制．福建药学杂志，1990，2（3）：20.

6. 黄钦，许桢灿．凉粉草降糖制剂的研制与临床应用．海峡药学，1995，7（1）：79.

7. 张海燕，王茂．仙草降脂茶临床观察．中国煤炭工业医学杂志，2001，4（5）：401.

◎栾　樨

Luanxi

【别名】烟樨、苑樨（《广州常用草药增订本》）。

【来源】菊科植物阔苞菊 *Pluchea indica*（L.）Less.［*Baccharis indica* L.］的茎叶或根。全年可采，洗净，鲜用。分布于我国南部各省沿海一带和台湾，广东珠江三角洲一带均产。

【性味】甘，微温。

【功能主治】清热解毒，祛风除湿，消食暖胃。用于感冒发热，风湿骨痛，消化不良。外用治疥疮瘰疬。

【用法用量】内服煎汤，9～15克。

【药理作用】

抗炎作用 栾樨根甲醇提取物有抗炎作用。该提取物对角叉菜胶、组胺、5－羟色胺、透明脂酸酶、钠－尿酸等引起的多种炎症均有抑制作用。该提取物对角叉菜胶和棉球肉芽肿生成、松油诱发的关节肿胀、辅剂诱发的关节炎均有作用。提示该提取物对渗出性、增生性、慢性炎症均有效。

◎瓶尔小草

Pingerxiaocao

【别名】独叶一支枪，矛盾草（《广东中药志》第二卷），一枝箭、一支枪、一矛一盾、拨云草（《广西民间常用中草药手册》），蛇头一枝箭、独叶一支箭（《昆明民间常用草药》），蛇须草、独叶一枝蒿（《云南中草药》），蛇舌草、单枪一支箭（《贵州民间方药集》）。

【来源】为蕨类瓶尔小草科植物瓶尔小草 *Ophioglossum vulgatum* Linn 的全草。夏、秋季采收，洗净，晒干或鲜用。分布于我省东、西、北部地区及我国大部分省区。我省汕头、肇庆、韶关市所属地区有产。

【药材性状】全草长10～20厘米。根茎短，侧根横走。均为棕褐色。叶单一，皱缩，黄绿色，展平后呈狭卵形，先端钝圆或尖，长3～10厘米，宽1～4厘米，全缘；总柄长9～20厘米。间见总柄顶端有一窄条形的孢子囊穗，孢子囊10～50对，排列为2行，孢子呈球状四面型，淡棕色。气微，味甘淡。

【性味与归经】微甘、酸，微寒。归肺、肝经。

【功能主治】清热解毒，消肿止痛，明目消翳。用于肺热咳嗽，肺痈，肺痨吐血，小儿高热惊风，肝热目翳，目赤肿痛，胃痛，毒蛇咬伤。外用治疔疮肿毒。现代有用于痔疮，痧症腹痛。

【用法用量】9～15克，水煎服，或研末服，每次3克。外用适量，鲜品捣敷。

【附注】

品种情况 同属植物尖头瓶尔小草 *O. pedunculosum* Desv. 又名一支箭，与瓶尔小草同等药用。

◎菝　葜

Baqia

【别名】马甲、硬饭头、冷饭头(《广州植物志》)，金刚头、假萆薢、山菱角、霸王利(《岭南采药录》)，马鞍宫（广州部队《常用中草药手册》），金刚藤(《岭南中草药撮要》)，金刚根(《日华子》)，金刚骨(《儒门事亲》)，山梨儿、铁刷子(《救荒本草》)，铁菱角(《纲目》)，金刚刺(《医林纂要·药性》)，沟谷刺、金巴斗、豺狗刺(《中国树木分类学》），龙爪菜（《贵州民间方药集》），普贴（《福建民间草药》），鸡肝根、路边刷（《广西中兽医药植》），鲎壳刺（《闽南民间草药》），铁刺苓（《浙江民间草药》），饭巴铎、冷饭巴（《四川中药志》），金刚鞭（《江西民间草药验方》），马加刺兜、马加勒（江西《中草药学》）。

【来源】为百合科植物菝葜 *Smilax china* L. 的根茎。2 月或 8 月采挖根茎，除去泥土及须根，切片晒干。分布于我国长江以南各地区。

【药材性状】根茎扁柱形，略弯曲，或不规则形，长 10 ~ 20 厘米，直径 2 ~ 4 厘米。表面黄棕色或紫棕色，结节膨大处有圆锥状突起的茎痕、芽痕及细根断痕，或留有坚硬折断的细根，呈刺状，节上有鳞叶；有时先端残留地上茎。质坚硬，断面棕黄色或红棕色，粗纤维性。气微，味微苦。

【性味与归经】甘、酸，性平。归肝、肾经。

【功能主治】祛风利湿，清热解毒消痈。用于风湿痹痛，淋浊，带下，泄泻，痢疾，痈肿疮毒，顽癣，烧烫伤。本品内服还可治消渴，疝气，血崩等。现代有用于风湿性关节痛，胃肠炎，乳糜尿，皮肤瘙痒症，头痛，疔疮，痛经，肺痈，直肠粘膜纤维增生，银屑病，慢性萎缩性胃炎伴肠上皮化生，癌症，急，慢性支气管炎，支气管哮喘，哮喘性支气管炎等。

【用法用量】内服，煎汤，10 ~ 30 克，或浸酒，或入丸、散。

【药理作用】

1. 清除自由基和加强抗氧化酶活性作用 菝葜甲醇提取物显示存在高浓度的 1，1 - 二苯基 - 2 - 间三硝苯肼（DPPH）自由基清除能力（IC_{50}7.4 克/毫升）和细胞生存保护能力，用不同溶液进一步分离和测定表明乙酸乙酯、正丁醇和水的提取物有很强的 DPPH 自由基清除能力。菝葜醋酸乙酯部位中分离得到的 9 个天然多酚类化合物单体（SCE1 ~ 9）具有很强的抗氧化活性，均能有效地清除 $ABTS^{++}$和 DPPH 自由基，其中化合物 SCE1 活性最强，其清除 $ABTS^{++}$自由基的 TEAC 值为（3.11 ±0.04）毫摩尔/升，在浓度 50 毫摩尔/升时对 DPPH 自由基的清除能力为（95.95 ±0.76）%。菝葜中天然多酚类化合物可能是菝葜根茎醋酸乙酯提取物发挥治疗作用的物质基础。另外，用菝葜甲醇提取物处理过的 V79 - 4 细胞可诱导超氧化物歧化酶、过氧化氢酶、谷胱甘肽过氧化物酶的活性（有效剂量 4 ~ 100 微克/毫升）。结果表明：包含菝葜根提取物的复方同样也包含着抗氧化剂行为。

2. 抗炎作用 以菝葜提取物 90 克（生药）/公斤给大鼠灌胃，对蛋清性足肿胀有抑制作用。灌胃给予大鼠菝葜各提取部位 7 天后，检测大鼠炎足 PGE_2含量，运用 PGE_2放射免疫法测定菝葜活性部位对大鼠血清血栓素 B_2（TXB_2）、6 - 酮 - 前列腺素 Fla（6 - keto - PGF1a）、IL - 1、IL - 6、TNF 水平的影响。结果显示，菝葜乙酸乙酯和正丁醇部位在 24、12、6 克（生药）/公斤能显著抑制 PGE_2释放活性（$P<0.01$），其活性均显著优于金刚藤对照组（$P<0.01$）。并能显著降低 TXB2/6 - keto - PGF1a（$P<0.05$），且显著优于阳性对照组（$P<0.05$）。结论：菝葜乙酸乙酯和正丁醇部位能抑制炎症部位 PGE_2的释放，并有活血化瘀的作用。通过角叉菜胶致大白鼠足跖浮肿法和大鼠皮下注射琼脂法形成肉芽肿模型分别考察了菝葜水煎液对急慢性炎症的抗炎作用。结果表明，大白鼠灌胃

给予90~180克/公斤对足跖肿胀均有明显抑制作用；180克/公斤对肉芽肿增重有明显抑制作用。菝葜对急、慢性炎症均有抗炎作用。金刚藤胶囊对动物子宫内放置塑料管所致炎症有明显的抑制作用，有显著的治疗意义。不同剂量的菝葜乙酸乙酯提取物组（3.75、7.5、15克/公斤）的大鼠子宫无明显变化，两侧子宫肿胀率明显低于对照组，表明菝葜乙酸乙酯提取物对动物子宫内放置塑料管所致炎症有明显的抑制作用（$P<0.01$），并与剂量有关，随着菝葜乙酸乙酯提取物剂量的增加，大鼠子宫肿胀率呈下降趋势，抑制率增加。菝葜乙酸乙酯提取物在高剂量时与金刚藤胶囊一样能降低炎症子宫组织中PGF2a的含量，两者与生理盐水对照组相比，差异均具有统计学意义（$P<0.05$）。金刚藤分散片中剂量组（58.5克/公斤）小鼠耳廓肿胀度与空白对照组比较，有显著性差异（$P<0.05$），在相同剂量下金刚藤分散片对小鼠耳廓肿胀抑制率显著高于金刚藤软胶囊。

3. 抗肿瘤作用 菝葜醇提取物每日以90克（生药）/公斤给小鼠灌胃，连续7天，对小鼠肉瘤S_{180}、宫颈癌（U_{14}）增殖有抑制作用，但对艾氏腹水癌（EAC）未显示出抑制作用。从菝葜中分离出的4个甾体皂苷在Ames试验和SOSumu试验中，未检查出有致突变性质，在SOSumu抗癌试验中，有两种提取物可通过AF-2抑制β-半乳糖苷酶活性。又据报道，复方菝葜提取物有较明显抑制S_{180}实体瘤的作用，并使荷瘤鼠的胸腺明显大于对照组，并发现随着肿瘤的增大，用药组的胸腺总量亦见增加，可是当瘤体增大到2.5克以上时，则瘤体的增长与胸腺的增长成反比。光镜下观察小白鼠S_{180}实体癌胸腺、脾组织形态学变化，发现用复方菝葜煎剂灌胃小白鼠胸腺中胸腺小体明显增多，分化很好；脾脏中的多核巨噬细胞比对照组明显增多。菝葜乙酸乙酯提取物可以在体内外有效抑制肿瘤细胞的增殖，对小鼠S_{180}、H_{22}、EAC肿瘤细胞及HepG2细胞株的半数抑制浓度（IC_{50}）分别为（0.521 ± 0.272）克/升、（0.801 ± 0.333）克/升、（0.512 ± 0.217）克/升、（0.608 ± 0.268）克/升。

4. 抗感染、抗菌作用 体外试验结果表明，金刚藤对金黄色葡萄菌、淋菌、双球菌和大肠杆菌具有明显的抑制作用。25%菝葜煎剂对绿脓杆菌、大肠杆菌、变形杆菌、福氏痢疾杆菌均有抑制作用。利用沙棘糠油与金刚藤糖浆合用，对多数革兰氏阴性菌和部分革兰氏阳性菌以及沙眼衣原体等微生物敏感。对真空干燥的菝葜粉末用不同的溶剂提取，以Disk Diffusion方法对其抗菌活性加以估算，结果发现菝葜的甲醇、氯仿、乙酸乙酯、丁醇提取物对B. megaterumi菌、B. subtilis菌具有显著的抑制作用。甲醇、乙酸乙酯、丁醇提物取对A. rhizogene菌也显示较强的抗菌活性。而氯仿和乙酸乙酯提取物还对A. tumefcient菌具有明显的抑制作用。

5. 镇痛作用 灌胃给予各剂量药物，空白对照组给予等体积蒸馏水，每天1次，连续7天。于末次给药后60分钟，每只小鼠ip0.6%冰醋酸溶液0.2毫升，立即观察并记录15分钟内小鼠扭体反应次数（表现为腹部内陷、躯干与后腿伸张、臀部抬高），结果显示，金刚藤分散片组（11.7、58.5、117克/公斤）随剂量增加，小鼠扭体次数逐渐减少，其中高剂量组与空白对照组比较有显著性差异（$P<0.05$）；金刚藤分散片中、高剂量组的扭体抑制率均大于50%，与金刚藤软胶囊组效果相当，且金刚藤分散片各组呈剂量依赖关系。

6. 活血化瘀作用 以菝葜水煎液（Ⅰ）、正丁醇萃取物（Ⅱ）、正丁醇萃取剩余物

（Ⅲ）高（100 克/公斤）、低（50 克/公斤）剂量对小白鼠灌胃给药 7 天后，眼眶取血，采用凝固比浊法测定 APTT、PT，采用 derive 法测定 FIB；全自动血细胞计数仪测定血小板数，采用比浊法体外测定Ⅰ、Ⅱ、Ⅲ对人血小板的聚集功能 Ma、M_1、V_1 的影响，研究菝葜的活血化瘀药理作用，结果表明 100 克/公斤剂量的Ⅰ和Ⅲ能显著延长 APTT（$P<0.05$），50～100 克/公斤剂量的Ⅲ能使 FIB 显著增加（$P<0.05$），而 50 克/公斤剂量的Ⅱ能使 FIB 显著减少（$P<0.05$）。稀释 8 倍后的Ⅰ和Ⅱ能抑制体外的血小板聚集功能，特别是对 V_1 的影响更显著（$P<0.01$），但三者对血小板数无明显影响。证明菝葜具有明显活血化瘀的药理作用，其作用机制可能与抑制血小板聚集和延长内源性凝血时间及影响纤维蛋白原生成有关。

7. 佐剂性关节炎治疗作用 通过观察菝葜对佐剂性关节炎（AA）小鼠给药后继发性足肿胀、胸腺系数（胸腺/体重）、脾系数（脾/体重）、T 细胞亚群、B 细胞、自然杀伤细胞（NK）的变化，发现菝葜（90、180 克/公斤）灌胃给药能明显抑制 AA 小鼠继发性足肿胀、减轻胸腺和脾脏重量。减少 $CD4^+$T 细胞、增加 $CD8^+$T 细胞，降低 CD^{4+}/CD^{8+}，极少影响 B 细胞、NK 细胞。得出结论：菝葜可能通过调节细胞免疫减轻 AA 小鼠继发性足肿胀，但不同于地塞米松，不影响体液免疫。

8. 抑制血糖作用 菝葜煎剂对实验性糖尿病小鼠的血糖有明显的抑制作用，小鼠灌胃菝葜煎剂连续 3 天或 6 天，能显著对抗肾上腺素和葡萄糖引起的小鼠血糖升高，降低四氧嘧啶糖尿病小鼠的血糖浓度，明显增加肝糖元含量，但对正常小鼠的血糖值无明显影响。

9. 对 NADPH 的诱导作用 菝葜的乙酸乙酯提取物在大鼠 Hepalclc 细胞培养系统中，显示了明显的苯酯还原酶诱导作用。

10. 抗锥虫 小鼠灌胃给予菝葜 25 % 水煎剂，能暂时抑制马疫锥虫的繁殖，延缓小鼠死亡时间，但不能清除血中锥虫，使小鼠治愈。

11. 抗诱导突变作用 Kim 等研究了菝葜中的四种主要甾体皂苷的致突变作用与抗突变作用，结果表明在 Ames 与 SOS umu 试验中，薯蓣素、纤细薯蓣皂元通过 AF－2 显示出抗 β－galactosidase 作用，但是它们的原呋甾醇式苷没有显示出这一活性。

12. 抗盆腔炎作用 采用大肠杆菌菌液注入大鼠子宫内，制备大鼠慢性盆腔炎动物模型。测定血清中 IL－2 和 MDA 水平的变化并对大鼠子宫组织形态学进行观察，以研究菝葜对慢性盆腔炎大鼠模型的治疗作用。结果显示，给药组与模型组比较，大鼠血清中 IL－2 的水平明显降低，血清中 MDA 的水平也明显降低，组织形态学观察发现给药组大鼠慢性盆腔炎病理改变明显减轻。结果表明，菝葜对大肠杆菌所致大鼠慢性盆腔炎有明显治疗作用，且效果较对照组好。

13. 其他作用 菝葜对非细菌性前列腺炎有显著治疗作用，菝葜的醋酸乙酯部位、正丁醇部位、皂苷、菝葜总提取液均能降低白细胞数，菝葜总提取液的作用最明显，皂苷次之。上述 4 种成分均能降低模型大鼠的前列腺指数，作用强度各组差异不明显。

14. 毒理 小鼠对金刚藤分散片（主要成分金刚藤）口服最大耐受量（MTD）＞936.0 克/公斤，约相当于临床人口服用药剂量的 80 倍，试验期间小鼠活动状况与饮食情况良好，未出现不良反应和死亡，解剖和尸检内脏器官无异常。

【药物制剂】菝葜为一民间习用中药，其应用与研究源远流长。在我国四百年前就有作药用的记载。二十世纪六十年代以来，其总提取物及其制剂在民间及临床中应用广泛，特别是在治疗妇科炎症方面，疗效确切，毒副作用少，为一优良妇科药物。金刚藤制剂目前已有糖浆剂、口服液、片剂、胶囊剂、颗粒剂及软胶囊等剂型。

1. 复方菝葜药酒（宣汉县中医药制剂）

组成：菝葜、女贞子、川楝子烤酒制成药酒。

主治：用于风湿痹症。

2. 金刚藤胶囊（分散片、软胶囊）

组成：金刚藤。

功能主治：清热解毒，消肿散结用于附件炎和附件炎性包块及其他妇科炎症的治疗。

用法用量：软胶囊，口服，一次4粒，1日3次。

3. 金刚藤糖浆（片、咀嚼片、无糖颗粒）

组成：金刚藤。

功能主治：清热解毒，消肿散结。用于附件炎和附件炎性包块及多种炎症。

用法用量：糖浆，口服，一次20毫升，1日3次。

4. 千里益肾散

组成：金刚藤30克，千里马20克，枸杞子20克，生地20克，山茱萸20克，茯苓20克，蝉蜕20克，鹿含草20克，芡实15克，人参10克，白术10克，焦三仙10克，陈皮10克，半夏10克，白茅根30克，益母草30克，崩大碗30克，白花蛇舌草30克，王不留行30克，火粑花30克，代赭石30克，水石榴30克，薏苡仁40克，黄芪60克。

功能主治：益肾固本，解毒泻浊。用于慢性肾小球肾炎（脾肾两虚兼有湿毒型）。症见面浮身肿，腰以下为甚，腰膝酸软，怯寒神疲，脘腹胀满，食少纳呆，舌质淡胖有齿痕，苔白黄或腻，脉沉而无力。

用法用量：共为细粉，一次3克，1日3次，20天为一疗程，早、中、晚饭后30分钟开水送服。

临床疗效：治疗慢性肾炎288例中，痊愈102例，有效168例，无效18例，有效率93.75%。

5. 血尿胶囊

组成：菝葜、棕榈子、薏苡仁。

功能主治：清热利湿，凉血止血。用于急、慢性肾盂肾炎血尿，肾小球肾炎血尿，泌尿结石及肾挫伤引起的血尿及不明原因引起的血尿，亦可作为治疗泌尿系统肿瘤的辅助药物。

6. 疏风活络丸

组成：菝葜、制马钱子、麻黄、虎杖、桂枝、木瓜、甘草、防风、秦艽、桑寄生。

功能主治：疏风活络，散寒祛湿。用于风寒湿痹，四肢麻木，关节、腰背酸痛。

用法用量：口服，一次半丸，1日2次，或于睡前服1丸。

7. 复方菝葜片

组成：菝葜5000克，黄毛耳草3000克。

功能主治：清热利湿，收敛固涩。用于急性肠炎。

用法：口服，一次5片，1日3次。

8. 复方菝葜颗粒

组成：菝葜、鱼腥草、猫爪草、土鳖虫、冬花、枸杞、白参、大枣等。

功能主治：清热解毒，消肿散结，润肺益气，止咳化痰。用于肺癌。

用法用量：一次20克，1日2次，连服2个月为一疗程。

9. 复方菝葜口服液

组成：菝葜、枸杞子、款冬花、鱼腥草、地鳖虫、猫眼草、鳢鱼、大枣等。

功能主治：解毒散结，止咳化痰，滋阴益气。用于原发性支气管肺癌。

临床疗效：治疗原发性支气管肺癌51例，部分缓解者33倒（64.7%），稳定13例（占25.6%），进展5例（占9.8%）。

10. 复方金刚痛风颗粒

组成：菝葜、两面针、山银花等。

功能主治：清热解毒，活血化瘀，养筋通络，散寒止痛。用于治疗高尿酸血症，急性关节炎反复发作，痛风石形成，关节畸形，肾实质性病变和肾尿酸结石等症。

11. 清肠宝肠胶囊

组成：菝葜、黄连、乌梅、白芍、炙甘草等7味中药组成。

功能主治：散寒清热，理气止痛，止泻。用于寒热错杂型溃疡性结肠炎。

12. 复方山七片

组成：菝葜100克，野南瓜根100克，山楂根50克，七姐妹根50克。

功能主治：消炎抗菌。用于治疗急性细菌性痢疾。

用法用量：口服，一次10片，1日3次，儿童酌减。

【不良反应】①金刚藤及其制剂不良反应少。有文献报道，在治疗妇科炎症中，有1例出现皮肤瘙痒，轻微皮疹，另有3例因原有胃病，服本药后出现胃区不适、反酸等症状。②金刚藤糖浆致重症药疹1例。

【附注】

注意 《本草经疏》："忌茗、醋。"

参考文献

1. 晏绿金，文莉，干国平，等．菝葜活性部位抗炎机理研究．中药材，2008，31（8）：1235.

2. 王涛，王鹏．菝葜乙酸乙酯提取物抗炎作用研究．山西医药杂志，2007，36（10）：890.

3. 马廷升，朱兰翠．金刚藤的研究进展．中药材，2006，29（10）：1114.

4. 向海燕，侯连兵，黄嗣航，等．金刚藤分散片急性毒性实验．中药材，2008，31（2）：282.

5. 向海燕，侯连兵，黄嗣航，等．金刚藤分散片抗炎镇痛作用的药效学研究．中国药房，2007，18（36）：2817.

6. 朱宝军，刘世萍，曲婷．金刚藤糖浆致重症药疹．药物不良反应杂志，2006，8(4)：306.

7. 陈东生，华小黎．菝葜的研究现状．中药材，2006，29（1)：90.

8. 曹艳花．菝葜的研究概况．山东医药工业，2002，21（3)：29.

9. 陈东生，华小黎，于丽秀，等．菝葜对大肠杆菌诱导大鼠慢性盆腔炎的研究．中国医院药学杂志，2007，27（8)：1023.

10. 赵钟祥，金晶，方伟，等．菝葜多酚成分抗氧化活性的研究．医药导报，2008，27（7)：765.

11. 王涛，王鹏．菝葜乙酸乙酯提取物抗癌活性的实验研究．肿瘤基础与临床，2007，20（3)：234.

12. 周璐敏，阮金兰，官福兰，等．菝葜治疗非细菌性前列腺炎有效部位的初步筛选．医药导报，2008，27（6)：634.

13. 沈娟，武向峰，朱臻宇，等．RP－HPLC 法测定金刚藤软胶囊中薯蓣皂苷元的含量．中药新药与临床药理，2005，16（6)：438.

14. 郑详鳞．千里益肾散加减治疗慢性肾炎288侧．实用中西医结合杂志，2000，13(8)：1598.

15. 赵志军，刘铁钢．血尿胶囊薄层鉴别及原儿茶酸含量测定方法的研究．中成药，2006，28（4)：604.

16. 杜德极，石小枫，冉长清，等．复方菝葜抗炎、抗肿瘤及毒性研究．航空军医，1998，26（4)：153～154.

17. 李广诚，董克礼，朱宏．复方菝葜颗粒治疗中晚期非小细胞肺癌的临床研究．中国医学工程，2007，15（3)：269.

18. 徐琳兰，董克礼，吴岳．复方菝葜口服液治疗原发性支气管肺癌51例．湖南中医药导报，1995，1（3)：12.

19. 陈勇，王勤，李兵，等．复方金刚痛风颗粒中菝葜的鉴别与质量研究．亚太传统医药，2008，4（5)：43.

20. 吴劲松，张艳．清肠宝肠溶胶囊薄层色谱鉴别．湖南中医杂志，2006，22(1)：68.

◎菟　丝

Tusi

【别名】豆寄生、金丝藤、无根草（《广东中药志》第二卷），菟芦（《神农本草经》），鹑萝、复实、赤网（《吴普本草》），菟缕、菟累（《名医别录》），野狐浆草（《太平圣惠方》），火焰草（《庚辛玉册》），金线草、野狐丝（《群芳谱》），黄丝草（《本草述》），金丝草（《药性考》），缠豆藤、豆马黄（《李氏草秘》），莫娘藤（《分类草药性》），吐血丝（《岭南采药录》），兔儿丝、黄腊须（《河北药材》），盘死豆、黄乱丝（《山东中药》），麻棱丝、缠丝蔓（《山东中草药手册》）。

【来源】为旋花科植物菟丝子 *Cuscuta chinensis* Lam.、南方菟丝子 *Cuscuta austrlis* R. Br. 的全草。秋季采收全草，晒干或鲜用。产于全国各地，主产于广东、四川。

【药材性状】干燥茎多缠绕成团，呈棕黄色，柔细，直径约1毫米。叶退化成鳞片状，多脱落。花簇生于茎节，成球形。果实圆形或扁球形，大小不一，棕黄色。气微，味苦。

【性味与归经】苦、甘，平。归肝、肾、膀胱经。

【功能主治】清热解毒，凉血止血，健脾利湿。用于痢疾，黄疸，吐血，衄血，便血，血崩，淋浊，带下，便溏，目赤肿痛，咽喉肿痛，痈疽肿毒，痱子。现代有用于制成酊剂，治白癜风。

【用法用量】内服煎汤，9~15克，或研末。外用适量，煎水洗，或捣敷，或捣汁涂滴患处。

【附注】

1. 品种情况 同属植物日本菟丝子 *C. japonica* Choisy，又名金灯藤，在我省中部以北地区有分布。其植物形态与菟丝子相似，主要不同点是：茎与花萼上有紫红色的小疣点；花组成穗状花序；雄蕊无花丝；花柱合生；种子较大，长3~4毫米，故称大菟丝子。该品在外省一些地区有作菟丝子入药，但我省无使用习惯。

2. 药用部位 菟丝的种子称为菟丝子，亦供药用。该品味甘、微辛，性微温。功能滋补肝肾，固精缩尿，安胎明目。用于肝肾不足所致的腰膝酸软，遗精尿频，阳痿，视物不清，尿有余淋，胎动不安，脾肾虚泻；近用于习惯性流产。

◎黄瓜藤

Huangguateng

【别名】胡瓜藤（《广东中药志》第二卷），王瓜藤、刺瓜藤（《岭南中草药撮要》）。

【来源】为葫芦科植物黄瓜 *Cucumis sativus* Linn. 的干燥藤茎。夏、秋季采收，割取藤茎，除去叶片，捆绕成小扎，晒干。我国各地有栽培。

【药材性状】藤茎长短不一，缠绕成团，灰绿色至灰黄色，具4棱，有纵向浅沟纹理，有节，被短刚毛。气微，味淡。

【性味与归经】苦，凉。归脾胃、大肠经。

【功能主治】利水通淋，清热解毒。用于湿热痢疾，泄泻，热淋涩痛。外用治黄水疮。现代有用于胃肠病，痔疮及一些出血症。

【用法用量】内服煎汤，15~30克（鲜品加倍），水煎服。外用适量，煎水洗或研末调敷。

【药理作用】

1. 抗肿瘤作用 葫芦素C在动物实验中有抗肿瘤作用，毒性较低。

2. 降压作用 黄瓜藤具有显著迅速的降压作用，无明显的快速耐受性现象；有明显的直接扩张血管和减慢心率作用，它的降压作用机理可能与降压血管周围阻力和减少心输出量有关。

3. 毒性 小白鼠急性毒性试验表明，口服黄瓜藤煎剂的毒性不大。

【药物制剂】

1. 降舒灵片

组成：黄瓜藤茎。

功能主治：清热利水，平肝潜阳。用于头晕，心烦，高血压。

用法用量：口服，一次3~6片，1日3次。

2. 黄瓜藤片

组成：黄瓜藤50公斤，海带根15公斤。

功能主治：降压，利尿。用于高血压。

用法用量：口服，一次4~6片，1日3次。

临床疗效：用复方黄瓜藤片治疗高血压病241例，缓解症状显效率为63.1%，总有效率为81.7%；降低血压显效率为52.7%，总有效率90.9%。

【附注】

药用部位 黄瓜的根、叶治小儿风热腹泻，湿热下痢，果实除大量作蔬食外，还用于治烦渴、小便不畅、咽喉肿痛、目赤肿痛、汤火伤，亦有作美容护肤用。据民间经脸，取老黄瓜皮30克水煎服，治四肢浮肿初起，将老黄瓜剖开除去瓤及种子后，置瓦罐内密封，存放于阴凉处成窖藏1年左右，使瓜尽化为水而变成澄清的微黄色汁液时，可代“金汁水”，治温病高热。

参考文献

1. 宋金杯，岳焕菊．黄瓜藤蔓治疗出血病15例．中国民间疗法，2002，10(4)：57.

2. 吕国良，袁文学，范玉杰，等．复方黄瓜藤片治疗高血压病的临床及实验研究．中西医结合杂志，1991，11（5）：274.

◎黄花母

Huanghuamu

【别名】黄花古粥（《广州药用植物名录》），梅肉草、硬枝黄花仔、黄仔草（《广东药用植物简编》），白背黄花稔、梅肉草（《广东中草药》），啜脓膏（《岭南中草药撮要》），黄花猛（广州部队（《常用中草药手册》），大地丁草、黄花谷拔、拔脓消、胶粘根（《广西中药志》），千斤遂（《海南岛常用中草药手册》），黄花仔、乏力草、小本黄花草（《福建中草药》），细迷马桩棵、黄花地桃花、脓见愁、黄花猛、地膏药（《文山中草药》），黄花稔、黄金树，吸血草（《福建药物志》），生扯拢、疔疮药（《贵州中草药名录》），赐米草、大号嗽血仔草、鬼柳根、树仔草（《台湾药用植物志》），麻笔、塘罗达、裂叶雪麻头、坡麻（广西）。

【来源】为锦葵科植物白背黄花稔 Sida rhombifolia L. 的全草。全年可采收。

【药材性状】干燥全草长短不一，幼枝被星状柔毛，老枝无毛，有网眼状纹理。叶多破碎，卷缩，完整叶呈长圆状披针形或菱形，叶上面暗绿色，下面灰绿色，被星状柔毛。花生于叶腋，黄色。气微香，味淡。

【性味与归经】甘、辛、凉。归肝、胃、大肠经。

【功能主治】清热利湿，解毒消肿。主治感冒高热，咽喉肿痛，湿热泻痢，黄疸，带下，淋症，风湿痿弱，头晕，劳倦乏力，痔血，痈疽疔疮。

【用法用量】内服：煎汤，15～30克，鲜品大剂量可用至90克，外用捣敷。

【药理作用】

1. 对肠管平滑肌的作用 全草的水－醇提取液能收缩离体豚鼠小肠，并能被抗组胺药所拮抗，但对兔十二指肠的运动无影响。

2. 祛痰润滑作用 黄花母叶含大量粘液质，可用作祛痰剂，润滑剂。

3. 抗炎作用 同属植物 *Sida humilis* 对大鼠甲醛性关节炎有抗炎作用。

【附注】

品种情况 在我国一些地区称之为“黄花母”而用其全草或叶作黄花母入药的同属植物有：（1）小叶黄花稔（拔脓草、地膏药）*S. retusa* Linn.，生于村边、路旁及旷野草地，在我省广州、肇庆地区有分布。该植物的外貌酷似白背黄花稔，主要区别点是叶长不超过2厘米，呈矩状倒卵形至倒卵形，顶端凹入，基部楔尖。（2）黄花稔（扫把麻）*S. acuta* Burm. f.，生于村边、山坡、路旁及空旷草地肚，在我省各地有分布。该植物的叶片狭披针形，长3～7厘米，宽约1厘米，下面绿色无毛。花萼无毛。（3）脓见愁 *S. alnifolia* Linn.，生于村边、田野、疏林下，在我省有分布。该植物的外貌与白背黄花稔近似，主要不同点是叶片卵形或椭圆形，花丝管被疏毛。

◎黄　连

Huanglian

【别名】味连、鸡爪黄连、西莲（《广东中药志》第二卷），王连（《神农本草经》），支链（《药性论》）。

【来源】为毛茛科植物黄连 *Coptis chinensis* Franch. 三角叶黄连 *Coptis deltoidea* C. Y. Cheng et Hsiao 或云南黄连 a wall. 的根茎。黄连栽后5～6年的10～11月间收获。用黄连抓子连根抓起，抖掉泥土，剪去须根和叶，取根茎在黄连炕上烘炕干燥，供时用操板翻动，并打掉已干燥的泥土。五六成干时出炕，根据根茎大小，分为3～4等，再分别细炕，勤翻动，待根茎断面呈干草色时即可出炕，装入槽笼，撞掉泥土和须根即成。其中黄连（味连）产于我省南雄、乳源、乐昌、连南、仁化、博罗、龙门、从化等地。

【药材性状】（1）味连　根茎多簇状分枝，弯曲互抱，形似倒鸡爪状，习称“鸡爪黄连”；单枝类圆柱形，长3～6厘米，直径2～8毫米。表面灰黄色或黄棕色，外皮剥落处显红棕色，粗糙，有不规则结节状隆起、须根及须根残基，有的节间表面平滑如茎杆，习称“过桥”；上部多残留褐色鳞叶，顶端常留有残余的茎或叶柄。质坚硬，折断面不整齐，皮部橙红色或暗棕色，木部鲜黄色或橙黄色，髓部红棕色，有时中空。气微，味极苦。

（2）雅连多为单枝，略呈圆柱形，微弯曲，长4～8厘米。直径5～10毫米。过桥较长。顶端有少许残茎。

（3）云连多为单枝，弯曲呈钩状，较细小，长2～5厘米，直茎2～4毫米。

【性味与归经】苦，寒。归心、肝、胃、大肠经。

【功能主治】清热泻火，燥湿，解毒。用于热病邪入心经之高热，烦躁，谵妄或热盛迫血妄行之吐衄，湿热胸痹，泄泻，痢疾，心火亢盛之心烦失眠，胃热呕吐或消谷善饥，肝火目赤肿痛，以及热毒疮疡，疔毒走黄，牙龈肿痛，口舌生疮，聤耳，阴肿，痔血，湿疹，烫伤。现代有用于消化性溃疡，带状疱疹，糖尿病，脑血栓后遗症，急性胰腺炎，疮疖痈肿，急性结合膜炎，慢性细菌性痢疾，急性牙龈炎，口腔炎，顽固性失眠，小儿夜啼等。

【用法用量】3～9克，水煎服。外用适量，研末调敷或煎水洗患处。

【药理作用】

1. 抗病原微生物作用

1.1. 抗菌作用 黄连的提取物为质粒消除剂，用携带R质粒的多重耐药性大肠杆菌El02株为靶细胞，进行体外R质粒消除作用的实验研究。发现黄连具有消除大肠杆菌R质粒的作用，经黄连作用24小时，消除率为2.42%；延长作用时间至48小时，其消除提高率为22.57%。细菌丢失的耐药性可表现为单一或两种耐药性的丧失。通过纸片法抑菌实验发现黄连能抑制幽门螺旋菌生长，其效果甚至超过某些抗菌素。通过琼脂平板稀释法对常用中药100味进行了体外抑制幽门螺旋菌的研究，发现黄连等对幽门螺旋菌有高度抑制作用。有研究发现黄连有较强的抑幽门螺杆菌作用，但其杀菌作用机制较为复杂，可能是小檗碱抑制细菌的生长与呼吸，抑制细菌的葡萄糖及糖代谢中间产物的氧化过程，特别是脱氧反应，从而杀灭细菌。黄连抑制幽门螺杆菌（Helicobacter pylori H. pyloft）的作用或许不是依赖某一单一成分的作用，而是由多种成分互相协作共同达到抗菌的效果。采用小鼠感染模型，观察了黄连的体内抗菌作用，发现感染金黄色葡萄球菌的小鼠存活率为66.7%；感染A族链球菌的小鼠存活率为41.7%。高剂量的黄连对小鼠感染金黄色葡萄球菌有明显抗菌作用，对于A族链球菌的抗菌作用较弱。黄连素对结核分枝杆菌作用的实验结果表明100微克/毫升黄连素能杀灭标准株菌群中的大部分菌细胞，部分存活的菌细胞在匡氏琼脂斜面上的生长延迟1周以上；30微克/毫升黄连素对所试结核菌标准株无杀灭作用，但对早期生长有弱抑制作用；3微克/毫升黄连素对结核菌标准株H37RV不但没有抑制作用，还显示出较弱的生长促进作用。采用琼脂稀释法对香连丸的抗菌作用进行了拆方研究，发现单用黄连对金葡萄菌、志贺氏痢疾杆菌、福氏痢疾杆菌有较强的抗菌作用，而香连丸煎剂较单用黄连弱。黄连水煎液提取物对两种牙周致病菌的生长均有强的抑制作用，提示黄连可用于各型牙周炎的治疗。在体内抗菌筛选中，黄连同样显示了较好的抗菌作用。这充分说明了黄连的广谱抗菌作用。

1.2. 抗病毒作用 黄连对鸡胚培养的各型流感病毒（PR8株、甲型流感病毒56－S8株、亚甲型流感病毒FM1株、乙型流感病毒Lee株、丙型流感病毒1233株），小檗碱新城鸡瘟病毒有抑制作用。用柯萨奇B3病毒（CB3V）感染BAL－A/C小鼠建立CB3V心肌炎动物模型，用黄连、黄芩、栀子及复方制剂对感染鼠进行治疗，表明4种药物均有抗病毒心肌炎作用。从脱脂的蓖麻子粉和脱脂的黄连粉的混合物中提取有效成分，含黄连素，不含蓖麻子白蛋白和蓖麻碱为最好，此有效成分具有抗 HIV 的抗病毒活性，可用于治疗艾滋病。

1.3. 抗真菌作用 黄连具有体外抑制白色念珠菌生长的作用。其机理可能是药物作用于真菌细胞的细胞壁，改变其选择性渗透的性质，进而弥散入细胞内，与核的细胞膜部分磷脂成分结合，导致细胞器消失。黄连煎液及水浸液对堇色毛癣菌、絮状表皮癣菌、奥杜盎小芽胞癣菌、白色念珠菌、星状奴卡菌等 14 种皮肤真菌呈抑制作用。

1.4. 抗寄生虫作用 黄连还有一定的杀寄生虫的作用。对阿米巴原虫有抑制作用，黄连素在体外对阴道毛滴虫（TrichomonasVaginalis，TV）均有明显的抑制和杀灭作用。

1.5. 抗内毒素作用 黄连不仅对细菌存在抑制作用，对内毒素也有很好的抵抗作用。考察 8 种中药体外抗内毒素的作用。其采用经典的鲎试验，定量的测定了双黄连、板蓝根、清开灵等药物对内毒素的清除率。发现双黄连、清开灵和板蓝根抗内毒素作用最强，稀释 2500 倍仍能够消除 70% 以上的内毒素。应用在体试验，测定大鼠体内毒素含量，以及镜检大鼠肝、肺、肾组织形态的变化情况。结果显示黄连的保护作用同其浓度成正比，随着黄连浓度的增加，体内内毒素含量越低，大鼠的组织形态变化越小。

2. 对血液系统的作用

2.1. 对血小板聚集和释放的抑制作用 小檗碱对二磷酸腺苷（ADP）、花生四烯酸（AA）、胶原等诱导的血小板聚集和 ADP 释放均有不同程度的抑制作用。且以对胶原诱发的聚集和诱导的血小板抑制作用最强，其疗效几乎与双嘧达莫合并阿司匹林相媲美，且副作用小，易被病人接受。研究表明，BR 在防治脑、心动脉血栓性疾病有十分重要的价值。三黄合剂（黄芪、黄连、黄芩）对大鼠 ADP（二磷酸腺苷）诱导的血小板聚集有抑制作用，在体外试验中能抑制 ADP、ADR（肾上腺素）诱导的血小板聚集。其治疗血小板高聚集率患者的有效率为 88.7% ，与肠溶阿司匹林 50 毫克/天的疗效相当。

2.2. 对红细胞渗透脆性的影响 将黄连与黄芩、甘草配伍的各种合煎液通过灌胃给药途径，应用至 G6PD 缺陷大鼠模型中，检测红细胞渗透脆性的变化，发现黄连与黄芩、甘草适当配伍，对降低 G6PD 缺陷大鼠红细胞渗透脆性有一定意义。

3. 对心脏血管系统的作用

3.1. 对心肌收缩力功能及血液动力学作用 小檗碱小剂量（4×10^{-6}）能兴奋离体猫心脏，增加冠脉流量 20% ~40%，大剂量（1×10^{-5}）则表现抑制；在离体蛙心、猫、兔的心耳、犬心肺装置及犬在体心脏亦呈现这种剂量依赖性双向作用。小檗碱对犬在体心脏，有较强的正性肌力作用，静注小檗碱每 1 分钟 0.7 毫克/公斤，持续 5 分钟。可使左室压最大变化速率增加 50%，左室功能变化速率增加 65%，心率减慢，舒张压下降，脉压增大，总外周阻力下降，每搏输出量增加；对犬用左室放射性核素法，小檗碱可明显增加心脏射血分数（EF）。用冠状动脉注入微粒造成急性左心衰竭模型，小桨碱可使心脏射血分数增加 50%，左室压最大变化速率增高，左室舒张末期压降低，脉压增大，外周阻力下降，心率减慢，每搏量增加，使左室功能曲线向左上移动，可改善衰竭的心室功能。小檗碱静注在麻醉犬、猫、兔及不麻醉大鼠均有降压作用，随着剂量增加，降压程度与时间也增加，重复给药无快速耐受性。小檗碱的降压机制可能与直接扩张血管，抗胆碱酯酶、抗肾上腺素及抑制升压反射，抑制血管运动中枢有关，麦角毒能翻转小檗碱的降压作用为升压作用。注射大剂量阿托品后，小檗碱能阻断 N_1 受体使乙酰胆碱的升压作用转变为血压下降。小檗碱还作用于颈动脉窦的化学感受器，使血压升高，呼吸兴奋。小檗碱2.5～5毫克/公斤给兔及猫静注后，心电图呈现心率加快，P－Q间期缩短，Q－T间期延长及T波增高。小檗碱每小时10毫克/公斤给犬静滴，5分钟时使心率加快，30分钟时心率开始减慢，随着剂量增大，P－R间期及Q－T间期呈进行性延长，心率明显减慢。其衍生物四氢小檗碱也有轻度降压作用。

3.2. 抗心肌缺血作用及心肌梗死作用 小檗碱在每1分钟0.02毫克/公斤时，对衰竭心脏可显著降低其心肌耗氧，每1分钟0.2毫克/公斤时可降低正常心肌耗氧，保护因心肌缺血造成的心肌损伤，改善梗死后衰竭心室功能。对高 K^+ 收缩的冠状动脉条有明显的松弛作用，使冠脉流量增加，提高小鼠对常压和减压耐缺氧的能力，使家兔实验性心肌梗死的范围和程度减小。小檗碱静注对慢性心肌梗死犬的正常心肌和梗死心肌，可显著延长QT间期，右室有效不应期，左室正常区的有效不应期及左室梗死区的有效不应期，缩小梗死心肌有效不应期（IDR）和左室有效不应期离散性（VDR），抑制程控刺激诱发的心动过速/心室纤颤，并可预防梗死后由急性心肌缺血所致的自发性心室纤颤。药根碱也能使家兔冠脉结扎引起的心肌梗死范围缩小。

3.3. 抗心律失常作用 小檗碱对乌头碱所致大鼠心室纤颤和氯仿引起的小鼠心室纤颤有对抗作用。小檗碱4毫克/公斤静注对氯化钙（$CaCl_2$）诱发小鼠室性心动过速和室性纤颤的发生率可明显减少，降低 $CaCl_2^-$ 乙酰胆碱诱发小鼠房性纤颤和扑动的发生率，提高电刺激兔心脏的室颤阈值，使氯化钡（$BaCl_2$）诱发大鼠室性心动过速恢复正常窦性心律，提高大鼠正常心脏和结扎冠脉缺血心脏的室颤阈值。能降低闭塞大鼠冠状动脉所诱发的室性心律失常死亡率。小檗碱1毫克/公斤静注使麻醉猫电致室颤阈值提高159±41%，能显著延长豚鼠心乳头肌动作电位时程和有效不应期，同时呈现正性肌力作用。药根碱10毫克/公斤静注对大白鼠心肌缺血和复灌所致的心律失常均有对抗作用，使心肌缺血的开始时间推迟，持续时间缩短，复灌期间室性心律失常的发生率和死亡率降低。

小檗碱0.2～0.4毫克/10克体重给小鼠腹腔注射，能增加小鼠心肌内 Ca^{2+} 浓度，随着剂量增加，心肌总 Ca^{2+} 也有增大倾向。小檗碱对缓慢内向离子电流（Isi）是先增加后减少的双相作用，有明显的剂量依赖关系。在72umol/l，365 umol/l时初期促进心肌细胞外 Ca^{2+} 内流，使Isi幅值增大。随着作用时间延长，能阻滞 Ca^{2+} 通道，使内流减少，Isi幅值变小，甚至消失，故有 Ca^{2+} 拮抗作用。

4. 对神经系统作用

（1）对中枢神经系统作用 ①中枢抑制作用：小檗碱能降低小鼠自发活动，并延长环己巴比妥、戊巴比妥睡眠。用小鼠旋转棍试验、爬杆试验、牵引试验、规避试验等均证明较大剂量小檗碱（15毫克/公斤）腹腔注射有中枢抑制作用。②对条件反射的影响：在小鼠防御运动性条件反射实验，小剂量小檗碱能促进阳性条件反射形成，大剂量则延缓其形成，并使条件反射分化不全，可能与抑制胆碱酯酶有关。③解热作用：小檗碱对牛奶致热兔和酵母悬液发热大鼠有明显解热作用。④对呼吸的影响：猫静脉注射小檗碱10～15毫克/公斤，呼吸频率短时间（约1小时）增加，25毫克/公斤则使呼吸立即增加，并发生呼吸困难。⑤对多巴胺系统功能的影响：小檗碱的衍生物四氢小檗碱能使兔大脑额区脑电图的快波转为慢波、与氯丙嗪一样能使海马后放电持续增加，还引起肌肉松弛及翻正反射消失、可能成为新型安定药。四氢小檗碱（THB）45 毫克/公斤腹腔注射能拮抗去水吗啡所引起的大鼠嗅、舔、咬等定向活动，并拮抗左旋多巴等引起的多巴胺系统功能增强的活动，表明 THB 阻滞多巴胺突触后受体的功能。100 毫克/公斤或 150 毫克/公斤可使大鼠纹状体内高香草酸（HVA）含量增加 100% ~200% ，15 ~100 毫克/公斤，使纹状体内 L – dopa 含量增加 250 % ~400%，并证明 TBH 阻滞多巴胺突触前受体的功能，与去水吗啡相互拮抗，可能是多巴胺受体阻滞剂。THB 80 ~100 毫克/公斤腹腔注射能诱导大鼠和小鼠产生明显的僵住症，当多巴胺系统功能增强或乙酸胆碱能系统功能阻滞时，THB 僵住症均被对抗，THB 僵住症可能是多巴胺能系统功能减弱的结果。

（2）对外周神经递质的作用　小檗碱在整体和离体器官上对乙酰胆碱具有剂量依赖性双相作用，即小剂量增加乙酸胆碱的作用，大剂量则拮抗，其拮抗属非竞争性拮抗，即使量效曲线右移，最大反应压低，其压低程度与小檗碱浓度成正比，其 pD'_2值为 4. 6。小檗碱在蛙及大鼠的神经肌肉标本上，能显著减弱箭毒对抗乙酰胆碱的作用。亦能减弱肾上腺素的升压反应，还能拮抗肾上腺素和去甲肾上腺素所引起的麻醉兔心律失常。用犬、马血清及兔脑匀浆进行胆碱酯酶活力测定，证明小檗碱能抑制此酶活性，用大鼠肛尾肌（α_1标本）及输精管（α_2标本）证明，小檗碱有限滞 α_1 和 α_2 肾上腺素受体的作用。对 α_1/α_2的阻滞作用的比率为 10。

5. 降血压作用　黄连素（BR）有明显降压作用。静注给药可降低动脉压，尤其是舒张压，且与剂量呈正相关。降压机理主要是竞争性阻断血管平滑肌上 β 受体，使外周血管阻力降低所致。临床上用黄连素片（0. 6 ~1. 8 克/天）对 I、Ⅱ期高血压疗效较好，对肾性及先兆子痫等继发性高血压也有一定效果，对Ⅲ期及重症高血压疗效较差。

6. 降血糖作用　黄连碱、BR 均有降血糖作用。对正常小鼠及自发性糖尿病 KK 小鼠均有降血糖作用。其降糖作用可能为受体后效应，它可以抑制注射葡萄糖引起的血糖升高，其作用通过抑制糖原异生或促进糖酵解途径实现。研究还发现，BR 对胰岛 B 细胞有修复作用。BR 的降血糖机制不十分明确，但临床上用黄连素治疗消渴症已历史悠久。中药黄连及其复方对实验动物血糖的影响，发现黄连具有较强的降血糖作用，在治疗消渴病的中药方中选出 0. 8 克/公斤黄连与黄芪、女贞子、麦冬配伍组成新复方，使其仍具有较好的降血糖作用。同时还可以提高机体的刚果红廓清能力，表明其可能有提高机体免疫力的作用，对糖尿病及其慢性并发症的防治可能有一定意义。

7. 降血脂作用　BR 降血脂作用最初是在实验性治疗非糖尿病动物模型中发现的，研究表明，它能明显地降低血清甘油三酯（TG）、总胆固醇（TC）及极低密度脂蛋白胆固醇（VI DI ~C）的含量。高脂饲料喂养引起的兔高脂血症，小檗碱灌胃给药后血中 TC 及 LDL ~C 显著降低。小檗碱对实验性 2 型糖尿病小鼠脂代谢异常具有明显的调节作用，可降低血清 TC、TG、LDL ~C 含量，升高血清中 HDL ~C 的含量。黄连素降脂的作用机制与西药他汀不同，是通过提升低密度脂蛋白受体（LDLR）的表达而实现。另一项研究也表明，黄连素可活化 AMP 酶，从上游控制 LDL 受体表达，从而达到抑制脂质合成的目的。

8. 抗肿瘤作用 采用台盼蓝排染法观察了BR对人白血病细胞（K562）的生长抑制作用。结果表明，BR对人K562细胞具有明显细胞毒作用和抑制生长作用。Ber不论在体外和体内试验对小鼠肉瘤S_{180}都有明显抑制作用。黄连对鼻咽癌和宫颈癌、裸鼠移植瘤也有抑制作用。对一种携带了人食道癌细胞系（ECCs）YFS-2（当注射入大鼠后能分泌IL-6并且诱发癌症）的大鼠口服给予黄连粉末提取物后，其抗癌活性观察结果表明，在摄入食物和水不变的情况下，黄连能使患癌大鼠体重减轻的症状得到改善，且黄连治疗组癌细胞中IL-6的水平较对照组更低（$P<0.001$）。血清中IL-6在8只对照大鼠中的4只能检测到，而黄连组大鼠中没有检测到IL-6。小檗碱（黄连的主要成分）在体外阻止YES-2细胞分泌IL-6的作用呈剂量依赖性。再通过对逆转录多聚酶链式反应分析结果表明，以浓度为8-32tmol/L的小檗碱处理YFS-2细胞21小时后，可减少IL-6中mRNA的表达。由此表明，黄连可能具有抗食道癌的作用，且这种作用与小檗碱调节肿瘤IL-6的产生水平是相关的。通过对118种韩国常用处方中抗炎草药的筛选，发现黄连的甲醇总提取物在终浓度为0.1毫克/毫升时就能对由脂多糖引发的巨噬细胞系（RAW264.7细胞系）50%的肿瘤坏死-a因子（TNF-a）的产生量起抑制作用，且能显著抑制体内TNF-a的产生。激活蛋白~1（activatior protein~1，AP~1）是一种在发炎和致癌物形成中起关键作用的转录因子，由其调控的部分基因参与了发炎和肿瘤的发生，因而有可能成为新的抗炎、防癌药物。有研究发现，小檗碱在浓度高于0.3umol/L时可抑制AP~1活性并呈剂量和时间依赖性；而以浓度10umol/L给药48小时后，则能完全抑制AP-1的活性。此即为黄连中小檗碱具有抗癌作用的机理。

9. 增强免疫作用 黄连能兴奋网状内皮系统，提高巨噬细胞和白细胞的吞噬能力，提高机体免疫力，促进淋巴细胞转化 。黄连对免疫系统的影响。主要表现在对T淋巴细胞的作用。黄连素对T细胞早期活化抗原CD69和中期活化抗原CD25的表达有明显抑制效应。另外，黄连素对蛋白激酶C（PKC）或其下游的信号途径有影响；并可以通过下调黏附分子表达而抑制淋巴细胞与血管内皮细胞间的黏附作用，从而影响淋巴细胞再循环。在小鼠的整体及离体试验中，探索黄连素对免疫系统的影响。结果表明，黄连素可增强腹腔巨噬细胞和人全血白细胞吞噬白葡萄球菌的功能，促进小鼠腹腔巨噬细胞产生白细胞介素-1（IL-1），抑制脾细胞产生白细胞介素-2（IL-2）和抑制T和B淋巴细胞转化；加速小鼠网状内皮系统对炭粒的廓清速率，抑制小鼠血清溶血素的产生和小鼠足跖迟发型超敏反应，从而增强小鼠非特异免疫反应，抑制细胞和体液免疫功能。

10. 抗溃疡 黄连甲醇提取物1克/公斤口服，对盐酸-乙醇胃溃疡模型的胃粘膜损伤呈显著抑制作用。

11. 利胆作用 小檗碱2.5毫克/公斤给实验性高胆红素血症大鼠模型灌胃，有促进胆汁结合型胆红素排泄作用。

12. 抑制DNA的合成 小檗碱可与DNA形成复合物，从而抑制DNA的合成、复制和转录，小檗碱体外试验能抑制肉瘤（S_{180}）细胞的DNA、RNA、蛋白质、脂类合成。

13. 抗炎作用 黄连甲醇提取液对大鼠多种实验性足跖肿胀及肉芽肿有抗炎作用，局部用药也能减轻肉芽肿发展，疗效与保泰松相似。并能抑制乙酸或组胺引起的毛细血管通透性增加及二甲苯引起的小鼠耳壳肿胀。小檗碱能刺激大鼠ACTH的释放，其抗炎作用可能与此有关。

14. 毒性 黄连及小檗碱的口服治疗量相当安全，副反应也很少。小檗碱小鼠腹腔注射的 LD_{50} 为 24.3 毫克/公斤，腹腔注射的 LD_{50} 为 205 毫克/公斤。四氢小檗碱给小鼠灌胃，皮下及静脉注射的 LD_{50} 分别为 940 毫克/公斤，790 毫克/公斤及 100 毫克/公斤，长期用药未见蓄积作用及病理变化。

【药物制剂】

1. 芪茶益肠胶囊（海口市人民医院制剂）

组成：黄连、黄芪、凤尾草、儿茶、白芍等 9 味中药。

功能主治：清利湿热，健脾止泻。用于腹泻型肠易激综合征。

用法用量：口服，一次 5 粒，1 日 3 次；症状改善后改为 1 日 3 次，一次 3 粒，1 月为一疗程。

临床疗效：治疗腹泻型肠易激综合征患者 35 例，治愈 17 例，显效 12 例，有效 3 例，总有效率为 91.4%。

2. 消痤霜（北华大学医学院附属医院制剂）

组成：黄连、大黄、金银花、龙葵、积雪草等。

主治：用于痤疮。

3. 戊己丸

组成：黄连、吴茱萸（制）、白芍（炒）。

功能主治：泻肝火，和脾胃。用于脾胃不和，口苦嘈杂，呕吐吞酸，腹痛泻痢。

用法用量：口服，一次 3 ~ 6 克，1 日 2 次。

4. 脏连丸

组成：黄连、黄芩、地黄、赤芍、当归、槐角、槐花、荆芥穗、地榆（炭）、阿胶。

功能主治：清肠止血。用于肠热便血，肛门灼热，痔疮肿痛。

用法用量：口服，水蜜丸一次 6 ~ 9 克，小蜜丸一次 9 克，大蜜丸一次 1 丸，1 日 2 次。

5. 驻车丸

组成：黄连，干姜，当归，阿胶。

功能主治：滋阴，止痢。用于痢久伤阴，赤痢腹痛，里急后重。

用法用量：口服，一次 6 ~ 9 克，1 日 3 次。

6. 黄流浸膏片

组成：黄连。

用法用量：口服，一次 1 ~ 3 片，1 日 2 次。

功能主治：清热燥湿。用于热性痢疾，烦热痞满，呕吐，肠痈下痢，胃热，消化不反等内热症，并用于小便多，消渴病；目赤肿痛，口舌生疮，鼻出血等上热症，及其他热性疾病。外用治疗化脓性病患及目赤症。

7. 萸连片

组成：黄连（姜汁炒），吴茱萸（盐炙），木香。

功能主治：泻火止痛。用于脘胁疼痛，嗳气吞酸，大便热泻。

用法用量：口服，一次5～8片，1日3次。

8. 黄连膏（I）

组成：黄连。

功能主治：清热明目，消肿止痛。用于暴发火眼，眼边赤烂，红肿疼痛，眼角刺痒，热泪云蒙，畏光羞明。

用法用量：点眼角内，静卧10～20分钟，1日3次。

9. 黄连上清丸（片）

组成：黄连、栀子（姜制）、连翘、蔓荆子（炒）、防风、荆芥穗、白芷、黄芩、菊花、薄荷、酒大黄、黄柏（酒炒）、桔梗、川芎、石膏、旋覆花、甘草。

功能主治：清热通便，散风止痛。用于上焦风热，头晕脑胀，牙龈肿痛，口舌生疮、咽喉红肿，耳痛耳鸣，暴发火眼，大便干燥，小便黄赤，急性口腔炎，内耳迷路炎，前庭神经炎，急性扁桃体炎，急性中耳炎，痢疾等。

用法用量：大蜜丸，口服，一次1～2丸。片剂，口服，一次6片。1日2次。

10. 解毒散瘀软膏

组成：黄连80克，黄芩30克，黄柏30克，栀子20克，大黄20克，赤芍20克，牡丹皮20克，夏枯草20克，肿节风20克，地龙10克，三七粉10克，冰片10克。

功能主治：清热解毒，凉血，止痛散瘀。用于痛风性关节炎。

11. 咽舒冲剂2号

组成：黄连、栀子、连翘、生大黄、芒硝。

功能主治：清热解毒，利咽消肿。用于邪热传里胃热盛，急性咽炎。

12. 左金丸

组成：黄连，吴茱萸。

功能主治：泻火，疏肝，和胃，止痛。用于肝火犯胃，脘腹疼痛，口苦嘈杂，呕吐酸水，不喜热饮。

用法用量：口服，一次3～6克，1日2次。

13. 清胃黄连丸（水丸、大蜜丸、片）

组成：黄连、石膏、桔梗、甘草、知母、玄参、地黄、牡丹皮、天花粉、连翘、栀子、黄柏、黄芩、赤芍。

功能主治：清胃泻火，解毒消肿。用于口舌生疮，齿龈，咽喉肿痛。

用法用量：水丸，口服，一次9克，大蜜丸，口服，一次1～2丸。片剂，口服，一次4～6片，温开水送下。小儿酌减，1日2次。

14. 黄连羊肝丸（片）

组成：黄连、胡黄连、黄芩、黄柏、龙胆、柴胡、青皮（醋炒）、木贼、密蒙花、茺蔚子、决明子（炒）、石决明（煅）、夜明砂、鲜羊肝。

功能主治：泻火明目。用于肝火旺盛，目赤肿痛，视物昏暗，羞明流泪，胬肉攀睛。

用法用量：大蜜丸，口服，一次1丸，1日1～2次。片剂，口服，一次4～6片，1日2～3次。儿童酌减，空腹温开水送服。

15. 复方黄连素片

组成：盐酸小檗碱、木香、吴茱萸、白芍。

功能主治：清热燥湿，行气止痛，止痢止泻。用于大肠湿热，赤白下痢，里急后重或暴注下泻，肛门灼热；肠炎、痢疾见上述症候者。

用法用量：口服，一次4片，1日3次。

16. 加味左金丸

组成：黄连（姜制）、黄芩、吴茱萸（甘草水制）、柴胡、木香、香附（醋制）、郁金、白芍、青皮（醋制）、枳壳（去瓤麸炒）、陈皮、延胡索（醋制）、当归、甘草。

功能主治：平肝降逆，疏郁止痛。用于肝胃不和引起的胸脘痞闷，急躁易怒，嗳气吞酸，胃痛食少。

用法用量：口服，一次6克，1日2次。

17. 连蒲双清片

组成：盐酸小檗碱、蒲公英浸膏。

功能主治：清热解毒，燥湿止痢。用于肠炎痢疾，疖肿，外伤发炎，乳腺炎，胆囊炎等症。

用法用量：口服，一次2片，1日3次。儿童酌减。

18. 肠康片（胶囊）

组成：盐酸小檗碱、木香、吴茱萸（制）。

功能主治：清热燥湿，理气止痛。用于湿热泄泻，痢疾腹痛，里急后重。

用法用量：片剂，口服，一次2~4片。胶囊剂，一次4粒。1日2次，或遵医嘱。

19. 泻痢消胶囊

组成：黄连（酒制）、木香、槟榔、泽泻、苍术（炒）、吴茱萸（盐制）、枳壳（炒）、茯苓、白芍（酒制）、厚朴（姜制）、陈皮、甘草。

功能主治：清热燥湿，行气止痛，化浊止痢。用于湿热泻痢，泄泻急迫，泻而不爽，大便黄褐或便脓血，肛门灼热，腹痛，里急后重，心烦，口渴，小便黄赤，舌质红，苔薄黄或黄腻，脉濡数。

用法用量：口服，一次3粒，1日3次。

20. 赛金化毒散

组成：黄连、乳香（制）、没药（制）、甘草、川贝母、赤芍、雄黄、冰片、天花粉、牛黄、大黄、珍珠、大黄（酒炒）。

功能主治：清热解毒。用于小儿毒火内热，口疮，咽炎，咳嗽，便秘。

用法用量：口服，1~3岁小儿一次0.5克，1日2次；周岁以下小儿酌减。

21. 清心明目上清丸

组成：黄连、黄芩、栀子（姜制）、熟大黄、连翘、石膏、菊花、天花粉、薄荷、荆芥、蒺藜（去刺盐炒）、桔梗、赤芍、当归、麦冬、玄参、车前子（盐制）、蝉蜕、陈皮、枳壳（麸炒）、甘草。

功能主治：清热散风，明目止痛。用于上焦火盛引起的暴发火眼，红肿痛痒，热泪昏花，云翳遮睛，头痛目眩，烦躁口渴，大便燥结。

用法用量：口服，一次6克，1日2次，用白开水送服。

22. 烫伤药油

组成：黄连、秋葵子、大黄、地黄、当归、银花、赤芍、牡丹皮、黄柏、甘草、薄荷脑、冰片。

功能主治：清热解毒，消炎抑菌，止痛。用于各种烫伤，烧伤。

用法用量：外用，取适量药油涂搽患处，1日数次。

23. 溃得康颗粒

组成：黄连、蒲公英、苦参、三七、黄芪、浙贝母、白及、白蔹、海螵蛸、豆蔻、砂仁、甘草。

功能主治：清热和胃，制酸止痛。用于胃脘疼痛郁热证，症见胃脘痛热急迫、有灼热感、反酸、嗳气、便秘、舌红苔黄、脉弦数，以及消化性溃疡见上述症候者。

用法用量：口服，一次10克，1日2次。

24. 连榆烧伤膏

组成：黄连、地榆、当归、蜂蜡、冰片、昆脂油。

功能主治：清热解毒，生肌止痛。用于浅、深Ⅱ度烧、烫伤创面的治疗，面积不宜超过体表面积的10%。

用法用量：外用，首先用生理盐水清洁创面，然后将药膏直接涂布创面，厚度以2毫米左右为宜，亦可将药膏涂布于消毒敷料上，再覆盖于创面，创面用药后可根据病情需要，用纱布适度包扎，换药时间为1~2天换药一次。如创面有感染，可增加换药次数。

25. 更年宁心胶囊

组成：黄连、阿胶、熟地黄、白芍、黄芩、茯苓。

功能主治：滋阴清热，安神除烦。用于妇女更年期综合征阴虚火旺证，症见潮热面红、自汗盗汗、心烦不宁、失眠多梦、头晕耳鸣、腰膝酸软、手足心热等。

用法用量：口服，一次4粒，1日3次，4周为一个疗程，或遵医嘱。

26. 黄连胶囊

组成：黄连。

功能主治：清热燥湿，泻火解毒。用于湿热痞满，呕吐，泻痢，黄疸，高热神昏，心火亢盛，心烦不寐，血热吐衄，目赤吞酸，牙痛，消渴，肿痈疔疮。

用法用量：口服，一次2~6粒，1日3次。

27. 克泻胶囊

组成：黄连、茯苓、泽泻、白芍、山楂、麦芽、六神曲、番石榴叶。

功能主治：清热利湿，消食止泻。用于湿热兼食滞所致泄泻，症见泻下急迫，或泻而不爽，肛门灼热，泻下粪便呈稀水状或黏腻，或臭如败卵夹有不化之物，脘腹痞满，嗳腐吞酸，呕吐，舌红苔黄腻或白腻，脉滑数等。

用法用量：口服，成人一次6粒，1日3次；小儿6个月~1岁一次1粒，1~2岁一次2粒，3~4岁一次3粒，5岁以上一次4粒，1日3次。5日为一疗程。

28. 化痔灵片

组成：黄连、琥珀、苦地胆、三七、五倍子、猪胆汁、石榴皮、枯矾、雄黄（水飞)、槐花、乌梅（去核）、诃子（去核）。

功能主治：凉血解毒，消肿收敛。用于内外痔疮。

用法用量：口服，一次4～6片，1日3次。

29. 香连丸（浓缩丸、片）

组成：黄连（吴茱萸制）、木香。

用法用量：口服。水丸，每次3～6克，1日2～3次，小儿酌减。片剂，成人1次5片，小儿一次2～3片，1日3次。浓缩丸：一次6～12丸，一次2～3次，小儿酌减。

功能主治：清化湿热，行气止痛。用于痢疾，里急后重，腹痛泄泻。

30. 一清胶囊

组成：黄连、大黄、黄芩。

功能主治：清热燥湿，泻火解毒，化瘀止血。用于上呼吸道感染，咽炎，扁桃体炎，牙龈炎以及热盛迫血妄行所致吐血，咯血，鼻出血，大便潜血，痔疮出血等。

用法用量：口服，一次2粒，1日3次，儿童酌减。

31. 黄连膏

组成：黄连10克，黄柏10克，姜黄10克，当归50克，生地50克，香油250克，蜂蜡200克。

功能主治：清热消炎。用于一二度烧伤。

用法用量：涂于烧伤处。

32. 黄连润肌膏

组成：黄连50克，黄柏100克，天花粉15克，归尾100克，紫草150克，蜂蜡250克，麻油1000克，生地100克，大黄50克，白凡士林200克。

功能主治：清热凉血。用于烫伤及静脉曲张的溃疡患者，凡一切皮肤损伤不论面积大小，均可使用。

用法用量：遵医嘱服用。

【不良反应】①部分患者服用溃得康颗粒出现消化道反应。②部分患者服用更年宁心胶囊出现腹胀、胃痛现象。③有1例患者服用芪茶益肠胶囊出现便秘现象；④服用香莲丸致红斑，腹部不适，恶心。

【附注】

1. 注意 胃虚呕恶，脾虚泄泻，五更肾泻，均应慎服。

2. 品种情况 目前市场上黄连的主要货源为味连、雅连和云连，有很多混淆品，主要有马尾连（毛茛科植物多叶唐松草、高原唐松草的根和根茎），太白黄连（毛茛科植物黄三七的根茎），土黄连（小檗科植物九莲小檗或湖北小檗的根或茎叶），岩黄连（罂粟科植物毛黄堇 Corydalis tomentella 的全草），箭叶淫羊藿（小檗科植物淫羊藿属箭叶淫羊藿的根茎），铁破锣（毛茛科植物铁破锣 *Beesia Calthifolia*（Maxim）Ulbr 的根茎），峨嵋野连（毛茛科植物峨嵋野连 *Coptis omeiensis*（Chen） C. Y. Cheng 的根茎），马尾黄连（毛茛科植物多叶唐松草 *Thalictrum foliolosum* Dc. 和贝加尔唐松草 *Thalictrum baicalense Turcz* 的根茎及根）。混淆品与正品黄连的化学成分、功效、主治存在很大差异。有些混淆品虽然有一定的清热、解毒或燥湿等功效，但与正品黄连存在差异，只能作为地方用药，而不能代替正品黄连使用。

参考文献

1. 杨昌国，金心，桂绍鸿．中药内服外敷治疗痛风性关节炎急性发作54例．实用中医药杂志，2007，23（11）：695.

2. 胡文健．咽舒冲剂治疗急性咽炎临床观察．辽宁中医杂志，2006，33（11）：1467.

3. 赵鸿儒，赵大华．中药消痤霜对兔耳痤疮实验模型的干预效果．中国临床康复，2006，10（7）：108.

4. 郑秀芳，邓少玲．芪苓益肠胶囊治疗腹泻型肠易激综合征35例疗效观察．新中医，2008，40（9）：52.

5. 柳永青．黄连的研究概况．中国中医药咨讯，2009，1（2）：29.

6. 张瑞芬，苏和．黄连的药理研究进展．内蒙古中医药，2010，（3）：114.

7. 王其荣．黄连新用．中医药动态，1996，（1）：28.

8. 汪群红．黄连的真伪鉴别．中国药业，2009，18（12）：85.

◎黄 药 子

Huangyaozi

【别名】独脚蟾蜍(《岭南采药录》)，圆头薯、雷公薯、(《粤北草药》)，黄独、土卵、零余薯(《岭南中草药撮要》)，黄药(《刘涓子鬼遗方》)，黄药根(《开宝本草》)，苦药子(《圣济总录》)，山慈姑、金线吊虾蟆(《植物名实图考》)，红药子(《四川中药志》)，黄独根(《江西草药》)，苦卡拉、蓑衣包、黄狗头(《滇南本草》整理本)，苦茅薯(《云南药用植物名录》)，零余子、黄狗子(《全国中草药汇编》)，猴姜七、毛卵砣(《万县中草药》)，金线吊葫芦（江西），金线吊蛋、黄金山药、薯瓜乳藤（广东、广西），铁秤砣（浙江），狗嗽、土芋（福建）。

【来源】为薯蓣科植物黄独 *Dioscorea bulbifera* L. 干燥块茎。冬季采挖，洗去泥土，剪去须根后，横切成厚1厘米的片，晒或烘干，或鲜用。

【药材性状】多为横切厚片，圆形或近圆形，直径2.5～7厘米，厚0.5～1.5厘米。表面棕黑色，皱缩，有众多白色、点状突起的须根痕，或有弯曲残留的细根，栓皮易剥落；切面黄白色至黄棕色，平坦或门凸不平。质坚脆，易折断，断面颗粒状，并散有橙黄色麻点。气微，味苦。

【性味与归经】苦，寒；有小毒。归肺、肝经。

【功能主治】清热解毒，散结消瘿，凉血止血。用于瘿瘤，喉痹，痈肿疮毒，毒蛇咬伤，肿瘤，吐血，衄血，咯血，百日咳，肺热咳喘。现代有用于甲状腺腺瘤，亚急性甲状腺炎，恶性肿瘤，宫颈炎，银屑病等。

【用法用量】内服煎汤，3～9克，或浸酒，研末1～2克。外用适量，鲜品捣敷，或研末调敷，或磨汁涂。

【药理作用】

1. 抗菌作用 体外抗菌试验表明，黄药子水浸剂（1∶3）在其20% ~40%浓度内对堇色毛癣菌、同心性毛癣菌、许兰黄癣菌、奥杜盎小芽胞癣菌、铁锈色小芽胞癣菌、羊毛状小芽胞癣菌、石膏样小芽胞癣菌、腹股沟表皮癣菌、红色表皮癣菌、星形奴卡菌等皮肤真菌均有不同程度的抑制作用。分离出的生物碱二氢薯蓣碱在0.1%浓度时能抑制多种使植物致病的真菌生长。黄药子根茎对畜禽常见病原菌的抑菌强度（按抑菌圈平均值计）由大到小为：丙酮提取物＞乙酸乙酯提取物＞甲醇提取物＞950毫升/升乙醇提取物＞水提取物。黄药子对猪肺炎链球菌有较好的抑菌效果，对金黄色葡萄球菌、乳房炎链球菌也有一定的抑制作用。

2. 抗病毒作用 黄独乙醇浸膏在0.017 ~0.034毫克/毫升时不仅能抑灭DNA病毒，而且还能抑制RNA病毒的转录，灭活病毒后的细胞或药物对照细胞仍旧能够继续分裂传代，说明黄独无毒而有效。黄独的水浸剂对各种类型的病毒均无抑制作用。

3. 抗甲状腺肿作用 大鼠以缺碘饲料或抗甲状腺药物（硫尿嘧啶、硫氰酸钾）造成实验性甲状腺肿，黄药子以2% ~5%的量混入饲料中喂饲则对缺碘饲料所致甲状腺肿有治疗作用，但对硫尿嘧啶（以0.005%水溶液为饮料）所造成的甲状腺肿无影响，对硫氰化钾（以0.1%水溶液为饮料）所致轻度甲状腺肿有效。黄药子的抗甲状腺肿作用可能是其含碘较多所致，每1公斤黄药子含碘达14.3毫克。

4. 对心脏的作用 20%黄药子水煎剂或醇浸物水液用1∶500浓度0.1毫升时，可使离体蛙心收缩减弱，心跳减慢，心室及心房扩张；用其1∶50浓度0.1毫升时，可使离体蛙心立刻被抑制，心室停止跳动，心房和静脉窦仍然跳动，但在15分钟内停止活动于舒张状态。20%黄药子水煎剂或醇浸物水液由皮下注射或静脉注射给药，可使在位蛙心收缩减弱，心跳减慢，心室及心房扩张，处于舒张而收缩不全状态。当静注醇浸物水液达1毫升时，心室收缩立即减弱，并在27分钟内停止跳动。可以认为黄药子有直接抑制心肌的作用，醇浸物水液的抑制作用较水煎剂强。

5. 对平滑肌的作用 20%黄药子水煎剂或醇浸物水液2分钟，对家兔离体肠平滑肌有抑制作用；对家免及豚鼠离体未孕子宫有兴奋作用。出现节律性收缩与强直性收缩，苯海拉明能消除其对子宫的兴奋作用。

6. 抗肿瘤作用 黄独的乙醇提取物（浸膏）在50毫克/公斤和100毫克/公斤剂量下对小鼠肝癌 H_{22} 的抑瘤率分别为19.5% 和36.3%。对小鼠肉瘤 S_{180} 的抑瘤率分别为24.3% 和31.6%；用黄独乙醇浸膏治疗小鼠腹水瘤（EAC），能够明显延长小鼠的生存天数，当剂量为100毫克/公斤时，可使小鼠的生命延长率达到74.1%。黄药子素A，B，C以及薯蓣皂苷等均具有抗肿瘤作用，尤其对甲状腺肿瘤有独特的疗效。黄独油对子宫颈癌（U14）、小鼠白血病615均有一定的抑制作用。

7. 抗炎作用 黄独甲醇总提取物对二甲苯所致的小鼠耳部炎症，蛋清和角叉菜胶所致的大鼠足跖肿胀和大鼠棉球肉芽肿有明显的抑制作用，且抗炎效果存在着一定的量效关系 。黄药子素B为抗炎的活性成分之一。口服黄独乙素50毫克/（公斤·日）及200毫克/（公斤·日）对大鼠角叉菜胶性足跖肿及大鼠棉球肉芽肿有显著的抑制作用。

8. 止血作用 黄药子可用于多种出血疾病，目前机理未明。

9. 抑制LPS作用 研究黄药子甲醇提取物（EED）对脂多糖（LPS）诱导的小鼠腹腔巨噬细（Mφ）、一氧化氮（NO）的生成和诱导型一氧化氮合酶（iNOS）mRNA表达的影响。采用Griess试剂法检测NO含量和RT－PCR检测iNOSmRNA的表达。发现EED能够计量依赖性减少LPS刺激Mφ的NO生成，其中EED50微克/毫升和100微克/毫升能显著抑制腹腔Mφ释放NO；同时EED也能够计量依赖性抑制LPS刺激Mφ的iNOSmRNA的表达。说明黄药子甲醇提取物具有抑制LPS诱导的巨噬细胞NO生成和（iNOS）mRNA的表达的药理学效应。

10. 毒理 小鼠灌服200%黄药子水煎剂LD_{50}为79.98克（生药）/公斤。亚急性毒性试验表明，小鼠灌服黄药子水煎剂每日19.9克（生药）/公斤及10克（生药）/公斤，连续14天和21天，病理切片观察可见肝组织明显受损，肾组织仅在大剂量21天组出现一定程度的损害。黄药子引起的肝脏指数、GPT、GOT变化无显著差异性；低、中、高剂量组（2、10、50克/公斤，相当于人日服剂量1、5、25倍）黄药子毒性显著升高，GPT、GOT、ALP于7天时达到高峰，随给药时间延长反有降低趋势；GOT、TBIL则随给药时间延长不断升高；累计用量在1.5公斤以内，黄药子的毒性是可逆的，超出此范围则有不可逆倾向。可以发现黄药子毒性大小与性别无关，与剂量、时间呈一定相关性，在一定剂量范围内其毒性可逆。观察黄药子水煎浓缩液的氯仿、乙酸乙酯、正丁醇三个不同分离部位对大鼠肝脏的毒性生化指标及组织病理变化，明确黄药子的毒性部位。黄药子的氯仿和乙酸乙酯分离部位可使大鼠体重减轻，肝脏指数、GPT、GOT明显增高，病理变化可见肝细胞疏松、肿胀、胞核溶解、融合、坏死、汇管区炎细胞浸润，小胆管水肿、增生等；正丁醇层对大鼠肝脏体重、肝脏指数、GPT、GOT及病理与正常组比较没有明显的差异。可以看出黄药子毒性部位是氯仿和乙酸乙酯层。

【药物制剂】黄药子作为消瘿主药，疗效独到。在严格监控其毒副反应的前提下，可以在许多疾病的治疗中发挥其作用。研究黄药子剂量、药效、毒性之间的关系，挖掘古方中监制其毒性有效配伍药对，将是我们研究探索的方向。

1. 昆药散胶囊（河北医科大学研制）

组成：昆布、黄药子、海藻等。

主治：用于肝肾阴亏，气滞痰凝，营血不畅，淤滞而成的子宫肌瘤的治疗。

临床疗效：临床与百消丹对比，结果显示痊愈率与显效率分别为91%和82%，明显优于对照组且疗效肯定，尤其远期疗效明显。

2. 甲亢丸

组成：清半夏、煅牡蛎、大贝、黄药子、琥珀等。

功能主治：滋阴清热，化痰散结。用于改善气阴两虚及痰火郁结。

3. 金蒲胶囊

组成：黄药子、金银花、蒲公英、人工牛黄、蟾酥、山慈姑、红花、黄芪、蜈蚣、穿山甲、半枝莲、莪术、白花蛇舌草、苦参、龙葵、珍珠、大黄、乳香、没药、延胡索、姜半夏、党参、砂仁、刺五加。

功能主治：清热解毒，消肿止痛，益气化痰。用于晚期胃癌，食管癌，痰湿瘀阻及气滞血瘀症。

用法用量：饭后用温开水送服，一次 3 粒，1 日 3 次，或遵医嘱。

4. 抗癌扶正口服液

组成：黄药子、莪术、天仙子、白花蛇舌草、半支莲、菟丝子、女贞子、枸杞子、党参等。

功能主治：与化疗药物配伍可明显提高其抗肿瘤活性，并对化疗药物引起的免疫损伤具有明显的保护作用，可作为增加化疗效果、改善化疗毒性反应、提高机体免疫功能的化疗辅助用药。

5. 克瘤胶囊

组成：黄芪、黄药子、制南星、生牡蛎、守宫等。

主治：治疗非霍奇金淋巴瘤。

6. 抑亢丸

组成：黄药子、羚羊角、桑椹、白芍、天竺黄、延胡索（醋制）、青皮（醋制）、香附、玄参、石决明、黄精、天冬、女贞子、地黄。

功能主治：育阴潜阳，豁痰散结，降逆和中。用于突眼，多汗，心烦，心悸，口渴，多食，肌体消瘦，四肢震颤等甲状腺功能亢进的治疗。

用法用量：口服，一次 1 丸，1 日 2 次。

7. 红卫蛇药片

组成：黄药子、重楼、八角莲、雄黄。

功能主治：清热解毒，消肿止痛，凉血散淤。用于蝮蛇、五步蛇、竹叶青蛇 眼镜蛇、银环蛇等毒蛇及毒虫咬伤。

8. 黄药子丸

组成：黄药子 l20 克，枳壳 15 克，枳实 15 克，三棱 15 克，莪术 15 克，青皮 15 克，陈皮 15 克，海粉 15 克，海藻 l5 克，昆布 15 克，甘草 15 克。

功能主治：理气活血，软坚散结，化痰消瘿。用于甲状腺肿。

用法用量：将诸药研成细末制成水丸，每次 9 克，早晚饭后服用。1 个月为一疗程，间歇 10 天，继服下一疗程。

临床疗效：治疗良性甲状腺肿 38 例，治愈 26 例（68%），好转 5 例（13%），无效 7 例（18%），治愈时间最短 47 天，最长 267 天，平均 82 天。随访 1 年有 2 例复发。

9. 参灵抗癌胶囊

组成：黄药子、人参、灵芝、黄芪等。

功能主治：温补气血消瘤抗癌。用于肿瘤等。

用法用量：一次 4 粒，1 日 3 次（日用量相当于生药 98 克）。

10. 黄药子酒剂

组成：黄药子（碎片）300 克，白酒适量。

功能主治：凉血解毒，消肿散结。用于食管癌。

用法用量：每日 100 毫升分数次频频服完，连服 4 ~7 天为一疗程。

11. 其他制剂 肺积胶囊（用于肺部肿瘤的治疗）；爱德胶囊（用于治疗癌症）；乳康合剂（用于气血淤滞日久导致的痰凝血瘀性乳腺增生）；白蚀丸（用于治疗白癜风）。

【不良反应】黄药子不良反应的记载最早见于《本草汇言》"……今人不复用者，因久服有脱发之虞，知其为凉血、散血明矣。"之后的本草也多有记载。在《南方主要有毒植物》中，首次全面的就黄药子的有毒部位、中毒表现、解救方法等作出了详尽、系统的说明："零余薯，有毒部位：薯块和小薯。中毒症状：误吃引起口、舌、喉等处烧灼痛，流涎、恶心、呕吐、腹痛、腹泻，瞳孔缩小，严重的出现昏迷、呼吸困难和心脏麻痹而死亡。解救方法：考虑洗胃、导泻；内服蛋清、葛粉糊或活性炭；饮糖水或静脉滴注葡萄糖盐水。对症疗：如出现昏迷，可注射强心兴奋剂，给氧；腹部剧痛时可服用复方樟脑酊止痛。"黄药子制剂中毒患者症状出现时间最短15天，最长6个月，多发生在30～60天之间。患者自感食欲缺乏、厌油、发热、头晕、疲乏无力、全身酸痛，有些病例可见尿黄，巩膜、皮肤黄染。黄药子中毒者中女性占76%，其毒性似与性别有关，可能与黄药子多用于甲状腺疾病，而甲状腺患者以女性居多直接相关。有文献报道病人服用黄药子，每天30克，共服约75天，肝脏受严重损伤，并伴有恶心、呕吐等消化道症状。有研究发现黄药子配当归后，可明显减轻其对肝组织的损害程度，并且对肾脏损害也有一定的缓解作用。肝、肾损害是黄药子常见的不良反应。

【附注】

1. 注意 内服剂量不宜过大，久服易引起蓄积中毒。

2. 品种情况 医院药房中有将薯莨（薯蓣科植物薯莨 *Dioscorea cirthosa* lour 的块茎，主要用于活血止血，理气止痛）和黄药子混用的情况，应将二药分开使用，彻底改变这种混乱现象，以发挥各药的特长。

3. 药用部位 叶和果实均可供药用。

参考文献

1. 林厚文，张罡，赵宏斌，等．黄药子的研究进展．中草药，2002，33（2）：175.

2. 朱芬兰，贾黎．黄药子的研究进展．时珍国医国药，2006，17（5）：851.

3. 刘树民，李玉洁，罗明娟．黄药子肝毒作用影响因素的实验研究．中国中医药信息杂志，2004，11（7）：597.

4. 张杏红，李建恒，候大宣．黄药子的研究进展．中国药业，2000，9（7）：61.

5. 刘树民，李玉洁，张应成．黄药子的现代临床应用及其毒性研究．中国药学报，2002，30（2）：68.

6. 边振考，申其明，孟兆琛，等．《本草纲目》中黄药子之误及饮片的光谱法鉴别．时珍国药研究，1997，8（2）：102.

7. 杨辉，李冀湘，崔向青，等．含黄药子制剂的临床应用及不良反应综述．临床误诊误治，2006，19（2）：85.

8. 胡振英，史彦斌，罗永江，等．黄药子的体外抑菌及毒性试验．动物医学进展，2005，26（10）：86.

9. 杨辉，苑景春．黄药子的临床应用和不良反应综述．北京中医，2004，23（2）：102.

10. 赵艳，王家志．黄药子分离部位的肝脏毒性药理学研究．中医药信息，2008，25

(5)：30.

11. 刘佳，王蝉，刘培，等．黄药子甲醇提取物对LPS诱导的小鼠腹腔巨噬细胞释放NO及iNOS表达的影响．贵阳中医学院学报，2008，30（2）：79.

12. 谭兴起，阮金兰，陈海生，等．黄药子抗炎活性成分的研究．第二军医大学学报，2003，24（6）：677.

13. 王礼启，刘成钢，邱国三．黄药子丸治疗良性甲状腺肿临床观察．陕西中医函授，1998，(6)：23.

14. 马梅青．参灵抗癌胶囊对肿瘤患者的免疫功能调节作用．中国民间疗法，2003，11（8）：38.

◎黄　葵

Huangkui

【别名】罗裙博、赶风痧（《生草药性备要》），假三荟（《岭南采药录》），野芙蓉、假棉花（《广西中草药》），水芙蓉、假芙蓉（《广西本草选编》），药虎、磟碡草、三脚鳖、三脚破（《台湾药用植物志》）。

【来源】为锦葵科植物黄葵 *Abelmoschus moschatus*（Linn.）Medic. 的全株。夏、秋季采收，洗净，鲜用或晒干。分布于广东、江西、台湾、海南、湖南、广西、云南等地。

【药材性状】叶片浅绿色或灰绿色，卷缩，展平后呈掌状，有3裂或5裂，裂片椭圆状披针形，先端渐尖，基部心形或近楔形，两面均有硬毛，叶缘具细齿；叶柄长6～15厘米，气微、味淡。

【性味与归经】微甘，寒。归肺经。

【功能主治】清热解毒，下乳通便。用于高热不退，肺热，咳嗽痢疾，大便秘结，产后乳汁不通，骨折，痈疮脓肿，无各肿毒及水火烫伤。现代有用于糖尿病，肾病。

【用法用量】内服煎汤，9～15克。外用适量，鲜品捣烂敷患处。

【药理作用】

黄葵叶在体外有某些抗菌作用，植物的地上部分及果实有杀昆虫作用。种子可用于治疗头痛。它还有一种吸附能力（相当于炭末的43%），能使蛇毒灭活。

◎黄蜀葵花

Huangshukuihua

【别名】侧金盏花(《本草纲目》)。

【来源】为锦葵科植物黄蜀葵 *Abelmoschus manihot*（Linn.）Medic. 的干燥花冠。7～10月，除留种外，分批采摘，晒干。我省各地有产。

【药材性状】花瓣干缩，淡棕色，口尝味微甘，有粘滑感。

【性味与归经】甘，寒。归肾、膀胱经。

【功能主治】清热利湿，消肿解毒。用于湿热壅遏，淋浊水肿。外治痈疽肿毒，水火烫伤。现代有用于治疗慢性肾炎，口腔溃疡及粘膜白斑，疮疡，腮腺炎，无名高热及脑炎，肾病综合征合并急性肾衰。

【用法用量】10~30克，研末内服，3~5克。外用适量，研末调敷。

【药理作用】

1. 抗炎作用 黄蜀葵花提取物-甲花素对醋酸所致小鼠腹腔炎症及毛细血管通透增加有显著抑制作用；能显著对抗二甲苯性小鼠耳廓炎症，且作用与剂量成正相关；能明显抑制组胺性小鼠皮肤毛细血管通透性增强，并能显著减轻大鼠组胺性足跖肿炎症程度，其作用起效快，与消炎痛组比较作用维持时间长。以上实验均说明该药具有良好的抗炎作用。

2. 抑菌作用 采用二倍稀释法观察黄蜀葵花总黄酮的最小抑菌浓度（MIC）。体外抗菌结果显示，TFA对表皮葡萄球菌和金黄色葡萄球菌的最低抑菌浓度（MIC）为3.125克·升$^{-1}$，对白色念珠菌的抑菌浓度为1.562~3.125克·升$^{-1}$。

3. 改善肾功能作用 采用实验分组观察黄蜀葵花对Na^+-K^+-ATP酶、Ca^{2+}-ATP酶、Mg^{2+}-ATP酶的影响和对尿钠排泄的影响，探讨阿霉素肾病大鼠ATP酶的变化及黄蜀葵花的影响作用。结果表明黄蜀葵花处理可明显降低阿霉素肾病大鼠红细胞膜及肾内髓组织匀浆的ATP酶活性，使钠排泄增加。钠排泄与肾髓质Na^+-K^+-ATP酶活性呈负相关，与尿蛋白无相关关系。抑制肾脏髓质ATP酶可能是黄蜀葵花改善肾病大鼠钠潴留作用的主要机制。在肾脏钠重吸收的过程中，尽管不同的肾小管节段转运的细胞及分子机制存在着显著的差异性，但都依赖于肾小管基侧膜上的Na^+-K^+-ATP酶对离子的转运作用。黄蜀葵花抑制肾内髓ATP酶活性，从而减少肾小管对钠的重吸收，发挥利钠利水效应，符合肾病水肿"治本"的需求。有研究发现，连续对水负荷大鼠给黄蜀葵花粗提物3天，高剂量组的尿量显著增加，空白对照组、高剂量治疗组给水或给药后3小时尿量分别为2.34和3.34毫升/100克体重。对尿K^+、Na^+、Cl^{-1}排泄总量无明显影响。

4. 抗乙型肝炎病毒（hepatitis B virus，HBV）作用 黄蜀葵花总黄酮中提取的金丝桃苷在体内外均有抗HBV的作用，且呈剂量依赖性。采用一日龄北京雏鸭接种鸭乙型肝炎病毒（duck hepatitis B virus，DHBV）阳性血清，7天后灌胃给药10天，停药后第3天检测肝匀浆和血清中谷丙转氨酶（ALT）和谷草转氨酶（AST）及血清中总胆红素（TBil）、白蛋白（ALB）、碱性磷酸酶（AlP）、胆碱酯酶（ChE）和乳酸脱氢酶（LDH）的含量，另行肝组织病理学检查。结果表明雏鸭感染DHBV模型可见肝细胞严重受损，肝功能异常，肝脏和血中各种酶含量明显升高。金丝桃苷对DHBV感染所致雏鸭肝损伤有较好的保护作用。采用培养HepG2.2.15细胞和鸭感染DHBV模型考察黄蜀葵花提取出的金丝桃苷在体内外抗HBV作用。在细胞模型中，金丝桃苷的半数毒性浓度是0.115克·L^{-1}；最大无毒浓度是0.05克·L^{-1}。在最大无毒浓度时金丝桃苷在HepG2.2.15细胞对HBeAg和HBsAg在第8天的抑制率分别为86.41%、82.27%。在鸭感染DHBV模型中，在金丝桃苷0.05克·公斤$^{-1}$·d^{-1}和0.10克·公斤$^{-1}$·d^{-1}剂量组DHBV-DNA水平差别有统计学显著意义（$P<0.01$）。在0.10克·公斤$^{-1}$·d^{-1}剂量抑制病毒血症峰值在第10天和第13天达60.97%和69.78%。结果表明，金丝桃苷在HepG2.2.15细胞模型和鸭感染DHBV模型中对HBeAg和HBsAg均具有很强的抑制作用。

5. 修复口腔黏膜作用 采用感染性豚鼠口腔黏膜溃疡模型观察黄蜀葵花总黄酮的治疗作用；结果表明黄蜀葵花总黄酮能显著缩短感染性豚鼠口腔黏膜溃疡的愈合时间和50%缩小时间。黄蜀葵花总黄酮对感染性口腔溃疡有一定疗效，选用醋酸致伤和细菌感染两种方法，分别建立兔口腔黏膜溃疡模型，观察黄蜀葵花提取物对口腔黏膜溃疡修复的影响。研究表明黄蜀葵花提取物对上述两种模型均有明显的治疗作用。

6. 抗血小板聚集作用 黄蜀葵花粗提物连续给药七天，非常显著地降低大鼠血小板聚集性（空白对照组、肾炎四味片组、黄蜀葵花低、高剂量组血小板聚集个数分别为45.88、45.22、37.33、33.60）。

7. 解痉作用 黄蜀葵花提取分离得的金丝桃苷，在豚鼠或大鼠的离体回肠上对乙酰胆碱（Ach）显示拮抗作用，并随Ach的浓度递增而递减。体内试验显示对卵黄引起的胆囊排空有抑制作用（$P<0.01$），并存在剂量依赖关系。对小鼠的胃肠推动运动也有显著抑制作用（$P<0.01$）。

8. 镇痛作用 黄蜀葵花提取物A－Ⅲ（金丝桃苷），5毫克/只皮下注射能有效对抗0.05%酒石酸锑钾诱致的小鼠扭体反应。在甩尾实验中A－Ⅲ100毫克/公斤 i. P能显著提高小鼠的痛阈，A一Ⅲ1.3毫克/公斤 i. a可完全抑制缓激汰动脉注射所引起的痛反应，其ED_{50}为1.3毫克/只，不同方法的实验结果表明A－Ⅲ无局麻作用，浓度为10毫克/毫升时，仍无蛋白沉淀特性。

9. 保护脑缺血损伤作用 黄蜀葵花总黄酮（TFA）对脑缺血及再灌注损伤具有一定的保护作用。采用间断静脉推注TFA模拟预适应的实验方法，观察大鼠大脑中动脉栓塞再灌致脑梗死面积、血清中乳酸脱氢酶（LDH）和一氧化氮合酶（NOS）活性以及血清中前列腺素E_2（PGE_2）、一氧化氮（NO）、丙二醛（MDA）含量等指标的变化，探讨TFA对大鼠脑缺血再灌注损伤的预适应样保护作用。结果TFA（160、80、40、20毫克·公斤$^{-1}$）预处理明显减少脑梗死面积，并可明显降低血清中LDH活性、MDA和PGE_2含量，同时明显增加血清中NOS活性和NO含量。结果表明黄蜀葵花总黄酮预处理对大鼠脑缺血再灌注损伤具有缺血预适应样的保护作用。其机制可能与促进NO合成及抑制PGE_2产生有关。采用线栓法制备局灶性脑缺血大鼠模型，在此基础上综合孤养、应激处理复制卒中后抑郁（Post stroke depression，PSD）大鼠模型。观察TFA对PSD大鼠开野行为、血液流变学以及脑组织脂质过氧化的影响，研究TFA抗PSD的作用。结果TFA可增加PSD大鼠的水平与垂直运动得分；抑制PSD大鼠各切变率下全血黏度、血浆黏度的升高，提高红细胞的变形性；提高脑组织中超氧化物岐化酶（SOD）和谷胱甘肽过氧化物酶（GSH－Px）的活性，降低MDA含量。结果表明：TFA具有抗PSD作用。其机制可能与改善血液流变学、抗脂质过氧化作用有关。采用透射电镜法研究缺血致脑细胞凋亡，实验结果表明，50、100毫克·公斤$^{-1}$TFA能明显改善大鼠大脑中动脉结扎（middle cerebral artery occlusion，MCAO）致脑细胞超微结构发生凋亡变化，提示TFA能通过抗神经元凋亡的途径对脑缺血损伤发挥保护作用。

10. 保护心肌缺血损伤作用 TFA可通过清除氧自由基、抑制心肌细胞内钙超载等机制保护大鼠缺血的心肌，对在体及离体大鼠心肌缺血再灌注损伤均有一定的保护作用。采用持续静脉推注TFA模拟预适应的实验方法，观察家兔冠状动脉左旋支经结扎、再灌后，其心肌组织病理损伤情况、血浆中MDA含量和SOD、GSH-Px活力的变化以及心肌组织中细胞间粘附分子ICAM-1的表达情况。结果TFA不同程度减轻缺血再灌注损伤家兔心肌病理损伤的严重程度；明显降低血浆中MDA的含量，同时增强SOD和GSH-Px的活力；下调缺血心肌组织中ICAM-1 mRNA的表达。表明TFA药理性预适应可通过抑制心肌脂质过氧化、抑制心肌炎症反应，对缺血再灌注损伤的心肌具有保护作用。采用皮下注射盐酸异丙肾上腺素（Iso）建立小鼠急性心肌缺血模型，观察TFA对小鼠ECGⅡ导联异常ST段、T波以及心肌含水量（MWC）、心肌指数（MI）的影响；采用气管挟闭建立小鼠心肌缺氧模型，观察TFA对小鼠心脏耐缺氧能力的影响，研究TFA对小鼠急性心肌缺血、缺氧损伤的保护作用。结果TFA可显著改善Iso诱发小鼠ECGⅡ导联异常的ST段和T波，抑制MWC及MI的升高，明显延长气管挟闭后小鼠心电持续的时间。结果表明TFA对小鼠急性心肌缺血、缺氧损伤具有保护作用。

11. 预防毛发脱落作用 观察黄蜀葵对实验性大鼠血清睾酮（T）、雌二醇（E_2）、T/E2的调节作用及对毛发脱落的影响。采用大鼠颈后皮下注射5毫克/（公斤·日）剂量的丙酸睾丸酮造成脂脱模型，同时对实验组用黄蜀葵油煎剂进行治疗，并用山茶油作溶剂对照组，每天观察脱毛实验观察区脱毛情况，连续给药60天后取血，用放射免疫法检测各组动物血清T、E2并计算出T/E_2。结果显示，与正常对照组比较，模型组和溶剂对照组大鼠血清T明显升高，T/E2明显升高，单位面积脱毛数量明显增高（$P<0.01$）；黄蜀葵油煎剂组分别与模型组、溶剂对照组比较，血清T明显降低，T/E_2降低，单位面积脱毛数量减少（$P<0.01$）。实验表明，脂脱大鼠体内存在着明显的性激素（尤其是雄激素）失调，黄蜀葵可调节机体的性激素水平，使紊乱的T/E_2趋于正常，预防毛发脱落。

12. 解热作用 采用SC松节油或静脉注射大肠杆菌液两种诱发家兔发热的模型观察黄蜀葵花总黄酮（TFA）的解热作用。SC松节油诱发家兔发热24小时后，家兔体温呈现显著升高（$P<0.01$）。灌胃TFA 140、280毫克/公斤组均可使家兔升高的体温在给药后150分钟时明显下降。静脉注射大肠杆菌液5天后，家兔体温较基础体温显著升高（$P<0.01$）。灌胃给药TFA280毫克/公斤可在给药后90、150分钟时产生明显降温作用。

13. 抗抑郁作用 采用反复脑缺血再灌注模型制备小鼠的脑卒中模型，并于术后第3、5、7天进行脑卒中小鼠强迫游泳实验和和第5天进行脑卒中小鼠悬尾应激实验。结果显示，术后第5天黄蜀葵根总黄酮（TFA）160、80、40毫克/公斤能缩短脑卒中后小鼠强迫游泳的不动时间，术后第7天TFA80毫克/公斤能缩短脑卒中后小鼠强迫游泳的不动时间，术后第5天TFA160、80毫克/公斤能缩短脑卒中后小鼠悬尾的不动时间。结果表明，TFA对脑卒中后绝望小鼠有抗抑郁作用。

14. 急性毒性 黄蜀葵花粗提物小鼠口服给药最大耐受量大于240克（生药）/公斤（体重），相当于人临床用药量的480倍以上。黄蜀葵花注射液小鼠1次注射的LD_{50}相当于17.44克（生药）/公斤体重。

15. 长期毒性 给大鼠黄蜀葵花提取物按12.5克（生药）/公斤、25克/公斤，每日灌胃1次，连续3个月，动物活动自如，进食、生长、大小便、血象、肝功能、心电图均正常，心、肝、脾、肺、肾、肾上腺、胃、大小肠、性腺等病理学检查未见中毒性改变及其它异常反应。结果表明，长期服用安全。

【药物制剂】目前在黄蜀葵花的药理作用、剂型开发等方面的研究远远滞后于临床需要。对其研究的不足之处在于药理作用的研究大部分集中在心、脑缺血损伤的保护，未能充分挖掘和研究黄蜀葵花其他的药用功效；此外黄蜀葵花相关的剂型开发很少，不能满足临床和市场需要，目前黄葵胶囊获得国家药品监督管理局批准生产。

1. 黄蜀葵糊剂（安徽医科大学附属医院口腔科制剂）

组成：黄蜀葵花醇浸膏。

功能主治：清热解毒，消肿通淋。用于口腔粘膜溃疡。

用法用量：涂布于患处。

临床疗效：治疗口腔溃疡82例，显效31例，有效49例，总有效率为97.5%。

2. 黄蜀葵花胶囊（片）

组成：黄蜀葵花。

功能主治：清利湿热，解毒活络。用于慢性肾炎湿热证。

用法用量：一次5粒，1日3次，连续服用8周。

临床疗效：用黄蜀葵花胶囊治疗43例慢性肾炎患者，完全缓解9例，基本缓解16例，好转12例，无效6例，总有效率86.0%。

3. 紫葵生肌烧伤膏

组成：黄蜀葵、白芷、紫草、轻粉各80克，当归200克，虎杖、青黛各120克乌梅、白蔹、大黄炭各100克，甘草60克，黄白蜡150克，麻油3000毫升（药物与油的比例1：2）。

功能主治：清热解毒，活血行瘀，补血生肌，去腐生新等，用于治疗烧伤、灼伤。

临床疗效：笔者自1987年以来用紫葵生肌烧伤膏治疗各种类型，大小疮面，轻重不同的310例烫烧伤病人，临床效果达100%。

【不良反应】有文献报道，黄葵胶囊联合金水宝治疗肾性尿蛋白的过程中，3例患者于第2周出现轻度胃脘不适。

【附注】

注意　孕妇禁用。

参考文献

1. 高雷，张平，程钢．黄蜀葵花的研究进展．安徽医药，2008，12（3）：198.

2. 顾海珠，安金斌．黄蜀葵花的研究进展．中药材，1998，21（3）：158.

3. 陈方，张生枝，陈卫琴，等．黄蜀葵对实验性脂溢性脱发的影响初探．赣南医学院学报，2009，29（3）：327.

4. 王泽兰，黄从军，苑军正，等．黄葵胶囊联合金水宝治疗肾性蛋白尿68例．陕西中医，2007，28（4）：409.

5. 韩晓兰，司徒曼丽．黄蜀葵糊剂治疗口腔黏膜溃疡82例．安徽中医临床杂志，1997，9（6）：308.

6. 熊宁宁，余江毅．大剂黄蜀葵花治疗1例肾病综合征合并急性肾衰．辽宁中医杂志，1995，22（10）：455.

7. 徐锡兰，邬嘉琛，黄启金．黄蜀葵花胶囊治疗慢性肾炎湿热证43例．山东中医药大学学报，2000，24（5）：345.

8. 郑霞，潘苏华．黄蜀葵花抗炎作用的实验研究．徐州医学院学报，1994，14（3）：226.

9. 邢月荣，高云霞，蒋华聪．紫葵生肌烧伤膏制备方法与310例临床疗效观察．中医药学报，1998，（4）：17.

10. 范丽，董六一，江勤，等．黄蜀葵花总黄酮抗炎解热作用．安徽医科大学学报，2003，38（1）：25.

11. 江秋虹，周兰兰，郝吉莉．黄蜀葵总黄酮对脑卒中后小鼠行为绝望的影响．中药药理与临床，2007，23（1）：32.

◎黄蜀葵根

Huangshukuigen

【别名】秋葵根、黄秋葵根、棉花葵根（《广东中药志》第二卷），啜脓膏根、假杨桃根（《岭南中草药撮要》）。

【来源】为锦葵科植物黄蜀葵 *Abelmoschus manihot*（Linn.）Medic. 的干燥根。秋季采收。挖取根部，洗净，切成片或短段，晒干。我省各地有产。

【药材性状】宿根较粗壮，直径 0.5～1 厘米，弯曲或扭曲，有时有愈合的伤痕，表面黄棕色或淡灰棕色，较粗糙，可见凸起的根痕。支根圆柱形，顺直或稍弯曲，表面淡灰黄色或黄白色，有较顺直的细纵皱纹。质柔韧，轻泡，不易折断，断面外层纤维性。木部黄白色，有粉尘散出。气微，味微甘，有粘滑感。

【性味与归经】甘，寒。归脾、胃、膀胱经。

【功能主治】清热解毒，利湿消肿。用于湿热痢疾，热性水肿，石淋，乳汁不通，聤耳，腮腺炎。外用治疮疡肿毒，痄腮，跌打损伤。

【用法用量】15～30 克，水煎服。外用适量，研末调敷或取鲜品捣烂敷患处。

【附注】

1. 注意 孕妇禁用。

2. 药用部位 黄蜀葵的干燥种子、茎、叶亦作药用。

◎黄　藤

Huangteng

【别名】黄藤根、山大黄、伸根藤、天仙藤(《广东中药材标准》)，大黄藤、黄连藤、藤黄连(《广东中药志》)，土黄连(《南宁市药物志》)，伸筋藤、山大王(《广西药用植物名录》)，金锁匙(《云南中医中药杂志》)。

【来源】为防己科植物天仙藤 *Fibraurea recisa* Pierre 的干燥根或茎。主产于广东、广西、云南等地，我省产于阳江、阳春、高要等市县。秋、冬季采收，挖取根部，拣出杂质，稍浸，闷润，切片，干燥。

【药材性状】干燥根呈圆柱形，扭曲不直。长20～70厘米，直径1.5～3.5厘米。表面棕褐色或灰褐色，栓皮易剥落，脱落处呈棕黄色，较粗糙，具纵皱裂纹及横裂纹。质坚韧，不易折断，折断时可纵向片状撕裂，断面黄色至棕黄色，支部色淡；木部呈放射状排列，射线间呈裂隙状。味极苦，嚼之能使唾液成黄色。

干燥茎呈圆柱形，稍弯曲，粗达3厘米以上。外表土灰色，节微隆起，具多数细纵沟和横裂。横切面木栓层较根部稍厚，约0.7～1毫米，暗棕色；皮层及韧皮部厚约2～3毫米，黄色，有空隙；木质部黄白色至棕黄色，中心有小形髓部，辐射线色较暗。气味同根。

【性味与归经】甘、苦，寒；有小毒。归脾、胃、大肠、肝经。

【功能主治】清热解毒，利尿通便。用于便秘，胃肠炎，痢疾，小便不利，疮疖，肝热目赤，咽喉肿痛，扁桃体炎，结膜炎，黄疸，乳蛾，小儿消化不良，饮食中毒，输卵管炎，急慢性子宫内膜炎，急性盆腔炎，烧烫伤。外用治热毒疮痈。现有用于传染性肝炎，水肿，浮肿等。

【用法用量】6～12克，水煎服。外用适量，磨汁或研末调敷患处。

【药理作用】

1. 麻醉降压作用 掌叶防己碱及药根碱对蛙中枢神经系统有麻痹作用；掌叶防己碱对哺乳动物亦有此作用，并能使呼吸中枢麻痹；二者静脉注射都有降压作用，以掌叶防己碱的作用较强，麻醉兔静脉注射掌叶防己碱10毫克/公斤体重，立即出现血压下降，其降压幅度达16%～72%，持续1.5～5小时，无快速耐受性，灌胃给药亦有效。大鼠皮下注射掌叶防己碱5毫克/公斤体重，半小时后耳壳潮红，前后爪出现明显水肿，此作用可被苯海拉明及双苄胺对抗；掌叶防己碱小鼠腹腔注射的LD_{50}为136毫克/公斤体重；14毫克/公斤体重每天给兔灌胃一次，连续10天，一般状态、肝、肾功能及心电图功能无显著改变。

2. 抑制增生性瘢痕成纤细胞 体外培养烧伤后的人增生形瘢痕成纤微细胞，加入不同浓度的黄藤提取物，24小时后观察细胞形态学，以乳酸脱氢酶（LDH）为指标观察细胞毒性，用MTT法检测其增殖活性。结果显示，不同浓度的黄藤提取物均能改变成纤维细胞形态，抑制细胞增殖，浓度在300微克/毫升以下无明显的细胞毒作用。结果表明，黄藤醇提取物对人增生性瘢痕成纤维细胞具有抑制作用，并呈剂量依赖关系。

3. 抑菌作用 大黄藤素对福氏及宋内氏痢疾杆菌、大肠杆菌、金黄色葡萄球菌、乙型链球菌、亚洲甲型流感病毒，均有抑制作用。

4. 提高免疫功能作用 用黄藤素注射液对大鼠进行腹腔注射，能提高大鼠外周血中性粒细胞吞噬率、酸性α-醋酸萘酯酶阳性百分率，脾玫瑰花形成细胞百分率，促进白细胞移动抑制试验，降低移动抑制指数。提示黄藤素能提高细胞免疫、体液免疫和非特异性免疫功能。

5. 其他作用 药根碱对离体豚鼠左心房有正性肌力作用。另外对兔离体主动脉和鼠离体输精管的实验表明能阻断肾上腺素α_1受体、对α_2受体呈现部分激动作用、静脉注射药根碱（10毫克/公斤体重）对大鼠心肌缺血和再灌注损伤有保护作用。

【药物制剂】

1. 复方黄藤合剂（锦州市兴城理疗医院制剂）

组成：黄藤2500克，生川乌600克，生草乌600克，当归200克，红花200克，桂枝200克，木瓜200克，川芎200克，川断200克，羌活200克，地龙200克，冰糖2500克，白酒10000毫升，配成20000毫升。

主治：用于类风湿性关节炎。

用法用量：口服一次15～30毫升，1日3次。一般开始用小剂量，半个月内疗效不明显可加大剂量，至产生疗效时作为有效剂量连服三个月，在达到最高剂量后，再用维持量（原剂量的1/3～1/2）口服，可连续服用一年以上。

临床疗效：用该合剂治疗类风湿性关节炎100例，服用三个月后进行疗效评价：显效48例，占48%；有效36例，占36%；无效16例，占16%。总有效率84%。

2. 黄藤合剂（湖北省洪湖市中医院制剂）

组成：黄藤、黄柏、土茯苓、萆薢等。

主治：用于类风湿性关节炎。

用法用量：一次口服15～20毫升，1日2～3次。

临床疗效：黄藤合剂治疗类风湿性关节炎45例，痊愈5例，显效36例，有效4例，无效0例。

3. 君骨福洗剂

组成：黄藤根1000克，川乌500克，红花200克。

功能主治：舒筋和络，消肿止痛。用于膝关节退行性病变。

用法用量：每次取浸泡液20毫升，放入80℃水中洗患膝，每日2次。

临床疗效：采用君骨福洗剂治疗膝关节退行性病变102例，临床控制22例，显效36例，有效38例，无效6例，总效率94.1%。

4. 阴痒清洗液

组成：黄藤、苦参、地肤子、蛇床子、鸦胆子、薄荷脑等。

功能主治：清热解毒，除湿止痒，用于阴痒症。

临床疗效：使用本品治疗100例阴痒患者，痊愈32例，显效29例，有效35例，无效4例，总有效率为96%。

5. 洁阴舒洗液

组成：黄藤、蛇床子、金银花、千里光、醋酸氯已定、岗松油、大叶桉。

功能：清热解毒，止痒。

6. 大黄藤注射液

组成：大黄藤。

功能主治：对白色念珠球菌、亚洲乙型病毒、葡萄球菌及抗酸性分支杆菌等均有抑制作用。用于各种炎症性疾病，尤其适用于妇科炎症，上呼吸道感染，外科感染，扁桃体炎，肠炎，菌痢等。

用法用量：肌内注射，一次2毫升，1日2次。

7. 黄藤素泡腾栓

组成：黄藤素 300 克，碳酸氢钠 165 克，一水柠檬酸 165 克，半合成脂肪酸脂 1280 克，聚山梨酯 8088 克，制成 1000 粒泡腾栓为组方。

功能主治：用于妇科炎症，菌痢，肠炎，呼吸道及泌尿道感染等。

8. 黄藤素片

组成：黄藤素 100 克。

功能主治：清热解毒。用于妇科炎症，菌痢，肠炎，呼吸道及泌尿道感染，外科感染，眼结膜炎。

临床疗效：用本品治疗急性膀胱炎 45 例，治愈 40 例，有效 5 例，治愈率为 88.89%，总有效率为 100%。

9. 大黄藤素片

组成：大黄藤素精制品。

用法用量：口服，一次 1～2 片，1 日 3 次。

功能主治：清热解毒，消炎。用于妇科炎症，上呼吸道感染，外科感染，扁桃体炎，肠炎，菌痢等。

10. 天藤口服液

组成：天仙藤、藤梨根、当归、黄芪、枸杞子、半枝莲等。

功能主治：清热解毒，消癥散结，益气养阴，扶正祛邪及提高机体免疫功能的作用，可用治疗各种癌症，对于消除或减轻原发病症体征具有良好效果，并能升高白细胞和血小板，改善人体营养状况和提高机体的抗病能力。

用法用量：一次服天藤口服液 20 毫升（2 支），1 日 3 次；2～4 周为一疗程。

临床疗效：天藤口服液治疗恶性肿瘤 100 例，显效 25 例，占 25%；有效 68 例，占 68%；无效 7 例，占 7%；总有效率为 93%。

11. 消肿止痛酊

组成：黄藤、两面针、木香、防风、荆芥、细辛、五加皮、桂枝、牛膝、川芎、徐长卿、白芷、莪术、红杜仲、大罗伞、小罗伞、栀子、三棱、沉香、樟脑、薄荷脑。

功能主治：舒筋活络，消肿止痛。用于跌打扭伤，风湿骨痛，无名肿毒，腮腺炎肿痛。

用法用量：外用，适量涂搽患处；口服，必要时饭前服用，一次 5～10 毫升，1 日 1～2 次。

【不良反应】据文献报导①黄藤素片致腹痛大便潜血 1 例，致大疱性表皮坏死松解型药疹 1 例。②大黄藤注射液致过敏 2 例、过敏性休克 1 例，黄藤素静脉滴注致唾液腺肿大。

【附注】

1. 注意 脾胃虚寒者慎服。

2. 品种情况 黄藤与藤黄是两种截然不同的药物，后者为藤黄科植物藤黄 *Garcinia morellaDesv.* 的胶质树脂，有大毒。在审方、配药时应倍加注意。据《百草镜》记载："藤黄出外洋及粤中，……以形似笔管者良"。这说明，旧时我省也是藤黄的产地之一。

同科植物古山龙 *Arcangelisia gusanlung* H. S. L. 亦称黄藤、黄连藤，用其根或藤茎入药。本品味苦、性寒、有小毒。具有清热解毒、降压、止痛等功用。

产区民间常将大叶藤混作大黄藤用。大叶藤为防己科大叶藤属植物大叶藤 *Tinomiscium tonkinense Gagnep.* 其产地、生长环境与大黄藤相同，植物形态及药用部位、外观与大黄藤略相似，当地民间亦有称黄藤、藤黄连。具有活血通络，强筋壮骨。用于风湿，跌打，骨科等症。大黄藤与大叶藤主要区别：大黄藤茎内无乳状汁液，折断无粘丝；茎表面灰色，外皮不易脱落，断面灰白色。由于大黄藤和大叶藤是两种不同的药用植物，疗效截然不同，所以不能混用，应注意加以区别。

3. 药用部位天仙藤的茎，亦当黄藤入药，但质较次。天仙藤的鲜叶，亦可药用，捣烂外敷可治热毒疮，煎水洗澡可治腰痛。

参考文献

1. 叶人．天仙藤散治疗持发性浮肿25例．温州医学院学报，1996，26（1）：52.

2 彭思存，庄绪霞，刘洪姿．中药外洗治疗膝关节退行性病变102例．吉林中医药，2005，25（9）：33.

3. 王受武，韦向红，朱征祥，等．阴痒清洗液的研制与临床疗效．广西中医药，1996，19（3）：47.

4. 刘仁文，谢向阳，李秀兰，等．一种复方中药洗液杀菌效果及毒性的试验观察．实用预防医学，2008，15（3）：771.

5. 许竹青，游琼．黄藤合剂治疗痛风性关节炎45例．湖北中医杂志，2006，28（8）：44.

6. 吴坤，潘强，杨珺，等．黄藤乙醇提取物对人增生性瘢痕成纤维细胞抑制作用的研究．中国药业，2005，14（1）：31.

7. 邵寅，严丽华．黄藤素片致腹痛大便潜血1例．药物流行病学杂志，2006，15（3）：189.

8. 张桂秀，刘青青，刘红．黄藤素片致大疱性表皮坏死松解型药疹1例．中国误诊学杂志，2004，4（2）：317.

9. 廖晓鸣，卢露，张婉直．黄藤素泡腾栓的制备及质量控制．西北药学杂志，2006，21（4）：171.

10. 朱作金，柯美珍，李逢春，等．黄藤素大鼠免疫功能的影响．广西医科大学学报，1995，12（4）：518.

11. 吴春燕，张艳，史伟，等．黄藤素片治疗急性膀胱炎的临床观察．中国医药导报，2009，6（4）：37.

12. 张春蓉．大黄藤注射液致过敏性休克1例．中西医结合实用临床急救，1996，3（12）：572.

13. 何绍有，杨兰芬．大黄藤素注射液致过敏二例．云南中医中药杂志，1996，17（2）：26.

14. 戚育芳，高丽，符德欢，等．大黄藤的研究进展．云南中医中药杂志，2005，26

(3)：56.

15. 李东，于弘．复方黄藤合剂治疗类风湿性关节炎100例疗效观察．中国疗养医学，2005，14（3）：236.

16. 李敬东，赵树国，常晓跃．黄藤素静脉滴注致唾液腺肿大．药物不良反应杂志，2009，11（4）：287.

17. 张恒俊，樊建立，曹书虹．天藤口服液治疗恶性肿瘤100例临床观察．河北中西医结合杂志，1999，8（5）：769.

◎救必应

Jiubiying

【别名】铁冬青(《广州植物志》)，白木香(《岭南采药录》)，白银树皮、山熊胆(《广东中药志》第一卷)，白日红、白银香、白银树、熊胆树、白兰香、白然树(《广东中草药》)，冬青仔、龙胆仔、碎骨木、过山风、白皮冬青、大叶冬青(《广东省中药材标准》)，大叶白银香、大叶胶树(《粤北草药》)，羊不吃、土千年健、矮陀陀、观音柴、消癀药(《贵州草药》)，红孩儿、冬青柴、白山叶(《浙江药用植物志》)，白沉香、狗屎木、小风藤、白凡木、九层皮、红熊胆、山冬青（广东），白银木（山西）。

【来源】为冬青科植物铁冬青 *Ilex rotunda* Thunb. 的树皮。全年可采收，剥取树皮，晒干。分布于广东、海南、江苏、浙江、台湾、福建、江西、湖南、广西、云南等省区。我省各地有产，以粤东、粤西、粤北地区出产较多。

【药材性状】根皮呈卷筒状或略卷曲的板片状，长短不一，厚0.3～1.5厘米。外表面灰黄色或灰褐色，粗糙，常有横皱纹或略横向突起；内表面淡褐色或棕褐色，有浅纵向条纹。质硬而脆，断面略平坦，稍呈颗粒性，黄白色或淡黄褐色。气微，味苦、微涩。树皮较薄，边缘略向内卷，外表面有较多椭圆状突起的皮孔。

【性味与归经】苦，寒。归脾、肾经。

【功能主治】清热解毒，凉血止血，行气止痛。用于瘀痧发热，感冒发热，乳娥，脘腹胀痛，腹泻，痢疾；外用治烧烫伤。用于急性肠胃炎，消化性溃疡，慢性结肠炎，胆道蛔虫病，急性胰腺炎，急慢性肝炎，口腔颌面部炎症，咽喉诸证，骨折，毒蛇咬伤，斑痧，百日咳等症。

【用法用量】9～30克，水煎服。外用适量，煎水或研末调敷患处。

【药理作用】

1. 镇痛作用 救必应水提取物（16克/公斤）小鼠连续灌胃给药7天，采用醋酸扭体法和热板法观察其镇痛作用。结果显示救必应能显著延长醋酸所致小鼠扭体反应的潜伏时间，对热刺激所致小鼠疼痛的痛阈值没有明显提高。结果表明，救必应水提取物在此剂量下对外周性疼痛有镇痛作用，对中枢性疼痛的镇痛作用不明显。

2. 对心血管药理作用

（1）降低冠脉流量、抗心律失常和抗心肌缺血作用 救必应醇提物及水提物均能降低离体大鼠冠脉流量，并呈剂量－效应关系。救必应正丁醇提取物具有抗心律失常和抗心肌缺血作用。实验表明，救必应正丁醇提取物腹腔注射，可减少氯仿诱发小鼠心室纤颤的发生率和氯化钡所致大鼠室性心律失常的发生率；提高引起大鼠室性心律失常的乌头碱用量；改善垂体后叶素引起的心肌缺血；提高小鼠对心肌缺氧的耐受时间。

（2）降压和减慢心率作用　救必应正丁醇提取物股静脉注射对正常大鼠有降压作用。实验结果表明，给药后20s降压作用显著，其中舒张压下降更为明显，而对心率则无明显影响；股静脉注射上述提取物，对夹闭颈总动脉所致血压升高大鼠有明显降压作用，并可减慢心率，其血压下降百分率较正常大鼠作用更为明显；十二指肠灌注救必应提取物5克/公斤，给药后40分钟有降压作用，个别大鼠降压作用可维持2小时；此外，对处于低血压状态的大鼠，股静脉注射救必应提取物5克/公斤，对动物平均动脉压则无显著性影响。

救必应乙醇提取物对应激性高血压大鼠有快速、稳定、持久的降压作用和减慢心率的作用，并存在一定的量效关系。正常大鼠静脉注射乙醇提取物后，血压开始下降，其中以舒张压下降最为明显。给药后对收缩压的降压作用，高剂量组可维持5分钟，低剂量组可维持1分钟；对舒张压的降压作用则可分别维持10分钟和3分钟。救必应乙醇提取物给予慢性应激性高血压大鼠静脉注射后，大鼠的收缩压和舒张压同时下降，其中以舒张压下降更为明显；降压作用维持时间明显延长，低剂量组为30分钟，高剂量组可持续40分钟，救必应乙醇提取物对高血压大鼠血压和心率的改善作用与正常大鼠比较均有显著性差异。

3. 抗菌作用　采用管碟琼脂扩散法，用救必应浸提液进行体外抑菌试验。结果表明：救必应干品及新鲜品水浸提液有明显抑菌作用，对大肠杆菌的抑菌直径分别为11.57毫米、16.83毫米，对伤寒杆菌（T4）的抑菌直径分别为12.83毫米、18.57毫米，对绿脓杆菌抑菌直径分别为13.67毫米、19.23毫米，对金黄色葡萄球菌抑菌直径分别为18.50毫米、25.56毫米。结果提示救必应鲜品浸提液的抑菌作用优于救必应干品。

4. 抗炎作用　采用二甲苯致小鼠耳廓肿胀法和棉球诱导大鼠肉芽肿胀法观察救必应乙醇提取部位的抗炎作用，结果表明，乙醇提取部位（2.5、10克/公斤）对二甲苯致小鼠耳廓肿胀有明显的抑制作用，乙醇提取部位对棉球诱导大鼠肉芽肿有明显抑制作用，但低中高剂量组（2.5、5、10克/公斤）没有明显的量效关系。救必应各提取部位的体外抑菌作用实验结果表明救必应石油醚提取部位对金黄色葡萄球菌、乙型溶血性链球菌、白色念珠菌均不产生抑制作用。救必应正丁醇提取部位对金黄色葡萄球菌、乙型溶血性链球菌、白色念珠菌均有较小的抑制作用。

5. 止血作用　救必应三萜苷（救必应乙素，丁香苷）用试管法测定可使凝血时间缩短，有止血作用；在体试验对狗股动脉切除，狗与兔肝叶部分切除，狗脾脏十字切口，兔耳及肠系膜静脉切开，均能缩短止血时间，其止血机制部分与血管平滑肌收缩有关，此在离体兔耳血管灌流实验可获证明。

6. 抗缺氧作用　救必应树皮醇提取物2.6克/公斤腹腔注射，可提高小鼠耐缺氧能力，延长缺氧存活时间；救必应叶（铁冬青）水提取液1.0克/公斤、1.5克/公斤腹腔注射，也能显著提高小鼠耐缺氧能力，延长缺氧存活时间。

7. 解痉作用　救必应黄酮苷对豚鼠离体回肠平滑肌有松弛作用，且能对抗乙酰胆碱引起的肠痉挛。

8. 毒理研究 救必应60%乙醇提取物给小鼠腹腔注射，观察3天，按简化机率单位法测得其 LD_{50} 为7.9±1.4克/公斤。救必应叶水提取物小鼠腹腔注射的 LD_{50} 为10.3±1.6克/公斤。救必应注射液进行了急性毒性实验研究，实验中分别以0.1，0.2，0.3毫升/10克的剂量腹腔注射小白鼠，连续应用7天，并于第3、5、7天时检查动物的体重、血液学指标以及病理学观察结果表明，救必应注射液中剂量组、高剂量组对动物的生理活动、肝脏和脾脏等淋巴器官和体重等指标均有一定影响。

【药物制剂】救必应是广东地产药材的一种，应紧密结合救必应“清热解毒，消肿止痛”的功效，以中医论为指导，开拓其药物制剂研究的思路，需找其制剂研究的新方向。

1. 肠炎灵片

组成：救必应、党参、木香等。

功能主治：健脾平肝，清热祛湿。用于慢性结肠炎，慢性消化不良，腹痛腹泄，胃纳不振等。

2. 咽喉灵饮片

组成：救必应20克，金钥匙15克，夏枯草5克，百部10克，桔梗10克，三叉苦10克，枇杷叶5克，六月雪5克，一点红5克，甘草5克。

功能主治：清解热毒药。祛风邪，解热毒，通气道而利咽止痛，化痰止咳，抗菌消炎；通谷道而化积热积滞。用于咽喉炎，牙龈炎，口腔炎，谷道积热积滞不化的胃热痛、晕车、胸闷呕吐及烟酒热毒上袭的咽喉诸证。

用法用量：一次2片，1日3~5次，泡开水或含服，5天为一疗程。

临床疗效：治疗咽喉炎100例，显效79例，有效16例，无效5例，显效率达79%，总有效率达95%。未发现有毒副作用。

3. 胃热清胶囊

组成：救必应、大黄、延胡索（醋制）。

功能主治：清热解郁，理气止痛，活血祛瘀。用于胃及十二指肠溃疡郁热证或兼有气滞血瘀证。证见：胃脘胀痛，有灼热感，痛势急迫，食入痛重，口干而苦，便秘易怒，舌红苔黄，脉弦。

用法用量：口服。一次1粒，1日1次；6周为一疗程，或遵医嘱。

疗效观察：胃热清胶囊能改善郁热证兼气滞，兼血瘀，兼气滞血瘀的证候，总显效率78.9%，总有效率95.8%，与对照组比较，差异有非常显著性。

4. 复方瑶宝救必应（瑶族民间治疗鼻咽癌的经验方）

组成：救必应、金荞麦、山豆根、白附子、青蒿等。

功能主治：清热解毒，化瘀散结。用于鼻咽癌。

5. 复方救必应（胶囊）

组成：救必应、东风橘、香附。

功能主治：清热解毒，利湿止痛。用于腹泻，胃肠炎等。

用法用量：口服，一次2粒，1日3次。

6. 风湿停胶囊

组成：铁冬青250克，苍术250克，黄柏250克，牛膝250克，叶莲250克。

功能主治：祛风除湿，通经络。用于风湿性关节炎。

用法用量：口服，一次2～4粒，1日3次。

7. 复方黑老虎注射液

组成：救必应皮、黑老虎根。

功能主治：止痛。

用法用量：穴位注射，遵医嘱。

8. 救必应胶囊

组成：救必应。

功能主治：消炎止痛。用于急性肠胃炎，胃痛，腹绞痛。

用法用量：一次2～6粒。1日3次。

9. 防感合剂

组成：救必应树皮300克，路边菊300克，五指柑300克，鸭脚木根300克。

功能主治：消炎退热。用于感冒发热、流感的预防。

用法用量：口服，一次30毫克，1日2次。

【附注】

1. 注意 本品性较苦寒，气血虚弱者慎用。

2. 采收救必应不能环剥树皮，应当间隔的纵剥，而且采收总量不可能超过树皮总量的1/3，否则会造成植株死亡。

3. 品种情况 广东地区曾发现以冬青科植物米碎木（青皮香）*Ilex godajam* (Colebr.) Wall. 的树皮充作救必应。米碎木呈卷筒状或槽向浅沟，内表面黑棕色或浅棕色，有细纵皱纹。折断面淡棕色至棕色松脆，粗糙，颗粒性明显，味淡微苦。

参考文献

1. 戴卫波，梅全喜，曾聪彦．救必应化学成分研究及临床应用紧张．亚太传统医药，2008，4（12）：137～139.

2. 范文昌，梅全喜，高玉桥．12种广东地产清热解毒药的镇痛作用实验研究．今日药学，2010，20（2）：12～15.

3. 蒋涛滔，张榕文，范庆亚．救必应研究进展．中国医药导报，2007，13（2）：82～84.

4. 张榕文，黄兆胜，范庆亚，等．救必应抑菌抗炎有效部位筛选．中华中医药学刊，2008，26（8）：1820～1822.

5. 李功营，宋金带，唐洪梅．肠炎灵片主要药效学实验研究．中国中药杂志，2006，31（10）：854～855.

6. 庞声航．壮药咽喉灵饮片．广西中医药，2004，27（6）：41.

7. 邹琦，王如萍．胃热清胶囊．广东药学，2002，12（1）：61.

8. 黄琳芸，余胜民，陈少锋，等．复方瑶宝救必应对免疫功能影响的实验研究．中华中医药学刊，2008，26（7）：1505～1506.

9. 梁永枢，谈丽华．救必应及其混淆品米碎木的鉴别．中药材，2002，13（11）：F004.

◎排钱草

Paiqiancao

【别名】龙鳞草、午时合（《生草药性备要》），金钱草、午时灵（《岭南采药录》），叠钱草、钱排草（《广西野生资源植物》），双排钱（《福建民间草药》），金钱豹、四季青（《泉州本草》），钱串草（江西（《草药手册》），双金钱，纸钱剑、猎狸尾草（《福建中草药》），串钱草、掌牛郎、契、千重塔（《粤北草药》），牌钱树、尖叶阿、婆钱、笠碗子树（《岭南中草药撮要》）。

【来源】为豆科植物排钱草 *Phyllodium pulchellum*（Linn.）Desv. 的地上部分。夏、秋采收，鲜用或切片晒干。分布于广东、广西、海南、福建、江西、台湾、海南、贵州、云南等省区。我省各地有产。

【性味】淡、苦，平。归脾、肝经。

【功能主治】清热解毒，祛风行水，活血消肿。用于感冒发热，咽喉肿痛，牙疳，风湿痹痛，水肿，臌胀，肝脾肿大，跌打肿痛，毒虫咬伤。现代有用于关节炎，腹水，牙痛，锁喉风。

【用法用量】内服煎汤，6～15 克，鲜品 60～120 克，或浸酒。外用适量，捣敷。

【药理作用】

抗肿瘤作用　采用体外抗肿瘤药物筛选 MTT 法，对排钱草进行抗肿瘤作用筛选试验。结果显示，稀释浓度 1：100 时其对肝癌细胞呈现明显抑瘤作用，杀伤率为 33.82%。

【药物制剂】

复方排钱草浸膏片

组成：排钱草根（干）50 克，茵陈 10 克，甘草 6 克。

功能主治：清热利胆，活血祛瘀。用于急性传染性肝炎。

用法用量：上方是一日剂量，分 2～3 次口服。

【不良反应】少数服用复方排钱草浸膏片出现头晕，心慌，恶心，手足麻木等反应。

【附注】

1. 注意　孕妇慎服。过量或长期服用可致呕吐。

2. 品种情况　同属植物毛排钱草 *P. elegans Desv.* 形态与排钱草相似，功效与排钱草相似。

参考文献

1. 韦金育，李延，韦涛，等．50 种广西常用中草药、壮药抗肿瘤作用的筛选研究．广西中医学院学报，2003，6（4）：3.

◎檵　叶

Jiye

【别名】鱼骨柴叶、檵木叶、桎木叶（《广东中药志》第二卷），闭目木叶、刀烟木叶、桎木柴叶（《岭南中草药撮要》），檵花叶《植物名实图考》）。

【来源】为金缕海科檵木 *Loropetalum chinensis*（R. Br.）Oliv. 的带嫩枝叶片。全年可采收，摘取带嫩枝的叶片，晒干。产于广东、湖南、江西、福建、贵州、安徽、浙江、江苏、广西、四川等地。我省产于连平、曲江、南雄、仁化、乐昌、乳源、英德、翁源、始兴、从化、龙门、新丰等地。

【药材性状】带叶嫩枝长10～15厘米。小枝被褐锈色星状毛。叶片革质，卷曲，展平后呈卵形，长2～5厘米，宽约2厘米，顶端锐尖，基部钝，两侧不对称，全缘；叶面浅绿色，无光泽，叶背灰绿色，密被星状毛，隐约可见侧脉约5对；叶柄极短，长约3毫米，有毛。气微，味淡、微甘。

【性味与归经】甘、苦、涩，微寒。归肝、胃、大肠经。

【功能主治】清热解毒，凉血，收敛止血。用于暑热泻痢，目赤肿痛，咽喉肿痛，血热出血症，咯血，吐血，便血产后恶露不下，紫癜。外用治烫火伤，疮伤出血。现代有用于皮肤消毒剂。

【用法用量】9～12克（鲜品15～30克），水煎服。外用适量，研末撒或烧灰存性调茶油涂患处，或取鲜品捣烂敷或煎水洗患处，或含漱。

【药理作用】

1. 抗菌作用　20%檵花叶煎剂对金黄色葡萄球菌、福氏痢疾杆菌、伤寒杆菌等均有抑制作用。有研究发现75℃、1小时的60%乙醇提取物对痢疾杆菌的生长有很高的抑制效果；45℃、3小时的90%乙醇提取物仅对金葡有高效；60℃、2小时的30%乙醇提取物对金葡、痢疾杆菌有高效；45℃、2小时的60%乙醇提取物对金葡、大肠、痢疾杆菌均有高效；大孔树脂柱层析水洗脱液对金葡、痢疾杆菌生长的抑制作用最佳；聚酰胺树脂柱层析的水洗脱液抑菌范围较广，对三种菌受试菌均有较好的抑制作用。

2. 心血管作用　含黄酮的注射剂，能增加猫冠状窦流量，降低心肌的氧利用率，心肌氧耗量相对降低；此外还能增加离体兔心的冠脉流量，并增强收缩。此等作用可能与所含槲皮素有关。对外周血管有直接扩张作用。

3. 其他作用　所含鞣质等成分有止血作用，用干叶粉末对兔股动物切口有止血作用。对子宫也有较强而待久的收缩作用。

【药物制剂】

1. 血见宁（散）

组成：檵木叶浸膏、大蓟根浸膏、白及。

功能主治：止血。用于消化道出血，肺咯血。

用法用量：口服，一次3克，1日3次。

2. 消炎水

组成：檵木、杠板归、岗梅、冬青叶、苦木。

功能主治：消炎解毒。用于鼻中隔粘膜糜烂。

用法用量：以棉片沾药液敷贴于糜烂处3~5分钟即可取出，1日1次。

3. 胃溃疡茶

组成：檵木3.2公斤，海螵蛸1.6公斤，延胡索0.7公斤，白芍0.5公斤，甘草0.7公斤，乌药0.7公斤，紫珠草0.7公斤，陈皮0.8公斤。

功能主治：制酸、收敛、消炎。用于胃及十二指肠溃疡。

用法用量：每次1包，1日1次。

4. 檵木叶烧伤防治液

组成：檵木叶。

功能主治：收敛，消炎。用于烧伤。

用法用量：直接擦创面，1日1次。

5. 抗泻痢片

组成：檵木叶。

功能主治：止血，止泻，止痛。用于急、慢性菌痢，腹泻。

用法用量：口服，一次5片，1日3~4次。

【不良反应】服檵木后个别病人稍有口干、恶心、呕吐症状，停药后即可消失。

【附注】

药用部位　檵木的根、花亦供药用。

参考文献

1. 卢成英，徐东翔，杜勇，等．檵木叶抑菌活性成分提取分离与检测．中成药，2006，28（1）：132.

◎常春藤

Changchunteng

【别名】土鼓藤、三角枫、三角藤（《广东中药志》第二卷），龙鳞薜荔（《日华子本草》），尖叶薜荔（《太平圣惠方》），三角风、三角尖（《本草纲目》），上树蜈蚣（《分类草药性》），钻天风（《四川中药志》），爬树龙、岩筋、风藤（《云南中草药》），追风藤、扒岩枫、上天龙（《陕西中草药》），散骨风、三角箭（《浙江民间常用草药》），钻矢枫、枫荷梨藤（江西（《草药手册》），风藤草（《西藏常用中草药》）。

【来源】为五加科植物中华常春藤 *Hedera nepalensis* K. Koch var. sinensis（Tobl.）Rehd 的茎叶。茎叶干用时宜在生长茂盛季节采收，切段晒干；鲜用时可随采随用。分布于广东、陕西、甘肃、山东、江苏、浙江、江西、福建、河南、湖北、湖南、广西、西藏等地。

【药材性状】茎枝圆柱形，切成段，长3~6厘米。直径0.8~2.5厘米。稍老的茎表面较光滑，黄绿色至棕黄色，嫩茎有锈色鳞片状柔毛，质坚硬，不易折断，断面灰黄白色。叶互生，革质，两面光滑无毛，长1~3厘米，具锈色鳞片；叶二型、形状和大小变异较大，不育枝的叶常为卵状三角形或三角状长圆形，有的呈戟形或呈浅三裂、基部楔形或平截状心形；花枝上的叶片多为卵状椭圆形至椭圆状披针形，全缘、叶片通常长5~12厘米，宽处约3~8厘米，叶面绿色，叶背浅绿色。气微，味微苦。

【性味与归经】苦，微寒。归肺、肝、脾经。

【功能主治】祛风通络，清热平肝，利湿解毒。用于风湿痹痛，瘫痪，中风口眼㖞斜，肝热目赤翳痛。外用治疮疡肿毒，皮肤湿痒，跌打损伤。现代有用于风湿关节痛，腰痛，肝炎，头晕，衄血，目翳，急性结膜炎，肾炎水肿，闭经，荨麻疹，湿疹。

【用法用量】9~15克，水煎服。外用适量，煎水洗；或用鲜叶捣烂敷或取汁搽患处。

【药理作用】

本品所含皂苷及内酯对常见的致病性皮肤真菌均有抑制作用，且以内酯作用最强。

【附注】

1. 注意 脾虚便溏泄泻者慎服。

2. 品种情况 与中华常春藤功用相同的尚有①菱叶常春藤 *Hedera rhombea*（Miq）Bean［*H. helix* L. var. rhombea Miq］又名常春藤（《台湾药用植物志》）。②台湾菱叶常春藤 *H. rhombea*（Miq.）Bean var. formosana（Nakai）Li［H. formosana］又名台湾常春藤（《台湾药用植物志》）。

◎野牡丹

Yemudan

【别名】猪牯稔、猪蝤稔、鸡仔头、高脚地稔(《广东中药志》第二卷)，毛稔、赤矛郎、梢牙郎、豹牙郎、鸡头草、企枝杜必、高脚乌稔(《广东中草药》)，爆牙棯、爆牙狼、猪估棯、开口枣、猪麻棯(《粤北草药》)，大金香炉、猪母稔、杜必(《岭南中草药撮要》)，猪母草、山石榴(《植物名汇》)，地茄(《福建民间草药》)，豹牙郎木(《陆川本草》)，活血丹、高脚山落苏(《中国药用植物图鉴》)，吞口巴、毡子杆、毛足杆(《四川中药志》)，野石榴、金石榴、金鸡腿(《闽东本草》)，牛蝤稔(《南方主要有毒植物》)，红爆牙狼(《文山中草药》)，倒罐草、高脚稔(《全国中草药汇编》)，埔笔仔、九螺仔花、不留行(《台湾药用植物志》)，大杜桥、水多年、高脚埔梨、大号天番炉(《福建药物志》)。

【来源】为野牡丹科植物野牡丹 *Melastoma candidum* D. Don 的全株。全年可采收，以夏、秋季植株生长旺盛时采集为佳。割取地上部分，切成短段，晒干。或取全株晒干，捆扎成把。分布于广东、台湾、福建、海南、广西、云南等省区。

【药材性状】茎枝密被深棕褐色粗毛。老茎木质，粗可达直径1~1.8厘米，粗毛鳞片状伏贴于茎上，茎质硬实，不易折断，断面木质结密，黄白色，嫩枝近草质，粗毛明显，断面中空。叶对生，皱缩，展平后呈宽卵形、卵形至长卵形，长5~8厘米，宽3~5厘米，叶面黄绿色，密被紧贴的粗毛，叶背绿黄色至锈黄色，被长毛，顶端急尖，基部钝圆，全缘，叶脉通常7条，间为5条，由基部向上伸出，近边两条常贴近叶缘，叶面、叶背均可见，以叶背更明显，脉呈棕黄色，侧脉横向平行排列整齐。具短叶柄。叶革质，稍硬脆。常见枝端残留花3～5朵，未开放的密被黄色茸毛，已开放的其萼密被粗毛，萼片5枚，三角状披针形，与萼管近等长。偶见幼果，近杯状，长约1厘米，密被黄褐色鳞片状粗毛。气微，茎枝味淡，叶微涩、微酸。

【性味与归经】酸、涩，微寒。归脾、胃、肺、肝经。

【功能主治】清热解毒，消积利湿，活血止血。用于食积，泄痢，肝炎，跌打肿痛，外伤出血，衄血，咳血，吐血，便血，月经过多，崩漏，产后腹痛，白带，乳汁不下，血栓性脉管炎，肠痈，疮肿，烫伤，毒蛇咬伤。现代有用于耳痈。

【用法用量】15～30克，水煎服。外用适量，煎膏外涂烫伤，研末调敷外伤出血。

【药理作用】

抗菌作用 野牡丹口服液体外对痢疾杆菌和大肠杆菌均有抑制作用，其MIC分别为0.82毫升/毫升和1.02毫升/毫升；对离体兔肠的蠕动有明显的抑制作用；对蓖麻油和番泻叶引起的小鼠腹泻均有抑制作用。野牡丹止痢片对革兰阳性菌的金黄色葡萄球菌和枯草芽孢杆菌的抑菌作用很强，而对革兰阴性菌的大肠埃希菌几乎无抑菌作用，对霉菌和酵母菌的黑曲霉和白色念珠菌无抑菌作用，说明野牡丹止痢片的抗菌谱为革兰阳性菌。

【药物制剂】

1. 野牡丹止痢片

组成：野牡丹。

功能主治：清利湿热，止痢止痛。用于痢疾，腹痛，便血，消化不良。

用法用量：口服，一次3片，1日3次。

2. 咳喘停注射液

组成：野牡丹1100克，黄荆子1100克，苧麻根1100克，苯甲醇9毫升，氯化钠4.5克。

功能主治：止咳平喘。用于气管炎哮喘。

用法用量：肌注，一次2毫升，1日1～2次。

3. 野牡丹膏

组成：野牡丹。

功能主治：凉血消炎。用于子宫颈炎，阴道炎。。

用法用量：涂于子宫颈糜烂部位，隔天涂药一次，7～10次为一个疗程。

【附注】

1. 注意 孕妇慎服。

2. 品种情况 野牡丹和肖野牡丹的原植物形态和药材性状都极为相似，容易混淆。肖野牡丹为野牡丹科植物，又名展毛野牡丹，大金香炉，假豆埝，豹牙郎，石老虎等。野牡丹与肖野牡丹两者主要区别点：野牡丹原植物的茎枝密被紧贴的鳞片状粗毛，叶广卵形至长卵形，基部圆形或浅心形，主脉5～7条，叶柄密被灰黄色鳞片状粗毛。肖野牡丹原植物的茎枝密被长而扩展的粗毛，叶椭圆形至椭圆状披针形，基部狭，短尖至浑圆，主脉3～5条，叶片、叶柄密被开展的黄色粗毛。

3. 药用部位 野壮丹的地下根称“野牡丹根”，果实称“野牡丹子”，亦供药用。

参考文献

1. 刘慧，符健．野牡丹的研究进展．中医药导报，2008，14（12）：90.

2. 黄祥远，韦松基，陈建霞．野牡丹、肖野牡丹的生药学研究．广西中医药，2007，30（2）：90.

◎野菊花

Yejuhua

【别名】路边菊，野黄菊花，苦薏花(《广东中药志》第二卷)，山菊花(《东北中草药》)，千层菊，黄菊花(《安徽中草药》)，

【来源】为菊科植物野菊 Chrysanthemum indicum L. 的干燥头状花序。秋、冬季花盛开时采收，摘取花朵，略蒸后晒干或直接晒干。分布于我省各地及我国除新疆外的其余省区。

【药材性状】头状花序呈扁球形。直径 0.5～1 厘米，外层为舌状花 1 轮，淡黄色，皱缩卷曲；中央有管状花多数，结集成较大的圆盆状花心，深黄色，顶端5 齿裂，底部有杯状的总苞，20～25 枚苞片组成，作覆瓦状排列成 4 层，外层苞片卵形或披针形，外表面中部灰绿色或淡棕色，通常被有白毛，边缘膜质；内层苞片长椭圆形，膜质，外表面无毛。总苞基部有的残留总花梗。体轻，气芳香，味苦。

【性味与归经】苦、辛，微寒。归肺、肝、心经。

【功能主治】清热解毒，疏风平肝。用于疔疮，痈疽，丹毒，湿疹，皮炎，风热感冒，咽喉肿痛，高血压病。现代有用于子宫颈癌，流行性感冒，颈淋巴结结核，急性淋巴管炎，高脂血症，急性扁桃体腺炎，慢性骨髓炎，急性结膜炎，流行性腮腺炎，前列腺炎，黄疸型急性传染性肝炎，急性菌痢，慢性肠炎，盆腔炎，肛窦炎，肛乳头炎，急性乳腺炎，荨麻疹，痈，红眼病。

【用法用量】内服，煎汤，10～15 克，鲜品可用至 30～60 克。外用适量，捣敷，煎水漱口或淋洗。

【药理作用】

1. 对心血管系统的作用

（1）降压作用　麻醉猫腹腔注射野菊花液 16 克/公斤，使动脉压下降，心率和呼吸减慢，持续3 小时以上。十二指肠给药也具有降压作用。对切断脊髓猫仍有降压作用，且能抑制阻断颈总动脉血流的加压反应，对神经节及 M－胆碱反应系统无明显影响，但有抗肾上腺素作用。乙醇浸膏精制品给麻醉猫、正常犬和慢性肾型高血压的犬灌服或肠内注射，亦有降压作用，其降压作用机制主要是通过抗肾上腺素和扩张周围血管及抑制血管运动中枢所致。

（2）调整血流动力学和抗心肌缺血作用　野菊花水提醇沉法制得的注射液静注 1.5～2.0 克（生药）/公斤能增加开胸麻醉猫冠脉流量，并能增加离体兔心冠脉流量，对心率有减慢作用，心肌收缩力轻度抑制，对血压无明显影响，使心肌耗氧量明显降低。在离

体器官灌流实验中，证明野菊花注射液使兔耳及肾脏血管明显扩张，血流量增加，但对后肢血管却无明显影响。野菊花粗制剂及其提取物 CI-2 对健康麻醉犬的心脏具有增加冠脉血流量，降低冠脉阻力，降低血压及总外周阻力，减慢心率，减少左心作功量等作用。对冠状动脉结扎所形成的实验性心肌梗死具有明显的保护作用。可减少梗死范围，特别是减轻损伤程度。同时增加肾血流量，调整机体的血流再分配，改善心、肾重要脏器的供血状态。但对脑、肢体血流量及其血管阻力无明显影响。野菊花提取物（CI-2）250 毫克/毫升对培养的乳鼠心肌细胞缺氧缺糖性损伤有保护作用，使细胞释放至培养基中的乳酸脱氢酶减少。

（3）对磷酸二酯酶的抑制作用　野菊花总黄酮、刺槐素、刺槐素-7-葡萄糖苷、木犀草素及木犀草素-7-葡萄糖苷对鼠大脑、兔的心肌及艾氏腹癌 3 种组织细胞的 cAMP 磷酸二酯酶（cAPDE）和 cGMP 磷酸二酯酶（cGPDE）都具有一定程度的选择性抑制作用，尤其是对心肌的 cAPDE 抑制能力比对 cGPDE 强。

2. 对血小板聚集功能的影响　野菊花水剂在试管内对 ADP、金黄色葡萄球菌、兔肌胶原诱导的大鼠血小板聚集，均有明显的抑制作用，并随剂量的增加而增强。大鼠静注野菊花水剂 0.3 毫升，对 ADP 诱导的血小板聚集有明显的抑制作用；对兔肌胶原诱导的血小板聚集也有明显的抑制作用；但对金黄色葡萄球菌诱导的大鼠血小板聚集没有明显的影响。野菊花注射液（1 克/毫升）对 ADP 诱导的家兔血小板聚集的 50% 抑制剂量为 17.50 毫克/毫升。50% 解聚剂量为 28.85 毫克/毫升。作用强度在一定范围内随药物在血浆中的浓度增加而增强。野菊花乙酸乙酯抽提物抑制 5 微摩尔/升 ADP 诱导的血小板聚集 IC_{50} 为 1 毫克/毫升。

3. 抗病原微生物和抗感染作用　野菊花水剂对金黄色葡萄球菌、大肠杆菌、痢疾杆菌、绿脓杆菌的体外最低抑菌浓度分别为 0.19 克/毫升、0.75 克/毫升、1.5 克/毫升，说明对金黄色葡萄球菌抑菌作用较强，对人工感染金黄色葡萄球菌的小鼠，腹腔注入野菊花水剂 0.2 毫升（含生药 0.3 克）时有保护作用。野菊花水煎剂对强毒人型结核分枝杆菌（$H_{37}Rv$）、堪萨斯分枝菌的最低抑菌浓度分别为 2.5 毫克/毫升、10 毫克/毫升，对胞内分枝杆菌未显示出抗菌作用。以超薄切片技术、电镜观察细胞超微结构变化特点，野菊花作用后的 $H_{37}Rv$ 主要是细胞壁发生改变、破坏或消失，使堪萨斯分枝杆菌细胞的超微结构明显破坏。野菊花对异烟肼、链霉素及对氨基水杨酸钠耐药或敏感的结核杆菌以及卡介苗均有明显的抑菌作用。野菊花抗结核杆菌作用及其对小鼠实验结核病疗效进行观察，在试管内，野菊花水剂的最低抑菌浓度为 1∶800，乙醇浸剂为 1∶1 000，野菊花的未挥发部分为 1∶1 600，黄酮和其挥发油Ⅱ为 1∶1 000，其他各种制剂和提取物均无明显的抑菌作用。野菊花水煎液，用鸡胚试验法，有较弱的抑制流感病毒 A_3 的作用。野菊花水剂有抑制金黄色葡萄球菌溶血素溶解绵羊红细胞的作用（在 1∶1024 时仍不出现溶血）；同时可抑制金黄色葡萄球菌血浆凝固酶的形成的作用，并能使三联菌苗致热家兔的体温降低，可以缓解细菌毒素或抑制毒性产物对机体的影响，这可能是野菊花治疗一般感染性疾病的机制之一。

4. 解热作用　野菊花注射液 2 克（生药）/公斤、4 克（生药）/公斤静注对三联菌苗致热家兔有解热作用。

5. 增强吞噬细胞吞噬功能 给小鼠静注野菊花水剂0.2毫升（含生药0.2克），再腹腔注射鸡红细胞悬液，能明显增强巨噬细饱的吞噬功能。

6. 抗炎镇痛作用 采用二甲苯诱导的小鼠耳肿胀、角叉菜胶诱导的大鼠足肿胀、棉球诱导的大鼠肉芽肿模型，观察野菊花总黄酮的抗炎作用；分别采用放射免疫法和反相高效液相色谱法检测野菊花总黄酮对大鼠腹腔巨噬细胞产生前列腺素 E_2（PGE_2）和白三烯 B_4（LTB_4）的影响，结果表明，野菊花总黄酮具有较强的抗炎作用且可能与其影响 PGE_2 和 LTB_4 的生物合成有关。野菊花颗粒低、中、高剂量组（2、4、8.0克/（公斤·天））小鼠扭体次数均显著低于空白对照组，差异有统计意义（$P<0.05$ 或 $P<0.01$），且高剂量组与低剂量组比较，差异有统计意义（$P<0.01$），说明野菊花具有一定的镇痛作用，并且存在量－效关系。

7. 抗肿瘤作用 采用体外抗肿瘤药物筛选MTT法[1,3]，对野菊花进行抗肿瘤作用筛选试验。结果显示，稀释浓度1∶100时其对肝癌细胞呈现明显抑瘤作用，杀伤率为32.26%。菊藻丸为野菊花和海藻的复方制剂，临床用于多种恶性肿瘤的治疗。药理研究发现，菊藻丸具有直接细胞毒作用，在2.86毫克/毫升和28.6毫克/毫升药物浓度对小鼠淋巴白血病细胞L1210细胞、人胃癌803细胞和人宫颈癌Hella细胞的生长有明显的抑制作用。

8. 抗氧化作用 野菊花多糖具有清除活性氧自由基的作用。野菊花水提液对离体大鼠心、脑、肝、肾LPO都有不同程度的抑制作用；野菊花水提液还可提高体内抗氧化酶的活力。用乙醇提取野菊花中的黄酮类化合物，具有显著的抗氧化作用，并呈明显量效关系。有研究发现，野菊花60%乙醇提取物具有较高的抗氧化能力和显著的防霉变能力。

9. 护肝作用 用野菊花总黄酮（TFC）（125、250、500毫克/公斤）连续给小鼠灌胃4天后，腹腔注射0.1% $CC1_4$（10毫升/公斤）致小鼠急性肝损伤模型，测定不同剂量的TFC对肝损伤血清丙氨酸转氨酶（ALT）、天门冬氨酸转氨酶（AST）活性、肝匀浆中丙二醛（MDA）含量及超氧化物歧化酶（SOD）活性的影响；并通过放射免疫分析法测定肝匀浆中细胞因子肿瘤坏死因子－α（TNF－α）的表达量；同时对肝组织进行病理学检查。结果TFC能降低 $CC1_4$ 致小鼠急性肝损伤血清ALT、AST值的升高，降低肝匀浆中MDA含量，增强SOD的活性，TNF－α表达降低，减轻 $CC1_4$ 对肝组织的病理损伤。表明TFC对 $CC1_4$ 致小鼠急性肝损伤具有一定的保护作用，其机制可能主要与清除自由基、抑制脂质过氧化作用、抑制TNF－α表达有关。

10. 其他作用 野菊花总黄酮（TFC）能提高佐剂性关节炎（AA）大鼠过低的脾淋巴细胞增殖反应和IL－2水平，对AA大鼠腹腔巨噬细胞产生过高的IL－1水平具有抑制作用。表明TFC对AA大鼠免疫功能具有明显的调节作用。TFC168、336毫克/公斤可恢复A、B型滑膜细胞的细胞器分泌功能；纠正AA大鼠滑膜细胞分泌过高的IL－1β、TNF－a功能；RT－PCR也表明TFC可剂量依赖性的抑制IL－1β、TNF－a mRNA表达。表明TFC可恢复AA大鼠滑膜细胞具分泌功能细胞器的形态，降低滑膜细胞分泌炎性介质的功能是其治疗AA的途径之一。野菊花提取物体外抑制呼吸道合胞病毒的半数有效剂量（EC_{50}）为（60.9 ± 2.41）克·毫升$^{-1}$，MTT法测定其半数中毒浓度（CC_{50}）为（2.03 ± 0.08）毫克·毫升$^{-1}$，选择指数（SI）>33，有意义；在不同时间给药，对病毒的抑制实验中发现呼吸道合胞病毒感染 HEp－2 细胞后 2、4、6、8 小时给野菊花提取物均有抑制作用（$P<0.01$）；穿入和吸附抑制实验表明其对病毒穿入过程和吸附过程同样均有明显的抑制作用（$P<0.01$）；野菊花提取物对呼吸道合胞病毒 RSV 病毒有直接的杀伤作用，结果表明，野菊花提取物在体外实验中对呼吸道合胞病毒有一定抑制作用。野菊花提取物可显著降低慢支模型大鼠血清及肺泡灌洗液中的 TNF－a 水平、降低 PMN 吞噬功能及呼吸爆发强度的异常升高。

11. 毒性 小鼠静注野菊花注射液的 LD_{50} 为 10.47 克/公斤；给小鼠每日腹腔注射 0.2 克/公斤，连续 1 个月，与对照组比较，体重增长无差别，处死解剖肉眼观察未见异常。野菊花醇提出物 HC－Ⅰ300 毫克/公斤给犬灌胃，连续 3 星期，除有时呕吐外，对食量、体重、心电图、血磺溴酞钠存留率无明显改变。野菊花浸膏水溶液 ip 于清醒大鼠 52 克（生药）/公斤，出现心率显著变慢，P－R 和 Q－T 间期延长及 T 波变宽而圆纯，于 4 小时后死亡。据初步观察，此制剂的致死量为有效量的 9 倍。野菊花全草制剂的毒性大于花的提取物。

【药物制剂】野菊花生物活性多样、清香宜人、安全可靠，并药源广泛、价格低廉，在药品、食品、保健品和化妆品等多领域具有开发价值。

1. 野菊花通络颗粒（安徽省中医院医院制剂）

组成：野菊花、水蛭、败酱草、皂角刺。

主治：用于慢性盆腔炎。

用法用量：将野菊花通络颗粒倒入灌肠筒内，用 100 毫升温开水将其溶解，冷却到 40°C，抬高患者臀部，将涂有凡士林的 16 号吸痰管轻轻插入肛门 15～20 厘米，缓慢滴人药物，14 天为一个疗程并观察疗效。

临床疗效：将 46 例慢性盆腔炎患者按入院顺序随机分为观察组 26 例与对照组 20 例，观察组采用野菊花通络颗粒灌肠配合 TDP 治疗，器照射治疗并给予相应护理措施，对照组采用抗生素治疗配合 TDP 治疗器照射和给予相应的护理措施，观察 2 组治疗效果。结果：2 组间显效率、有效率比较有显著性差别（$P<0.05$ 或 0.01），观察组明显优于对照组。

2. 野菊花注射液

组成：野菊花、注射用氯化钠、苯甲醇。

功能主治：清热解毒，抗菌，抗病毒及抗高血压。用于慢性盆腔炎，宫颈糜烂，颈淋巴结核，慢性肠炎，急性痢疾等。

用法用量：肌内注射，一次 2～4 毫升，1 日 1～2 次。

3. 菊明降压丸（片）

组成：野菊花，草决明。

功能主治：降血压。用于原发性高血压，慢性肾炎性高血压。

用法用量：丸剂，口服，一次 6 克，1 日 3 次。片剂，一次 10 片，1 日 2 次。

4. 复方柳菊片

组成：野菊花，柳叶，白花蛇舌草。

功能主治：清热解毒。用于肺结核。

用法用量：口服，一次7片，1日3次。

5. 热毒净注射液

组成：野菊花，金银花，牡丹皮，鱼腥草，氯化钠，苯甲醇，亚硫酸钠，吐温-80。

用法用量：肌注或鼻甲封闭，一次0.5~4毫升，1日2~4次。

6. 清金糖浆（颗粒）（江苏省中医药研究所研制）

组成：野菊花、板蓝根、贯众、矮地茶、百部、灵芝等。

功能：清热解毒，止咳化痰。

7. 菊蓝抗流感片

组成：野菊花、板蓝根、人工牛黄、水牛角浓缩粉、阿司匹林。

功能主治：清热解毒。用于风热感冒，痄腮，喉痹。

用法用量：口服，一次4~6片，1日2次。

8. 复方野菊感冒颗粒

组成：野菊花、桑叶、一枝黄花、枇杷叶、南沙参、芦根、甘草、薄荷油。

功能主治：清热疏风，润燥止咳。用于风热、温燥之邪犯肺而致的发热，头晕，咳嗽，咽干，喉痛。

用法用量：口服，1日2~3次，一次3克，用开水冲化服。

9. 香菊片

组成：野菊花、化香树果序、夏枯草、辛夷、防风。

功能主治：辛散祛风，清热通窍。用于急，慢性鼻窦炎、鼻炎等。

用法用量：口服，一次2~4片，1日3次。

10. 抗感冒片

组成：野菊花、忍冬藤、射干、扑热息痛，维生素C、扑尔敏。

功能主治：疏风清热止痛。用于流行性感冒和因感冒引起的畏寒发热，头痛，鼻塞，流涕，咽喉肿痛等症。

用法用量：口服，一次4片，1日3次。

11. 野菊花冲剂（滴丸、滴眼液）

组成：野菊花。

功能主治：清热解毒。用于风热感冒发热，头痛，目赤肿痛，疮疡肿痛，丹毒，湿疹，以及高血压之头晕目眩等症。

用法用量：冲服。一次1包，1日3次。

12. 珍菊降压片

组成：野菊花膏粉、珍珠层粉、芦丁、氢氯噻嗪、盐可乐定。

功能主治：平肝，潜阳，清热，降压用于高血压。

用法用量：口服，一次1片，1日3次，或遵医嘱。

13. 复方柳菊片

组成：野菊花、旱柳叶、白花蛇舌草。

功能主治：清热解毒，杀虫抗痨（抑杀结核杆菌）。用于肺痨咳嗽（肺结核病）。

用法用量：口服：一次4片，1日3次，或遵医嘱。

14. 复方野菊花熏剂

组成：野菊花、匍藤、罗布麻等。

功能主治：平肝潜阳。主要用于防治高血压，神经衰弱，各型失眠。

15. 速克感冒胶囊

组成：野菊花、忍冬藤、射干、马来酸氯苯那敏等6味药。

功能主治：清热解毒。用于流行性感冒，上呼吸道感染。

用法用量：口服，一次4片，1日3次。

16. 野菊花栓

组成：野菊花浸膏、聚乙二醇。

功能主治：清热解毒，抗菌消炎。用于前列腺炎、盆腔炎及宫颈糜烂。

用法用量：直肠或阴道给药，1日1~2粒。

17. 复方瓜子金冲剂（颗粒、口服液）

组成：瓜子金、野菊花、海金砂、大青叶、白花蛇舌草、紫花地丁。

功能主治：利咽清热，散结止痛，祛痰止咳。用于咽喉疼痛，吞咽痛，咽喉干燥，灼热感，而且能缓解发热，咳嗽，全身酸痛等。

用法用量：口服，一次20克，1日3次，6天为一疗程。

18. 复方桑菊感冒片

组成：野菊花、桑叶、枇杷仁、甘草、桔梗、薄荷油、一枝黄花、芦根。

功能主治：散风清热，利咽止咳。用于风热感冒引起的发热，头晕，咳嗽，咽干，喉痛。

用法用量：口服，一次6片，1日2次。

19. 金蓝菊眼药水

组成：野菊花300克，银花藤400克，板蓝根300克，硼砂1.2克，硼酸11.7克，尼泊金乙酯0.3克。

功能主治：消炎解毒。用于眼结膜炎及其他眼部感染。

用法用量：滴眼。1日3~4次。

20. 流感片

组成：野菊花5000克，金银花藤5000克，车前草5000克，夏枯草5000克，鱼鳅串5000克，滑石粉适量。

功能主治：清热解毒。用于防治流感及伤风感冒。

用法用量：口服，一次4~6片，1日3次。

21. 消炎四号片

组成：野菊花12公斤，玄参8公斤，大青叶20公斤，败酱草20公斤，地丁20公斤，硬脂酸镁。

功能主治：消炎。用于口腔炎，牙周炎。

用法用量：口服，一次4~5片，1日3次。

22. 复方野菊花冲剂

组成：野菊花2500克，竹叶柴胡500克，五匹风500克，马鞭草500克，小贯众

1500 克，连翘 500 克，蔗糖适量。

功能主治：抗菌消炎，解热镇痛。用于感冒，头痛，发热及复方流感。

用法用量：开水送服，一次 1 包，1 日 2～3 次。

23. 菊参糖浆

组成：野菊花 10 公斤，玄参 10 公斤，桔梗 10 公斤，砂糖 4 公斤，尼泊金 6.5 克。

功能主治：滋阴利咽，消炎止咳。用于慢性气管炎，久咳不愈。

用法用量：口服，一次 10 毫升，1 日 3 次。

24. 香菊喷雾剂

组成：野菊花、香薷等量。

功能主治：清热解毒，抗病毒。用于预防感冒。

用法用量：喉头喷雾器喷雾咽喉部，连续喷射 5 下。

25. 抗炎眼药水

组成：野菊花 35 克，马尾连 70 克，金银藤 70 克，蒲公英 60 克，黄芩 60 克，板蓝根 70 克。

功能主治：抗菌消炎。用于急慢性结膜炎，病毒性角膜炎。

用法用量：点眼，1 日数次。

26. 野菊花片

组成：野菊花 50 克，甘草 6 克。

功能主治：清热明目，消肿止痛。用于风热感冒，高血压等病。

用法用量：一次 1～2 片，1 天 3 次。

27. 降压片（Ⅱ）

组成：野菊花 100 克，夏枯草 200 克，草决明 200 克，砂糖 32 克。

功能主治：凉血降压。用于高血压症。

用法用量：口服，一次 5 片，1 日 3 粒。

【不良反应】①野菊花对心脏、肝肾功能无明显影响，除偶有呕吐现象，胃部不适，食欲减退，肠鸣泄泻等症状。②注射剂偶可引起腹泻，阴道后穹窿注射时，有一定刺激作用，且慢性给药无蓄积中毒现象。③野菊花栓致肛门不适伴便意感、腹泻。

【附注】

1. 注意 脾胃虚寒者慎服。

2. 品种情况 我省药材行业过去习惯将野菊花称为甘菊，与用药菊花的原植物菊又名甘菊相混。菊花与野菊花二者形色、功能主治有所不同，不能混用。菊花呈圆锥形或扁球形，花直径 1.5～3 厘米。花色多样，有黄色、棕色、白色等。野菊花呈类球形，花直径 0.5～1 厘米，花色多棕黄色，少量褐色。菊花，性味甘、苦，微寒，归肺、肝经。功能是散风清热，平肝明目。常用于风热感冒，肝阳上亢之头痛眩晕目赤，肝肾阴虚之明目昏花等。野菊花功能主治见正文，其清热解毒之力胜于菊花，它擅长治疗各类疔疮痈肿之疾。菊花既是中药，也能当保健品食用，毒副作用极小。而野菊花性苦寒，长期服用或用量过大时，会伤及脾胃阳气，出现胃部不适、胃纳欠佳、肠鸣、大便稀溏等不良反应。所以菊花与野菊花在临床应用时不能混淆，更不能相互替代。

3. 药用部位 野菊全草及根、叶均可入药。全草药名野菊，味苦、辛，性寒，功能清热解毒，主治温热头痛，目赤，痈肿疔毒。

参考文献

1. 韦金育，李延，韦涛，等．50种广西常用中草药、壮药抗肿瘤作用的筛选研究．广西中医学院学报，2003，6（4）：3.

2. 史立新，李钢，叶林阳，等．热淋清联合野菊花栓对尿道炎后前列腺炎的治疗．临床泌尿外科杂志，2005，20（10）：619.

3. 刘建萍．中药野菊花的研究概况．天津药学，2007，19（4）：66.

4. 张骏艳，李俊，张磊，等．野菊花总黄酮体外对佐剂性关节炎大鼠的免疫调节作用．安徽医科大学学报，2007，42（4）：409.

5. 陈晓宇，李俊，程文明，等．野菊花总黄酮对佐剂性关节炎大鼠滑膜细胞超微结构及分泌功能的影响．解剖学杂志，2008，31（4）：504.

6. 张玲，李俊，王建青，等．野菊花总黄酮对四氯化碳致急性肝损伤小鼠的保护作用．安徽医科大学学报，2007，42（4）：412.

7. 张振亚，方学平，刁志花，等．野菊花提取物抑制呼吸道合胞病毒作用的体外实验研究．解放军药学学报，2006，22（4）：273.

8. 苏韫，黄勇，李娟，等．野菊花提取物对慢性支气管炎大鼠TNF－a及中性粒细胞功能的影响．中药新药与临床药理，2009，20（4）：300.

9. 李道中，程村贵．野菊花提取物的药理及临床应用．药学进展，1999，23（6）：344.

10. 刘爱艳，鞠翠玲，王光龙．野菊花民间应用举偶．中国民族民间医药，2007，（5）：300.

11. 蒲昭和．菊花与野菊花不可混用．开卷有益：求医问药，2007，（10）：21.

12. 周雅萍．谈谈野菊花．中国现代实用医学杂志，2008，7（7）：32.

13. 申海进，郭巧生，房海灵．野菊花60%乙醇提取物的酚类成分组成及其清除自由基和防霉变能力分析．植物资源与环境学报，2010，19（1）：20.

14. 邓雪华，朱海涛．野菊花的鉴定及应用．时珍国医国药，2006，17（2）：241.

15. 黄雅菊，朱启勇．清金糖浆配方颗粒与饮片汤剂治疗急慢性支气管炎（痰热症）的临床研究．云南中医中药杂志，2009，30（2）：12.

16. 黄经球．复方柳菊片中绿原酸含量的高效液相色谱法研究．江西中医学院学报，2004，16（6）：47.

17. 聂恒环，邱玉芳，邢国庆，等．复方野菊花薰剂的降压效应和毒性研究．泰山医学院学报，1992，13（4）：336.

18. 王吉惠，高业栋，张勇．速克感冒胶囊质量标准的研究．湖南中医杂志，2006，22（4）：75.

19. 黄勇，苏韫，陈丽，等．野菊花颗粒抗炎、镇痛作用的实验研究．甘肃中医学院学报，2009，26（5）：5.

20. 疏利珍，毛细云，徐为群．野菊花通络颗粒灌肠配合TDP治护慢性盆腔炎疗效观察．中医药临床杂志，2009，21（4）：342.

21. 韩德森．复方瓜子金冲剂治疗急性上呼吸道感染临床观察．中国自然医学杂志，2005，7（3）：238.

◎野黄麻

Yehuangma

【别名】假麻区（《生草药性备要》），甜麻（《岭南中草药撮要》），假樵仔、野麻荚（《粤北草药》），水丁香、假黄麻（《广西药用植物名录》），野木槿、雨伞草、长果山油麻、山黄麻（《福建药物志》），铁茵陈、藤连皂（《贵州中草药名录》），土巨肾（《云南药用植物名录》），野麻、络麻（广西），针筒草（广东）。

【来源】为椴树科植物甜麻 *Corchorus aestuans* L. 的全草。9～10月选晴天挖取全株，洗去泥土，切段，晒干。分布于长江以南各地。

【性味】淡，寒。

【功能主治】清热解暑，消肿解毒。用于中暑发热，咽喉肿痛，痢疾，小儿疳积，麻疹，跌打损伤，疮疥疖肿。

【用法用量】内服煎汤，15～30克。外用适量，捣敷，或水煎洗患处。

【附注】

注意 孕妇忌服。

◎蛇王藤

Shewangteng

【别名】双目灵、治蛇灵（（《广东中药志》第二卷），蛇王（《海南岛常用中草药手册》）。

【来源】为西番莲科西番莲属植物蛇王藤 *Passiflora moluccana* Reinw. ex Bl. var. teysmanniana （Miq）Wilde［*P. cochinchinensis* Spreng；*P. chinensis* Sweet；*P. hainanensis* Leafl.］的干燥全草。夏、秋季采收，鲜用或晒干。分布于广东、海南、广西等地。我省分布于珠海、江门、湛江市所属沿海各地。

【药材性状】干燥藤茎常缠绕成小把，伸长约2～3米，呈灰绿色或浅棕绿色。茎圆形或呈压扁状，有细纵沟纹。常见腋间有卷须。叶对生或近对生，易脱落，叶片薄革质，稍皱缩，展平后呈矩圆形或长卵形，长4～12厘米，宽2～5厘米，先端圆形，有芒尖或微缺，基部圆钝，全缘，上表面略光滑，下表面用扩大镜观察可见腺点和短柔毛；叶柄长约1厘米，其上端两侧有一对长圆形腺体。间见叶腋处残留长梗小花及干缩近扁圆形小果。气微，味微苦。

【性味与归经】辛、苦，微寒。归心、肝经。

【功能主治】清热解毒，消肿止痛。用于毒蛇咬伤。现代有用于胃及十二指肠溃疡。

外用治疮疡肿毒，瘰疽。

【用法用量】10～30克，水煎服。外用适量，研末调敷或取鲜叶捣烂敷患处。蛇伤除内服外，同时敷伤口周围。

【药理作用】

（1）粉色西番莲的2N的溶解部位，在高浓度时能减少大鼠大脑皮层的耗氧量。

（2）麦芽醇能抑制小鼠的活动和加深环己烯巴比妥所导致的睡眠，在接近中毒量时表现出抗惊厥作用。

（3）乙基麦芽醇的药理作用与麦芽醇相似，抗惊厥作用较强，而抑制小鼠自由活动的作用较弱。

参考文献

1. 青柳伸男等：粉色西番莲浸膏的研究，I麦芽醇的离析以及麦芽醇和乙基麦芽醇的药理作用，Chem. Pharm. Bull，1974，22（5）：1008～1013.

◎蛇 泡 簕

Shepaole

【别名】蛇泡竻、黑龙骨（《生草药性备要》），牙鹰簕（《岭南中草药撮要》），小簕蓬、细叶蛇泡簕、小号蛇泡簕、虎姆、细种甘泡簕（《广东中草药》），牙鹰竻（《广州植物志》），薅田藨根、茅莓根（《广东中药志》），藨（《尔雅》），三月泡（《辰溪县志》），红梅消、红琐梅、过江龙、倒筑伞（《植物名实图考》），薅秧泡（《分类草药性》），倒生根、毛叶仙桥（《贵州民间方药集》），虎波草、布田菠草、播田草（《福建民间草药》），乳痈泡、鹰爪竻、种田蒲（《广西中兽医药用植物》），天青地白草（《江苏植物药材志》），细蛇飚、小还魂（《南宁市药物志》），五月藨刺、龙船藨、红花脬竻（《江西民间草药》），两头粘、五月红、陈刺波（《闽东本草》），草杨梅、仙人搭桥（《中国药用植物志》）。

【来源】蔷薇科悬钩子属植物茅莓 *Rubus parvifolius* Linn 的根或茎、叶。秋季挖根，夏秋采茎叶，鲜用或切段晒干。我省各地有产，以南海、阳山、郁南等市县出产较多。

【药材性状】根长短不等，多扭曲，直径0.4～1.2厘米。上端较粗，呈不规则块状，常附残留茎基。表面灰褐色，有纵皱纹，栓皮有时剥落，露出红棕色内皮。质坚硬，断面淡黄色，有放射状纹理。气微，味微涩。

枝和叶柄具小钩刺，枝表面红棕色或枯黄色；质坚，断面黄白色，中央有白色髓。叶多皱缩破碎，上面黄绿色，下面灰白色，被柔毛。枝上部往往附枯萎的花序，花瓣多已掉落，萼片黄绿色，外卷，两面被长柔毛。气微弱，味微苦涩。

【性味与归经】苦、涩，凉。归膀胱、肺、肝经。

【功能主治】清热解毒，散瘀止血，杀虫疗疮。用于感冒发热，咳嗽痰血，痢疾，跌打损伤，产后腹痛，疥疮，疖肿，外伤出血。现代有用于肠炎，肝脾肿大，黄疸，慢性肝炎，风湿骨痛，泌尿系统感染，结石等。

【用法用量】内服煎汤，10～15 克，或浸酒。外用适量，捣敷，或煎水熏洗，或研末撒。

【药理作用】

1. 止血和抗凝双向调节作用　茅莓水提醇沉法所得提取物（以下简称水提取物）10 克/公斤，20 克/公斤，40 克/公斤分别给小鼠灌胃，连续 3 天，可使出血时间缩短 25%～37%，凝血时间也明显缩短，有加速止血的作用。抗血栓形成：血栓形成试验表明，水提取物 2 克/公斤灌胃，连续 3 天，可使其血栓形成明显抑制，并明显缩短其优球蛋白溶解时间，提示茅莓能提高体内纤维蛋白溶解酶的活性。茅莓总皂苷对大鼠局灶性脑缺血的保护作用实验中发现每天灌胃 10，20 毫克/公斤剂量的茅莓总皂苷可明显改善大鼠异常神经症状，使 MACO 大鼠（采用大脑中动脉阻塞法制备大鼠局灶性脑缺血模型）的 SOD 和 GSH－Px 活力提高，MDA 生成减少以及脑皮层细胞凋亡数减少。从而证实了茅莓总皂苷能通过抗自由基、抑制细胞凋亡等机制对脑梗塞产生保护作用的药理活性。茅莓总皂苷对大鼠缺血性脑损伤的神经保护机制结果表明茅莓总皂苷能明显减轻大鼠模型神经元的病理变化，有明显的抗凋亡作用，通过指标分析推断其机制可能与增加 Bcl－2 阳性细胞的表达，降低 Bax 阳性细胞的表达，即提高 Bcl－2/Bax 有关。

2. 抗心肌缺血　茅莓水提物 6 克（生药）/公斤给大鼠灌胃，连续 3 天，最后 1 次给药后 1 小时处死动物，摘取心脏，作 Langendorff 离体心脏灌流，结果表明茅莓能明显增加冠脉流量。按上法给药也可明显对抗由垂体后叶素诱发的大鼠缺血性心电图改变。此外，小鼠常压和低压缺氧耐力试验表明，茅莓水提物灌胃可使动物耐缺氧能力明显增强。

3. 抗菌作用　茅莓叶挥发性提取物对大肠杆菌和巴氏杆菌均有明显的抑菌活性，而根的挥发性提取物没有表现抑菌活性。

4. 抗肿瘤作用　茅莓总皂苷高、中浓度（1 毫克%、0.1 毫克%）对结肠癌细胞 HR8348 增殖、Hut－78 人皮肤 T 细胞淋巴瘤细胞增殖、A375 黑色素癌细胞增殖有明显的抑制作用，茅莓总皂苷高、中浓度（1 毫克%、0.1 毫克%）作用于 HR8348 直肠腺癌细胞 72 小时后，S 期细胞分别占（53.05 ±1.75）和（47.87 ±1.51）与对照组比较有显著性差异（$P<0.01$，$P<0.001$），细胞明显地被阻滞在 S 期，而且这种 S 期的阻滞呈剂量依赖关系。

5. 保护多巴胺神经元作用　从茅莓根中分离出甜叶苷 R_1 对用 1－甲基－4－苯基－1，2，3，6－四氢吡啶（MPTP）处理的帕金森病模型小鼠多巴胺（DA）能神经元有明显的保护作用，甜叶苷 R_1 能明显拮抗 MPP^+ 毒性，减少 DA 能神经元死亡。

6. 抗铅中毒　采用以醋酸铅（20 毫克/公斤）灌胃染毒 SD 大鼠造模，隔天 1 次，连续 6 次，给予依地酸钙钠（0.1 克/公斤）及茅莓提取物（1 克/公斤，0.5 克/公斤），用试剂盒法检测血清 SOD 活性及肝脏 MDA 含量。结果显示茅莓能显著升高铅中毒大鼠 SOD 活性（$P<0.05$）和降低 MDA 含量（$P<0.05$）。

7. 毒理　对蛇泡簕进行急性毒性实验，结果显示茅莓水提物 80、40 克/公斤对动物灌胃后，稍有厌食、偶见稀便以外，其它动物饮食及活动情况如常，未见明显中毒症状，亦无一死亡。其中，80 克公斤$^{-1}$的用量已达该药成人 1 次用量的 133 倍。受动物灌胃容量的限制，未能测得半数致死剂量。实验结果显示毒性较低。

【药物制剂】中药茅莓是我国民间广泛应用的一味中药，该药在民间有多方面的应用，说明茅莓具有多方面的药理活性。由于现代文明病的高发病率，茅莓及其提取物所具心血管药理作用使其开发利用具有特别的价值和意义，加上茅莓资源丰富，分布广泛，有一定的资源保证，使研究和开发以茅莓及其提取物为基础的心血管药物成为可能。当然，有关茅莓心血管药理研究的数据并不是很多，有待进一步深入。含有蛇泡簕的制剂有：鼻咽灵片（见山豆根）；鼻咽清毒颗粒（见蚤休）。

茅梅根注射液

组成：茅梅根片（干）5公斤，苯甲醇22.5毫升，吐温－80 45毫升。

功能主治：清热凉血，散结消肿。用于淋巴结炎，劲淋巴结核和甲状腺肿。

用法用量：每次4毫升，1日1次。

【附注】

注意　（《重庆草药》）：“孕妇禁用。”

参考文献

1. 郑永玲，胡常林．茅莓提取物治疗局灶性脑缺血的实验研究．中医药研究，2002，18（2）：37.

2. 王继生，邱宗荫，夏永鹏，等．茅莓总皂苷对大鼠局灶性脑缺血的保护作用．中国中药杂志，2006，31（2）：138.

3. 谭明雄，王恒山，黎霜．茅莓根和叶挥发油抑菌活性的研究．化工时刊，2002，9：21.

4. 朱志华，张惠勤，袁永军．茅莓的药理研究．中国中药杂志，1990，15（7）：43.

5. 郑振汶，张玲菊，黄常新，等．茅莓总皂苷体外抗肿瘤作用研究．浙江临床医学，2007，9（5）：611.

6. 杨勇，张保顺．中药茅莓的研究现状．时珍国医国药，2008，19（4）：1010.

7. 于占洋，阮浩澜，朱小南，等．茅莓根中对多巴胺神经元保护作用成分的分离鉴定研究．中药材，2008，31（4）：554.

8. 乔俊．蛇泡簕治疗泌尿系结石1例．泰山卫生，2005，29（2）：554.

◎蛇　莓

Shemei

【别名】一点红(《岭南采药录》)，龙球草(《广东中药》)，倒地梅、飞蛇子(《广东中草药》)，龙吐珠、龙珠草、宝珠草(《广东中药志》第二卷)，蛇果草、三叶莓(《岭南中草药撮要》)，蚕莓(《日用木草》)，鸡冠果、野杨梅(《救荒本草》)，蛇含草、蛇泡草、蛇盘草、哈哈果、麻蛇果(《滇南本草》)，蛇蘼、地莓(《本草会编》)，九龙草(《纲目拾遗》)，三匹风(《草木便方》)，三皮风、三爪龙(《分类草药性》)，疔疮药、蛇蛋果、地锦(《植物名实图考》)，蛇皮藤(《福建民间草药》)，龙衔珠(《民间常用草药汇编》)，小草莓、地杨梅(《陆川本草》)，蛇不见(《江西民间草药》)，三叶藨(《四川中药志》)，老蛇刺占(《闽东本草》)，蛇八瓣(《安徽药材》)，蛇葡萄、蛇果藤(《上海常用中草药》)，三匹草(《西昌中草药》)，老蛇泡(《贵州民间方药集》)，蛇婆（台湾），蛇龟草（湖南），落地杨梅（广西），红顶果、血疔草（云南）。

【来源】为蔷薇科植物蛇莓 *Duchesnea indica*（Andr.）Focke 的全草。6～11 月采收，洗净，晒干或鲜用。分布于广东、辽宁、河北、陕西、甘肃、宁夏、山东、江苏、浙江、安徽、江西、福建、河南、湖北、湖南、广西、四川、贵州、云南等省区。

【药材性状】全草缠绕成团，伸展长 15～30～80 厘米或过之，灰绿色或黄灰色，全体被灰白色柔毛，茎纤细，有节，节上有褐色细根。叶皱缩，展平后呈三出复叶，小叶长 1～2 厘米，为例卵形或菱状卵形，边缘具钝小齿，叶面近无毛；叶背被疏毛，叶脉凹下，有托叶，叶柄短或近无柄。常见小黄花及干缩聚合果，呈紫红色，小果矩圆状卵形，有宿萼。气微，味甘、酸。

【性味与归经】甘、苦，微寒；有小毒。归肝、脾经。

【功能主治】清热解毒，凉血止血，散瘀消肿。用于热病，惊痫，感冒，痢疾，黄疸，目赤，口疮，咽痛，痄腮，疖肿，毒蛇咬伤，吐血，崩漏，月经不调，烫火伤，跌打肿痛。现代有用于鼻咽癌，喉癌，食管癌，多发性骨髓癌，肝炎，白细胞减少症，带状疱疹。

【用法用量】内服煎汤，9～15 克，鲜品 30～60 克，或捣汁饮。外用适量，捣敷或研末敷。

【药理作用】

1. 抗癌作用　蛇莓水提取物 5 毫克/毫升，10 毫克/毫升作用于体外培养的人食管癌 Eca－109 细胞系，使其分裂指数明显抑制；10 毫克/毫升，15 毫克/毫升可使 Eca－109 细胞密度降低，结构模糊，作用 48 小时后，细胞集落形成明显抑制，15 毫克／毫升可使细胞完全丧失再繁殖能力；10 毫克/毫升、15 毫克/毫升对 Eca－109 细胞 DNA 合成（^{3}H－TdR 标记）有轻度抑制作用，说明蛇莓对食管癌细胞的作用可能主要是通过抑制细胞分裂和 DNA 合成两条途径。其多糖部分对移植 S_{180} 肉瘤小鼠，在 100 毫克/公斤，200 毫克/公斤时，其抑瘤率分别为 31.9% 和 63.0%。

2. 增强免疫功能　蛇莓流浸膏（2 克/毫升）显著升高小鼠腹腔巨噬细胞吞噬机能，表现为胞体显著增大，每个胞体吞噬的鸡红细胞达 7～8 个之多，但各级消化状态与对照组无显著差异。

3. 对心血管系统作用　其流浸膏对麻醉狗或兔有短暂的降压作用，并与剂量相关。对心脏收缩（狗）和心率（豚鼠）有抑制作用，并有增加冠脉流量作用。

4. 对平滑肌的作用　其流浸膏对离体肠仅使收缩振幅增大，张力无明显变化，且有随剂量增大抑制张力的作用；对家兔、豚鼠及大鼠的离体子宫均呈兴奋作用，0.2 毫升/50 毫升（含生药 0.4 克）的作用强度与 1 单位垂体后叶素近似，妥拉苏林（0.25 毫克/50 毫升）不能对抗其此种作用，在体（兔）试验表明其流浸膏 2 毫升/公斤与垂体后叶素 1 单位/公斤作用强度相似。对豚鼠离体气管无明显影响。

5. 抗菌作用　蛇莓的甲醇提取物中水溶性部分和水不溶而可溶于丙酮的部分，对金黄色葡萄球菌、绿脓杆菌和志贺氏痢疾杆菌的生长有较强的抑制作用。蛇莓对7种常见致病菌，包括金黄色葡萄球菌、肺炎球菌、痢疾杆菌、甲型副伤寒杆菌、变形杆菌、枯草杆菌、绿脓杆菌具有明显的和不同程度的抑制作用，最低抑菌浓度在1∶32～1∶1024之间。蛇莓对金黄色葡萄球菌和变形杆菌的抑菌作用最强，最低抑菌浓度均为1∶1024。

6. 对中枢神经系统的抑制作用 蛇莓醇提物（10～50克/公斤）和水提物（50克/公斤）灌胃后小鼠中枢神经系统具有明显的抑制作用。包括：能减弱自由活动，增强阈下催眠剂量戊巴比妥钠的作用和对抗最大电休克惊厥，且醇提物的作用强于水提物。

7. 抗炎作用 蛇莓提取物干预后，细胞所分泌的炎症介质（TNF－a和NO）与模型组相比有显著降低，且呈一定的剂量依赖关系，表明蛇莓提取物对以上促炎因子有明显的抑制作用，提示该成分可能在与促炎因子相关的炎性疾病中起到治疗作用。实验结果亦显示LPS刺激细胞后NF－κB得以活化并向核内转位，而提取物干预后NF－κB以非活性状态存在于胞质中未被激活，进一步证实了提取物能通过抑制N－κB活化发挥抗炎作用。同时，提取物也对抗炎介质产生一定的影响。本实验结果显示提取物能促进HO－1的表达和释放，且该作用呈剂量依赖性。以上结果表明，蛇莓提取物能通过抑制NF－κB活化，抑制多种炎性介质（TNF－a和NO）释放，同时，促进HO－1的基因表达和释放而发挥抗炎作用。

8. 其他作用 蛇莓乙醚提取部分有雄激素样和组胺样效果。对红细胞膜无保护作用。蛇莓水煎液具有温和的抗诱变作用，在鼠伤寒沙门氏菌/哺乳动物微粒体酶试验中，可抑制由苯并芘诱导的突变。

9. 毒性 其注射剂给小鼠腹腔注射达450克（生药）/公斤，未见死亡；静脉注射（0.3毫升/只）无异常或死亡。其流浸膏给小鼠灌服50克/公斤14天，未见异常和中毒。

【药物制剂】蛇莓作为民间常用草药，具有清热解毒、消肿散瘀的功效，其功效正受世人瞩目，以蛇莓为主的成药凤毛麟角，蛇莓在治疗癌症方面有很大的发展前景，有待于进一步系统挖掘临床验证有效的方剂，为人类开发出更加安全有效的新药。

宫瘤宁胶囊

组成：蛇莓、海藻、三棱、石见穿、半枝莲、拳参、党参、山药、谷芽、甘草。

功能主治：软坚散结，活血化瘀，扶正固本。用于子宫肌瘤（肌壁间、浆膜下）气滞血瘀症，症见经期延长，经量过多，经色紫黯有块，小腹或乳房胀痛等。

用法用量：口服，一次4粒，1日3次，3个月经周期为一疗程。

【不良反应】蛇莓内服后偶有恶心、脘腹不适等反应。

【附注】

注意 （《广东中草药》）：“孕妇忌服。”

参考文献

1. 高延宏．蛇莓的药理作用研究进展．黑龙江医药，2009，22（3）：365.
2. 王海英，张翠．蛇莓的药用研究进展．上海医药，2009，30（2）：67.
3. 薛红卫．蛇莓药理与临床研究进展．中国中医药信息杂志，2002，9（9）：79.
4. 王予祺，常琪，唐劲天．蛇莓化学成分和药理作用的研究进展．世界科学技术－

中医药现代化，2007，9（2）：107.

5. 庞然，张淑玲，赵雷，等．蛇莓乙醇提取物的体外抗炎机制研究．华中科技大学学报，2009，38（4）：481.

6. 徐智勇．中药蛇莓的化学成分与药理研究进展．中医药导报，2006，12（11）：80.

◎假蓝靛

Jialandian

【别名】小蓝青（《广东中药志》第二卷），菁子（《台湾府志》），野青树、假蓝根、木蓝、靛蓝（广州空军（《常用中草药手册》），蓝靛（《广西药用植物名录》）。

【来源】为豆科植物野青树 *Indigofera suffruticosa* Mill. 的根和茎叶。根全年可采，茎叶夏秋季采。均洗净，切段，鲜用或晒干。分布于广东、广西、福建、台湾、贵州、云南等省区。

【药材性状】茎长约70厘米长段。茎类方柱形，有浅纵纹，略有分枝，枝条被白色短柔毛。羽状复叶互生；小叶对生，叶片浅绿色，纸质，皱缩，展平后呈倒披针形或倒卵形，长1.5~4厘米，宽0..5~1.5厘米，先端急尖，有短尖，基部近圆形，叶面近无毛，叶背有白色短柔毛；叶柄短，有毛。叶腋间偶有残留总状花序。气微，味微苦。

【性味与归经】苦，微寒。归肺、肝经。

【功能主治】清热解毒，凉血止血，透疹。用于高热，咽喉肿痛，淋巴结炎，腮腺炎，血热吐衄，斑疹，皮肤瘙痒。

【用法用量】6~9克，水煎服。外用适量，煎水洗。

◎猪仔笠

Zhuzaili

【别名】大力牛（《岭南采药录》），岗葛、山莨薯、鸡头薯（《广东中药志》第二卷），岗菊（《广州常用草药增订本》），山葛（《生草药性备要》），雀琍珠（《广州植物志》），鸡心薯、鸡头子、凉薯（《广西中药志》），山芪薯（《广西中草药》），地草果（《全国中草药汇编》）。

【来源】为豆科植物猪仔笠 *Eriosema chinense* Vog. 的块根。夏、秋季采收，多为鲜用，亦可切片晒干。分布于广东、广西、福建、海南、贵州、云南等省区。

【药材性状】块根肉质，呈圆锥形，长4~7厘米，直径2~4厘米，末端细长，木质化。表面深棕色，有短横列的皮孔和少数支根痕。干燥根表面灰褐色，密布不规则的皱纹。质软而韧，切断面外部淡褐色，内部类白色，带纤维性。气微，味微甘。

【性味与归经】甘，微寒。归肺、脾经。

【功能主治】清热解毒，化痰止咳，生津止渴，消肿。用于外感风热，咳嗽痰多，热病烦渴，肺痈，湿热痢疾，睾丸鞘膜积液。丙工有用于肺脓疡。外用治跌打损伤。

【用法用量】9～15克，水煎服。外用适量，鲜品捣烂敷患处。

【附注】

1. 注意 （《广西中药志》）：“虚寒忌服。”

2. 品种情况 壳斗科栎属植物饭甑椆 *Quercus fleuryi* Hick. et A. Camus 的干燥成熟果实又名猪仔笠，功能清热解毒，敛肺止咳。我省韶关、河源、梅州等地有产，应注意区别。

◎麻疯树

Mafengshu

【别名】桐子树、小桐子、宾麻、膏桐、水漆（《中国经济植物志》），臭油桐、吗洪罕（《云南思茅中草药选》），青铜木（《广西中草药》），亮桐（《云南中草药》）。

【来源】为大戟科植物麻疯树 *Jatropha curcas* Linn. 的树皮、叶。全年均可采收，洗净，鲜用或晒干。分布于广东、福建、台湾、海南、广西、四川、贵州、云南等地。我省广州、佛山、江门、清远等地有产。

【药材性状】叶片近圆形至卵状圆形，顶端渐尖，基部心形，中部叶缘两侧稍突尖，呈3～5裂或全缘，宽7～16厘米，长与宽略相等，叶柄长6～18厘米。叶面绿色，叶背灰绿色，掌状体5～7条，突起。气无，味苦。

【性味与归经】苦、涩，微寒；有毒。归肺、脾经。

【功能主治】清热解毒，活血散瘀，杀虫止痒，收敛止血。外用治麻风，瘌痢头，慢性皮肤溃疡，关节挫伤，阴道滴虫，湿疹，脚癣，皮肤瘙痒，跌打肿痛，疮伤出血。

【用法用量】外用适量，鲜叶捣烂敷或绞汁搽患处。

【药理作用】

1. 抗病毒、杀菌作用 麻疯树1（麻疯树干叶60%乙醇的浸提液，经低压浓缩并冷冻干燥后制得黑褐色粉末，编为1号，含生药10克/克。），2，3（以1号浸提液为原料，以大孔树脂吸附层析法进行梯度洗脱，收集30%和50%乙醇洗脱的产物，经低压浓缩并冷冻干燥后制得粉末为黄绿色和棕黄色，对应编为2号和3号，分别含生药33克/克和100克/克）号提取物对细胞的毒性较小；提取物既能抑制单纯疱疹病毒在胞内的增殖，又能直接灭活该病毒；总体而言，提取物对HSV－Ⅰ在胞内增殖的抑制作用略优于HSV－Ⅱ，对HSV－Ⅰ的直接灭活作用更是显著强于HSV－Ⅱ；提取物对A3的直接灭活作用效果显著；3号提取物还能抑制A3在鸡胚内的增殖。麻疯树1号提取物对白色念珠菌、金黄色葡萄球菌和大肠杆菌具有极强的杀灭作用。表明麻疯树提取物具有体外抗病毒、杀菌的作用。

2. 其他作用 麻疯树种子油有峻泻作用，与巴豆相似，但作用较弱。用3～5粒种子（去壳磨细）即可引起泻下，并产生恶心、呕吐、上腹部烧灼感。榨去油后的渣饼含有毒性蛋白，对血液有害，可致中毒，其中某些成分可抑制蛙心，降低犬血压和抑制呼吸。此外，还能兴奋大鼠小肠运动，而不被阿托品所阻断。种子尚含有止血成分，能显著缩短凝血酶原时间、出血时间及凝血时间。但其中所含蛋白成分则与上述作用相反，有延长凝血酶原时间的作用。有研究发现麻疯树全株有杀螺作用。

【附注】

1. 注意 本品有毒，禁止内服。

2. 据（《南方主要有毒植物》）记载：麻疯树“有毒部位，种子最毒，枝、叶较次。民间解毒法：①服蜜糖；②服黄糖；③甘草煎水内服；④饮盐水，如及时治疗，效果良好。广东高要有群众误食中毒，多用上法治疗。

3. 麻疯树的种子亦入药，功用同茎枝和叶。均有毒，切勿内服。

参考文献

1. 刘娟，雷蕾，唐琳，等．麻疯树提取物体外抗病毒和杀菌作用的初步研究．时珍国医国药，2009，20（8）：1890.

2. 徐明星，程忠跃，杨燕，等．麻疯树素对钉螺及淡水鱼的生物毒性研究．中国病原生物学杂志，2008，3（5）：354.

◎望江南

Wangjiangnan

【别名】羊角豆、狗屎豆、毒扁豆（《广东中药志》第二卷），假绿豆、山绿豆（《广东中草药》），猪骨棉、大更药、大夜明、夜关门、假决明（《南方主要有毒植物》），金豆子（《本草纲日拾遗》），野扁豆（《中国树木分类学》），飞天蜈蚣、铁蜈蚣（《江西草药》），凤凰草、喉百草（《江苏省植物药材志》），大羊角菜（《南宁市药物志》），头晕菜（《广西中药志》），豆荚草、土蚕菜（《湖南药物志》），草旃那（《台湾药用植物志》），山咖啡（《福建中草药》），藜茶（《中国药用植物志》），望江南决明、山角豆（《中国民间疗法》），猪屎豆（《实用医学杂志》）。

【来源】为豆科植物望江南 *Cassia occidentalis* Linn. 的带叶茎枝、种子、荚果。夏季植株生长旺盛时采收，阴干。鲜用者可随采新鲜茎叶供药用。

【药材性状】（1）茎枝圆柱形，有分枝，微作“之”字形弯曲，直径0.5～1厘米，顶端幼枝更细，表面青绿色或绿褐色，略具纵向纹，有节，节间距4～6厘米，茎质硬实、老茎木质化，折断面中空。叶互生，双数羽状复叶，叶柄基部有大腺体1个，托叶多已脱落无存；小叶3～5对，疏距而生，小叶片卵形至椭圆状披针形，长2.5～5厘米，先端渐尖，基部圆形或稍偏斜，全缘，绿色至绿褐色；中脉白色，在叶背上微凸起，侧脉羽状排列；小叶纸质，易脆碎。叶腋间可见总状花序，小花黄色，雄蕊数枚常外露。豆荚长条形。略具草青气，味淡。

（2）荚果长条形，微弯曲，长8～12厘米，宽约6毫米；两侧淡绿色，中间紫棕色至棕褐色，具多列横格凹凸纹，基部带短果柄，剥开荚果，可见内表面白色，有25～35个横格室，每室内有种子1粒。种子卵圆形而扁，顶端稍弯尖，基部圆，直径2～3毫米；表面黄绿色，微有光泽，顶端弯尖处具黑色种脐，两侧色较深，呈绿褐色，两面平面中央有褐色卵形斑，微微突起；质坚硬，破开后内有黄白色种仁；气微，味淡，嚼之有粘液质。

【性味与归经】苦，寒；小毒。归肝、胃经。

【功能主治】清热解毒消肿，止咳平喘，理气和胃。用于热性眼痛，肝阳上亢头痛，血淋，肺热咳嗽，哮喘，气滞脘腹痞痛。外用治毒蛇咬伤，疔疮肿毒。现代有用于治疗扁桃体炎，乳腺炎，蜂窝组织炎，毛囊炎，鼻疮，高血压，口腔溃烂，习惯性便秘，痢疾腹泻，慢性肠炎，顽固性头痛。

【用法用量】6～9克，水煎服。外用适量，鲜品捣烂敷患处。

【药理作用】

1. 抑菌作用　茎叶所含的挥发油，对多种细菌有抑制作用，也有报道无抗菌作用，其水提物对某些真菌有抑制作用。望江南子抗幽门螺杆菌（Hp）的 MIC 为 1∶320～1∶160，抑菌作用明显。

2. 免疫增强作用　望江南蒽醌苷（AG）对环磷酰胺（CTX）造成的免疫低下小鼠有保护作用，体外，将小鼠胸腺和脾淋巴细胞与不同浓度的 AG 共培养，用 MTT 法检测 AG 对胸腺和脾淋巴细胞增殖的影响；体内，腹腔注射 CTX 形成免疫抑制模型。结果体内试验中，与模型对照组小鼠相比，能显著升高外周血的白细胞数，增强腹腔巨噬细胞的吞噬功能，能促进胸腺/脾淋巴细胞增殖，增加胸腺指数和脾指数。实验结果表明，AG 具有免疫增强作用。

3. 其他作用　茎叶的水煎剂及醇沉淀后的煎剂，对豚鼠回肠、大鼠子宫有兴奋作用，可使狗血压下降，前者对离体兔心有轻度兴奋作用，后者对大鼠后肢灌流的流量能明显减少。非洲民间有用以治疗蛇咬伤。

【不良反应】有报道望江南子中毒3例，其中有死亡病例。病人出现呕吐，腹痛，胃黏膜溃烂，黄疸，头晕，嗜睡，烦躁，惊叫，昏迷，抽搐，中毒性心肌炎等症状。

【附注】

1. 注意　体虚患者慎服。

2. 药用部位　望江南花还用于治疗痔疮出血。

参考文献

1. 刘野，张岩．民间草药望江南应用三则．中国民间疗法，2001，9（6）：10～11.

2. 马成亮．望江南的栽培及利用．经济植物，2001，（10）：22.

3. 徐惠华．重用望江南治疗顽固性头痛体会．现代中西医结合杂志，2006，15（6）：767～768.

4. 张煜，王彦峰．广西常用中草药、壮药抗幽门螺杆菌作用的筛选研究．中国民族民间医药，2008，17（10）：19～22.

5. 李月玲，张太平，李俊，等．望江南蒽醌苷对小鼠免疫功能的影响．中国生化药物杂志，2009，30（2）：103～105.

6. 冯昭霞．望江南中毒3例．实用医学杂志，1994，10（1）：4～5.

7. 陈元，袁凯文．望江南花治疗痔疮出血．中国民族民间医药杂志，2005，（72）：59～60.

◎深山黄堇

Shenshanhuangjin

【别名】土黄连（《岭南采药录》），石莲、断肠草（《青岛中草药手册》），田饭酸（《福建药物志》），水黄连（河南），千人耳子（山东），鸡粪草（浙江）。

【来源】为罂粟科植物深山黄堇 *Corydalis pallida*（Thunb.）Pers. 的全草。春、夏季采收，鲜用或晒干。分布于江苏、浙江及华南各地。

【药材性状】茎无毛。叶2~3回羽状全裂。总状花序较长，花大，距圆筒形，长约5~6毫米。蒴果串珠状。种子黑色密生圆锥形小突起。

【性味与归经】微苦，凉；有毒。归肝、肺、大肠经。

【功能主治】清热利湿，解毒。用于湿热泄泻，赤白痢疾，带下，痈疮热疖，丹毒，风火赤眼。

【用法用量】内服煎汤，3~9克，鲜全草30克，或捣烂绞汁服。外用适量，捣烂敷患处。

【附注】

注意（《广西中药志》）："阴疽、寒湿流注勿用。"

◎博落回

Boluohui

【别名】三钱三、号筒杆、通心竹、泡通珠、救命王（《广东中药志》第二卷），桐清棒、救命藤（《粤北草药》），落回（《酉阳杂俎》），号筒草、勃勒回（《植物名实图考长编》），滚地龙（《广西中兽医药用植物》），山号筒、山麻骨（《中国土农药志》），猢狲竹、空洞草、角罗吹、号角斗竹、亚麻筒（《浙江农药志》），山梧桐（《杭州药用植物志》），号桐树（《江西医药》），翻牛白、狮子爪（《广西中草药》），通大海、边天蒿、通天大黄（《湖南药物志》），土霸王（《江西民间草药验方》），喇叭筒、吹火筒、蛇罗麻（《安徽中草药》），野麻秆（河南），哈哈筒（安徽），菠萝筒（福建）。

【来源】为罂粟科植物博落回 *Macleaya cordata*（Willd.）R. Br. 的根或全草。夏、秋、冬季采收，根与茎叶分开，晒干。放干燥处保存。鲜用随时可采。分布于广东、江苏、安徽、浙江、江西、福建、台湾、湖北、湖南、海南、广西、四川、贵州、云南等地。我省产于韶关、梅州、惠州、肇庆市所属各县。

【药材性状】全草长1~2m。根粗长，棕褐色，有纵沟纹。茎圆柱形，直径2~4厘米，中空，表面浅绿色，被白色粉状物，上部有分枝。单叶互生，具长柄；叶片皱缩，展平后呈宽卵形或近圆形，有7或9浅裂，裂片边缘具不规则波状齿，叶面浅绿色或灰绿色，叶背被白色粉状物及细密茸毛。顶端有圆锥花序，残存白色或淡红色小花，易脱落。气微，味苦。有大毒。

【性味与归经】苦、辛，寒；有大毒。归肝、大肠经。

【功能主治】清热解毒，活血散瘀止痛，祛风消肿，杀虫。用于疮痈疔疮，臁疮，痔疮，湿疹，蛇虫咬伤，跌打肿痛，风湿性关节痛，龋齿痛，顽癣，烧烫伤，滴虫性阴道炎及酒皶鼻。现代有用于宫颈糜烂，感染性疾病，肿瘤，足癣，疥疮，牛皮癣，头皮湿疹。

【用法用量】外用适量，煎水洗或研末撒敷，或研末调搽，或取鲜品捣烂敷患处。

【药理作用】

1. 抗菌作用 博落回中生物碱是抗菌作用的有效成分，本品水煎剂对多种革兰氏阳性菌和革兰氏阴性菌及钩端螺旋体有较强的抑制作用。以20%的甲醇作溶剂，盐酸小檗碱及青霉素做对照，将博落回碱，盐酸血根碱，盐酸小檗碱配成9600微克/毫升的溶液，并测定了这三种物质对常见的5种细菌的抑菌效力（抑菌圈直径）及最低抑菌浓度（MIC）。结果表明，博落回碱等三种物质具有不同程度的抑菌效力，其中盐酸血根碱具有很强的广谱抑菌作用。乙氧基血根碱与乙氧基白屈菜红碱在体外能抑制革兰氏阳性菌生长，对肺炎双球菌、金黄色葡萄球菌、枯草杆菌比较敏感，其抑菌作用较黄连素强。白屈菜红碱、血根碱及博落回碱对金黄色葡萄球菌、枯草杆菌，八叠杆菌、大肠杆菌、变形杆菌、绿脓杆菌、某些真菌等也有不同程度的抑制作用。乙氧基血根碱在体外对钩端螺旋体也有很强的杀灭作用。

2. 杀虫、杀蛆作用 博落回有强大的杀阴道滴虫作用，在玻片上将滴虫与博落回浸膏相接触，滴虫立刻被全部杀死。血根碱、白屈菜红碱及博落回碱还有杀线虫作用。博落回可使蝇蛆先兴奋，后麻痹而死，并能抑制蝇卵的孵化。杀蛆作用以叶及果皮效力最强，茎次之，根最弱。杀蛆效力不因干燥而丧失，杀蛆有效成分为生物碱。

3. 护肝作用 四氯化碳所致大鼠急性肝损伤实验结果显示，各剂量博落回组（1.0克/公斤、1.5克/公斤）及护肝片组均有极显著降低急性肝损伤大鼠血清SGOT及LDH含量的作用。大剂量博落回组SGPT含量也有显著下降。病理学检查也发现各给药组均可显著抑制四氯化碳所致大鼠肝脏炎性反应。半乳糖胺所致大鼠急性肝损伤结果显示，博落回具有不同程度降低急性肝损伤大鼠血清SGOT及SGPT含量的作用，以大剂量博落回组作用显著。各剂量博落回组对血清LDH也有显著降低作用，但与护肝片相比，未见明显差异。病理学检查显示各给药组均可显著抑制半乳糖胺所致大鼠肝脏炎性反应。四氯化碳所致大鼠慢性肝损伤结果显示，模型组大鼠死亡率为50%，而给药各组动物的死亡率明显减少；博落回可显著降低大鼠血清LDH含量，但对SGPT和SGOT含量无明显作用；模型组白蛋白显著降低，球蛋白升高，A/G比值明显下降。博落回各剂量组及护肝片组均可显著提高血清白蛋白水平，降低血清中过高的球蛋白水平，并使A/G比值恢复正常。此外，给药后模型鼠血清唾液酸明显提高，肝脏过高的羟脯氨酸水平下降，表明博落回有显著保护肝脏细胞膜，并抑制肝脏纤维化的作用。

4. 抗肿瘤作用 博落回总生物碱对荷瘤动物（实体瘤）有明显的抑制作用。博落回中生物碱对KB、P388、W256型肿瘤细胞有抑制作用。博落回总碱（TAPP）在体外有明显的细胞毒性作用，可抑制Hep3B、H_{22}细胞增殖，且呈剂量依赖性，其对Hep3B细胞的半数抑制浓度（IC_{50}）3次重复实验结果分别为3.04、3.98、2.98微克/毫升。对H_{22}细胞则分别为2.89，2.21、2.34微克/毫升。体内实验表明，TAPP可抑制H_{22}细胞皮下移植瘤的生长，在剂量为每天1、2、4毫克/公斤体重时，3次腹腔注射给药实验测得抑瘤率分别为18.6%、35.1%、44.9%。而以每天4毫克/公斤体重时口服给药抑瘤率则为7.9%。另外，TAPP可明显延长S_{180}腹水瘤小鼠存活时间，剂量为每天1、2、4毫克/公斤体重时静脉注射给药生命延长率3次重复结果平均分别为24.8%、48.9%、52.7%，表明TAPP在体内外均有明的抗肿瘤活性。

5. 其他作用 各剂量博落回组可显著增加血清溶血素生成。博落回显著促进小鼠迟发性超敏反应（DTH）作用。

6. 毒性 博落回所含生物碱毒性颇大，主要引起急性心源性脑缺血综合征。动物实验证明，将博落回注射液注入兔耳静脉，引起心电图T波倒置，并可出现多源性、多发性室性期前收缩，伴有短暂的阵发性心律紊乱，阿托品可对抗其对心脏的毒性。博落回对大鼠的半数致死量（LD_{50}）为19.5克/公斤，染毒大鼠血清谷丙转氨酶（GPT）、肌酐（Cr）、尿素氮（BUN）、肌酸激酶（CK）及其同功酶（CK－MB）增高；心电图（EKG）表现异常；肝、脾、肾脏器系数减小。光镜下中毒大鼠心、脑、肝、肾等器官呈瘀血、出血性改变；电镜下中毒大鼠心、脑、肝、肾细胞内线粒体、内质网、核膜等膜性结构被破坏。结论：博落回毒作用的主要靶器官或靶组织是心、脑、肝、肾，病变特点为受累脏器瘀血、出血性变；毒作用的主要机理是对线粒体、内质网和核膜等膜性结构的破坏。博落回所含生物碱具有一定的毒性作用，从中提取的乙氧基血根碱与乙氧基白屈菜红碱的盐酸盐水溶液腹腔注射小白鼠，安全剂量为5毫克/公斤，半数致死量为18毫克/公斤，最大致死量为22.5毫克/公斤。博落回酊剂对家兔灌胃行急性试验，27毫升（1克/毫升）可致家兔死亡。博落回生物碱硫酸盐对昆明系小鼠的急性毒性为：水溶液LD_{50}＝900毫克/公斤，水混悬液LD_{50}＝1043毫克/公斤，均属低毒级。对Wistar大鼠亚慢性毒作用的靶器官主要为肝，长时间或大剂量接毒引起肝细胞变形、增生，使雄性动物肝/体比明显增高，而血清谷丙转氨酶下降。博落回中毒可引起心律失常及心源性脑缺血综合征。小白鼠灌胃口服博落回粉混悬液的急性实验结果显示，其安全性高，最大耐受量为300倍，安全限度大于100倍。12周长期毒性试验结果显示博落回高低剂量组和正常对照组大鼠血常规，肝、肾功能及血清蛋白等测定值均在正常范围内，无大鼠死亡。

【药物制剂】

1. 博落回酊剂（自拟制剂）

组成：博落回根30克，苦参15克，百部15克，60%酒精100毫升。

功能主治：清热解毒，祛风杀虫。用于手足股癣。

用法用量：用药棉少许糖酊剂搽于患处，1日3次～4次。10天为一个疗程，一般连续治疗3个～6个疗程。

临床疗效：30例病人中，痊愈20例，占66.67%，其中足癣10例，手癣3例，股癣7例；好转10例，占33.33%，其中足癣5例，手癣2例，股癣3例。有效率100%。

2. 博落回注射液（片）

组成：博落回红黄晶盐酸盐1.0克，盐酸普鲁卡因10.0克，葡萄糖50.0克，苯甲醇20.0克。

功能主治：抑菌作用，用于大叶性肺炎，急性扁桃体炎，上感，疖肿等疾病。

用法用量：成人一次2毫升，1日3次（口服片，每次1片，1日3次）。

【不良反应】口服易引起中毒，轻者出现口渴、头晕、恶心、呕吐、胃烧灼感及四肢麻木、乏力；重者出现烦躁、嗜睡、昏迷、精神异常、心律失常等而死亡。有文献报道博落回中毒致严重室性心律失常、阿斯综合征。

【附注】

注意　本品有大毒，不能作内服。

参考文献

1. 杨军，王静，刘信顺，等．博落回的药效研究．中药材，1999，22（2）：82.

2. 郭小清，唐莉苹．中药博落回的研究进展．兽药研发，2006，（5）：11.

3. 罗友鲜，王学胜，曾君洋．博落回中毒致严重室性心律失常5例报告．贵州医药，2001，25（9）：838.

4. 吴茂旺，朱建华．博落回药理研究与应用概况．基层中药杂志，2002，16（3）：46.

5. 李寿祥．博落回中毒致阿斯综合征一例抢救体会．皖南医学院学报，1995，14（4）：366.

6. 宋有林．博落回酊剂治疗手足股癣30例．中医外治杂志，2000，9（5）：40.

◎葫芦茶

Hulucha

【别名】钊板茶、咸鱼草(《岭南草药志》)，百劳舌、百劳利、芦茶、蒲芦草、蒲芦茶(《广东中草药》)，别颈草(《粤北草药》)，葫芦叶、田刀柄、剃刀柄(《广东中药志》)，牛虫草、迫颈草、金剑草、螳螂草(《广东省中药材标准》)，鳖颈草(《广西药用植物名录》)，虫草(《全国中草药汇编》)，麻草、鲮鲤舌(《闽东本草》)，龙舌癀(《福建中草药》)，金腰带(《浙江药用植物志》)，土豆、地马庄(《贵州草药》)，三脚虎、龙舌广《台湾药用植物名录》。

【来源】本品为豆科植物葫芦茶 *Tadehagi triquetrum*（L.）Ohashi 的干燥全株。夏、秋二季采挖，晒干或趁鲜切段，晒干。分布于广东、海南、广西、福建、贵州、云南等省，越南亦有分布，我省各地有产。

【药材性状】本品根近圆柱形，长40～120厘米，扭曲，表面灰棕色或棕红色，质硬稍韧，断面黄白色。茎基部圆柱形，灰棕色至暗棕色，木质，上部三棱形，草质，疏被短毛，叶矩状披针形，薄革质，长6～15厘米，宽1.5～3厘米；灰绿色或棕绿色，先端尖，基部钝圆或浅心形，全缘。两面稍被毛；叶柄长约1.5厘米，有阔翅，似倒葫芦状；托叶披针形，与叶柄等近长，淡棕色：有的带花果；总状花序腋生或顶生，长15～30厘米，蝶形花多数，长不及1厘米，花梗较长。荚果扁平，长2～4厘米，有5～8近方形的荚节。气微，味淡。

【性味与归经】微苦，凉。归胃、大肠经。

【功能主治】清热解毒，消滞杀虫，利湿退黄。用于中暑烦渴，感冒发热，咽喉肿痛湿热积滞之脘腹满痛，膀胱湿热之小便赤涩，水肿腹胀，小儿疳积，黄疸，风湿关节痛，钩虫、蛔虫病，妊娠呕吐，疮疥。现代有用于前列腺增生症，烧伤，急性病毒性肝炎，单纯性消化不良等。

【用法与用量】15～30 克（鲜用加倍），水煎服。外用适量，捣汁涂或煎水洗。

【药理作用】

1. 镇吐作用 本品水煎剂可对抗娃儿藤的非水溶液总生物碱部分所引起的呕吐，用量为葫芦茶临床用量的 10 倍。

2. 对 HbsAg 的破坏作用 用水、乙醇等不同方法提取的葫芦茶提取物 A、B、C、D、E 对 HbsAg 有一定的破坏作用，破坏率分别为 23%、44%、16%、26%、23%，破坏作用与药物浓度及作用时间无明显相关。

3. 抑菌作用 抑菌试验结果表明，本品对金黄葡萄球菌、肺炎双球菌、绿脓杆菌有不同程度的抑制作用。葫芦茶水提取液对大肠杆菌，产气肠杆菌、藤黄微球菌、金黄葡萄球菌、卡尔伯斯酵母菌、阿达育霉有不同程度的抑制作用，其中对大肠杆菌，产气肠杆菌、藤黄微球菌的抑菌效果较好，而对卡尔伯斯酵母菌的抑菌作用最小。

4. 对椎实螺的杀灭作用 以蒸馏水、二甲基亚砜（5%）或吐温－80（80%）为溶剂或助溶剂分别将葫芦茶提纯物 Cyclokieviton、葫芦茶素 D（Triquetin D）、葫芦茶素 C（Triquetin C）、山萘酚（Kaempferol）、二氢山萘酚（Dihydrokaempferol）、对羟基桂皮酸（P－hydroxycinnamic acid）、L－2－O－甲基－手－肌醇（2－O－Methyl－L－chiro－inositol）、卫矛醇（Galactitol）配制成 0.05‰～0.1‰浓度的药液，以及用蒸馏水将葫芦茶浸膏配制成 1‰～16‰浓度的药液，对椎实螺进行杀灭试验。结果表明，0.05‰～0.1‰浓度的 Cyclokievition、葫芦茶素 D、山萘酚以及对应的二甲基亚砜和吐温－80 空白对照组能在 24 小时将椎实螺全部或绝大部分杀死；4‰～16‰浓度的葫芦茶浸膏能在 4 天内将椎实螺全部或绝大部分杀死；而其它提取物包括水溶性提纯物对椎实螺没有明显的杀灭作用。结果提示，4‰～16‰浓度的葫芦茶浸膏对椎实螺具有较好的杀灭作用。Cyclokieviton、葫芦茶素 D、山萘酚可能是杀灭椎实螺的有效成份，而水溶性葫芦茶提纯物不是杀灭椎实螺的有效成份。

5. 对动物寄生虫的杀灭作用 葫芦茶提纯物 Cyclokieviton、葫芦茶素 A（Triquetin A）、葫芦茶素 D、葫芦茶素 C、山萘酚、二氢山萘酚、对羟基桂皮酸、L－2－O－甲基－手－肌醇（2－O－Methyl－L－chiro－inositol）、卫矛醇，10% 葫芦茶浸膏剂等不同浓度及其相关溶剂，5% 二甲亚砜、蒸馏水、10% 吐温－80 为对照组，对兔球虫的卵巢进行杀灭试验。结果发现效果最好的是 Cyclokieviton 和葫芦茶素 D，葫芦茶素 A 稍差。其余提纯物与对照组的药物基本相似。

6. 毒理 采用小白鼠对葫芦茶浸膏剂的毒性进行了观察，结果表明，将适量葫芦茶浸膏剂混合饲料或混饮水，能促进消化、增进食欲，达到增加体重的目的。但若用量太大，每千克体重达 2.5 克甚至 5.0 克时，虽不致造成中毒死亡，但在近期内会影响动物的饮食欲，临床应用时应予注意。

【药物制剂】

1. 保儿安冲剂（广东民间经验方制剂）

组成：葫芦茶、谷芽、槟榔、山楂、使君子、莱菔子、孩儿草、布渣叶、莲子蕊等

功能主治：健脾消滞，利湿止泻，清热除烦，驱虫治积。用于食滞及肠寄生虫所致厌食消瘦，胸腹胀闷，泄泻腹痛，夜睡不宁，磨牙咬指等症。

2. 保儿增食液（广州市儿童医院制剂）

组成：葫芦茶、太子参、白术、云苓、布渣叶、山楂、连翘、莱菔子、谷芽、麦芽、白芍、甘草等。

功能主治：健脾益胃，行气消食。用于小儿厌食症。

用法用量：1～2岁患儿，一次15毫升，1日3次；2～3岁，一次20毫升，1日3次；3～6岁，一次30毫升，1日3次。1个月为一个疗程，服用3个疗程。

3. 葫丹散（祖传验方制剂）

组成：葫芦茶1500克，丹参1000克，防己150克，延胡索、三七、郁金各200克，陈皮500克，半枝莲、柴胡各300克，西洋参（移种）100克，混合粉碎过100目筛，装瓶备用。

主治：用于乙肝。

用法用量：按年龄配量，7～15岁1日20克，分上、下午2次，加适量白糖，用开水泡浸30分钟后水渣全服下。7岁以下量减半，成人量加倍。1个月为一疗程，一般服用3个疗程。阴转后加强巩固1个疗程。

临床疗效：痊愈24人，有效8人，无效6人。总有效率84.2%。

4. 公英葫芦茶

组成：蒲公英15克，葫芦茶10克，冬葵子10克，车前子10克，瞿麦10克，石韦10克，藿香10克，王不留行10克，三棱10克，莪术10克，木通10克，牛膝10克，滑石20克。

功能主治：清热利湿，逐瘀通络。用于前列腺增生。

5. 复方葫芦茶注射液

组成：葫芦茶、丹参。

功能主治：活血化瘀，抗菌消炎。用于慢性前列腺炎。

6. 健脾增食颗粒

组成：葫芦茶、太子参、独角金、布渣叶、陈皮、鸡内金、枳实、砂仁、山楂等。

主治：用于小儿厌食症。

7. 小儿康冲剂

组成：太子参、葫芦茶、山楂、乌梅、蝉蜕、白芍、麦芽、榧子、槟榔、茯苓、陈皮、白术。

功能主治：健脾开胃、消食导滞、止痛、安神定惊等功效。用于小儿厌食，烦躁不安，精神疲倦，脘腹胀满，面色萎黄。

8. 小儿疳积糖

组成：葫芦茶、独脚金、槟榔、苦楝皮。

功能主治：健脾消食，去积驱虫。用于小儿疳积，消瘦烦躁，食欲不振，夜睡不宁，

腹胀呕吐。

用法用量：口服，清晨和临睡前用开水冲服，2～4岁一次1/2包，5岁以上一次1～2包，1日2次。

9. 治感灵冲剂

组成：葫芦茶、岗梅、金盏银盘、忍冬藤、广东土牛膝、白茅根。

功能主治：清热解毒，清咽利喉。用于感冒发热，头痛，咽喉肿痛，咳嗽。

用法用量：口服，用开水冲服，一次12～24克，1日2次。

10. 葫卤冲剂

组成：葫芦茶50克，卤地菊15克，排钱草15克。

功能主治：清热解毒，利咽润喉。用于急性扁桃体炎，急性咽喉炎，白喉等。

【附注】

1. 品种情况 葫芦茶属植物全世界3种，中国2种。同属植物蔓茎葫芦茶 *Tadehagi pseudotriquetrum*（DC.）Yang et Huang 的全株在福建和广西也作葫芦茶用。其主要区别是茎蔓生，叶卵状披针形或椭圆状披针形，荚果仅背腹缝绒密生缘毛，其余无毛。《全国中草药汇编》

2. 药用部位 葫芦茶根亦供药用。用鲜根30～60克水煎服，治痈肿、瘰疬；干根15克经煨后水煎服，治风热咳嗽。

参考文献

1. 张小琼，黄敬辉．保儿安冲剂的药效学试验．广东药学，1999，9（2）：55.

2. 赵春玲，缪湘伊，刘晓青，等．保儿增食液对厌食症患儿Ig和补体的影响．中国中西医结合儿科学，2009，1（1）：96.

3. 赖善城，郑文通，陈源清．复方葫芦茶注射液的制备．海峡药学，2002，14（2）：11.

4. 王占忠．公英葫芦茶合补中益气丸治疗前列腺增生98例．江苏中医，1995，16（8）：19.

5. 符健，邝少铁，王小蒙，等．小儿康冲剂的药效学研究．海南大学学报自然科学版，2001，19（3）：260.

6. 李仕强．葫丹散治疗乙型肝炎38例临床观察．新中医，1998，30（2）：46.

7. 彭琼，孙艳娟，杨振德，等．葫芦茶提取液的抑菌活性及对香石竹的保鲜效应研究．北方园艺2009（3）：101～102.

8. 陈志桃．葫芦茶研究进展．海峡药学，2007，19（2）：72～75.

9. 吴艳华，石艳红，肖达民，等．健脾增食颗粒对小儿厌食症患儿胰岛素的影响．中药新药与临床药理，2009，20（4）：386.

◎葎　草

Lucao

【别名】苦瓜藤(《广州植物志》)，过沟龙(《岭南中草药撮要》)，割人藤、簕草(《广东中药志》第二卷)，勒草、黑草(《别录》)，葛葎蔓(《新修本草》)，葛勒蔓(《独行方》)，来莓草(《开宝本草》)，葛葎草(《圣济总录》)，涩萝蔓(《救荒本草》)，锯锯藤(《贵州民间方药集》)，拉拉藤(《江苏野生植物志》)，五爪龙(《福建民间草药》)，大叶五爪龙(《全国中草药汇编》)，假苦瓜、拉拉秧、五爪龙藤(《实用临床草药》)。

【来源】为桑科植物葎草 *Humulus scandens* (Lour.) Merr. 的全草。夏、秋季采收，拔取全草，抖净泥沙，晒干。除青海、新疆、西藏外的全国各省区。

【药材性状】叶皱缩成团。完整叶片展平后为近肾形五角状，掌状深裂，裂片 5 ~7，边缘有粗锯齿，两面均有毛茸，下面有黄色小腺点；叶柄长 5 ~20 厘米，有纵沟和倒刺。茎圆形，有倒刺和毛茸。质脆易碎，茎断面中空，不平坦，皮、木部易分离。有的可见花序或果穗。气微，味淡。

【性味与归经】甘、苦，寒。归肺、肾、脾、膀胱经。

【功能主治】清热解毒，利尿消肿。用于肺热咳嗽，外感风热，湿热泻泄、痢疾，热性水肿，热淋涩痛，石淋，疟疾。外用治疥癞，痈毒，瘰疬，痔疮，皮肤湿疹，毒蛇咬伤。现代有用于肺炎，肺结核潮热，急性肾炎，肾盂肾炎，泌尿系统结石，糖尿病，婴幼儿腹泻，血精，带状疱疹，骨质疏松等。

【用法用量】15 ~30 克（鲜品加倍），水煎服。外用适量，煎水洗或研末调敷或取鲜品捣烂敷患处。

【药理作用】

1. 抗菌作用　茎、叶的乙醇浸液在试管内对革兰阳性菌有明显的抑制作用。蛇麻酮和葎草酮在体外对革兰阳性菌如金黄色葡萄球菌、粪链球菌、肺炎链球菌、白喉杆菌、炭疽杆菌、枯草杆菌和蜡样芽胞杆菌均有明显的抑制作用。蛇麻酮的抑菌浓度为 1∶100 000 ~1∶1000 000 之间，而葎草酮的抑菌作用较弱。蛇麻酮在体外对结核杆菌的抑菌浓度为 25 微克/毫升，对感染结核杆菌 $H_{37}Rv$ 小鼠，肌内注射或灌服蛇麻酮连续 30 天，可使感染小鼠肝、心、肺和脾等脏器病灶内的抗酸杆菌数显著减少。蛇麻酮和葎草酮对革兰阴性菌、酵母菌和真菌的抑制作用均很微弱或无效。

2. 抗氧化作用　葎草多糖溶液，对 Fenton 反应生成的羟自由基具有较强的清除能力，达 85. 15% ~98. 52%；对邻苯三酚自氧化法产生的超氧阴离子自由基也有较好的抑制能力，达 57. 15% ~67. 54%。表明葎草多糖对羟自由基和超氧阴离子自由基具有较高的清除能力。

3. 抗炎作用　二甲苯致小鼠耳肿胀法，蛋清致小鼠足跖肿胀法及伊文思蓝法等抗炎实验模型考察葎草醇提取液的抗炎作用，结果显示葎草醇提取液对二甲苯致小鼠耳肿胀，蛋清致小鼠足跖肿胀及醋酸致小鼠腹腔毛细管通透性增加等均有显著的抑制作用。提示葎草醇提液有显著的抗炎作用。

4. 止痒作用 采用4－氨基吡啶（4AP）诱发小鼠皮肤瘙痒反应、氯喹诱发小鼠全身瘙痒反应、组胺致豚鼠局部瘙痒反应及2，4－二硝基氟苯（DNFB）致小鼠右耳廓迟发型变态反应的瘙痒动物模型，并用放射免疫分析方法（RIA）测定氯喹致小鼠瘙痒后血清中IL－4的含量，观察葎草水提物的止痒作用。结果显示：律草水提物100、30毫克/公斤显著抑制4－AP和氯喹诱发小鼠瘙痒反应的持续时间，其中100毫克/公斤可显著减少搔痒次数，并显著降低氯喹诱发小鼠瘙痒反应后血清中IL－4的含量；葎草水提物25、7.5毫克/公斤显著提高豚鼠致痒阈；100、30毫克/公斤显著抑制DNFB致小鼠右耳廓肿胀。表明葎草水提物具有止痒作用，可能与抑制组胺和IL－4的释放有关。

5. 其他作用 葎草酮对猫有二硝基酚样作用，静脉注射3毫克/公斤后，可使氧耗量立即增加1倍，并出现呼吸急促，随之体温升高，可因体温过度升高（45℃）而致死。大量注射还可产生糖尿、血尿。对兔的作用远较猫弱。对小鼠的实验性结核感染有效。律草提取物中的a－酸和异a－酸具有抗骨质吸收作用能治疗骨质疏松。对于甘油所致大鼠急性肾衰竭模型，葎草煎剂高、中剂量均能明显增强其排尿功能，同时能显著降低急性肾功能衰竭大鼠尿总蛋白、肌酐和血清尿素氮。肌酐的含量明显改善急性肾功能衰竭大鼠尿蛋白和氮质血症。而对血清中Na^+、K^+、Cl^-含量无明显影响。可见葎草煎剂具有治疗急性肾功能衰竭大鼠的作用。

6. 毒性 小鼠肌内注射蛇麻酮，LD_{50}为600毫克/公斤，1～2小时内死亡。每日肌内注射60毫克/公斤共4星期，未见明显的有害作用，病理组织学检查示肝脏小范围白细胞浸润和肾小管变性病灶，以5%阿拉伯胶悬液灌胃1 500毫克/公斤，1小时内小鼠死亡一半。

【药物制剂】

1. 青菊感冒片

组成：葎草、贯众、大青叶、野菊花全草、苏叶粉。

功能主治：用于预防和治疗感冒。

用法用量：口服，一次5片，1日3次。

2. 止泻冲剂

组成：葎草、辣蓼、土木香、糊精、蔗糖粉适量。

功能主治：止泻收敛。用于急性胃肠炎。

用法用量：口服，一次1～2袋，1日3次。

3. 利尿注射液

组成：葎草花25克，木通50克，苯甲醇1毫升，吐温－80 1毫升。

功能主治：消炎利尿。用于泌尿系统感染，急慢性肾盂肾炎。

用法用量：肌注，一次2毫升，1日1次。

4. 复方葎草糖浆

组成：鲜葎草50公斤，天葵子15公斤，夏枯草15公斤，白及15公斤，鲜蜜20公斤。

功能主治：凉血解毒，抑菌敛肺。用于肺结核。

用法用量：口服，一次20毫升，每天3次。

【附注】

1. 药用部位 葎草的根、花、果穗亦供药用。

参考文献

1. 李俊婕，王晓静．葎草的研究进展．齐鲁药事，2007，26（6）：353.

2. 王新风，杨芳，戈群妹，等．葎草多糖含量测定及其抗氧化性研究．广西植物，2009，29（3）：413.

3. 倪士峰，刘惠，魏博，等．葎草药学研究．吉林中医药，2009，29（2）：162.

4. 周玉娟，刘莉，李少春，等．葎草煎剂治疗急性肾功能衰竭的实验研究．军医进修学院学报，2007，28（4）：287.

◎落地金钱

Luodijinqian

【别名】一朵芙蓉花（《岭南采药录》），钉地金钱、锦地罗（《广东中药志》第一卷），怎地罗、一朵芙蓉（《生草药性备要》），夜落金钱（《广州植物志》），金线吊芙蓉（《南宁市药物志》），丝线串铜钱（《全国中草药汇编》），乌蝇草（《台湾药用植物志》），金雀梅（《新华本草纲要》）。

【来源】为茅膏菜科植物锦地罗 *Drosera burmanni* Vahl 的除去花葶的干燥全草。夏季采，洗净，鲜用或晒干。分布于广东、广西、福建、台湾、云南等地。我省以阳江、湛江、惠州、江门等地区出产较多。

【药材性状】全草呈扁圆形似铜钱状，直径2~2.5厘米，厚0.5~1厘米，叶基生。多重旋状排叠，叶片呈倒卵状匙形，菲薄，青黄色至红棕色，长0.6~1厘米，宽约6毫米，边缘密生红色腺毛，基部渐狭呈叶柄状，具细小膜质托叶。植株底部常有线状、黑褐色的根残存，全体质柔软，仅残留的花葶基部稍硬。气微，味淡。

【性味与归经】甘、微苦，微寒。归肺、大肠经。

【功能主治】清热解毒，祛痰止咳，利湿消积，凉血止血。用于湿热痢疾、泄泻，肺热咳嗽，咽喉肿痛，小儿疳积，血热咯血，衄血，疮疡癣疹。现代有用于幼儿重症腹泻。

【用法用量】内服煎汤，15~30克。外用适量，煎水洗或捣敷。

参考文献

1. 艾国才．连梅止泻汤加减治疗幼儿重症腹泻验案2则．中国中医药信息杂志，2007，14（11）：78.

◎落　葵

Luokui

【别名】潺菜(《广州植物志》)，藤菜(《岭南采药录》)，蔠葵、繁露(《尔雅》)，承露(《尔雅》郭璞注)，天葵(《别录》)，藤葵、胡燕脂(《开宝本草》)，藤儿菜(《日用本草》)，滑藤、西洋菜(《品汇精要》)，御菜、燕脂菜、染绛子(《纲目》)，紫草(《救荒野谱补遗》)，燕脂豆、木耳菜(《植物名实图考》)，紫葵(《福建民间草药》)，紫豆藤(《江苏植物志》)、红藤菜(《陆川本草》)，软藤菜(《南宁市药物志》)，红鸡屎藤(《闽南民间草药》)，藤罗菜(《广西本草选编》)，白虎下须、荞菜七(《云南中草药选》)，滑菜果、寸金丹、粘藤(《全国中草药汇编》)，篱笆菜(《福建药物志》)，软姜菜(《贵州中草药名录》)。

【来源】为落葵科植物落葵 *Basella rubra* L. ［*B. rubra*，L］的叶或全草。夏、秋季采收叶或全草，洗净，除去杂质，鲜用或晒干。分布于我国南、北各地。

【药材性状】茎肉质，圆柱形，直径 3～8 毫米，稍弯曲，有分枝，绿色或淡紫色；质脆，易断，折断面鲜绿色。叶微皱缩，展开后宽卵形、心形或长椭圆形，长 2～14 厘米，宽 2～12 厘米，全缘，先端急尖，基部近心形或圆形；叶柄长 1～3 厘米。气微，味甜，有粘性。

【性味】甘、酸，寒。

【功能主治】滑肠通便，清热利湿，凉血解毒，活血。用于大便秘结，小便短涩，痢疾，热毒疮疡，跌打损伤。现代有用于胸膈烦热，便血，斑疹，疔疮以及鼻出血等症。

【用法用量】内服，煎汤，10～15 克，鲜品 30～60 克。外用适量，鲜品捣敷，或捣汁涂。

【药理作用】

1. 解热作用 落葵 20 毫升/公斤给药后 1、2 及 5 小时对干酵母所致大鼠发热（背部皮下注射 100 克/升干酵母，生理盐水溶液 20 毫升/公斤）均有明显解热作用（$P<0.01$）；10 毫升/公斤时仅在药后 1 小时及 2 小时有解热作用（$P<0.01$），药后 5 小时则作用不明显（$P>0.05$）。

2. 抗炎作用 落葵 20 毫升/公斤对大鼠蛋清性足肿胀有明显抑制作用（$P<0.05$～0.01），而 10 毫升/公斤则作用不明显（$P>0.05$）。落葵 20 毫升/公斤对大鼠甲醛性足肿胀有抑制作用（$P<0.05$），而 10 毫升/公斤则作用不明显，药后第 3、5、7 天，上述两剂量对甲醛性足肿胀均有明显抑制作用（$P<0.01$）。落葵 10 及 20 毫升/公斤对醋酸所致小鼠腹腔毛细血管通透性增高有抑制作用（$P<0.01$）。，落葵 10 及 20 毫升/公斤对 C. M. C 所致大鼠白细胞游走有明显抑制作用（$P<0.01$）。落葵 10 及 20 毫升/公斤对大鼠棉球性肉芽肿均有抑制作用（$P<0.01$）。

3. 抗病毒作用 本植物叶的水提取物对烟草镶嵌病毒有抑制作用，其有效成分为一种糖蛋白。

4. 急性毒性 落葵鲜汁水浴浓缩成 3 克鲜品/毫升的液体。取小鼠 30 只，雌雄各半，体重 21±1 克，禁食 10 小时后经口灌胃给药（20 毫升/公斤），一天内连续 3 次（1 次/4 小时），合计剂量 60 毫升浓缩液/公斤/天，药后立即喂食饲料，连续观察 3 天，记录药后反应。结果，小鼠药后 3 天内外观、行为、二便均属正常，未见异常分泌物，全部存活。其最大耐受量为鲜品 180 克/（公斤·日），为临床成人用量（45 克/日）的 240 倍。

【附注】

1. 注意 脾胃虚寒者慎服，孕妇忌食。

2. 品种情况 落葵的类型和品种颇多。根据花的颜色不同可分为红花落葵、白花落葵和黑花落葵。红花落葵又分为赤色落葵、青梗落葵和广叶落葵。白花落葵又称白落葵、细叶落葵。根据梗色的不同又可分为青梗落葵和红梗落葵。根据茎蔓长短的区别又分为长蔓落葵和短蔓落葵。根据花序封顶早晚的不同还可分为早熟落葵和晚熟落葵。

参考文献

1. 李育浩，吴清和，李茹柳，等．落葵的解热抗炎作用．中药材，1992，15(6)：32.

2. 卢毓星，岳森，卢隆杰．营养保健型蔬菜－落葵．特种经济动植物，2006，(2)：30.

◎韩信草

Hanxincao

【别名】蓝花茶匙癀、大力草、耳挖草（《广东中药志》第一卷），小金牛、蓝花茶匙红（《广东中草药》），金茶匙（《本草求原》），大韩信草（《南宁市药物志》），顺经草（《贵阳民间药草》），调羹草、红叶犁头尖（《湖南药物志》），印度黄芩（《泉州本草》），大叶半枝莲、笑花草（《广西中草药》），虎咬癀、向天盏（《福建中草药》），半枝莲（《陕甘宁青中草药选》），疔疮草、金锁匙、顺筋草、铁灯盏、地苏秫（《全国中草药汇编》），合耳花、龙游香草（《浙江药用植物志》），钩头线（《广西药用植物名录》）。

【来源】为唇形科植物韩信草 *Scutellaria indica* Linn. 的干燥全草。春、夏季开花期采收，拔取全草，抖去泥沙，洗净，晒干。分布于广东、广西、四川、贵州、陕西、江苏、安徽、浙江、江西、福建、台湾、河南、湖南、云南等省区。

【药材性状】全草长10～25厘米。根纤细。茎呈四柱形，有分枝。叶对生，具柄；叶片多皱缩，展平后呈圆形、卵圆形，长1～2厘米，宽0.8～1.5厘米，绿褐色，先端钝，基部心脏形，边缘有钝锯齿，两面密生细毛。总状花序顶生，花冠蓝色，多已脱落。小坚果横生，残留的花萼呈钟状，萼筒背上生有一囊状盾鳞，呈“耳挖”状。气微，味微苦、咸。

【性味与归经】辛、苦，寒。归心、肝、肺经。

【功能主治】清热解毒，活血止痛，止血消肿。用于痈肿疔毒，肺痈，肠痈，瘰疬，毒蛇咬伤，肺热咳喘，牙痛，喉痹，咽痛，筋骨疼痛，吐血，咯血，便血，跌打损伤，创伤出血，皮肤痛痒。

【用法用量】内服煎汤，10～15克，或捣汁，鲜品30～60克，或浸酒。外用适量，捣敷，或煎汤洗。

【附注】

注意　孕妇慎服。

◎酢浆草

Cujiangcao

【别名】斑鸠草、酸味草(《生草药性备要》)，酸斑苋(《岭南采药录》)，小斑鸠酸

(《广东中草药》)，酸箕（李当之《药录》)，三叶酸草(《千金要方》)，酸母草、鸠酸草、小酸茅(《新修本草》)，雀林草(《外台秘要》)，酸浆、赤孙施(《本草图经》)、酸啾啾、田字草(《百一选方》)，酸浆草(《履巉岩本草》)，雀儿草、酸母草(《永类钤方》)，酸饺草(《滇南本草》)，小酸苗(《品汇精要》)，酸草(《摘元方》)，三叶酸、三角酸、雀儿酸(《本草纲目》)，酸迷迷草(《纲目拾遗》)，三口酸浆(《植物名实图考》)，酸酸草(《分类草药性》)，咸酸草、酸酢草(《福建民间草药》)，酸得溜(《江苏省植物药材志》)，铺地莲(《南宁市药物志》)，酸梅草、三叶破铜钱、黄花梅(《江西民间草药》)，老鸭嘴、满天星(《广西中药志》)，黄花草、六叶莲、野王瓜草、王瓜酸、冲天泡、长血草(《湖南药物志》)，酸芝草、酸批子(《闽东本草》)，东阳火草、水晶花(《上海常用中草药》)，蒲瓜酸、鹁鸠酸(《浙江民间常用草药》)，斑鸠酸、三梅草、老鸦酸(《新华本草纲要》)。

【来源】为酢浆草科植物酢浆草 *Oxalis corniculata* L. ［*O. repens* Thunb.］的全草。四季均可采集，以夏、秋季有花果时采药效较好。分布于全国各地。

【药材性状】为段片状。茎、枝被疏长毛。叶纸质，皱缩或破碎，棕绿色。花黄色，萼片、花瓣均5枚。蒴果近圆柱形，有5条棱，被柔毛，种子小，扁卵形，褐色。具酸气。味咸而酸涩。

【性味与归经】酸，寒。归肝、肺、膀胱经。

【功能主治】清热利湿，凉血散瘀，解毒消肿，镇静安神。用于湿热泄泻，痢疾，黄疸，淋证，带下，吐血，衄血，尿血，月经不调，跌打损伤，咽喉肿痛，痈肿疔疮，丹毒，湿疹，疥癣，痔疮，麻疹，心神不宁，心烦，不寐，烫火伤，蛇虫咬伤。现代有用于咳喘，痔疮，肝炎，肾盂肾炎，前列腺炎，附睾炎，神经性皮炎，血栓性静脉炎等。

【用法用量】内服，煎汤，9～15克，鲜品30～60克，或研末，或鲜品绞汁饮。外用适量，煎水洗、捣烂敷、捣汁涂或煎水漱口。

【药理作用】

1. 抗菌作用 50%酢浆草煎剂用平板挖沟法对金黄色葡萄球菌、福氏痢疾杆菌、伤寒杆菌、绿脓杆菌、大肠杆菌均有抑制作用。

2. 瘤胃臌气 取酢浆草鲜草1公斤，水煎取药汁800毫升，加入红糖200克，候温，每只羊灌服200毫升，30分钟后患羊腹胀减轻。

3. 毒性 同属植物毛茛酢浆草能损伤家畜如牛的肾脏，使其血中非蛋白氮（NPN）明显升高。

【药物制剂】

1. 妇炎消胶囊

组成：酢浆草300克，败酱草300克，天花粉250克，大黄300克，牡丹皮150克，苍术250克，乌药300克。

功能主治：清热解毒，行气化瘀，除湿止带。用于妇女生殖系统炎症，痛经带下。

用法：口服，一次3粒，1日3次。

2. 酸麻膏（土家族药）

组成：老鸦酸、麻口皮子药。

功能主治：消炎清热解毒。用于各型婴幼儿湿疹。

用法用量：一日搽3次，1周为一个疗程。

临床疗效：治疗婴幼儿湿疹60例，痊愈17例（28.3%），显效28例（46.7%），好转11例（18.3%），无效4例（6.70%），总有效率93.3%。

3. 芦荟酢浆草膏

组成：芦荟、酢浆草。

功能主治：清热解毒，活血化瘀。用于血栓性静脉炎。

【附注】

注意 孕妇及体虚者慎服。

参考文献

1. 杨保兰．酢浆草治疗瘤胃臌气．中兽医医药杂志，2007，(3)：65.

2. 夏玮．单味鲜酢浆草的临床应用．浙江中医杂志，1995，34（5）：204.

3. 俞菊红．妇炎消胶囊治疗慢性盆腔炎疗效观察．现代中西医结合杂志，2006，15（11）：1513.

4. 符明进，张绍梅．酸麻膏治疗婴幼儿湿疹临床观察．湖南中医学院学报，2005，25（1）：40.

5. 丁良，李静，杨慧，等．酢浆草的研究概况．医学研究与教育，2010，27（3）：77.

6. 陈培龙．芦荟酢浆草膏外敷治疗血栓性静脉炎．中医外治杂志，1998，7（1）：9.

◎紫茉莉根

Zimoligen

【别名】花粉头(《岭南采药录》)，入地老鼠、胭脂花头、喇叭花头、水粉花头、假天麻(《广东中药志》第二卷)，白花参、粉果根(《滇南本草》)，水粉头(《天宝本草》)，粉子头(《四川中药志》)，白粉根、白粉角(《云南药用植物名录》)。

【来源】为紫茉莉科植物紫茉莉 *Mirabilis jalapa* L. 的干燥根。秋末春初采收。挖取块根，除去须根，刮去外皮，洗净，晒干；或蒸后晒干。产于全国各地。我省大部分地区有产。

【药材性状】性状呈不规则圆锥形，稍弯曲。有的有分枝，长6～12厘米，直径1.5～4厘米。表面淡黄白色或灰黄色，有纵沟纹及须根痕，须根痕处凹陷呈浅窝状，顶端有残留茎基。质坚实，不易折断，断面不平坦，呈黄白色或淡黄棕色，粉性，可见散生的点状筋脉（维管束迹），经蒸制者显角质状。气无，味淡，嚼之有刺喉感。

【性味与归经】甘、苦，微寒。归肾、膀胱经。

【功能主治】清热利湿，解毒活血。用于扁桃体炎，前列腺炎，肺痨吐血，热淋，白浊，水肿，赤白带下，关节肿痛，痈疮肿毒，乳痈，跌打损伤。现代有用于糖尿病，崩漏症，月经不调，经行腹痛，乳腺炎。

【用法用量】9～15克（鲜品加倍），水煎服。外用适量，鲜品捣烂敷患处。

【药理作用】

1. 降血糖作用 紫茉莉根醇提物低、中、高剂量组（7.1、14.2、28.4 克/公斤）对正常小鼠血糖无明显降低作用（$P>0.05$），高剂量组能降低肾上腺素及葡萄糖性高血糖小鼠的血糖水平（$P<0.05$）。表明，紫茉莉根醇提物对肾上腺素及葡萄糖造成的小鼠生理性高血糖模型有一定的降血糖作用。

2. 抑菌作用 其煎剂在试管内对金黄色葡萄球菌、痢疾杆菌和大肠杆菌有抑制作用。紫茉莉根甲醇提取物与茎甲醇提取物对梨黑斑病菌和西瓜炭疽病菌菌丝生长具有较好的抑制作用。其根甲醇提取物对以上 2 种病原真菌菌丝生长的抑菌率分别为 85.49% 和 84.78%，茎甲醇提取物为 98.36% 和 75.38%；此外，该 2 种提取物对梨黑斑病菌、西瓜炭疽病菌与草莓灰霉病菌孢子的萌发也具有较好的抑制效果。前者对以上 3 种病原真菌孢子萌发的抑制率依次为 90.50%、73.39%、77.94%；后者分别为 89.91%、84.03% 和 75.90%。

3. 抗癌作用 目前对紫茉莉根的研究主要集中在紫茉莉蛋白（MAP）上。其根的乙醇提取物具有 DNA 裂解作用。为了发现其中具有抗癌活性的 DNA 裂解剂，对其化学成分进行了研究。紫茉莉根乙醇提取物经硅胶柱层析和 Sephadex LH-20 柱层析等方法，光谱分析鉴定了其中 5 种化合物的结构，对前四种化合物进行 DNA 裂解活性、人白血病细胞株和人肝癌细胞株抑制活性测试，这些化合物 DNA 裂解活性均不强，但有不同程度的体外抑制人白血病细胞株和人肝癌细胞株活性。紫茉莉根中葫芦巴碱是一种两性化合物，以内盐的形式存在。葫芦巴碱具有抗肿瘤的活性，在 12.5 毫克·公斤$^{-1}$水平上能使白血病 P388 小鼠生命延长 31%，并对小鼠肝癌（HAC）有明显的抑制作用。

4. 抗病毒作用 紫茉莉蛋白（MAP）和其他核糖体失活蛋白一样，它也具有高度特异的糖苷酶活性。当用 MAP 处理 ECoh 的核糖体时，它可通过特异的切断 235-RNA 中第 2660 位腺嘌呤上的糖苷键，使其失活并进而抑制蛋白质合成的。RIP 有广泛的抗病毒作用，尤其能抑制 HIV-I 工病毒在受感染的巨噬细胞和 T 淋巴细胞内的复制。

5. 其他作用 本植物根所含树脂对皮肤粘膜有刺激作用。根的酸性水浸液静脉注射，可使麻醉兔血压升高。此外 MAP 对妊娠小鼠有堕胎作用，对肿瘤细胞有抗增生作用。

【附注】

1. 注意 孕妇禁用；配伍忌铁。

2. 品种情况 有文献报道，安徽省繁昌县荻港一带的基层医院或药店，将天麻与紫茉莉混为一谈，不加区别地用于临床，这样就直接影响了各自药物的临床效果，还易造成不良反应，应注意区别用药。

参考文献

1. 罗良胜，屈磊磊，杨丽英，等．紫茉莉对高血糖模型小鼠降血糖作用研究．云南中医中药杂志，2009，30（4）：51.

2. 张新生．紫茉莉根治疗糖尿病．中国社区医师，2004，20（5）：42.

3. 彭跃峰，鲁红学，李娜．紫茉莉提取物的抑菌活性．农药，2009，48（2）：147.

4. 王琳，杨德成，江金霖，等．紫茉莉属植物的化学成分和药理活性的研究进展．

中国民族民间医药，2010，19（7）：31.
5. 丁登祥．天麻与紫茉莉的鉴别．时珍国医国药，2005，16（3）：264.
6. 谭经福．紫茉莉在妇科病的应用．中国民族民间医药杂志，2005，（1）：60.

◎紫草茸

Zicaorong

【别名】紫梗、紫胶、虫胶、紫虫胶、紫矿（《广东中药志》第二卷），赤胶（《吴录》），紫铆（《新修本草》）。

【来源】为同翅目胶蚧科昆虫紫胶虫 *Laccifer lacca* Kerr. 吸食寄主树的汁液后分泌的胶质物。用刀将紫胶剥下，除去杂质，平摊放在阴凉通风地方，厚度不超过 15 厘米。要经常翻动，使之干燥不结块。分布于广东、台湾、四川、云南。我省产于丰顺、兴宁、五华、梅州、饶平、紫金、河源、高州、佛冈、新丰、惠东、潮安等地。

【药材性状】本品呈半圆柱状，长短宽狭不一，长 3～10 厘米，宽 1～1.5 厘米。紫褐色或紫红色，表面凹凸不平，有皱纹及小虫眼孔隙。附着于树枝处呈凹沟状，边缘钝圆。质硬而脆，可折断。断面有平行排列的长圆形或圆形虫窝，内有长卵形或圆形虫尸，褐色或暗红色。气微臭，味淡。遇热则软化而发粘。

【性味与归经】苦，寒。归肺、胃、肝经。

【功能主治】清热凉血，解毒透疹。用于麻疹、痘疹因血热毒盛致疹点发出不畅或色紫暗而不红活，斑疹因血热毒盛而色紫黯。现代有用于产后血晕，带下，疮疖肿毒，肝硬化，慢性肝炎等。

【用法用量】3～6 克，水煎服。

【药物制剂】

1. 伤科万花油

组成：紫草茸、紫草、黄连、赤芍、大黄、防风、白芷、独活、羌活、天南星、川芎、白及、三棱、威灵仙、莪术、乌药、乳香、香附、骨碎补、山慈菇、桃仁、蛇床子、苍耳子、蓖麻子、水翁花、陈皮、青皮、柚皮、栀子、砂仁、泽泻、卷柏、墨旱莲、刘寄奴、荷叶、金银花、野菊花、红花、腊梅花、蒲黄、木棉皮、牡丹皮、苏木、油节松、宽筋藤、胡椒、白矾、无名异、倒扣草、韩信草、一点红、田基黄、辣蓼、金耳环、侧柏叶、海风藤、马齿苋、大皂角、过塘蛇、两面针、羊耳菊、大风艾、小罗伞、柳枝、星色草、丁香、没药、大风子、马钱子（制）、草豆蔻、肉豆蔻、芦荟、荜茇、姜皮、蔓荆子、葱头、大蒜、三七、木棉花、葛花、三七姜、谷精草、九层塔、血竭、刺苋、铁包金、桉油、八角茴香油、松节油、薄荷油、肉桂油、冰片、水杨酸甲酯、丁香罗勒油。

功能主治：清热解毒，祛瘀止血，消肿止痛，收敛生肌。用于水火烫伤，跌打损伤，刀伤出血。

用法用量：外搽，1 日 3 次；外敷，将药棉蘸药油适量敷于患处，1 日 1 次。

2. 依赫－乌兰－13 汤（蒙族）

组成：紫草茸、栀子、土木香、金莲花、珍珠杆、诃子。

功能主治：清血热。用于血热头痛，目赤，高血压症。

用法用量：口服，一次3~5克，1日1~2次，或水煎服。

3. 其他制剂 二十五味鬼臼丸（含有紫草茸，用于治疗气滞血瘀型盆腔炎），真吾素交（含有紫草茸，用于治疗风湿性关节炎）。

【附注】

1. 注意 孕妇禁用。

2. 品种情况 紫草茸有异物同名问题，用发痘疱的紫草茸应为根头有白毛的紫草，亦即紫草之带嫩苗者，而非紫胶。

参考文献

1. 杨春燕，曹新胜．二十五味鬼臼丸治疗气滞血瘀型慢性盆腔炎20例．医学创新研究，2007，4（32）：123~124.

2. 尕日毛．藏药真吾素交治疗风湿性关节炎220例．中国民族医药杂志，2008，（1）：30.

◎黑面神

Heimianshen

【别名】田中逵(《岭南采药录》)，四眼叶(《南宁市药物志》)，夜兰茶(《岭南草药志》)，铁甲将军、老鸦写字、庙公仔(《广东中药》)，鸡肾叶（广州空军《常用中草药手册》)，锅盖仔、乌漆臼、青漆、山树兰(《全国中草药汇编》)，山桂花、漆生草、猴写字(《福建药物志》)，野甜菜(《西双版纳傣药志》)，黑面叶、青凡木、蚊惊树(《岭南中草药撮要》) 黑画符(《广东中药志》第一卷)，锅盖叶、漆舅(《广东中草药》)，光漆大伯，鬼划符(《粤北草药》)。

【来源】为大戟科植物黑面神属植物黑面神 *Breynia fruticosa*（Linn.）Hook. f. 的干燥嫩枝叶。全年可采收，割取嫩枝叶，晒干。分布于我省各地及海南、广西、云南、福建、浙江、贵州等省区。

【药材性状】枝常呈紫红色，小枝灰绿色，无毛。叶互生，单叶，具短柄；叶片革质，卵形或宽卵形，长3~6厘米，宽2~3.5厘米，端钝或急尖，全缘，上面有虫蚀斑纹，下面灰白色，具细点，托叶三角状披针形。枝及叶干后变为黑色。气微，味淡微涩。

【性味与归经】微苦，凉；有小毒。归脾、胃经。

【功能主治】清热祛湿，活血解毒。用于腹痛吐泻，湿疹，缠腰火丹，皮炎，漆疮，风湿痹痛，产后乳汁不通，阴痒。现代有用于慢性支气管炎，漆过敏，湿疹，刀伤出血，阴道炎等。

【用法用量】15~30克，水煎服。外用适量，煎水洗患处。

【药理作用】

1. 抗菌作用 1:1200黑面神流浸膏稀释液在试管内对放黄色葡萄球菌、绿脓杆菌、大肠杆菌、福氏痢疾杆菌、甲型链球菌均有很强的抑菌作用，可能与其所含鞣质有关。

2. 抗病毒作用 黑面神全草提取物（100～500 微克/毫升）对鼠 RNA 病毒逆转录酶和人 DNA 聚合酶有抑制作用，其 IC_{50} 分别为 2.0 微克/毫升和 5.0 微克/毫升。青凡木（黑面神）对腺病毒、水疱性口炎病毒显示较低的 GP1E，表明有强的抗病毒活血，但其细胞毒性大，ST ≦ 1。

3. 毒理 小鼠腹腔注射 5% 黑面神注射液（去鞣质）每只 0.4 毫升，观察 2 星期无死亡。家兔静脉注射 40 毫升后，再每日注射 4 次，每次 20 毫升，连续 10 日，未见异常。15 日后解剖检查，各脏器无任何改变。

【药物制剂】黑面神在岭南地区使用有较悠久的历史，为广东习用的地产药材。

1. 复方黑面神糖衣片（浸膏片、糖浆）

组成：黑面神 6 克，东风桔 30 克，鸭跖草 10 克，海芋 10 克，补骨脂 3 克。

功能主治：清热解毒，止咳平喘，用于慢性气管炎。

用法用量：一次 6 片，1 日 3 次。

2. 复方东桃片

组成：黑面神 15 克，东风桂根 15 克，五指毛桃 15 克，女贞子 10 克，甘草 3 克。

功能主治：止咳平喘，扶正培本。用于慢性气管炎。

用法用量：一次 6 片，1 日 2 次，饭后服。

3. 黑面神合剂（Ⅱ）

组成：黑面神叶 15 克，东风桔根 15 克，鸭跖草 15 克，尖尾芋根茎 50 克，补骨脂 10 克（前四味为鲜品量）以上为一剂量。

功能主治：补虚固本，消炎止咳。用于慢性气管炎。

用法用量：口服，1 日 1 剂，10 天为一疗程。

4. 黑面神合剂（Ⅰ）

组成：黑面神、狗脊、青葙（花籽）各等量。

功能主治：消炎。用于子宫内膜炎，附件炎。

用法用量：口服，一次 30 毫升，1 日 1～2 次。

【附注】

1. 注意 孕妇禁忌。不可过量服用，过量服用可引起呕吐、头晕、头痛、上腹不适；严重者出现中毒性肝炎，引起肝昏迷甚至死亡。故应用时易去表皮，煎水用蜜糖冲服，以减轻毒性，并严格控制用量。

2. 药用部位 黑面神的嫩枝叶主要作外用，根多作内服。黑面神的干燥根呈弯曲的圆柱形，表面棕红色，有皱纹。该品味苦性寒，有毒，功能清热解毒，散瘀消肿。用于咽喉肿痛，乳蛾喉痹，砂淋，白浊，湿热泄泻。

参考文献

1. 彭伟文，梅全喜，戴卫波．广东地产药材黑面神研究进展．亚太传统医药，2010，6（7）：137.

◎筋 骨 草

Jingucao

【别名】青鱼胆、苦地胆、金疮小草(《岭南中草药撮要》)，白毛夏枯草、散血草(《广东中药志》第二卷)，雪里青(《百草镜》)，见血青、白头翁(《植物名实图考》)，退血草(《分类草药性》)，白夏枯草(《苏州本产药材》)，散血丹、白毛串、白喉草、四季春草、大叶刀焮草(《福建民间草药》)，白调羹(《闽东本草》)，朋花、雪里开花、青石藤、一盏灯、野鹿衔花、天青地红、叶下红、爬爬草(《湖南药物志》)，活血草、地龙胆(《四川中药志》)，苦草、苦胆草、四季春、大本四时春、七层宝塔、小将军、透骨消（广西、广东)，地蝌娘（广西)，蚊毒草、大叶退焮草（福建)。

【来源】为唇形科植物筋骨草 *Ajuga decumbens* Thunb. 的全草。春、秋季花期采收。拔取全草，抖净泥沙，鲜用或晒干。主产于广东、江苏、安徽、浙江、江西、福建、湖北、湖南、广西、四川、贵州、云南等地。我省东部及中部以北地区有产。

【药材性状】性状全草长 10 ~ 30 厘米。根细小，暗黄色。茎方柱形，多分枝，表面灰黄色或暗绿色，密被白色柔毛，质较柔韧，可折断。叶对生，多皱缩，易破碎，完整叶片展平后呈匙形或倒卵状披针形，长 2. 5 ~ 6 厘米，宽 1. 5 ~ 2. 5 厘米。绿褐色，叶缘有波状粗齿；叶柄具狭翅。间见叶腋有轮伞花序，花细小，干缩。黄棕色。气微，味苦。

【性味与归经】苦、甘，寒。归肺、肝经。

【功能主治】清热凉血，止咳化痰，解毒消肿。用于血热妄行所致的吐血，衄血，肺热喘咳，咽喉肿痛，肺痈，赤痢。现代有用于急性阑尾炎，慢性气管炎，肺炎。外用治痈肿疔疮，跌打损伤。

【用法用量】9 ~ 15 克（鲜品 60 ~ 90 克)，水煎服。外用适量，鲜品捣烂敷患处。

【药理作用】

1. 对呼吸系统的作用

（1）镇咳作用　白毛夏枯草酸性乙醇提取物、黄酮苷、总生物碱、总酸酚及皂苷等给小鼠灌胃，都有一定的镇咳作用（氨雾引咳法)。其中黄酮苷镇咳效果较好，小鼠腹腔注射 2. 5 毫克/只的镇咳作用与可待因 0. 4 毫克/只相似。总黄酮对小鼠有强而稳定的镇咳作用，其作用为直接抑制咳嗽中枢。木犀草素 250 毫克/公斤灌服或 125 毫克/公斤腹腔注射对氨雾引起的小鼠咳嗽也有强而稳定的镇咳作用，并能对抗电刺激麻醉猫和去大脑猫喉上神经引起的咳嗽，证明其作用部位是在脑干部位咳嗽中枢。

（2）祛痰作用　酸性乙醇提取物、黄酮苷、总酸酚、总生物碱及木犀草素等给小鼠灌胃均有一定祛痰作用（酚红法)。大鼠灌服木犀草素 200 毫克/公斤后，可使呼吸道分泌量显著增加，给药后平均每 1 小时分泌量约为正常值的 550% 左右，具有较好的祛痰作用（毛细管法)。祛痰作用不是通过刺激胃 - 十二指肠粘膜化学感受器反射引起的，而是直接刺激呼吸道粘膜分泌细胞，使分泌增加，对痰内酸性粘多糖纤维也有一定溶解作用，并能降低毛细血管通透性。

（3）平喘作用　碱性乙醚提取物及木犀草素对豚鼠离体气管平滑肌有直接扩张作用。

0.5 毫克，1 毫克和 2 毫克不同剂量的木犀草素能拮抗组胺和乙酰胆碱对气管条片肌的兴奋作用，解除挛缩，其作用随剂量加大而增强。并能舒张整体动物的支气管和小支气管平滑肌。用组胺加乙酰胆碱混合物喷雾法证明，酸性乙醇提取物、黄酮苷及总生物碱给豚鼠腹腔注射，均有一定平喘作用。黄酮苷作用较强，其强度约为氨茶碱的 1/2。平喘是直接扩张支气管平滑肌和抗感染的结果。总酸酚和皂苷无平喘作用。

2. 抑菌、抗病毒作用 水煎液和醇 - 醚提取物在试管内有一定抑菌作用。以铅盐将提取液中杂质去除后，所得酸醚提取物的抑菌作用最强。对金黄色葡萄球菌、卡他球菌、肺炎链球菌、甲型链球菌、绿脓杆菌等抑制作用较明显。木犀草素 10 毫克/毫升在体外对以上细菌也均有抑制作用。并可减少金黄色葡萄球菌感染引起的小鼠死亡，显示较强的体内抗感染作用。木犀草素对猪疱疹（H Suis）病毒有很强的抑制作用。

3. 对心血管的作用 木犀草素对大鼠、猫有明显而持久的急性降压作用。对犬的心肺装置，木犀草素 5 ~ 10 毫克可使动脉压增加而降低静脉压，增加冠脉血流量。大鼠 0.5 克/公斤皮下注射有增强毛细血管的作用。10 毫克/公斤静注对麻醉犬具有明显增加冠脉血流量及降低冠脉血管阻力的良好作用，而对心肌耗氧量无明显影响。

4. 抗炎作用 木犀草素肌内注射对二甲苯诱发的小鼠耳部炎症有明显的抑制作用，其抗炎作用与剂量呈线性关系，ED_{50} 为 106 毫克/公斤，其作用发生较快，且维持较久。木犀草素肌内注射（80 毫克/公斤和 160 毫克/公斤），对分别由角叉菜胶与酵母诱发的大鼠踝关节肿胀和巴豆油诱发大鼠肉芽肿均有明显抑制作用。利用醋酸诱发大鼠急性胸膜炎模型，木犀草素肌内注射可使胸腔液体明显减少，表明其对于急性炎症反应具有明显的抗渗出作用，而对渗出液中白细胞总数无明显改变，其作用机制可能与安乃近相似。木犀草素 20 毫克/（公斤·天），腹腔注射，共 7 天，明显抑制大鼠植入羊毛球所致炎症过程的增殖和渗出。筋骨草水煎液和筋骨草醇洗液均有抗炎作用，其中醇洗液更佳，有明显量效关系。表明筋骨草醇洗液为筋骨草抗炎的主要活性部位，剂量在 3 ~ 12 克·公斤$^{-1}$之间有明显的量效关系。

5. 抗过敏及对免疫功能的影响 木犀草素（终浓度 1.09×10^{-4} mol/L 与 2.18×10^{-4} mol/L）能明显抑制致敏豚鼠离体回肠平滑肌过敏性收缩反应（Shultz - Dale 反应）。该药对慢反应物质（SRS - A）引起的豚鼠回肠收缩有明显的抑制作用，IC_{50} 为 2.76×10^{-5} mol/L，且可使 SRS - A 累积量效曲线平行右移，两者呈竞争性拮抗；对组胺引起的豚鼠回肠收缩亦有明显的抑制作用，但累积量效曲线表明为非竞争性拮抗。木犀草素亦可剂量依赖性地抑制电刺激引起的大鼠输精管收缩，但这种作用不是通过竞争性地拮抗 α 受体或 α_2 受体，而是直接的解痉作用，由此表明，木犀草素抑制 Schultz - Dale 反应可能与其竞争性拮抗 SRS - A 和直接解痉作用有关。应用抗体定量测定法（PFC 分光光度计测定法）和特异性玫瑰花结形成试验两项指标，观察到木犀草素对由环磷酰胺造成免疫功能低下的小鼠抗体生成量以及免疫应答早期阶段均有明显的促进作用，但对正常小鼠免疫功能无明显影响，表明其具有一定的免疫恢复作用。木犀草素（30 毫克/公斤和 60 毫克/公斤）肌内注射，共用药 30 天能增加豚鼠的实验性过敏性脑脊髓炎的发病率，提示有免疫增强作用。用^3H - TdR 掺入法证明，不同浓度木犀草素（10^{-9} ~ 10^{-5}摩升/升）对静止的和亚适浓度的植物血凝素（30 ~ 60 微克/毫升）及刀豆球蛋白 A（ConA）（10 微克/毫升）激活的小鼠脾脏T淋巴细胞增殖反应均有促进作用；木犀草素对LPS（脂多糖）激活的小鼠脾脏B淋巴细胞的增殖反应无明显作用。表明木犀草素对T淋巴细胞有致分裂素样的免疫增强作用，而对B淋巴细胞的增殖无明显影响。木犀草素在不同浓度（$4\times10^{-7}\sim10^{-5}$mol/L）时，用荧光法研究表明对酵母多糖诱导的大鼠腹腔巨噬细胞H_2O_2释放呈浓度依赖性的抑制，且以木犀草素与巨噬细胞共同培养4小时抑制作用最明显。

6. 抑瘤作用 试验采用肿瘤移植的动物模型，进行筋骨草水提液对小鼠S_{180}肉瘤的抑瘤试验。通过重复试验，2次试验的抑瘤率分别为81%和73%，与对照组比$P<0.01$。表明筋骨草水提液对小鼠S_{180}肉瘤有明显的抑制作用。

7. 其他作用 对实验性动脉粥样硬化家兔皮下注射10毫克/（公斤·天），共20天，可降低血胆固醇50%，β－脂蛋白33%，与β－脂蛋白结合的胆固醇60%，主动脉脂质也显著减少。木犀草素对NK/LY腹水瘤细胞体外培养有抑制生长的作用。杯苋甾酮具有雌激素活性，未成熟大鼠口服10毫克／（公斤·天）或50毫克／（公斤·天），共3天，子宫重量增加，但对卵巢重量影响不大。筋骨草有效部位黄酮类粗品可明显降低CCl_4性肝损伤小鼠血清ALT的活性，表明筋骨草有良好的保肝作用。有研究发现筋骨草总黄酮对系膜增生性肾小球肾炎（MsPGN）大鼠有较好的治疗作用。

8. 毒性 酸性乙醇提取物灌胃小鼠的LD_{50}为254～288克（生药）／公斤，腹腔注射LD_{50}为39.9～42.0克（生药）／公斤。木犀草素口服最大剂量2500毫克/公斤尚未见小鼠中毒死亡，腹腔注射其LD_{50}为180毫克/公斤。豚鼠每日以木犀草素（相当于成人每日用量的50倍）灌胃共20天，未见有毒性改变。

【药物制剂】

筋骨草片（胶囊）

组成：白毛夏枯草

功能主治：清热解毒，止咳祛痰，平喘。用于急慢性支气管炎，肺脓疡。

用法用量：片剂，口服，一次4～6片。胶囊剂，口服，一次3～4粒。1日3次。

【附注】

1. 注意 孕妇慎用。

2. 品种情况 筋骨草、金疮小草、紫背金盘等植物为筋骨草属的近缘种植物，再加上全株都被有白色柔毛，外形略似夏枯草，故人们又冠以白毛夏枯草的名称，都作为筋骨草使用，久而久之同类品就混在一起，沿用至今，其实这是不科学的。

参考文献

1. 曾茂贵，贾铷，吴符火．筋骨草对小鼠S180肉瘤的抑瘤试验．福建中医学院学报，2003，13（2）：30.

2. 曾茂贵，贾铷，吴符火．筋骨草抗炎有效部位及其量效关系研究．福建中医学院学报，2009，19（6）：27.

3. 马志平，黄榕．筋骨草有效部位黄酮类粗品的保肝试验．海峡药学，2002，14（5）：40.

4. 南丽红，彭卫华，方泰惠，等．筋骨草总黄酮治疗系膜增生性肾小球肾炎大鼠的实验研究．中国中医急症，2009，18（11）：1849.

5. 戴子启，李云耀，易刚强，等．筋骨草属几种易混植物本草考证及鉴定．中国医药导报，2010，7（3）：104.

◎粤蛇葡萄

Yueshеputao

【别名】田蒲茶根(《岭南中草药撮要》)，田浦茶、山甜茶、赤枝山葡萄(《广东中药志》第二卷)，牛牵丝、红血龙(《中药大辞典》)，白菇茶、牛劝须、辣梨茶(《全国中草药汇编》)，狮子藤(《湖南药物志》)，虾须藤(《福建药物志》)，过山龙、骨疼搜、红脑藤(《浙江药用植物志》)，藤茶、铁甲将军(《广西药用植物名录》)，母猪精藤(《贵州中草药名录》)，背带藤（海南)，无莿根(《全国中草药展览会资料选编》)。

【来源】为葡萄科植物粤蛇葡萄 *Ampelopsis cantoniensis*（Hook. et. Arn.）Planch. 的根或全株。全株在夏、秋季采收，洗净，除去杂质，切碎，晒干，秋后挖取根部，洗净，切片，晒干。分布于广东、湖南、浙江、安徽、江西、海南、广西、云南等省区。

【药材性状】多已斩成短段。茎枝呈类圆形，表面褐色或棕褐色，有不规则的纵棱沟纹和碗状凸起的叶痕，有芽或嫩枝叶；老茎枝表面布有小瘤状凸起，有的凸起处有须根状卷须，有的须根状卷须末端膨大成小圆形吸盘状物；正常卷须较为粗壮；质较韧，断面纤维性。叶浅棕色，长可超过15厘米；小叶稍卷缩，薄革质，两面均灰绿色或上面颜色较深，展平后呈长矩圆形或长卵形，长2～10厘米，宽1～5厘米，顶端渐尖或尾尖，基部圆形或楔形，稍下延，侧小叶基部常一侧偏斜；边缘有疏锯齿。叶柄较短。全体无毛。气微，味微酸而稍涩。

【性味与归经】涩，寒。归肺、肝经。

【功能主治】清热解毒，清利湿热。用于咽喉肿痛，耳痈，肺热咳嗽，风湿热痹，热淋，湿热水肿。外用疖疮脓肿，外伤感染，瘰疬，附骨疽。

【用法用量】30～60克，水煎服。外用适量，研末调敷或取鲜品捣烂敷患处。

【药理作用】

1. 抗菌作用 粤蛇葡萄中含有的二氢杨梅素为3，5，7，3'，4'，5' -六羟基-2，3-双氢黄酮醇（dihydromyricetin DMY)，又名蛇葡萄素（ampelopsin)，是一种重要的黄酮类化合物。DMY对枯草芽胞杆菌、金黄色葡萄球菌、沙门菌、大肠埃希菌、产气杆菌、啤酒酵母、黏红酵母、青霉、黑曲霉、黄曲霉、毛霉及根霉均有抑菌作用，尤其对革兰阳性、革兰阴性球菌或杆菌作用明显。DMY对金黄色葡萄球菌、沙门菌、大肠埃希菌、产气杆菌的最低抑菌浓度（MIC）均为0.625毫克·毫升$^{-1}$，最低杀菌浓度（MBC）分别为0.625、0.625、1.25、1.25毫克·毫升$^{-1}$；对枯草芽胞杆菌无杀菌作用，MIC为0.625毫克·毫升$^{-1}$。DMY（含量90%）对牛奶酸败混合菌群和真菌具有明显的抑制作用，并随浓度增加而抑菌作用增强。在pH 7.0时，纯度为99.5%的DMY对金黄色葡萄球菌、大肠埃希菌和铜绿假单胞菌标准株的MIC分别为0.23、1.80、0.90毫克·毫升$^{-1}$，MBC分别为0.45、1.80、1.80毫克·毫升$^{-1}$；对金黄色葡萄球菌、大肠埃希菌和白假丝酵母菌临床分离株的 MIC 分别为 0.06、1.80、0.90 毫克·毫升$^{-1}$，MBC 分别为 0.11、1.80、1.80 毫克·毫升$^{-1}$。

2. 对血糖、血脂的调节作用 DMY（含量为98.4%）0.25 克·公斤$^{-1}$灌胃7天能明显抑制四氧嘧啶诱导的小鼠血糖升高；0.125 和0.25 克·公斤$^{-1}$灌胃均明显抑制肾上腺素诱导的小鼠血糖升高；给药后1小时对葡萄糖负荷小鼠的血糖有明显降低作用，但对正常小鼠血糖无明显影响。DMY 0.125 和0.25 克·公斤$^{-1}$灌胃给药30天对链脲霉素诱导的大鼠血糖升高有抑制作用，同时升高血清胰岛素水平，胰腺组织中淋巴细胞浸润明显减少，炎症反应明显减轻，胰岛数目明显增加。DMY 对链脲霉素诱导的高血糖大鼠血清三酰甘油（TG）含量有降低作用，对血清总胆固醇（TC）、高密度脂蛋白胆固醇（HDL－C）含量无明显影响，使血清 SOD－Cu. Zn 活性升高、丙二醛含量降低。DMY 0.5 和1.0 克·公斤$^{-1}$灌胃10天能使高脂乳剂引起的小鼠高脂血症 TC、TG 含量降低，不影响 HDL－C 含量。

3. 对平滑肌作用 DMY 0.16、0.8、4.0mmol·L^{-1}浓度时非竞争性抑制去甲肾上腺素（NE）和 Ca^{2+} 对兔胸主动脉条收缩，使 NE 和 Ca^{2+} 收缩兔胸主动脉条的曲线非平行右移，最大收缩效应降低，pD2’值分别为2.35 和2.10；使 KCl 兔胸主动脉条去极化收缩的曲线非平行右移，最大收缩效应降低，pD2’值为2.65；DMY 0.16、0.8、4.0mmol·L^{-1}浓度给药，使高 KC1（60mmol·L^{-1}）兔胸主动脉条去极化收缩呈时间依赖性抑制，抑制强度随 DMY 浓度增加而增强，给药30分钟时分别抑制27.4%、47.2%、67.2%。DMY 0.8、4.0mmol·L^{-1}浓度时使依赖细胞内 Ca^{2+} 的 NE 致兔胸主动脉条收缩抑制20.4%和41.5%，与对照值54.8%和52.6%比 $P<0.01$；使依赖细胞外 Ca^{2+} 的 NE 致兔胸主动脉条收缩抑制38.6%（对照值48.8%，$P<0.05$）和46.4%（对照值47.2%，$P>0.05$）；DMY 抑制高 K^+ 所致兔胸主动脉条去极化收缩的作用比抑制 NE 所致兔胸主动脉条受体依赖性收缩的作用强；因此认为，DMY 可能通过阻滞细胞 Ca^{2+} 通道而发挥作用。

4. 护肝作用 DMY 0.05、0.10 克·公斤$^{-1}$灌胃7天能明显降低四氯化碳急性肝损伤小鼠血清中丙氨酸氨基转移酶（ALT）和天冬氨酸氨基转移酶（AST）活性；明显降低 D－半乳糖胺急性肝损伤小鼠血清中 ALT、AST 活性和总胆红素（T－BIL）含量；明显降低异硫氰酸萘酯急性肝损伤小鼠血清 ALT 活性和 T－BIL 含量。DMY 0.1、0.3、0.6 克·公斤$^{-1}$灌胃7～8天，对四氯化碳和 D－半乳糖所致急性肝损伤小鼠血清 ALT 和 AST 均有明显的降低作用，并随 DMY 剂量的增加而增强。饲料中含0.1% DMY 喂养大鼠，能明显抑制 D－半乳糖胺肝损伤大鼠血清 ALT、AST、乳酸脱氢酶（LDH）、a－生育酚水平和谷胱甘肽与氧化型谷胱甘肽的比值的升高。DMY 对体外培养的大鼠肝细胞四氯化碳中毒性损伤、D－半乳糖胺和脂多糖诱导的小鼠肝损伤有显著的保护作用。也有报道认为 DMY 有肝细胞毒性作用。

5. 抗氧化作用 纯度为95%的 DMY，浓度为5、10、20umol·L^{-1}时能明显抑制大鼠心肌、肝和脑组织匀浆中丙二醛（MDA）的生成，并随 DMY 浓度增加而抑制 MDA 生成的作用增强；60分钟内时间依赖性抑制维生素 C＋Fe^{2+} 诱导的肝线粒体膨胀，存在剂量依赖关系；抑制细胞色素＋Fe^{2+}、H_2O_2＋Fe^{2+} 和维生素 C＋Fe^{2+} 诱导心肌、肝、脑组织线粒体 MDA 的生成。含量99%的 DMY，浓度为0.01%、0.02%、0.03%、0.04%时，对试验系统中二苯三硝基苯肼（DPPH）自由基的清除率为73.3%、81.4%、87.7%和91.5%；对 $FeSO_4$依地酸诱导的亚油酸过氧化体系中 MDA 的生成有抑制作用，随 DMY 浓度增加而抑制 MDA 生成的作用增强，同时试验体系中生成了 DMY·Fe^{2+}络合物。DMY 为 DMY 能明显抑制油脂中 MDA 的生成，随 DMY 纯度（60%~90%）增加抗氧化作用增强；对动物油和植物油均有很强的抗氧化作用。

6. 抗肿瘤作用 DMY 浓度为0.8~500umol·L^{-1}时，对体外培养的小鼠 B16 黑色素瘤细胞的抑制达27.8%~78.9%。DMY 浓度为20、40、80umol·L^{-1}时，能抑制体外培养的小鼠 B16 黑色素瘤细胞对重组细胞基底膜的侵袭，侵袭抑制率分别为36.1%、59.6%、79.1%；同时抑制 B16 瘤细胞的运动能力，运动能力抑制率分别为51.6%、56.5%、66.8%；降低 B16 瘤细胞对层黏连蛋白、纤维黏连蛋白和重组细胞基底膜的黏附，降低瘤细胞黏附的效应与 DMY 浓度呈正相关。DMY 100、200、250 毫克·公斤$^{-1}$给每只尾静脉注射2×10^5个 B16 瘤细胞的小鼠灌胃18天，能明显抑制小鼠 B16 瘤细胞肺转移灶，抑制率分别为31.0%、40.6%、61.2%。DMY 可能通过抑制 B16 瘤细胞 DNA 的合成而产生抑癌作用。从粤蛇葡萄中分离的 DMY 对酪氨酸酶活性呈竞争性抑制，IC_{50}为0.208mmol·L^{-1}，K_i值为0.082mmol·L^{-1}。对酪氨酸酶活性的抑制可能是 DMY 抑制黑色素瘤细胞增殖的机制。DMY 对 HK-1 人鼻咽癌细胞株和 MCF-7 乳腺癌细胞株有明显的抑制作用，随 DMY 浓度增加而抑癌作用增强，IC_{50}分别为50.0、79.4 微克·毫升$^{-1}$。DMY 对 HL-60、K562 白血病细胞株和 Bel-7402 肝癌细胞株有明显的抑制作用，随 DMY 浓度增加而抑癌作用增强，IC_{50}分别为12.4、18.4、18.6 微克·毫升$^{-1}$。DMY 的乙酸化物对 KB 人口腔癌细胞株和 MCF-7 乳腺癌细胞株有很强的选择性细胞毒作用，ED_{50}分别为0.6 微克·毫升$^{-1}$和2.0 微克·毫升$^{-1}$。

7. 其他作用 DMY 能防止敏感细胞感染艾滋病病毒（HIV-1），显著降低 HIV-1 P24 抗原的表达，干扰 HIV-1SF33 吸附到 MT-4 细胞，对细胞保护作用的 EC_{50}为0.175 毫克·毫升$^{-1}$，对 P24 抑制的 EC_{50}为0.024 毫克·毫升$^{-1}$；在共孵育系统中的 EC_{50}分别为0.229 毫克·毫升$^{-1}$和0.197 毫克·毫升$^{-1}$；在急性感染期的 EC_{50}分别为0.179 毫克·毫升$^{-1}$和0.348 毫克·毫升$^{-1}$；能减少 PBMCs 细胞表面 CXCR4 与 HIV-1 的共受体，DMY1 毫克·毫升$^{-1}$时使 CXCR4 大约减少70%；DMY 还能增强免疫抑制小鼠的免疫功能，对 HIV-1 的吸附、孵育与急性感染显示强大的抑制作用。DMY 能显著促进小鼠毛发上皮细胞增殖，对20-羟基脱皮甾醇有拮抗作用，拮抗20羟基脱皮甾醇为50 nmol·L^{-1}浓度时的 ED_{50}为33umol·L^{-1}。DMY 0.05、0.10 克·公斤$^{-1}$灌胃10天明显提高环磷酰胺免疫抑制小鼠血清溶血素水平；0.10 克·公斤$^{-1}$灌胃7天明显增加正常小鼠单核-巨噬细胞吞噬功能。DMY 添加到饲料中，在含量低于0.05%时有促进肉鸡免疫器官发育，并有提高肉鸡免疫抗体效价的作用。DMY 对大鼠酒精引起的肌肉松弛有抑制作用。DMY 0.5、1.0 克·公斤$^{-1}$给小鼠灌胃，能显著增强呼吸道酚红排出量和减少氢氧化铵引起的咳嗽次数，有祛痰、止咳作用。

参考文献

1. 董倩倩，陈立峰．二氢杨梅素药理研究进展．中南药学，2005，3（5）：295.

◎猴耳环

Houerhuan

【别名】围涎树、蛟龙木、洗头木、落地金钱(《广东省中药材标准》)，三不正、洗头树(《广东中药志》)，婆劈树、鸡三树、尿桶公(《全国中草药汇编》)，木耳木(《福建药物志》)。

【来源】本品为豆科植物猴耳环 *Archidendron clypearia*（Jack.）Nielsen 的干燥带叶茎枝。全年可采，割取带叶茎枝，晾干或晒干。分布于广东、浙江、福建、云南、广西、海南等省区，我省各地有产。

【药材性状】本品为带小枝的羽状复叶。幼嫩小枝有明显的纵棱，表面棕色至棕褐色，被短细绒毛。叶互生，略皱缩，展平后呈二回羽状复叶：小叶片近菱形，长 1.3～8.5 厘米，宽 7～32 毫米，先端渐尖或急尖，基部近截形，偏斜，上表面棕褐色。表面灰竭色，薄革质，极易脱落。气微，味微苦涩。

【性味与归经】微苦、涩，微寒。归脾、胃、肝经。

【功能主治】清热解毒，凉血消肿，止泻，去湿敛疮。用于乳娥，咽喉肿痛，胃脘痛，湿热泄泻，肠风下血，痔疮，湿疹。外用治水火烫伤，烂脚，疮痈疖肿。现代有用于咽喉炎，扁桃体炎。

【用法用量】6～9 克，水煎服。外用适量，研末调茶油或取鲜品捣烂敷患处。

【药理作用】

1. 抑制巨噬细胞 NO 释放　猴耳环的60%乙醇提取物具有很强的 NO 释放抑制活性，并对其中的乙酸乙酯萃取部分进行了进一步的分离，分离得到了8个化合物，并分别对其抑制大鼠巨噬细胞 NO 释放活性进行了测定，发现（－）－5，3′，4′，5′－四羟基黄烷－7－没食子酸酯具有较强的 NO 释放抑制活性，（－）－（2R 3R）－表没食子儿茶素－7－没食子酸酯和杨梅树皮素－3－O－α－L－吡喃鼠李糖苷具有较弱的活性。

2. 抗病毒作用　采用 CPE 法进行猴耳环水提取物体外抗病毒试验，按 Reed－Muench 方法计算 TC_{50}、IC_{50}和 TI，观察其体外对流感病毒引起的细胞病变的影响，在体内采用小鼠经滴鼻感染流感病毒造成肺炎模型，以肺部炎症、死亡率和生命延长率为指标，观察猴耳环水提取物体内抗流感病毒的活性。结果发现，猴耳环水提取物在体外对流感病毒引起的细胞病变有明显抑制作用，其 IC_{50}生药为 3.33 毫克/毫升，TI 为 7.48 毫克/毫升；在给生药药剂量为 8～20 克/公斤时，对流感病毒所致的小鼠肺部炎症有明显抑制作用，并能明显降低流感病毒感染小鼠的死亡率和延长其存活时间，表明猴耳环水提取物在体内外均具有明显抗流感病毒的作用。采用体外抗病毒活性追踪的方法，对中抗病毒活性成分进行了研究，结果从猴耳环中分离得到的特利色黄烷（5，7，3’，4’，5’－五羟基黄烷）、杨梅苷（杨梅素－3－O－α－L－鼠李吡喃糖苷）、槲皮苷（槲皮素－3－O－α－L－鼠李吡喃糖苷）、槲皮素，均具有较好的体外抗呼吸道合胞病毒（RSV）活性。

3. 抗氧化作用　采用 DPPH 自由基清除能力以及氧自由基清除能力（ORAC）两种活性测试方法，考察从猴耳环中分离的8个化合物的体外抗氧化能力。实验结果表明，没食子酸（1），没食子酸乙酯（2），（-）-（2R，3R）-表没食子儿茶素（3），（-）-5，7，3′，4′，5′-五羟基黄烷（4），（-）-（2R 3R）-表没食子儿茶素-7-没食子酸酯（5），（-）-5，3′，4′，5′-四羟基黄烷-7-没食子酸酯（6），槲皮素-3-O-α-L-吡喃鼠李糖苷（7），杨梅树皮素-3-O-α-L-吡喃鼠李糖苷（8）等8个化合物都具有很强的DPPH自由基清除活性，其中化合物S、7和8的氧自由基清除能力强于VC，且各单体化合物对于不同的自由基表现出了不同的体外抗氧化能力。

4. 抑制T淋巴细胞增殖 猴耳环所含没食子酸、没食子酸乙酯、（-）-5，7，3′，4′，5′-五羟基黄烷、（-）-5，3′，4′，5′-四羟基黄烷-7-没食子酸酯、杨梅树皮素-3-O-α-L-吡喃鼠李糖苷均具有一定抑制T淋巴细胞增殖的活性，而（-）-表没食子儿茶素-7-没食子酸酯能显著抑制ConA诱导的T淋巴细胞增殖，其IC_{50}为4.4μmol·L^{-1}。

5. 抗炎作用 二甲苯致小鼠耳廓肿胀法，结果显示猴耳环组（3.0克/公斤）肿胀度为（10.0±2.54）毫克（$P<0.05$），肿胀抑制率为28.50%。对大鼠蛋清性足肿胀的影响结果显示，致炎3小时、5小时后的肿胀度分别为（3.20±0.70）毫米（$P<0.01$）、（2.35±0.90）毫米（$P<0.05$）。上述两个实验结果表明，猴耳环对二甲苯、蛋清所致的炎症有明显的抑制作用。

6. 镇痛作用 热板法结果显示猴耳环组（3.0克/公斤）在给药2小时后小鼠的痛阈值为（42.6±6.31）s，痛阈提高率为48%（$P<0.01$）；在给药3小时后小鼠的痛阈值为（37.4±8.17）s，痛阈提高率为56%（$P<0.01$）。醋酸诱发小鼠扭体反应的实验结果显示，猴耳环组（3.0克/公斤）末次给药后30分钟，腹腔注射1%醋酸0.1毫升/10克，10分钟内扭体次数为（23.5±13.84）次（$P<0.05$），抑制率为39.90%。上述两个镇痛实验表明，在热板法和醋酸法致痛的模型上，猴耳环有显著的镇痛作用。

7. 解热作用 猴耳环对三联菌疫苗致热大鼠体温实验结果表明，猴耳环组给药后5小时后能明显对抗三联菌疫苗引起的大鼠发热（$P<0.05$）。

【药物制剂】

1. 猴耳环消炎片

组成：猴耳环嫩枝/叶的水提取物。

主治：用于上呼吸道感染，急性胃肠炎，急性咽喉炎，急性扁桃体炎，细菌性痢疾等感染性疾病。

用法用量：口服，一次3~4片，1日2~3次，连服7天。

临床疗效：治疗咽喉炎、扁桃体炎200例，治愈率为26.0%，显效率为46.0%，有效率为24.3%，总有效率为96.0%。

2. 猴耳环消炎胶囊

组成：猴耳环。

功能主治：清热解毒，凉血消肿，止泻。用于上呼吸道感染，急性咽喉炎，急性扁桃体炎，急性肠炎，亦可试用于细菌性痢疾。

用法用量：口服，一次2粒，1日3次。

3. 正胃片

组成：猴耳环、木香、七叶莲、陈皮、甘草、次硝酸铋、氧化镁、氢氧化铝。

功能主治：清热凉血，健脾和胃，制酸止痛。用于胃热灼烧，脘腹刺痛，呕恶吞酸，食少倦怠。

用法用量：口服，一次2片，1日3次，嚼碎服。

【不良反应】有文献报道口服猴耳环消炎片致过敏反应一例，患者因感冒头痛，咽部疼痛不适，口服猴耳环消炎片4片约30分钟后突感前臂发痒，随即遍及全身，咽部有肿胀感，呼吸急促，脉搏120次/分钟，胸背部皮肤潮红，并出现散在性荨麻疹样皮疹，以面颈部和双上肢为重。猴耳环消炎胶囊与复方氨酚烷胺并用发生多器官功能衰竭1例。肾功能不全者长期服用正胃片可能会有铝蓄积中毒，出现精神症状。

【附注】

1. 注意事项 果实有毒。

2. 品种情况 同属植物亮叶猴耳环 *Archidendron lucidum*（Benth.）Nielsen.。与猴耳环外貌相似，但其幼枝无锐角，叶具羽片1~2对，小叶斜卵形，上面光亮花序被褐色短绒毛，与猴耳环叶较易区别。

3. 药用部位 猴耳环的根、果实、种子与枝叶功用相同。在一些地区有取其根、果实、种子入药。

参考文献

1. 张中贤，黄剑臻，李沛波．猴耳环水提取物抗流感病毒的实验研究．中国热带医学，2008，8（1）：30.

2. 李药兰，李克明，苏妙贤，等．猴耳环抗病毒有效成分研究．中国中药杂志，2006，31（5）：397.

3. 郭晓宇，王乃利，宝丽，等．猴耳环的化学成分及其对T淋巴细胞增殖的影响．中国药学（英文版）2007，16（03）：208~213.

4. 郭晓宇，云南石仙桃和猴耳环活性成分的研究《沈阳药科大学》学位论文，2005年．

5. 贾珍，牛艳艳，于桂香．黄蝉疏风清热胶囊的药理实验研究．山西职工医学院学报，1999，9（2）：1.

6. 兰小玲，黄跃，杨广林．猴耳环消炎片治疗咽喉炎、扁桃体炎200例疗效观察．实用临床医学，2007，8（2）：89.

7. 聂少平，王远兴，谢明勇，等．高效液相色谱法测定猴耳环消炎胶囊中没食子酸的含量．实用中西医结合临床，2003，3（2）：3.

8. 齐莉英，宋敏娟．口服猴耳环消炎片致过敏反应一例．齐鲁护理杂志，1996年01期．

9. 杨雅，何菊英，夏培元．2424例药物不良反应报告分析．中国药物应用与监测，2009，6（1）：30.

◎粪箕笃

Fenjidu

【别名】蛤蟖草、田鸡草参笃藤、七厘藤、犁壁藤（《广东中药志》第二卷），百解（《广东中草药》），雷砵嘴、畚箕草、飞天雷公（《南宁市药物志》），犀牛藤（《广西本草选编》），犁壁藤、铁板膏药（福建），青蛙藤（广东）。

【来源】为防己科植物粪箕笃 *Stephania longa* Lour. 的干燥全草。全年可采收，一般在秋季割取藤叶或连根挖取，洗去泥沙，除去细根，晒干或鲜用。主产于广东、广西、福建等地。

【药材性状】藤茎缠绕成团，长可达 2～3 米，如粗线状，柔细而扭曲，有纵向条纹，浅褐色或棕褐色。叶片纸质，皱缩，展平后呈三角状卵形，长 3～7 厘米，宽 2～4 厘米，先端渐狭而钝或有小突出，基部浑圆类似粪箕样，灰绿色或浅绿色，主脉约 10 条，由基部向上掌状放射伸出，叶背处可见凸起的叶脉。气微，味微苦。

【性味与归经】苦，寒。归大肠、肾、膀胱经

【功能主治】清热解毒，利水消肿，祛风通络。用于泻痢，小便短涩，水肿，黄疸，风湿痹痛，喉痹，聤耳，疮疡肿毒，毒蛇咬伤。现代有用于肾盂肾炎，膀胱炎，慢性肾炎，脱肛。

【用法用量】15～30 克，水煎服。外用适量，鲜品捣烂敷患处或用药汁滴耳。

【药理作用】

1. 利尿作用 用代谢笼法观察粪箕笃对大鼠的利尿作用，结果表明，粪箕笃非生物碱有明显增加尿量的效果，醇提液对尿量亦有增加，但都不如速尿作用强。

2. 抑菌作用 二倍稀释法观察其抑菌作用，结果表明，本品非生物碱具有明显抗菌作用，而醇提液对金黄色葡萄球菌（耐菌株、敏感株）、白色葡萄球菌及奈氏球菌的 MIC 较高外，其余均与生物碱相似，提示无明显抑菌作用。

3. 镇静作用 用活动计算法观察其镇静作用，结果表明，粪箕笃生物碱部分高、低剂量均有镇静作用，与生理盐水比较差异极显著（$P<0.001$），醇提液及非生物碱组无明显镇静作用。

4. 镇痛作用 扭体法实验结果表明，粪箕笃生物碱、非生物碱部分对 HAC 所致小鼠扭体反应均有明显抑制作用，生物碱作用最强（P（0.001）。醇提液无明显镇痛作用。

【附注】

注意 孕妇禁用。

参考文献

1. 林启云，谢金鲜．粪箕笃利尿、镇静及镇痛作用研究．广西中医药，2001，24（3）：43.

◎塘边藕

Tangbianou

【别名】水荖、水荽、水边兰、白尾刁、鹅子丰(《广东中草药》)，三白草根、白面姑、水莲藕(《广东中药志》第二卷)，过塘莲、白叶莲、田三白(《岭南中草药撮要》)，三白根(《补缺肘后方》)，地藕(《眼科要览》)，百节藕(《植物名实图考长编》)，过塘藕(《广西中兽医药用植物》)，白莲藕(《广西中药志》)，九节藕(《江西民间草药验方》)，天性草根(《中草药治肿瘤资料选编》)，白舌骨、水九节莲，白花照水莲(《实用临床草药》)。

【来源】为三白草科植物三白草 *Saururus chinensis*（Lour.）Baill. 的干燥根状茎。多秋季采挖，除去残茎及须根，洗净，鲜用或晒干。产于广东、浙江、江苏、湖南等省区。广东新兴县等地有产。

【药材性状】呈圆柱形，略扁，稍弯曲，长 10～20 厘米，直径 4～8 毫米。表面黄棕色至黄褐色，微皱缩，具细密的纵沟纹，粗糙有节，节处膨大呈环状，节间长约 2 厘米，间有残留须根，质脆，易折断，断面类白色或灰白色，具颗粒状，粉性。气辛香，味微甘、微辛。

【性味与归经】苦、辛，寒。归脾、肝经。

【功能主治】清热解毒，利水除湿，消肿。用于脚气，水肿，淋浊，带下，痈肿，流火，湿热黄疸，风湿痹痛，肝肾炎水肿，营养性水肿，泌尿系感染及结石，风湿性关节炎。外用治疗疮脓肿，皮肤湿疹。现代有，急、慢性肝炎，血小板减少性紫癜，急性淋病，挫伤，扭伤，骨折，消化不良，贫血，胃下垂，急性乳腺炎。

【用法用量】9～15 克（鲜品 15～30 克），水煎服或捣烂取汁饮。外用适量，鲜品捣烂敷或煎水洗患处。

【药理作用】

1. 抗炎作用 三白草所含的金丝桃苷具有明显的抗炎作用。三白脂素 - 8 对角叉菜胶所致的大鼠急性炎症和棉球肉芽肿均具有明显的抗炎活性。

2. 抗氧化活性作用 三白草地下部分的甲醇提取物中 SaururinA、8 - O - 4' - type neolignan 和 Virolin 可降低低密度脂蛋白（LDL）而显示抗氧化活性。SaurufuranA 对过氧化物酶激活 r 受体的活化作用较强（椭圆曲线 EC_{50} 为 16.7mmoL · L^{-1}），而 Saurufuran B 的作用较弱（EC_{50} 大于 100mmoL · L^{-1}）。

3. 保肝作用 三白草中的 2 个黄酮醇葡萄糖醛酸苷及 3 个非对映木脂素三白草酮、三白草酮 A 和 1' - 表三白草酮能显著降低四氯化碳（CCl_4）损伤的大鼠肝细胞中谷丙转氨酶（GPT）的分泌，提示其具有明显的保肝作用。

4. 对环氧酶 Rel 癌蛋白、一氧化氮合酶、肿瘤坏死因子 α、前列腺素 E_2 的抑制作用 三白草的甲醇提取物能强烈抑制一氧化氮（NO）生成，显著抑制前列腺素 E_2（PGE_2）释放，抑制一氧化氮合酶（iN0S）和环氧酶 - 2（COX - 2）的蛋白和信使核糖核酸（mRNA）表达，且作用呈剂量依赖性。甲醇提取物抑制脂多糖（LPS）诱导核因子 NF -

κB 的脱氧核糖核酸（DNA）结合活性，导致细胞核中 p65 蛋白水平降低，即甲醇提取物通过阻断 NF－κB 激活而抑制 LPS 诱导 iNOS 和 COX～2 的表达。三白草的木脂素类成分 Manassantin A、B 及三白草醇、三白草酮对 COX－2、Rel 癌蛋白（RelA/p65）、iNOS、肿瘤坏死因子 a（TNF－alpha）、PGE_2均具有抑制作用。

5. 降血糖作用 三白草所含的槲皮素和槲皮苷等为醛糖还原酶抑制剂，能抑制葡萄糖和半乳糖还原成相应的多元醇，对于阻止由糖尿病引起的白内障、神经病和血管类疾病的发生具有重要作用。三白草用 95% 乙醇提取后配成的 1 克·毫升$^{-1}$的水溶液，可拮抗肾上腺素的升血糖作用；对四氧嘧啶型糖尿病动物 1 次或连续给药均可明显降低其血糖水平，给药 3 小时后出现持续的降血糖作用，并维持 7 小时以上。体外实验表明，其还可抑制二磷酸腺苷（ADP）诱导的家兔血小板聚集，提示可能会改善糖尿病患者的凝血异常。三白草的水煎剂及其总黄酮、总氨基酸、总多糖对四氧嘧啶型糖尿病兔不仅具有良好的降血糖作用，还具有调节脂质代谢和对抗自由基损伤的作用。

6. 利尿作用 本品所含萹蓄苷，i. v0. 5 毫克/公斤对麻醉犬有利尿作用，增加剂量时作用更显著，对大鼠无论 ig 或 SC 34 毫克/公斤即产生显著的利尿作用，强度不及氨茶碱，但毒性仅为氨茶碱的 1/4。

7. 其他作用 文献还报道三白草具有抗病原微生物作用，50% 煎剂对金黄色葡萄球菌、伤寒杆菌有抑制作用。三白草酮可抑制星状孢子（Staurosporine）诱导的 C6 鼠神经胶质细胞的凋亡；10－氨甲基－3－羟基－4－甲氧基－菲羧酸内酰胺在体外对几种培养的人固体肿瘤细胞有潜在的抗细胞毒作用。三白脂素－7 能有效抑制人早幼粒白血病细胞（HL－60）的增殖。三白草提取物，体外实验表明可抑制 ADP 诱导的家兔血小板凝集。

【药物制剂】三白草具有降血糖的药理活性，如果临床验证三白草既可降低血糖又可对糖尿病并发症有较好疗效，则对其进一步研发制剂将具有广阔前景。

1. 三白草外洗液（广东省花都市中医药制剂）

组成：三白草 4 公斤，黄柏、苦参、败酱草、龙胆草、百部、地肤子、蛇床子各 3 公斤，荆芥、防风各 2 公斤，花椒、冰片各 1 公斤。水煎取浓缩滤液 100 升，加 0. 2% 苯甲酸钠、0. 02% 尼泊金乙脂。

功能主治：清热解毒，祛风止痒，杀虫利湿，活血止痛。用于妇科炎症性疾病。

用法用量：100 毫升（外阴炎直接喷洒患处，1 日 2 次），加凉开水至 500 毫升，冲洗阴道，1 日 1 次，连用 7 天。

临床疗效：三白草洗剂治疗湿热带下病 100 例，痊愈 73 例，显效 16 例，有效 7 例，无效 4 例。有效率 96%。

2. 三白草肝炎糖浆（颗粒）

组成：三白草、地耳草、黄芩、茯苓。

功能主治：清热利湿，疏肝解郁，祛瘀退黄，利胆降酶。用于急性黄疸型和无黄疸型肝炎，迁延性、慢性肝炎。

用法：糖浆，口服，一次 15～20 毫升，1 日 3～4 次。颗粒剂，一次 1 包，1 日 3 次。

【不良反应】服本品后偶有口淡、流清口水，腹痛等副作用，加服保济丸可获救；亦有头晕、心悸、失眠者。《实用临床草药》

【附注】

三白草全草味辛、苦，性寒，功用与根状茎基本相同。

参考文献

1. 李泽友，陈峰，任守忠，等．三白草的化学成分和药理作用研究进展．中国药房，2007，18（6）：473.

2. 王叶茗，覃秋萍，周丽嫦．三白草洗剂治疗湿热带下病100例疗效观察．新中医，2001，33（3）：31.

3. 毛一中，吴鸿．广东省新兴县药用植物资源调查．现代中药研究与实践，2006，20（2）：42.

4. 罗瑛，张鲲．三白草的显微鉴定与应用．中国医院药学杂志，2003，23（5）：314.

5. 江年琼，邓毓芳．三白草试种与开发利用．中药材，2000，23（4）：191.

6. 胡立新．三白草治疗急性乳腺炎．江西医学院学报，1989，29（2）：54.

7. 曲玮，梁敬钰．三白草科植物研究进展．海峡药学，2007，19（7）：1.

◎蓬莱草

Penglaicao

【别名】凤梨草、旺梨草（《泉州本草》），雷公锤草（《福建中草药》），大二郎箭、番梨仔草（《全国中草药汇编》），旺莱癀、凤梨癀（《福建药物志》），痢症草（《湖北中草药志》）。

【来源】为马鞭草科植物过江藤 *Phyla nodiflora*（L.）Greene 的全草。栽种当年9～10月份采收。分布于西南及广东、广西、江苏、江西、福建、台湾、湖北。

【药材性状】茎细长，多分枝，直径约2毫米；表面黄绿色或淡紫红色，有纵沟纹，具显著的节，节处有棕色须根。叶对生，无柄，叶片皱缩，完整叶片呈倒卵状披针形，长1～3厘米，宽0.5～1.5厘米，先端钝成近圆形，基部狭楔形，叶缘中部以上有锯齿，淡绿色，两面均有毛；纸质，易碎。有的在叶腋中可见短圆柱形的穗状花序或果。气微，味淡。

【性味与归经】微苦，凉。归肺、心、小肠经。

【功能主治】清热解毒。用于咽喉肿痛，牙疳，泄泻，痢疾，痈疽疮毒，带状疱疹，湿疹，疥癣。现代有用于久年顽疵，急性、亚急性皮肤湿疹。

【用法用量】内服煎汤，鲜品30～60克，或捣汁。外用适量，水煎洗，或捣敷。

参考文献

1. 李桂添．蓬莱草加白脊青蛙治疗久年顽疵15例．中国民间疗法，2005，13（10）：26.

◎雾水葛

Wushuige

【别名】地消散、脓见消（《生草药性备要》），吸脓膏（《岭南采药录》），啜脓膏（《粤北草药》），啜脓羔、贯菜、杜苓头（《广东中草药》），田薯（《闽南民间草药》），石薯（《福州草药》），水麻秧（《文山中草药》），拔脓膏、山参（《广西药用植物名录》），糯米草（《广西本草选编》），山三茄（《浙江药用植物志》），生肉药（广西），石茹、糯米藤（《现代中药学大辞典》）。

【来源】为荨麻科植物雾水葛 *Pouzolzia zeylanica*（L.）Benn. 的带根全草。全年均可采收，洗净，鲜用或晒干。产于广东、福建等地。

【药材性状】干燥带根全草，根系细小，主茎短，分枝较多，疏被毛，红棕色。叶膜质而脆，易碎，叶柄纤细。气微，味淡。

【性味】甘、淡，寒。

【功能主治】清热解毒，消肿排脓，利水通淋。用于疮疡痈疽，乳痈，风火牙痛，痢疾，腹泻，小便淋痛，白浊。现代有用于痈疮疖肿。

【用法用量】内服煎汤，15～30 克，鲜品加倍。外用适量，捣敷，或捣汁含漱。

【不良反应】外敷雾水葛致耳屏毛母质瘤迅速增大 1 例。

【附注】

1. 注意 疮疡无脓者勿用之，以免增痛。

2. 药用部位 叶和果实均可供药用。

参考文献

1. 邱宝珊，钟艳萍，梁进权．外敷雾水葛致耳屏毛母质瘤迅速增大 1 例报告．中药新药与临床药理，2003，14（4）：277.

◎蜈蚣草

Wugongcao

【别名】蜈蚣蕨（《广东中药志》第二卷），百叶尖（《滇南本草》），贯众、小贯众（《云南中草药选》），牛肋巴、篦子草（《四川常用中草药》），小蜈蚣草、狗脊（《云南药用植物名录》），长叶甘草蕨、肺筋草（《全国中草药汇编》），小牛肋巴（《四川中药志》），蜈蚣连、斩草剑（《广西药用植物名录》），梳子草（《贵州中草药名录》），黑舒筋草（《四川省中药资源普查名录》）。

【来源】为蕨类植物凤尾蕨科植物蜈蚣草 *Pteris vittata* Linn. 的全草。全年均可采收，洗净，鲜用或晒干。分布于广东、广西、海南、湖南、湖北、四川、云南、河南、福建、台湾、江西、浙江、河北、陕西、甘肃等省区。

【药材性状】全草长度不一，有的长达 15 厘米或更长。根状茎短，被线状披针形淡棕色鳞片，下有多数棕褐色的须根。叶自基部丛生，长短不一，一般长15~60厘米，有的达100厘米；叶柄长10~30厘米，棕色；叶片矩圆形至披针形，薄纸质，黄绿色，叶柄、叶轴及羽轴均被线形淡棕色鳞片，余光滑；羽片无柄，线形，长3~15厘米，宽0.4~1厘米，先端渐尖，边缘有锐利锯齿，基部截形或心形，稍膨大，有的两侧略呈耳状；顶端及中部羽片最长，下部羽片渐短。孢子囊群条状，分布于羽片两侧，囊群盖膜质，黄褐色。气微，味淡。

【性味与归经】甘、淡，微寒。归脾、大肠经。

【功能主治】清热利湿，解毒消肿。用于湿热痢疾腹痛。外用治蜈蚣咬伤，疥疮，无名肿毒。现代有用于蛔虫病，乳痈，半身不遂。

【用法用量】12~30克，水煎服。外用适量，鲜品捣烂敷患处或煎水洗患处。

【药理作用】

1. 抗氧化作用 蜈蚣草多酚对Fenton反应产生·OH有清除作用，$IC_{50}=0.029$ 克·升$^{-1}$，质量浓度为0.12克·升$^{-1}$时清除率达最大，最大清除率为84.31%。由此数据可知蜈蚣草提取物对Fenton反应产生·OH自由基清除作用较好。

2. 抑菌作用 蜈蚣蕨粗多糖的最小抑菌浓度（MIC）为5毫克/毫升，对肠炎病病原菌和烂尾病病原菌的MIC最高，为30毫克/毫升。

【附注】

1. 注意 蜈蚣草含有高量的砷，大量使用会导致砷中毒。

2. 药用部位 蜈蚣草根亦供药用，味涩性温，有小毒，用于驱蛔虫。

参考文献

1. 刘丽梅．蜈蚣草中多酚物质的超声提取及其抗氧化活性测定．云南中医中药杂志，2008，29（8）：46.

2. 吴华端，苏育才．抗菌蜈蚣蕨多糖的分离与纯化．微量元素与建康研究，2005，22（5）：28.

◎满天星

Mantianxing

【别名】路边鸡(《草木便方》)，六月冷(《岭南采药录》)，白马骨、曲节草(《广东中药志》第二卷)，六月雪、细叶满天星(《广东中草药》)，臭粪荆(《粤北草药》)，路边金(《宁乡县志》)，路边荆、鱼骨刺、过路黄荆(《中医药实验研究》)，硬骨柴(《江西民间草药》)，天星木、凉粉草、细牙家、白点秤(《广西中药志》)，鸡骨头草、鸡脚骨(《浙江民间草药》)，路边姜(《四川中药志》)，白金条、千年矮(《贵州民间药物》)，鸡骨柴、千年勿大、白马里稍、野黄杨树、米筛花、冻米柴、月月有、朱米雪(《浙江民间常用草药》)，坐山虎、千年树、白花树、铁线树、黄羊脑(《湖南药物志》)，五经风(《广西本草选编》)，鸡骨头柴(《浙江药用植物志》)。

【来源】为茜草科植物白马骨 *Serissa serissoides*（DC.）Druce 的全草。夏、秋季采收，割取全草，晒干；或趁鲜时切成小段，晒干。产于广东、广西、四川、贵州、江西、江苏、浙江、福建等地。

【药材性状】根细长圆柱形。有分枝，长短不一，直径 3～8 毫米，表面深灰色、灰白色或黄褐色，有纵裂隙，栓皮易剥落。粗枝深灰色，表面有纵裂纹，栓皮易剥落；嫩枝浅灰色，微被毛；断面纤维性。木质，坚硬。叶对生或簇生，薄革质，黄绿色，卷缩或脱落。完整者展平后呈卵形或长圆状卵形，长 1.5～3 厘米，宽 5～12 毫米，先端短尖或钝，基部渐狭成短柄，全缘，两面羽状网脉突出。枝端叶间有时可见黄白色花，花萼裂片几与冠筒等长；偶见近球形的核果。气微，味淡。

【性味与归经】苦、微辛，微寒。归肝脾、大肠经。

【功能主治】祛风利湿，清热解毒，疏肝解郁。用于感冒，风湿腰腿痛，热性水肿，湿热泄泻，肠炎，痢疾，肝热目赤肿痛，肝郁肋痛，咽喉肿痛，角膜炎，牙痛，咳血，尿血，妇女闭经，白带，痈疽，恶疮，瘰疬，蛇毒咬伤。现代有用于急慢性肝炎，急性扁桃体炎，小儿疳积。

【用法用量】内服煎汤，10～15 克，鲜品 30～60 克。外用适量，烧灰淋汁涂；或煎水洗；或捣敷。

【药理作用】

1. 抗乙肝病毒作用 白马骨根水提取物在 12.5 毫克/毫升～100 毫克/毫升的难度范围内，对 2.2.15 细胞分泌 HBsAg、HBeAg 有抑制作用。

2. 增强免疫作用 六月雪水提取物可明显提高小鼠的食欲、增加体重，促进生长发育，增加胸腺重量，提高胸腺指数，此作用呈剂量依赖性。这些结果均提示六月雪水提取物具有强身健体、防病抗衰，增强机体免疫力等作用。但六月雪水提取物却使可明显降低小鼠脾脏重量和脾指数。其增加小鼠胸腺重量、提高胸腺指数和降低小鼠脾脏重量和脾指数的作用机制有待进一步研究。

3. 抗胃黏膜损伤作用 六月雪水提取物能显著修复由无水乙醇导致的胃黏膜损伤，表现为损伤指数明显减少，溃疡抑制率显著增加。进一步验证中药六月雪对由无水乙醇所导致的胃黏膜损伤具有修复作用，这些结果为其临床用于治疗大量饮酒所导致的胃溃疡提供了理论依据。

4. 其他作用 本品煎剂及乙醇浸剂 10 克/公斤，灌胃给药，对大鼠蛋清性关节炎有显著抑制作用。煎剂及乙醇浸剂 5 克/公斤，灌胃给药，1 日 1 次，连续 5 天，对甲醛性关节炎也有一定抑制作用。

【药物制剂】

伤风感冒片

组成：路边荆、桑叶、钩藤、淡豆豉、甘草、葱、豨莶草、田边菊、紫苏梗、紫苏叶、生姜。

用法用量：口服，一次 6 片，1 日 2 次。

功能主治：发散风热，理气解表。用于发热恶寒，头痛鼻塞，眼胀流泪，四肢酸痛，痰滞胸闷，外感咳嗽。

【附注】

1. 注意 （《广西中药志》）："阴疽忌用。"

2. 品种情况 同属植物六月雪 *S. foetida* Comm. 形态与白马骨酷似，主要不同点是叶较小；花单生或数朵丛生，萼片长仅为花冠管的一半。功用与满天星基本相同，亦有作满天星使用。该植物生于溪边、林缘或灌木丛中，在我省汕头、河源、惠州、广州地区有分布。

参考文献

1. 陈文吟，佘宙耀，郑茉莉，等．白马骨根水提取物的体外抗乙肝病毒作用．湖南中医学院学报，1997，17（4）：44.

2. 朱秋萍，李洪亮，范小娜．六月雪提取物对小鼠免疫作用的影响．赣南医学院学报，2007，27（1）：11.

3. 朱秋萍，李洪亮，范小娜．六月雪水提取物对实验性胃黏膜损伤的修复作用．时珍国医国药，2009，20（2）：333.

◎溪黄草

Xihuangcao

【别名】黄汁草、黄病药（《粤北草药》），山羊面、竹叶擦手黄（《广东中草药》），熊胆汁、手擦黄、台湾延胡索（《广东中药志》）。

【来源】本品为唇形科植物线纹香茶菜 *Rabdosia lophanthoides*（Buch. Ham. ex D. Don）Hara［*Plectranthus striatus* Benth.］的干燥全草。夏、秋季采收，割取地上部分，晒干。主要分布于广东、湖南、湖北、广西、云南、贵州、四川、江西、福建、浙江、西藏等地。广东省以阳山、饶平、潮州等市县栽培较多。

【药材性状】全草呈青灰色，常 30～50 厘米。茎呈四棱形，被短毛。叶互生，多皱缩，完整叶片润湿展平后呈卵状椭圆形，长 3～8 厘米，宽 2～5 厘米，先端尖。基部楔形，边缘有粗锯齿，叶脉背面明显，有短毛，纸质，水浸后以手指揉之，手指可被染成黄色。老株常见枝顶有聚伞花序。气微，味微甘、微苦。

【性味与归经】苦，寒。归肝、胆经。

【功能主治】清热利湿，退黄，凉血散瘀。用于湿热黄疸，湿热泻痢，跌打瘀肿。现代有用于急性黄疸型肝炎，急性胆囊炎而有黄疸者，乙型肝炎，痢疾，肠炎，跌打，痈肿。

【用法用量】内服，15～30 克（鲜品加倍），水煎服。外用适量，水煎洗，或鲜品捣烂敷。

【药理作用】

1. 抗肿瘤作用 采用体外抗肿瘤药物筛选 MTT 法，对 50 种广西常用中草药、壮药进行抗肿瘤作用筛选试验，结果溪黄草稀释度 1∶1000 时仍出现明显抑瘤作用（抑制率 35.51%）。溪黄草所含 oridonin 在体外培养 CaES－1 7 有明显细胞毒作用；在体内对多种动物移植性肿瘤有肯定作用；所含 lasiokaurin 在体外 EAC 试验 10 微克/毫升蓝染率 98%；

在体内EAC试验10毫克/毫升/公斤/天×7，ip延命率70.6%；对HAC体内实验10毫克/公斤/天×7，ip延命率109.7%。溪黄草甲素、乙素和kamebakaurin对Hela细胞具有显著的抑制作用。

2. 对免疫功能的作用 分别建立不同的小鼠免疫模型，观察了溪黄草提取物（60、30、15毫克/公斤）对小鼠免疫功能的影响，结果显示该提取物可激活小鼠网状内皮系统，增加小鼠血清溶血素含量，提高淋巴细胞转化程度，表明溪黄草提取物对机体免疫功能具有一定的增强作用。

3. 保护肝脏作用 以0.1% CCl_4花生油溶液腹腔注射，制备小鼠急性化学性肝损伤模型，测定血清谷丙转氨酶（SGPT）；以α-萘异硫氰酸酯（ANIT）造成大鼠黄疸模型，测定血清总胆红素水平，观察溪黄草茶浸膏对小鼠和大鼠的化学性肝损伤的保护作用和退黄作用。结果该药对CCl_4所致小鼠急性肝损伤和ANIT所致大鼠黄疸模型引起的血清谷丙转氨酶及血清总胆红素（STBIL）的升高有明显的降低作用（$P<0.01$）。病理检查证实，该药具有明显的减轻肝细胞的肿胀、脂变、坏死、炎性浸润等症状的作用。结果表明，溪黄草茶浸膏有一定的降酶利胆和保肝护肝的作用。研究肝脏保留灌注溪黄草有效成分Nodosin对大鼠供肝缺血期的保护作用，实验动物经门静脉灌注实验药物，于灌注后0、1、2小时时相点取肝脏组织标本，用比色法测定肝脏SOD酶活性和MDA含量，Banf标准评价损伤的病理表现，胆红素生成试验测定HO-1酶活性。结果高浓度组和阳性组肝脏保留灌注2小时后，MDA含量和Banf评分明显低于空白对照组（$P<0.05$），SOD酶活性和HO-1酶活性明显高于空白组（$P<0.05$）；阳性组肝脏保留灌注2小时后。MDA含量明显高于空白组（$P<0.05$），SOD酶活性和HO-1酶活性明显低于空白组（$P<0.05$）。结果表明保留灌注溪黄草有效成分Nodosin可以提高大鼠供肝抗氧化能力，减轻肝脏组织缺血期损伤，其作用可能是通过诱导肝脏组织HO-1酶表达上调来实现的。

4. 利胆作用 采用十二指肠给药，进行胆总管插管术，观察溪黄草水煎剂对大鼠胆汁流量以及对胆汁成分的影响。结果表明溪黄草水煎剂能明显增加大鼠胆汁流量（$P<0.01$），且可明显降低胆汁中胆固醇含量，对胆红素和胆汁酸含量无影响，溪黄草水煎剂有明显的利胆作用。溪黄草水煎剂、虎杖水煎剂可提高豚鼠胆囊肌条的张力，加快收缩频率及减少收缩波平均振幅；阿托品、异搏定可阻断溪黄草对胆囊肌条的作用。表明溪黄草对胆囊肌条的作用与M受体、Ca^{2+}有关。

5. 抗氧化作用 观察溪黄草水及乙醇提取物对大鼠肝、心、肾等离体组织脂质过氧化产物产生的抑制作用。结果表明，溪黄草水提取物及乙醇提取物对SD大鼠离体肾脏、肝脏、心脏、脾脏和肺脏组织都具有很强的抗脂质过氧化作用，且其效果随质量浓度的增加而加强，其中以水提取物对肾脏和肝脏的作用效果最佳。亦有研究表明溪黄草水煎剂能升高急性肝损伤大鼠血清SOD、GSH-Px的活性及降低MDA的含量。

6. 抗菌作用 采用试管二倍稀释法测定药物的最低抑菌浓度（MIC），用Brown平板改良法体外复制金黄色葡萄球菌生物膜模型，并检测溪黄草复方的不同MIC浓度对金黄色葡萄球菌生物膜的影响，扫描电镜确认。采用人绒毛膜单层细胞体外培养检测受试药物的毒性作用。结果溪黄草复方对金黄色葡萄球菌的MIC值为128毫克/毫升，当MIC值增加至192和256毫克/毫升作用于金黄色葡萄球菌生物膜时，其活菌数明显减少。受试药物无体外活细胞毒性作用。表明溪黄草复方对金黄色葡萄球菌生物膜有清除效应，无细胞毒性作用。

【药物制剂】溪黄草在广东各地临床应用普遍，并开发出多种以之为主要原料的保健品及中成药，如溪黄草冲剂、溪黄草袋泡茶、消炎利胆片、复方胆通（胶囊或片剂），成为治疗肝胆疾症的常用药物。

1. 溪黄草微口服液（滴丸）

组成：溪黄草。

功能主治：清热利湿褪黄，凉血散淤。用于黄疸性肝炎、急性胆囊炎等症。

2. 溪黄草袋泡茶

组成：溪黄草、白花蛇舌草、田基黄、茯苓等12种草药。

功能主治：清热利湿，凉血散瘀，抗菌，消炎及保肝利胆。用于肝炎，肠炎，跌打，痈肿等。

3. 十味溪黄草颗粒

组成：溪黄草、余甘子、白花蛇舌草、茯苓等10味中药。

功能主治：清热利湿，健脾消滞。用于急慢性肝炎。

4. 桑椹溪黄草冲剂

组成：桑椹子、溪黄草、茵陈、五味子等。

功能主治：清热利湿，解毒祛瘀。用于湿热所致的胁痛，黄疸及西医诊为急慢性肝炎肝功能损害者。

5. 复方胆通片

组成：溪黄草、茵陈、胆通、穿心莲、大黄。

功能主治：清热利胆，解痉止痛。用于急慢性胆囊炎，胆管炎，胆囊、胆管结石并感染，胆囊术后综合征，胆道综合性疾患等。

【附注】

品种情况 线纹香茶菜在我省尚有两个变种：风血草（狭基香茶菜）*I. lophanthoides var. gerardianus*（Benth.）H. Hara 和纤花香茶菜 *I. lophanthoides var. graciliflora*（Benth.）H. Hara。前者的特点是叶大，卵形，长达20厘米；后者的特点是叶披针形或卵状披针形，长5～8.5厘米，上面微粗糙。这两种变种在民间亦有作溪黄草入药。

参考文献

1. 吴剑峰．溪黄草的研究综述．时珍国医国药，2003，14（8）：8.

2. 韦金育，李延，韦涛，等．50种广西常用中草药、壮药抗肿瘤作用的筛选研究．广西中医学院学报，2003，6（4）：3.

3. 谢春英．溪黄草提取物对小鼠免疫功能的影响．中药材，2008，31（1）：116.

4. 韩坚，钟志勇，林煌权，等．溪黄草茶浸膏对化学性肝损伤的保护作用．中药新药与临床药理，2005，16（6）：414.

5. 刘银花，梁利球，沈婕，等．溪黄草与虎杖煎剂利胆作用的实验研究．时珍国医国药，2009，20（7）：1626.

6. 王震宇，丁晶，孙丽娟，等．溪黄草有效成分Nodosin保留灌注对供肝缺血期的保护作用．广东医学，2010，31（5）：540.

7. 段志芳，黄晓伟．溪黄草提取物抗脂质过氧化作用研究．西北药学杂志，2008，23（2）：93.

8. 刘银花，李景田，胡宗礼，等．溪黄草与虎杖对豚鼠离体胆囊肌条运动的实验研究．辽宁中医杂志，2006，33（10）：1366.

9. 黄晓敏，柯野，林良佳，等．溪黄草复方对金黄色葡萄球菌生物膜影响．中国公共卫生，2007，23（11）：1350.

10. 钱韵旭，曾宇．溪黄草微滴丸的制备．山东医药工业，2003，22（5）：10.

11. 颜戊利，毋福海，陈志澄．溪黄草袋泡茶和其茶水中微量元素分析．微量元素与健康研究，2005，22（1）：20.

12. 谢华娣，陈鸿珊．十味溪黄草颗粒对乙型肝炎病毒的体外抑制作用．广东药学，2004，14（6）：60.

13. 罗斌，刘元，姚树汉，等．桑椹溪黄草冲剂保肝实验研究．广西中医药，2000，25（3）：54.

◎蘡薁藤

Yingyuteng

【别名】野葡萄藤（《百一选方》），接骨藤（《贵州民间方药集》），甘古藤、酸古藤、禾黄藤（《中医药实验研究》），禾花子藤（《江西民间草药》），猫耳藤、山红羊、山苦瓜（《泉州本草》），小平布藤、野桑叶（《福建药物志》），山善提（《岭南采药录》）。

【来源】为葡萄科植物蘡薁 *Vitis adstricta* Hance 的茎叶。夏、秋季采收，洗净。茎切片或段，鲜用或晒干。产于广东、福建等地。

【药材性状】木质藤本，常缠绕成束，茎细长，有棱角，幼枝密被锈色或灰色绒毛，卷须与叶对生，有1分枝或不分枝。单叶互生，多皱缩，叶柄长1～3厘米，完整叶片展开后宽卵形，长约4～8厘米，宽约4～8厘米，3深裂，中央裂片菱形，再3裂或不裂，边缘具有少数粗锯齿，侧生裂片不等2裂或不裂，上表面疏生绒毛，下表面被锈色或灰色绒毛。

【性味与归经】甘、淡，凉。归肝、胃经。

【功能主治】清热利湿，解毒消肿，止血。用于淋病，痢疾，崩漏，呃逆，风湿痹痛，跌打损伤，瘰疬，湿疹，痈疮肿毒。现代有用于淋病，痹痛等。

【用法用量】内服煎汤，15～30克，或捣汁。外用适量，捣敷，或取汁点眼、滴耳。

【附注】

1. 药用部位 蘡薁根和果实均可供药用。

参考文献

1. 杨文红．蘡薁的生药学研究．中国药房，2008，19（15）：1173.

◎算盘子

Suanpanzi

【别名】狮子球、假香瓜、狮尾草（《岭南采药录》），细沙、盒仔草（《广州常用草药增订本》），蛮头树、细叶果盒子、细叶蔓头树（《广东中草药》），果盒落、打油柑、野番蒲、山曼头、果盒仔、野南瓜子、炸一木叶（《粤北草药》），黎击子（《万氏秘传外科心法》），野南瓜、柿子椒（《植物名实图考》），算盘珠、八瓣橘、馒头果、水金瓜、红橘仔（《福建民间草药》），地金瓜（《广西中兽医药用植物》），血木瓜（《民间常用草药汇编》），野北瓜子、磨盘树子（《江西民间草药》），山金瓜、山油柑（《闽南民间草药》），臭山橘、山橘子（《泉州本草》），山馒头、狮子滚球（《岭南草药志》），雷打柿、万豆子、寿脾子、牛萘、八楞橘（《闽东本草》），八楞楂、百梗桔（《天目山药用植物志》），野蕃蒲（《江西民间草药验方》），金骨风（广州部队（《常用中草药手册》），野毛楂、百荚橘（《浙江民间常用草药》），百荚结（《浙江药用植物志》），小孩拳（江苏）。

【来源】为大戟科植物算盘子 *Glochidion puberum*（L.）Hutch.［*Agyneia pubera* L.］的根、茎、叶、果实。夏、秋季采收。分布于广东、广西、浙江、江西、福建、四川等省区。

【药材性状】蒴果扁球形，形如算盘珠，常具8~10条纵沟。红色或红棕色，被短绒毛，先端具环状稍伸长的宿存花柱。内有数颗种子，种子近肾形，具纵棱，表面红褐色。气微，味苦、涩。

算盘子叶具短柄，叶片长圆形、长圆状卵形或披针形，长3~8厘米，宽1~2.5厘米，先端尖或钝，基部宽楔形，全缘，上面仅脉上披疏短柔毛或几无毛；下面粉绿色，密被短柔毛；叶片较厚，纸质或革质。气微，味苦涩。

【性味】苦，凉；有小毒。归肾经。

【功能主治】清热除湿，解毒利咽，行气活血，消肿。用于痢疾，泄泻，黄疸，疟疾，淋浊，带下，发热，咽喉肿痛，牙痛，疝痛，产后腹痛，痈疮疖肿，漆疮，湿疹，虫蛇咬伤。现代有用于急性胃肠炎，消化不良，风湿性关节炎，跌打损伤，白带异常，痛经。

【用法用量】内服煎汤，9~15克。外用适量，煎水熏洗，或捣烂敷。

【药理作用】

1. 抗菌作用 叶水煎剂1∶1 280对志贺痢疾杆菌有杀菌作用，对其他痢疾杆菌（舒氏、福氏、宋氏）和沙门菌（伤寒、副伤寒甲、猪霍乱、肠炎杆菌）亦有一定抗菌作用。

2. 抗溃疡性结肠炎作用 探讨中药算盘子提取物对溃疡性结肠炎（UC）大鼠模型细胞因子的影响。用5%乙酸经结肠灌注制备UC大鼠模型，正常组和对照组每天灌服0.9% NaCl溶液2次，每次10毫升，药物组每天灌服算盘子样品液2次，每次10毫升，3周后处死，按ELISA法测定巨噬细胞中肿瘤坏死因子（TNFα）和白细胞介素-6（IL-6）的含量。结果发现药物组TNFα和IL-6分别为（0.49±0.32）、（0.37±0.15）纳克·毫升$^{-1}$，明显低于对照组，与正常组无差异。可见中药算盘子可以显著降低UC大鼠

TNFα 和 IL-6 的水平，有治疗 UC 前景。

【不良反应】有文献报道，算盘子中毒致双眼急性球后视神经炎 1 例。

【附注】

注意 孕妇忌服。

参考文献

1. 李维娜，黄菊芬，李学喜，等. 中药算盘子中毒致双眼急性球后视神经炎 1 例. 中国中医眼科杂志，2006，16（4）：234.

2. 丁水平，丁水生，李涵志. 算盘子对溃疡性结肠炎大鼠细胞因子的影响. 医药导报，2002，21（2）：76.

◎腐　婢

Fubi

【别名】土常山、腐卑、六月冻、臭茶（《广东中药志》第二卷），臭娘子、臭常山、凉粉叶、铁箍散（《湖南药物志》），臭黄荆、观音柴（《江西草药》），虱麻柴（《福建中草药》），小青树（《全国中草药新医疗法展览会技术资料选编》），糯米糊、捏捏糊（《浙江药用植物志》），墨子稔（《广西药用植物名录》），豆腐木（江西），豆腐柴（《实用临床草药》）。

【来源】为马鞭草科植物豆腐柴 *Permna microphylla* Turcz. 的茎、叶。春、夏、秋季均可采收，鲜用或晒干。主产于广东。我省汕头、梅州、河源、清远、江门、广州、佛山、韶关地区有产。

【药材性状】茎枝圆柱形，淡棕色，嫩枝被黄色小柔毛，老枝毛脱落，纵沟明显。叶对生，叶片淡棕黄色，皱缩，展平后呈卵状披针形，长 2～7 厘米或过之，宽 1.5～4 厘米，顶端尾状急尖至近急尖，中部边缘以上有不规则的粗锯齿，基部渐狭，下延；叶片两面均被短柔毛；叶柄长约 1 厘米，偶见残留黑色圆形小果。叶片具臭气，味苦。

【性味与归经】苦、辛，寒。归肝、脾、大肠经。

【功能主治】清热解毒，截疟。用于热泻热痢，疟疾，醉酒头痛，痈肿，疔疮，丹毒，蛇虫咬伤，疮伤出血。现在有用于腰腿痛，风火牙痛，烧伤等。

【用法用量】9～15 克，水煎服。外用适量，研末调敷或煎水洗，或取鲜品捣烂敷患处。

【药理作用】

1. 抗炎作用 用 1% 角叉菜使 SD 大鼠足跖致炎，然后每隔 1 小时，连续 6 次测定其足跖肿胀度；用紫外分光光度法测定炎性足炎性组织 PGE2 含量，并测定淋巴细胞的增殖强度。结果显示，豆腐柴根提取物能显著地抑制实验 SD 大鼠的足跖肿胀和 PGE2 的产生，增强实验小鼠淋巴细胞的增殖。说明豆腐柴根提取物具有显著的抗炎作用。

2. 免疫作用 浓度为 10.6 微克·毫升$^{-1}$（B 组）、5.3 微克·毫升$^{-1}$（C 组）豆腐柴根提取物均可降低小鼠血液中残余的刚果红含量，也就是说豆腐柴根提取物可以增强小鼠巨噬细胞对刚果红的吞噬能力，加速血中刚果红的清除速度，具有增强机体非特异性免疫功能的作用。其中C组作用最为显著，C组作用显著可能是浓度适宜，易于药效的发挥，有利于增强巨噬细胞的吞噬能力，增强机体的非特异性免疫作用。有研究表明豆腐柴根的提取物在一定浓度范围内可促进刀豆蛋白（ConA）诱导T淋巴细胞发生增殖反应。

3. 其他作用　本品水煎剂对金黄色葡萄球菌，宋氏痢疾杆菌有一定抑制作用。用300%水煎液预先半小时0.20毫升/10克量给小白鼠灌胃，对眼镜蛇毒保护率为56%。

【附注】

药用部位　豆腐柴的根，药名腐婢根，又名小青树根，可入药味苦、微辛，性微寒，归肝、胃经。功能清热解毒，截疟。

参考文献

1. 曹稳根，焦庆才．豆腐柴根提取物抗炎作用的实验研究．中国中医药科技，2002，9（4）：223.

2. 高贵珍，曹稳根，刘晓阳，等．豆腐柴根提取物对小鼠非特异性免疫功能的影响．生物学杂志，2003，20（1）：25.

3. 王燕，许锋，张风霞，等．豆腐柴研究进展．中国野生植物资源，2007，26（4）：12.

◎粽粑叶

Zongbaye

【别名】冬叶（《南方草木状》），粽叶（《广西药用植物名录》），柊叶头（《岭南采药录》）。

【来源】为竹芋科植物柊叶 *Phrymium capitatum* Willd 的全草。春、夏季采收，鲜用或切段晒干。分布于广东、海南、广西、云南等地。

【性味】甘、淡，微寒。

【功能主治】清热解毒，凉血止血，利尿。主治感冒发热，痢疾，吐血，衄血，血崩，口腔溃烂，音哑，小便不利。

【用法用量】内服煎汤，6～15克，或鲜草捣烂取汁服。

◎漏　芦

Loulu

【别名】禹州漏芦（《广东中药志》第二卷），野兰（《神农本草经》），鹿骊（《本草经集注》），鬼油麻（《日华子》），和尚头（《吉林中草药》），大头翁（《东北中草药》），独花山牛蒡（《甘肃中草药》），祁漏芦、禹漏芦（《中国药材商品学》），龙葱根（河南），毛头（江苏）。

【来源】为菊科植物祈州漏芦 *Stemmacantha uniflorum*（L.）Dittrich［*Cnicus uniflorus* L.；*Rhaponticum uniflorum*（L.）DC.］或禹州漏芦 *Echinops latifolius* Tausch. 的根。春、秋季采收。挖取根部，除净须根及泥土，晒干。我省南粤岛有产。

【药材性状】（1）祁州漏芦　根呈倒圆锥状圆柱形，有的稍扭曲或扁压，通常不分枝，完整者长 10～30 厘米，直径 1～2.5 厘米。表面深棕色或黑棕色，粗糙，具不规则的纵形沟纹及菱形的网状裂隙，外皮常有剥裂。根头部膨大，有少数茎基及鳞片状的叶基。顶端有灰白色绒毛。质轻而脆，易折断，折断时皮部常与木部脱离，皮部色泽较深，木部黄白色，呈放射状，木射线处多破裂，木部中央因朽蚀而成星状裂隙，显深棕色。气特异，味微苦。

（2）禹州漏芦　根呈类圆柱形，稍扭曲，长短不一，直径 0.5～1.5 厘米。表面土黄色或灰棕色，粗糙，具纵皱纹，顶端有纤维状棕色硬毛，为残存的叶柄维管束。质坚，断面粗纤维状，皮部棕色，木部具黄黑相间的菊纹。气微，味微涩。

【性味与归经】苦、咸，寒。归胃、大肠、肝经。

【功能主治】清热解毒，排脓通乳，消肿止痛，舒筋通脉。用于疮疖肿毒，乳痈，腮腺炎，淋巴结结核，痔瘘，疥癣痒疹，目赤肿痛，痢疾，蛔虫腹痛，风湿痹痛，闪腰岔气，跌打损伤，产后乳汁不下，湿痹拘挛（祈州漏芦偏于舒筋通脉，适用于湿痹拘挛；禹州漏芦偏于排脏止血，适用于诸疮痈风）。

【用法用量】内服煎汤，9～15 克。外用适量，研末醋调敷或鲜品捣敷。

【药理作用】

1. 抗动脉粥样硬化作用　实验用高脂血症和动脉粥样硬化型（AS）鹌鹑，以漏芦防治红细胞流动性及膜的过氧化脂质为指标。结果表明漏芦防治组红细胞微粘度明显低于高脂组 * $P<0.001$)，红细胞膜过氧化脂质含量也明显低于高脂组（$P<0.001$），效力与维生素 E（V_E）相当，而与正常组比较无明显差别。对各组 AS 病变比较表明：在吃高脂饲料同时，服用漏芦或 V_E 时，AS 病变发生率明显减少，高脂组发生率 70%，用药组抑制率：V_E 为 57.1%；漏芦大剂量组为 24.3 %，小剂量组为 50%，漏芦小剂量组较大剂量组抑制率高，与 V_E 相近。

家兔用高脂饲料的同时加服漏芦水煎剂（用生药 25 克煎得），连用 95 天，实验结果表明漏芦可降低血浆和动脉组织过氧化脂质（LPO）含量，提高前列环素/血栓烷 A_2（PGI_2/TX A_2）比值，减轻 AS 病变，其作用机制可能是抗氧化作用。

2. 抗氧化作用　漏芦各提取部分具有抗 HPD（血卟啉衍生物）引起的光溶血作用、对抗 HFD 合并照光引起的红细胞膜脂质过氧化作用、清除超氧阴离子自由基作用。均以 F_I –5 提取部分效力最显著。在 5 毫克（生药）/毫升剂量可完全清除超氧阴离子自由基。漏芦提取物显著对抗 H_2O_2 引起的溶血作用，其中以 F_I –1 效力最显著，60 毫克（生药）/毫升剂量抑制率 92.8 %，而 F_I –5 效力最差。各组分均有显著对抗 H_2O_2 引起红细胞膜脂质过氧化作用。漏芦对抗 ·OH 作用与对照组比较无明显差异。漏芦明显对抗光卟啉（YHPD）引起的小鼠红细胞光溶血作用，60 毫克（生药）/毫升浓度抑制率达 59.2%，并有效地对抗红细胞膜的脂质过氧化作用。YHPD10 毫克/毫升合并照光 10 分钟，对红细胞膜乙酰胆碱酯酶（Achs）活性的抑制率为55.4%，漏芦60毫克（生药）/毫升浓度下可部分对抗此种抑制作用，对抗率为36.4%。小鼠腹腔注射光卟啉合并照光，引起皮肤光敏反应，双耳皮肤表面血管充血、水肿、皮肤增厚、耳指数增高。口服或腹腔注射祁州漏芦水提物，可有效地抑制上述皮肤光敏反应，耳指数显著降低，口服和腹腔注射最小有效量分别为5克（生药）/公斤，2.5克（生药）/公斤。在试管内漏芦明显清除YHPD照光时单线态氧的产生，100毫克/毫升和200毫克/毫升组分别较对照组减低2.2×10^{-4}，3.8×10^{-4}倍。漏芦根及地上部分水煎剂体外实验能显著抑制大鼠心、脑、肝、肾组织中过氧化脂质的生成；连续灌胃15天，能显著抑制小鼠血清及肝、脑中过氧化脂质的生成，证明漏芦根及地上部分均有抗脂质过氧化作用。漏芦三种提取物均能显著地抑制大鼠肝、肾、大脑匀浆中过氧化脂质的生成。其中以水提取物作用最强，乙醇提取物次之，甲醇－醋酸乙醋提取物相对较弱。每日分别灌服漏芦乙醇提取物30克/公斤及水提取物30克/公斤，15克/公斤，连续15天，均能显著增强小鼠血浆中超氧化物歧化酶（SOD）活性，而对小鼠红细胞中过氧化氢酶（CAT）活性未见明显影响。

3. 对大鼠B型单胺氧化酶（MAO－B）活性的抑制作用 参照Kan和Benedtti方法制备脑MAO－B，Tanaka法制备肝MAO－B，取不同剂量的漏芦乙醇提取物加入反应体系内，以不加漏芦的酶活性为100%。结果表明漏芦对大鼠脑及肝MAO－B活性均呈显著的剂量依赖性抑制作用，其对肝MAO－B活性的抑制作用较弱，仅为脑的50%左右。通过对不同底物浓度下漏芦乙醇提取物对MAO－B活性抑制的动力学研究表明，漏芦对大鼠大脑、肝线粒体MAO－B活性的抑制作用均属于竞争性抑制。

4. 保肝作用 漏芦乙醇提取物能显著降低因CCl_4所致急性肝损伤大鼠血清ALT，AST的升高；对急性肝损伤大鼠血清SOD、GSH－PX的活性有明显的升高作用及降低MDA的含量作用。还有研究发现漏芦能降低α－平滑肌肌动蛋白（α－SMA）表达，表明漏芦乙醇提取物对CCl_4所致大鼠急性肝损伤有保护作用。

5. 对免疫功能的影响 用酸性非特异性酯酶染色法研究证明，漏芦蜕皮质酮20毫克/公斤灌胃，每日1次，连续给药10天，可明显提高正常小鼠末梢血酸性α－乙酸萘酯酶（ANAE）（＋）淋巴细胞的比值及绝对值，并对因环磷酰胺引起的ANAE（＋）和（－）淋巴细胞比值和绝对值的靠近或倒置现象有一定的预防和治疗作用，可使ANAE（＋）淋巴细胞比值保持在正常范围，对白细胞总数的变化无明显影响。漏芦蜕皮甾醇（EC）浓度在2.5～10微克/毫升时能显著增强巨噬细胞吞饮中性红的功能，当EC在5微克/毫升时与脂多糖（LPS）协同作用于巨噬细胞时。其吞饮中性红的能力较EC单独使用提高32%，较LPS单独使用提高36%。EC在2.5～10微克/毫升时与脂多精（LPS）协同能显著增强巨噬细胞产生白介素（IL－1）。实验表明，漏芦可显著增强大鼠脾细胞在刀豆球蛋白（Con A）刺激下产生IL－2的能力，且不影响血清IL－2抑制因子水平。有研究发现，漏芦中剂量给药组SRBC抗体生成水平和卵清抗体生成水平，IL－2，IFN－γ激发水平均显著高于对照组（$P<0.05$）。表明漏芦多糖对正常小鼠机体免疫有增强作用。

6. 抗缺氧及对记忆障碍的改善作用 漏芦乙醇提取物能显著延长常压密闭缺氧状态下小鼠存活时间及断头小鼠张口动作持续时间；明显缩短氰化钾所致小鼠缺氧昏睡时间，提示漏芦有显著的抗缺氧作用，对缺氧状态下的脑功能有保护作用。用跳台法观察漏芦醇提物对小鼠学习记忆力功能影响时发现，漏芦可显著改善东莨菪碱所致小鼠记忆获得障碍及环己酰亚胺所致记忆巩固障碍，并能显著抑制小鼠全血及大脑胆碱酯酶活性，提示漏芦改善记忆作用可能与调节胆碱能神经系统功能有关，说明漏芦能抑制脑中脂质过氧化物对提高脑中 SOD 含量，减少 LPO 水平，清除自由基，有延缓衰老及预防老年病的作用。

7. 抗衰老作用 漏芦乙醇提取物对 D－半乳糖所致的衰老小鼠的大脑皮质神经元的 SDH 活性下降、LDH 活性升高及 LPF 含量增多有明显的抑制作用，对线粒体等细胞器的变性具有改善作用。还有研究发现，漏芦提取物可提高 D－半乳糖所致大鼠脑组织 SOD 活性、降低 MDA 含量，抑制 MAO 活性；电子显微镜观察到漏芦提取物可以减轻 D－半乳糖导致的线粒体等超微结构的改变。表明漏芦乙醇提取物对 D－半乳糖致衰老小鼠具有抗衰老作用。

8. 抗炎镇痛作用 漏芦提取物（0.125、0.25、0.5 克/公斤）对二甲苯所致小鼠耳壳肿胀有抑制作用，能减少冰醋酸所致小鼠的扭体次数。

9. 护肾作用 非治疗组（NT）组大鼠的 24 小时尿蛋白定量、血尿素氮、血肌酐及肾脏硬化指数较正常对照组（C 组）明显增加（$P<0.01$），而漏芦治疗组（RR）组大鼠 24 小时尿蛋白定量、血尿素氮、血肌酐及肾脏硬化指数较 NT 组减少（$P<0.05$）。NT 组大鼠肾组织 TGF－β1、CTGF 表达较 C 组明显增加（$P<0.01$），RR 组肾组织 TGF－β1、CTGF 表达较 NT 组减弱（$P<0.05$）。表明漏芦可降低慢性肾功能不全大鼠 24 小时尿蛋白、血尿素氮、肌酐水平，减轻肾组织硬化，抑制肾组织 TGF－β1 和 CTGF 表达。漏芦对慢性肾功能不全的保护机制可能与降低肾脏 TGF－β1 和 CTGF 表达有关。

10. 其他作用 考察中药漏芦黄酮对体外培养成骨细胞的细胞毒性结果发现，在 0.09 到 1.92 的浓度范围内，药物浓度与细胞抑制率呈负相关。表明漏芦黄酮对体外培养成骨细胞有一定细胞毒性。漏芦作用后，CYF2E1 酶活性及相应 mRNA 的表达呈浓度依赖性抑制。漏芦在 15.6，31.2，62.4 毫克/毫升浓度下对 CYP2E1 酶活性的抑制率分别为 22.5%，55.8%，64.7%；对 CYF2E1mRNA 表达水平的抑制率分别为 36.6%，51.7%，61.4%。表明漏芦浓度依赖性抑制 CYF2El 酶活性，在转录水平下调大鼠肝细胞 CYP2E1 的表达。

【药物制剂】

1. 消癖合剂（辽宁省沈阳市第五人民医院制剂）

组成：漏芦、柴胡、青皮、郁金、昆布、王不留行、穿山甲、玄参、鹿角、牡蛎、夏枯草等。

功能主治：开郁散结，止痛消癖。用于乳腺增生。

用法用量：一次 50 毫升，1 日 2 次，30 天为一个疗程。

临床疗效：治疗乳腺增生病 68 例，痊愈 48 例，显效 18 例，无效 2 例，总有效率 97%。治疗时间最短 1 个疗程，最长 3 个疗程。

2. 母乳多颗粒

组成：漏芦、王不留行、黄芪、羊乳根、梗通草。

功能主治：益气下乳。用于产后乳汁不下或稀少。

用法用量：口服，一次18克，1日3次，用开水冲化服。

3. 乳核散结片

组成：漏芦、当归、黄芪、光慈菇、柴胡、郁金、昆布、海藻、淫羊藿、鹿衔草。

功能主治：舒肝解郁，软坚散结，理气活血。用于乳腺囊性增生，乳痛症，乳腺纤维腺瘤和男性乳房发育等。

用法用量：口服，一次4片，1日3次。

4. 消核片

组成：漏芦、玄参、海藻、昆布、丹参、浙贝母、半枝莲、牡蛎、白花蛇舌草、夏枯草、郁金、芥子、金果榄、甘草。

功能主治：软坚散结，行气活血，化痰通络。用于女性乳腺增生症，尤其适用于中青年妇女的乳痛症，乳腺小叶增生症。

用法用量：口服，一次4~7片，1日3次，饭后服用。连服3个月为一个疗程。

5. 催乳冲剂

组成：漏芦、穿山甲、通草、王不留行、糖粉。

主治：用于乳汁不通，乳汁不足。

用法用量：口服，一次半袋，1日3次，开水冲服。

6. 漏芦软膏

组成：漏芦500克，羊毛脂10克，黄凡士林90克。

功能主治：消炎。用于局部溃疡。

用法用量：外用适量，涂布患处，用消毒纱布覆盖。

【不良反应】部分患者服用消核片出现轻微的消化系统症状。

【附注】

1. 注意 孕妇禁服。

2. 品种情况 作漏芦入药的尚有①华东蓝刺头 *Echinops grijsii* Hance 分布于江苏等地。②新疆蓝刺头 *E. ritro* L. 分布于新疆等地。

3. 药用部位 漏芦的花序亦供药用。该品种称为追骨风，具有活血、发散的功效。取适量泡酒服，治跌打损伤。

参考文献

1. 张强，苏黎红．漏芦药理及实验性研究．时珍国医国药，2000，11（6）：63.

2. 朴龙，邢程．漏芦乙醇提取物对D－半乳糖所致衰老小鼠组织学影响的研究．时珍国医国药，2005，16（5）：960.

3. 朴龙，张学武，金香子．漏芦提取物抗衰老作用的研究．时珍国医国药，2006，17（10）：1918.

4. 崔香淑，金元哲．漏芦乙醇提取物对四氯化碳所致大鼠急性肝损伤的保护作用．时珍国医国药，2005，16（11）：1114.

5. 崔香淑，陈丽艳．漏芦提取物对四氯化碳致肝纤维化大鼠SOD，MDA及α－平滑肌肌动蛋白表达的影响．时珍国医国药，2007，18（10）：2444.

6. 张武学，李天洙，孙权．漏芦提取物抗炎、镇痛、耐缺氧及抗疲劳作用的研究．四川中医，2005，23（7）：22.

7. 吕文科，沈骅睿，胡晓梅．漏芦黄酮对成骨细胞的体外毒性实验研究．中国中医骨伤科杂志，2006，14（1）：43.

8. 吴宁，李红梅，吴青青，等．漏芦对细胞色素 P450 酶活性及 mRNA 表达影响．中国公共卫生，2007，23（7）：827.

9. 李发胜，杨光，咸丰，等．漏芦多糖对小鼠激发态免疫功能的影响及其可能机制．中国中药杂志，2007，32（5）：433.

10. 张德伟，郑红光．漏芦对慢性肾功能不全大鼠保护机制的研究．中国老年学杂志，2009，11（29）：1358.

11. 王春华．消癖合剂的制备及临床应用．实用中西医结合临床，2008，8（6）：88.

12. 滕吉岭，蔡学文．祁州漏芦与禹州漏芦应分用．山东中医杂志，1999，18（3）：131.

◎熊　胆

Xiongdan

【别名】狗熊胆（《广东中药志》第二卷）。

【来源】为熊科黑熊属动物黑熊台湾亚种 *Selenarctos thibetanus formosanus* Swinhoe 的干燥胆。胆囊取出后，要将胆囊管口扎紧，剥去胆囊外附着的油脂，用木板夹扁，置通风处阴干，或置石灰缸中干燥。我国已能人工活取熊胆汁，通过手术造成熊胆囊瘘管，定期接取胆汁，并将胆汁制成熊胆粉以供药用。分布于广东及福建、台湾等省。我省乐昌、乳源、阳山等地有产。

【药材性状】本品呈长扁卵形，上部狭细，下部膨大成囊状，长 10～20 厘米，宽 5～10 厘米。表面黑色、棕黑色或黄棕色，显光泽，微有皱摺。囊内有干燥的胆汁，习称”胆仁”，呈块状、颗粒状或粉状，金黄色，透明如琥珀，有光泽，质松脆者习称“金胆”或“铜胆”；黑色，质坚脆或呈稠膏状者习称“墨胆”或“铁胆”；黄绿色，光泽较差，质脆者称“菜花胆”。气清香，味极苦，有粘舌感。

【性味与归经】苦，寒。归肝、胆、心、胃经。

【功能主治】清热解毒，止痉，平肝明目。用于肝热炽盛、热极生风所致的惊风、癫痫、抽搐，肝热目赤肿痛、翳膜，热毒壅结之咽喉肿痛，跌打内伤，急性黄疸型肝炎，小儿急性肾炎引起的高血压。外用治恶疮痈肿，痔疮肿痛。现代有用于慢性迁延性肝炎，肝硬化，胆固醇胆石症，冠心病，心绞痛，消化不良，胃炎，胃及十二指肠溃疡，滴虫性阴道炎，霉菌性阴道炎，非特异性阴道炎，角膜炎，眼底出血，球后视神经炎，糖尿病，百日咳等疾病。

【用法用量】1～2.5 克，内服多入丸、散剂，不入汤剂。外用适量，研末以水调涂敷患处。

【药理作用】

1. 抗炎作用 熊胆给小鼠灌胃，能显著降低小鼠皮肤和腹腔毛细血管通透性；对大鼠皮下棉球肉芽肿虽有一定作用，但无统计学意义；能明显对抗二甲苯所致小鼠耳廓肿胀（$P<0.01$），及巴豆油所致小鼠耳廓肿胀（$P<0.01$）；复方熊胆滴眼剂给家兔滴眼，用 lowry 法测定家兔房水蛋白含量，结果表明该滴眼剂能显著抑制家兔房水蛋白含量。给大鼠连续3天腹腔注射此制剂，能显著拮抗组胺引起的大鼠毛细血管通透性增加；给昆明种小鼠腹腔注射熊胆，用72型分光光度计比色法测定毛细血管通透性，结果表明熊胆亦能非常显著的拮抗组胺所致小鼠毛细血管通透性增高，说明熊胆有一定的抗炎作用。

2. 抑菌作用 复方熊胆滴眼剂对抑制金黄色葡萄球菌，绿脓杆菌作用最敏感，对大肠杆菌，熊枯芽孢杆菌和白色念珠菌抑菌作用较弱，用钢管法、纸片法作抑菌试验表明：熊胆对甲型溶血型链球菌44102，绿脓杆菌10104的活性均有明显抑制。

3. 解热作用 对小鼠腹腔注射大肠杆菌内毒素（100毫克/公斤）所致的发热还有明显的退热作用。2.5克/公斤熊胆灌胃给药，对10%啤酒酵母羧甲基纤维素致热大鼠有明显的解热作用，同时2，4-二硝基酚致热大鼠体温也有一定的降低。

4. 保肝作用 离体及在体实验均证明熊胆对 CCL_4，D-氨基半乳糖等化学物质所造成的急慢性肝损伤均有明显的保护作用，能对抗血清中 ALT、TBIL、β-球蛋白的升高及白蛋白的降低，缓解肝组织病变程度，抑制脂质过氧化反应的发生。

5. 利胆作用 熊胆320毫克/公斤十二指肠给药，可明显增加胆汁排出量，且胆汁中胆酸含量亦增加。熊胆的利胆作用是通过增加胆汁分泌及松弛奥狄氏括约肌促进胆汁排入十二指肠作用实现的。这种作用按去氧胆酸盐、鹅去氧胆酸盐、熊去氧胆酸盐、胆酸盐、牛磺胆酸盐顺序递减。这些成分还可抑制胆石形成，促进胆石溶解。这是由于其可以抑制胆固醇在小肠的吸收，抑制甲基戊二酰辅酶A还原酶活性，从而降低了胆固醇的合成。

6. 镇静、镇惊、解痉作用 熊胆能够降低正常小鼠10分钟内的自主活动次数，与水合利氯醛有协同作用，并能对抗去氧麻黄碱的兴奋作用，离体肠管实验证明熊胆对肠管平滑肌有松弛作用，可缓解乙酰胆碱所致的强直性收缩，对抗组胺对肠肌的兴奋作用；对戊四氮所致的小鼠惊厥亦有明显的抗惊厥作用，能显著延长过量回苏灵引起惊厥的潜伏期和惊厥持续时间，并呈现量效关系。

7. 对心血管系统的作用 熊胆注射液0.4、0.2克/公斤，静注4天，明显降低正常大鼠的总胆固醇（TC），甘油三脂（YG），低密度脂蛋白（LDL-C）及支脉硬化指数（AL），增加高密度脂蛋白（HDL-C）及 HDL-C/TC 比值，更明显的降低高脂血证模型小鼠及鸡的 TC，TG，LDL-C，及 AL，增加 HDL-C/TC 比值，提示熊胆注射剂具有降血脂，抗动脉硬化作用。熊胆注射剂还能抑制体外血栓形成试验中的血小板粘附率及血栓形成，不仅缩短血栓长度，还减轻血栓重量，说明其具有明显的抗血栓作用。熊胆还可明显延长常压缺氧条件下小鼠的存活时间。这说明熊胆对心血管系统有一定的保护作用。熊胆还可延长离体小鼠心房的 APD_{90}，并降低心肌收缩力；可阻断低钾诱发的早后除极电位；可延缓由氯化铯诱发的早后除极电位。

8. 抗癌作用 体外实验证明，熊胆400微克/毫升对人早幼粒白血病细胞系有分化诱导作用，即向单核-巨噬细胞系分化。因为经过诱导后的细胞失去旺盛的增殖能力，获得了单核－巨噬细胞的特征和功能，临床上利于白血病的控制。

9. 解毒作用 给小鼠皮下注射熊去氧胆酸钠200毫克/公斤，可使硝酸士的宁的LD_{50}提高2.7倍，有明显的解毒作用。熊去氧胆酸钠与鹅去氧胆酸合用的解毒功效更强。

10. 抗辐射作用 熊胆粉和熊胆注射剂抗辐射作用的实验研究，分别于照射前口服给药和腹腔注射给药，照射后六天测外周白细胞，7天后测脾重，取股骨做CFU－GM，CFU－E，BFU－E细胞培养，结果发现熊胆对小鼠脾重、体重影响不大，外周血白细胞和各种造血指标显著提高，认为熊胆具有较好的抗辐射作用。

11. 抗过敏作用 白蛋白致敏的豚鼠回肠实验，发现熊胆有明显的抗过敏作用，此实验属Ⅰ型变态反应，组织胺是其重要的过敏介质。组织胺所致回肠收缩和皮肤毛细胞血管通透性增高试验，结果表明熊胆具有明显的抗组织胺作用。

12. 对消化系统的影响 口服剂量100毫克/公斤，1000毫克/公斤的熊胆，对盐酸乙醇溶液所致大鼠胃溃疡抑制率为44.4%、93.8%，对盐酸阿司匹林溃疡显示56.5%的抑制作用。

13. 抗疲劳作用 以等容量的1%熊胆溶液灌胃7天，灌胃剂量均为0.1毫升/10克，第8天将三组鼠放入直径50厘米，水深10厘米，水温29℃的浴槽中，熊胆组与空白组比较，能显著延长小鼠的存活时间（$P<0.05$）。

14. 毒性 小鼠皮下注射熊去氧胆酸钠与鹅去氧胆酸钠的LD_{50}分别为1.25毫克/公斤和961毫克/公斤。熊胆腹腔注射为962毫克/公斤；皮下注射3339.0毫克/公斤。鹅去氧胆酸10～100毫克/公斤给猴连续服用6个月，可引起肝损害；给孕猴服用后，发现猴肝、肾与肾上腺皮质有损害。鹅去氧胆酸及胆酸经肠道细菌7α－脱氢酶的作用代谢为次级胆汁酸－石胆酸，这二种胆汁酸均有促发结肠癌的作用。

【药物制剂】

熊胆在药理、药效及临床应用上有着极大的实际应用价值，但目前受国际野生动物保护法的限制，运用先进的设备和技术更见深入的探讨和研究熊胆及其他部位的药用价值，十分有意义的，也很有必要的。

1. 复方熊胆痔疮霜（吉林医药学院附属医院制剂）

组成：硬脂酸100克，氢氧化钾7克，甘油50克，熊胆15克，冰片5克，大黄35克，白芷15克，苦参30克，尼泊金乙酯1克，蒸馏水加至1000毫升。

功能主治：清热解毒，活血化瘀、解痛止血、止痒生肌。用于痔疮。

临床疗效：采用复方熊胆痔疮霜治疗痔疮，内痔45例，有效44例；外痔24例，有效23例；混合痔28例，有效27例。

2. 熊胆滴眼液（解放军第四六五医院制剂）

组成：熊胆（精制粉）5.0克，磷酸氢二钠9.44克，磷酸二氢钠8.0克，氯化钠1.52克，尼泊金乙脂0.5克，蒸馏水加至1000毫升。

功能主治：清热解毒，止痉明日。用于结膜炎等。

用法用量：每次1～2滴，1日4～6次。

3. 三白止血胶囊（吉林省中医中药研究院制剂）

组成：熊胆、鱼膘、三七。

功能主治：濡养肝肾，理血明目。用于糖尿病性视网膜病变。

用法用量：口服，一每次5粒，1日3次，服用1~3个月。

临床疗效：应用于临床观察表明出血吸收有效率为72.27%，渗出吸收有效率37.5%，血管瘤减少有效率为13.63%。

4. 熊胆痔灵膏

组成：熊胆、炉甘石、冰片等。

主治：用于痔术后创面愈合。

临床疗效：内痔疮面愈合时间12~16天，平均14天；混合痔13~19天，平均16天；环状混合痔14~20天，平均17天。

5. 复方熊胆糖浆剂

组成：黄芪、川贝、熊胆粉、蔗糖、蜂蜜、杏仁水、苯甲酸钠、薄荷脑、尼泊金乙酯。

主治：用于慢性支气管炎，支气管哮喘，肺热咳嗽等呼吸道疾病。

6. 复方熊胆滴眼液

组成：熊胆3克，病毒唑2克，冰片0.3克，吐温-80/0.5毫升，灭菌注射用水共制成100毫升。

主治：用于病毒性角膜炎，结膜炎。

临床疗效：治疗病毒性角膜炎20例，治愈15例，显效4例，有效1例，显效率100%。

7. SS熊胆眼药水

组成：熊胆。

功能主治：清热解毒，祛翳明目。用于急、慢性卡他性结膜炎。

该药在使用中的不足：大多患者在使用中发现该药具有较强刺激性。

8. 白敬宇眼药

组成：熊胆、石决明（煅）、珍珠（豆腐煮）、海螵蛸、炉甘石（煅黄连水飞）、硇砂（炙）、麝香、冰片。

功能主治：明目止痛，消肿止痒。用于暴发火眼，眼边刺痒，溃烂肿痛，胬肉攀睛，云翳多蒙，视物昏花，迎风流泪。

用法用量：取少许点眼角，1日3次。忌辛辣食物。密封保存。

9. 痰热清注射液

组成：黄芩、熊胆粉、山羊角、金银花、连翘，敷料为丙二醇。

功能主治：清热，化痰，解毒。用于风湿肺热病，痰热阻肺证，发热，咳嗽，咳痰不爽，咽喉肿痛，口渴，舌红，苔黄，肺炎早期，急性支气管炎，慢性支气管炎发作以及上呼吸道感染。

用法用量：静脉滴注，每次20毫升，重症患者可用40毫升，加入5%葡萄糖注射液或0.9%氯化钠注射液250~500毫升，注意控制滴速在60滴/分内，1日1次，儿童按体重每千克0.3~0.5毫升，最高剂量不超过20毫升，加入5%葡萄糖注射液或0.9%氯化钠注射液100~200毫升，静脉滴注，控制滴速30~60滴/分，1日1次；或遵医嘱。

10. 熊胆贝母止咳胶囊

组成：熊胆粉、浙贝母、黄芩、儿茶等。

主治：用于急性支气管炎，慢性支气管炎急性发作的痰热咳嗽证。

11. 熊胆丸胶囊

组成：熊胆、大黄、菊花、密蒙花、夜明砂、党参、升麻、山栀子、泽泻、黄连等17种中药。

功能主治：清热散瘀，消朦明目。用于老年性白内障等疾病。

用法用量：口服，每次2粒，日服3次。

临床疗效：用熊胆丸治疗老年性白内障初期125例（210眼），结果显效51眼，有效131眼，有效率86.7%。

12. 熊胆开明片

组成：熊胆粉、石决明、菊花、枸杞子、泽泻、茺蔚子、龙胆草等。

功能主治：清肝泄热，滋阴明目。用于视疲劳、急性虹膜睫状体炎等。

用法用量：一次6片，每日口服熊胆开明片3次。

13. 熊胆救心丹（丸）

组成：熊胆、蟾酥、麝香、人参、冰片、珍珠、牛黄、猪胆膏、水牛角浓缩粉等中药组成。

功能主治：强心益气，芳香开窍。用于心气不足所致的胸痹心痛，胸闷气短和心悸等症。

用法用量：口服，一次2粒，1日3次。

14. 熊胆丸

组成：熊胆、龙胆草、大黄、生地黄、泽泻（盐制）、栀子、当归、车前子（盐制）、菊花、柴胡、决明子、黄芩、防风、黄连、木贼、冰片、薄荷脑。

功能主治：清热散风，退翳止痛。用于风热或肝经湿热引起的目赤肿痛，羞明多泪。

用法用量：大蜜丸，口服，一次1～2丸，1日1～2次。胶囊剂，口服，一次4粒，1日2次。用生姜汤或温开水送服。小儿酌减。

15. 普济痔疮栓

组成：熊胆粉、冰片、猪胆粉。

功能主治：清热解毒，凉血止血。用于热症便血，对各期内痔便血或混合痔肿胀等。

用法用量：直肠给药，一次1粒，1日2次。

16. 八宝五胆药墨

组成：熊胆、水牛角浓缩粉，羚羊角、麝香、冰片、珍珠、蟾蜍、牛黄、朱砂、牛胆、蛇胆、猪胆、川芎、青鱼胆、藕节、红花、小蓟、大蓟、白茅根、夏枯草、牡丹皮、丁香。

功能主治：消炎解毒，活血止痛，凉血止血，消肿软坚，防腐收敛。用于吐血，咯血，鼻衄，便血，赤白痢下，痈疽疮疡，无名肿毒，顽癣，皮炎，湿疹等。

用法用量：口服，捣碎后用开水冲服，一次0.5克，1日2次，小儿酌减。外用，取药适量，加水磨浓汁涂患处。

17. 金熊炎必克

组成：熊胆（云胆）、大黄、龙胆、冰片、薄荷脑、黄连、柴胡、地黄等。

功能主治：清热解毒，散风退翳，保肝利胆，消炎止痛。用于咽喉炎，扁桃体炎，支气管炎，牙龈炎，口腔溃疡，慢性肝炎，胆囊炎，胆道炎以及急性结膜炎，急性前列腺炎等疾病。

用法用量：口服，一次4粒，1日2次，小儿酌减。

18. 药墨（八宝药墨）

组成：熊胆、冰片、麝香、香墨粉。

功能主治：清热解毒，凉血止血。用于咯血，衄血，吐血，便血；外敷治疮疖。

用法用量：口服，用水研汁冲服，一次3～6克，外用，适量用水化开，涂抹患处。

19. 喉炎丸

组成：熊胆、硼砂（煅）、黄连、蟾蜍、水牛角浓缩粉、牛黄、冰片、珍珠、五倍子、细辛、麝香、人指甲。

功能主治：清热解毒，消肿止痛。用于咽喉肿痛，单、双乳蛾，痈疽，疮疖肿毒。

用法用量：微丸，口服，一次10粒；小儿1岁一次1粒，2岁一次2粒，3岁一次3～4粒，4～8岁一次5～6粒，9～15岁一次7～9粒；1日2～3次。外用，凡疮疖肿毒初起，红肿热痛未破溃者，可取10余粒，用冷开水或醋调化，涂敷红肿四周，每日涂敷数次直至退肿。

20. 熊胆胶囊

组成：熊胆或熊胆粉。

功能主治：清热，平肝，明目。用于惊风抽搐，咽喉肿痛。

用法用量：口服，一次2～3粒，1日3次。

21. 清凉眼药膏

组成：熊胆5钱，冰片2两，煅炉甘石5两，薄荷冰3钱，西瓜霜2两，硼砂1两。

功能主治：消炎，杀菌，收敛。用于结膜炎，眼睑炎，沙眼，眼病等症。

用法用量：用玻璃棒挑起少许药膏搽如眼睑内，1日2～3次。

22. 其他制剂　熊胆平贝口服液（治疗咳、痰、喘等证），熊胆清肝口服液（用于治疗慢性肝炎乙型肝炎及胆道系统感染），熊胆舒喉片（清热解毒、利咽消肿，用于治疗咽喉肿痛、干燥、咽痒、咳嗽等症），熊胆珍珠膏（长沙市中医医院肛肠科的经验方，用于促进肛肠术后愈合），熊胆面膜（杀菌消炎，收敛生肌，用于治疗痤疮等）熊胆缓释胶囊，熊胆珍珠眼液，熊胆乙肝胶囊。

【不良反应】①可致少数患者呕吐，鹅去氧胆酸副作用主要是腹泻，熊胆引起急性尿潴留1例，肝功衰竭1例。②有患者直肠给药普济痔疮栓出现腹泻，肛门部位瘙痒。③痰热清注射液致不良反应类型：皮疹，一般过敏反应（胸闷、气促、呼吸困难、头疼乏力，皮肤瘙痒），过敏性休克，心肾功能异常（心律失常、持续心房纤颤，血压异常，长时间无尿），严重心慌，喉头水肿，高热，头痛、头晕，视物模糊。

【附注】

注意　虚证禁服。

参考文献

1. 苗明三，方晓燕．熊胆的实验研究现状．医药论坛杂志，2003，24（11）：78~79.

2. 徐惠波，孙晓波，温富春，等．熊胆的研究与展望．中国中医药信息杂志，1998，5（2）：18~20.

3. 刘曙晨，骆传环．熊胆新的药理作用研究进展．中华临床医药，2001，2（8）：39~40.

4. 董毅，李孟金，李荣，等．熊胆、兔胆对小鼠药理作用的研究．牡丹江医学院学报，1997，18（2）：8~9.

5. 王晓阳，姜淑芳．熊胆丸治疗老年性白内障初期125例210眼报告．安徽中医临床杂志，2003，15（2）：117~118.

6. 于秀娜，毕伟平，王海燕．熊胆致肝功衰竭1例．邯郸医学高等专科学校学报，2005，18（6）：571.

7. 吴艳，邢程．熊胆痔灵膏促进痔术后愈合的疗效观察．黑龙江医药科学，2002，25（2）：93.

8. 张峻，杨成金．复方熊胆糖浆剂的研制．基层中药杂志，1998，12（4）：21~22.

9. 孙淑荣．复方熊胆滴眼液的疗效分析．黑龙江医药，2005，18（4）：295.

10. 刘天强，肖丹，何建，等．SS熊胆眼药水刺激性研究．亚太传统医药，2009，5（6）：22~25.

11. 梁毅，孙卫红．复方熊胆痔疮霜的研制及临床应用．中国误诊学杂志，2007，7（19）：4490.

12. 李秀英，李静，潘丽萍．痰热清的临床应用及注意事项．实用医技杂志，2008，15（24）：3271~3272.

13. 范申云，周志刚，石丽霞．熊胆滴眼液的制备及临床应用．中药材，1999，22（4）：213.

14. 洪流，李延娟，曲兵．熊胆开明片对青少年视疲劳症状影响观察．中国现代药物应用，2008，2（5）：62~63.

15. 南敏伦，赫玉芳，司学玲，等．熊胆救心滴丸的成型工艺研究．2004，15（11）：752~753.

16. 董方言，胡茁，弥红，等．熊胆清肝口服液中丹皮酚的含量测定．吉林中医药，1993，（4）：41~42.

17. 孙冠云，于超，王宇，等．熊胆舒喉片中薄荷脑含量的气相色谱－质谱研究．分析测试学报，2001，20（增刊）：99.

18. 陶春英，李正兴．熊胆珍珠膏促进肛肠术后愈合效果观察及护理．现代护理，2006，12（3）：218~220.

19. 吴碧玲，王华绵，洪春燕．熊胆面膜加甲硝唑治疗痤疮．中医美容医学，2002，11（1）：18~19.

20. 鲁洪武，高秀兰．熊胆引起急性尿潴留1例．滨州医学院学报，1996，19（6）：591.

21. 于秀娜，毕伟平，王海燕．熊胆致肝功衰竭1例．邯郸医学高等专科学校学报，2005，18（6）：571.

22. 王施红，刘雪松，牵玉权，等．三白止血胶囊治疗糖尿病性视网膜病变50例疗效观察．中国误诊学杂志，2006，6（3）：454.

◎翠云草

Cuiyuncao

【别名】翠羽草、孔雀花、地柏叶、绸缎草(《广东中药志》第二卷)，绿绒草(《岭南中草药撮要》)，金鸡独立草（王安卿(《采药志》)），翠翎草、矮脚凤毛（汪连仕(《采药书》)），神锦花、鹤翎草、凤尾草、开屏凤毛(《本草纲目拾遗》)，龙须、剑柏(《植物名实图考》)，岩萍(《湖南药物志》)，百脚草、假岩柏、藤扁柏、白鸡毛、水松(《浙江民间常用草药》)，拦路枝、蓝地柏(《四川常用中草药》)，止血草、白鸡爪、龙鳞草、金扁柏、龙柏草(《福建药物志》)，细风藤、金猫草(《广西药用植物名录》)，生扯拢、虱子草、蜂药(《贵州中草药名录》)。

【来源】为蕨类卷柏科植物翠云草 *Selaginella uncinata*（Desv.）Spring 的全草。夏末秋初采收，拔取全草，洗净晒干。分布于广东、福建、浙江、安徽、海南、广西、四川、贵州、云南等省区。我省产于乳源、阳江、高要、连南、新丰、龙门、佛冈、广州市郊区等地。

【药材性状】全草长20～50厘米。茎纤细，灰黄色，有浅沟，节上有根。叶片略皱缩，黄绿色或浅绿色，主茎叶片较大，斜卵圆形，不对称；非主茎的叶片呈卵状椭圆形，两侧近对称。顶端有孢子叶穗，淡黄色，呈尖状，触之有刺手感。质柔软。气微，味微苦。

【性味与归经】甘、微苦，微寒。归肝、脾、肺经。

【功能主治】清热利湿，解毒，凉血止血。用于湿热黄疸，痢疾，泄泻，水肿，风湿痹痛，血热吐血，咯血，便血，痔漏。外用治疮伤出血，水火烫伤，疮疖，缠腰火丹，蛇咬伤。现代有用于咳嗽，黄蜂蛰伤。

【用法用量】内服煎汤，10～30克，鲜品可用至60克。外用适量，晒干或炒炭存性，研末调敷，或鲜品捣烂敷患处。

【药理作用】

1. 抑菌作用 100%翠云草煎剂用平板打洞法，对金黄色葡萄球菌有抑制作用。翠云草水提液圆纸片法，对变形杆菌、金黄色葡萄球菌、大肠杆菌、痢疾杆菌等有较强的抑制作用。

2. 抗病毒作用 翠云草醇提物的乙酸乙酯萃取部位具有较好的体外抗HSV－1和Cox B3活性，半数抑制质量浓度（IC_{50}）分别为12.5和6.25微克/毫升，选择性指数（SI）分别为8.3和20。

3. 抗癌作用 用倒置显微镜观察翠云草总黄酮作用后结肠癌细胞凋亡的形态学变化，在24小时内总黄酮成分可以明显观察到肿瘤细胞形态的萎缩，细胞增殖被抑制；用RT－PCR方法检测了翠云草总黄酮干预前后COX－2 mRNA水平的变化，翠云草总黄酮在l0～40克·毫升$^{-1}$浓度范围能显著抑制COX－2 mRNA的水平，且随着翠云草总黄酮浓度的增加，COX－2 mRNA表达越来越少，COX－2灰度值逐渐降低，即COX－2 mRNA被抑制的作用越明显，所以各组呈剂量依赖性抑制COX－2的表达。

【附注】

1. 品种情况 市场上出现将石上柏与翠云草相互混淆现象。

石上柏与翠云草性状特征比较

石上柏	翠云草
茎稍粗、硬，中叶、侧叶的边缘有缘毛状齿，孢子叶的边缘有齿	茎纤细，质轻柔软，中叶、侧叶和孢子叶的边缘均为全缘

参考文献

1. 周仁超，李淑彬．蕨类植物抗菌作用的初步研究．天然产物研究与开发，1999，11（4）：53.

2. 江海燕，吴思超，朱家杰，等．几种瑶药的体外抗病毒活性初步研究．暨南大学学报，2008，29（5）：500.

3. 孙颖桢，陈科力，刘震．翠云草总黄酮对结肠癌HT－29细胞COX－2 mRNA表达的抑制作用．中国药师，2010，13（2）：163.

4. 漆卫民．石上柏与翠云草的比较鉴别．中药材，1998，21（3）：126.

◎鲫鱼胆草

Jiyudancao

【别名】较剪草（《生草药性备要》），耳草（《广州植物志》），细样鲫鱼草、细叶亚婆草、苦节节花（《广东中草药》），细叶亚婆钱（《广东中药志》第二卷），节节花、鲫鱼草、龙胆草、苦胆草（《广东中药》），山过路蜈蚣、蜈蚣草、行路蜈蚣（《福建民间草药》），节节白花、细叶假红兰、散血草（《广西药用植物名录》），黑头草、荞糕草（《云南药用植物名录》），野甘草（贵州）。

【来源】为茜草科植物耳草 *Hedyotis auricularia* L. 的全草。夏、秋季采收，挖取全草，抖净泥沙，晒干。主产于广东、福建，我省各地有产。

【药材性状】全草长25～50（～100）厘米。根粗壮坚硬。茎圆柱形，直径约3毫米，小枝稍具四棱，密被短毛，节稍膨大，有须根叶对生，黄绿色，薄革质，微向内卷，展平后呈卵形或椭圆状披针形，长3～6厘米，宽约1.5厘米，先端渐尖，基部楔形，全缘，上面稍粗糙，下面被柔毛，脉凸出，侧脉3～6条；托叶2片，合成短鞘状，先端裂成5～7条刚毛状刺，膜质，被柔毛。叶腋间常有残留聚伞花序或小果。气微，味极苦。

【性味与归经】微苦，微凉。归肝经。

【功能主治】清热解毒，凉血消肿。用于感冒发热，肺热咳嗽，咽喉肿痛，肠炎，痢疾，痔疮出血，崩漏，毒蛇咬伤，乳腺炎，痈疖肿毒，湿疹，跌打损伤。现代有用于走马牙疳，中痧呕吐等。

【用法用量】10～15 克，水煎服。外用适量，煎水洗或取鲜品捣烂敷患处。

◎潺槁树根

Changaoshugen

【别名】潺槁藴、残槁藴、楠木根（《广东中药志》第二卷）。

【来源】为樟科木姜子属植物潺槁树 *Litsea glutinosa*（Lour.）C. B. Rob. 的干燥根和根皮。全年可采收。挖取根部，洗净，斩成片块，晒干；或趁鲜除去木部，取根皮晒干。分布于我省各地及云南、广西、海南、福建等省区。

【性味与归经】甘、苦、涩，微寒。归脾、胃经。

【功能主治】清热解毒，利湿消肿，收敛止血。用于疖疮痈肿，湿热泄泻，水肿。外用治疮疡肿毒，痄腮，跌打扭伤。现代有用于腮腺炎，糖尿病，慢性胃炎，腮腺炎，恶性溃疡，烂肉，乳腺炎初起，外伤出血。

【用法用量】15～30 克，水煎服。外用适量，研末调敷或取鲜品捣烂敷患处。

【药理作用】果实中的挥发油，对中枢神经系统有特异作用，与氯丙嗪相似；予大鼠腹腔注射其乳化剂 0.15～0.3 克/公斤，能增强戊巴比妥的睡眠时间，但它无肾上腺素阻断作用。对麦司卡林引起的 3 动及体温升高有部分的拮抗作用。其另一特点为与 d－苯丙胺有协同作用，能显著增强 d－苯丙胺的升高体温作用，并致动物于死亡。挥发油本身毒性是低的，大鼠可耐受 0.6 克/公斤。

【附注】

药用部位 潺槁树的树皮、树叶、果实、种子均可入药。树皮、树叶功能拔毒生肌，外用治疖疮痈肿，乳痈初起，跌打损伤，外伤出血；种子功能抗疟，煎汤内服治疟疾；果实中的挥发油，功能与氯丙嗪相似，对中枢神经系统有特异作用。

◎蕹　菜

Wengcai

【别名】水蕹菜（《广东中药》），蕹（《南方草木状》），瓮菜（《闽书》），空心菜（《岭南中草药撮要》），空筒菜（《贵州省中医验方秘方》），藤藤菜、无心菜（《民间常用草药汇编》）。

【来源】为旋花科植物蕹菜 *Ipomoea aquatica* Forsk. 的茎叶。夏、秋季采收，多鲜用。分布于长江以南至广东各地。

【药材性状】茎叶常缠绕成把。茎扁柱形，皱缩，有纵沟，具节，表面浅青黄色至淡棕色，节上或有分枝，节处色较深，近下端节处多带有少许淡棕色小须根；质韧，不易折断，断面中空，叶片皱缩，灰青色，展平后呈卵形、三角形或披针形；具长柄。气微，味淡。

【性味与归经】甘，寒。归肠、胃经。

【功能主治】凉血清热，利湿解毒。用于食物中毒，鼻衄，便血，尿血，便秘，淋浊，痔疮，痈肿，折伤，蛇虫咬伤。现代有用于皮肤湿痒，龋牙痛，妇人带下。

【用法用量】内服煎汤，60～120克，或捣汁。外用适量，煎水洗，或捣敷。

【药理作用】

从雍菜分离出的N－反和N－顺－阿魏酰基酪胺，是体外前列腺素合成的抑制剂。紫色蕹菜中含胰岛素样成分，可用于治疗糖尿病。蕹菜对雌性小鼠肝癌（实体型）生长有一定抑制作用，其抑癌作用低于临床抗癌药物5－氟尿嘧啶，但不会引起白细胞总数、血红蛋白和血清总蛋白浓度降低等副作用。

【附注】

注意 身体虚弱、体温偏低的人不宜多食。

参考文献

1. 曾再新．南方奇蔬－蕹菜．生物与特产，1989，(3)：17.

2. 健康生活新时尚－蕹菜．中成药，2008，(11)：32.

3. 黄承钰，曾令福，王朝俊，等．三种蔬菜粉对小鼠移植肝癌生长的影响．现代预防医学，1998，25 (3)：262.

◎簕苋菜

Lexiancai

【别名】簕苋、刺苋菜、野簕苋(《广东中药志》第二卷)，假苋菜(《广州常用草药增订本》)，刺苋(《台湾府志》)，野苋菜、土苋菜、猪母菜(《福建民间草药》)，刺刺草(《福建中草药》)，野刺苋菜(《天目山药用植物志》)，酸酸苋(《浙江药用植物志》)，白莿苋、莿苋(《广东中草药》)，野刺苋、猪母刺(《实用临床草药》)。

【来源】为苋科植物刺苋 *Amaranthus spinosus* L. 的全草或根。春、夏、秋三季均可采收，洗净，鲜用或晒干。分布于全国大部分地区。我省各地有产。

【药材性状】(1) 全草长30～100厘米，多分枝。主根呈圆锥形，侧生有支根及细小的须根。茎略呈方柱形，稍扁，有深纵沟纹，老茎部分呈棕红色。叶腋间两侧有锐刺，叶皱缩卷曲，绿色，展平后呈卵圆形，长3～8厘米，宽1～3厘米。叶腋或顶端有众多绿白色条状花穗。气微，味甘淡。

(2) 根头上常留有一段残茎基。长约5厘米。主根呈圆锥形，长20～30厘米，直径1.5～2.5厘米，略扁稍弯曲，有不规则的纵皱纹，呈扭曲状，表面淡红色至黄白色，有横向皮孔，侧生有支根及细小的须根，质坚实，不易折断，切面类白色。气微，味甘淡。

【性味与归经】甘、淡，微寒。归胃经。

【功能主治】清利湿热，解毒消肿，凉血止血。用于胃出血，十二指肠球部溃疡出血，便血，痔血，胆囊炎，胆石症，痢疾，湿热泄泻，带下，小便涩痛，咽喉肿痛，湿疹，痈肿，牙眼糜烂，蛇咬伤。现代有用于肾结石。

【用法用量】内服，煎汤，9～15克，鲜品30～60克。外用适量，捣敷或煎汤熏洗。

【药理作用】

1. 镇痛作用 刺苋根对小鼠醋酸所致扭体反应的影响实验表明，刺苋根皂苷高剂量组（1克/公斤）扭体次数明显小于生理盐水组，差异有显著性意义。提示刺苋根皂苷能明显抑制醋酸引起的疼痛，有明显镇痛作用。热板实验结果显示，刺苋根皂苷高剂量组在给药后30分钟，60分钟痛阈值均明显大于生理盐水组，差异有显著性意义。提示刺苋根皂苷能明显抑制热板引起的疼痛，有明显镇痛作用。

2. 抗炎作用 二甲苯致小鼠耳廓肿胀实验结果显示，刺苋根皂苷高、低（1、0.5克/公斤）剂量组肿胀度均明显小于生理盐水组，差异有显著性意义。提示刺苋根皂苷对二甲苯所致小鼠耳廓肿胀有明显抑制作用。小鼠腹腔毛细血管通透性实验结果显示，刺苋根皂苷高剂量组OD值明显小于生理盐水组，差异有显著性意义。提示刺苋根皂苷对小鼠腹腔毛细血管通透性的增高有明显的抑制作用。

【药物制剂】

1. 刺苋根口服液

组成：刺苋根等。

功能主治：清热利湿，消肿止痛，化瘀止血。用于内痔，外痔（炎性外痔、血栓性外痔），混合痔。

用法用量：口服，一次15毫升，1日2次，内痔、混合痔连服20天；炎性外痔、血栓性外痔连服10天。

2. 复方刺苋根颗粒

组成：刺苋根、防风、黄芪、三七、当归、大黄、地榆等。

功能主治：清热利湿，凉血止血，祛淤消肿。用于湿热下注之痔疮实证。

用法用量：温开水冲服，一次1袋，1日3次。

【附注】

注意 孕妇忌服。

参考文献

1. 郑作文，周芳，李燕．刺苋根皂苷镇痛抗炎作用的实验研究．广西中医药，2004，27（3）：54.

2. 邓家刚，郑作文，叶日乔．刺苋根口服液治疗痔疮182例疗效观察．江苏中医，2000，21（9）：25.

3. 俞艳春．刺苋根治疗肾结石．中国民间疗法，2009，17（12）：66.

◎爵　床

Juechuang

【别名】鹿角英(《岭南采药录》)，小青草、大鸭草、赤眼老母草(《广东中药志》第二卷)，六角仙草、疳积草(《岭南中草药撮要》)，六角英（广州部队(《常用中草药手册》))，爵卿(《吴普本草》)，香苏(《别录》)，赤眼(《品汇精要》)，蜻蜓草、苍蝇翅(《纲目拾遗》)，鼠尾红(《台湾植物名录》)，瓦子草(《中国药用植物志》)，五累草(《南京民间药草》)，六角仙(《福建民间草药》)，观音草、肝火草、倒花草(《江西民间草药》)，四季青、蚱蜢腿(《浙江民间草药》)，野万年青、毛泽兰(《四川中药志》)，屈胶仔、麦穗红(《闽东本草》)，山苏麻(《贵州民间药物》)，焦梅术、假辣椒、狗尾草、细路边青(《广西药用植物名录》)，六方疳积草(《江西草药》)，麦穗癀(《福建中草药》)，蛇食草、水竹笋(《上海常用中草药》)，阴牛郎(《江苏药材志》)，节节寒草(《云南中草药》)，癞子草(《四川中药志》)。

【来源】为爵床科植物爵床 *Rostellularia procumbens*（Linn.）Nees 的干燥带花全草。8～9 月盛花期采收，割取地上部分，晒干。分布于广东、浙江、福建、台湾、四川等地区。

【药材性状】全草长 20～60 厘米。根细而弯曲，茎多具纵棱 6 条，表面绿黄色或浅棕黄色，有毛，节明显膨大，质脆。叶对生，具柄；叶片多皱缩，展平后呈椭圆形至椭圆状矩圆形，长 0.8～1.5 厘米，宽约 6 毫米，顶端尖或钝，两面及叶缘有短硬毛。常见枝顶或上部叶腋处有穗状花序，苞片被长硬毛。气微，味淡。

【性味与归经】苦、咸、辛，寒。归肺、肝、膀胱经。

【功能主治】清热解毒，利湿消积，活血止痛。用于感冒发热，咳嗽，咽喉肿痛，目赤肿痛，疳积，湿热泻痢，疟疾，黄疸，浮肿，小便淋浊，筋骨疼痛，跌打损伤，痈疽疔疮，湿疹。现代有用于急性肾炎，小儿上感高热惊厥，小儿疳症，小儿肝火烦热，夜惊，肝炎，肝硬化，流感，毒蛇，狂犬咬伤，急性扁桃体炎，食欲不振，疲劳过度，关节风湿痛，中风，泌尿系统感染，腰背疼痛，久行脚痛，颈淋巴结核，乳糜尿，蜂窝组织炎等。

【用法用量】内服，煎汤，10～15 克，鲜品 30～60 克，或捣汁，或研末。外用，鲜品适量，捣敷，或煎汤洗浴。

【药理作用】

1. 抗肿瘤作用　爵床的甲醇提取物在动物实验中能显著抑制 BDF1 雄性小鼠 P－388 恶性淋巴细胞性白血病细胞的生长；并且在体外对鼻咽癌细胞系 9－KB 具有显著的细胞毒作用。随后，有研究证实了爵床中的化合物 justicidin A 和 tuberculatin 对一系列肿瘤细胞系具有显著的细胞毒作用，包括 Hep 3B，Hep G2，MCF－7 等，并目，肿瘤细胞对 justicidin A 的敏感性要远高于正常细胞。justicidinA 和 tuberculatin 能显著地增强由脂多糖（LPS）刺激小鼠巨噬细胞样 RAW264.7 细胞中肿瘤坏死因子－α（TNF－α）的产生，这也可能足其杀伤肿瘤细胞的机理之一。另外，对其抑制结直肠癌细胞系 HT－29 和 HCT－

116 的作用机理进行深入研究后发现，justicidin A 可以明显降低细胞质中 Ku70 的蛋白水平，从而导致 Bax 蛋自从细胞质转移到线粒体上，使线粒体膜电位消失，细胞色素 C 释放，最终诱发细胞凋亡；并通过体内实验证明，justicidin A 可显著抑制 HT29 细胞在 NOD - SCID 裸鼠体内异体移植性肿瘤的生长。此外，justicidin A 可激活 caspase - 8，从而增强 tBid 的表达，导致细胞色素 C 和 Smac/DIABLO 在 Hep 3B and Hep G2 中的释放。同时，justicidin A 也能够降低线粒体中 Bcl - X 的表达，增加 Bax 和 Bak 的表达。Caspase - 8 的抑制剂（Z - IETD）能够削弱 justicidin A 诱导的膜电位降低的效应。这些研究结果表明 justicidin A 引发细胞凋亡的作用是经 caspase - 8 直接启动，破坏线粒体导致的。

2. 抗菌作用　爵床的水煎剂在试管内对金黄色葡萄球菌、炭疽杆菌和白喉杆菌有较强的抗菌作用，对痢疾杆菌、大肠杆菌、伤寒杆菌、绿脓杆菌和乙型链球菌等也有一定的抗菌作用。

3. 抗心律失常作用　爵床的醋酸乙酯提取物，能减少氯仿引起的小鼠室颤的发生率，也能对抗家兔由氯仿 - 肾上腺素和大鼠由氯化钡及乌头碱引起的心律失常。另有报道，爵床全草对动物实验性心律失常有一定预防和治疗作用，其主要有效成分为新爵床脂素 B。

4. 抗病毒作用　化合物 justicidinA，justicidin B，diphyllin，diphyllin apioside 和 diphyllin apioside - 5 - acetate 具有较强的抗疱疹性口腔炎病毒活性，并且对培养的兔子的肺细胞具有低的细胞毒性。

5. 抗血小板聚集作用　化合物 neojusticin A，justicidin B，taiwanin E methyl ether 和 taiwanin E 具有显著抑制血小板凝集作用，其作用效果大大强于阿司匹林。

【药物制剂】

爵床的药理作用方面的研究虽然取得了一些进展，但仍有不少问题需要进一步阐明和研究。如抗肿瘤、抗病毒、抗血小板聚集等的药效物质基础及作用机理等。爵床不仅具有丰富的资源，悠久的药用历史及民间使用的习惯，而且为常用中药保护品种健儿糖浆的主要成分之一。

1. 肝乐平冲剂

组成：爵床、虎杖、矮地茶、六月雪、大青叶。

功能主治：降转氨酶。用于急、慢性肝炎。

用法用量：口服，一次 1 袋，1 日 2 次。

2. 清热感冒冲剂

组成：爵床、紫苏叶、土荆芥、野甘草、一枝黄花、马鞭草、枇杷叶。

功能主治：清热解毒，宣肺止咳。用于伤风感冒引起的头痛，发热、咳嗽。

用法用量：口服，一次 15 克，1 日 2 ~ 3 次，用开水冲化服。

3. 健儿糖浆

组成：爵床、萝摩。

功能主治：补气益精，消疳化积。用于小儿疳积。

用法用量：口服，1 岁以下一次 5 毫升，1 ~ 2 岁一次 8 毫升，3 ~ 5 岁一次 10 毫升，1 日 3 次。10 天为一疗程，或遵医嘱服用。

4. 清热通淋胶囊

组成：爵床、苦参、白茅根、硼砂。

功能主治：清热，利湿，通淋。用于下焦湿热所致热淋。症见小便频急、尿道刺痛、尿液混浊、口干苦等，以及急性下尿路泌尿系感染见于上述症候者。

用法用量：口服，一次4粒，1日3次，或遵医嘱。2周为一疗程。

5. 小儿营养片

组成：爵床15克，鸡内金10克，茯苓6克，炒白术10克，绒毛粉11克，蜂蜜适量，硬脂酸镁。

功能主治：益气健脾。用于小儿营养不良。

用法用量：饭后服，一次5~10片，1日3次。

【附注】

注意 脾胃虚寒者禁服。

参考文献

1. 郑培銮．爵床的效用．时珍周药研究，1992，3（2）：92.

2. 杜章凤．爵床粉配美蓉膏治疗蜂窝组织炎206例．四川中医，2000，18（6）：45.

3. 刘国瑞，吴军，杨美华，等．药用植物爵床的研究进展．西北药学杂志，2008，23（1）：55.

◎翻白草

Fanbaicao

【别名】鸡脚叶、涯鹰爪(《粤北草药》)，沙柳草、白漂莲、鸡腿根、白头翁、鸡爪莲(《广东中药志》第二卷)，鸭脚参(《实用临床草药》)，鸡腿儿(《救荒本草》)，天藕儿(《野菜谱》)，湖鸡腿(《本草纲目》)，鸡脚爪、鸡脚草、鸡距草(《草木便方》)，独脚草、鸡腿子、乌皮浮儿、天青地白(《南京地区常用中草药》)，金钱吊葫芦(《广西药用植物名录》)，老鸹枕（山东《中药学》)，老鸦爪、山萝卜（山东)，土菜、结梨、人叶铡草（浙江)，郁苏参、土人参（福建)，野鸡坝、兰溪白头翁、黄花地丁、千锤打、叶下白、茯苓草（湖南)。

【来源】蔷薇科植物翻白草 *Potentilla discolor* Bunge 的带根全草。夏季开花前采收。挖取带根全草，抖净泥沙，晒干。分布于我国南北各省区，我省产于连平、曲江、乐昌、乳源、英德、翁源、始兴、南雄、仁化等县。

【药材性状】根呈纺锤形或圆柱形，间有瘦长，具不规则扭曲的纵沟纹，长5~8厘米，直径0.6~1.2厘米，表面黄棕色或暗红棕色，粗糙；质脆易折断，断面灰白色或黄白色。基出叶丛生，奇数羽状复叶，小叶3~9片，顶端小叶片较大，向下逐渐变小，多皱缩卷曲，展平后呈矩圆形或狭长椭圆形，长1~2.5厘米，宽约7毫米，上表面暗绿色，下表面密被白色绵毛，边缘具锯齿；有短叶柄。根头部及叶柄均被白色毛茸，根头上无明显的茎。气微，味甘、微涩，嚼之有清香气，窜鼻。

【性味与归经】甘、微苦，微寒。归肺、胃、大肠经。

【功能主治】清热解毒，凉血止血。用于肺热咳喘，泻痢，疟疾，咳血，吐血，便血，崩漏，痈肿疮毒，瘰疬结核。现代有用于阿米巴痢疾，风湿麻木瘫痪，筋骨久痛，风瘫，癫痫等。

【用法用量】内服，煎汤，10～30克；或浸酒服。外用适量，煎水熏洗或鲜品捣敷。

【药理作用】

1. 抗菌作用 根据翻白草制剂治疗细菌性痢疾的疗效，对从翻白草中分离得的单体化合物进行抗菌作用试验。发现没食子酸（结晶Ⅱ）、槲皮素（结晶Ⅲ）、延胡索酸（结晶Ⅰ）、原儿茶酸（结晶Ⅳ）、柚皮素（结晶Ⅴ）、山奈酚（结晶Ⅵ）、间苯二酸（结晶Ⅶ）对福氏和志贺痢疾杆菌均有不同程度的抑制作用，其中尤以没食子酸和槲皮素的抑菌作用最强，最低抑菌浓度分别为59×10^{-6}和37×10^{-6}。运用二倍稀释法，以大肠埃希氏菌、普通变形杆菌、铜绿假单胞菌、金黄色葡萄球菌、粪肠球菌、八叠球菌为供试菌种，对翻白草的不同药用部位抑菌作用进行了抑菌试验。翻白草不同药用部分的抑菌作用存在差异，其带根全草抑菌作用最强，地上部分次之，根部的抑菌作用最小；不同提取液的抑菌效果存在差异，70%乙醇提取液的抑菌作用最强；对金黄色葡萄球菌和八叠球菌等革兰氏阳性菌的抑菌效果好于革兰氏阴性菌。

2. 保护血管内皮细胞作用 采用四氧嘧啶建立糖尿病大鼠模型，自造模成功后，灌胃给予翻白草水煎液（15克/公斤/日），连续给药4周，采用血管内皮细胞平铺技术制作血管内皮铺片，镜下观察。结果显示，翻白草组大鼠血管内皮细胞胞膜呈柔和锯齿状，边界清晰、连续，胞核椭圆形、居于细胞中央。采用组织化学技术和图像分析系统检测血管内皮细胞NOS活性。结果显示，翻白草组大鼠血管内皮细胞NOS平均吸光度值显著高于模型对照组和实验对照组（$P<0.01$），与正常对照组无差异（$P>0.05$）。实验表明翻白草能有效保护血管内皮细胞。

3. 降血糖作用 糖尿病造模时预防给药组按（3.9克/公斤）给以翻白草灌胃，在造模3天后，各组都出现了“三多一少”的的现象。预防组的情况要好一些。且从造模的结果来看给药预防组的造模成功率比其他要低很多。给药后发现预防组、阳性对照组、高剂量组（3.9克/公斤）、低剂量组（1.95克/公斤）的“三多一少”情况都有了很显著的改观，且它们的情况依次要差。翻白草水提液能明显的降低糖尿病小鼠的血糖，与造模组相比有显著意义（$P<0.01$）。并且高剂量与低剂量降糖效果差不多。高、低剂量组糖下降率分别为39.3%、39.6%。给药高剂量组、低剂量组和阳性对照组胰岛内分泌细胞较整齐，胞核多数清楚，但仍可见少数细胞肿胀及空泡变性。观察翻白草对T2DM大鼠体重、血糖和血清INS的影响，药物灌胃治疗4周后，检测体重、血糖、血清INS，结果显示，翻白草各组大鼠体重显著增加（$P<0.01$），血糖明显降低（$P<0.01$），血清INS治疗前后相比显著升高（$P<0.01$）。翻白草用药组间比较中、小剂量降低，血糖和升高血清INS较大剂量为优（$P<0.01$）。翻白草能有效促进INS分泌，降低血糖，且可能存在一定的量效范围。

4. 降血脂作用 翻白草各给药组（24、12、6克/公斤）与模型组比较，给药后第4周，翻白草可降低高血脂大鼠和家兔血清中TC、TG、LDL的含量（$P<0.05$）；给药后第6周，可显著降低高血脂大鼠和家兔血清中TC、TG、LDL的含量（$P<0.01$）。翻白草具

有很好的降血脂作用。

5. 抗氧化作用 翻白草提取物的抗氧化能力进行测试发现，翻白草有非常强的DP-PH，ABTS自由基清除能力，同时对提取物的自由基清除能力（RSA）以及其中的黄酮苷，黄酮醇和多酚类化合物的含量进行了测定发现，提取物的自由基清除能力主要与多酚类化合物的含量有关，这说明翻白草中的多酚类化合物是其抗氧化的主要因素。

6. 镇痛作用 对小鼠进行热板法实验发现，灌胃翻白草乙醇提取物后，小鼠的痛阈明显延长，在对非甾体药敏感的扭体法中，不同剂量的翻白草醇提物均能抑制醋酸引起的扭体反应。

7. 其他作用 翻白草的提取物能够完全抑制呼吸合胞体病毒。另外发现翻白草的水提物可以明显地抑制小鼠由乙醇引起胃溃疡。翻白草的水提物都表现出良好的活性。实验表明翻白草水提物具有环氧合酶抑制活性。翻白草具有调节2型糖尿病大鼠免疫功能的作用，服用翻白草后，2型糖尿病大鼠CD4＋、CD_{8+}、CD_{4+}/CD_{8+}比值、NK细胞百分比明显增加。

8. 急性毒性 小鼠口服翻白草最大耐受量是400克/公斤。临床治疗感冒、肺炎日用量为25克，按此量计算，相当于临床用量960倍数。翻白草几乎无毒副作用，为临床应用提供可靠保障。

【药物制剂】翻白草在我国分布广泛，资源丰富，有广泛的生物学活性，具有较大的开发价值。因此，建议充分利用我国丰富的资源，并紧密结合化学成分研究和药理活性研究，为开发出结构新颖、活性显著、毒副作用小的药物提供科学依据。

1. 理血颗粒（江苏省常州市中西医结合医院制剂）

组成：翻白草2400克，平地木2400克，接骨木4800克，络石藤1440克，合欢皮1680克，落得打2400克，甘草800克，丹参1800克，蔗糖6000克，糊精2600克。

功能主治：调补肝肾，凉血止血，活血化瘀。用于玻璃体积血。

用法用量：一次1包，1日3次。

临床疗效：用于治疗玻璃体积血152例，显效66例，占35.9%；有效90例，占48.9%；无效28例，占15.2%，总有效率94.8%。

2. 消炎止痢丸

组成：翻白草、山楂（焦）、白头翁、地榆（炭）、委陵菜、火炭母。

功能主治：清热，解毒，止痢。用于痢疾，肠炎腹泻，消化不良。

用法：口服，一次3~6克，1日2~3次。

3. 痢特敏片

组成：翻白草浸膏粉、仙鹤草浸膏粉、甲氧苄氨嘧啶。

功能主治：清热解毒，抗菌止痢。用于急性痢疾，肠炎与腹泻属湿热证者。

用法：口服，一次4片，1日3次。

4. 巴特尔-7味丸

组成：翻白草、草乌叶、诃子、茜草、黑云香、银朱、麝香等7味。

功能主治：清瘟解毒，消“粘”止痛、散瘀止痢。用于瘟疫热盛，痘疹，赤白痢疾，白喉，目黄，音哑，霍乱转筋。

5. 痢疾片

组成：翻白草、黄芩、白头翁。

功能主治：清热消炎。用于肠炎，痢疾。

用法：口服，一次4片，1日3次。

6. 翻白草注射液

组成：翻白草。

功能主治：抗菌止痢。用于细菌性痢疾。

用法用量：肌注，一次2~4毫升，1日2次，儿童酌减。

7. 止痢散

组成：翻白草450克，秦皮300克，黄柏300克。

功能主治：抑菌消炎，收敛止泻。用于肠炎，痢疾。

用法用量：口服，一次1~2克，1日3次。

【不良反应】痢特敏片可引起白细胞及血小板减少。

【附注】

品种情况 翻白草在我省有作白头翁使用，故有白头翁之称。查白头翁为毛茛科白头翁属植物白头翁 *Pulsatilla chinensis*（Bunge）Regel的干燥根，它与翻白草系来源不同、性味功用也不尽相同。两者应当区别。

参考文献

1. 王月洪，布仁达来乌力吉特古斯．巴特尔-7味丸的临床应用现状．中国民族医药杂志，2007，(3)：70.

2. 韩永明，袁芳，段妍君等．翻白草对糖尿病大鼠血管内皮细胞形态结构的影响．中医药学刊，2005，23（9）：1614~1616.

3. 韩永明，袁芳，陈泽斌等．翻白草对糖尿病大鼠血管内皮细胞一氧化氮合酶的影响．中国中医药信息杂志，2006，13（6）：41.

4. 王晓敏，王建红，邹志坚等．翻白草水提液对糖尿病小鼠降血糖作用．江西中医学院学报，2005，17（2）：53.

5. 邹俊利．翻白草的研究进展．黑龙江医药科学，2006，29（4）：104.

6. 朱黎霞，杜慧，才秀颖等．翻白草的急性毒性实验．中医药学报，2003，31（5）：35.

7. 朱雁飞，李怀慧，崔荣军．翻白草对2型糖尿病大鼠免疫功能的影响．牡丹江医学院学报，2010，31（1）：5.

8. 袁芳，严飞，韩永明．翻白草对2型糖尿病大鼠糖代谢的影响．湖北中医学院学报，2010，12（1）：20.

9. 郑海洪，苏健华，杜慧等．翻白草对大鼠和家兔高血脂模型的降血脂作用．中国比较医学杂志，2009，19（10）：20.

10. 伍贤进，毛倩，刘胜贵等．翻白草提取物的抑菌作用研究．辽宁中医杂志，2007，34（9）：1295.

11. 蒋星，刘峰．理血颗粒的制备与临床观察．时珍国医国药，2002，13(11)：646.

◎蟛蜞菊

Pengqiju

【别名】黄花墨菜(《广东惠阳中草药》)，马兰草、田黄菊(《广东中药志》第二卷)，水兰、路边菊、蟛蜞花(《岭南中草药撮要》)，卤地菊、黄花龙舌草、黄花曲草(《福建中草药》)，鹿舌草(《福州中草药手册》)，龙舌草(《贵州植物志》)。

【来源】为菊科植物蟛蜞菊 *Wedelia chinensis* (Osb.) Merr. 的全草。春夏季采收全草，秋季挖根，鲜用或切段晒干。分布于广东、辽宁、福建、台湾、广西、海南、贵州等地。

【药材性状】茎呈圆柱形，弯曲，长可达40厘米，直径1.5~2毫米；表面灰绿色或淡紫色，有纵皱纹，节上有的有细根，嫩茎被短毛。叶对生，近无柄；叶多皱缩，展平后呈椭圆形或长圆状披针形，长3~7厘米，宽0.7~1.3厘米；先端短尖或渐尖，边缘有粗锯齿或呈波状；上表面绿褐色，下表面灰绿色，两面均被白色短毛。头状花序通常单生于茎顶或叶腋，花序梗及苞片均被短毛，苞片2层，长6~8毫米，宽1.5~3毫米，灰绿色。舌状花和管状花均为黄色。气微，味微涩。

【性味与归经】甘、淡，微寒。归肝、胃、肺经。

【功能主治】清热解毒，祛瘀消肿。用于感冒发热，扁桃体炎，腮腺炎，白喉，咽喉肿痛，百日咳，肺热咳嗽，湿热痢疾，肝胃火盛，烦热不眠，痔疮。外用治疗疮疖肿，牙龈肿痛。现代有用于咽喉炎。

【用法用量】15~30克（鲜品加倍），水煎服。外用适量，鲜品捣烂敷患处或取汁含漱。

【药理作用】

1. 抗癌作用 全草的水提取物腹腔注射对小鼠艾氏腹水癌有一定的抑制作用。

2. 抗菌作用 酊剂用试管稀释法，1∶128对白喉杆菌、1∶64对金黄色葡萄球菌和乙型链球菌、1∶16对枯草杆菌；煎剂1∶128对白喉杆菌、1∶30对金黄色葡萄球菌、1∶81对乙型链球菌均有抑制作用。

3. 保肝作用 蟛蜞菊全草的甲醇提取物用于治疗肝炎，对CCl_4诱导的肝损伤具有很强的作用。从该属植物中分离得到的贝壳杉烯苷类对CCl_4和D-半乳糖诱导的肝损伤具有很强的作用。

4. 抗炎镇痛作用 通过“热板法”和对小鼠耳肿胀程度影响实验的研究，表明蟛蜞菊水提物能显著提高小鼠热板法痛阈，减少小鼠对醋酸刺激的扭体反应次数，能极显著地降低小鼠耳肿胀程度和腹腔毛血管通透性，具有明显的抗炎镇痛作用。

【药物制剂】

1. 喉咽清口服液

组成：马兰草、土牛膝、车前草、天名精。

功能主治：清热解毒，利咽止痛。用于肺胃实热所致的咽喉肿痛，发热，口渴，便秘，以及急性扁桃体炎，急性咽炎见上述症状者。

用法用量：口服，一次10～20毫升，1日3次；小儿酌减，或遵医嘱。

2. 复方片仔癀含片

组成：蟛蜞菊、肿节风、玄参、麦冬、甘草、片仔癀、薄荷脑。

功能主治：清热解毒，利咽止痛，生津润喉。用于风热上攻，肺胃热盛所致急、慢性咽喉炎。

用法用量：含服，一次2片，1日5次。

【附注】

注意 孕妇慎服。

参考文献

1. 罗晓茹，董俊兴．蟛蜞菊属植物化学成分及药理作用研究进展．中药材，2005，28（4）：347.

◎麒麟尾

Qilinwei

【别名】狮尾草（《岭南采药录》），蓬莱蕉、龟背竹（《广州植物志》），羽叶藤、过山标（《广西药用植物名录》），上树百足、上树蜈蚣（《梧州草药及常见病多发病处方选》），万丈深、青竹标、蛇包谷（《贵州草药》），大塔旗（《广西本草选编》），爬墙风、搭壁麒麟、英雄草、攀地蜈蚣、牛膝、大望（《新华本草纲要》）。

【来源】为天南星科植物麒麟草 *Epipremnum pinnatum*（L.）Engler 的茎叶或根。夏、秋季采割，切段晒干。产于广东、广西等省区。

【性味与归经】苦、微辛，平。归肝、肺经。

【功能主治】清热凉血，活血散瘀止痛，解毒消肿，润肺，舒筋活络。用于感冒发热，鼻衄，目赤肿痛，百日咳，胃痛，跌打损伤，骨折，风湿痹痛，痰火瘰疬，痈疖，毒蛇咬伤。

【用法用量】内服煎汤，9～15克，鲜品30～60克，或炖肉服。外用适量，煎水洗或捣敷，或研粉撒。

◎鳞衣草

Linyicao

【别名】牛膝琢（《广东药用植物手册》），蛇毛衣、大蛇疮药（《广西药用植物名录》），飞扬草（广东），红四季草（海南），野凉粉草藤（香港），蛇疮草（广西）。

【来源】为爵床科植物鳞花草 *Lepidagathis incurva* Buch. – Ham. ex D. Don.［*Lepidagathis haylina* Nees.］的带根全草。秋季采挖，洗净，鲜用或晒干。分布于广东、海南、广西、四川、贵州、云南等地。

【药材性状】茎圆柱形，略具四棱，有分枝，长短不一，具短毛。叶对生皱缩，完整叶片卵状椭圆形，长2.5~10厘米，先端尖，基部楔形，下延至柄成狭翅状，全缘或边缘略呈波状，两面具毛茸，有时可见针状结晶的小线条。气微，味微苦。

【性味与归经】甘、微苦，寒。归心、脾经。

【功能主治】清热解毒，消肿止痛。用于感冒发热，肺热咳嗽，疮疡肿毒，口唇糜烂，目赤肿痛，皮肤湿疹，跌打伤痛，蛇咬伤。

【用法用量】内服煎汤，9~15克。外用适量，煎汤洗或鲜品捣敷。

一、中文名称索引

三画

六画

九画

十画

十一画

十三画

二、拉丁学名索引

A

B

C

F

G

H

M

N

O

P

Q

R

S

T

U

V

W

Z

三、参考书目

1. 国家药典委员会．中华人民共和国药典（2010 年版一部）．北京：中国医药科技出版社，2010.

2. 肖步丹（原著），关培生校勘及增订．岭南采药录．香港：万里机构．万里书店出版社，2003.

3. 朱晓光．岭南本草古籍三种（《南方草木状》）、（《生草药性备要》）、（《本草求原》）．北京：中国医药科技出版社，1999.

4. 国家中医药管理局（《中华本草》）编委会．中华本草．上海：上海科学技术出版社，1999.

5. （《广东中草药》）选编小组．广东中草药．1969.

6. 韶关专区卫生工作站革命委员会．粤北草药．1969.

7. （《广东中药志》）编辑委员会．广东中药志（一二卷）．广州：广东科技出版社，1990.

8. 广东省中医药研究所．华南植物研究所（合编）．岭南草药志．上海：上海科学技术出版社，1961.

9. 广州市卫生局药品检验所，中国科学院华南植物研究所．广东中药．广州：广东人民出版社，1963.

10. 中国科学院华南植物研究所，广州市荔湾区中医药研究委员会．广州常用草药增订本．广州：广州市荔湾区卫生局印，1965.

11. 李锦开，李振纪．中国木本药材与广东特产药材．北京：中国医药科技出版社，1994.

12. 陈蔚文，徐鸿华．岭南道地药材研究．广州：广东科技出版社，2007.

13. 陈庆全，张俊荣，黄耀权，等．实用临床草药．广州：暨南大学出版社，1995.

14. 张俊荣．岭南中草药撮要．广州：广东高等教育出版社，1994.

15. 全国中草药汇编编写组．全国中草药汇编．北京：人民卫生出版社，1976.

16. 江苏新医学院．中药大辞典．上海：上海科学技术出版社，1977.

17. 广东省食品药品监督管理局．广东省中药材标准（第一册）．广州：广东科技出版社，2004.

18. 宋立人，洪恂，丁绪亮，等．现代中药学大辞典．北京：人民卫生出版社，2001.

19. 南京中医药大学．中药大辞典（第 2 版）．上海：上海科学技术出版社，2006.

20. 梅全喜．现代中药药理与临床应用手册．北京：中国中医药出版社，2008.

21. 梅全喜．蕲州药志．北京：中医古籍出版社，2009.

22. 苗明三，朱飞鹏．中成药不良反应与安全应用．北京：人民卫生出版社，2008.

23. 何艳玲，梅全喜．老药新用途手册．北京：化学工业出版社，2009.

24. 曾聪彦，梅全喜．中药注射剂不良反应与应对．北京：人民卫生出版社，2010.

25. 李锦开，梅全喜，董玉珍．现代中成药手册．北京：中国中医药出版社，2001.

25 吴丹媛，贝进凯．广东实用中成药．广州：广东高等教育出版社，1990.

26. 中国药物大全编委会．中国药物大全（中药卷）（第 3 版）．北京：人民卫生出版社，2005.

27. 李家邦．中医学．北京：人民卫生出版社，2008.

28. 曹春林．中药制剂汇编．北京：人民卫生出版社，1983.

29. 梅全喜．鼻咽癌的最新研究与对策．北京：中国中医药出版社，·2010.

30. 梅全喜．广东地产药材研究．广州：广东科学技术出版社，2011.

31. 陈奇．中药药理研究方法学．北京：人民卫生出版社，1993.